全国中医药行业高等教育“十四五”规划教材
全国高等中医药院校规划教材（第十一版）

中药鉴定学

（新世纪第五版）

（供中药学、药学、中药制药等专业用）

主　编　康廷国　闫永红

中国中医药出版社
·北　京·

图书在版编目（CIP）数据

中药鉴定学 / 康廷国，闫永红主编 . —5 版 . —北京：中国中医药出版社，2021.6（2024. 5 重印）

全国中医药行业高等教育“十四五”规划教材

ISBN 978 – 7 – 5132 – 6888 – 2

Ⅰ . ①中…　Ⅱ . ①康… ②闫…　Ⅲ . ①中药鉴定学－中医学院－教材　Ⅳ . ① R282.5

中国版本图书馆 CIP 数据核字（2021）第 053473 号

融合出版数字化资源服务说明

全国中医药行业高等教育“十四五”规划教材为融合教材，各教材相关数字化资源（电子教材、PPT 课件、视频、复习思考题等）在全国中医药行业教育云平台“医开讲”发布。

资源访问说明

扫描右方二维码下载“医开讲 APP”或到“医开讲网站”（网址：www.e-lesson.cn）注册登录，输入封底“序列号”进行账号绑定后即可访问相关数字化资源（注意：序列号只可绑定一个账号，为避免不必要的损失，请您刮开序列号立即进行账号绑定激活）。

资源下载说明

本书有配套 PPT 课件，供教师下载使用，请到“医开讲网站”（网址：www.e-lesson.cn）认证教师身份后，搜索书名进入具体图书页面实现下载。

中国中医药出版社出版

北京经济技术开发区科创十三街 31 号院二区 8 号楼

邮政编码　100176

传真　010-64405721

山东润声印务有限公司印刷

各地新华书店经销

开本 889 × 1194　1/16　印张 34.75　字数 929 千字

2021 年 6 月第 5 版　2024 年 5 月第 4 次印刷

书号　ISBN 978 – 7 – 5132 – 6888 – 2

定价　119.00 元

网址　www.cptcm.com

服务热线　010-64405510　微信服务号　zgzyycbs

购书热线　010-89535836　微商城网址　https://kdt.im/LIdUGr

维权打假　010-64405753　天猫旗舰店网址　https://zgzyycbs.tmall.com

如有印装质量问题请与本社出版部联系（010-64405510）

全国中医药行业高等教育“十四五”规划教材
全国高等中医药院校规划教材（第十一版）

《中药鉴定学》
编委会

主　编

康廷国（辽宁中医药大学）
闫永红（北京中医药大学）

副主编

吴啟南（南京中医药大学）
陈随清（河南中医药大学）
李成义（甘肃中医药大学）
都晓伟（黑龙江中医药大学）
吴和珍（湖北中医药大学）
黄　真（浙江中医药大学）
李西林（上海中医药大学）

编　委（以姓氏笔画为序）

刁云鹏（大连医科大学）
王汉卿（宁夏医科大学）
车苏容（福建中医药大学）
邓可众（江西中医药大学）
龙　飞（成都中医药大学）
田　慧（广西中医药大学）
包桂花（内蒙古民族大学）
朱广伟（中国中医科学院）
李宝国（山东中医药大学）
杨卫丽（海南医学院）
杨竹雅（云南中医药大学）
张　慧（辽宁中医药大学）
陈　君（中国药科大学）
罗　容（首都医科大学）
赵　婷（北京中医药大学）
钟　可（贵州中医药大学）
侯芳洁（河北中医学院）
袁久志（沈阳药科大学）
徐海燕（新疆医科大学）
翁丽丽（长春中医药大学）
黄海波（广州中医药大学）
龚力民（湖南中医药大学）
程轩轩（广东药科大学）
税丕先（西南医科大学）
谢冬梅（安徽中医药大学）
解军波（天津中医药大学）
裴香萍（山西中医药大学）
颜永刚（陕西中医药大学）

《中药鉴定学》融合出版数字化资源编创委员会

主　编

康廷国（辽宁中医药大学）　　闫永红（北京中医药大学）

副主编

吴啟南（南京中医药大学）　　陈随清（河南中医药大学）
李成义（甘肃中医药大学）　　都晓伟（黑龙江中医药大学）
吴和珍（湖北中医药大学）　　黄　真（浙江中医药大学）
李西林（上海中医药大学）

编　委（以姓氏笔画为序）

刁云鹏（大连医科大学）　　王汉卿（宁夏医科大学）
车苏容（福建中医药大学）　　邓可众（江西中医药大学）
龙　飞（成都中医药大学）　　田　慧（广西中医药大学）
包桂花（内蒙古民族大学）　　朱广伟（中国中医科学院）
李宝国（山东中医药大学）　　杨卫丽（海南医学院）
杨竹雅（云南中医药大学）　　张　慧（辽宁中医药大学）
陈　君（中国药科大学）　　罗　容（首都医科大学）
赵　婷（北京中医药大学）　　钟　可（贵州中医药大学）
侯芳洁（河北中医学院）　　袁久志（沈阳药科大学）
徐海燕（新疆医科大学）　　翁丽丽（长春中医药大学）
黄海波（广州中医药大学）　　龚力民（湖南中医药大学）
程轩轩（广东药科大学）　　税丕先（西南医科大学）
谢冬梅（安徽中医药大学）　　解军波（天津中医药大学）
裴香萍（山西中医药大学）　　颜永刚（陕西中医药大学）

专家指导委员会

匡海学（黑龙江中医药大学教授、教育部高等学校中药学类专业教学指导委员会主任委员）
吕志平（南方医科大学教授、全国名中医）
吕晓东（辽宁中医药大学党委书记）
朱卫丰（江西中医药大学校长）
朱兆云（云南中医药大学教授、中国工程院院士）
刘　良（广州中医药大学教授、中国工程院院士）
刘松林（湖北中医药大学校长）
刘叔文（南方医科大学副校长）
刘清泉（首都医科大学附属北京中医医院院长）
李可建（山东中医药大学校长）
李灿东（福建中医药大学校长）
杨　柱（贵州中医药大学党委书记）
杨晓航（陕西中医药大学校长）
肖　伟（南京中医药大学教授、中国工程院院士）
吴以岭（河北中医药大学名誉校长、中国工程院院士）
余曙光（成都中医药大学校长）
谷晓红（北京中医药大学教授、教育部高等学校中医学类专业教学指导委员会主任委员）
冷向阳（长春中医药大学校长）
张忠德（广东省中医院院长）
陆付耳（华中科技大学同济医学院教授）
阿吉艾克拜尔·艾萨（新疆医科大学校长）
陈　忠（浙江中医药大学校长）
陈凯先（中国科学院上海药物研究所研究员、中国科学院院士）
陈香美（解放军总医院教授、中国工程院院士）
易刚强（湖南中医药大学校长）
季　光（上海中医药大学校长）
周建军（重庆中医药学院院长）
赵继荣（甘肃中医药大学校长）
郝慧琴（山西中医药大学党委书记）
胡　刚（江苏省政协副主席、南京中医药大学教授）
侯卫伟（中国中医药出版社有限公司董事长）
姚　春（广西中医药大学校长）
徐安龙（北京中医药大学校长、教育部高等学校中西医结合类专业教学指导委员会主任委员）
高秀梅（天津中医药大学校长）
高维娟（河北中医药大学校长）
郭宏伟（黑龙江中医药大学校长）
唐志书（中国中医科学院副院长、研究生院院长）

彭代银（安徽中医药大学校长）
董竞成（复旦大学中西医结合研究院院长）
韩晶岩（北京大学医学部基础医学院中西医结合教研室主任）
程海波（南京中医药大学校长）
鲁海文（内蒙古医科大学副校长）
翟理祥（广东药科大学校长）

秘书长（兼）

陆建伟（国家中医药管理局人事教育司司长）
侯卫伟（中国中医药出版社有限公司董事长）

办公室主任

周景玉（国家中医药管理局人事教育司副司长）
李秀明（中国中医药出版社有限公司总编辑）

办公室成员

陈令轩（国家中医药管理局人事教育司综合协调处处长）
李占永（中国中医药出版社有限公司副总编辑）
张峘宇（中国中医药出版社有限公司副总经理）
芮立新（中国中医药出版社有限公司副总编辑）
沈承玲（中国中医药出版社有限公司教材中心主任）

编审专家组

全国中医药行业高等教育“十四五”规划教材
全国高等中医药院校规划教材（第十一版）

组　长

余艳红（国家卫生健康委员会党组成员，国家中医药管理局党组书记、局长）

副组长

张伯礼（天津中医药大学教授、中国工程院院士、国医大师）
秦怀金（国家中医药管理局副局长、党组成员）

组　员

陆建伟（国家中医药管理局人事教育司司长）
严世芸（上海中医药大学教授、国医大师）
吴勉华（南京中医药大学教授）
匡海学（黑龙江中医药大学教授）
刘红宁（江西中医药大学教授）
翟双庆（北京中医药大学教授）
胡鸿毅（上海中医药大学教授）
余曙光（成都中医药大学教授）
周桂桐（天津中医药大学教授）
石　岩（辽宁中医药大学教授）
黄必胜（湖北中医药大学教授）

前 言

为全面贯彻《中共中央 国务院关于促进中医药传承创新发展的意见》和全国中医药大会精神，落实《国务院办公厅关于加快医学教育创新发展的指导意见》《教育部 国家卫生健康委 国家中医药管理局关于深化医教协同进一步推动中医药教育改革与高质量发展的实施意见》，紧密对接新医科建设对中医药教育改革的新要求和中医药传承创新发展对人才培养的新需求，国家中医药管理局教材办公室（以下简称“教材办”）、中国中医药出版社在国家中医药管理局领导下，在教育部高等学校中医学类、中药学类、中西医结合类专业教学指导委员会及全国中医药行业高等教育规划教材专家指导委员会指导下，对全国中医药行业高等教育“十三五”规划教材进行综合评价，研究制定《全国中医药行业高等教育“十四五”规划教材建设方案》，并全面组织实施。鉴于全国中医药行业主管部门主持编写的全国高等中医药院校规划教材目前已出版十版，为体现其系统性和传承性，本套教材称为第十一版。

本套教材建设，坚持问题导向、目标导向、需求导向，结合“十三五”规划教材综合评价中发现的问题和收集的意见建议，对教材建设知识体系、结构安排等进行系统整体优化，进一步加强顶层设计和组织管理，坚持立德树人根本任务，力求构建适应中医药教育教学改革需求的教材体系，更好地服务院校人才培养和学科专业建设，促进中医药教育创新发展。

本套教材建设过程中，教材办聘请中医学、中药学、针灸推拿学三个专业的权威专家组成编审专家组，参与主编确定，提出指导意见，审查编写质量。特别是对核心示范教材建设加强了组织管理，成立了专门评价专家组，全程指导教材建设，确保教材质量。

本套教材具有以下特点：

1.坚持立德树人，融入课程思政内容

将党的二十大精神进教材，把立德树人贯穿教材建设全过程、各方面，体现课程思政建设新要求，发挥中医药文化育人优势，促进中医药人文教育与专业教育有机融合，指导学生树立正确世界观、人生观、价值观，帮助学生立大志、明大德、成大才、担大任，坚定信念信心，努力成为堪当民族复兴重任的时代新人。

2.优化知识结构，强化中医思维培养

在“十三五”规划教材知识架构基础上，进一步整合优化学科知识结构体系，减少不同学科教材间相同知识内容交叉重复，增强教材知识结构的系统性、完整性。强化中医思维培养，突出中医思维在教材编写中的主导作用，注重中医经典内容编写，在《内经》《伤寒论》等经典课程中更加突出重点，同时更加强化经典与临床的融合，增强中医经典的临床运用，帮助学生筑牢中医经典基础，逐步形成中医思维。

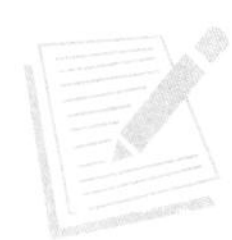

3.突出“三基五性”，注重内容严谨准确

坚持“以本为本”，更加突出教材的“三基五性”，即基本知识、基本理论、基本技能，思想性、科学性、先进性、启发性、适用性。注重名词术语统一，概念准确，表述科学严谨，知识点结合完备，内容精炼完整。教材编写综合考虑学科的分化、交叉，既充分体现不同学科自身特点，又注意各学科之间的有机衔接；注重理论与临床实践结合，与医师规范化培训、医师资格考试接轨。

4.强化精品意识，建设行业示范教材

遴选行业权威专家，吸纳一线优秀教师，组建经验丰富、专业精湛、治学严谨、作风扎实的高水平编写团队，将精品意识和质量意识贯穿教材建设始终，严格编审把关，确保教材编写质量。特别是对32门核心示范教材建设，更加强调知识体系架构建设，紧密结合国家精品课程、一流学科、一流专业建设，提高编写标准和要求，着力推出一批高质量的核心示范教材。

5.加强数字化建设，丰富拓展教材内容

为适应新型出版业态，充分借助现代信息技术，在纸质教材基础上，强化数字化教材开发建设，对全国中医药行业教育云平台“医开讲”进行了升级改造，融入了更多更实用的数字化教学素材，如精品视频、复习思考题、AR/VR等，对纸质教材内容进行拓展和延伸，更好地服务教师线上教学和学生线下自主学习，满足中医药教育教学需要。

本套教材的建设，凝聚了全国中医药行业高等教育工作者的集体智慧，体现了中医药行业齐心协力、求真务实、精益求精的工作作风，谨此向有关单位和个人致以衷心的感谢！

尽管所有组织者与编写者竭尽心智，精益求精，本套教材仍有进一步提升空间，敬请广大师生提出宝贵意见和建议，以便不断修订完善。

国家中医药管理局教材办公室
中国中医药出版社有限公司
2023年6月

编写说明

本教材是“全国中医药行业高等教育‘十四五’规划教材”之一，是由国家中医药管理局指导下，国家中医药管理局教材办公室、中国中医药出版社组织规划实施，由35所医学院校联合编写的供本科教学使用的教材。

本教材分总论和各论两部分。总论重点论述中药鉴定学的定义和任务；中药鉴定学的发展史；中药的产地、采收、加工与贮藏；中药的鉴定等内容。各论分为植物类、动物类、矿物类、中成药类四篇，共收载中药（药材，中成药）273种，其中重点药106种，熟悉药82种，了解药72种，中成药13种。收载饮片87种，附药67种。重点药介绍本草记述、来源、植物形态、产地、采收加工、性状鉴别、显微鉴别、成分、鉴别、检查、浸出物、含量测定、功效、附注（伪品或混淆品情况等）、附药等；熟悉药主要介绍来源、产地、采收加工、成分、鉴别、检查、浸出物、含量测定等；了解药主要介绍来源与鉴别等。全书附图469幅，化学结构式88个。

本版教材在保持上版教材编写体例的基础上，本着以“修订完善”为主，依据“传承精华，守正创新”的原则，将中医思维和科学思维培养贯穿教材编写全过程，即保留传统，突出特色，同时与时俱进，打造精品教材。按教学大纲的要求，对内容进行了适当的调整和修改，总论中第四章第二节生物鉴定中增加了生物效应鉴定方法和G-四链体综合杂交链反应方法，第二十章中成药显微鉴定中增加了第五节胶囊剂等；各论中新增饮片6种（升麻、苏木、沉香、通草、青蒿、淡竹叶），删除动物药1种（穿山甲）；新增附图3幅（紫草、石菖蒲、化瘀祛斑胶囊），更新附图2幅（牛膝、石菖蒲），删除附图10幅（3幅植物图，6幅薄层色谱图，1幅电泳图）；删除附注中目前不适用部分。按照2020版《中国药典》对教材相关内容进行了修订和更新，简化了重点药材的理化鉴别书写方式，缩减了文字篇幅，以满足精编教材的要求。同时在总论中充分体现课程思政与中医药人文的融合，满足教材服务教育“立德树人”的根本任务。本书融入了更多更实用的数字化教学素材，如AR技术的使用对纸质教材内容进行了扩展和延伸体现了中药鉴定学的特色。

本版教材的编写分工是：康廷国、闫永红负责总论、根及根茎类中药的概述及何首乌之前药材、中成药类、附录的编写，同时负责全书统稿、定稿、总校，参加编委有张慧、赵婷、程轩轩、刁云鹏、包桂花、朱广伟。吴和珍、李西林负责根及根茎类中药何首乌之后龙胆之前药材的编写，参加编委有陈君、车苏容、谢冬梅。李成义负责根及根茎类中药龙胆之后药材、藻菌地衣类中药的编写，参加编委有裴香萍、李宝国、罗容、侯芳洁、徐海燕。吴啟南负责茎木类、皮类、叶类、花类、树脂类、矿物类中药的编写，参加编委有黄海波、田

慧、邓可众、龚力民、钟可。陈随清、都晓伟负责果实种子类、其他类中药的编写，参加编委有袁久志、王汉卿、解军波、杨卫丽。黄真负责全草类、动物类中药的编写，参加编委有税丕先、翁丽丽、颜永刚、龙飞、杨竹雅。

本次修订，由于时间仓促，编写水平有限，难免存在不足和疏漏，敬请全国各中医药院校在使用本书过程中多提宝贵意见，以便今后修订提高，日臻完善，不胜感激！

《中药鉴定学》编委会

2021年4月

目 录

扫一扫，查阅本书数字资源

总 论

各 论

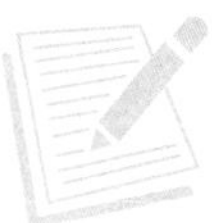

索 引

总　论

第一章 中药鉴定学的定义和任务

扫一扫，查阅本章数字资源，含PPT、音视频、图片等

第一节　中药鉴定的定义

中药（Chinese medicines）是在中医药理论指导下用于临床防治疾病的药物，包括药材（Chinese crude drugs）、饮片（Decoction pieces of Chinese material medica）和中成药（Chinese patent medicine）。药材系指仅经过简单产地加工的中药原料，包括植物、动物和矿物三大类。饮片系指药材经过炮制后可直接用于中医临床或制剂生产使用的处方药品。中成药系指以饮片为配方原料，根据临床处方的要求，采用适宜的制剂工艺，制备成随时可以应用的药物。

中药鉴定学（Authentication of Chinese Medicines）是鉴定和研究中药的品种和质量，制定中药标准，寻找和扩大新药源的应用学科。它是在继承中医药学遗产和传统鉴别经验的基础上，运用现代自然科学的理论知识和技术方法，研究和探讨中药的来源、性状、显微特征、理化鉴别、质量标准及寻找新药源等的理论和实践问题。简而言之，就是一门对中药进行“保质寻新，整理提高”的学科。

第二节　中药鉴定学的任务

一、考证和整理中药品种

我国劳动人民数千年来在与疾病作斗争中不断积累和丰富起来的药物学知识，汇集成众多本草著作，记载近3000种药物，它总结了每种药物在不同历史阶段的品种、栽培、采收、加工、鉴别、炮制、贮藏和应用等多方面的经验，是今天中药科学继承和发展的基础。对这些宝贵的遗产和财富，应运用现代科学知识与技术加以考证和整理出有用的药学史料和品种，以丰富和促进现代中药科学的发展。

当今常用中药1200余种，绝大多数在历代本草中已有记载。由于历史等诸多因素，使中药材品种混乱现象严重，主要原因有：①同物异名，同名异物。我国幅员广阔，物种繁多，各地区用药名称不尽相同，如益母草，在东北称坤草，又称楞子棵，在江苏某些地区又称天芝麻或田芝麻，浙江称三角胡麻，青海称千层塔，四川称血母草，甘肃称全风赶，广东名红花艾，云南称透骨草，而商品透骨草又有十数种之多。又如女贞子，别名冬青子，为木犀科植物女贞 *Ligustrum lucidum* Ait. 的果实，在某些地区把冬青科植物冬青 *Ilex chinensis* Sims 的果实当女贞子药用。②本草典籍，记述粗略。如《本草经集注》曰：“白头翁处处有之，近根处有白茸，状如白头老翁，

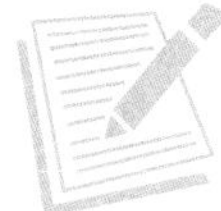

故以为名。”由于这个原因，使得从古到今就有多种根部有白毛茸的植物混作白头翁，以致清代的吴其濬得出这样的结论，“凡草之有白毛者，以翁名之皆可”。这样就造成了白头翁药材来源达20种以上，分属于毛茛科、蔷薇科、石竹科、菊科等不同的植物。③一药多源，易于混杂。2020版《中华人民共和国药典》（简称《中国药典》）收载的常用中药中有不少来源于2至数种不同的原植物和原动物。如石决明来源于同科属6个不同物种，小通草来源于不同科属的3种原植物，老鹳草来源于同科不同属的3种原植物。④历史沿革，品种变迁。如《唐本草》首次记载了百合的特征，“一种叶大茎长，根粗花白者，宜入药”，可以断定百合 *Lilium brownii* F. E. Br. var. *viridulum* Baker 应是正品；但宋代的《本草衍义》却将一种具紫色珠芽的种类即卷丹 *L. lancifolium* Thunb. 作百合的正品；现在《中国药典》将两者均列为百合的来源。始载于《名医别录》的白附子历代本草记载均为毛茛科植物黄花乌头 *Aconitum coreanum*（Lévl.）Raip. 的块根，而近代全国绝大部分地区用天南星科植物独角莲 *Typhonium giganteum* Engl. 的块茎作白附子用，二者的来源、性状和成分等均不相同，而且两者疗效也不同，其变迁经纬，有待深入研究。

解决中药品种混乱的主要途径：①本草考证，理清渊源。历代文献浩如烟海，药物品种繁多，品种的来源与变迁需要本草考证及研究。如枳壳最早以“枳”载入本草，“旧云江南为橘，江北为枳”，切面“皆以翻肚如盆口状、陈久者为胜”。考证认为，本草记载的“枳”虽为枸橘 *Poncirus trifoliata*（L.）Raf.，但药用枳壳宋代以后品种发生了变迁，以酸橙 *Citrus aurantium* L. 及其栽培变种的未成熟果实为主流，其他品种仅作为地区习用品，沿用至今。不同历史时期药物品种的变迁，需要正确地继承古人药材生产和用药经验。据考证，阿胶的原料在唐代以前主要是牛皮，宋代、明代是牛皮、驴皮并用，清代以后全部用驴皮。对于道地药材的品种考证，还要查考地方志以及当地的产销记录。如罗汉果，在历代本草中未见记载，但从清代的《临桂县志》《永宁州志》中查到了罗汉果的形态、性味、效用的记载，为其药用提供了可靠的历史依据。②品种整理，澄清混乱。通过本草考证与现今药材品种调查相结合，能纠正历史的错误，发掘出新品种。如《本草纲目》将天南星并于虎掌之下，通过考证与整理发现，虎掌又称虎掌南星，为天南星科半夏属掌叶半夏 *Pinellia pedatisecta* Schott 的块茎，而天南星为同科天南星属植物天南星 *Arisaema erubescens*（Wall.）Schott、异叶天南星 *A. heterophyllum* Bl.、东北天南星 *A. amurense* Maxim. 的块茎，纠正了历史的错误。③调查研究，规范名称。中药资源调查和流通领域中中药商品的调查，结合本草考证，明确中药的正品与主流品种，力求达到一药一名。如金钱草，《中国药典》已分别将报春花科植物过路黄 *Lysimachia christinae* Hance 的全草作金钱草，豆科植物广金钱草 *Desmodium styracifolium*（Osb.）Merr. 的地上部分作广金钱草，唇形科植物活血丹 *Glechoma longituba*（Nakai）Kupr. 的地上部分作连钱草，避免了品种的混乱。④成分研究，结合药效。在本草考证的基础上，将品种复杂的中药进行化学成分与药效研究结合，确定其主流品种。如历史上防己商品有10余种，来源于防己科植物防己 *Stephania tetrandra* S. Moore，木防己 *Cocculus trilobus*（Thunb.）DC.、马兜铃科植物广防己 *Aristolochia fangchi* Y. C. Wu ex L. D. Chou et S. M. Hwang 等的根，研究表明，仅防己 *Stephania tetrandra* S. Moore 的根中含有肌肉松弛成分，可以作为“汉肌松”的原料药，由此防己科植物防己为正品来源。《中国药典》将黄柏分为黄柏与关黄柏、五味子分为五味子与南五味子等，均基于化学成分与临床药效相结合的大量研究。

总之，中药品种的考证和整理工作，任务十分艰巨，要澄清混乱品种，明确正品及其混淆品种必须通过大量实地调查研究。应当看到，在中医药学宝库中，有许多精华有待发掘、整理和提高，也有少数谬误和争议需要纠正与澄清，这是发展现代中药亟待解决的问题。

二、鉴定中药的真伪优劣

中药的真伪优劣，即中药的品种的真伪和质量的好坏。“真”即正品，凡是国家药品标准所收载的品种均为正品；“伪”即伪品，凡是不符合国家药品标准规定的品种以及以非药品冒充或者以它种药品冒充正品的均为伪品。“优”是指符合国家药品标准规定的各项指标的药品；“劣”是指不符合国家药品标准规定的各项指标的药品。中药的品种不真、质量低劣，不仅有损中医药的信誉，更会导致生产、研究及临床疗效的失败，不仅误病害人，还会造成经济损失。

（一）药材及饮片的鉴定

目前市场流通药材3000余种，常用药材1200余种，各地加工的饮片2000余种。由于多方面原因，药材和饮片的真伪问题严重，尤以饮片更为突出。究其原因，除历史根源外，引起药材和饮片品种混乱的原因主要有：①鉴定知识缺失导致的误种、误采、误收、误售、误用。如大黄误种为无泻下作用的藏边大黄 *Rheum emodi* Wall.、河套大黄 *R. hotaoense* C. Y. Cheng et C. T. Kao；金钱草误采为风寒草（聚花过路黄）*Lysimachia congestiflora* Hemsl.；红参误用为商陆 *Phytolacca acinosa* Roxb. 的细根等。②有意掺伪作假，以假充真。如金钱白花蛇，有用银环蛇或其他成蛇纵剖成条，接上它种蛇头后盘成小盘；也有用其他带环纹的幼蛇或其他幼蛇在体背用白色油漆划出环纹等伪充正品。三七为五加科植物三七 *Panax notoginseng*（Burk）F. H. Chen 的根和根茎，因其疗效显著，价格昂贵，因此各地药材市场发现有以竹节参、菊三七、莪术、水田七、藤三七、淀粉、树脂等伪制品充三七销售。牛黄为牛的胆结石，近年来，有用其他动物的结石冒充或用淀粉加工，甚至有用果皮或种皮包以黄土等伪充。人参以往伪品较多，如商陆根、野豇豆根等；目前，有人从栽培的国产人参中选出类似西洋参外形者，加工成西洋参出售，这些伪品很难以肉眼鉴别出来。又如川贝掺湖北贝母等。③正品短缺导致的类似品泛滥。如砂仁为姜科阳春砂 *Amomum villosum* Lour.、海南砂 *A. longiligulare* T. L. Wu、绿壳砂 *A. villosum* Lour. var. *xanthioides* T. L. Wu et Senjen 的干燥成熟果实，而海南省南部民间曾将海南假砂仁 *A. chinense* Chun ex T. L. Wu 的果实伪充砂仁收购，并销往外省。此种以假乱真、以次充好的情况还可见于蟾蜍输卵管充当哈蟆油，藤杜仲、红杜仲、金丝杜仲充当杜仲等。④名称、外形相近导致的品种混淆。如以川射干充当射干、滇枣仁充当酸枣仁、山麦冬充当麦冬、小天南星充当半夏等。⑤地区用药习惯不同导致的品种混乱。如《中国药典》规定，五加皮为五加科植物细柱五加 *Acanthopanax gracilistylus* W. W. Smith 的根皮，而北方大部分地区则以来源于萝藦科植物杠柳 *Periploca sepium* Bge. 的根皮，即香加皮作五加皮药用，其来源、成分、药理、功效、作用均与正品五加皮不同，由于中药来源的特殊性和复杂性，解决中药品种的真实性是一项艰巨的任务。

中药的质量优劣，同样不可忽视。中药的品种明确后，必须注意检查质量，如果药材品种使用正确，但质量不符合标准要求，同样不能入药。影响中药质量的因素主要有：①栽培变异。中药栽培与药材质量关系密切，这是中药质量的源头。不同生长环境的药材质量有所不同。如野生牛膝和栽培牛膝，由于生长环境不同，使得两个品种性状特征有较大差异，野生或部分地区引种的牛膝主根短，细小，支根多，木质化程度高，柔韧性差。又如栽培黄芪如果栽培条件不利，则发生木化变异。另外，中药栽培品农药残留量和重金属含量超标问题也十分严重，这个问题不解决，中药材很难打入国际市场。②产地因素。有的药材产地不同，其质量也不同。如广藿香产在广州石牌者，气香纯正，含挥发油虽较少（茎含0.1%~0.15%，叶含0.3%~0.4%），但广藿香酮的含量却较高；产于海南岛的广藿香，气较辛浊，挥发油含量虽高（茎含0.5%~0.7%，叶含3%~

6%），但广藿香酮的含量却甚微。道地药材就充分反映了产地与药材质量的关系。③采收加工。有的药材采收季节、采收时间（植物生长的年限）不同，其所含的化学成分也有差异。如麻黄秋季采收，麻黄碱成分含量高，其他季节麻黄碱含量均较秋季低；人参皂苷的含量高低与人参的生长年限有关。④贮藏运输。有的中药运输时受到有害物质的污染，必然影响质量。有的中药贮藏不当，引起虫蛀霉变，均能损害药材质量；另外贮存时间对质量也有影响，如荆芥的挥发油含量随贮藏时间的延长而减少，贮存一年者挥发油含量减低 1/3，贮存三年者则降低 1/2。细辛的酸性氨基酸为其镇咳成分之一，新鲜细辛的镇咳作用强，当贮存 6 个月后则无镇咳作用。⑤其他。人为掺入异物或混入非药用部分，如柴胡、龙胆混入大量的地上茎；西红花中掺入花丝、雄蕊、花冠；羚羊角中夹铁钉、铅粒等，严重地影响了中药材的质量。有的中药如人参、八角茴香、天麻、独活等，经过化学成分提取、干燥后再用，其外观性状与原药材相似，但药材的内在质量却发生了变化。

对中药品种和质量存在的种种问题，必须有针对性地加以解决，药材生产、使用、管理、经营、检验等各部门要严格把关，杜绝伪劣中药材的使用和流通。

（二）中成药的鉴定

中成药是中药的重要组成部分，2020 版《中国药典》收载 1607 种成方制剂和单味制剂。中成药组成复杂、剂型多样、检测指标建立较难等特点给中成药的质量控制工作增加了困难。加之许多中成药缺乏质量标准和适宜的检测方法，影响到产品质量和用药安全有效，也限制了在世界范围内的推广使用。因此，制定和提高中成药品质鉴定标准，增强中成药质量的可控性，完善中成药现代化和标准化，也是中药鉴定学的主要任务之一。

2020 版《中国药典》对中成药的鉴定，主要包括性状、鉴别、检查和含量测定。鉴别项不再使用显色或沉淀的化学反应以及光谱鉴别方法，所有含药材粉末的中成药均增加了专属性很强的粉末显微鉴别，大量地使用了薄层色谱（TLC）、高效液相色谱法（HPLC）鉴定，强化了安全性检查，采用了多成分含量测定指标，为中成药的真伪鉴别和质量控制提供了标准。

三、研究和制定中药质量标准

中药质量标准是国家对中药质量及其检验方法所作的技术规定，是中药生产、经营、使用、检验和监督管理部门共同遵循的法定依据。凡正式批准生产的中药（包括药材、饮片及其制剂）、辅料和基质都要制定质量标准。制定中药质量标准时，必须坚持质量第一，充分体现“安全有效、技术先进、经济合理”的原则，以保证中药的安全性、有效性、稳定性和可控性。但长期以来，中药缺乏严格的具有鲜明中医药特色的质量标准和质量评价体系，已经成为制约中药现代化、标准化和国际化的瓶颈。因此，中药质量标准的研究和制定是中药鉴定学的战略性任务和工作重点。

中药质量标准的特点：①权威性：《药品管理法》规定，药品必须符合国家药品标准，但各国均不排除生产厂家可以采用非药典方法进行检验，但需要仲裁时，只有各级法定标准，特别是国家药典具有权威性。②科学性：质量标准是对具体对象研究的结果，它有适用性的限制，在不同成药中检定某一相同药味成分，不一定方法均能适用，其方法的确定与规格的制定均有充分的科学依据。③进展性：质量标准是对客观事物认识的阶段小结，即法定标准也难免不够全面，随着生产技术水平提高和测试手段的改进，应对药品标准不断进行修订和完善。如《中国药典》每五年更新一次，对药典收载的中药品种进行补充完善。

中药质量标准研究和制定的对象，包括新药材、新中药饮片、新中药提取物、新中成药以及老药的再评价等。进行中药新药质量标准的研究与制定时，必须依据国家《药品注册管理办法》的要求制定临床研究与生产使用的质量标准。

（一）中药质量标准的法规及现状

中药是特殊商品，其质量的优劣是直接关系到人民健康与生命安危的大事，因此制定中药标准是保证人民用药安全、有效，促进中药生产发展的一项重要措施。新中国成立以来，我国制定了一系列药品质量管理的法规和条例，建立了法定的药品质量监督机构。1984 年 9 月 20 日，我国颁布了《中华人民共和国药品管理法》（简称《药品管理法》），并于 1985 年 7 月 1 日开始实施，2001 年 2 月 28 日进行修订，2019 年 8 月 26 日又进行了再次修订。这就从法律上确认了对中药质量监督管理的权力。

研究和制定规范化的中药标准，是促进中药现代化、科学化、国际化的重要内容，是中药鉴定学在新形势下的工作重点。中药的品质评价过程也是研究中药标准的过程，中药的真伪优劣靠质量标准鉴别。提高中药的质量标准，就提高了中药的质量可控性。中药质量标准的制定包括新中药材、新中药饮片及新中成药的质量标准制定和老药再评价等内容。对于新药质量标准的制定，1985 年 7 月 1 日卫生部发布施行的《新药审批办法》，明确规定，申报临床及申报生产应分别提供临床研究用及生产用药品质量标准草案及起草说明。针对中药特点及我国现阶段的实际情况，卫生部于 1992 年 9 月 1 日又发布了“《新药审批办法》有关中药部分的修订和补充规定”，规定了“质量标准研究的技术要求”。1993 年 4 月卫生部针对中药注射剂的研制，发布了《中药注射剂研制指导原则》（试行），提出了注射剂质量标准的内容及项目要求。1994 年卫生部药政局下发《中药新药研究指南（药学、药理学、毒理学）》。1999 年 5 月 1 日国家药品监督管理局重新发布了《新药审批办法》，随即发布了《中药新药研究的技术要求》，包括有关质量标准的研究内容，对研究新药质量标准应“做什么”和“如何做”均有明确要求和说明。2002 年重新修订《新药审批办法》为《药品注册管理办法》，于 2002 年 12 月 1 日起实施。2005 年、2007 年、2020 年又重新修订了《药品注册管理办法》，分别于 2005 年 5 月 1 日、2007 年 10 月 1 日、2020 年 7 月 1 日起实施。不仅使新药质量标准制定走向规范化、科学化，而且也使老药的再评价有章可循。

目前中药质量标准仍不够完善，内在质量评价的方法、数量和水平还存在差距，《中国药典》收载的某些中药材和中成药还缺少检测项目。2020 版《中国药典》中尚有一些中药材和中成药无鉴别或含量测定或检查等项目，特别是中成药标准中，处方中有些药味尚未建立定性和定量鉴别的方法；有些标准缺乏专属性，不能客观评价中药的质量，这种状况亟待填平补齐。随着现代科学技术的发展，特别是光谱、色谱技术的广泛应用，建立标准物质（化学对照品）的迫切性尤为明显，其品种数量及应用范围均在不断增加和扩大。常常是一个化学对照品的出现，即带动一批含此种成分药品检验方法及质量标准的建立，这对中药标准化起着极大的促进作用。1985 版《中国药典》一部开始收载用于中药材及其制剂的化学对照品 60 种，对照药材 16 种。1990 版化学对照品已增加到 100 种，对照药材增加至 39 种。1995 年版，前者增至 143 种，后者增至 94 种，2000 年版分别增加至 203 种及 152 种，2005 年版分别增加至 282 种及 218 种，2010 版分别增加至 463 种及 371 种，2015 版《中国药典》则分别增加至 503 种及 394 种，而 2020 版《中国药典》对照药材增加至 399 种，这些对照品的问世，为相应含此成分的中成药含量测定方法的建立奠定了物质基础，在中药标准化建设上发挥着重要作用。

随着现代科学技术的发展和医学实践的不断丰富，新的病种不断出现，老病种新的发病机理不断阐明，新的中药材和活性成分的不断发现和制剂技术的不断提高，促进了中药新药的研究和开发。这是中医药学发展的必然趋势和结果。而新药的质量标准是中药新药研究中重要组成部分，在通过审批具有国家标准的法定地位，对指导新药生产、销售，保证用药安全、有效，作为药品监督管理的技术依据，促进对外贸易和对老药再评价等方面均具有非常重要的意义。

（二）中药材质量标准的制定

1. 质量标准 包括名称、汉语拼音、药材拉丁名、来源、性状、鉴别、检查、浸出物测定、含量测定、炮制、性味与归经、功能与主治、用法与用量、注意及贮藏等项，有关项目内容的技术要求如下：

（1）*名称* 包括中文名、汉语拼音、药材拉丁名，按中药命名原则要求制定。

（2）*来源* 包括原植（动）物的科名、中文名、拉丁学名、药用部位、采收季节和产地加工等。矿物药包括该矿物的类、族、矿石名或岩石名、主要成分及产地加工。①原植（动、矿）物需有关单位鉴定，确定原植（动）物的科名、中文名及拉丁学名；矿物的中文名及拉丁名。②药用部位是指植（动、矿）物经产地加工后可药用的某一部分或全部。③采收季节和产地加工系指能保证药材质量的最佳采收季节和产地加工方法。

（3）*性状* 系指药材的形状、大小、色泽、表面、质地、断面、气、味等特征。描述一般以完整的干燥药材为主。对多来源的药材，其性状无明显区别者，一般合并描述；性状有明显区别者，分别描述，根据植物品种的排列顺序，第一种药材全面描述，其他只分别描述与第一种的不同点。描述要突出主要特征，文字简练、确切，术语规范。

（4）*鉴别* 包括经验鉴别、显微鉴别（组织、粉末、解离组织或表面制片、显微化学等鉴别特征）、理化鉴别（包括一般理化鉴别、色谱鉴别和光谱鉴别等）、生物鉴别。对多来源的药材，如组织特征无明显区别的，则合并描写，有明显区别的，分别描写（如性状项）。色谱鉴别应设对照品或对照药材。选用方法要求专属、灵敏、快速、简便。

（5）*检查* 检查项下规定的各项内容是指药品在加工、生产和贮藏过程中可能含有的需要控制的物质，包括安全性、有效性、均一性与纯度要求四个方面。其基本内容包括杂质、水分、总灰分、酸不溶性灰分、重金属及有害元素、农药残留量、有关的毒性成分、伪品、主要药用部位的比例等，应按《中国药典》规定的相关方法进行检查。

（6）*浸出物测定* 包括水溶性、醇溶性及醚溶性浸出物等。可参照《中国药典》附录浸出物测定要求，结合用药习惯、药材质地及已知的化学成分类别等选定适宜的溶剂，测定其浸出物含量以控制质量，并以药材的干燥品计算。

（7）*含量测定* 以中医药理论为指导，结合临床疗效，凡已知有效成分、毒性成分及能反映药材内在质量的指标性成分，均应建立含量测定项目。含量测定的方法以精密、准确、简便、快速为原则，并注意新仪器、新技术的应用；含量限度的规定应紧密结合药材商品规格、等级及多来源的实际情况，规定合理的指标。含挥发油的药材，可规定挥发油含量。

（8）*炮制* 包括净制、切制、炮炙。根据用药需要进行炮制的品种，应制定合理的加工炮制工艺，明确辅料用量和炮制品的质量要求。

（9）*性味与归经* 为按中医药理论对该药材性能的概括，先“性味”，再列“归经”。有毒的药材，亦在此项内注明“有小毒”“有毒”“有大毒”，以引起注意。

（10）*功能与主治* 根据传统用药的经验，以中医药或民族医药理论所做的概括性描述，作为临床用药的指导。

(11) 用法与用量　除有特殊用法的予以注明外，其他均指水煎内服；用量系指成人一日常用剂量，必要时根据医疗需要酌情增减。

(12) 注意　用药注意事项，系指主要的禁忌和不良反应。属中医一般常规禁忌者从略。

(13) 贮藏　药材贮存与保管的基本要求。

2. 起草说明　目的在于说明制定质量标准中各个项目的理由，及规定各项目指标的依据、技术条件和注意事项等。既要有理由解释，又要有实践工作的总结及试验数据。具体要求如下：

(1) 名称、汉语拼音、药材拉丁名　要阐明确定该名称的理由与依据。

(2) 来源　①有关该药材的原植（动、矿）物鉴定详细资料，以及原植（动、矿）物的形态描述、生态环境、生长特性、产地及分布。引种或野生变家养的植物、动物药材，应有与原植、动物对比的资料。②确定该药用部位的理由及试验研究资料。③确定该药材最佳采收季节及产地加工方法的研究资料。

(3) 性状　说明性状描述的依据，该药材标本的来源及性状描述中其他需要说明的问题。

(4) 鉴别　应说明选用各项鉴别的依据并提供全部试验研究资料，包括显微鉴别组织、粉末中易察见的特征及其墨线图或显微照片（注明扩大倍数）、理化鉴别或生物鉴别的依据和试验结果、理化或生物鉴别试验可选择的条件和图谱（原图复印件）及薄层或 DNA 分子谱图的彩色照片或彩色扫描图。色谱鉴别用的对照品及对照药材应符合“中药新药质量标准用对照品研究的技术要求”。

(5) 检查　说明各检查项目的理由及其试验数据，阐明确定该检查项目限度指标的意义及依据。

(6) 浸出物测定　说明溶剂选择依据及测定方法研究的试验资料和确定该浸出物限量指标的依据（至少应有 10 批样品 20 个数据）。

(7) 含量测定　根据样品的特点和有关化学成分的性质，选择相应的测定方法。应阐明含量测定方法的原理；确定该测定方法的方法学考察资料和相关图谱（包括测定方法的线性关系、精密度、重现性、稳定性及准确度试验等）；阐明确定该含量限度的意义及依据（至少应有 10 批样品 20 个数据）。含量测定用的对照品及对照药材应符合“中药新药质量标准用对照品研究的技术要求”。

(8) 炮制　说明炮制药味的目的及炮制工艺制订的依据。

(9) 性味与归经、功能与主治　应符合“新药（中药材）申报资料项目”有关临床资料的要求。

3. 中药拉丁名命名方法　中药拉丁名，不仅可以进一步统一中药的名称，防止混乱，而且有利于对外贸易和国际学术交流。中药拉丁名的组成，一般均需标明药用部位，即由前面的药名（用第二格）和后面的药用部位名（用第一格）组成。药名为植物或动物的拉丁属名，或种名，或属、种名。如黄连 Coptidis Rhizoma、枇杷叶 Eriobotryae Folium、红花 Carthami Flos、马钱子 Strychni Semen、牛黄 Bovis Calculus 等，各词的第一字母均需大写。中药拉丁名的命名，有以下几种情况：

(1) 对于一属中只有一个品种作药用，或一属中有几个种作同一药材使用时，一般采用属名命名；少数依照习惯采用种名命名。如杜仲 Eucommiae Cortex（一属中只有一个植物种作药材用）、麻黄 Ephedrae Herba（一属中有几个植物种作同一药材用）、石榴皮 Granati Pericarpium（种名命名，习惯用法）。

（2）同属中有几个品种来源，分别作为不同药材使用的，则以属、种名命名。如当归 Angelicae Sinensis Radix、独活 Angelicae Pubescentis Radix、白芷 Angelicae Dahuricae Radix 等。如果某一药材习惯上已采用属名作拉丁名时，则一般不再改动，而把同属其他种的药材用属、种名命名，以便区分。如细辛 Asari Radix et Rhizoma、杜衡 Asari Forbesii Herba 等。

（3）药用部位如包括两个不同部位时，把主要的或多数地区习用的列在前面，用 et（和）或 seu（或）相连接，如大黄 Rhei Radix et Rhizoma。药材收载不同属的植物时，以两个属名分别命名，如老鹳草 Erodii Herba/Geranii Herba，蛤壳 Meretricis Concha/Cyclinae Concha。

（4）拉丁名中如有形容词形容前面药用部位名词时，则列于最后。如苦杏仁 Armeniacae Semen Amarum 及鹿茸 Cervi Cornu Pantotrichum 中的 Amarum 和 Pantotrichum。

（5）少数中药的拉丁名不加药用部位，直接以属名或种名，或俗名命名，这是遵循习惯用法，有些是国际通用名称。如茯苓 Poria、麝香 Moschus、芦荟 Aloe、儿茶 Catechu、蜂蜜 Mel、全蝎 Scorpio、土鳖虫 Eupolyphaga/Steleophaga 等。

（6）矿物类药材一般采用矿物所含的化学成分的拉丁名或用原矿物的拉丁名。如芒硝 Natrii Sulfas、炉甘石 Calamina。有形容词的将形容词列于最后，如玄明粉 Natrii Sulfas Exsiccatus。

国外药典对生药拉丁名的记载有些与我国的命名方法基本相同，如《日本药局方》，但生药的拉丁名国际并无统一规定，有些属于习惯用法。如有国际通用名称，则命名时应尽量一致，以便交流。

（三）中成药质量标准的制定

1. 质量标准 中药制剂必须在处方固定和原料（净药材、饮片、提取物）质量、制备工艺稳定的前提下方可拟订质量标准草案，质量标准应确实反映和控制最终产品质量。质量标准的内容一般包括名称、汉语拼音、处方、制法、性状、鉴别、检查、浸出物测定、含量测定、功能与主治、用法与用量、注意、规格、贮藏、有效期等项目。

（1）名称、汉语拼音 按中药命名原则的要求制订。

（2）处方 处方应列出全部药味和用量（以“g”或“mL”为单位），全处方量应以制成1000个制剂单位的成品量为准。药味的排列顺序应根据组方原则排列，炮制品需注明。

（3）制法 中药制备的方法与质量有密切的关系，必须写明制剂工艺的过程（包括辅料用量等），列出关键工艺的技术条件及要求。

（4）性状 系指剂型及除去包装后的色泽、形态、气味等的描述。

（5）鉴别 鉴别方法包括显微鉴别、理化鉴别、光谱鉴别、色谱鉴别等，要求专属性强、灵敏度高、重现性较好。显微鉴别应突出描述易察见并具有专属性的特征。理化、光谱、色谱鉴别，叙述应准确，术语、计量单位应规范。色谱法鉴别应选定适宜的对照品或对照药材做对照试验。

（6）检查 参照《中国药典》（现行版）附录各有关制剂通则项下规定的检查项目和必要的其他检查项目进行检查，并制订相应的限量范围。《中国药典》未收载的剂型可另行制订。对制剂中的重金属、砷盐等予以考察，必要时应列入规定项目。

（7）浸出物测定 根据剂型的需要，参照《中国药典》（现行版）附录浸出物测定的有关规定，选择适当的溶剂进行测定。

（8）含量测定 ①应首选处方中的君药（主药）、贵重药、毒性药制订含量测定项目。如有困难时则可选处方中其他药味的已知成分或具备能反映内在质量的指标成分建立含量测定。如因成品测定干扰较大并确证干扰无法排除而难以测定的，可测定与其化学结构母核相似、分子量相近的总类成分的含量或暂将浸出物测定作为质量控制项目，但必须具有针对性和控制质量的意义。②含量测定方法可参考有关质量标准或有关文献，也可自行研究后建立，但均应作方法学考察实验。③含量限（幅）度指标，应根据实测数据（临床用样品至少有三批样品 6 个数据，生产用样品至少有 10 批样品 20 个数据）制订。含量限度一般规定低限，或按照其标示量制订含量测定用的百分限（幅）度。毒性成分的含量必须规定幅度。④含量限度低于万分之一者，应增加另一个含量测定指标或浸出物测定。⑤在建立化学成分的含量测定有困难时，也可考虑建立生物测定等其他方法。

（9）功能与主治、用法与用量、注意及有效期等　根据该药的研究结果制订。

（10）规格　应制订制剂单位的重量、装量、含量或一次服用量。

（11）书写格式　参照《中国药典》（现行版）。

2. 起草说明　目的同中药材质量标准的起草说明。

（1）名称、汉语拼音　按中药命名原则的要求制订。

（2）处方　有《中国药典》未收载的炮制品，应说明炮制方法及质量要求。

（3）制法　生产用质量标准制法应与已批准临床用质量标准的制法保持一致，如有更改，应详细说明或提供试验依据。

（4）性状　叙述在性状中需要说明的问题。所描述性状的样品至少必须是中试产品。色泽的描述应明确，片剂及丸剂如系包衣者，应就片心及丸心的性状进行描述；胶囊剂应就其内容物的性状进行描述。

（5）鉴别　可根据处方组成及研究资料确定建立相应的鉴别项目，原则上处方各药味均应进行试验研究，根据试验情况，选择列入标准中。首选君药、贵重药、毒性药。因鉴别特征不明显，或处方中用量较小而不能检出者应予说明，再选其他药材鉴别。重现性好确能反映组方药味特征的特征色谱或指纹图谱鉴别也可选用。说明鉴别方法的依据及试验条件的选定（如薄层色谱法的吸附剂、展开剂、显色剂的选定等）。理化鉴别和色谱鉴别需列阴性对照试验结果，以证明其专属性，并提供至少三批以上样品的试验结果，以证明其重复性。《中国药典》未收载的试液，应注明配制方法及依据。要求随资料附有关的图谱，如显微鉴别的粉末特征墨线图或照片（注明扩大倍数），薄层色谱照片，液相法的色谱图（包括阴性对照图谱）需有足够的实验数据和依据，确认其重现性。色谱鉴别所用对照品及对照药材，应符合“中药新药质量标准用对照品研究的技术要求”。

（6）检查　《中国药典》附录通则规定以外的检查项目应说明所列检查项目的制订理由，列出实测数据及确定各检查限度的依据。重金属、砷盐等考察结果及列入质量标准的依据。

（7）浸出物测定　说明规定该项目的理由，所采用溶剂和方法的依据，列出实测数据，各种浸出条件对浸出物量的影响，制订浸出物量限（幅）度的依据和试验数据。

（8）含量测定　说明含量测定对象和测定成分选择的依据。根据处方工艺和剂型的特点。选择相应的测定方法，阐明含量测定方法的原理，确定该测定方法的方法学参考资料和相关图谱，包括测定方法的线性关系、精密度、重现性、稳定性及准确度试验等；阐明确定该含量限（幅）度的意义及依据（至少应有 10 批样品 20 个数据）。对照品应符合“中药新药质量标准用对照品研究技术要求”。对于研究过程中的全部检测方法和结果，应详尽地记述于起草说明中，以便审查。

（9）功能与主治、用法与用量、注意、规格、贮藏及有效期等　根据该药的研究资料，叙述

其需要说明的问题。

四、寻找和扩大新药源

（一）中药资源

中药资源包括药用植物、药用动物和药用矿物资源；又分为天然中药资源和人工中药资源，后者包括人工栽培、养殖和加工的中药资源。我国现有的中药资源达12807种，其中植物药11146种，占87%；动物药1581种，占12%；矿物药80种，不足1%。在这些种类中，传统中药约1200种，其中常用中药600余种，民族药1500~2000种，其余为民间草药。丰富的天然资源是药材的主要来源之一。我国经营的商品药材中，来自天然资源的品种约占总数的80%，如著名的药材羌活、麻黄、肉苁蓉、冬虫夏草、羚羊角、蟾酥、斑蝥、蜈蚣、石膏、自然铜等。来自人工资源的著名药材如黄连、当归、北沙参、人参、三七、地黄、瓜蒌、薏苡仁、广藿香、青黛、冰片、蜂蜜、人工朱砂、芒硝等。许多药材由于天时地利的特定区域以及药农优良的种植技术，使其优质而高产，疗效卓著，产销历史悠久，有道地药材之称。我国道地药材200余种，如四川黄连、附子、川芎，云南三七，甘肃当归、大黄，宁夏枸杞子，内蒙古黄芪，吉林鹿茸、人参，辽宁细辛、五味子，山西党参，河南地黄、牛膝，山东北沙参、金银花，江苏薄荷，安徽牡丹皮，浙江玄参、浙贝母，福建泽泻，广东砂仁，广西蛤蚧都是著名的道地药材，在国际上也享有盛誉。

20世纪的资源调查，不仅摸清了中药品种的分布状况，同时发现了我国长期依靠进口的一些野生资源，如胡黄连、安息香、阿魏、沉香等；还发现了一些类同品或具有相似有效成分的资源植物，如柴胡类、石斛类、丹参类、厚朴类等。

全国中药资源调查资料显示，我国处于濒危状态的近3000种植物中，用于中药或具有药用价值的占60%~70%，以野生资源植物为主的300~400种常用中药中，已有100余种出现资源量的急剧下降，如肉苁蓉、羌活、半夏、暗紫贝母、梭砂贝母、川贝母、重楼、北沙参、甘草、明党参、雪莲、鸡血藤、石斛、冬虫夏草、蛤蚧等。人参、厚朴、杜仲、黄柏、黄芪、天麻、黄连等野生个体濒临灭绝，当归、川芎、三七等的野生个体已很难发现。因此我国中药资源状况亟待重新调查与评价。

近年来我国医药卫生事业得到迅速发展，中药生产虽然成倍增长，但仍然不能满足国内外的需要。其主要原因有：①长期以来，由于对合理开发利用中药资源认识不足，导致一些地区不同程度地出现对中药资源进行掠夺式过度采收或捕猎；另外，环境污染减弱了中药资源的再生，造成了资源下降或枯竭，许多种类趋于衰退或濒临灭绝，一些优良种质正在逐渐消失。如20世纪80年代后期，甘草资源比50年代减少60%，麝香资源比50年代减少70%。②一些道地药材，由于需要量很大，虽然一再扩增种植面积，还是不时形成缺货现象。对江苏茅苍术*Atractylodes lancea*（Thunb.）DC.地道产区的调查表明：如不采取措施，茅苍术商品药材资源耗尽的期限为10~20年。我国特有的中药材明党参*Changium smyrnioides* Wolff由于连年过度采挖，野生资源逐年减少，已成为稀有物种。其他如杜仲、黄柏、麻黄、肉苁蓉、黄连、当归、牛膝、冬虫夏草、蛤蚧、羚羊角等野生资源的破坏也十分严重。③有些药材如牛黄、麝香，本来产量就小，更显得供不应求。④有些药材的原植动物是国际、国内公布的珍稀濒危动、植物，必须保护和尽快寻找代用品，如麝香、羚羊角等。因此，保护药用动物、植物资源和保护其他资源一样具有十分重要的意义。要解决上述问题，除发展野生药材之外，还须家种家养，

扩大栽培面积，增加圈养头数，以弥补产量。同时，要努力寻找新的药源。

（二）寻找和扩大新药源的途径

在保护和合理开发中药资源的基础上，积极寻找和扩大新药源也是中药鉴定学的任务之一。寻找和扩大新药源的途径有：①进行全国性药源普查寻找新药源。如通过多次全国性药源普查，发现了不少野生中药资源和某些进口药材的国产品种资源，如新疆的阿魏、紫草、贝母，西藏的胡黄连，云南的诃子、马钱子，广西的安息香，海南的大风子、降香等。②从民族药或民间药中寻找新药源。如穿心莲为华南民间用清热解毒药，经过研究发现，其所含的苦味成分内酯类具有解热抗炎、提高免疫力等作用。穿心莲由民间药直接升为中药而载入《中国药典》。③根据生物亲缘关系寻找新药源。如忍冬属植物有10多种，有效成分绿原酸的含量种间差别较大，如灰毡毛忍冬 *Lonicera macranthoides* Hand. -Mazz. 和红腺忍冬 *Lonicera hypoglauca* Miq. 的花蕾含量较高，前者达12%，后者达10%左右，但其木犀草苷含量甚微，现分别以金银花和山银花载入《中国药典》。④以有效成分为线索寻找新药源。麝香酮是麝香的主要有效成分之一，麝鼠香、灵猫香中含有麝香酮等与天然麝香相似的化学成分，且具相似的药理作用，可能成为麝香的代用品。抗肝炎有效成分齐墩果酸在工业生产上的原料主要是五加科植物几种楤木的皮、叶和果实，其含量均在3.6%以下，但在曲莲 *Hemsleya amabilis* Diels 和雪胆 *H. chinensis* Cogn. ex Forb. Hemsl. 的块根中，齐墩果酸提取率高达7%~9.5%，是较好的新药源。⑤从古本草中寻找新药源。古本草中还有许多品种至今尚未使用，有些多来源的品种现今只用了一二种或古今用药不同，若能进行认真考证，一定能发掘出有用的新资源种类。青蒿素是在研究抗疟药物时从本草中发现的新资源，其原植物黄花蒿 *Artemisia annua* L. 仅在民间用于熏蚊子，由于青蒿素的发现使黄花蒿成为中药青蒿的唯一来源，而同科植物青蒿 *Artemisia apiacea* Hance 因不含青蒿素已不作为青蒿来源。⑥药理研究与临床研究结合开发新药。鹤草芽中含有鹤草酚，药理研究及临床研究表明，具有很强的驱绦虫活性，从而开发了鹤草芽栓等。⑦老药开发新用途。葛根历来作为解表退热、生津透疹、升阳止泻中药。研究表明，葛根中含有的异黄酮类，可以增加脑及冠状动脉血流量，并具有解痉、降血糖以及调节女性内分泌的作用，从而开发出了葛根异黄酮系列制剂。⑧扩大药用部位。在中医药传统经验中，药用植物往往仅采用某一个部位，其他部位弃之不用。研究发现，同一种药用植物不同部位也含有类似的药效成分，具有类似的药理作用。如人参的茎、叶、花蕾、果实、种子均含有与根相近似的皂苷类，功效近似。有人用2倍量杜仲的干燥叶代替杜仲皮用于临床，取得了较好的疗效。

（三）中药资源的保护

为合理利用野生植物资源，保护珍稀濒危物种，我国于1984年公布了第一批《珍稀濒危保护植物名录》，共354种。据不完全统计，其中的药用植物或具有药用价值的植物有163种，一级5种，如人参、桫椤和水杉等；二级30种，如云南黄连、金钱松、海南粗榧等；三级203种，如肉苁蓉、八角莲、黄连等。一级重点保护植物是指具有极为重要的科研、经济和文化价值的稀有濒危的种类；二级重点保护植物是指在科研或经济上有重要意义的稀有或濒危的种类；三级重点保护植物是指在科研或经济上有一定意义的濒危或稀有种类。1987年我国公布了第二批《中国珍稀濒危保护植物名录》，约有400多种。

国务院为了进一步保护与合理利用野生药材资源，以适应人民医疗保健事业的需要，于1987年10月30日公布了《野生药材资源保护管理条例》，将我国重点保护的野生药材物种分为三级：

一级为濒临灭绝状态的稀有珍贵野生药材物种；二级为分布区域缩小，资源处于衰竭状态的重要野生药材物种；三级为资源严重减少的主要常用药材物种。根据这一条例的规定，我国制定了第一批《国家重点保护野生药材名录》，共 76 种，其中动物 18 种，植物 58 种。在动物中，属一级保护的有 4 种，如虎、豹、赛加羚羊、梅花鹿；二级保护的有 14 种，如马鹿、林麝、马麝、原麝、黑熊、棕熊、穿山甲、中华大蟾蜍、黑眶蟾蜍、银环蛇等。在植物中，属二级保护的有 13 种，如甘草、黄连、人参、杜仲、厚朴、黄柏、剑叶龙血树等。三级保护的有 45 种，如川贝母、伊贝母、刺五加、黄芩、天冬、猪苓、龙胆、肉苁蓉、秦艽、细辛、五味子等。

为保护珍稀濒危野生动物，合理利用野生动物资源，国家特制定《中华人民共和国野生动物保护法》，从 1989 年 3 月 1 日起施行。在此基础上提出了《国家重点保护野生动物名录》，2021 年 2 月 5 日新的《名录》重新公布，据不完全统计，在被保护的野生动物中药用动物或具有药用价值的动物有上百种（类）：如一级动物野牦牛、虎等；二级动物五步蛇、乌梢蛇、中国林蛙（哈士蟆）等。除上述文件外，还有《中华人民共和国森林法》《中华人民共和国渔业法》《中华人民共和国陆生野生动物保护实施条例》《中华人民共和国自然保护区条例》《森林和野生动物类型自然保护区管理办法》等。为了遵守对珍惜野生动植物保护的国际公约，我国已全面禁止犀角、虎骨和濒危动物的药用，限制使用天然麝香、天然牛黄等一些珍稀动植物中药资源使用范围。

当前中药资源的保护和可持续利用需要开展的工作以及关注的研究方向包括：开展中药资源调查，建立野生资源濒危预警系统，保证药源的可持续供应；加强中药种质资源研究，选择和利用优良种质；实行中药野生资源的采收控制和开展野生抚育研究；开展药材野生变家种家养研究；建立种质资源库和种质资源圃，保存药材种质资源；建立药用动植物原生地保护区，保护生物的多样性和药用动植物多样性；开展珍稀濒危中药资源的替代品研究；利用高新技术提高中药资源利用的质量和效率，提倡资源的综合利用；利用新技术直接生产有效成分；加强药材栽培技术研究，实现药材规范化种植和产业化生产，加强药材新品种培育。

第二章
中药鉴定学的发展史

扫一扫，查阅本章数字资源，含PPT、音视频、图片等

第一节　古代中药鉴定学知识

中药鉴别学知识是在长期的实践中产生和发展起来的。我国人民在同疾病做斗争的过程中，通过不断尝试，逐渐积累了医药知识和经验，并学会运用眼、耳、鼻、舌等感官来识别自然界的植物、动物和矿物的形、色、气味，从而识别出哪些可供药用，哪些药有毒，哪些药无毒等，逐渐形成了"药"的感性知识。相传在公元前有神农氏"教民播种五谷，尝百草之滋味"，《史记·补三皇本纪》也有"神农……始尝百草，始有医药"的记载。在无文字时代，这些药物知识凭借师承口传丰富起来，它是本草学的萌芽。在文字产生以后，就有了关于药物的记载，后经不断积累、发展，编出了本草著作。从秦、汉到清代，本草著作约有400种之多。这些著作是我国人民长期与疾病做斗争的宝贵经验和鉴别中药的丰富知识的总结，是中医药学的宝贵财富，并在国际上产生了重大影响。

早在我国第一部诗歌总集《诗经》（公元前11~公元前6世纪）中就记载有治病的药物，如采英（酸模）、采葑（泽泻）、采艾（苦艾）、蓷（益母草）、采蝱（贝母）、采卷耳（苍耳）、采芣苢（车前）等。1973年在长沙马王堆发掘了三号汉墓，墓葬年代是汉文帝十二年（公元前168年），出土药物经鉴定确定的共9种，为桂皮、花椒、姜、佩兰、茅香、高良姜、藁本、牡蛎、朱砂。出土有药物和医方的著作共6种，记载的药名总数初步统计有394种。其中《五十二病方》有药物247种。据专家推论它是迄今为止我国发现的最早的医学方书。该书主要内容虽是以临床医疗和"养生"为主的非药物学专著，但它提供了先秦时代医药学历史知识的珍贵史料。

《神农本草经》为我国已知最早的药物学专著。著者不明，成书年代在汉代。它总结了汉代以前的药物知识，载药365种，分上、中、下三品。在序录中记载，药"有毒无毒，阴干暴干，采造时月，生、熟、土地所出，真伪陈新，并各有法"。并对药物的产地、采集时间、方法以及辨别药物形态真伪的重要性有一些原则性的概括。各药的记述，则以药性和功效为主。原书早已失传，但原文已收载于后代本草中，现有明代、清代的辑本。值得指出的是，《五十二病方》中的247种药物，将近一半不在《神农本草经》中，说明当时的用药品种还更多。

梁代陶弘景以《神农本草经》和《名医别录》为基础编成《本草经集注》，载药730种。全书以药物的自然属性分类，分为玉石、草木、虫兽、果、菜、米食、有名未用七类，是后世依药物性质分类的导源。本书对药物的产地、采收、形态、鉴别等有所论述，有的还记载了火烧试验、对光照视的鉴别方法。如对《神农本草经》中"术"的鉴别，认为术有两种，"白术叶大有毛而作桠，根甜而少膏……赤术叶细无桠，根小，苦而多膏"。硝石"以火烧之，紫青烟起"；

云母“向日视之，色青白多黑”；朱砂以“光色如云可拆者良”等。有的还指出品质的好坏，如治疟的常山，特别指出以细实而黄的鸡骨常山最有功效。原书已遗失，现存敦煌残卷。其主要内容却散见于后世本草中。

唐代李勣、苏敬等22人集体编撰，由官府颁行的《新修本草》（又称《唐本草》），可以说是我国最早的一部国家药典，也是世界上最早的一部由国家颁布的药典。载药850种，新增山楂、芸苔子、人中白等114种新的药物，其中不少是外来药物，如由印度传入的豆蔻、丁香、龙涎等；大食传入的石榴、阿芙蓉、乳香等；波斯传入的茉莉、青黛；大秦传入的素馨、郁金；西域传入的仙茅、马钱子；南洋传入的木香、槟榔、没药等。该书有较多的基原考证。附有图经7卷，药图25卷。出现了图文鉴定的方法，为后世图文兼备的本草打下了基础。原书已散失不全，现仅存残卷。现有尚志钧的辑本《唐新修本草》。

唐代个人编著的本草亦多，较著名的有孟诜的《食疗本草》、陈藏器的《本草拾遗》和李珣的《海药本草》等。《本草拾遗》按药物性能分类，新增药物海马、石松等。陈藏器谓：“海马出南海，形如马，长五六寸，虾类也。”石松“生天台山石上，似松，高一二尺”。对药物生境、形态的描述，都很真实。《海药本草》以收载外国输入的药物为主，共124种，其中香药50多种，如阿魏、荜茇、零陵香、缩砂蜜、艾纳香等。后蜀韩保昇著的《蜀本草》是以《新修本草》为基础而编撰的，对药的性味、形态、产地等增补了不少新内容。以四川的植物居多，所绘图形比较精细，后世的本草常常提及之。

宋代在开宝年间官命刘翰、马志等在唐代本草的基础上撰成《开宝新详定本草》，后又重加详定，称为《开宝重定本草》，简称《开宝本草》。此时由于医药的发展，药物品种越趋繁多。至嘉祐年间，官命掌禹锡等编辑《嘉祐补注神农本草》，简称为《嘉祐补注本草》或《嘉祐本草》，新增药物99种；又令苏颂等校注药种图说，编成《图经本草》，共21卷，对药物的产地、形态、用途等均有说明，成为后世本草图说的范本。这些本草虽已散失，但为后来本草所引录。宋代最值得重视的本草，是北宋后期蜀医唐慎微将《嘉祐补注本草》和《图经本草》校订增补，编成本草、图经合一的《经史证类备急本草》，简称《证类本草》。在大观、政和年间，都曾由政府派人修订，于书名上冠以年号，作为官书来刊行，以后遂简称为《大观本草》《政和本草》等。此书内容丰富，图文并茂，共31卷，载药1746种，新增药物500余种，质量远远超过以前各书，成为我国现存最早的完整本草，为研究古代药物最重要的典籍之一。宋代其他本草著作，尚有《日华子诸家本草》及政和年间寇宗奭的《本草衍义》等。《本草衍义》是寇氏根据自己观察实物和医疗实际经验，并为增补《嘉祐本草》和《图经本草》而作，颇多新见解。如寇氏认为：“用药必择土地所出者……若不能推究厥理，治病徒费其功”。这种重视道地药材，保证质量的论点对后人的影响很大。

金、元时代的本草著作，有张元素的《珍珠囊》、李杲的《用药法象》、王好古的《汤液本草》和朱震亨的《本草衍义补遗》等。李杲十分重视药物的产地和采收时期，他在《用药法象》中说：“失其地则性味少异，失其时则性味不全。”

明代的本草著作甚多，其中对药学贡献最大的，当首推李时珍撰著的《本草纲目》。李时珍参阅了经史百家著作和历代本草800余种，历经30年，编写成52卷，约200万字，载药1892种的巨著《本草纲目》。其中新增药物374种，附方有11000余条。可以说这部著作是我国16世纪以前医药成就的大总结。本书按药物自然属性作为分类基础，每药标名为纲，列事为目，名称统一，结构严谨，为自然分类的先驱。如第14卷所载药物高良姜、豆蔻、缩砂蜜、益智仁等排列在一起，属于芳草类。今天看来，这些都是姜科植物，含有挥发油，与自然分类相符。对药物形

态鉴别方法的记载也是较为完善的。如描述丹参谓："处处山中有之。一枝五叶，叶如野苏而尖，青色皱毛。小花成穗如蛾形，中有细子。其根皮丹而肉紫。"这些描述都较为逼真。李时珍在"集解"项中，引录了很多现已失传的古代本草对药物鉴别的记载，为后世留下了宝贵的史料。新增的药物有三七、番木鳖、土茯苓、樟脑等。对樟脑的记载，李时珍谓："状似龙脑，白色如雪，樟脑脂膏也。"并介绍了加热升华精制樟脑的方法。可见其观察之细致、准确。《本草纲目》的出版，对中外医药学和生物学科都有巨大影响。17 世纪初传到国外，曾译有多国文字，畅销世界各地，成为世界性的重要药学文献之一。明代其他本草著作在《本草纲目》以前的尚有朱橚编写的《救荒本草》，从无毒的可食植物方面加以总结、论述。并绘有图形，载有出产和苗、叶、花、子的性味、食法，给药物鉴定增加了新的内容。兰茂撰写的《滇南本草》是一部优秀的地方性本草，是研究云南地区药物的宝贵史料。刘文泰等编纂的《本草品汇精要》，载药 1815 种，新增药 48 种。陈嘉谟编撰的《本草蒙筌》载药 742 种，本书注重药物产地和采制方法，指出产地与药物品质的关系和不同药用部位采集的一般规律，如将白术分为浙术、歙术；芎䓖分为京芎、抚芎、台芎等。书中对商售中药的掺伪作假，亦有考察，如"荠尼乱人参、木通混防己"等。李中立所著《本草原始》着重对药材性状的描述，并绘有图形。

清代著名的本草有赵学敏编撰的《本草纲目拾遗》，此书是为了拾遗补正李时珍的《本草纲目》而作，载药 921 种，其中新增药 716 种，如冬虫夏草、西洋参、浙贝母、鸦胆子、银柴胡等均系初次记载，大大丰富了药学内容。吴其濬编撰的《植物名实图考》和《植物名实图考长编》，是植物学方面科学价值较高的名著，也是考证药用植物的重要典籍。《植物名实图考》收载植物 1714 种，对每种植物的形态、产地、性味、用途叙述颇详，并附有较精确的插图，其中很多植物均系著者亲自采集、观察并记录；《植物名实图考长编》摘录了大量古代文献资料，载有植物 838 种。为近代药用植物的考证研究提供了宝贵的史料。

综上所述，将历代重要本草列表如下：

表 2-1　历代重要本草著作

书名	年代	著者	内容简介
神农本草经	汉	不详	总结了汉以前的医药经验。载药 365 种，分上、中、下三品。每药以药性和主治为主
本草经集注	南北朝（梁）（502—536 年）	陶弘景	共 7 卷，载药 730 种，以药物自然属性分类，分为玉石、草木、虫兽、果、菜、米食、有名未用七类。记载了药物的性味、产地、采集、形态、鉴别等内容
新修本草（唐本草）	唐（659 年）	李勣、苏敬等	共 54 卷，载药 850 种，新增药 114 种，其中有不少外国输入药物，如安息香、血竭等。本书由政府组织编辑颁行，是我国和世界上最早的药典
食疗本草	唐（713—739 年）	孟诜	孟诜收集既可食用又可药用的药物 138 种，编成《补养方》。后经他的弟子张鼎增补 89 种，改名为《食疗本草》，共 3 卷，227 条
本草拾遗	唐（741 年）	陈藏器	共 10 卷，收载《唐本草》未载药物 692 种，各药一般记有性味、功效、生长环境、形态、产地和混淆品种考证等。根据药效提出宣、通、补、泄、轻、重、燥、湿、滑、涩等分类法
海药本草	唐（8 世纪下叶）	李珣	共 6 卷，主载外国输入的药物
蜀本草	后蜀（935—960 年）	韩保昇等	共 20 卷，新增药物 14 种，如地不容、胡黄连等。对药物的性味、形态、产地等增补了不少新内容

续表

书名	年代	著者	内容简介
日华子诸家本草	宋（968—975年）	不明，李时珍谓姓大名明	共20卷，对药性、功用、形态、炮制等记述甚详。也载不少新药，如延胡索、自然铜、仙茅等
开宝新详定本草（开宝本草）	宋（973年）	刘翰、马志等	共21卷，载药983种，新增药133种，如使君子、白豆蔻等；974年重加详定，名为《开宝重定本草》
嘉祐补注神农本草（嘉祐本草）	宋（1057—1061年）	掌禹锡等	共20卷，载药1032种，新增药99种。该书取用了为编《本草图经》而征集的素材，二书各自有分工，互相呼应
图经本草	宋（1061年）	苏颂等	共21卷，药图为我国最早的版印墨线药图，图的绝大多数为实地写生绘制。原书虽早已失传，但其药图930余幅及文字说明仍存在于《证类本草》之中，为现今本草考证的重要参考书之一
经史证类备急本草（证类本草）	宋（1108年前）	唐慎微	经艾晟增补少数内容，于1108年刊行，改名为《经史证类大观本草》（简称《大观本草》）；1116年由曹孝忠校正刊行，改名为《证类本草》；共31卷，载药1746种，新增药500余种，是今天研究宋代以前本草发展的最完备的重要参考书
本草衍义	宋（1116年）	寇宗奭	共20卷，载药470种，根据观察实物和医疗实践经验著成
履巉岩本草	宋（1220年）	王介	记载浙江一带药用植物206种，新增22种，如曼陀罗、虎耳草等。图是就地取材写生彩绘的，是我国现存最古的彩色药图
救荒本草	明（1406年）	朱橚	共4卷，载野生植物可供食用者414种，画有图形，述其出产、苗、叶、花、子、性味、食法
滇南本草	明（1397—1476年）	兰茂	共3卷，为研究云南地区药物的重要历史资料
本草品汇精要	明（1505年）	刘文泰等	共42卷，载药1815种，新增药48种；附有彩色绘图。现存残卷；文字部分，1937年已排印
本草蒙筌	明（1566年）	陈嘉谟	共12卷，载药742种。书前有著者自序（1566年），注意道地药材，对各药的制法也记述颇详
本草纲目	明（1596年）	李时珍	共52卷，载药1892种，新增药374种，附药图1109幅，附方11096条。全书按药物自然属性，自立分类系统，为自然分类的先驱，17世纪初，该书传到国外，译成多国文字
本草纲目拾遗	清（1765年）	赵学敏	共10卷，载药921种，其中《本草纲目》未记载的药物有716种。新增药有西洋参、冬虫夏草、鸦胆子等
晶珠本草	清（约1835年）	蒂玛尔·丹增嘉措	共载青海、西藏东部、四川西部的药物2294种。叙述了每种药的来源、生境、性味和功效等
植物名实图考长编 植物名实图考	清（1848年）	吴其濬	《植物名实图考长编》共22卷，收载植物药838种。后作者根据平生经验，辨别形色气味，摹绘成图，附以考证，以求名实相符，编成《植物名实图考》，共38卷，载植物1714种（本书为植物学名著）

第二节　中药鉴定学的起源与发展

1840年鸦片战争以后，中国沦为半封建半殖民地社会，国外药学大量传入我国。在西方生药学传入我国以前，中国的学者主要以传统方法研究中药。至19世纪中叶李善兰（1811—1882

年）编译《植物学》一书，我国有了第一部现代植物学译本。20世纪初，中药鉴定工作在国外科技和学术思想的影响下有了一定的进展，如曹炳章著《增订伪药条辨》（1927年），对110种中药的产地、形态、气味、主治等方面作了真伪对比；丁福保著《中药浅说》（1933年），从化学实验角度分析和解释中药，引进了化学鉴定方法。1934年赵燏黄、徐伯鋆等编著了我国第一本《生药学》上篇，接着叶三多广集西欧及日本书籍的有关资料，于1937年写出了《生药学》下篇。上下两篇《生药学》的内容，大多着重于介绍国外书中收载的或供西医应用的生药，对我国常用中药则收载较少，但它引进了现代鉴定中药的理论和方法，为中药鉴定学的诞生，起到了先导作用。

中华人民共和国成立以后，中医药事业得到空前迅猛发展，党和国家十分重视中医药的研究和人才培养。1956年开始成立了4所中医学院，从此祖国的中医药登上了正式大学教育的台阶。以后全国各省、直辖市相继成立中医学院，学校的教育从此不断地扩大和提高，目前全国共有中医药院校24所，还有一些综合性或西医药院校设有中医药学院。办学层次已由本科生扩展到硕士研究生、博士研究生，教学条件不断改善，教学质量不断提高。1959年开始各学校相继成立了中药系，开设了中药专业。当时受中药学、生药学的理论和方法的影响，1964年就开设了具有中医药特色的中药材鉴定学（后改为中药鉴定学）课程。根据中药专业的培养目标和要求，《中药鉴定学》被确定为专业课之一。《中药鉴定学》教材先后已出版了八次，1977年版和1980年版（成都中医学院主编）为全国协编教材，1986年版（任仁安主编）、1996年版（李家实主编）又编写出版二次，定为全国统编和规划教材，2003年版、2007年版、2012年版和2016年版（康廷国主编）为全国高等中医院校规划教材。另外，2009年首次出版了全国高等中医药院校研究生规划教材《中药鉴定学专论》，使该学科教材体系更加完善。1998年在南京正式成立了“中药鉴定学教育研究会”，并确立每隔两年召开一次教学研讨会。另外，20世纪80年代，中国中医药学会成立了中药鉴定分会，每隔两年召开一次学术研讨会，促进了中药鉴定学科的发展。许多药学工作者，在中药鉴定方面作出了贡献。

20世纪70年代以前，中药鉴定方法和技术基本是应用传统的性状鉴别，全靠人的感官对中药的品种和质量进行评价，是以经验鉴别为主体。80年代至90年代，显微鉴别方法和理化鉴别方法得到了广泛应用，成为鉴别中药的主要手段。在此期间，利用显微镜观察药材的组织构造、粉末特征等得到了充分发展；同时随着中药化学成分研究工作的不断发展，仪器设备的不断改进，理化鉴定也用到了中药的分析测定中，使许多分析手段成为当代中药鉴定工作的热点。如紫外光谱、红外光谱、原子吸收光谱、粉末X射线衍射法、气相色谱、气质联用、薄层色谱、高效液相色谱、蛋白电泳等。显微鉴别方法和理化鉴别方法得到了推广和应用。90年代以来，随着生物技术的发展及其在中药鉴定方面的应用，以在分子水平上鉴定中药真伪优劣以及创新和保护中药资源为特色和目标的分子鉴定已应运而生。在这期间，中药鉴定方法和技术取得了令人瞩目的成绩。各种先进的技术和方法得到了应用和发展，如DNA分子遗传标记技术、生物芯片技术、免疫技术、细胞生物学技术、中药指纹图谱质量控制技术等。进入21世纪以来，应用计算机图像分析技术、薄层-生物自显影技术、生物效应鉴定中药等也取得一定进展。计算机图像分析技术（CIA）可将不同层次二维图像用计算机进行处理，获取此图像的三维定量数据。在中药鉴定方面，它可将果实、种子、花粉或组织切片中的某一特征的形态用计算机进行处理，比较其形态差异，从而达到鉴别的目的。薄层-生物自显影技术、液相色谱-串联质谱法、高效液相色谱-电感耦合等离子质谱法、DNA条形码分子鉴定法、色素测定法、真菌毒素测定法、近红外分光光度法等，已收录于2020版《中国药典》中。

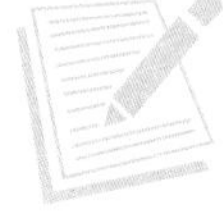

在科学研究方面，国家组织重点科技攻关项目，中药鉴定学推动了中药研究的科技进步。国家在“七五”“八五”期间组织专家已对200余种（类）常用中药进行了品种整理和质量研究，每种中药包括文献查考、药源调查、分类学鉴定、性状鉴定、显微鉴定、商品鉴定、化学成分、理化分析、采收加工、药理实验、结论和建议等内容。这项研究，不仅具有较高的学术价值，同时也体现了巨大的社会及经济价值，其中许多专题已达到国内外领先水平。该研究成果分别由徐国钧、徐珞珊将南方协作组的工作主编成《常用中药材品种整理和质量研究》（1~4册），楼之岑、秦波将北方协作组的工作主编成《常用中药材品种整理和质量研究》（1~3册）。“九五”期间开展了“中药材质量标准的规范化研究”，其研究成果不仅充实了《中国药典》药材质量标准内容，最终建立61种常用中药材国际参照执行标准，还为一、二类中药新药研究奠定了基础。另外，新中国成立以来，国家组织中药鉴定工作者完成了3次（1959~1962、1970~1972、1983~1987）全国中药资源调查，2014年到目前正在进行第四次全国中药资源调查工作，这项工作对于促进中医药科技进步和推动社会经济发展具有重要意义。

本草学研究成为中药品质评价研究的基础。对200多个中药品种进行了全面考证，并出版了《本草学》等专著，辑复了《唐·新修本草》等，出版了《本草纲目》校点本、《滇南本草》校订本等著名本草。中药的本草考证已成为中药品种的整理、新药的研制、国家药品标准的制定等必不可少的内容。

陆续出版了许多有关中药鉴定学知识的专著：《中药鉴定参考资料》第一集（1958），《中药材鉴别手册》1~3册（1959），《中药志》（1959~1961），《药材学》（1960），《全国中草药汇编》及彩色图谱（1975~1977），《中药大辞典》（1977），《中草药学》上、中、下三册（1976、1980、1986），《中药志》第二版Ⅰ~Ⅵ册（1979、1982、1984、1988、1994、1998），《新编中药志》1~5册（2002），《中药材粉末显微鉴定》（1986），《中药彩色图谱》（1987），《新华本草纲要》1~3册（1988~1991），《中国中药资源丛书》（1994）（包括《中国中药资源》《中国中药资源志要》《中国中药区划》《中国常用中药材》《中国药材地图集》和《中国民间单验方》），《中成药显微分析》（1997），《中华本草》（1999），《中华本草全书》（2002），《中药品质研究》（2008），以及《中国药材学》《现代实用本草》《中国药材商品学》《中国道地药材》《中药材品种论述》〈新版〉《中药品种新理论的研究》《中国中药材真伪鉴别图典》《常用中药材组织粉末图解》《中药鉴别紫外谱线组法及应用》《中成药薄层色谱鉴别》《中国药用动物志》《动物药材鉴别》《中国药用植物种子的形态鉴别》《常用中药鉴定大全》《中药材薄层色谱鉴别》《中药材光谱鉴别》《民族药志》等。以上不同时期出版的专著，既是中药鉴定工作的写实，又反映了中药鉴定学科的发展过程。

半个世纪以来，中药鉴定学的中药品质理论逐步得到认可，1991年出版的《中药品种理论研究》、1995年出版的《中药品种新理论的研究》、2008年出版的《中药品质研究：理论、方法与实践》及2009年、2017年出版的研究生教材《中药鉴定学专论》，对中药品质理论均进行了详细的阐述，主要包括：中药品质“辨状论质”论、遗传主导论、环境饰变论、生物多样性维持论、传承论、效用决定论、多元调控论及时间中药学理论等，这些理论的出现进一步完善了中药鉴定学的理论体系，使其成为一门理论和实践更为完善的学科。

中药已经在临床应用了几千年，中药鉴定的知识和经验与中药并存，形成了原始的中药鉴定学；20世纪中叶，随着中医药事业的迅速发展和科技进步，现代中药鉴定学应运而生。因此，从历史的角度看，可以理解为中药鉴定学是既古老又年轻的学科。经过数千年的传承积累，中药传统的性状鉴定至今依然是中药生产、经营、科研、制药、检验等领域的重要鉴定手段，中药传统经验质量标准至今仍然是中药质量标准的重要内容之一，它们是中药鉴定的精华，在中医药发展史中会永远以其独特的方式被人们所传用；同时随着现代科学技术的不断进步与发展，许多新的理论与技术不断渗透，如光谱、色谱、现代生物等多种技术的应用，使中药鉴定学的研究思路不断拓展，研究范畴不断扩大，研究对象不断增加，研究手段不断创新，因此我们在学习中药鉴定学时，应秉承“传承精华，守正创新”的宗旨，传承与创新并存，从而推动中药鉴定学的发展。

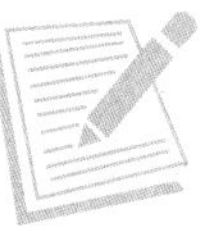

第三章
中药的产地、采收、加工与贮藏

扫一扫，查阅本章数字资源，含PPT、音视频、图片等

第一节　中药的产地

一、产地与中药质量的关系

中药质量的优劣与许多因素有关，产地是影响中药质量的重要因素之一。中药有效成分的形成和积累与其生长的自然条件有着密切的关系。《神农本草经》载："土地所出，真伪陈新，并各有法。"《本草经集注》指出："诸药所生，皆有境界。"还列出40多味药材的最佳生境。《新修本草》亦载："离其土，则质同而效异。"《本草纲目》云："性从地变，质与物迁。"这些传统理念都充分说明产地与药材质量的相关性。我国土地辽阔，同种药材会因产地不同（土壤、气候、光照、降雨、水质、生态环境的各异）引起药材质量上的差异。例如防风［防风 *Saposhnikovia divaricata*（Turcz.）Schischk. 的干燥根］产于东北及内蒙古，引种到南方后，其药材常分枝，且木化程度增高，与原有的性状特征相差很大；葛根［野葛 *Pueraria lobata*（Willd.）Ohwi 的干燥根］因产地不同成分变化幅度较大（5~6 倍），葛根素的含量 1.04%~6.44%，总黄酮的含量 1.42%~7.88%；不同产地的甘草（甘草 *Glycyrrhiza uralensis* Fisch. 的干燥根及根茎），其甘草酸的含量 1.16%~6.11%，相差5倍之多。这直接影响中药质量的可控性，也会导致临床疗效的差异，因此，国家食品药品监督管理局颁发的《中药材生产质量管理规范》要求规范化种植中药材，在建立种植基地时一定要选择该药材生长最适宜的地域。

二、道地药材

（一）道地药材的定义

道地药材（geo-authentic and superior medicinal herbals，又称地道药材）是指药材质优效佳，这一概念源于生产和中医临床实践，数千年来被无数的中医临床实践所证实，有着丰富的科学内涵。作为一个约定俗成的古代药物标准化的概念，道地药材是源于古代的一项辨别优质中药材质量的独具特色的综合标准，也是中药学中控制药材质量的一项独具特色的综合判别标准。通常认为："道地药材就是指在一特定自然条件和生态环境的区域内所产的药材，并且生产较为集中，具有一定的栽培技术和采收加工方法，质优效佳，为中医临床所公认。"对"道地"的解释大致有两种。一是："道地"亦作"地道"，本指各地特产，后来演变成货真价实、质优可靠的代名

词。二是："道"指按地区区域划分的名称，唐贞观元年，政府根据自然形势，把全国划分为关内、河内、河东、河北、山南、淮南、江南、陇石、剑南、岭南十道，以后各朝沿用了此区域划分方法，只是"道"的数目有所改变。"地"指地理、地带、地形、地貌。在药名前多冠以地名，以示其道地产区。如西宁大黄、宁夏枸杞、川贝母、川芎、秦艽、辽五味、关防风、怀地黄等。例外的情况是有少数药材，药名前所冠的地名不是指产地，而系指进口或集散地而言，如广木香，并非广州所产，而是从广东进口，藏红花亦非西藏所产，而是从西藏进口。

（二）道地药材形成的原因

1. 自然环境对道地药材形成的影响 道地药材与自然环境相关性的研究分为两个方面：一是从遗传基因水平上研究物种与自然环境相关性，物种的遗传变异与自然环境的关系。目前认为道地药材的形成，优良的物种基因是决定其品质的内在因素。从生态学的角度讲，长期的环境演变与同时期的空间异质决定了物种遗传基因，因此从遗传基因与环境相关性的角度研究道地性是解释道地性的基础。对"南药"广藿香不同产地间的叶绿体和核基因组的基因型与挥发油化学型的关系研究中发现，广藿香基因序列分化与其产地、所含挥发油化学变异类型呈良好的相关性，基因测序分析技术结合挥发油分析数据可作为广藿香道地性品质评价方法及物种鉴定的强有力工具。二是自然环境与道地药材相关性的研究。从生态环境层次研究道地药材的生境特点包括地质环境、土壤环境、大气环境、水环境、群落环境等。不少学者就生态环境对道地药材的影响进行了研究。例如通过比较五个不同产区同一种质金银花的地质背景系统（geologic background system，GBS）及土壤理化状况，发现道地金银花产区土壤受其成土母质影响，道地金银花最适合的土壤类型是中性或稍偏碱性的砂质土壤，且要求土壤的交换性能较高；对当归栽培土壤理化性质研究表明，甘肃岷县当归栽培土壤的物理性状、有机质和矿质元素含量综合因子最佳；对三七的水环境及大气环境研究结果表明，一月的降水量和年温差是影响三七总皂苷含量的关键因子，降水量影响三七体内黄酮含量的累积，而对总皂苷、多糖和三七素含量的累积有抑制作用；对芍药野生和栽培的群落环境研究结果表明，长期大面积单种栽培芍药，其遗传基因发生变异，基因多样度降低；对黄连生长的地形地貌研究结果表明，同一时期生长在低海拔处的根茎质量和小檗碱含量高于高海拔处。

2. 植物内生菌、土壤微生物对道地药材形成的影响 植物内生菌（endophyte）是指那些在其生活史的一定阶段或全部阶段生活于健康植物的各种组织和器官内部的真菌或细菌。内生菌一方面作用于宿主植物次生代谢相关的基因表达，进而激活或增强宿主植物次生代谢相关酶的活力，促使宿主植物产生新的次生代谢产物或增强产生某些次生代谢产物的能力；另一方面影响植物的物质代谢，产生生理活性物质（生物碱、激素等）来改变植物的生理特性。例如采用离体共培养的方式研究四种内生真菌对金钗石斛无菌苗生长及其多糖和总生物碱含量的影响，研究结果表明，四种内生真菌都能提高金钗石斛中多糖的含量，其提高的量分别为153.4%、52.1%、18.5%、76.7%，而只有内生真菌MF23能使金钗石斛总生物碱含量提高18.3%。土壤中的微生物是土壤的重要组成部分，其分解有机物质，释放出各种营养元素，既营养自己，也营养植物。同时，植物根系分泌物对土壤微生物有重要影响，有些植物的根系分泌物能促进某一类或几类微生物数量的增加；相反，有些植物根系分泌物却不利于微生物的生长，甚至产生抑制效果。因此，道地药材与长期生长的土壤中微生物的协同互生关系值得进一步深入研究。目前，这方面的研究还很少。在农业生态学方面的研究表明，土壤微生物对植物的根际营养起着分解有机物、释放与贮蓄养分的积极作用，充分发挥土壤微生物的活力，可以增加土壤有机质的含量，提高土壤

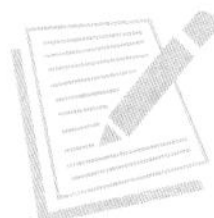

肥力，疏松土壤，改善土壤结构，使土壤质量大大提高，进而改善植物生长的土壤环境，提高植物对杂草的竞争能力和对病虫害的抵抗能力。

3. 栽培与加工对道地药材形成的影响 药材的栽培对于道地药材的形成起到至关重要的作用，许多道地药材系栽培品种。第一，药材物种存在遗传多样性，同种药材具有丰富的种质资源供选择。第二，人工的方法进行定向的育种。第三，选择适宜的土壤及生态气候条件，有利于有效物质的积累。第四，规范精细的栽培耕作技术及合适的采收、加工方法，一旦新的优质品种形成，就用合适的方法将种质固定保存下来。如人参优质品种大马牙，地黄的金状元、小黑英等。很多道地药材就地取材，野生种变家种的引种、试种为道地药材的形成创造了条件，如浙江鄞县的贝母，安徽亳县的菊花，河南怀庆府的地黄等均已有数百年栽培历史，成为优质道地药材，并积累了较成熟的栽培技术。独特、优良的加工技术是道地药材道地性的保证。在道地药材产区形成过程中，积累了大量的加工技术和经验，这些技术和经验保证了道地药材与非道地药材的品质差异，形成药材的道地性优势。例如：川附子的加工，通过用胆巴水浸泡，然后煮沸、水漂、染色等步骤制成盐附子、黑顺片、白附片等品种，制成的加工品毒性低，品质优，临床治疗效果明显。

（三）常用的道地药材

目前常用的道地药材包括：

1. 川药 主产地四川、西藏。如川贝母、川芎、黄连、川乌、附子、麦冬、丹参、干姜、白芷、天麻、川牛膝、川楝子、川楝皮、川续断、花椒、黄柏、厚朴、金钱草、五倍子、冬虫夏草、麝香等。

2. 广药 又称“南药”，主产地广东、广西、海南及台湾。如阳春砂、广藿香、广金钱草、益智仁、广陈皮、广豆根、蛤蚧、肉桂、桂莪术、苏木、巴戟天、高良姜、八角茴香、化橘红、樟脑、马钱子、槟榔等。

3. 云药 主产地云南。如三七、木香、重楼、茯苓、萝芙木、诃子、草果、儿茶等。

4. 贵药 主产地贵州。如天冬、天麻、黄精、杜仲、吴茱萸、五倍子、朱砂等。

5. 怀药 主产地河南。如著名的“四大怀药”——地黄、牛膝、山药、菊花；天花粉、瓜蒌、白芷、辛夷、红花、金银花、山茱萸等。

6. 浙药 主产地浙江。如著名的“浙八味”——浙贝母、白术、延胡索、山茱萸、玄参、杭白芍、杭菊花、杭麦冬；温郁金、莪术、杭白芷、栀子、乌梅、乌梢蛇等。

7. 关药 主产地山海关以北、东北三省及内蒙古东部。如人参、鹿茸、辽细辛、辽五味子、防风、关黄柏、龙胆、平贝母、刺五加、升麻、桔梗、哈蟆油、甘草、麻黄、黄芪、赤芍、苍术等。

8. 北药 主产地河北、山东、山西以及内蒙古中部。如党参、酸枣仁、柴胡、白芷、北沙参、板蓝根、大青叶、青黛、黄芩、香附、知母、山楂、金银花、连翘、桃仁、苦杏仁、薏苡仁、小茴香、大枣、香加皮、阿胶、全蝎、土鳖虫、滑石、代赭石等。

9. 江南药 主产地长江以南，南岭以北（湘、鄂、苏、赣、皖、闽等）。如茅苍术、南沙参、太子参、明党参、枳实、枳壳、牡丹皮、木瓜、乌梅、艾叶、薄荷、龟板、鳖甲、蟾酥、蜈蚣、蕲蛇、石膏、泽泻、莲子、玉竹等。

10. 西药 主产地“丝绸之路”的起点西安以西的广大地区（陕、甘、宁、青、新及内蒙古西部）。如大黄、当归、秦艽、秦皮、羌活、枸杞子、银柴胡、党参、紫草、阿魏等。

11. 藏药 主产地青藏高原地区。如著名的“四大藏药”——冬虫夏草、雪莲花、炉贝母、藏红花；甘松、胡黄连、藏木香、藏菖蒲、余甘子、毛诃子、麝香等。

第二节 中药的采收

一、采收与中药质量的关系

中药质量的好坏，取决于有效物质含量的多少，有效物质含量的高低与产地、采收季节、时间、方法等有着密切的关系。这方面早已被历代医家所重视。陶弘景谓：“其根物多以二月八月采者，谓春初津润始萌，未充枝叶，势力淳浓也。至秋枝叶干枯，津润归流于下也。大抵春宁宜早，秋宁宜晚，花、实、茎、叶，各随其成熟尔。”李杲谓：“凡诸草、木、昆虫，产之有地；根、叶、花、实，采之有时。失其地，则性味少异；失其时，则气味不全。”孙思邈亦云：“夫药采取，不知时节，不以阴干暴干，虽有药名，终无药实，故不依时采取，与朽木不殊，虚费人工，卒无裨益。”民间也有采药谚语：“春采茵陈夏采蒿，知母、黄芩全年刨，九月中旬采菊花，十月上山摘连翘。”这些宝贵经验，已被长期实践所证实。天麻茎未出土时采之称“冬麻”，质坚体重，质佳；茎已出土时采之为“春麻”，质轻泡，质次；槐花中芦丁的含量在花蕾期可达28%，花期则急剧下降；甘草中甘草酸（甘草甜素）的含量在生长初期为6.5%，开花前期为10.5%，生长末期为3.5%。所以适时采收可以提高中药的质量。这些采收的理论是长期实践经验的总结，是由植物体的不同生长阶段、药用部分的成熟程度以及能采收的产量和难易所决定的。

二、中药适宜采收期确定的一般原则

确定中药的适宜采收期，必须把有效成分的积累动态与药用部分的产量变化等因素结合起来考虑。一般以药材质量的最优化和产量的最大化为原则，而这两个指标有时是不一致的，所以必须根据具体情况来确定。中药材适宜采收期确定的一般原则：①双峰期，即有效成分含量高峰期与产量高峰期基本一致时，共同的高峰期即为适宜采收期。许多根及根茎类中药，在秋冬季节地上部分枯萎后和春初植物发芽前或刚露苗时，既是有效成分高峰期，又是产量高峰期，这个时期就是它们最适宜采收期。如莪术、郁金、姜黄、天花粉、山药等。②当有效成分的含量有一显著的高峰期，而药用部分的产量变化不大时，此含量高峰期，即为适宜采收期。如三颗针的根在营养期与开花期小檗碱含量差异不大，但在落果期小檗碱含量增加一倍以上，故三颗针根的适宜采收期应是落果期。③有效成分含量无显著变化，药材产量的高峰期应为最适宜采收期。如秦艽中有效成分龙胆苦苷含量3年生时最高，但是这时药材的产量低，不适宜采挖，4年生秦艽中龙胆苦苷含量稍有降低，但产量增加显著，且药材外观质量得到提高，因此最适宜采收期确定为4年。④有效成分含量高峰期与产量不一致时，有效成分总含量最高时期即为适宜采收期。如牡丹皮5年生者含丹皮酚最高为3.71%，3年生者为3.20%，两者的含量差异并不显著，且3年生者少两年生长期，故以3年生者为最佳采收年限。对多年生药用植物适宜采收期生长年限的选择，应根据有效成分含量高峰期，兼顾产量高峰期，经综合分析来确定。某些全草类药材，有效成分存在于各种器官中，而各器官中物质的积累在不同的发育阶段又各不相同。所以，单凭一种器官中有效成分的积累动态确定合理的采收期是不可行的。⑤有些药材，除含有效成分外，尚含有毒成分，在确定适宜采收期时应以药效成分总含量最高、毒性成分含量最低时采集为宜。

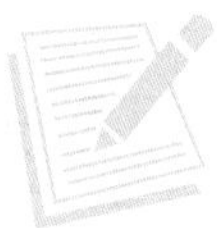

三、中药采收的一般规律

利用传统的采药经验，根据各种药用部位的生长特点，分别掌握合理的采收季节是十分必要的。在采收中药时要注意保护野生药源，计划采药，合理采挖。凡用地上部分者要留根，凡用地下部分者要采大留小，采密留稀，合理轮采；轮采地要分区封山育药。动物药类，如以锯茸代砍茸，活麝取香等都是保护野生动物的有效办法。

（一）植物药类

不同的药用部分，采收时间也不同。

1. 根及根茎类 一般在秋、冬两季植物地上部分将枯萎时及春初发芽前或刚露苗时采收，此时根或根茎中贮藏的营养物质最为丰富，通常所含有效成分也比较高，如牛膝、党参、黄连、大黄、防风等。有些中药由于植株枯萎时间较早，则在夏季采收，如浙贝母、延胡索、半夏、太子参等。但也有例外，如明党参在春天采集较好。

2. 茎木类 一般在秋、冬两季采收，此时有效物质积累丰富，如关木通、大血藤、首乌藤、忍冬藤等。有些木类药材全年可采，如苏木、降香、沉香等。

3. 皮类 一般在春末夏初采收，此时树皮养分及液汁增多，形成层细胞分裂较快，皮部和木部容易剥离，伤口较易愈合，如黄柏、厚朴、秦皮等。少数皮类药材于秋、冬两季采收，此时有效成分含量较高，如川楝皮、肉桂等。根皮通常在挖根后剥取，或趁鲜抽去木心，如牡丹皮、五加皮等。

采皮时可用环状、半环状、条状剥取或砍树剥皮等方法。如杜仲、黄柏采用的“环剥技术”，即在一定的时间、温度和湿度条件下，将离地面15~20cm处向上至分枝处的树皮全部环剥下来，剥皮处用塑料薄膜包裹，不久便长出新皮，一般3年左右可恢复原状。

4. 叶类 多在植物光合作用旺盛期，开花前或果实未成熟前采收，如艾叶、臭梧桐叶等。少数药材宜在秋、冬时节采收，如桑叶等。

5. 花类 一般不宜在花完全盛开后采收，开放过久几近衰败的花朵，不仅药材的颜色和气味不佳，而且有效成分的含量也会显著减少。花类中药，在含苞待放时采收的如金银花、辛夷、丁香、槐米等；在花初开时采收的如洋金花等；在花盛开时采收的如菊花、西红花等；红花则要求花冠由黄变红时采摘。对花期较长，花朵陆续开放的植物，应分批采摘，以保证质量。有些中药如蒲黄、松花粉等不宜迟收，过期则花粉自然脱落，影响产量。

6. 果实种子类 一般果实多在自然成熟时采收，如瓜蒌、栀子、山楂等；有的在成熟经霜后采摘为佳，如山茱萸经霜变红，川楝子经霜变黄；有的采收未成熟的幼果，如枳实、青皮等。若果实成熟期不一致，要随熟随采，过早肉薄产量低，过迟肉松泡，影响质量，如木瓜等。种子类药材须在果实成熟时采收，如牵牛子、决明子、芥子等。

7. 全草类 多在植物充分生长，茎叶茂盛时采割，如青蒿、穿心莲、淡竹叶等；有的在开花时采收，如益母草、荆芥、香薷等。全草类中药采收时大多割取地上部分，少数连根挖取全株药用，如金钱草、蒲公英等。茵陈有两个采收时间，春季幼苗高6~10cm时或秋季花蕾长成时。春季采的习称“绵茵陈”，秋季采的习称“花茵陈”。

8. 藻、菌、地衣类 不同的药用部位，采收情况也不一样。如茯苓在立秋后采收质量较好；马勃宜在子实体刚成熟时采收，过迟则孢子散落；冬虫夏草在夏初子座出土孢子未发散时采挖；海藻在夏、秋两季采捞；松萝全年均可采收。

（二）动物药类

动物药因不同的种类和不同的药用部位，采收时间也不同。大多数均可全年采收，如龟甲、鳖甲、五灵脂、穿山甲、海龙、海马等。昆虫类药材，必须掌握其孵化发育活动季节。以卵鞘入药的，如桑螵蛸，应在3月中旬前收集，过时虫卵孵化成虫影响药效。以成虫入药的，均应在活动期捕捉，如土鳖虫等。有翅昆虫，可在清晨露水未干时捕捉，以防逃飞，如红娘子、青娘子、斑蝥等。两栖动物类、爬行类宜在春秋两季捕捉采收，如蟾酥、各种蛇类药材；亦有霜降期捕捉采收的，如哈蟆油。脊椎动物类全年均可采收，如龟甲、牛黄等；但鹿茸需在清明后45~60天（5月中旬至7月下旬）锯取，过时则骨化为角。

（三）矿物药类

没有季节限制，全年可挖。矿物药大多结合开矿采掘，如石膏、滑石、雄黄、自然铜等；有的在开山掘地或水利工程中获得动物化石类中药，如龙骨、龙齿等。有些矿物药系经人工冶炼或升华方法制得，如轻粉、红粉等。

第三节　中药材的产地加工

一、产地加工的意义

中药材采收后，除少数要求鲜用（如生姜、鲜石斛、鲜芦根等）外，绝大多数需进行产地加工或一般修制处理。根及根茎类药材采挖后一般要经过挑选，洗净泥土，去除毛须，然后干燥；有的须先刮去外皮使色泽洁白，如沙参、桔梗、山药、半夏；有的质地坚硬或较粗，需趁鲜切片或剖开后干燥，如天花粉、苦参、狼毒、商陆、乌药；有的富含黏液质或淀粉粒，需用开水稍烫或蒸后干燥，如天麻、百部、延胡索、郁金。皮类药材一般在采收后修切成一定大小而后晒干；或加工成单筒、双筒，如厚朴；或先削去栓皮，如黄柏、牡丹皮。叶类及全草类药材含挥发油较多，一般采后通风阴干；花类药材在加工时要注意花朵的完整和保持色泽的鲜艳，通常是直接晒干或烘干。果实类生药一般采后直接干燥；有的经烘烤、烟熏等加工过程，如乌梅；或经切割加工，如枳实、枳壳、化橘红。种子类药材通常是采收干燥后的果实去果皮取种子，或直接采收种子干燥；也有将果实干燥贮存，使有效成分不致散失，用时取种子入药，如决明子。

中药材产地加工的意义在于：①保证药材质量。通过除去杂质（沙石、泥土、虫卵等）及非药用部位，以保证所用药材的质量。有些含苷类的药材，经加热处理，能使其中与苷类共存的酶失去活性，便于苷类成分药效的保存。②便于临床用药调剂和有效成分的煎出。在供临床调配处方时，所用药材除细小的花、果实、种子外，一般均需切制或捣碎，使有效物质易于煎出。一些矿物药和贝壳类药物，质地坚硬，不利于调剂和制剂，如自然铜、磁石、穿山甲等只有经过炮制才能进行调剂和制剂。③利于运输、贮藏、保管。通过产地简单加工、干燥后的药材，利于运输。而蒸制桑螵蛸，则是为了杀死虫卵，便于药材贮藏保管。④消除或降低毒性、刺激性或其他副作用。有些药物的毒性很大，通过浸、漂、蒸、煮等加工方法，可以降低其毒性，如附子等。有些药材的表面有毛状物，如不除去，服用时可能黏附或刺激咽喉的黏膜，使咽喉发痒，甚至引起咳嗽，如枇杷叶、狗脊等。⑤利于药材商品标准化。中药材要想进入国际市场，商品规格要统一，内在质量要保证，要想达到这些标准，药材加工是一个重要环节。

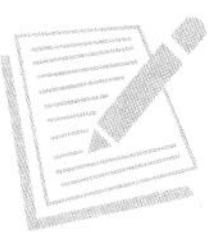

二、产地加工的方法

由于中药的品种繁多，来源不一，其形、色、气、味、质地及含有的物质不完全相同，因而对产地加工的要求也不一样。一般说来都应达到形体完整、含水分适度、色泽好、香气散失少、不变味（玄参、生地、黄精等例外）、有效物质破坏少等要求，才能确保用药质量。这里仅介绍产地加工和一些简单的加工方法。

1. 拣 将采收的新鲜药材中的杂物及非药用部分拣去，或是将药材拣选出来。如牛膝去芦头、须根；白芍、山药除去外皮。药材中的细小部分或杂物可用筛子筛除。或用竹匾或簸箕，簸去杂物或分开轻重不同之物。

2. 洗 药材在采集后，表面多少附有泥沙，要洗净后才能供药用。有些质地疏松或黏性大的软性药材，在水中洗的时间不宜长，否则不利切制，如瓜蒌皮等。有些种子类药材含有多量的黏液质，下水即结成团，不易散开，故不能水洗，如葶苈子、车前子等可用簸筛等方法除去附着的泥沙。应当注意，具有芳香气味的药材一般不用水淘洗，如薄荷、细辛等。

3. 漂 是用水溶去部分有毒成分，如半夏、天南星、附子等。另外有些药材含有大量盐分，在应用前需要漂去，如咸苁蓉、海螵蛸、海藻、昆布等。漂的方法，一般是将药材放在盛有水的缸中，天冷时每日换水 2 次，天热时每日换水 2 ~ 3 次。漂的天数根据具体情况而定，短则 3 ~ 4 天，长则 2 个星期。漂的季节最好在春秋两季，因这时温度适宜。夏季由于气温高，必要时可加明矾防腐。

4. 切片 较大的根及根茎类、坚硬的藤木类和肉质的果实类药材大多趁鲜切成块、片，以利干燥。如大黄、土茯苓、乌药、鸡血藤、木瓜、山楂等。但是对于某些具挥发性成分或有效成分容易氧化的药材，则不宜提早切成薄片干燥或长期贮存，否则会降低药材质量，如当归、川芎、常山、槟榔等。

5. 去壳 种子类药材，一般把果实采收后，晒干去壳，取出种子，如车前子、菟丝子等；或先去壳取出种子而后晒干，如白果、苦杏仁、桃仁；但也有不去壳的，如豆蔻、草果等，以保持其有效成分不致散失。

6. 蒸、煮、烫 含黏液汁、淀粉或糖分多的药材，用一般方法不易干燥，须先经蒸、煮或烫处理，以便易于干燥。加热时间的长短及采取何种加热方法，视药材的性质而定。如白芍、明党参煮至透心，天麻、红参蒸透，红大戟、太子参置沸水中略烫，鳖甲烫至背甲上的硬皮能剥落时取出剥取背甲等。药材经加热处理后，不仅容易干燥，有的便于刮皮，如明党参、北沙参等；有的能杀死虫卵，防止孵化，如桑螵蛸、五倍子等；有的熟制后能起滋润作用，如黄精、玉竹等；有的不易散瓣，如菊花。同时可使一些药材中的酶类失去活力，不致分解药材的有效成分。

7. 硫熏 有些药材为使色泽洁白，防止霉烂，常在干燥前后用硫黄熏制，如山药、白芷、天麻、川贝母、牛膝、天南星等。这是一种传统的加工方法，但该法不同程度地破坏了环境和药材的天然本质，是否妥当，尚需深入研究。

8. 发汗 有些药材在加工过程中用微火烘至半干或微煮、蒸后，堆置起来发热，使其内部水分往外溢，变软，变色，增加香味或减少刺激性，有利于干燥。这种方法习称“发汗”。如厚朴、杜仲、玄参、续断等。

9. 干燥 干燥的目的是及时除去药材中的大量水分，避免发霉、虫蛀以及有效成分的分解和破坏，利于贮藏，保证药材质量。可根据不同的药材选择不同的干燥方法。

（1）晒干 利用阳光直接晒干，这是一种最简便、经济的干燥方法。多数药材可用此法，但需注意：①含挥发油的药材不宜采用此法，以避免挥发油散失，如薄荷、金银花等；②有效成分不稳定，受日光照射后易变色变质者，不宜用此法，如白芍、黄连、大黄、红花及一些有色花类药材等；③有些药材在烈日下晒后易爆裂，如郁金、白芍、厚朴等。

（2）烘干或低温干燥　利用人工加温的方法使药材干燥。一般温度以50~60℃为宜，此温度对一般药材的成分没有大的破坏作用，同时抑制了酶的活性，因酶的最适温度一般在20~45℃之间。对含维生素C的多汁果实药材可用70~90℃的温度以利迅速干燥。但对含挥发油或须保留酶的活性的药材，不宜用此法，如薄荷、芥子等。应注意富含淀粉的药材如欲保持粉性，烘干温度须缓缓升高，以防新鲜药材遇高热淀粉粒发生糊化。

（3）阴干、晾干　将药材放置或悬挂在通风的室内或荫棚下，避免阳光直射，利用水分在空气中的自然蒸发而干燥。主要适用于含挥发性成分的花类、叶类及草类药材，如薄荷、荆芥、紫苏叶等。有的药材在干燥过程中易皮肉分离或空枯，因此必须进行揉搓，如党参、麦冬等。有的药材在干燥过程中要进行打光，如光山药等。

（4）远红外加热干燥　红外线介于可见光和微波之间，是波长为0.76~1000μm的电磁波，一般将50~1000μm区域的红外线称为远红外线。远红外加热技术是20世纪70年代发展起来的一项新技术。干燥的原理是电能转变为远红外线辐射出去，被干燥物体的分子吸收后产生共振，引起分子、原子的振动和转动，导致物体变热，经过热扩散、蒸发现象或化学变化，最终达到干燥目的。它与日晒、火力热烘、电烘烤等法比较，具有干燥速度快，脱水率高，加热均匀，节约能源以及对细菌、虫卵有杀灭作用等优点。近年来用于药材、饮片及中成药等的干燥。

（5）微波干燥　微波是指频率为$1\times10^{11}\sim1\times10^{9}$Hz、波长为30cm~3mm的高频电磁波。微波干燥实际上是一种感应加热和介质加热，药材中的水和脂肪等能不同程度地吸收微波能量，并把它转变成热能。本法具有干燥速度快，加热均匀，产品质量高等优点。一般比常规干燥时间缩短几倍至百倍以上，且能杀灭微生物及霉菌，具消毒作用。经试验对首乌藤、地黄、生地、草乌及中成药六神丸等效果较好。

第四节　中药材的贮藏

中药品质的好坏，不仅与采收加工有关，而且与药材的贮藏保管是否得当有着密切的联系，如果药材贮藏不好，就会产生各种不同程度的变质现象，降低质量和疗效。

一、中药材贮藏中常发生的变质现象

（一）虫蛀

药材经虫蛀后，有的形成蛀洞，有的被毁成蛀粉，破坏性甚强。害虫的来源，主要是药材在采收中受到污染，而干燥时未能将虫卵消灭，带入贮藏的地方，或者是贮藏的地方和容器本身不清洁，内有害虫附存；药材害虫的发育和蔓延情况，是依据库内的温度、空气相对湿度以及药材的成分和含水量而定。药材因含有淀粉、蛋白质、脂肪和糖类等，即成为害虫的良好滋生地，适宜的温度通常为16~35℃，在此温度范围内，相对湿度在70%以上，药材含水量在13%以上，均能促进害虫的繁殖。掌握害虫的生长条件，有利于防治害虫。

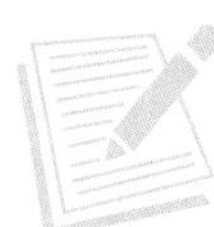

常见的害虫，蛀食根及根茎类的如大谷盗 *Tenebrioides mauritanicus* L.、药材甲虫 *Stegobium paniceum* L. 等；蛀食果实种子类的如米象 *Sitophilus oryzae* L.、印度谷螟 *Plodia interpunctella*

Hbn.、药材甲虫和干酪螨 *Tyroglyphus sino* L. 等；危害花、叶类及含糖类药材的如印度谷螟、谷蛾 *Tinea granella* L. 等；蛀食芳香性药材的如甲虫、日本蛛甲 *Ptinus japonicus* Reitter 等；蛀食动物类药材及含油脂植物类药材的如黑皮蠹虫 *Attagenus piceus* Oliv. 等。其中螨类对人类的危害很大。螨是节肢动物门、蛛形纲、蜱螨目螨类小动物，大小一般介于 0.3~1mm，种类很多，在许多中药材和中成药中都可寄生。染有螨的药物由于螨的大量繁殖，不仅使药物在短期内发霉变质，而且病人服药后会引起消化系统、泌尿系统或呼吸系统等疾病。因此口服中药中活螨和螨卵的检查已引起人们的重视。

（二）霉变

大气中存在着大量的霉菌孢子，散落在药材的表面上，在适当的温度（25℃左右）、湿度（空气中相对湿度在85%以上）、药材含水量（超过15%）、适宜的环境（如阴暗不通风的场所）及足够的营养条件下，即萌发为菌丝，分泌酵素，溶蚀药材的内部组织，使之腐坏变质，失去药效。有些霉菌能产生毒素，属于产毒霉菌，如曲霉属中的黄曲霉菌（*Aspergillus flavus* Link）等。有的黄曲霉菌的代谢产物为黄曲霉毒素，对肝脏有强烈毒性。黄曲霉毒素以黄曲霉毒素 B_1 最多，B_2、G_1、G_2 较少，在紫外光（365nm）灯下观察，均有荧光反应。通过培养，在显微镜下观察菌丝和孢子的形态构造，可以鉴定黄曲霉菌；根据黄曲霉毒素的荧光现象，用薄层色谱法，观察荧光，可测定黄曲霉毒素的含量。对口服中药进行霉菌总数的测定和黄曲霉菌等产毒霉菌的鉴定，是从卫生学角度评价中药质量的重要依据。

（三）变色

各种药材都有固定的色泽，色泽是药材品质的标志之一。如药材贮存不当，可使色泽改变，导致变质。引起药材变色的原因：①有些药材所含成分的结构中具有酚羟基，在酶的作用下经过氧化、聚合作用，形成大分子的有色化合物，如含黄酮类、羟基蒽醌类、鞣质类等的药材较易变色。②有些药材含有糖及糖酸类分解产生的糠醛或其他类似化合物，这些化合物有活泼的羟基，能与一些含氮化合物缩合成棕色色素。③有些药材所含蛋白质中的氨基酸，可能与还原糖作用而生成大分子棕色物质。④药材在加工火烘时，温度过高或药材在发霉、生虫过程中也会变色。⑤使用某些杀虫剂也会引起药材变色，如用硫黄熏后所产生的二氧化硫遇水成亚硫酸，为还原剂，导致药材变色。⑥某些外因，如温度、湿度、日光、氧气等也与变色有关。

（四）走油

又称“泛油”。是指某些药材的油质泛出药材表面，或因药材受潮、变色、变质后表面泛出油样物质。前者如柏子仁、苦杏仁、桃仁、郁李仁（含脂肪油）及当归、肉桂等（含挥发油）；后者如天冬、太子参、枸杞子、麦冬等（含糖质）。药材的走油与贮藏温度高和时间久有关。药材“走油”，除油质成分损失外，常与药材的变质现象有关。

（五）风化

有些矿物药容易风化失水，使药物外形改变，成分流失，功效减弱，如明矾、芒硝、胆矾等。

（六）自燃

自燃发生的原因主要是富含油脂的药材，层层堆置重压，在夏天，中央产生的热量散不出，局部温度增高，先焦化至燃烧，如柏子仁、紫苏子、海金沙等；有的药材因吸湿回潮或水分含量过高，大量成垛堆置，产生的内热扩散不出，使中央局部高热炭化而自燃，如菊花、红花等。

（七）其他

某些药材所含的特殊成分，在贮藏过程中容易挥散、自然分解或起化学变化而降低疗效，如樟脑、冰片、绵马贯众，以及荆芥、薄荷等含挥发油类的药材。

二、中药材的贮藏保管和变质防治

（一）仓库管理

应有严格的日常管理制度，经常检查，保证库房干燥、清洁、通风，堆垛层不能太高。要注意外界温度、湿度的变化，及时采取有效措施调节室内温度和湿度。药材入库前应详细检查有无虫蛀、发霉等情况。贮藏方法和条件可根据药材本身的特性分类保管，如剧毒药马钱子、生乌头、生半夏、信石等必须与非有毒药材分开并有专人保管；容易吸湿霉变的药材应特别注意通风干燥，必要时可翻晒或烘烤；含淀粉、蛋白质、糖类等易虫蛀的药材，应贮存于容器中，放置干燥通风处，并经常检查，必要时进行灭虫处理；少数贵重药材如麝香、天然牛黄、鹿茸、羚羊角、西红花、人参等也应与一般药材分开，专人管理，有的应密闭贮存，勤于检查，防霉，防蛀；易挥发的药材应密闭；有效成分不稳定的不能久贮。

（二）霉变的防治

预防药材霉烂的最彻底方法，就是使霉菌在药材上不能生长，其次就是消灭寄附在药材上的霉菌，使它们不再传播。药材的防霉措施，主要是控制库房的湿度在65%~70%。药材含水量不能超过其本身的安全水分。一般而言，含水量应保持在15%以下。保管贮存要合理掌握“发陈贮新”和“先进先出”的原则。有些药材可暂时放入石灰缸或埋入谷糠中保存，避免受潮霉变。

（三）害虫的防治

虫害的防治措施可分为物理和化学两类方法。前者包括太阳暴晒、烘烤、低温冷藏、密封法等。后者主要是在塑料帐密封下对贮存的药材用低剂量的磷化铝熏蒸，结合低氧法进行；或探索试用低毒高效的新杀虫剂。

1. 物理方法

（1）利用药材气味，防止同存药材虫蛀　在中药贮藏保管方面，人们积累了很多好的经验，例如，牡丹皮与泽泻放在一起，牡丹皮不易变色，泽泻不易虫蛀；陈皮与高良姜同放，可免生虫；有腥味的动物药材如海龙、海马和蕲蛇等，放入花椒则可防虫；土鳖虫、全蝎、斑蝥和红娘子等药材放入大蒜，亦可防虫。利用酒精的挥发蒸气也可防虫，如在保存瓜蒌、枸杞子、哈蟆油等药材的密闭容器中，置入瓶装酒精，使其逐渐挥发；或直接洒在药材上，形成不利于害虫生长的环境，以达到防虫目的。

（2）调节温度，防治害虫　①低温法：药材害虫一般在环境温度8~15℃时停止活动，在-4~8℃时，即进入冬眠状态，温度低于-4℃，经过一定时间，可以使害虫致死。②高温法：药材害虫对高温的抵抗力较差，当环境温度在40~45℃时，害虫就停止发育、繁殖。温度升到48~52℃时，害虫将在短时间内死亡。无论用暴晒或烘烤来升温杀虫，都是一种有效的方法。注意烘烤药

材温度不宜超过60℃，含挥发油的药材不宜烘烤，以免影响药材质量。

（3）调节气体成分，防治害虫　即“气调养护”。其原理是调节库内的气体成分，充氮或二氧化碳而降氧，在短时间内，使库内充满98%以上的氮气或二氧化碳，而氧气留存不到2%，致使害虫缺氧窒息而死，达到很好的杀虫灭菌的效果。一般防霉防虫，含氧量控制在8%以下即可。本法的优点是可保持药材原有的品质，既杀虫又防霉、防虫，无化学杀虫剂的残留，不影响人体健康，成本低，是一种科学而经济的方法。

2. 化学方法　用于药材杀虫的药剂必须挥发性强，有强烈的渗透性，能掺入包装内，效力确实，作用迅速，可在短时间内杀灭一切害虫和虫卵，杀虫后能自动挥散而不沾附在药材上，对药材的质量基本没有影响。较常用的杀虫剂有氯化苦（Chloropicrin，CCl_3NO_2，三氯硝基甲烷）、磷化铝（AlP）等，二者对人体有害，使用者应注意防护。

除上述采用杀虫剂方法防治害虫外，尚有除氧剂密封贮藏、核辐射灭菌技术等。除氧剂密封贮藏是利用其本身与贮藏系统内的氧产生化学反应，生成一种稳定的氧化物，将氧去掉，以达到保存商品品质的目的。试验证明采用除氧剂处理的贵细药材在长达3年多贮藏期内，品质完好。核辐射灭菌技术，是经10^4Gy剂量以下辐照食品，达到杀菌效果，且食品不会产生致癌物质。我国已把该项技术应用于中药材和中成药的灭菌贮藏中。实验证明钴射线有很强灭菌能力，对中药材粉末、饮片进行杀虫灭菌处理均可收到较好的效果。γ射线用于中成药灭菌十分理想，低剂量照射药品后，含菌量可达到国家标准，高剂量照射药品后，可达到彻底灭菌。解决了中成药长期以来存在的生虫、发霉和染菌等问题。

虽然上述化学方法对药材基本没有影响，但也要注意尽量采取其他方法防治虫害。如果必须用化学方法时，使用的次数尽量越少越好。必要时，要进行残留量的检测。

第四章
中药的鉴定

扫一扫，查阅本章数字资源，含PPT、音视频、图片等

第一节　中药鉴定的依据和程序

一、中药鉴定的依据

《中华人民共和国药品管理法》第28条规定，“药品应当符合国家药品标准”。国务院药品监督管理部门颁布的《中华人民共和国药典》（简称《中国药典》）和药品标准为国家药品标准，国家药品标准为法定的药品标准。除国家药品标准外，各省、自治区、直辖市颁布的中药饮片炮制规范亦为法定药品标准。另外，各省、自治区、直辖市颁布的中药材标准，也可作为中药鉴定的依据。国务院药品监督管理部门组织药典委员会，负责国家药品标准的制定和修订。中药标准是对中药的品质要求和检验方法所做的技术规定，是中药生产、供应、使用、检验部门遵循的法定依据。

（一）国家药品标准

1.《中国药典》　《中国药典》是国家法定的药品质量技术标准。它规定了药品的各项要求，全国的药品生产、供应、使用、检验和管理部门等单位都必须遵照执行。近60年来，国家先后出版了九版药典。第一版（1953年）收载中药材65种，中药成方制剂46种。第二版（1963年）为了突出中药标准的地位，将药典分为两部：一部收载中药材446种，中药成方制剂197种，并增加了炮制、性味、功能、主治、用法与用量等项内容。第三版（1977年）一部收载中药材（包括提取物、植物油脂及一些单味药制剂等）882种，成方制剂270种。第四版（1985年）一部收载中药材（包括植物油脂及单味制剂）506种，成方制剂207种，以后每五年再版一次。每再版一次，无论在品种上和鉴定方法上都有新的增补，如1985年版开始收载显微鉴别方法和理化鉴别方法，1990年版开始增加高效液相色谱法。第五版（1990年）一部收载中药材509种，中药成方及单味制剂275种。第六版（1995年）一部收载中药材522种，中药成方及单味制剂398种。第七版（2000年）一部收载中药材534种，中药成方及单味制剂458种。第八版（2005年）一部收载中药材551种，中药成方及单味制剂564种；第九版（2010年）一部收载中药材616种，中药成方及单味制剂1062种，其中收载了现代鉴定技术，如液质联用、DNA分子鉴定、薄层-生物自显影技术等。第十版（2015年）一部收载中药材619种，中药成方及单味制剂1492种，将2010年版药典附录整合为通则，并与药用辅料单独成卷作为《中国药典》四部。四部收载通则总数317个，其中制剂通则38个，检测方法240个（新增27个），指导原则30个

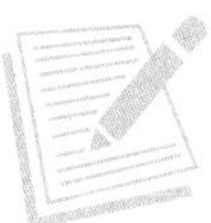

(新增15个)，标准品、标准物质及试液试药相关通则9个。第十一版（2020年）一部收载中药材617种，中药成方及单味制剂1607种。新版药典进一步扩大了对新技术、新方法的应用，以提高中药检测的灵敏度、专属性和稳定性。如采用液相色谱-串联质谱法、分子生物学检测技术、高效液相色谱-电感耦合等离子体质谱法等用于中药的质量控制。在检测技术方面，建立了中药材DNA条形码分子鉴定法、色素测定法、中药中真菌毒素测定法、近红外分光光度法、基于基因芯片、一标多测法的药物评价技术等指导方法。

《中国药典》中每味药材一般的记载格式和规定项目有：①名称（中文名、汉语拼音、中药拉丁名)；②基原：原植（动）物科名、植（动）物名、拉丁学名、药用部位、采收季节、产地加工；③性状：形状、大小、表面颜色、质地、断面特征、气、味；④鉴别：显微鉴别（组织、粉末、显微化学反应)、理化鉴别（一般理化鉴别、薄层色谱)；⑤检查：杂质、水分、灰分等；⑥含量测定：包括有效成分、毒性成分、指标性成分的含量测定方法及含量限度（幅度)；⑦浸出物测定：水溶性浸出物，醇溶性浸出物，醚溶性浸出物等含量指标；⑧炮制：净制、切制、炮炙、炮制品；⑨性味与归经：四气五味，有无毒性，归经；⑩功能与主治：用中医辨证施治理论概括功效与临床应用；⑪用法与用量：用法一般指水煎内服，用量指成人一日常用剂量；⑫注意：主要禁忌和副作用；⑬贮藏：对药品贮藏和保管的基本要求。中药制剂的记载格式和规定项目有：名称（中文名和汉语拼音)、处方、制法、性状、鉴别、检查、含量测定（或浸出物测定)、功能与主治、用法与用量、注意、规格、贮藏等。《中国药典》对于保证药品的真实性、质量和正确使用，具有法定依据。

2. 中华人民共和国卫生部药品标准（简称部颁药品标准） 部颁药品标准是补充在同时期该版《中国药典》中未收载的中药品种，包括：①中药材部颁标准：由卫生部责成中国药品生物制品检定所，组织各省、自治区、直辖市药品检验所编写制定。对《中国药典》没有收载的品种，凡来源清楚、疗效确切、经营使用比较广泛的中药材，本着“一名一物”的原则，制订了《中华人民共和国卫生部药品标准·中药材》(第一册)、《中华人民共和国卫生部药品标准·藏药》(第一册)、《中华人民共和国卫生部药品标准·蒙药》(分册)、《中华人民共和国卫生部药品标准·维吾尔药》(分册）等。②中成药部颁标准：《药品管理法》实施以来，针对中成药品种中存在处方不合理，疗效不确切等问题，国家为了加强中成药管理，促进中成药生产，提高质量，以保证人民用药安全有效，于1986年全国各省、自治区、直辖市卫生厅（局)，对中药成方制剂进行全面调查，对符合部颁标准条件的品种，整理汇编为《中华人民共和国卫生部药品标准·中药成方制剂》，分20册，共4052种。③进口药材部颁标准：我国应用的进口药材约50种，1960年制订了质量标准初稿，相继汇编了《进口药材暂行标准》《中华人民共和国卫生部进口药材标准》《儿茶等43种进口药材质量标准》等。为确保进口药材的质量，卫生部授权各口岸药品检验所，负责对进口药材进行检验，积累了大量的数据资料，为制订进口药材质量标准提供了科学依据。

3.《新药转正标准》(简称《转正标准》) 转正标准是对卫生部和国家药品监督管理局批复上市的新药药品标准的汇总，目前共计104册，主要为中成药，其中1~48册是由卫生部组织编写，49~104册是由国家药品监督管理局责成国家药典委员会编写汇总。该转正标准收载中成药、西药的药品标准，随着新药的不断批复，其转正标准的册数也在不断增加。国家食品药品监督管理局每年均在批复新的药品上市，新药有其药品标准，这部分标准尚未编辑成册，形成新药转正标准，为此称其为生产企业的注册标准，该注册标准同样具有法律效力，为国家药品标准。

4. 地方标准上升为国家药品标准（简称地标升部颁药品标准） 2001年初当时的国家药品

监督管理局针对全国各个省历年来批复的中成药地方药品标准的品种进行清理整顿工作，并责成国家药典委员会完成再评价，对于安全有效可控的中成药品种予以保留，并上升为国家药品标准，对于未能通过药品再评价的品种撤销其批准文号，对保留品种的药品标准编辑成册，共计13册，收载中成药品种共计1518个，按医学分类进行编排，其分类包括综合、肿瘤、眼科、心系、外科、气血津液、脾胃、皮肤科、脑系、经络肢体、骨科、肝胆科、妇科、肺、耳鼻喉科、儿科。

（二）地方药品标准

各省、自治区、直辖市制订的中药材标准，收载的药材多为国家药品标准未收载的品种，为各省、自治区或直辖市的地区性习惯用药，该地区的药品生产、供应、使用、检验和管理部门必须遵照执行，而对其他省区无法定约束力，但可作为参照执行的标准。其所载品种和内容若与《中国药典》或部颁药品标准有重复或矛盾时，首先应按《中国药典》执行，其次按部颁药品标准执行。

值得指出的是，我国中药资源丰富，品种繁多，在鉴定时一定有许多品种不是国家药品标准所收载的，没有药用的法定依据。但为了确定其品质，为进一步研究探讨地区药用的可能性，还可以根据其他有关专著进行鉴定。

二、中药鉴定的一般程序

中药鉴定就是依据《中国药典》等药品标准，对检品的真实性、纯度、质量进行评价和检定。中药鉴定程序大体分为三步：

（一）取样

检品的来源包括抽检和送检两类。药材的取样是指选取供鉴定用的药材样品。所取样品应具有代表性、均匀性并留样保存。取样的代表性直接影响到鉴定结果的准确性。因此，必须重视取样的各个环节，取样时均应符合下列有关规定。

1. 取样原则　①取样前应作详细记录，注意品名、产地、规格、等级及各包件是否一致，检查包装的完整性、清洁程度及霉变或其他物质污染等。②同批药材总包件数不足5件的，逐件取样；5~99件，随机抽5件取样；100~1000件，按5%比例取样；超过1000件的，超过部分按1%比例取样；包件少的抽取总量应不少于实验用量的3倍；贵重药材，不论包件多少均逐件取样。③每一包件的取样量：一般药材抽取100~500g；粉末状药材抽取25~50g；贵重药材抽取5~10g。④最终抽取的供检验用样品量，一般不得少于检验所需用量的3倍，即1/3供实验室分析用，另1/3供复核用，其余1/3留样保存。

2. 取样方法　所取样品混合拌匀，即为总样品。①抽取样品总量超过检验用量数倍时，可按四分法再取样，即将所有样品摊成正方形，依对角线划“×”，使分为四等份，取用对角两份；再如上操作，反复数次，直至最后剩余量足够完成所有必要的实验以及留样为止。②对破碎的、粉末状的或大小在1cm以下的药材，可用采样器（探子）抽取样品。③每一包件至少在2~3个不同部位各取样品1份。④包件大的应从10cm以下的深处在不同部位分别抽取。

（二）鉴定

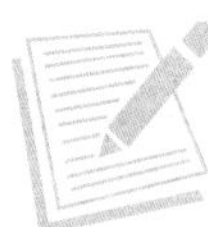

根据不同的检品及要求，按药品标准进行鉴定。①中药品种（真、伪）的鉴定：包括中药的

来源、性状、鉴别［包括经验鉴别、显微鉴别、理化鉴别、薄层色谱鉴别、气（液）相色谱鉴别等内容］。②中药质量（优、劣）的鉴定：指中药的纯度和质量的优良度，鉴定包括检查项（杂质、水分、干燥失重、总灰分、酸不溶性灰分、重金属及有害元素、农药残留量、毒性成分的限量等）、浸出物、有效成分的含量测定等是否符合规定的标准。

（三）结果

提供检验记录和检验报告书。①检验记录：是出具报告书的原始依据，应做到记录原始、数据真实、字迹清楚、资料完整。药检工作者接受检品后，应做好登记记录及检验记录，包括抽检和送检单位、日期、检品名称、数量、产地、批号、包装、检验目的、鉴定项目及方法、结果、结论、检验人、复核人等。其中检验目的、鉴定项目及方法、检验数据及结果为记录的主要部分。②检验报告：是对药品的品质做出的技术鉴定，如果是药品检验所出具的检验报告，则是具有法律效力的技术文件，应长期保存。检验报告包括检验的依据、试验内容、结果、结论及处理意见等，要求做到依据准确，数据无误，结论明确，格式规范，文字简明扼要，书写清晰。检验结果经复核无疑义后，抄送有关部门备案，并将所有原始资料归档保存。

第二节　中药鉴定的方法

中药鉴定的样品非常复杂，有完整的药材，也有饮片、碎块或粉末。因此，中药鉴定的方法也是多种多样的。常用的鉴定方法有：来源（原植物、动物和矿物）鉴定、性状鉴定、显微鉴定和理化鉴定等方法。各种方法有其特点和适用对象，有时还需要几种方法配合使用，这要根据检品的具体情况和要求灵活掌握。

一、来源（原植物、动物和矿物）鉴定

来源鉴定（origin identification）又称“基原鉴定”，是应用植（动、矿）物的分类学知识，对中药的来源进行鉴定研究，确定其正确的学名，以保证应用品种准确无误。来源鉴定的内容包括：原植（动）物的科名，植（动）物名，拉丁学名，药用部位；矿物药的类、族、矿石名或岩石名。这是中药鉴定的根本，也是中药生产、资源开发及新药研究工作的基础。以原植物鉴定为例，其步骤如下：

（一）观察植物形态

对具有较完整植物体的中药检品，应注意对其根、茎、叶、花、果实等器官的观察，对花、果、孢子囊、子实体等繁殖器官应特别仔细，借助放大镜或解剖显微镜，可以观察微小的特征，如毛茸、腺点等的形态构造。在实际工作中遇到的检品经常是不完整的，通常是植物体的一段或一块器官，除对少数特征十分突出的品种可以鉴定外，一般都要追究其原植物，包括深入到产地调查，采集实物，进行对照鉴定。

（二）核对文献

根据已观察到的形态特征和检品的产地、别名、效用等线索，查阅《中国药典》和全国性或地方性的中草药书籍和图鉴，加以分析对照。在核对文献时，首先应查考植物分类方面的著作，如《中国植物志》《中国高等植物图鉴》《新华本草纲要》《中国中药资源丛书》及有关的地区

性植物志等；其次再查阅有关论述中药品种方面的著作，如《新编中药志》《中药材品种论述》《中药品种新理论的研究》《常用中药材品种整理和质量研究》《全国中草药汇编》《中药大辞典》《中药鉴定学》，以及各省编写的中药志及药物志等。由于各书记载植物形态的详略不同，对同一种植物的记述有时也会不一致，因此必要时，还须进一步查对原始文献，以便正确鉴定。原始文献即指第一次发现该种（新种）植物的工作者，描述其特征，予以初次定名的文献。

（三）核对标本

当初步鉴定出检品是什么科属时，可以到有关植物标本馆核对已定学名的该科属标本。要得到正确的鉴定，必须要求标本馆中已定学名的标本正确可靠。在核对标本时，要注意同种植物在不同生长期的形态差异，需要参考更多一些的标本和文献资料，才能使鉴定的学名准确。如有条件，能与模式标本（发表新种时所被描述的植物标本）进行核对，或寄请有关专家、植物分类研究单位协助鉴定。这会使鉴定结果更为准确。

近年来，随着常用中药材的品种整理和全国性资源普查工作的深入进行，发现许多商品药材的品种增多，实际药用的商品已超出了药品标准规定的种类。这给形态分类工作增加了不少困难，为了适应这种状况，除经典分类方法外，新的分类手段也用到药用植物学中，如用体细胞染色体的核型分析（车前、石竹）；用细胞分类中同工酶鉴别法解决同属植物中种间鉴别问题（绞股蓝、香茅属植物）；数量分类研究，是在大量形态数据的基础上，综合植物化学、细胞学和地理学知识进行数学分析，如对人参属的研究，显示了人参属各种性状变化的规律性，揭示形态结构与化学成分之间的联系，并对人参属的分类系统做了初步的定量分析，为该属植物的药用提供依据。DNA 分子生物技术的应用，使种间鉴别问题有了新的进展。

二、性状鉴定

性状鉴定（macroscopic identification）就是通过眼观、手摸、鼻闻、口尝、水试、火试等十分简便的鉴定方法，来鉴别药材的外观性状。这些方法在我国医药学宝库中积累了丰富的经验，它具有简单、易行、迅速的特点。性状鉴定和来源鉴定一样，除仔细观察样品外，有时亦需核对标本和文献。对一些地区性或新增的品种，鉴定时常缺乏有关资料和标准样品，可寄送生产该药材的省、自治区药检部门了解情况或协助鉴定。必要时可到产地调查，采集实物标本，了解生产、加工、销售和使用等情况。熟练地掌握性状鉴别方法是非常重要的，它是中药鉴定工作者必备的基本功之一。但应该指出的是，有些药材的野生品和栽培品有较大差异，新鲜药材与干燥药材也有区别。性状鉴定内容，一般包括以下几个方面：

（一）形状

形状是指药材和饮片的形态。①药材的形状与药用部位有关，观察时一般不需预处理，如观察皱缩的全草、叶或花类，可先浸湿使软化后，展平。观察某些果实、种子类时，如有必要可浸软，取下果皮或种皮，以观察内部特征。药用部位不同，形状也不相同，如根类药材多为圆柱形、圆锥形、纺锤形等；皮类药材常为板片状、卷筒状等；种子类药材常为类球形、扁圆形等，每种药材的形状一般比较固定。传统的经验鉴别术语形象生动，易懂好记，如党参根顶端具有的瘤状茎残基术语称“狮子头”，防风的根头部具有的横环纹习称“蚯蚓头”，海马的外形鉴定术语称“马头蛇尾瓦楞身”等。描写时对形状较典型的用“形”，类似的用“状”，必要时可用“×形×状”，形容词一般用长、宽、狭，如长圆形、宽卵形、狭披针形等。②饮片的规格有片、

段、块、丝等。制成饮片后，根及根茎、木本茎大多为类圆形切片，草本茎多为段状，皮类常为弯曲或卷曲的条片，叶一般为丝条状（如枇杷叶），或保持原形（如番泻叶），或皱缩（如艾叶），或碎片状（如桑叶），大的果实常切成类圆形片状（如木瓜、槟榔）。

（二）大小

大小是指药材和饮片的长短、粗细（直径）和厚度。一般应测量较多的供试品，可允许有少量高于或低于规定的数值。测量时可用毫米刻度尺。对细小的种子或果实类，可将每 10 粒种子紧密排成一行，以毫米刻度尺测量后求其平均值。2015 年版《中国药典》（一部）规定饮片厚薄大小为：①片：极薄片 0.5mm 以下，薄片 1～2mm，厚片 2～4mm；②段：短段 5～10mm，长段 10～15mm；③块：8～12mm 的方块；④丝：细丝 2～3mm，宽丝 5～10mm。各地中药炮制规范具体尺寸略有不同。

（三）色泽

色泽是指在日光灯下观察的药材和饮片颜色及光泽度。色泽通常能够反映药材的质量，每种药材常有自己特定的颜色，药材的颜色与其成分有关，如黄芩主要含黄芩苷、汉黄芩苷等，保管或加工不当，黄芩苷在黄芩酶的作用下水解成葡萄糖醛酸与黄芩素。黄芩素具 3 个邻位酚羟基，易氧化成醌类而显绿色，因此黄芩由黄变绿后质量降低。又如丹参色红、紫草色紫、玄参色黑、黄连以断面红黄色者为佳，都说明色泽是衡量药材质量好坏的重要标准之一。通常大部分药材的颜色不是单一的而是复合的，如用两种色调复合描述色泽时，以后一种色调为主色，例如黄棕色，即以棕色为主色。

（四）表面特征

表面特征指药材表面是光滑还是粗糙，有无皱纹、皮孔、毛茸或其他附属物等。如白芥子表面光滑，紫苏子表面有网状纹理，海桐皮表面有钉刺，合欢皮表面有椭圆形、棕红色皮孔，辛夷（望春花）苞片外表面密被灰白色或灰绿色有光泽的长茸毛等，均为其重要鉴别特征。龙胆根头部表面具有明显的横环纹，而坚龙胆没有，这一特征是鉴别两者的重要依据。

（五）质地

质地指药材和饮片的轻重、软硬、坚实、坚韧、疏松或松泡、致密、黏性、粉性、纤维性、绵性、角质性、油润性等特征。这与组织结构、细胞中所含的成分、炮制加工方法等有一定的关系。以薄壁组织为主，结构较疏松的药材及饮片一般较脆或较松泡，如南沙参、生晒参等；富含淀粉的显粉性，如山药、半夏等；含纤维多的则韧性强，如桑白皮、葛根等；含糖、黏液多的一般黏性大，如黄精、地黄等；富含淀粉、多糖成分的经蒸煮糊化干燥后质地坚实，呈角质状，如红参、延胡索、天麻等。

（六）断面

断面是指药材折断时的现象及其饮片横切面的特征。①药材折断时注意观察是否易折、有无粉尘散落及折断面是否平坦，有无胶丝，是否分层，有无放射状纹理，包括断面的色泽和质地等，这些特征与组织结构、细胞内含物有密切的关系。以薄壁组织、淀粉为主的药材折断面一般较平坦，如牡丹皮；含纤维多的具纤维性，如厚朴；含石细胞多的呈颗粒性，如木瓜；纤维束或石细胞群与薄壁组织相间排列，即有硬韧与软韧之分，断面常显层状裂隙，可层层剥离，如苦楝皮；木类中药主要由木纤维组成，质硬，折断面常呈刺状，如沉香、苏木；富含淀粉的饮片折断时粉尘飞扬，如山药；折断时有白色胶丝，如杜仲。对不易折断或折断面不平坦的药材，可削平后观察维管束排列情况、射线的分布等。②横切面的经验鉴别术语很多，如“菊花心”是指药材断面维管束与较窄的射线相间排列成细密的放射状纹理，形如开放的菊花，如黄芪、甘草、白芍等。“车轮纹”是指药材断面维管束与较宽的射线相间排列成稀疏整齐的放射状纹理，形如古代木质车轮，如防己、青风藤等；“朱砂点”是指药材断面散在的红棕色油点，如茅苍术。③断面可以反映出异常构造的特征，如大黄的“星点”；牛膝与川牛膝的“筋脉点”；何首乌的“云锦状花纹”；商陆的“罗盘纹”等，这些特征在鉴别药材及饮片时非常有意义。④通过断面可以区别单双子叶植物及其药用部位：双子叶植物的根、根茎、茎有环状形成层和放射状环列的维管束，饮片切面可见环纹和放射状纹理；单子叶植物的根、根茎有环状内皮层，不具放射状纹理，维管束散列，饮片切面散有筋脉点，如莪术；木质藤本植物导管较粗大，饮片切面显“针眼”，如川木通、鸡血藤等。

（七）气

有些药材有特殊的香气或臭气，这是由于药材中含有挥发性物质的缘故，也成为鉴别药材的重要特征之一。如阿魏具强烈的蒜样臭气，檀香、麝香有特异芳香气等。鉴定“气”时，可直接鼻嗅，对气味不明显的药材，可在折断、破碎、搓揉或用热水浸泡时进行。伞形科、唇形科的中药饮片常因含挥发油，有明显而特殊的香气，如白芷、当归、薄荷、广藿香、紫苏等。花类中药常具蜜腺，含挥发油，香气宜人。木类中药饮片大多有树脂及挥发油而有特殊香气，如沉香、檀香、降香等。有的中药具有香气成分，如牡丹皮、徐长卿含丹皮酚，具有特殊香气，香加皮含甲氧基水杨醛也具有特殊香气。

（八）味

味是指口尝中药的味觉，有酸、甜、苦、辣、咸、涩、淡等，与中药“四气五味”的味不同。药材的味感与其所含有的化学成分有关。每种药材的味感是比较固定的，对于鉴定药材具有重要意义，是衡量药材品质的标准之一。如乌梅、木瓜、山楂含有机酸以味酸为好；甘草含甘草甜素、党参含糖，以味甜为好；黄连、黄柏含小檗碱，以味苦为好；干姜含姜辣素而味辣；海藻含钾盐而味咸；地榆、五倍子含鞣质而味涩。如果味感改变，就要考虑品种和质量是否有问题。品尝时一要注意取样的代表性，因为药材的各部分味感可能不同，如果实的果皮与种子，树皮的外侧和内侧，根的皮部和木部等。二要注意品尝方式，由于舌尖部对甜味敏感，近舌根部对苦味敏感，所以口尝时应在口里咀嚼约 1 分钟，使舌的各部位都接触到药液，或加开水浸泡后尝浸出液。对有毒药材，应注意防止中毒。

（九）水试

水试是利用某些药材在水中或遇水发生沉浮、溶解、变色、透明度改变及黏性、膨胀性、荧光等特殊现象进行鉴别药材的一种方法。如西红花加水浸泡后，水液染成金黄色，药材不变色；秦皮水浸，浸出液在日光下显碧蓝色荧光；苏木投热水中，水显鲜艳的桃红色；葶苈子、车前子等加水浸泡，则种子变黏滑，且体积膨胀；小通草（旌节花属植物）遇水表面显黏性；熊胆粉投入清水杯中，即在水面旋转并呈黄色线状下沉而短时间内不扩散；哈蟆油用温水浸泡，膨胀度不

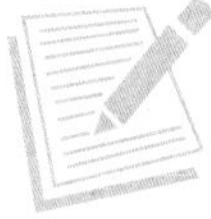

低于55。这些现象常与药材中所含有的化学成分或其组织构造有关。

（十）火试

火试是利用某些药材用火烧能产生特殊的气味、颜色、烟雾、闪光或响声等现象鉴别药材的一种方法。如降香微有香气，点燃则香气浓烈，有油状物流出，灰烬白色；海金沙火烧有爆鸣声且有闪光；青黛火烧产生紫红色烟雾等。

以上所述，是药材性状鉴定的基本顺序和内容，在描述中药的性状或制定质量标准时，都要全面而仔细地观察这几个方面。但对不同药材各项取舍可以不同。

除上述对完整药材的性状鉴别外，还应学习掌握一些饮片鉴别知识。中药饮片，系指将药材通过净制、切制或炮炙，制成一定规格，直接供配方、制剂使用的加工药材，又称“咀片”。饮片不同于完整药材的鉴别特征是，改变了形状、大小、颜色，甚至气味（某些炮制品）。加之用机器切片也改变了原手工饮片（如圆片、斜片、平片、节片等）的规则性，在学习时应结合完整药材的特征，特别是横切面、表面和气味的特征来对比识别。有的饮片特征十分突出，如大血藤 *Sargentodoxa cuneata*（Oliv.）Rehd. et Wils.，只要一片饮片（茎藤横切面），即可鉴定出植物种。类似实例还有狗脊、槟榔、千年健、藕节等。

三、显微鉴定

显微鉴定（microscopic identification）是利用显微技术对中药进行显微分析，以确定其品种和质量的一种鉴定方法。显微鉴定主要包括组织鉴定和粉末鉴定。组织鉴定是通过观察药材的切片或磨片鉴别其组织构造特征，适合于完整的药材或粉末特征相似的同属药材的鉴别；粉末鉴定是通过观察药材的粉末制片或解离片鉴别其细胞分子及内含物的特征，适合于破碎、粉末状药材或中成药的鉴别。进行显微鉴定时，由于鉴定材料的不同（完整、破碎、粉末）和药用种类及药用部位的不同，选择显微鉴定的方法也不同。鉴定时，首先要根据观察的对象和目的，选择具有代表性的药材，制备不同的显微制片，然后依法进行鉴别。

（一）组织构造与细胞形态鉴别

进行组织构造与细胞形态鉴别时，鉴定者必须具有植（动）物解剖的基本知识，掌握制片的基本技术。制片方法如下。

1. 横切或纵切片 选取药材适当部位切成10~20μm厚的薄片，用甘油醋酸试液、水合氯醛试液或其他试液处理后观察。对于根、根茎、茎藤、皮、叶类等，一般制作横切片观察，必要时制备纵切片；果实、种子类需作横切片及纵切片；木类需观察三维切片（横切、径向纵切及切向纵切）。组织切片的方法有徒手切片法、滑走切片法、石蜡切片法、冰冻切片法等。其中以徒手切片法最为简便、快速，较为常用。手切的薄片为了能够清楚地观察组织构造和细胞及其内含物的形状，必要时把切片用适当的溶液进行处理和封藏。

2. 解离组织片 如需观察细胞的完整形态，尤其是纤维、导管、管胞、石细胞等细胞彼此不易分离的组织，需利用化学试剂使组织中各细胞之间的细胞间质溶解，使细胞分离。如样品中薄壁组织占大部分，木化组织少或分散存在的，可用氢氧化钾法；如样品坚硬，木化组织较多或集成群束的，可用硝铬酸法或氯酸钾法。

3. 表面制片 鉴定叶、花、果实、种子、全草等类药材，可取叶片、萼片、花冠、果皮、种皮制成表面片，加适宜试液，观察各部位的表皮特征。

4. 粉末制片　粉末状药材可选用甘油醋酸试液、水合氯醛试液或其他适当试液处理后观察。为了使细胞、组织能观察清楚，需用水合氯醛液装片透化。其透化的目的是溶解淀粉粒、蛋白质、叶绿体、树脂、挥发油等，并使已收缩的细胞膨胀。透化方法为，取粉末少许，置载玻片上，滴加水合氯醛液，在小火焰上微微加热透化，加热时必须续加水合氯醛液至透化清晰为度。为避免放冷后析出水合氯醛结晶，可在透化后滴加稀甘油少许，再加盖玻片。

5. 花粉粒与孢子制片　取花粉、花药（或小的花朵）或孢子囊群（干燥样品浸于冰醋酸中软化），用玻璃棒捣碎，过滤于离心管中，离心，取沉淀加新鲜配制的醋酐与硫酸（9：1）混合液 1~3mL，置水浴上加热 2~3 分钟，离心，取沉淀，用水洗涤 2 次，加 50%甘油与 1%苯酚 3~4 滴，用品红甘油胶封藏观察。也可用水合氯醛试液装片观察。

6. 磨片制片　坚硬的矿物药、动物药，可采用磨片法制片。选取厚度 1~2mm 的样品材料，置粗磨石上，加适量水，用食指和中指压住材料，在磨石上往返磨砺，待两面磨平，厚度数百微米时，将材料移置细磨石上，加水，用软木塞压在材料上，往返磨砺至透明（矿物药厚约 0. 03mm），用水冲洗，再用乙醇处理和甘油乙醇试液装片。

7. 中成药制片　散剂、胶囊剂可直接取适量粉末；片剂取 2~3 片，水丸、水蜜丸、糊丸、锭剂等（有包衣者除去包衣）取数丸或 1~2 锭，分别置乳钵中研成粉末，取适量粉末；蜜丸应将药丸切开，从切面由外至中央挑取适量样品，或用水脱蜜后吸取沉淀物少量。根据观察的样品不同，分别按粉末制片法制片 1~5 片。

（二）细胞内含物鉴定和细胞壁性质检查

1. 细胞内含物鉴定　观察中药组织切片或粉末中的后含物时，一般用醋酸甘油试液或蒸馏水装片观察淀粉粒，并利用偏振光显微镜观察未糊化淀粉粒的偏光现象；用甘油装片观察糊粉粒，加碘试液，显棕色或黄棕色，加硝酸汞试液显砖红色；观察菊糖，可用水合氯醛液装片不加热立即观察。草酸钙结晶在装片时加入硫酸溶液逐渐溶解，并析出针状硫酸钙结晶；碳酸钙（钟乳体）加入稀盐酸溶解，同时有气泡产生；硅质加硫酸不溶解，黏液细胞遇钌红试液显红色。脂肪油、挥发油或树脂，加苏丹Ⅲ试液呈橘红色、红色或紫红色；加乙醇脂肪油不溶解，挥发油则溶解。

2. 细胞壁性质检查　木质化细胞壁加间苯三酚试液 1~2 滴，稍放置，加盐酸 1 滴，因木化程度不同，显红色或紫红色。木栓化或角质化细胞壁遇苏丹Ⅲ试液，稍放置或微热，呈橘红色至红色。纤维素细胞壁遇氯化锌碘试液或先加碘试液再加硫酸溶液显蓝色或紫色。硅质化细胞壁遇硫酸无变化。

（三）显微测量

观察细胞和后含物时，常需要测量其直径、长短（以微米计算），作为鉴定依据之一。测量可用目镜测微尺进行。先将目镜测微尺用载台测微尺标化，计算出每一小格的微米数，应用时将测得目的物的小格数，乘以每一小格的微米数，即得所欲测定物的大小。测量微细物体时宜在高倍镜下进行，因在高倍镜下目镜测微尺每一格的微米数较少，测得的结果比较准确，而测量较大物体时可在低倍镜下进行。

（四）扫描电镜与偏光镜的应用

1. 电子显微镜　中药显微鉴定的手段和方法发展很快，透射电镜、扫描电镜、扫描电镜与

X射线能谱分析联用等都有了新的发展。其中应用最多的是扫描电子显微镜。与光学显微镜及透射电镜相比，扫描电镜具有以下特点：①能够直接观察样品表面的结构，样品的尺寸可大至120mm×80mm×50mm。②样品制备过程简单，不用切成薄片，有的粉末和某些新鲜材料可直接送入观察。③样品可以在样品室中作三度空间的平移和旋转，因此，可以从各种角度对样品进行观察。④景深大，图像富有立体感。扫描电镜的景深较光学显微镜大几百倍，比透射电镜大几十倍。⑤图像的放大范围广，分辨率也比较高。可放大十几倍到几十万倍，它基本上包括了从放大镜、光学显微镜直到透射电镜的放大范围。分辨率介于光学显微镜与透射电镜之间，可达3nm。⑥电子束对样品的损伤与污染程度较小。⑦在观察形貌的同时，还可利用从样品发出的其他信号作微区成分分析。

扫描电镜现已应用在动物学、植物学、医药学等多种学科，尤其对同属不同种药材表面细微特征的鉴别方面效果显著，在种与变种间都存在着稳定的区别，为近缘植物分类提供了新的证据。如种皮、果皮、花粉粒的纹饰，茎、叶表皮组织的结构（毛、腺体、分泌物、气孔、角质层、蜡质等），个别组织和细胞（管胞、导管、纤维、石细胞）以及后含物晶体等（图4-1）。有的动物药材的体壁、鳞片及毛等在光学显微镜下特征相似，但由扫描电镜提供的细微构造，可准确地加以区别。

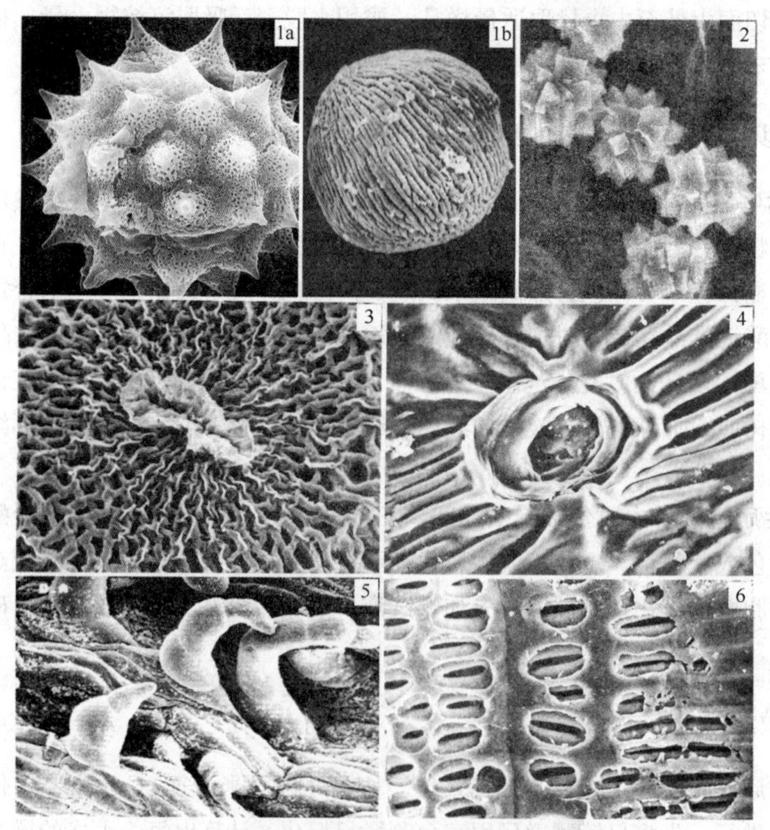

图4-1　花粉粒等扫描电镜

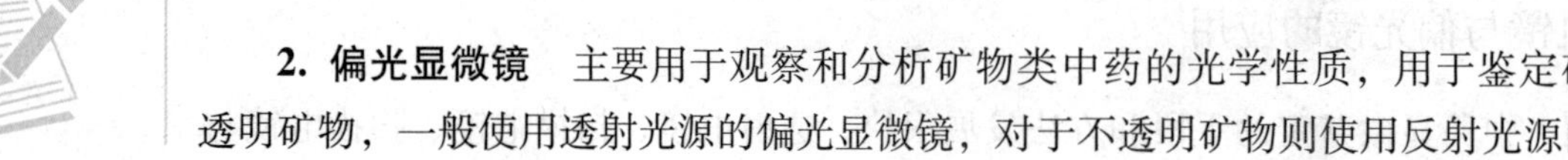

1. 花粉粒（a. 菊 *Chrysanthemum morifolium* Ramat. b. 白花曼陀罗 *Datura metel* L.）　2. 草酸钙簇晶（凹叶丁公藤 *Erycibe ellipilimba* Merr. et chun）　3. 种脐（菟丝子 *Cuscuta chinensis* Lam.）　4. 气孔（宁夏枸杞 *Lycium barbarum* L.）　5. 花丝非腺毛（白花曼陀罗 *Datura metel* L.）　6. 导管［党参 *Codonopsis pilosula*（Franch.）Nannf.］

2. 偏光显微镜　主要用于观察和分析矿物类中药的光学性质，用于鉴定矿物类中药。对于透明矿物，一般使用透射光源的偏光显微镜，对于不透明矿物则使用反射光源的偏光显微镜。亦可用于研究动物、植物类中药的组织及细胞内含物，如淀粉粒、草酸钙簇晶等。

四、理化鉴定

理化鉴定（physicochemical identification）是利用某些物理的、化学的或仪器分析方法，鉴定中药的真实性、纯度和品质优劣程度的一种鉴定方法。通过理化鉴定，分析中药中所含的主要化学成分或有效成分的有无和含量的多少，以及有害物质的有无等。中药的理化鉴定发展很快，新的分析手段和方法不断出现，已成为确定中药真伪优劣，新资源开发利用，指导中药栽培加工生产，扩大药用部位，中药和中成药质量标准制订等不可缺少的重要内容。现将常用的理化鉴定方法介绍如下：

（一）物理常数的测定

物理常数测定包括相对密度、旋光度、折光率、硬度、黏稠度、沸点、凝固点、熔点等的测定。这对挥发油、油脂类、树脂类、液体类药（如蜂蜜等）和加工品类（如阿胶等）药材的真实性和纯度的鉴定，具有特别重要的意义。药材中如掺有其他物质时，物理常数就会随之改变，如蜂蜜中掺水就会影响黏稠度，使比重降低。据报道，在蜂蜜中掺蔗糖，经旋光度检查，正品蜂蜜（含蔗糖量约为5%）为左旋，掺蔗糖的蜂蜜（蔗糖含量超过20%）变为右旋。所以2020版《中国药典》对有些药材的物理常数作了规定，如蜂蜜的相对密度在1.349以上，薄荷素油为0.888~0.908；冰片（合成龙脑）的熔点为205~210℃；肉桂油的折光率为1.602~1.614等。天竺黄规定检查体积比，即取天竺黄中粉10g，轻轻装入量筒内，其体积不得少于24mL，这是一种类似测定相对密度的方法，实际上也可推广用于测定其他药材，特别是对经验鉴别习用“质轻”或“质重”术语时，就比较容易掌握轻重的标准。

（二）一般理化鉴别

1. 呈色反应　利用药材的某些化学成分能与某些试剂产生特殊的颜色反应来鉴别。一般在试管中进行，亦有直接在药材饮片或粉末上滴加各种试液，观察呈现的颜色以了解某成分所存在的部位。例如马钱子胚乳薄片置白瓷板上，加1%钒酸铵的硫酸溶液1滴，迅速显紫色（示番木鳖碱）；另取切片加发烟硝酸1滴，显橙红色（示马钱子碱）。甘草粉末置白瓷板上，加80%硫酸1~2滴，显橙黄色（示甘草甜素反应）。

2. 沉淀反应　利用药材的某些化学成分能与某些试剂产生特殊的沉淀反应来鉴别。如山豆根的70%乙醇提取液，蒸干，残渣用1%盐酸溶解，滤液加碘化汞钾，生成明显的淡黄色沉淀。赤芍用水提取，滤液加三氯化铁，生成蓝黑色沉淀。芦荟水提液，加等量饱和溴水，生成黄色沉淀。

3. 泡沫反应和溶血指数的测定　利用皂苷的水溶液振摇后能产生持久性的泡沫和溶解红细胞的性质，可测定含皂苷类成分药材的泡沫指数或溶血指数作为质量指标。如2020版《中国药典》用泡沫反应鉴别猪牙皂。通常如有标准皂苷同时进行比较，则更有意义。

4. 微量升华　是利用中药中所含的某些化学成分，在一定温度下能升华的性质，获得升华物，在显微镜下观察其结晶形状、颜色及化学反应作为鉴别特征。如大黄粉末升华物有黄色针状（低温时）、枝状和羽状（高温时）结晶，在结晶上加碱液则呈红色，可进一步确证其为蒽醌类成分。薄荷的升华物为无色针簇状结晶（薄荷脑），加浓硫酸2滴及香草醛结晶少许，显黄色至橙黄色，再加蒸馏水1滴即变紫红色。牡丹皮、徐长卿根的升华物为长柱状或针状、羽状结晶（丹皮酚）。斑蝥的升华物（在30~140℃）为白色柱状或小片状结晶（斑蝥素），加碱液溶解，

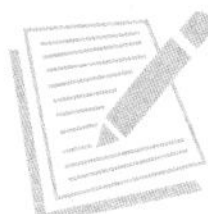

再加酸又析出结晶。少数中成药制剂也能使用微量升华法进行鉴别，如大黄流浸膏（1味药）中鉴别大黄；万应锭（9味药）中鉴别胡黄连；牛黄解毒片（8味药）中鉴别冰片等。

5. 显微化学反应　显微化学反应是将中药粉末、切片或浸出液，置于载玻片上，滴加某些化学试剂使产生沉淀、结晶或特殊颜色，在显微镜下观察进行鉴定的一种方法。如黄连滴加30%硝酸，可见针状小檗碱硝酸盐结晶析出。紫苏叶的某些表皮细胞中含有紫色素，表面制片观察时，滴加10%盐酸溶液立即显红色；或滴加5%氢氧化钾溶液，即显鲜绿色，然后变为黄绿色。丁香切片滴加3%氢氧化钠的氯化钠饱和溶液，油室内有针状丁香酚钠结晶析出。肉桂粉末加氯仿2~3滴，略浸渍，速加2%盐酸苯肼1滴，可见黄色针状或杆状结晶（桂皮醛反应）。槟榔粉末0.5g，加水3~4mL及稀硫酸1滴，微热数分钟，取滤液于载玻片上，加碘化铋钾试液1滴，即发生混浊，放置后可见石榴红色球形或方形结晶（槟榔碱）。

显微化学定位试验　利用显微和化学方法，确定中药有效成分在中药组织构造中的部位，称显微化学定位试验。如北柴胡横切片加1滴无水乙醇-浓硫酸（1∶1）液，在显微镜下观察可见木栓层、栓内层和皮层显黄绿色至蓝绿色，示其有效成分柴胡皂苷存在于以上部位。直立百部鲜块根切片，滴加氯化金试液，于皮层细胞中有微黄色玫瑰花状结晶（生物碱）。

6. 荧光分析　利用中药中所含的某些化学成分，在紫外光或自然光下能产生一定颜色的荧光性质进行鉴别。①直接取中药饮片、粉末或浸出物在紫外光灯下进行观察。例如国产沉香与进口沉香的显微特征比较近似，但在荧光显微镜下观察，国产沉香粉末中部分颗粒显海蓝色，部分显灰绿色荧光；进口沉香粉末的部分颗粒显竹篁绿色，部分显枯绿色荧光。含有伞形花内酯成分的药材，新鲜切片显亮绿色荧光，如常山等。浙贝母粉末在紫外光灯下显亮淡绿色荧光。秦皮的水浸出液在自然光下显碧蓝色荧光。②有些中药本身不产生荧光，但用酸、碱或其他化学方法处理后，可使某些成分在紫外光灯下产生可见荧光。例如芦荟水溶液与硼砂共热，所含芦荟素即起反应，显黄绿色荧光。枳壳乙醇浸出液滴在滤纸上，干后喷0.5%醋酸镁甲醇溶液，烘干显淡蓝色荧光。矿物药所含锌、硼、铅等元素和某些有机试剂作用能产生荧光现象。③有些中药表面附有地衣或真菌，也可能有荧光出现。因此荧光分析还可用于检查某些中药的变质情况。④利用荧光显微镜观察中药化学成分存在的部位。如黄连含小檗碱成分，折断面在紫外光灯下，显金黄色荧光，木质部尤为显著，说明在木质部小檗碱含量较高。

（三）常规检查

1. 水分测定　中药中含有过量的水分，不仅易霉烂变质，使有效成分分解，且相对地减少了实际用量而达不到治疗目的。因此，控制中药中水分的含量对保证中药质量有密切关系。2020版《中国药典》规定了水分的含量限度，如牛黄不得过9.0%，红花不得过13.0%，阿胶不得过15.0%等。水分测定方法2020版《中国药典》规定有五种，即费休氏法、烘干法、减压干燥法、甲苯法和气相色谱法。烘干法适用于不含或少含挥发性成分的中药；甲苯法适用于含挥发性成分的中药；减压干燥法适用于含有挥发性成分的贵重中药。使用的方法和仪器详见《中国药典》第四部。另外，也可应用红外线干燥法和导电法测定水分含量，迅速而简便。

2. 灰分测定　将中药粉碎、加热，高温灼烧至灰化，则细胞组织及其内含物灰烬成为灰分而残留，由此所得的灰分称为"生理灰分或总灰分（不挥发性无机盐类）"；加入稀盐酸处理所得的灰分，即称为酸不溶性灰分。各种中药的生理灰分应在一定范围以内，故所测灰分数值高于正常范围时，有可能在加工或运输、储存等环节中有其他无机物污染或掺杂。中药中最常见的无机物质为泥土、沙石等，测定灰分的目的是限制药材中的泥沙等杂质。2020版《中国药典》规

定了中药总灰分的最高限量，如补骨脂总灰分不得过8.5%，酸不溶性灰分不得过2.0%，它对保证中药的纯度具有重要意义。

3. 膨胀度检查　膨胀度是衡量药品膨胀性质的指标，系指按干燥品计算，每1g药品在水或其他规定的溶剂中，在一定的时间与温度条件下膨胀后所占有的体积（mL）。主要用于含黏液质、胶质和半纤维素类的中药。如葶苈子、车前子等种子类药材种皮含有丰富的黏液质，其吸水膨胀的程度和其所含的黏液呈正比关系。葶苈子有南葶苈子和北葶苈子之分，外形有时不易区分，但两者的膨胀度差别较大，2020版《中国药典》要求北葶苈子膨胀度不得低于12，南葶苈子膨胀度不得低于3，通过测定比较可以区别二者。又如哈蟆油膨胀度不得低于55。测定方法详见《中国药典》第四部。

4. 酸败度检查　酸败度是指油脂或含油脂的种子类药材，在贮藏过程中发生复杂的化学变化，产生游离脂肪酸、过氧化物和低分子醛类、酮类等分解产物，因而出现异臭味，影响药材的感观性质和内在质量。本检查通过酸值、羰基值或过氧化值的测定，以控制含油脂种子类药材的酸败程度。酸败度限度制定要与种子药材外观性状或经验鉴别结合起来，以确定上述各值与种子泛油程度有无明显的相关性，具明显相关性的才能制定限度。如2020版《中国药典》规定苦杏仁的过氧化值不得超过0.11；郁李仁的酸值不得超过10.0、羰基值不得过3.0、过氧化值不得过0.05。测定方法详见《中国药典》第四部。

5. 色度检查　含挥发油类成分的中药，常易在贮藏过程中氧化、聚合而致变质，经验鉴别称为“走油”。2020版《中国药典》规定检查白术的色度，就是利用比色鉴定法，检查有色杂质的限量，也是了解和控制其药材走油变质的程度。

6. 有害物质检查　药物的安全性和有效性是同等重要的。在中药品质研究和评价中，对有害物质的检查和控制是一项长期而艰巨的任务。中药的有害物质主要有内源性的有害物质和外源性的有害物质。

（1）内源性的有害物质　主要为严重危害人体健康的毒性成分。如：①肾毒性成分马兜铃酸，主要存在于马兜铃科马兜铃属的关木通、广防己、青木香、马兜铃、天仙藤、朱砂莲等药材中。②肝毒性成分吡咯里西啶生物碱，主要存在于千里光、佩兰等药材中。对中药中马兜铃酸和吡咯里西啶生物碱常用的检测方法是高效液相色谱法、高效毛细管电泳及其与质谱联用等技术。2005版《中国药典》一部已取消了广防己、关木通、青木香的药用标准，因细辛的地上部分含马兜铃酸，并将细辛的药用部位由全草改为根和根茎。

（2）外源性的有害物质　主要是检查砷盐、残留的农药、重金属及有害元素、黄曲霉毒素和二氧化硫等。

①砷盐检查：2020版《中国药典》第四部采用古蔡氏法或二乙基二硫代氨基甲酸银法两种方法检查砷盐。二法中取标准砷溶液2mL（相当于2μg的As）作为对照。要求根据供试品含砷的限量，适当调整供试品的取用量，并与标准砷溶液（2μg的As）所产生的颜色比较，否则影响比色的正确性。2020版《中国药典》规定玄明粉含砷盐不得过20mg/kg；芒硝含砷盐不得过10mg/kg；石膏含砷盐不得过2mg/kg；阿胶含砷盐不得过2mg/kg。2020版《中国药典》第四部规定用原子吸收分光光度法和电感耦合等离子体质谱法测定砷元素，并规定甘草、黄芪、丹参、西洋参、白芍、金银花含砷不得过2mg/kg。

②农药残留量的检测：农药的种类很多，主要有有机氯、有机磷和拟除虫菊酯类等。其中有机氯类农药中滴滴涕（DDT）和六六六（BHC）是使用最久、数量最多的农药。虽然大多数国家已于20世纪七八十年代开始禁用有机氯农药，停止生产滴滴涕和六六六，但由于它们在土壤或

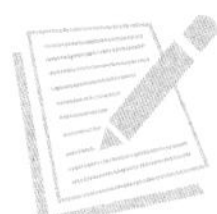

生物体中长期残留和蓄积而危害人体健康，故各国依然都非常重视食品和药物中残留量的检测和限量问题。2020 版《中国药典》一部对人参和西洋参有机氯农药的残留量进行了规定，五氯硝基苯（PCNB）不得超过 0. 1mg/kg。六氯苯不得过 0. 1mg/kg，七氯不得过 0. 05mg/kg，氯丹不得过 0. 1mg/kg。有机磷农药常见的有敌敌畏、对硫磷、乐果等。2020 版《中国药典》采用气相色谱法和质谱法测定药材及制剂中部分有机氯、有机磷和拟除虫菊酯类的农药残留量。

③重金属的检查：重金属是指在实验条件下能与硫代乙酰胺或硫化钠作用显色的金属杂质，如铅、镉、汞、铜等。测定重金属总量用硫代乙酰胺或硫化钠显色反应比色法，测定铅、镉、汞、铜重金属元素采用原子吸收光谱法和电感耦合等离子体质谱法。2020 版《中国药典》一部规定，甘草、黄芪、丹参、白芍、西洋参、金银花等含铅不得过 5mg/kg，镉不得过 1mg/kg，汞不得过 0. 2mg/kg，铜不得过 20mg/kg。矿物药如石膏、芒硝含重金属不得过 10mg/kg，玄明粉不得过 20mg/kg；动物药如地龙含重金属不得过 30mg/kg。

④黄曲霉毒素的检查：黄曲霉毒素为黄曲霉等的代谢产物，是强烈的致癌物质。各国对食品和药品中黄曲霉毒素的限量都作了严格的规定，但目前还没有公认的植物药中黄曲霉毒素的限量标准。《中国药典》采用高效液相色谱法，结合柱后衍生法和高效液相-串联质谱法测定药材、饮片及制剂中的黄曲霉毒素（以黄曲霉毒素 B_1、B_2、G_1 和 G_2 总量计）。

⑤二氧化硫的检查：有的中药材在加工或储藏中常使用硫黄熏蒸以达到杀菌防腐、漂白药材的目的。目前许多国家对药品或食品中残留的二氧化硫均作了严格的限量。《中国药典》采用酸碱滴定法、气相色谱法、离子色谱法测定经硫黄熏蒸处理过的药材或饮片中二氧化硫的残留量。

（四）色谱法

色谱法又称层析法，是一种物理或物理化学分离分析方法，也是中药化学成分分离和鉴别的重要方法之一。其基本原理是利用物质在流动相与固定相两相中的分配系数差异而被分离，当两相相对运动时，样品中的各组分，将在两相中多次分配，分配系数大的组分迁移速度慢，反之迁移速度快而被分离。根据色谱分离原理，可分为吸附色谱、分配色谱、离子交换色谱、空间排阻色谱等。根据流动相与固定相的分子聚集状态及操作形式进行分类，可分为纸色谱法、柱色谱法、薄层色谱法、气相色谱法、高效液相色谱法、蛋白电泳色谱法、毛细管电泳法等。现仅就常用的后五种方法简介如下：

1. 薄层色谱法 系将供试品溶液点于薄层板上，在展开容器内用展开剂展开，使供试品所含成分分离，所得色谱图与适宜的对照物（对照品或对照药材）按同法所得的色谱图对比，并可用薄层扫描仪进行扫描，用于鉴别、检查或含量测定。薄层色谱法因其快速、简便和灵敏，是目前中药鉴定中用于定性鉴别使用最多的色谱法之一。

薄层色谱法既可作定性鉴别，又可作含量测定。用于主成分含量测定具有用量少、方法简便的特点。除刮取薄层上主要成分斑点，经溶剂洗脱后进行测定外，也可在薄层板上直接测定含量。如薄层扫描法。

2010 版《中国药典》收载了薄层-生物自显影技术的鉴别新方法，本法是一种将薄层色谱分离和生物活性测定相结合的鉴别中药的方法。是利用薄层板将中药提取物在薄层板上展开后，浸以具有含有生物活性的显色剂或与接种了病原微生物（人体致病菌或植物致病菌）的培养基相接触，通过显色或微生物的培养，鉴别具有活性的化学成分斑点，从而达到鉴别药材的一种新技术。薄层-生物自显影技术具有操作简单、耗费低、灵敏度和专属性高等优点，是一种快速将生物活性与中药鉴定相结合的方法，可用于对具有抗菌、抑制胆碱酯酶，以及清除自由基和抗氧化

等活性的中药的鉴别。2010 版《中国药典》一部地黄、熟地黄就采用了薄层-生物自显影技术，以具有抗氧化活性的毛蕊花糖苷为对照品，采用了具有自由基的显色剂 2,2-二苯基-1-苦肼基无水乙醇浸渍薄层板后展开，如展开后斑点具有抗氧化活性，则颜色发生变化，从而鉴别地黄和熟地黄药材。

2. 气相色谱法　系采用气体为流动相（载气）流经装有填充剂的色谱柱进行分离测定的色谱方法。被测物或其衍生物汽化后，被载气带入色谱柱进行分离，各组分先后进入检测器，用记录仪、积分仪或数据处理系统记录色谱信号。所用的仪器为气相色谱仪，由载气源、进样部分、色谱柱、柱温箱、检测器和数据处理系统组成。①载气源：氦、氮和氢可用作载气，除另有规定外，常用的载气为氮气。②进样方式：一般可采用溶液直接进样或顶空进样（适用于固体）。③色谱柱：为填充柱或毛细管柱。④柱温箱：其波动会影响色谱分析结果的重现性，因此柱温箱精度应在 ±1℃。⑤检测器：有火焰离子化检测器（FID）、热导检测器（TCD）、氮磷检测器（NPD）、火焰光度检测器（FPD）、电子捕获检测器（ECD）、质谱检测器（MS）等。火焰离子化检测器对碳氢化合物响应良好，适合检测大多数的药物。气相色谱法最适用于含挥发油及其他挥发性成分的药材及中成药的分析，用于药品的鉴别、杂质检查、水分测定、农药残留量测定和含量测定。如对三种砂仁（阳春砂 *Amomum villosum* Lour. 、绿壳砂 *A. villosum* Lour. var. *xanthioides* T. L. Wu et Senjen 和海南砂 *A. longiligulare* T. L. Wu）挥发油进行气相色谱测定，可以看出三种来源砂仁均含有柠檬烯、芳樟醇、樟脑、龙脑、乙酸龙脑酯等主要成分，但含量不同，其他色谱峰亦有明显区别，可以区分三种砂仁。

3. 高效液相色谱法　系采用高压输液泵将规定的流动相泵入装有填充剂的色谱柱进行分离测定的色谱方法。注入的供试品，由流动相带入柱，各成分在柱内被分离，并依次进入检测器，由记录仪、积分仪或数据处理系统记录色谱信号。①色谱柱：最常用的填充剂为化学键合硅胶。反相色谱系统使用非极性填充剂，以十八烷基硅烷键合硅胶最为常用；正相色谱系统使用极性填充剂，常用的填充剂有硅胶等。②检测器：最常用的是紫外检测器，包括二极管阵列检测器，其他还有荧光检测器、蒸发光散射检测器、示差折光检测器、电化学检测器和质谱检测器等。③流动相：反相色谱系统的流动相首选甲醇或乙腈-水系统，应尽可能少用含有缓冲液的流动相，必须使用时，应尽可能选用含较低浓度缓冲液的流动相。④系统适用性试验：通常包括理论板数、分离度、重复性和拖尾因子等指标。其中，分离度和重复性是系统适用性试验中更重要的参数。高效液相色谱法具有分离效能高、分析速度快、灵敏度和准确度高、重现性好、专属性强等特点，因该法不受样品挥发性的约束，对低挥发性、热稳定性差、高分子化合物和离子型化合物均较适合，现已成为中药含量测定方法的首选和主流。如氨基酸、蛋白质、生物碱、核酸、甾体、类脂、维生素以及无机盐类等都可利用高效液相色谱法进行分离和分析。如 2015 年版《中国药典》应用高效液相色谱法，建立了沉香对照药材特征图谱，其呈现 6 个特征峰，通过供试品色谱峰与对照药材特征图谱对比，从而达到鉴别目的。

高效液相色谱比气相色谱有适用范围广、流动相选择性大、色谱柱可反复应用，以及流出组分容易收集等优点，现已广泛用于中药材和中成药的质量分析。

4. 毛细管电泳色谱法　毛细管电泳又称高效毛细管电泳（high performance capillary electrophoresis，HPCE）是近几年分析化学中发展最为迅速的领域之一，具有色谱和电泳两种分离机理，是依据样品中各组分之间淌度和分配行为上的差异而实现分离的一类液相分离技术。高效毛细管电泳是在很细的毛细管（直径一般在 25～75μm）中两端施加直流高压电场（可高达 75kV，一般使用 30kV），组分在管中根据其所带电荷、分子量大小以及与柱内填充物的作用，产

生不同的迁移速度，从而对各组分进行分离。由于毛细管具有良好的散热效能，允许在其两端施加高压，因而分离操作可在很短的时间内完成（多数<30分钟，最快只用几秒），达到非常高的分离效率（N达到$10^5\sim10^6$）。毛细管内径很小，与传统的电泳相比，毛细管电泳的优势在于：高效、快速、微量、可自动化。与高效液相色谱（HPLC）相比，它们的分离机理不同，在选择性方面HPLC与HPCE可以互为补充，但是，无论从效率、速度、样品用量和成本来说，毛细管电泳都显示了一定的优势。HPCE有多种分析模式，毛细管区带电泳（CZE）、毛细管胶束电动色谱（MECC）、毛细管等速电泳（CITP）、毛细管等电聚焦电泳（CIEF）、毛细管凝胶电泳（CGE）等分别适用于各种不同性质物质的分离。具有高效、低耗、用样少、应用范围广的优点，发展极快，已在多肽、蛋白质、核酸、手性化合物等生物活性物质分离、DNA序列和DNA合成中产物纯度的测定以及单个细胞和病毒分析等方面得到广泛应用。在中药鉴定、生物分析及生命科学领域中有着极为广阔的应用前景。

5. 蛋白电泳色谱法　利用中药含有蛋白质、氨基酸等带电荷的成分，在同一电场作用下，由于各成分所带电荷性质、数目及分子质量不同，因而泳动的方向和速度不同，在一定时间内，各成分移动距离不同，出现谱带的条数不同而达到分离鉴定的目的。本法适用于动物类药和果实种子类药的鉴别。目前常用的聚丙烯酰胺凝胶电泳是指以聚丙烯酰胺凝胶为支持介质的电泳分离方法。按其分离原理可分为连续缓冲系统和不连续缓冲系统两种；按其实验所用仪器及操作方法又可分为圆盘型和平板型两种。基本实验步骤：①样品制备及凝胶系统的选择；②加样与电泳；③固定、染色、脱色、取出凝胶；④分析电泳谱带。该法较适于蛋白质、氨基酸等成分的分析与鉴定。许多中药材含蛋白质及氨基酸，特别是动物类中药和果实种子类中药。电泳在中药分析中的应用实例很多，已用该法成功地进行真伪鉴别。如蛇类药材及其伪品，西洋参、人参及其伪品，山药及其伪品的鉴别等。

（五）光谱法

光谱法是通过测定物质在特定波长处或一定波长范围内对光的吸收度，对该物质进行定性和定量分析的方法。一般常用波长为：紫外光区200~400nm，可见光区400~850nm，红外光区2.5~15μm（或按波数计为4000~667cm^{-1}）。所用仪器为紫外分光光度计、可见分光光度计（或比色计）、红外分光光度计和原子吸收分光光度计。

1. 紫外-可见分光光度法　对主成分或有效成分在200~760nm处有最大吸收波长的中药，常可选用此法。测定样品时，所用溶剂在所测定波长附近应无吸收，不得有干扰吸收峰。测定时一般应以配制样品的同批溶剂为空白。所配样品溶液的吸收度读数以在0.3~0.7之间误差较小。

紫外分光光度法不仅能测定有色物质，对有共轭双键等结构的无色物质也能精确测定，具有灵敏，简便，准确，既可作定性分析又可作含量测定等优点，适用于大类成分的含量测定，如总黄酮、总生物碱、总蒽醌等。目前紫外分光光度计的种类较多，且在测定技术上摆脱了纯化合物的框框。中药材紫外吸收光谱是各组分特征吸收光谱叠加而成，在一定条件下，同一种药材应有相同的紫外吸收光谱。因此，该法比其他光谱法，如红外、核磁共振谱等有更广泛的用途。紫外分光光度法在中药鉴别中应用实例很多，如人工牛黄的三氯甲烷提取液，在453nm处有最大吸收，从而鉴别药材。

可见分光光度法是比较溶液颜色深度以确定物质含量的方法。在可见光区400~850nm，有些物质对光有吸收，有些物质本身并没有吸收，但在一定条件下加入显色试剂或经过处理使其显色后，可用此法测定。显色时由于影响呈色深浅的因素较多，所以测定时需用标准品或对照品同时比较。常使用的仪器为可见分光光度计。比色法多用于中药的定量分析及物理常数的测定。

2. 红外分光光度法 是鉴别化合物和确定物质结构的常用手段之一。在药物分析中，以红外光谱具有的“指纹”特性作为药物鉴定的依据，是各国药典共同采用的方法，但通常仅限于西药等单组分、单纯化合物的鉴定。由于中药材、中药饮片和中成药是许多成分的混合物体系，它们的红外光谱是组成它们的所有化合物的红外光谱的叠加。中药的正品与伪品，不同产地、不同生境的药材，栽培品与野生品，只要药材中所含的化学成分不同或各成分含量的比例不同，就可导致红外光谱的差异，凭借红外光谱图的这些差异特征，如峰位、峰强度和峰（或谱带）形状特征，可以用来鉴别中药的真伪优劣。关于红外光谱的标准图谱已有文献资料、专著可供查阅，如卫生部及药典委员会编订的《药品红外光谱集》，矿物类中药的红外光谱等。此外，还出版了专著《中药二维相关红外光谱鉴定图集》，其中包括 280 种中药材，5 种伪品药材，4 种不同产地的药材，30 种配方颗粒和 10 种中药注射剂干燥物的红外光谱图、二阶导数谱和二维相关红外光谱，对数量众多的中药材和中成药进行了分类识别与鉴定。

红外光谱直接用于中药材粗提物品种鉴别的报道多见，除矿物类中药直接压片有专著介绍外，还有珍珠、蟾酥、哈蟆油、五灵脂、麝香、牛黄、血竭等植物药可以直接压片鉴别真伪。把植物药分别用脂溶性提取物和水溶性提取物进行红外光谱分析，实验结果证明，不同品种均具有较高的特征性和可重复性，通过药材的粗提物，完全能对同属不同种的药材进行鉴别。如将六种贝母分别用 95% 乙醇回流提取 1 小时，提取物浓缩蒸干，与溴化钾粉混合压片，测定红外吸收光谱，结果说明六种贝母之间均有差异。又如血竭及其掺杂品的红外光谱，血竭的红外吸收峰是 1120、1610cm^{-1}，以 1610cm^{-1}为特征吸收峰；达马胶的红外吸收峰是 1380、1460、1707cm^{-1}，以 1707cm^{-1}为特征吸收峰；松香的红外吸收峰主要是 1692cm^{-1}，还有 1280cm^{-1}。两种不同规格的血竭，其红外光谱血竭的特征吸收峰一致，同时均有达马胶特征吸收峰，这表明加工血竭中掺入了达马胶（图 4-2）。

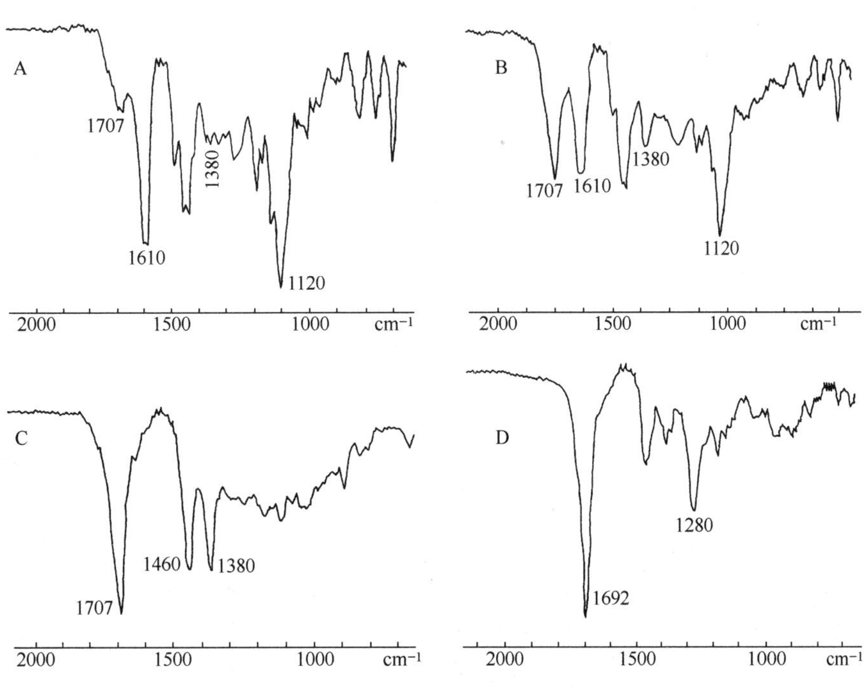

图 4-2 血竭及其掺杂品的红外光谱

A. 手牌血竭 B. 皇冠牌血竭 C. 进口达马胶 D. 松香

3. 原子吸收分光光度法 原子吸收分光光度法的测量对象是呈原子状态的金属元素和部分非金属元素，系由待测元素灯发出的特征谱线通过供试品经原子化产生的原子蒸气时，被蒸气中待测元素的基态原子所吸收，通过测定辐射光强度减弱的程度，求出供试品中待测元素的含量。通常通过比较标准品溶液和供试品溶液的吸光度，求得供试品中待测元素的含量。本法的特点为专属性强，检测灵敏度和精密度均高，测定速度快，是目前用于测定中药中重金属及有害元素、微量元素最常用的方法。测定方法分为标准曲线法和标准加入法。所用仪器为原子吸收分光光度计，由光源、原子化器、单色器、背景校正系统、自动进样系统和检测系统等组成。测定中药中微量元素的方法，还有原子发射光谱、中子活化分析、离子发射光谱、等离子体吸收、X 射线荧光光谱、X 射线能量色散分析、荧光光谱、X 射线衍射等方法。据报道，应用此法对一百种市售药材的铬、锰、铁、镍、铜等金属元素进行了定量，对鹿茸、大黄等单味药和六味地黄丸等中成药进行了微量元素的定性定量分析。如在分析沙苑子时，发现除钴、镉两元素含量在 ppm 级以下外，其余 7 种必需微量元素的含量都在几个至几十个 ppm 之间，所以认为长期服用沙苑子，可以较全面地为人体提供这些元素。并有报道，应用此法测了六个产地麻黄中 8 种元素的含量，绘制了微量元素（TE）图谱，这对地道药材和栽培药材的品质评价，具有一定的参考作用。

4. 荧光光度法 荧光光度法基本原理是蒸气状态的原子因吸收能量而跃迁至高能态，并在这个过程中发射出具有固定波长的荧光。荧光光度法具有两个特征光谱，即激发光谱与发射光谱。激发光谱是指不同激发波长的辐射引起物质发射某一波长荧光的相对效率，发射光谱表示所发射的荧光中各种波长组分的相对强度。荧光物质的最大激发波长和最大发射波长是鉴定物质的依据，也是定量测定时最灵敏的光谱条件。荧光光谱能形象地反映出荧光组分的各种信息，所有荧光组分的种类和量的信息均反映在光谱上，使得每种中药的荧光光谱有所差异，进一步结合计算机技术，根据一定的标准进行确认，便可达到对中药的识别和质量控制等目的。如利用荧光光谱，对 13 种不同来源鹿茸样品进行成像分析，获得了各样品的特征荧光光谱曲线，鉴别结果与作为对照实验的性状、显微鉴别结果一致，能够将正品鹿茸与鹿茸伪品、鹿茸碎片和其他物质的黏贴混合物区分开来。表明荧光鉴别具有检测简便、无损、快速和可重复等优点，可作为中药真伪鉴定的依据，且有普遍意义。

荧光光度法最主要的优点是高灵敏度和高选择性。一般紫外-可见分光光度法的灵敏度为 10^{-7}g/mL，而荧光法的灵敏度可达到 10^{-10}g/mL 甚至 10^{-12}g/mL，其具有灵敏度高、选择性好、方法简便、重复性好和用样量少等优点，正日益成为分析方法中研究的热点。有学者对中药三维荧光指纹图谱数据库的构建进行了探索，得到了 200 余种国家标准对照药材的三维荧光光谱，同时设计了检索程序的算法和数据库的结构，在中药材的化学成分尚未完全清楚的时候，使快速地实现对中药的鉴别和质量控制成为可能。

5. 核磁共振光谱法 核磁共振光谱法是将有磁矩的原子核放入磁场后，用适宜频率的电磁波照射，原子核吸收能量，从而发生能级的跃迁，同时产生核磁共振信号，得到核磁共振谱。核磁共振光谱主要有核磁共振氢谱（^{1}H-NMR）和核磁共振碳谱（^{13}C-NMR），其中核磁共振氢谱在化学结构及药物分析领域中早已得到广泛的应用，用于中药材的鉴定是近几年发展起来的又一个应用的重要方面。核磁共振氢谱与红外光谱、紫外光谱类似，也属于吸收光谱，其提供的结构信息独具特点，可以获得化合物的包括各类质子的化学位移、数量、偶合关系等结构信息，根据不同中药结构信息的差异，从而应用于中药鉴定中。中药成分复杂，用一定方法得到中药的特征性化学成分（或化学成分组）总提取物，同时这些特征性化学成分的含量是相对固定的，则在规范的提取分离条件下，中药的^{1}H-NMR 图谱与药用植物品种间存在着严格的对应关系。实验研究

表明，中药的 ^1H-NMR 图谱具有高度的特征性和重现性，可依照图谱上显示的特征共振信号和数据鉴别中药材。国内学者已成功使用核磁共振氢谱对五加科（人参、西洋参、三七）、蓼科（何首乌、虎杖）及天麻、黄连等药材进行了鉴别。该方法样品用量少，提供信息多，效率高，误差小，结果重现性好，再结合化学计量学方法优化数据，对于中药材的鉴定有着很大的发展应用前景。

（六）色谱-光谱联用法

每一种分析技术均有其适用范围和局限性。如色谱技术分离能力强、检测灵敏度高、分析速度快，是复杂混合物分析的首选技术，但在对未知物定性方面往往难于给出可靠信息。另一类技术，如质谱（MS）、红外光谱（IR）和核磁共振波谱（NMR）等，则具有很强的鉴定未知物结构的能力，却不具有分离能力，因而对复杂混合物无能为力。于是，便出现了将两者长处结合起来的联用技术。事实上，将单一的分析技术联合起来，不仅能获得更多的信息，而且可能产生单一分析技术所无法得到的新的信息。因此，联用技术已成为分析仪器发展的一个重要方向。如气相-质谱（GC-MS）、红外-质谱（IR-MS）、高效液相-质谱（HPLC-MS）、质谱-质谱（MS-MS）等。后者称“串联质谱”，分析时不需要对中药提取分离，可直接以粉末进样，对粉末药材非常适用。气相-质谱与计算机联用，充分发挥了气相色谱的高分离效能和质谱的高鉴别能力的特点，已得到广泛的应用。如辛夷、细辛、牡荆叶、土鳖虫、红娘子等所含挥发性成分的分析，一般都能分析出十多种到数十种单一成分和其含量。对 9 种辛夷的挥发油成分分析，共鉴定出 69 种化合物，分别测出了它们的百分含量。这为中药材的品质评价提供了重要依据。

（七）浸出物测定

对某些暂时无法建立含量测定项的中药，或已有含量测定项的中药，为了更全面地控制中药的质量，一般可根据该中药已知化学成分的类别，结合用药习惯、中药质地等，选用适宜溶剂为溶媒，测定中药中可溶性物质的含量，用以控制中药的质量。通常选用水、一定浓度的乙醇（或甲醇）、乙醚作溶剂，用冷浸法或热浸法做中药的浸出物测定。测定用的供试品须粉碎，使能通过二号筛，并混合均匀，按《中国药典》规定的方法进行测定。测定时根据《中国药典》规定的溶剂，或根据已知成分的溶解性质选用溶剂。如 2020 版《中国药典》规定降香的乙醇浸出物不得少于 8.0%；黄芪的水溶性浸出物不得少于 17.0%。

（八）含量测定

中药材含有多种成分，常共具临床疗效，有时甚至具双向调节作用，很难确定某一化学成分即是中医用药的唯一有效成分，有些尚不一定能与中药疗效完全吻合，或不能与临床疗效直观地比较。然而药物有效必定有其物质基础，以中医理论为指导，结合现代科学研究择其具生理活性的主要化学成分，作为有效或指标性成分之一，进行含量测定，鉴定评价中药质量。有效成分或指标性成分清楚的可进行针对性定量；有效成分尚不清楚而化学上大类成分清楚的可对总成分如总黄酮、总生物碱、总皂苷、总蒽醌等进行含量测定；含挥发油成分的可测定挥发油含量。

含量测定的方法很多，常用的有经典分析方法（容量法、重量法）、分光光度法、气相色谱法、高效液相色谱法、薄层扫描法、薄层-分光光度法等。如 2020 版《中国药典》规定，采用容量法测定石膏中含水硫酸钙（$CaSO_4 \cdot 2H_2O$）的含量不得少于 95.0%；采用重量法测定芒硝中硫酸钠（Na_2SO_4）的含量不得少于 99.0%；采用分光光度法测定人工牛黄中胆酸（$C_{24}H_{40}O_5$）的含量

不得少于4.0%；采用气相色谱法测定丁香中丁香酚($C_{10}H_{12}O_2$)的含量不得少于11.0%；采用高效液相色谱法测定人参中的人参皂苷 Rg_1（$C_{42}H_{72}O_{14}$）和人参皂苷 Re（$C_{54}H_{92}O_{23}$）的总量不得少于0.30%，人参皂苷 Rb_1（$C_{54}H_{92}O_{23}$）不得少于0.20%。

含挥发油类、脂肪油类、树脂、蜡的药材，除进行油、脂、蜡等含量测定外，尚需进行物理常数和化学常数测定，如羟值、酸值、皂化值、碘值等，以表示药材品质的优劣度。

挥发油含量测定是利用药材中所含挥发性成分能同水蒸气同时蒸馏出来的性质，在挥发油测定器中进行测定。2020版《中国药典》四部，挥发油测定法分甲法和乙法，甲法适用于测定相对密度在1.0以下的挥发油，乙法适用于测定相对密度在1.0以上的挥发油。如2020版《中国药典》中规定，八角茴香中含挥发油的含量不得少于4.0%（mL/g）。具体仪器装置及方法详见《中国药典》第四部。

当采用《中国药典》方法测定挥发油含量少于0.1%的中药时，当常用样品量无法测定时，有人提出用吸香-色谱联用技术。即先使中药中具升华性或挥发性成分充分地被油脂吸收，然后用适当的溶剂提取，经色谱分析，可以有效地进行定量分析。此法灵敏度高，中药中仅含万分之几的挥发油成分也可进行测定。

（九）指纹图谱测定

中药指纹图谱是借鉴了法医学指纹鉴定的概念，但不是概念的重复。中药指纹图谱是指某种（或某产地）中药材或中成药中所共有的、具有特征性的某类或数类成分的色谱、光谱、DNA分子的图谱。其指纹图谱涉及范围广泛，不单纯是化学成分的指纹图谱，尚包括DNA分子的指纹图谱，本章重点讲述化学成分的指纹图谱。

其特点是：①通过指纹图谱的特征性，能有效鉴别样品的真伪或产地。②通过指纹图谱主要特征峰的面积或比例的制定，能有效控制样品的质量，确保样品质量的相对稳定。中药指纹图谱系指中药原料药材、饮片、半成品、成品等经适当处理后，采用一定的分析手段，得到的能够标示其特征的共有峰的图谱。中药指纹图谱能客观地揭示和反映中药内在质量的整体性和特征性，用以评价中药的真实性、有效性、稳定性和一致性。

中药的临床疗效并非由单一活性成分的作用或多种活性成分作用的简单相加，特别是复方制剂更是如此。故用已知某一个或几个活性成分或有效成分为质量指标，通过定性和定量分析来判断药品质量的优劣，显然是不全面的。中药质量的评价需要综合的、宏观的、非线性的质量评价体系，中药指纹图谱就是能较好地适应这一特点的一种质量评价与控制模式。在国际上，如日本、德国、英国、法国、美国、加拿大、印度等许多国家，对一些传统药、天然药和草药，都把指纹图谱作为质量控制标准的内容之一。

国家食品药品监督管理局在2000年颁布了《中药注射剂指纹图谱研究的技术要求》（暂行），2002年又颁布了《中药注射剂指纹图谱实验研究技术指南》和两个"计算机辅助中药指纹图谱相似度计算软件"。详细规定了原料药材、半成品、成品的供试品收集与制备及制订指纹图谱的各项技术要求：

（1）供试品的收集　化学成分稳定的中药材是制定合格的中药指纹图谱的物质基础，特别在制定中药材的指纹图谱中，极为重要。《中药注射剂指纹图谱研究的技术要求》中规定应收集不少于10批供试品，且动、植物药材均应固定品种、药用部位、产地、采收期、产地加工和炮制方法，矿物药应固定产地和炮制、加工方法，这些是制定合格指纹图谱的先决条件。

（2）检测方法　适宜的检测方法是制定合格指纹图谱的重要环节，应根据供试品的特点和所

含化学成分的理化性质，选择相应的检测方法，说明该检测方法的依据和原理，并附该检测方法的方法学考察（包括稳定性、精密度和重现性等）资料和相关图谱。挥发性成分采用气相色谱检测较易达到要求；非挥发性成分采用高效液相色谱检测较易达到要求；对于一些成分简单、在薄层色谱上分离度较好的供试品，则可采用薄层扫描法。以色谱方法制定指纹图谱所采用的色谱柱、薄层板、试剂、测定条件等必须固定。而光谱方法由于提供信息较少，或同类化合物其取代基的变化难以在光谱中体现出来，因此较少采用。要求色谱指纹图谱必须有良好的专属性、重现性和可行性。

（3）参照物和供试品的制备　对药材和复方制剂君药的活性成分或指标性成分，应尽量选择对照品作为参照物，既可以作为相对保留时间计算的参照物，又可以作为峰面积比值计算的参照物，同时又能初步了解指纹图谱中各色谱峰成分的性质。而采用内标物作为参照物，由于指纹图谱色谱峰的复杂性，较难选择合适的内标物插入图谱中。供试品的制备应进行适当的纯化，以便得到分离度较好的指纹图谱，但纯化方法应力求最大限度地保留供试品中的化学成分。

（4）指纹图谱的技术参数　采用高效液相色谱法和气相色谱法制定指纹图谱，其指纹图谱的记录时间一般为1~2小时；采用薄层扫描法制定指纹图谱，必须提供从原点至溶剂前沿的图谱。对于成分复杂的中药材，必要时可以考虑采用多种测定方法，建立多张对照指纹图谱。在标定共有峰时，应选择10批次以上供试品中都出现的色谱峰作为共有峰。共有指纹峰面积的比值，是以对照品作为参照物，以参照物峰面积作为1，计算各共有指纹峰面积与参照物指纹峰面积的比值，各共有指纹峰的面积比值必须相对固定。峰面积不能太小，若峰面积太小，如果仪器的检测灵敏度发生变化，有可能使该峰丢失。非共有峰的标定，应根据10批次供试品检测结果，标定不能在每批供试品中都出现的色谱峰作为非共有峰，非共有峰的总面积不得大于总峰面积的10%。

此外，还有X射线衍射分析法、差热分析法、电化学分析法、计算机图像分析法、模式识别法等先进技术和方法应用于中药鉴定，将对中药的现代分析起到推动作用。

五、生物鉴定

生物鉴定（Bioassay）是近年来兴起的一种中药品质鉴定新方法，它与经典的基原鉴定、性状鉴定、显微鉴定、理化鉴定一起，并称为中药的五大鉴定。生物鉴定是利用中药或其所含的药效组分对生物体的作用强度，以及用生命信息物质特异性遗传标记特征和基因表达差异等鉴定中药。也就是通过对生命信息物质（核酸、蛋白质等）的识别或对中药所含化学物质的生物效应（药效、活力或毒力）测定，来鉴定中药的品种和质量。生物鉴定常用的方法有分子生物学鉴定、细胞生物学鉴定、免疫学鉴定、生物效应鉴定等。

（一）分子生物学鉴定

分子生物学鉴定是目前应用于中药鉴定领域较多的一种生物鉴定方法。分子生物鉴定是依据携带遗传信息的大分子（核酸和蛋白）特征，应用分子标记技术鉴定中药。按鉴定特征可分为核酸分子鉴定和蛋白质分子鉴定两大类，由于DNA分子作为遗传信息的直接载体，具有较高的遗传稳定性和化学稳定性，核酸分子鉴定主要集中于DNA分子鉴定。常用的方法有DNA分子标记鉴定、DNA分子条形码鉴定、mRNA差异显示鉴定等，其中前两种方法在中药鉴定领域应用广泛，并收载于《中国药典》中。

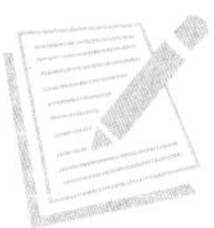

DNA分子标志鉴定属于生物鉴定方法，DNA分子遗传标记技术直接分析生物的基因型，与

传统的方法比较，具有下列特点：①遗传稳定性：DNA 分子作为遗传信息的直接载体，不受外界因素和生物体发育阶段及器官组织差异的影响，每一个体的任一体细胞均含有相同的遗传信息。因此，用 DNA 分子特征作为遗传标记进行物种鉴别更为准确可靠。②遗传多样性：DNA 分子是由 G、A、C、T 四种碱基构成，为双螺旋结构的长链状分子，生物体特定的遗传信息便包含在特定的碱基排列顺序中，不同物种遗传上的差异表现在这 4 种碱基排列顺序的变化，这就是生物的遗传多样性。比较物种间 DNA 分子的遗传多样性的差异来鉴别中药的基原，通过选择适当的 DNA 分子遗传标记，能在属、种、亚种、居群或个体水平上对研究对象进行准确鉴别。③化学稳定性：DNA 分子作为遗传信息的载体，除具有较高的遗传稳定性外，在诸多的生物大分子中，比蛋白质、同工酶等具有较高的化学稳定性。在陈旧标本中所保存下来的 DNA 仍能够用于 DNA 分子遗传标记的研究。

中药鉴定中常用的 DNA 分子标记技术：①限制性片段长度多态性（restriction fragment length polymorphism，RFLP），基本原理是物种的基因组 DNA 在限制性内切酶的作用下，在特定的核苷酸顺序上切割，产生相当多的大小不等的 DNA 片段，用放射性同位素标记的 DNA 探针检测与被标记 DNA 相关的片段，构建多态性图谱。该方法试验步骤繁琐，所需 DNA 样品量大，仅适于 DNA 未明显降解的新鲜药材。②随机扩增多态性 DNA（random amplified polymorphic DNA，RAPD）和任意引物 PCR（AP-PCR），其主要优点是适于未知序列的基因组 DNA 的检测。该方法已被广泛用于遗传指纹作图、基因定位、系统进化以及动植物、微生物物种及中药材的鉴定等各个领域。③扩增片段长度多态性标记（amplified fragment length polymorphic DNA marker，AFLP），该方法反应灵敏、快速高效，指纹图谱多态性丰富、重复性好、特异性较高，可用来检测种和种以下水平的差异。不足之处是检测过程中如果使用放射性同位素，会对环境和人身安全构成一定的危害，所需仪器和试剂价格昂贵，试验成本较高。④DNA 测序法（DNA sequencing）和基于 DNA 序列测定的 PCR-RFLP、特异引物 PCR 方法，应用 DNA 测序法鉴定中药，不需要预先知道靶基因的序列信息，应用 DNA 测序技术建立正品药材和相关混伪品的原植、动物的基因序列数据库，用同样的方法对待测样品进行测序，与正、伪品数据库进行对照，即可对中药的真伪进行鉴定。但采用全序列比对的方法比较麻烦，故在此基础上发展了更加简便的 PCR 扩增特定片段的限制性位点分析（PCR-RFLP）和位点特异性鉴别 PCR 方法（diagnostic PCR）。前者是通过 PCR 扩增一段 DNA 片段，再选择适当的限制性内切酶，消化 PCR 产物，经电泳，可得到有种属特性的电泳谱带，从而达到品种鉴定的目的。后者是根据正品及其混伪品特定区域的 DNA 序列数据，设计有高度特异性正品药材的鉴别引物。当对待测样品进行鉴定时，从待测样品中提取少量的 DNA 为模板，用高特异性的鉴别引物在适当条件下进行 PCR 扩增，PCR 产物用 0.8%~1.2%的琼脂糖凝胶电泳检测扩增结果，如为阳性则为正品，否则属非正品药材，以达到鉴别药材真伪的目的。⑤简单序列重复区间扩增多态性（inter-simple sequence repeat，ISSR）标记技术是在简单重复序列（SSR）标记技术基础上发展起来的，扩增重复序列之间区域的 DNA 分析技术。ISSR 也称作锚定 SSR（ASSR），是以微卫星为引物的 PCR（MP-PCR）技术。其基本原理是用锚定的微卫星 DNA 为引物，即在 SSR 序列的 5′或 3′端加上 2~4 个随机核苷酸构成锚定引物，在 PCR 反应中，锚定引物可引起特定位点退火，导致与锚定引物互补的间隔不太大的重复序列间 DNA 片段进行 PCR 扩增。所扩增的 SSR 区域的多个产物凝胶电泳分离获得扩增指纹图谱，从而达到中药鉴定的目的。ISSR 标记技术是一种用于分析物种、种群甚至是个体间遗传变异的理想方法。⑥ G-四链体（G-quadruplex）综合杂交链反应，其是一种基于类过氧化氢酶性质的人工仿生酶，催化以过氧化氢为介质的氧化反应，能氧化硫胺素，产生荧光物质的分子鉴别方法，

可通过肉眼观察颜色变化来判断药材的真伪。该方法可对不同类型的中成药进行分子鉴别研究，如对经过多次制备工艺加工的口服液或注射液中微量 DNA 的检测，进而鉴别出中成药中原料药材的真伪。不足之处是该方法所使用的芯片价格比较昂贵，还需开发实用且相对价格便宜的可视化芯片，进而使该方法广泛应用于中成药鉴定。

DNA 条形码鉴定是近年来基于分子标记技术发展起来的一种物种鉴定新技术，由加拿大分类学家 Paul Hebert 于 2003 年首次提出。该技术可以用于动物、植物和真菌物种的快速鉴定，实现门、纲、目、科、属、种、变种等不同分类水平物种的鉴定。该技术在中药鉴定领域推广应用，可大大提高中药鉴定的速度和质量，有力地促进中药鉴定技术的发展。①DNA 条形码的定义：DNA 条形码（DNA barcoding）是利用基因组中一段公认标准的、相对较短的 DNA 片段作为标记，对物种进行快速、准确、自动化的识别和鉴定的一种生物鉴定新方法。该方法通过筛选确定通用条形码，建立条形码数据库和鉴定平台，通过生物信息学分析方法分析比对 DNA 数据，进而对中药进行鉴定。②DNA 条形码的原理：因为每个物种的 DNA 序列都是唯一的，DNA 条形码通过测定基因组上一段标准的、具有足够变异的 DNA 序列来实现物种的鉴定。理论上这个标准的 DNA 序列对每个物种来讲都是独特的，每个位点都有 A、T、C、G 四种碱基的选择，15bp 的 DNA 序列就有 4^{15}种组合编码，从理论来讲完全可以编码地球上的所有物种。③DNA 条形码筛选标准：并非所有的基因片段都适合作 DNA 条形码，适合作 DNA 条形码的基因一般应为标准的短 DNA 片段；序列的变异要适度，种间的差异幅度要足够大，便于区分鉴别不同物种，同时要具有相对的保守性，确保种内变异尽量小而稳定，使种间和种内变异有一个很明确的界定；序列两端相对保守，以便引物的设计。

DNA 条形码在中药鉴定中的成功应用将带来中药鉴定方法的革命性突破。DNA 条形码鉴定快速准确，重复性和稳定性高，有望实现中药鉴定标准化和自动化，克服传统鉴定法的诸多缺陷，是传统中药鉴定方法的有效补充。目前，DNA 分子鉴定技术已被 2020 版《中国药典》一部收载，用于蛇类药材的鉴别，如乌梢蛇、蕲蛇等。

（二）生物效应鉴定

生物效应鉴定（Estimation of Biological Potency）又称生物活性鉴定，是利用药物对于生物体（活体或离体组织）所起的作用，以测定药物的疗效、作用强度及毒性的方法。中药生物效应鉴定是利用生物体的反应来评判其有效成分的存在、含量或效价，以及测定其生物活性（ 药效、活力或毒力），以实现鉴定和评价中药品种和质量的方法。该方法是以分子药理学为基础，以生物统计为工具，运用特定的实验方法和病理模型，通过比较被测物与参照物在一定条件下产生特定生物效应的剂量比例，测出中药的生物活性，以此作为鉴定中药的依据之一。

中药具有多成份、多靶点、整体发挥作用等特点，目前以指标性成份检测为主的质量控制方法与中药的有效性和安全性关联性不强，难以充分反映中药的整体质量，需研究探索反映中药有效性、安全性及整体质量的控制方法，生物效应鉴定能够弥补指标性成份检测的不足，与现有方法互为补充。2020 年 12 月国家药品监督管理局出台了《中药生物效应检测研究技术指导原则（试行）》，将生物效应检测技术应用于中药质量评价中。

中药生物效应鉴定研究主要包括检测方法的选择、供试品的选择和制备、参照物的选择和标定、试验系的选择、检测指标的选择、判定标准、方法学验证、结果统计与分析评价等。

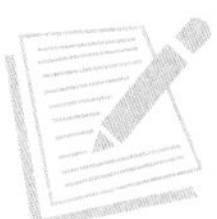

1. 检测方法的选择　中药生物效应检测方法一般可分为定性检测、定量及半定量检测，也可分为特异性检测、非特异性检测，还可分为安全性相关的检测、有效性相关的检测和质量一致

性相关的检测。在用于中药质量评价时，应尽可能选择与临床的安全有效有较强关联（存在一定量效关系）的、研究相对成熟的生物效应检测方法。

生物活性的强度，一般可以采用生物效价的方法来测定。生物效价是指在特定的试验条件下，通过对比供试品与参照物对试验系的特定生物效应，按生物统计学方法计算出供试品相当于参照物的生物效应强度单位。以评价毒性为目的的生物效价，又称为生物毒价。在难以选择合适参照物的情况下，也可以采用通过产生一定生物活性/毒性反应的供试品剂量来测定，并以此为指标判定供试品是否符合规定的一种质量控制方法。针对中药多组分、复杂性的特点，结合现代生物技术的发展，亦可建立和采用一些新技术和新方法。

2. 供试品的制备 应综合考虑中药整体作用、临床用药特点、生产工艺及选择的试验系等，研究制备供试品。对于采用离体试验系时，应充分关注供试品中的鞣质等物质对测定结果的干扰。必要时，可采用人工胃液、人工肠液等仿生提取，或采用含药血清等作为供试品。

3. 参照物的选择和标定 中药生物效应检测的参照物，包括中药国家标准物质、对照提取物（随行对照）和化学药品。一般应选择与验证性临床样品质量一致的样品作为参照物。参照物应经过验证和复核，可根据以下条件选择适宜的参照物：①在选定的生物试验系上，与供试品具有相同或相近的生物效应；②生物效价/毒价可标定，稳定性好；③质量均一，可溯源。

4. 试验系的选择 在能够保证评价结果与中药临床疗效和安全性相关联的前提下，优先选择相对简便、可操作性强、经济性好的试验系。生物效应检测可选择的试验系包括整体动物、离体组织、器官、细胞、微生物、受体、离子通道和酶等。

5. 检测指标的选择 生物效应检测指标应反映或关联中药的药效和/或毒性，选取已知或预期药理作用的评价指标，也可考虑采用替代的生物效应检测指标，如电导率等反映生物体理化特征变化的指标。生物效应指标原则应以“专属、准确、可重复、一定的量效关系”来选定。中药的某一功效往往表现为多种药理作用，采用单一指标往往不能反映其临床主要疗效及毒性情况，故可采用多项生物效应指标来考察其疗效或毒性。

目前，生物效应鉴定已在中药领域有所应有，如《中国药典》收载的水蛭含量测定方法，通过在水蛭0.9%氯化钠提取液中滴加凝血酶的方法，计算药材的抗凝血酶活性，从而达到控制药材质量的目的。中药生物效应鉴定是以中药有效性为基础，可以说是中药优劣鉴定的最佳方法，在中药质量控制和品质评价中具有独特的优势。该法适用于结构复杂、理化方法不能测定其含量，或理化测定不能反映其临床生物活性的中药，特别对尚未明确有效成分的中药，以其疗效为基础设计生物效价鉴定方法，达到控制质量的目的，尤其具有重大的现实意义。

各 论

第一篇　植物类

第五章
根及根茎类

根（radix）及根茎（rhizoma）是植物的两种不同器官，具有不同的外形和内部构造。由于多数中药同时具有根和根茎两部分，两者又互有联系，因此，将根及根茎类中药并入一章叙述。

第一节　概　述

一、根类

（一）性状鉴别

根类药材包括以根或以根为主带有部分根茎类的药材。根无节和节间之分，一般无芽和叶。

根的形状通常为圆柱形、长圆锥形或纺锤形等。双子叶植物根一般为直根系，主根发达，侧根较小，主根常为圆柱形，如甘草、防风、牛膝等，有的肥大肉质，呈圆锥形，如桔梗、白芷等，有的双子叶植物的根膨大成块根，呈纺锤形，如何首乌等；少数双子叶植物的主根不发达，为须根系，多数细长的须根簇生于根茎上，如威灵仙、龙胆等。单子叶植物根一般为须根系，须根的前部或中部常膨大成块根，呈纺锤形，如麦冬、郁金等。

根的表面常有纹理，横纹或纵纹，有的可见皮孔。双子叶植物根外表常有栓皮，较粗糙。单子叶植物根外表无栓皮而为表皮，有的具较薄的栓化组织。根的顶端有时带有根茎或茎基，根茎俗称“芦头”，上有茎痕，俗称“芦碗”，如人参等。

根的质地和断面常因品种和加工方法而异，有的质重坚实，有的体轻松泡；折断面呈粉性或纤维性、角质状等。观察根的横断面，首先应注意区分双子叶植物根和单子叶植物根。一般说来，双子叶植物根有一圈形成层的环纹，环内的木质部范围较环外的皮部大；中央无髓部，自中心向外有放射状纹理，木部尤为明显；单子叶植物根有一圈内皮层的环纹，皮部宽广，中柱一般较皮部为小；中央有髓部，自中心向外无放射状纹理。其次，应注意根的断面组织中有无分泌组

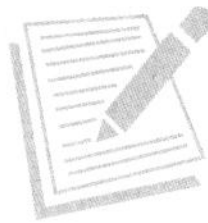

织散布，如伞形科植物当归、白芷等含有黄棕色油点。并应注意少数双子叶植物根断面的异型构造，如何首乌的云锦花纹、商陆的罗盘纹等。

（二）显微鉴别

在显微镜下观察根的横切面组织构造，可区分双子叶植物根和单子叶植物根。

1. 双子叶植物根 一般均具次生构造。最外层大多为周皮，由木栓层、木栓形成层及栓内层组成。木栓形成层通常发生于中柱外方部位，形成周皮后原有的表皮及皮层细胞均已死亡脱落；栓内层通常为数列薄壁细胞，排列较疏松。有的栓内层比较发达，又名“次生皮层”。少数根类中药的次生构造不发达，无周皮而有表皮，如龙胆、威灵仙等；或表皮死亡脱落后，外皮层细胞的细胞壁增厚并栓化，行保护作用，称为“后生表皮”，如细辛；或由皮层的外部细胞木栓化起保护作用，称为“后生皮层”（metaderm），如川乌。这些根的内皮层均较明显。

双子叶植物根的次生构造，维管束一般为无限外韧型，由初生韧皮部、次生韧皮部、形成层、次生木质部和初生木质部组成。初生韧皮部遭受挤压而被破坏，细胞大多颓废，次生韧皮部包括筛管、伴胞、韧皮薄壁细胞、韧皮纤维等，并有韧皮射线；形成层连续成环，或束间形成层不明显；次生木质部占根的大部分，有导管、管胞、木薄壁细胞或木纤维，木射线较明显；初生木质部位于中央，分为几束，呈星角状，其束的数目随植物种类不同而不同，有鉴定参考意义，一般双子叶植物的束较少，为二至六束，又称二至六原型，如牛膝为两束，称二原型。双子叶植物根一般无髓，少数次生构造不发达的根的初生木质部未分化到中心，中央为薄壁组织区域，形成明显的髓部，如龙胆、川乌等。

双子叶植物根除上述正常构造外，还可形成异常构造，主要有下列几种类型：

（1）多环性同心环维管束，如牛膝、商陆等。其根在正常次生生长发育到一定阶段时，次生维管柱的外围又形成多轮同心环状排列的异常维管组织，即最初由中柱外方部位韧皮薄壁细胞分裂产生薄壁组织，从中发生新的形成层环，并形成第一轮同心环维管束，以后随着外方薄壁细胞继续分裂，又相继形成第二轮、第三轮等同心环维管束，如此构成多环性同心环维管束的异常构造。

（2）附加维管柱（auxiliary stele），在维管柱外围的薄壁组织中能产生新的附加维管柱，形成异常构造，如何首乌。在正常次生构造的发育过程中，韧皮部外侧由中柱鞘衍生的薄壁组织细胞分裂，产生一圈异常形成层，形成异常的外韧型维管束，有单独的和复合的。

（3）内涵韧皮部（included phloem），又称木间韧皮部，就是在次生木质部中包埋有次生韧皮部。这种异常构造是形成层活动不规则的结果，形成层不仅向外也可向内产生韧皮部。如茄科植物华山参等。

（4）木间木栓（interxylary cork），在次生木质部内形成木栓带，称为木间木栓或内涵周皮。木间木栓通常由次生木质部的薄壁组织细胞栓化形成。如黄芩的老根中央可见木栓环。有的根中的木间木栓环包围一部分韧皮部和木质部，把维管柱分隔成几个束，如甘松根。

2. 单子叶植物根 一般均具初生构造。最外层通常为一列表皮细胞，无木栓层，有的细胞分化为根毛，细胞外壁一般无角质层。少数根的表皮细胞分裂为多层细胞，细胞壁木栓化，形成根被，如百部、麦冬等。单子叶植物根的皮层宽厚，占根的大部分，皮层通常可分为外皮层、皮层薄壁组织和内皮层。外皮层为一层排列紧密整齐的细胞；皮层细胞排列疏松；内皮层为一层细胞，排列紧密整齐，有的可见凯氏带或凯氏点。有的内皮层细胞壁全部增厚木化，少数不增厚的内皮层细胞称“通道细胞”，如麦冬。有的内皮层细胞只有外切向壁不增厚，其余壁均增厚，横

切面观时，其增厚部分呈马蹄形。

中柱直径较小，最外为中柱鞘，维管束为辐射型，韧皮部与木质部相间排列，呈辐射状，无形成层。髓部通常明显。

根类中药的横切面显微鉴别，首先应根据维管束的类型、有无形成层等，区分为双子叶或单子叶植物根。其次应注意根中有无分泌组织存在，如油室、树脂道、乳管等；有无草酸钙或碳酸钙结晶，如簇晶、方晶、砂晶、针晶等。有的根含有多量淀粉粒，如葛根（甘葛藤）等；有的根含有菊糖，不含淀粉粒，如桔梗等。还应注意厚壁组织的有无与分布情况，如石细胞、韧皮纤维或木纤维等。

二、根茎类

（一）性状鉴别

根茎类药材系指以地下茎或带有少许根部的地下茎的药材，根茎类中药包括根状茎、块茎、球茎及鳞茎等，是一类地下茎的变态。

药材中以根状茎多见，根状茎类中药的形状多呈结节状圆柱形，常具分枝，或不规则团块状或拳形团块。表面节和节间明显，单子叶植物尤为明显，节上常有退化的鳞片状或膜质状小叶或叶痕，有顶芽和腋芽或芽痕；根茎上面或顶端常残存茎基或茎痕，侧面和下面有细长的不定根或根痕。根状茎的形态和节间长短随植物种类而异，如苍术、白术、川芎、石菖蒲、黄精等的形态和节间长短各异。蕨类植物的根茎常有鳞片或密生棕黄色鳞毛。根茎的形状不一，有圆柱形、纺锤形，或不规则块状等。

块茎呈不规则块状或类球形，肉质肥大。表面有短的节间，节上具芽及退化的鳞片状叶或已脱落，如半夏、天麻等。

球茎呈球形或扁球形，肉质肥大。表面具明显的节和缩短的节间，节上有较大的膜质鳞叶，顶芽发达，叶芽常生于球茎的上半部，基部具不定根，如荸荠。

鳞茎呈球形或扁球形，地下茎缩短呈扁平皿状，称鳞茎盘，上面有肉质肥厚的鳞叶和顶芽，基部有不定根或不定根痕，如川贝母、百合等。有的兰科植物茎的下部膨大，称假鳞茎，如山慈菇。

根茎类中药的横断面，应注意区分双子叶植物根茎和单子叶植物根茎。一般说来，双子叶植物根茎横断面中央有明显的髓部，可见形成层环，木部有明显的放射状纹理。单子叶植物根茎通常可见内皮层环纹，无形成层环，皮层及中柱均有维管束小点散布，髓部不明显。其次，应注意根茎断面组织中有无分泌组织散布，如油点等。注意少数双子叶植物根茎横断面有异常构造，如大黄的星点。

（二）显微鉴别

根茎的横切面在显微镜下观察组织构造，可以区分双子叶植物根茎、单子叶植物根茎和蕨类植物根茎。

1. 双子叶植物根茎　一般均具次生构造，与地上茎相似。外表常有木栓层，少数有表皮或鳞叶。如木栓形成层发生在皮层外方，则初生皮层仍然存在，如黄连等；有些根茎仅由栓内层细胞构成次生皮层。皮层中有根迹维管束或叶迹维管束斜向通过，内皮层多不明显。维管束为外韧型，成环状排列，束间为髓射线。中柱外方部位有的具厚壁组织，如初生韧皮纤维和石细胞群

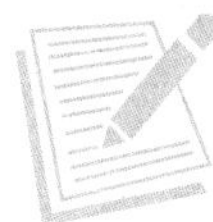

（或称中柱鞘纤维），常排成不连续的环。中央有髓部。

双子叶植物根茎除上述正常构造外，还可形成异常构造，常见的有下列几种类型：

（1）髓维管束，是指位于根茎髓部的维管束，如大黄的髓部有许多星点状的异型维管束，其韧皮部和木质部的位置与外部正常维管束倒置，即韧皮部在内侧，木质部在外方。

（2）内生韧皮部（internal phloem），是指位于木质部里端的韧皮部，有的与木质部里端密切接触，构成正常的双韧型维管束；有的在髓部的周围形成各个分离的韧皮部束。内生韧皮部存在的位置和形成均与内涵韧皮部不同，如茄科、葫芦科植物等。

（3）木间木栓，在次生木质部内也形成木栓环带，如甘松根茎中的木间木栓环包围一部分韧皮部和木质部，把维管柱分隔成数个束。

2. 单子叶植物根茎　一般均具初生构造。外表通常为一列表皮细胞，少数根茎皮层外部细胞木栓化，形成后生皮层，代替表皮起保护作用，如藜芦等；有的皮层外侧靠近表皮的细胞形成木栓组织，如生姜。皮层宽广，常有叶迹维管束散在；内皮层大多明显，具凯氏带，较粗大的根茎则不明显。中柱中有多数维管束散布，维管束大多为有限外韧型，也有周木型。髓部不明显。

鳞茎的肉质鳞叶横切面构造与单子叶植物的叶大体相似，表皮一般有气孔而无毛茸。

3. 蕨类植物根茎　一般均为初生构造。外表通常为一列表皮，表皮下面有下皮层（hypodermis），为数列厚壁细胞，内部为薄壁细胞组成的基本组织。一般具网状中柱（dictyostele），因根茎叶隙的纵向延伸和互相重叠，将维管系统分割成束，横切面观可见断续环状排列的周韧型维管束，每一维管束外围有内皮层，网状中柱的一个维管束又称分体中柱（meristele）。分体中柱的形状、数目和排列方式是鉴定品种的重要依据。在环列的分体中柱的外方，有叶迹维管束，如绵马贯众等。有的根茎具双韧管状中柱。木质部排成环圈，其内外两侧均有韧皮部及内皮层环，中央有髓部，如狗脊。蕨类植物根茎的木质部一般无导管而有管胞，管胞大多为梯纹。在基本组织的细胞间隙中，有的具间隙腺毛，如绵马贯众。

根茎类中药的横切面显微鉴别，首先应根据维管束类型和排列形式，决定其为蕨类植物根茎，还是双子叶植物或单子叶植物的根茎。根茎中常有分泌组织存在，如川芎、苍术等有油室；石菖蒲、干姜等有油细胞。单子叶植物根茎中常有黏液细胞，其中常含草酸钙针晶或针晶束，如半夏、白及等。厚壁组织也常存在，是重要的鉴别特征之一，如苍术的木栓层中有石细胞带，黄连（味连）的皮层及中柱外侧（中柱鞘）均有石细胞。多数根茎类中药含有淀粉粒，有的含有菊糖而无淀粉粒，如苍术等。

第二节　药材（饮片）鉴定

狗　脊

Cibotii Rhizoma

【来源】本品为蚌壳蕨科（Dicksoniaceae）植物金毛狗脊 *Cibotium barometz*（L.）J. Sm. 的干燥根茎。

【产地】主产于福建、四川、广西、云南等地。

【采收加工】秋、冬二季采挖，除去泥沙，干燥；或削去硬根、叶柄及金黄色茸毛，切厚片，干燥，为“生狗脊片”；蒸后，晒至六七成干，切厚片，干燥，为“熟狗脊片”。

【性状鉴别】药材呈不规则的长块状，长10~30cm，直径2~10cm。表面深棕色，被金黄色

茸毛，上部有数个红棕色叶柄残基，下部有黑色细根。质坚硬，难折断。气微，味淡、微涩。(图 5-1)

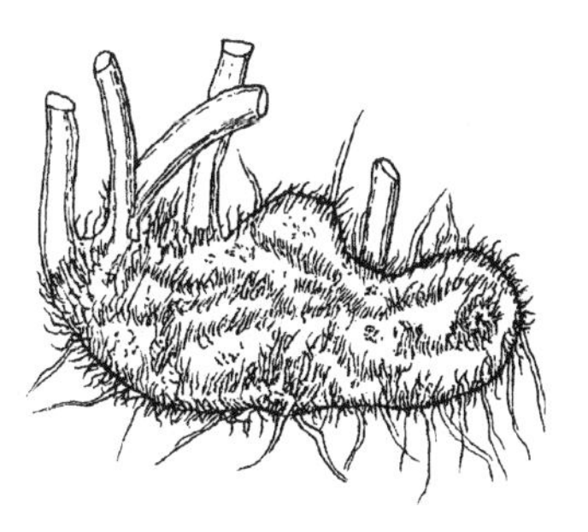
图 5-1　狗脊

生狗脊片　呈不规则长条形或圆形，长 5~20cm，直径 2~10cm，厚 1.5~5mm；周边不整齐，偶有未去尽的金黄色茸毛，外表深棕色；切面浅棕色，较平滑，近边缘 1~4mm 处有一条棕黄色隆起的木质部环纹或条纹。质脆，易折断，有粉性。

熟狗脊片　全体呈黑棕色，质坚硬，木质部环纹明显。

以肥大、质坚实无空心、外表面有金黄色茸毛者为佳。狗脊片以厚薄均匀、坚实无毛、不空心者为佳。

【显微鉴别】 根茎横切面：①表皮细胞 1 列，残存金黄色非腺毛。②其内有棕黄色厚壁细胞 10 余列，壁孔明显，内含淀粉粒。③双韧管状中柱，木质部呈环状，由管胞组成，其内外均有韧皮部及内皮层。④皮层及髓部较宽，均为薄壁细胞，内含淀粉粒，有的含黄棕色物质。

叶柄基部横切面：分体中柱多呈“U”字形，30 余个断续排列成双卷状。木质部居中，外围为韧皮部、内皮层。(图 5-2)

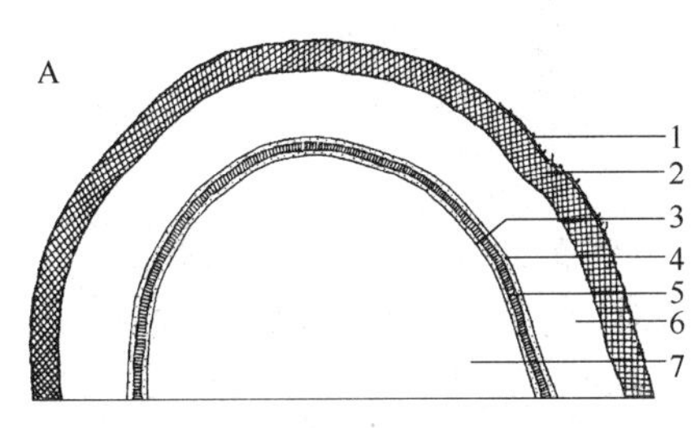

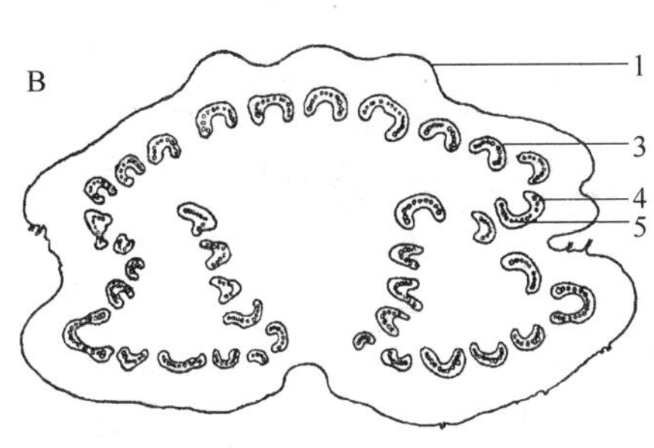

图 5-2　狗脊横切面

A. 根茎 B. 叶柄残基

1. 表皮　2. 厚壁组织　3. 内皮层

4. 韧皮部　5. 木质部　6. 皮层　7. 髓部

【成分】 根茎含淀粉（约 30%）及绵马酚；根茎的毛茸含鞣质及色素。此外，分得的化合物还有：棕榈酸、棕榈酸甘酯、咖啡酸、原儿茶酸、原儿茶醛、正丁基-β-D-吡喃果糖苷、胡萝卜苷、对羟基乙酰苯胺、香草醛和山柰素、5-羟甲基糠糖、5-羟甲基糠糖二倍聚合体等。

【理化鉴别】 ①取生狗脊片折断，在紫外光灯（254nm）下观察，断面显淡紫色荧光，凸起的木质部环显黄色荧光。

②取本品甲醇提取液作为供试品溶液，以狗脊对照药材作对照，以甲苯-三氯甲烷-乙酸乙酯-甲酸（3：5：6：1）为展开剂，喷以 2%三氯化铁溶液-1%铁氰化钾溶液（1：1）（临用配制）。供试品色谱中，在与对照药材色谱相应位置上，显相同颜色斑点。

【检查】 总灰分不得过 3.0%，水分不得过 13.0%。

【浸出物】 按醇溶性浸出物热浸法测定，稀乙醇浸出物不得少于 20.0%。

【功效】 性温，味苦、甘。祛风湿，补肝肾，强腰膝。

【附注】 湖南、江西、广西等省区曾用乌毛蕨科植物狗脊蕨 *Woodwardia japonica*（L. f.）Sm. 的根茎作狗脊使用。河南、陕西、山西等省除用金毛狗脊外，尚有自产自销的黑狗脊，为蕨类植物根茎，如蜈蚣草 *Pteris vittata* L.、半岛鳞毛蕨 *Dryopteris peninsulae* Kitag.、华北鳞毛蕨 *D. goeringiana*（Kunze）Koidz.、中华蹄盖蕨 *Athyrium sinense* Rupr. 等，药材比金毛狗脊瘦小，易与狗脊区分。以上均非正品。

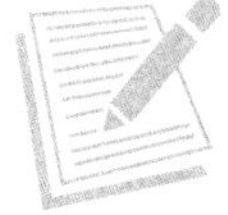

绵马贯众

Dryopteridis Crassirhizomatis Rhizoma（附：紫萁贯众）

贯众始载于《神农本草经》，历代本草均有记载。古代所用贯众品种为多种蕨类植物，《证类本草》附图似为鳞毛蕨属（Dryopteris）或其近似植物。李时珍曰："数根丛生；一根数茎，茎大如筯，其涎滑；其叶两两对生，如狗脊之叶而无锯齿，青黄色，面深背浅；其根曲而有尖嘴，黑须丛生，亦似狗脊根而大，状如伏鸱。"《本草纲目》附图似乌毛蕨科狗脊属（Woodwardia）植物。《植物名实图考》附图则为植物贯众 *Cyrtomium fortunei* J. Sm.。

【来源】本品为鳞毛蕨科（Dryopteridaceae）植物粗茎鳞毛蕨 *Dryopteris crassirhizoma* Nakai 的干燥根茎和叶柄残基。

【植物形态】多年生草本。根茎粗大，斜生，密生棕褐色长披针形的大鳞片。叶簇生于根茎顶端，自基部直达叶轴，密生棕色鳞片；叶片倒披针形，长 60~100cm，二回羽状全裂或深裂，小裂片密接，长圆形，近全缘或先端有钝锯齿，侧脉羽状分叉。孢子囊群分布于叶片中部以上的羽片上，生于叶背小脉中部以下，每裂片 2~4 对，囊群盖圆肾形，棕色。（图 5-3）

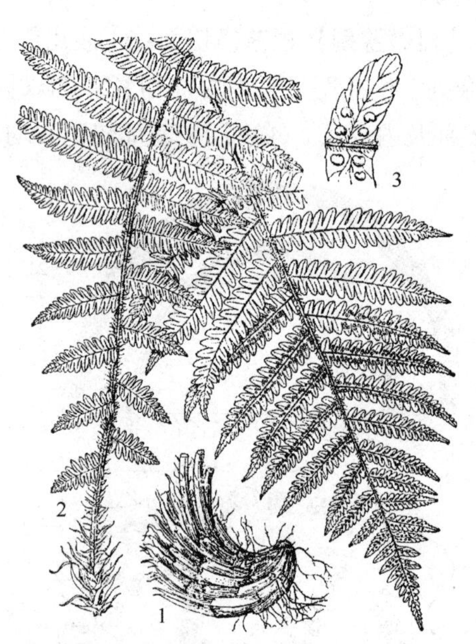

图 5-3 粗茎鳞毛蕨 *Dryopteris crassirhizoma* Nakai

1. 根茎及叶柄残基 2. 叶 3. 孢子囊群

【产地】主产于黑龙江、吉林、辽宁等省。

【采收加工】秋季采挖，削去叶柄、须根，除去泥沙，晒干。

【性状鉴别】呈倒卵形而稍弯曲，上端钝圆或截形，下端较尖，有的纵剖为两半，长 7~20cm，直径 4~8cm。外表黄棕色至黑褐色，密被排列整齐的叶柄残基及鳞片，并有弯曲的须根。叶柄残基呈扁圆柱形，长 3~5cm，直径 0.5~1cm；表面有纵棱线，质硬而脆，断面略平坦，棕色，有黄白色维管束小点 5~13 个，排列成环；每个叶柄残基的外侧常有 3 条须根，鳞片条状披针形，全缘。根茎质坚硬，断面呈深绿色至棕色，有黄白色维管束小点 5~13 个，环列，其外散有较多的叶迹维管束。气特殊，味初淡而微涩，后渐苦而辛。（图 5-4）

以个大、质坚实、叶柄残基断面棕绿色者为佳。

饮片 呈不规则的厚片或碎块。根茎外表面黄棕色至黑褐色，多被有叶柄残基，有的可见棕色鳞片，切面淡棕色至红棕色，有黄白色维管束小点，环状排列。气特异，味初淡而微涩，后渐苦、辛。

【显微鉴别】叶柄基部横切面：①表皮为 1 列外壁稍厚的小型细胞，常脱落。②下皮有 10 余列多角形厚壁细胞，棕色至褐色。③基本组织细胞排列疏松，细胞间隙中有单细胞间隙腺毛，头部呈球形或梨形，内含棕色分泌物，具短柄。④周韧维管束（分体中柱）5~13 个，环列，木质部由管胞组成。⑤每一维管束周围有 1 列扁小的内皮层细胞，凯氏点明显，有油滴散在，其外有 1~2 列中柱鞘薄壁细胞。薄壁细胞内含棕色物与淀粉粒。（图 5-5）

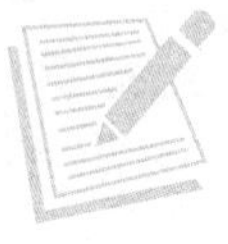

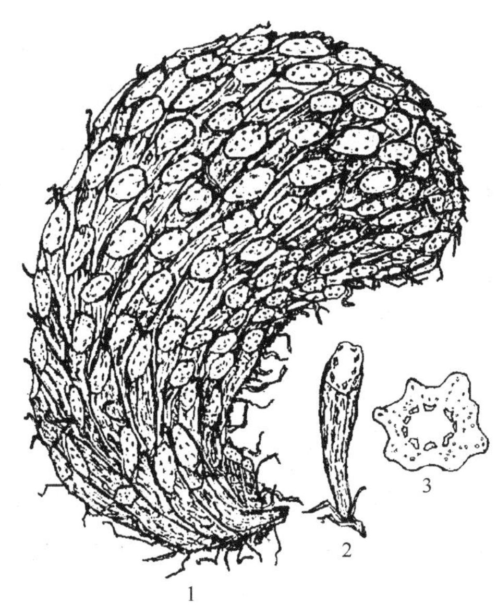

图5-4　绵马贯众

1. 全形　2. 叶柄残基　3. 根茎横切面

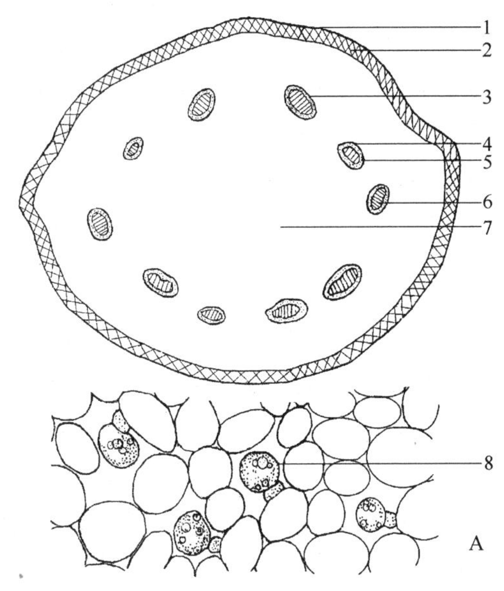

图5-5　绵马贯众（叶柄基部）横切面

A. 示基本组织

1. 表皮　2. 厚壁组织　3. 分体中柱　4. 内皮层　5. 韧皮部　6. 木质部　7. 薄壁组织　8. 间隙腺毛

根茎横切面：外侧为数列厚壁细胞，基本组织中有周韧维管束（分体中柱）5~13个，其外侧基本组织中有多数较小的叶迹维管束，亦有细胞间隙腺毛。

【成分】根茎含间苯三酚类化合物，有绵马酸类（filicic acids）、黄绵马酸类（flavaspidic acids）、白绵马素类（albaspidins）、去甲绵马素类（desaspidins）、绵马酚（aspidinol）、绵马次酸（filicinic acid）、粗蕨素（dryocrassin）等，此外尚含羊齿三萜［9(11)-fernene］、绵马三萜（diploptene）、鞣质、挥发油、树脂等。绵马酸类包括绵马酸BBB（filicic acid BBB）、绵马酸PBB（filicic acid PBB）、绵马酸PBP（filicic acid PBP）；黄绵马酸类包括黄绵马酸BB（flavaspidic acid BB）、黄绵马酸PB（flavaspidic acid PB）、黄绵马酸AB（flavaspidic acid AB）；白绵马素类包括白绵马素AA（albaspidin AA）、白绵马素BB（albaspidin BB）、白绵马素PP（albaspidin PP）；去甲绵马素类包括去甲绵马素AB（desaspidin AB）、去甲绵马素BB（desaspidin BB）、去甲绵马素PB（desaspidin PB）。据报道，间苯三酚类化合物为抗肿瘤及杀虫有效成分。此外，尚分离得到丁基环己烷、顺式十氢萘、1-甲基乙基-环己烷、石竹烯等。

【理化鉴别】①取本品环己烷提取液作为供试品溶液，以绵马贯众对照药材作对照，分别点于同一硅胶G薄层板上，以正己烷-三氯甲烷-甲醇（30∶15∶1）为展开剂，立即喷以0.3%的坚牢蓝BB盐的稀乙醇溶液，在40℃放置1小时，供试品色谱中，在与对照药材色谱相应的位置上，显相同颜色的斑点。

②取叶柄基部或根茎横切片，滴加1%香草醛溶液及盐酸，镜检，间隙腺毛呈红色。

【检查】总灰分不得过7.0%，酸不溶性灰分不得过3.0%，水分不得过12.0%；饮片总灰分不得过5.0%。

【浸出物】按醇溶性浸出物热浸法测定，稀乙醇浸出物不得少于25.0%。

【功效】性微寒，味苦；有小毒。清热解毒，驱虫。

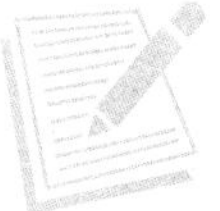

【附注】商品以贯众为名的药材据调查有6科31种，除绵马贯众和紫萁贯众外，还有：①狗脊贯众：为乌毛

蕨科植物单芽狗脊蕨 *Woodwardia unigemmata*（Makino）Nakai 及狗脊蕨 *W. japonica*（L. f.）Sm. 的带叶柄残基的根茎。药材呈长圆柱形，表面红棕色至黑褐色，叶柄基部横断面半圆形，单芽狗脊蕨有分体中柱 5~8 个，狗脊蕨有分体中柱 2~4 个，无细胞间隙腺毛。②荚果蕨贯众：为球子蕨科植物荚果蕨 *Matteuccia struthiopteris*（L.）Todaro 带叶柄残基的根茎。叶柄基部横切面分体中柱 2 个，呈“八”字形排列。③蛾眉蕨贯众：为蹄盖蕨科植物蛾眉蕨 *Lunathyrium acrostichoides*（Sweet）Ching 带叶柄残基的根茎。叶柄残基两侧有棘状突起，叶柄基部横切面分体中柱 2 个，呈“八”字形排列。主产于东北及河北、河南、陕西、四川等省。④乌毛蕨科植物乌毛蕨 *Blecknum orientale* L. 带叶柄残基的根茎，在广东、广西等省区使用，叶柄基部横断面有分体中柱 17~21 个，环列。同科植物苏铁蕨 *Brainia insignis*（Hook.）J. Smith 的根茎呈柱状，叶柄基部横断面有分体中柱 6~10 个，环列。福建及华南部分地区作贯众用。以上均非正品。

【附】紫萁贯众　Osmundae Rhizoma

本品为紫萁科植物紫萁 *Osmunda japonica* Thunb. 的干燥根茎和叶柄残基。药材略呈圆锥形或圆柱形，稍弯曲，长 10~20cm，直径 3~6cm。根茎横生或斜生，下侧着生黑色而硬的细根；上侧密生叶柄残基，叶柄基部呈扁圆形，斜向上，长 4~6cm，直径 0.2~0.5cm，表面棕色或棕黑色，断面有“U”形筋脉纹（维管束），常与皮部分开。质硬，不易折断。气微，味甘、微涩。叶柄基部横切面可见表皮黄色，多脱落；下皮为 10 余列棕色厚壁细胞组成的环带；内皮层明显；周韧维管束“U”形，韧皮部有红棕色的分泌细胞散在；木质部管胞聚集 8~11 群，呈半圆形排列；维管束凹入侧有厚壁组织；薄壁细胞含淀粉粒。性微寒、味苦；有小毒。清热解毒，止血，杀虫。

骨碎补
Drynariae Rhizoma

本品为水龙骨科（Polypodiaceae）植物槲蕨 *Drynaria fortunei*（Kunze）J. Sm. 的干燥根茎。主产于湖北、浙江，西南地区亦产。药材呈扁平长条状，多弯曲，有分枝，长 5~15cm，宽 1~1.5cm，厚 0.2~0.5cm。表面密被深棕色至暗棕色的小鳞片，柔软如毛，经火燎者呈棕褐色或暗褐色，两侧及上表面均具突起或凹下的圆形叶痕，少数有叶柄残基及须根残留。体轻，质脆，易折断，断面红棕色，维管束呈黄色点状，排列成环。气微，味淡、微涩。以条粗大、棕色者为佳。横切面：表皮细胞 1 列，鳞片基部着生于表皮凹陷处，由 3~4 列细胞组成，基本组织内有分体中柱 17~28 个，环列。维管束为周韧型，外围有内皮层，可见凯氏点，木质部管胞多角形。薄壁细胞壁波状弯曲，含少数淀粉粒。本品含黄酮类成分橙皮苷（hesperidin）、柚皮苷（naringin），水解得柚皮苷元（naringenin）及 D-葡萄糖、L-鼠李糖，并含蕨 7 烯、蕨 9（11）烯、萘 22（9）烯、石莲姜素［(-)-epiafzelechin-3-O-β-D-allopyranoside］、(-)-表阿夫儿茶精［(-)-epiafzelechin］等。本品性温，味苦。疗伤止痛，补肾强骨；外用消风祛斑。商品骨碎补除槲蕨的根茎外，曾有多种在少数地区使用，主要有：①水龙骨科植物中华槲蕨 *Drynaria baronii*（Christ）Diels 的根茎，根茎较直而细长，分枝少，黄棕色小鳞片易脱落，表面黄色至淡棕色。质较硬，断面黄色。根茎横切面的显微特征与槲蕨相似，但鳞片着生处的表皮不凹入，薄壁细胞壁不呈波状弯曲。本品主产于青海。②水龙骨科植物崖姜 *Pseudodrynaria coronans*（Wall.）Ching 的根茎，习称大骨碎补，本品表面黑棕色，横切面维管束的排列不呈单环状。广东、福建作药用。③骨碎补科植物大叶骨碎补 *Davallia divaricata* Dutchet Tutch. 的根茎，习称硬骨碎补，本品表面棕红色至棕褐色，有明显的纵沟纹。横切面可见维管束小点 14~20 个，排列成环状，中央有 2 个大的弯月形维管束。广东、广西及上海等地药用。④骨碎补科植物海州骨碎补 *Davallia trichomanoides* Blume 的根茎，在山东等地作药用。《证类本草》之海州骨碎补即为此种。以上均非正品。

细　辛

Asari Radix et Rhizoma

【来源】 本品为马兜铃科（Aristolochiaceae）植物北细辛 *Asarum heterotropoides* Fr. Schmidt var. *mandshuricum*（*Maxim.*）Kitag.、汉城细辛 *A. sieboldii* Miq. var. *seoulense* Nakai 或华细辛 *A. sieboldii* Miq. 的干燥根和根茎。前两种习称“辽细辛”。

【产地】 北细辛与汉城细辛主产于东北地区。华细辛主产于陕西、河南、山东、浙江等省。

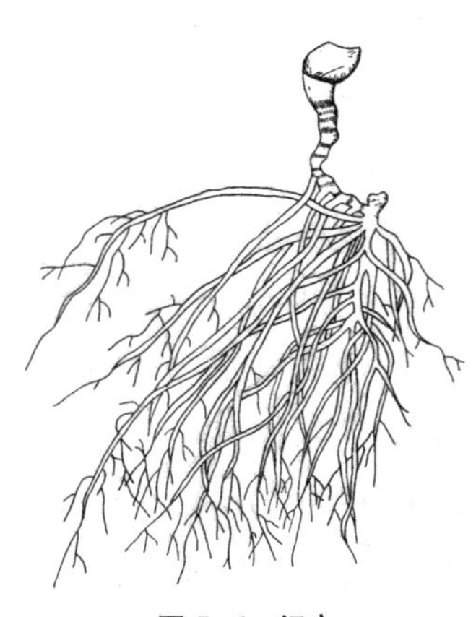

图 5-6　细辛

【采收加工】 夏季果熟期或初秋采挖，除去泥沙，阴干。

【性状鉴别】 北细辛　常卷曲成团。根茎横生呈不规则圆柱状，具短分枝，长 1~10cm，直径 0.2~0.4cm；表面灰棕色，粗糙，有环形的节，节间长 0.2~0.3cm，分枝顶端有碗状的茎痕。根细长，密生节上，长 10~20cm，直径 0.1cm；表面灰黄色，平滑或具纵皱纹，有须根及须根痕。质脆，易折断，断面平坦，黄白色或白色。气辛香，味辛辣、麻舌。（图 5-6）

栽培品的根茎多分枝，长 5~15cm，直径0.2~0.6cm。根长 15~40cm，直径 0.1~0.2cm。

汉城细辛　根茎直径 0.1~0.5cm，节间长0.1~1cm。

华细辛　根茎长 5~20cm，直径 0.1~0.2cm，节间长 0.2~1cm。气味较弱。

均以根灰黄、干燥、味辛辣而麻舌者为佳。

饮片　呈不规则的段，根茎呈不规则圆形，外表皮灰棕色，有时可见环形的节。根细，表面灰黄色，平滑或具纵皱纹。切面黄白色或白色。气辛香，味辛辣、麻舌。

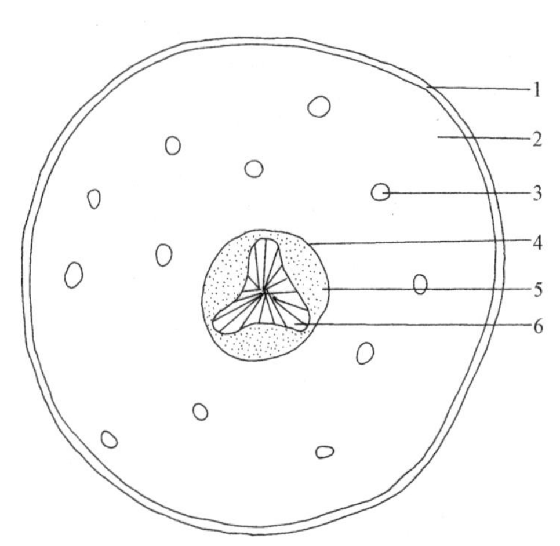

图 5-7　细辛（北细辛根）横切面

1. 后生表皮　2. 皮层　3. 油细胞
4. 内皮层　5. 韧皮部　6. 木质部

【显微鉴别】 北细辛根横切面：①后生表皮为 1 列类方形细胞，其外侧常残留表皮细胞。②皮层宽广，有含油滴的油细胞；内皮层明显，可见凯氏点。③中柱鞘部位为1~2 列薄壁细胞。④韧皮部束中央有时可见 1~3 个大型薄壁细胞，但其长径显著小于最大导管直径。⑤维管束次生组织不发达，初生木质部通常三原型，稀二原型或四原型，形成层隐约可见，其外侧有韧皮部细胞。薄壁细胞充满类球形淀粉粒。（图5-7）

汉城细辛根茎近髓部有时可见纤维和石细胞，根初生木质部四原型。

华细辛与北细辛类似。但根茎中极少见石细胞。

【成分】 三种细辛全草均含挥发油，挥发油中的主要成分有甲基丁香酚（methyleugenol）、α-蒎

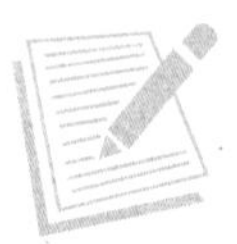

烯、樟烯（camphene）、β-蒎烯、月桂烯（myrcene）、香桧烯（sabinene）、柠檬烯、1,8-桉叶素（1,8-cineole）、对-聚伞花素（p-cymene）、龙脑（borneol）、爱草脑（estragole）、3,5-二甲氧基甲苯（3,5-dimethoxytoluene）。其他尚有细辛脂素（asarinin）、细辛醚（asarone）、肉豆蔻醚（myristicin）、榄香脂素（elemicin）、α-松油醇（α-terpineol）等。

北细辛含挥发油2.65%，挥发油中尚含γ-松油烯（γ-terpinene）、异松油烯（terpinolene）、葛缕酮（eucarvone）、2-异丙基-5-甲基茴香醚（2-isopropyl-5-methylanisole）、β-水芹烯（β-phellandrene）、β-松油烯（β-terpinene）、表樟脑（epicamphor）、异龙脑（isoborneol）、β-甜没药烯（β-bisabolene）、2-甲氧基黄樟醚（croweacin）、卡枯醇（kakuol）、细辛脑（asarone）、N-异丁基十二碳四烯酰胺（N-isobutyldodecatetraenea- mide）。另含和乌胺（higenamine）。

汉城细辛含挥发油1.0%，挥发油中尚含优葛缕酮、α-羟基-对-聚伞花素（p-cymen-α-ol）、2-异丙基-5-甲基茴香醚、乙酸龙脑酯。

华细辛含挥发油2.66%，挥发油中尚含γ-松油烯、异松油烯、4-松油烯醇（terpinen-4-ol）、正十五烷、2-甲氧基黄樟醚、α-侧柏烯（α-thujene）。

【理化鉴别】 取本品甲醇提取液作为供试品溶液，以细辛对照药材、细辛脂素作对照品对照，以石油醚（60~90℃）-乙酸乙酯（3∶1）为展开剂，喷以1%香草醛硫酸溶液，热风吹至斑点显色清晰。供试品色谱中，在与对照药材色谱和对照品色谱相应的位置上，显相同颜色的斑点。

【检查】 按《中国药典》采用高效液相色谱法测定，本品含马兜铃酸Ⅰ($C_{17}H_{11}NO_7$）不得过0.001%，总灰分不得过12.0%，酸不溶性灰分不得过5.0%，水分不得过10.0%；饮片总灰分不得过8.0%。

【浸出物】 按醇溶性浸出物热浸法测定，乙醇浸出物不得少于9.0%。

【含量测定】 按《中国药典》采用挥发油测定法测定，本品含挥发油不得少于2.0%（mL/g）；采用高效液相色谱法测定，本品含细辛脂素（$C_{20}H_{18}O_6$）不得少于0.050%。

【功效】 性温，味辛。解表散寒，祛风止痛，通窍，温肺化饮。

【附注】 ①细辛的药用部位，历代本草均记载为根，东北地区用带根全草。细辛根、叶中挥发油含量相差悬殊。

②曾有同属植物24种3个变种在有些省份亦作细辛或土细辛使用。常见的有单叶细辛 *Asarum himalaicum* Hook. f. et Thoms. ex Klotzsch.（四川、陕西、宁夏）、尾花细辛 *A. caudigerum* Hance（四川）、福建细辛 *A. fukienense* C. Y. Cheng et C. S. Yang（江西、安徽）、宜昌细辛（马蹄细辛）*A. ichangense* C. Y. Cheng et C. Y. Cheng（浙江、江西、湖南、安徽）、杜衡 *A. forbesii* Maxim.（湖南、湖北、安徽、浙江）或祁阳细辛 *A. magnificum* Tsiang ex C. S. Yang（浙江、广东、安徽）等，应注意鉴别。它们的主要区别是：花柱离生还是合生，柱头顶生还是侧生，花柱顶端分裂还是不分裂；花被筒内侧平滑还是有纹理；叶片形状与被毛情况；根有无辛辣味等。

大 黄

Rhei Radix et Rhizoma

本品始载于《神农本草经》，列为下品。历代本草均有记载，吴普谓："生蜀郡北部或陇西。八月采根，根有黄汁。"苏颂谓："以蜀川锦纹者佳。正月内生青叶，似蓖麻，大者如扇。根如芋，大者如碗，长一二尺。……四月开黄花，亦有青红似荞麦花者。"《本草纲目》和《植物名实图考》的大黄附图，其叶片均有接近中裂的掌状分裂。古本草所指大黄，可认为包括大黄属掌叶组的一些植物，主要为现今的掌叶大黄等正品大黄。

【来源】为蓼科（Polygonaceae）植物掌叶大黄 *Rheum palmatum* L.、唐古特大黄 *R. tanguticum* Maxim. ex Balf. 或药用大黄 *R. officinale* Baill. 的干燥根和根茎。

【植物形态】掌叶大黄　多年生草本。根及根茎肥厚，黄褐色。茎直立，中空。基生叶具长柄，叶片宽卵形或近圆形，掌状半裂，裂片3~5(7)，每一裂片有时再羽裂或具粗齿；茎生叶较小，有短柄；托叶鞘膜质筒状。圆锥花序顶生；花小，数朵成簇，紫红色或带红紫色；花被片6，2轮；雄蕊9；花柱3。果枝多聚拢，瘦果有三棱，沿棱有翅，棕色。花期6~7月，果期7~8月。（图5-8）

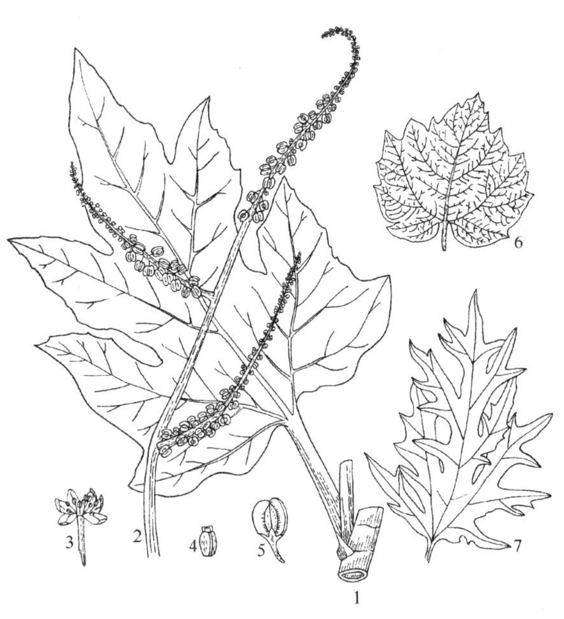

图5-8　掌叶大黄 *Rheum palmatum* L.

1. 叶　2. 花序　3. 花　4. 雌蕊　5. 果实　6. 药用大黄叶　7. 唐古特大黄叶

唐古特大黄　与上种相似，主要区别为：叶片深裂，裂片通常窄长，呈三角状披针形或窄线形。（图5-8）

药用大黄　与上两种的主要区别为：叶片浅裂，浅裂片呈大齿形或宽三角形。花较大，黄白色。果枝开展。（图5-8）

【产地】掌叶大黄主产于甘肃、青海、西藏、四川等地，多为栽培。产量占大黄的大部分。唐古特大黄主产于青海、甘肃、西藏等地，野生或栽培。药用大黄主产于四川、贵州、云南、湖北等省，栽培或野生，产量较少。

【采收加工】秋末茎叶枯萎或次春发芽前采挖，除去泥土及细根，刮去外皮（忌用铁器），切瓣或段，或加工成卵圆形或圆柱形，绳穿成串干燥或直接干燥。

【性状鉴别】呈类圆柱形、圆锥形、卵圆形或不规则瓣块状，长3~17cm，直径3~10cm。除尽外皮者表面黄棕色至红棕色，有的可见类白色网状纹理，习称“锦纹”（系类白色薄壁组织与红棕色射线所形成），或有部分棕褐色栓皮残留，多具绳孔及粗纵纹。质坚实，有的中心稍松软，断面淡红棕色或黄棕色，颗粒性。根茎髓部较大，有“星点”（异常维管束）环列或散在；根形成层环纹明显，木质部发达，具放射状纹理，无星点。气清香，味苦而微涩，嚼之黏牙，有沙粒感，唾液染成黄色。（图5-9）

以个大、质坚实、气清香、味苦而微涩者为佳。

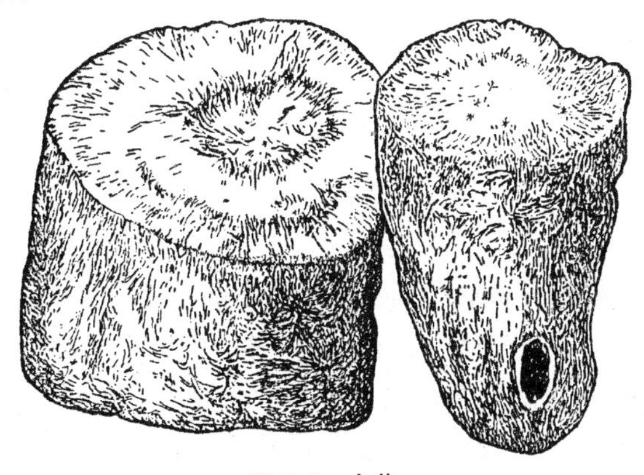

图5-9　大黄

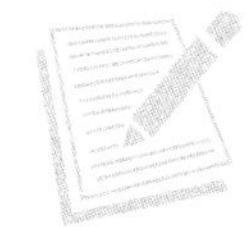

饮片　呈不规则类圆形厚片或块，大小不等。外表皮黄棕色或棕褐色，有纵皱纹及疙瘩状隆起。切面黄棕色至淡红棕色，较平坦，有明显散在或排列成环的星点，有空隙。

【显微鉴别】根茎横切面：①木栓层及栓内层大多已除去，偶有残留。②韧皮部筛管群明显，薄壁组织发达，有黏液腔。③形成层成环。④木质部射线较密，宽 2~4 列细胞，内含棕色物；导管非木化，常 1 至数个相聚，排列稀疏。⑤髓部宽广，有异常维管束排列成环状或散在，异常维管束的形成层成环，外侧为木质部，内侧为韧皮部，射线呈星状射出，韧皮部中有黏液腔，内含红棕色物质。薄壁细胞含草酸钙簇晶及多数淀粉粒。(图 5-10)

根横切面无髓，余同根茎。

粉末：黄棕色。①草酸钙簇晶大而多，直径 20~160μm，有的至 190μm。②导管多为网纹，并有具缘纹孔、螺纹及环纹导管，直径 11~140μm，非木化。③淀粉粒甚多，单粒呈类球形或多角形，直径 3~45μm，脐点星状，复粒由 2~8 分粒组成。

掌叶大黄草酸钙簇晶棱角大多短钝，也有较长尖，直径大至 125μm；唐古特大黄草酸钙簇晶棱角大多长宽而尖，直径大至 138μm；药用大黄草酸钙簇晶棱角大多短尖，直径大至 170μm。(图 5-11)

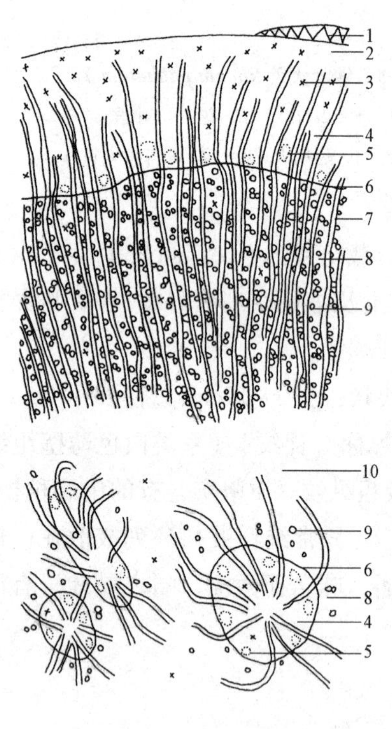

图 5-10　大黄（根茎）横切面

1. 木栓层　2. 皮层　3. 簇晶
4. 韧皮部　5. 黏液腔　6. 形成层
7. 射线　8. 木质部　9. 导管　10. 髓

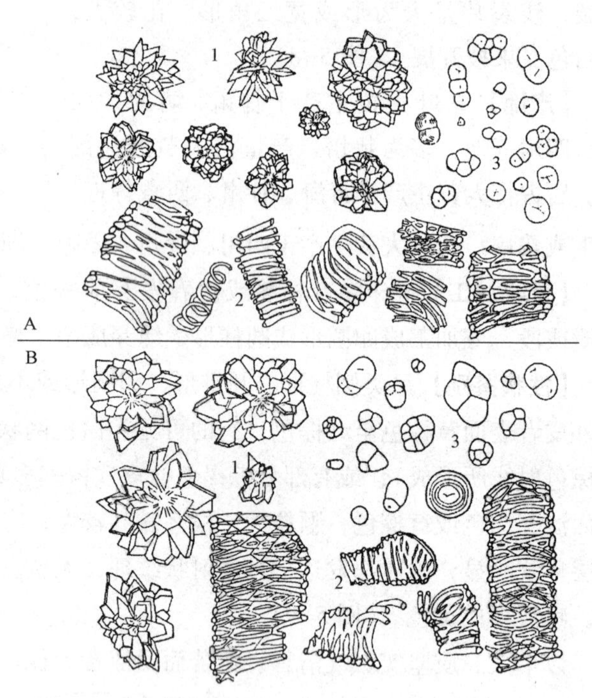

图 5-11　大黄粉末

A. 掌叶大黄　B. 药用大黄
1. 草酸钙簇晶　2. 导管　3. 淀粉粒

【成分】游离蒽醌衍生物有大黄酸（rhein）、大黄素（emodin）、大黄酚（chrysophanol）、芦荟大黄素（aloe-emodin）、大黄素甲醚（physcion）等，为大黄的抗菌成分。

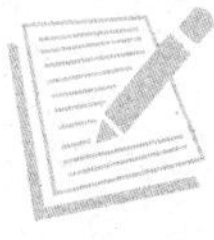

结合性蒽醌衍生物为游离蒽醌的葡萄糖苷或双蒽酮苷，系大黄的主要泻下成分，其中以双蒽酮苷作用最强。双蒽酮苷为：番泻苷（sennoside）A、B、C、D、E、F 等。番泻苷 A 与番泻苷 B

互为异构体。番泻苷 C 与番泻苷 D 互为异构体。此外尚含大黄素、芦荟大黄素和大黄酚的双葡萄糖苷。

另一类结合性蒽醌为单糖苷，是游离蒽醌类的葡萄糖苷：大黄酸-8-葡萄糖苷（rhein-8-mono-β-D-glucoside）、大黄素葡萄糖苷（emodin monoglucoside）、大黄酚葡萄糖苷（chrysophanol monoglucoside）、芦荟大黄素葡萄糖苷（aloe-emodin monoglucoside）、大黄素甲醚葡萄糖苷（physcion monoglucoside）等，此类单糖苷具有一定的致泻作用。

此外，尚含有鞣质类物质约 5%，其中有没食子酰葡萄糖、没食子酸、d-儿茶素及大黄四聚素等。此类物质有止泻作用，为收敛成分。其中没食子酸及 d-儿茶素亦为止血成分。还含有四种大黄苷（rheinoside）A、B、C、D，亦为泻下成分。

掌叶大黄根茎含蒽醌衍生物的总量为 1.01%～5.19%，其中游离状态的为 0.14%～0.75%，结合状态的为 0.87%～4.44%。唐古特大黄根茎含蒽醌衍生物的总量为 1.14%～4.36%，其中游离状态的为 0.30%～1.20%，结合状态的为 0.82%～3.16%。药用大黄根茎含蒽醌衍生物的总量为 3.0%～3.37%，其中游离状态的为 1.24%～1.31%，结合状态的为 1.69%～2.13%。从唐古特大黄中分得大黄降脂素，化学名为 3,3′,5′-三羟基-4-甲氧基芪-3′-β-D-葡萄糖苷。

	R	R_1
大黄酚	CH_3	H
芦荟大黄素	CH_2OH	H
大黄酸	COOH	H
大黄素	CH_3	OH
大黄素甲醚	CH_3	OCH_3

番泻苷A　R=COOH
番泻苷C　R=CH_2OH

番泻苷B　R=COOH
番泻苷D　R=CH_2OH

【理化鉴别】 ①取本品经甲醇提取、盐酸回流、乙醚萃取后的三氯甲烷溶液作为供试品溶液，以大黄对照药材、大黄酸对照品作对照，以石油醚（30～60℃）-甲酸乙酯-甲酸（15∶5∶1）的上层溶液为展开剂，置紫外光灯（365nm）下检视。供试品色谱中，在与对照药材色谱相应位置上，显相同的五个橙黄色荧光主斑点；在与对照品色谱相应位置上，显相同的橙黄色荧光斑点，置氨蒸气中熏后，斑点变为红色。

② 取本品粉末少量，进行微量升华，可见菱状针晶或羽状结晶。

【检查】 总灰分不得过 10.0%；水分不得过 15.0%，饮片水分不得过 13.0%。

土大黄苷　取本品甲醇提取液作为供试品溶液，以土大黄苷对照品作对照（临用新制）。以甲苯-甲酸乙酯-丙酮-甲醇-甲酸（30∶5∶5∶20∶0.1）为展开剂，置紫外光灯（365nm）下检视。供试品色谱中，在与对照品色谱相应的位置上，不得显相同的亮蓝色荧光斑点。

【浸出物】 按水溶性浸出物热浸法测定，水溶性浸出物不得少于 25.0%。

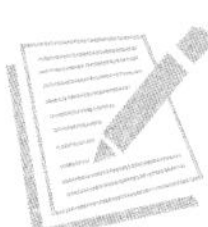

【含量测定】 按《中国药典》采用高效液相色谱法测定，本品含总蒽醌以芦荟大黄素（$C_{15}H_{10}O_5$）、大黄酸（$C_{15}H_8O_6$）、大黄素（$C_{15}H_{10}O_5$）、大黄酚（$C_{15}H_{10}O_4$）和大黄素甲醚（$C_{16}H_{12}$

O_5）的总量不得少于 1.5%；含游离蒽醌以芦荟大黄素、大黄酸、大黄素、大黄酚和大黄素甲醚总量不得少于 0.20%；饮片含游离蒽醌不少于 0.35%。

【功效】 性寒，味苦。泻下攻积，清热泻火，凉血解毒，逐瘀通经，利湿退黄。

【附注】 ①同属植物藏边大黄 *Rheum australe* D. Don、河套大黄 *R. hotaoense* C. Y. Cheng et C. T. Kao、华北大黄（波叶大黄）*R. rhabarbarum* hinnaes.、天山大黄 *R. wittrochii* Lundstr. 等的根和根茎，在部分地区和民间称山大黄或土大黄，也含有蒽醌衍生物成分，但不含双蒽酮苷番泻苷类，故泻下作用差。药材根茎的横切面，除藏边大黄有少数星点外，均无星点。药材一般均含土大黄苷（rhaponticin，为二苯乙烯苷类物质）。在紫外灯下显紫色荧光。以上均非正品。

② 掌叶大黄、唐古特大黄及药用大黄的根茎横切面星点排列分布情况基本相同，即根茎顶端部分横切面具多数星点，排列成 1~3 环，并有部分散在，根茎中下部分横切面多数星点排成 1 环或渐呈散在状。

何首乌

Polygoni Multiflori Radix（附：首乌藤）

本品始载于《开宝本草》，谓："根大如拳，有赤白二种。赤者雄，白者雌。"苏颂谓："春生苗，蔓延竹木墙壁间，茎紫色。叶叶相对如薯蓣，而不光泽。夏秋开黄白花……结子有棱，似荞麦而细小……秋冬取根，大者如拳……有赤白二种。"赤者即现今药用的何首乌。

【来源】 为蓼科植物何首乌 *Polygonum multiflorum* Thunb. 的干燥块根。

【植物形态】 多年生缠绕草本。根细长，先端膨大成块根，表面红褐色。茎细有节，单叶互生，卵状心形，先端渐尖，基部心形，全缘，无毛；托叶鞘膜质，褐棕色，抱茎。圆锥花序顶生或腋生，花小而密；花被 5 裂，白色或绿白色，大小不等，外侧 3 片背部有翅；雄蕊 8，短于花被；子房三角形，柱头 3 裂，花柱几无。瘦果具三棱，黑色有光泽，包于翅状花被内，呈倒卵形，下垂。花期 8~10 月，果期 10~11 月。

【产地】 主产于河南、湖北、广西、广东等省区。

【采收加工】 秋、冬两季叶枯萎时采挖，削去两端，洗净，个大的切成块，干燥。

【性状鉴别】 呈团块状或不规则纺锤形，长 6~15cm，直径 4~12cm。表面红棕色或红褐色，皱缩不平，有不规则皱纹及纵沟，皮孔样突起横长，两端各有一个明显的根痕。质坚实，体重，不易折断。断面浅黄棕色或浅红棕色，有粉性，皮部有 4~11 个"云锦花纹"环列（异型维管束），中央木部发达，有的呈木心。气微，味微苦而甘涩。（图 5-12）

以个大、质坚实而重、红褐色、断面云锦花纹清晰、粉性足者为佳。

饮片　呈不规则的厚片或块。外表皮红棕色或红褐色，皱缩不平，有浅沟，并有横长皮孔样突起及细根痕。切面浅黄棕色或浅红棕色，显粉性；横切面有的皮部可见云锦状花纹，中央木部较大，有的呈木心。气微，味微苦而甘涩。（图 5-12）

【显微鉴别】 横切面：①木栓层为数列细胞，含棕色物质。②在韧皮部外侧组织中有异型维管束 4~11 个，为外韧型，导管稀少。③根的中央形成层呈环状，木质部导管较少，周围有管胞及少数木纤维。薄壁细胞含草酸钙簇晶及淀粉粒。（图 5-13）

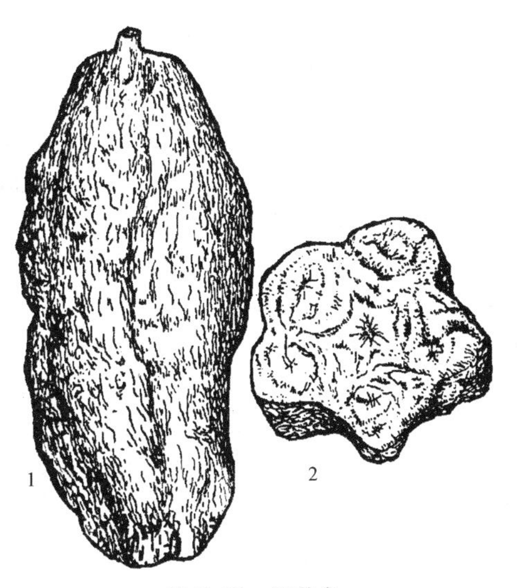

图 5-12　何首乌

1. 药材　2. 饮片

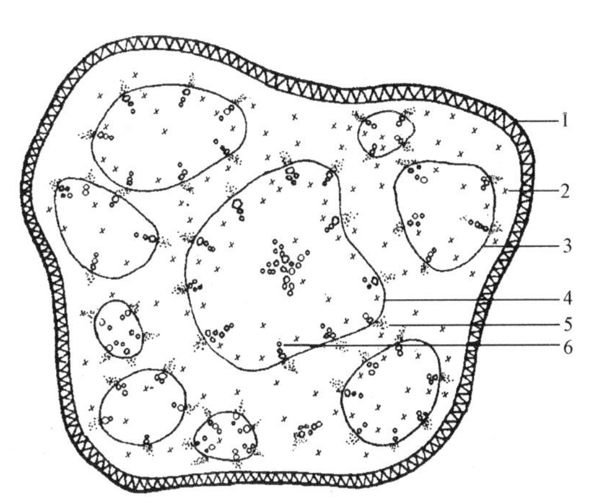

图 5-13　何首乌横切面

1. 木栓层　2. 簇晶　3. 异型维管束

4. 形成层　5. 韧皮部　6. 木质部

粉末：黄棕色。①草酸钙簇晶较多，直径 10～80(160)μm，偶见簇晶与较大的方晶合生。②导管主为具缘纹孔导管，直径 17～178μm。③淀粉粒单粒类圆形，直径 4～50μm，脐点人字形、星状或三叉状，大粒者隐约可见层纹；复粒由 2～9 分粒组成。④棕色细胞类圆形或椭圆形，壁稍厚，胞腔内充满黄棕色、棕色或红棕色物质，并含淀粉粒。棕色块随处散在，形状、大小及颜色深浅不一。⑤木纤维少见，壁薄，纹孔明显。（图 5-14）

【成分】 含卵磷脂（lecithin）约 3.7%；蒽醌衍生物约 1.1%，主要为大黄酚、大黄素，其次为大黄酸、大黄素甲醚、D-甘露醇（D-mannitol）大黄酚蒽酮（chrysophanol anthrone）等，并含2,3,5,4′-四羟基二苯乙烯-2-O-β-D-葡萄糖苷（2,3,5,4′-tetrahydroxystilbene-2-O-β-D-glucoside）等二苯乙烯苷类化合物，被认为是何首乌的水溶性成分。此外，含儿茶精、表儿茶精、3-O-没食子酰儿茶精、3-O-没食子酰表儿茶精、3-O-没食子酰原矢车菊苷元 B_1（3-O-galloyl-procyanidin-B_1）及3,3′-O-双没食子酰原矢车菊苷元 B_2 等。酰胺类化合物：穆坪马兜铃酰胺（N-trans-feruloyl tyramine）、N-反式阿魏酰基-3-甲基多巴胺（N-trans-feruloyl-3-methyldopamine）。并含丰富的锰、钙、锌、铁，含铁量是补血药中最高者，含锌量高于48 种补血药中含锌量的平均值。并含游离氨基酸类化合物。

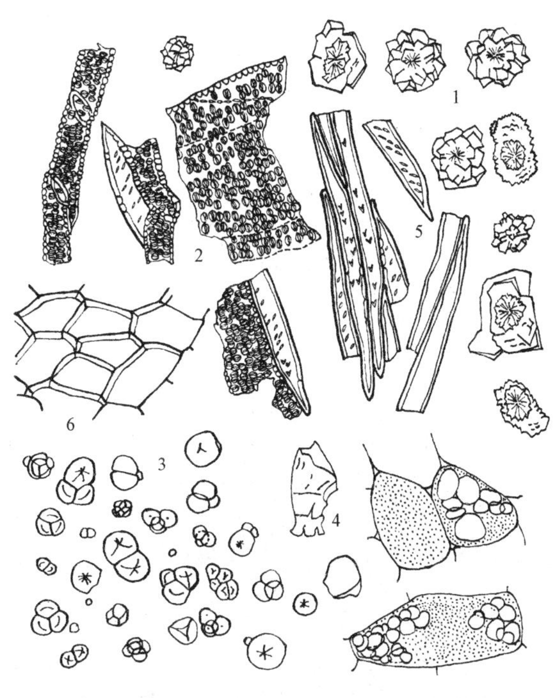

图 5-14　何首乌粉末

1. 草酸钙簇晶　2. 导管　3. 淀粉粒

4. 棕色细胞及棕色块　5. 木纤维　6. 木栓细胞

【理化鉴别】 取本品乙醇提取液作为供试品溶液，以何首乌对照药材作对照，以三氯甲烷-甲醇（7∶3）为展开剂，再以三氯甲烷

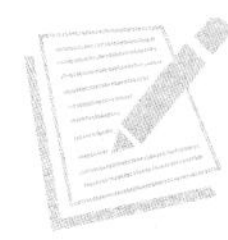

-甲醇（20∶1）为展开剂二次展开，置紫外光灯（365nm）下检视。供试品色谱中，在与对照药材色谱相应位置上，显相同颜色荧光斑点。

【检查】 总灰分不得过5.0%，水分不得过10.0%。

【含量测定】 按《中国药典》采用高效液相色谱法测定，本品含2,3,5,4′-四羟基二苯乙烯-2-O-β-D-葡萄糖苷（$C_{20}H_{22}O_9$）不得少于1.0%，含结合蒽醌以大黄素（$C_{15}H_{10}O_5$）和大黄素甲醚（$C_{16}H_{12}O_5$）的总量计，不得少于0.10%；饮片含结合蒽醌不得少于0.05%。

【功效】 性微温，味苦、甘、涩。解毒，消痈，截疟，润肠通便。

【附注】 ①白首乌为萝藦科植物牛皮消 *Cynanchum auriculatum* Royle ex Wight 的块根，江苏省有栽培，曾作何首乌出售。根呈长圆柱形或纺锤形，表面土黄色，断面白色，粉性，无云锦花纹。味先甜后苦。②同科植物翼蓼 *Pteroxygonum giraldii* Dammer et Diels 和毛脉首乌 *Fallopia multiflora*var. *ciliinerve*（Nakai）Yonekura&H. Ohashi 的块根，有的地区曾混作何首乌用，应注意鉴别。前者习称“红药子”，后者习称“朱砂七”或“黄药子”，两者断面皮部均无“云锦花纹”，髓部有异常维管束。翼蓼块根外皮棕褐色，有多数小疙瘩和须根，断面为红色，粉性。味微苦、极涩。毛脉蓼块根外皮棕褐色，断面棕黄色或土黄色。味微香而不苦。以上均非正品。

【附】首乌藤（夜交藤）Polygoni Multiflori Caulis

本品为何首乌 *Polygonum multiflorum* Thunb. 的干燥藤茎。秋、冬两季割取，除去残叶，捆成把或趁鲜切段，干燥。药材呈长圆柱形，稍扭曲，直径4~7mm。表面紫红色或紫褐色，有突起的皮孔小点，栓皮易成片脱落，节部略膨大，有侧枝痕。质脆，易折断，断面皮部紫红色，木部黄白色或淡棕色，具多数小孔（导管），中央髓部类白色。气微，味微苦、涩。性平，味甘。养血安神，祛风通络。

牛 膝

Achyranthis Bidentatae Radix

本品始载于《神农本草经》，列为上品。陶弘景谓：“今出近道蔡州者，最长大柔润。其茎有节似牛膝，故以为名也。”苏颂谓：“今江淮、闽、粤、关中亦有之，然不及怀州者为真。春生苗，茎高二三尺，青紫色，有节如鹤膝，又如牛膝状。叶尖圆如匙，两两相对。于节上生花作穗，秋结实甚细。”寇宗奭谓：“今西京作畦种，有长三尺者最佳。”“西京”即今河南洛阳，可见，早在宋代怀牛膝已在河南北部栽培。且《证类本草》中“怀牛膝”图即今之怀牛膝。

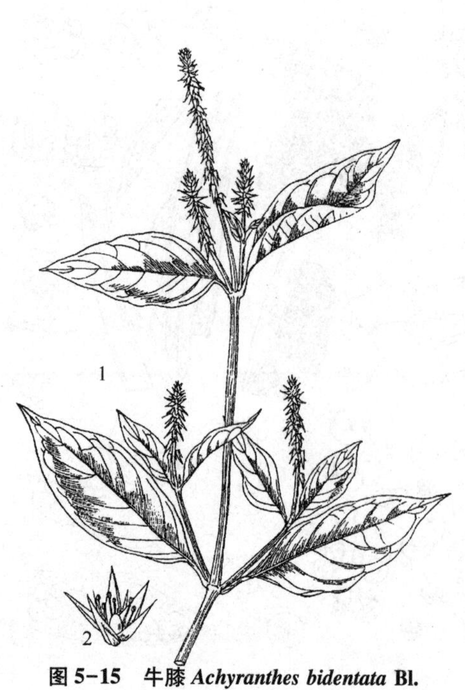

图5-15 牛膝 *Achyranthes bidentata* Bl.
1. 花枝 2. 花

【来源】 为苋科（Amaranthaceae）植物牛膝 *Achyranthes bidentata* Bl. 的干燥根。

【植物形态】 多年生草本，根细长。茎四棱形，节略膨大。叶对生，叶片椭圆形或椭圆状披针形，全缘，两面被柔毛。穗状花序腋生或顶生，花向下折贴近总花梗；苞片1，膜质，宽卵形，先端突尖；小苞片2，尖刺状，基部两侧各具卵状小裂片；花被片5，绿色；雄蕊5，退化雄蕊顶端齿形或浅波状；子房长椭圆形。胞果长圆形，果皮薄，包于宿萼内。花期7~9月，果期9~10月。（图5-15）

【产地】主产于河南武陟、沁阳等地。河北、山西、山东、江苏等省亦产。为栽培品。

【采收加工】冬季茎叶枯萎时采挖，除去须根及泥沙，捆成小把，晒至干皱后，将顶端切齐，晒干。

【性状鉴别】呈细长圆柱形，挺直或稍弯曲，上端较粗，下端渐细，长 15~70cm。直径 0.4~1cm。表面灰黄色或淡棕色，有微扭曲细纵皱纹、横长皮孔样突起及稀疏的侧根痕。质硬脆，易折断，受潮则变柔软。断面平坦，淡棕色，微呈角质样而油润，中心维管束木部较大，黄白色，常分成 2~3 束其外围散有多数黄白色点状维管束，习称“筋脉点”，断续排列成 2~4 轮。气微，味微甜而稍苦涩。(图 5-16)

以根长、肉肥、皮细、黄白色者为佳。

饮片　呈圆柱形的段。外表皮灰黄色或浅棕色，有微细的纵皱纹及横长皮孔。质硬脆，易折断，受潮变软。切面平坦，淡棕色或棕色，略呈角质样而油润，中心维管束木部较大，黄白色，其外围散有多数黄白色点状维管束，断续排列成 2~4 轮。气微，味微甜而稍苦涩。(图 5-16)

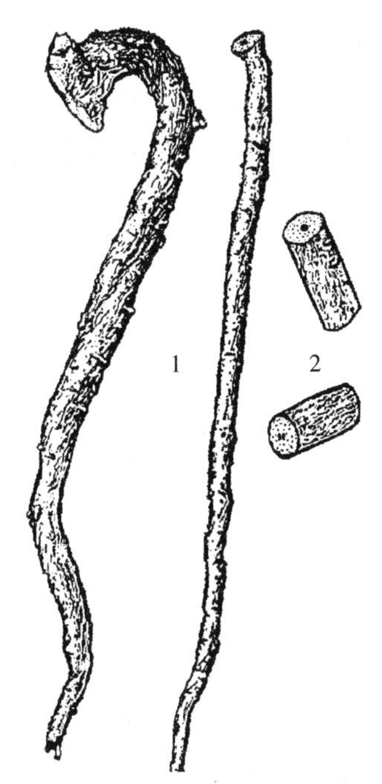

图 5-16　牛膝

1. 药材　2. 饮片

【显微鉴别】横切面：①木栓层为数列扁平细胞。②栓内层较窄。③异型维管束断续排列成 2~4 轮，外韧型，最外轮维管束较小，有时仅 1 至数个导管；束间形成层几连接成环；向内维管束较大，木质部由导管、木纤维和木薄壁细胞组成。④中央木质部多集成 2~3 群。薄壁细胞含草酸钙砂晶。(图 5-17)

粉末：土黄色。①木纤维较长，壁微木化，胞腔大，具斜形单纹孔。②导管网纹、单纹孔或具缘纹孔。③薄壁细胞含草酸钙砂晶。④木薄壁细胞长方形，有的具单纹孔或网纹增厚。⑤木栓细胞类长方形，淡黄色。(图 5-18)

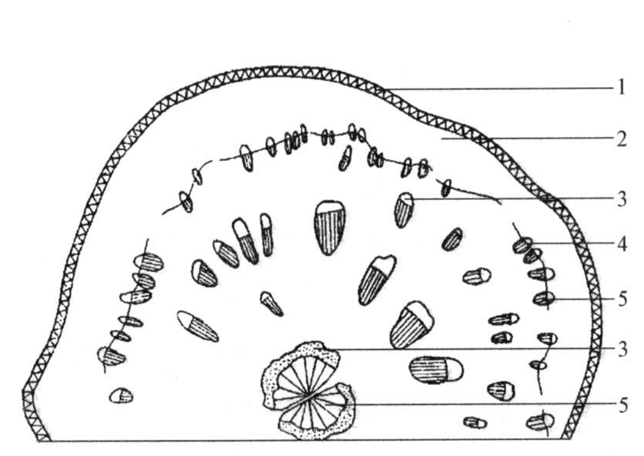

图 5-17　牛膝横切面

1. 木栓层　2. 皮层　3. 韧皮部　4. 形成层　5. 木质部

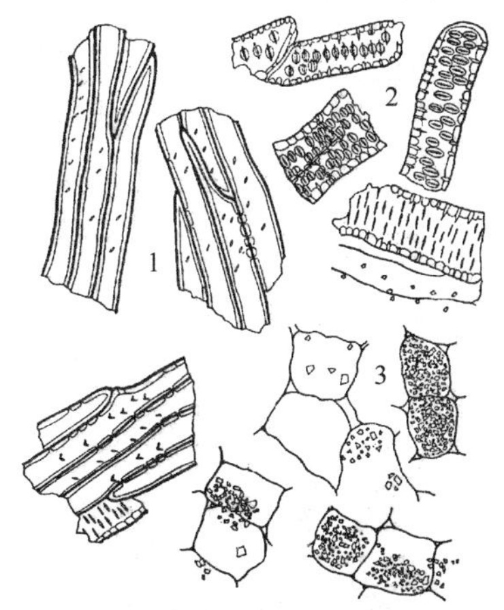

图 5-18　牛膝粉末

1. 木纤维　2. 导管　3. 含草酸钙砂晶的薄壁细胞

【成分】含皂苷类成分，有人参皂苷 Ro、竹节参苷Ⅳa（chikusetsu saponin Ⅳa）、齐墩果酸-3-O-β-D-葡萄糖醛酸苷、3-O-［2′-O-β-D-吡喃葡萄糖基-3′-O-（2″-羟基-1″-羧乙氧基羧丙基）］β-D-葡萄糖醛酸基齐墩果酸-28-O-β-D-吡喃葡萄糖苷（牛膝皂苷Ⅰ）、牛膝皂苷Ⅱ、

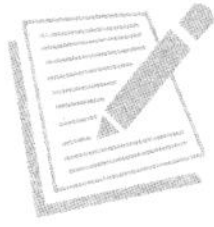

牛膝皂苷Ⅲ（achyranthosideⅢ）、牛膝皂苷Ⅳ和齐墩果酸（oleanolic acid）等。含甾酮类成分，有β-蜕皮甾酮（β-ecdysone）和牛膝甾酮（inokosterone）等。另含β-谷甾醇、豆甾烯醇、红苋甾醇（rubrosterone）、琥珀酸、肽多糖 ABAB（有免疫活性）以及活性寡糖 ABS 等。钠、镁、钙、铁、锌、锰含量丰富，钾的含量高。尚含β-香树脂醇、琥珀酸。

【理化鉴别】 取本品 80%甲醇提取液，收集经 D101 型大孔吸附树脂柱的 80%乙醇洗脱液作为供试品溶液，以牛膝对照药材，β-蜕皮甾酮、人参皂苷 R_0对照品作对照，分别点于同一硅胶 G 薄层板上，以三氯甲烷-甲醇-水-甲酸（7∶3∶0.5∶0.05）为展开剂，喷以 5%香草醛硫酸溶液，在 105℃加热至斑点显色清晰。供试品色谱中，在与对照药材色谱和对照品色谱相应的位置上，显相同颜色的斑点。

【检查】 总灰分不得过 9.0%，水分不得过 15.0%。二氧化硫残留量不得过 400mg/kg。

【浸出物】 按醇溶性浸出物热浸法测定，水饱和正丁醇浸出物不得少于 6.5%；饮片不得少于 5.0%。

【含量测定】 按《中国药典》采用高效液相色谱法测定，含β-蜕皮甾酮（$C_{27}H_{44}O_7$）不得少于 0.030%。

【功效】 性平，味苦、甘、酸。逐瘀通经，补肝肾，强筋骨，利尿通淋，引血下行。

【附注】 在少数地区尚有以同属植物柳叶牛膝 *Achyranthes longifolia*（Mak.）Mak. f. *rubra* Ho 和粗毛牛膝 *A. aspera* L. 的根作土牛膝药用。柳叶牛膝根粗短，新鲜时断面带紫红色，别名“红牛膝”，产于湖南、湖北、江西、四川等地。粗毛牛膝的主根较短，分枝较多，产于福建、广东、广西、四川等地。广东以全草入药，名“倒扣草”。以上均非正品。

川牛膝

Cyathulae Radix

【来源】 本品为苋科植物川牛膝 *Cyathula officinalis* Kuan 的干燥根。

【产地】 主产于四川、云南、贵州等省。野生或栽培。

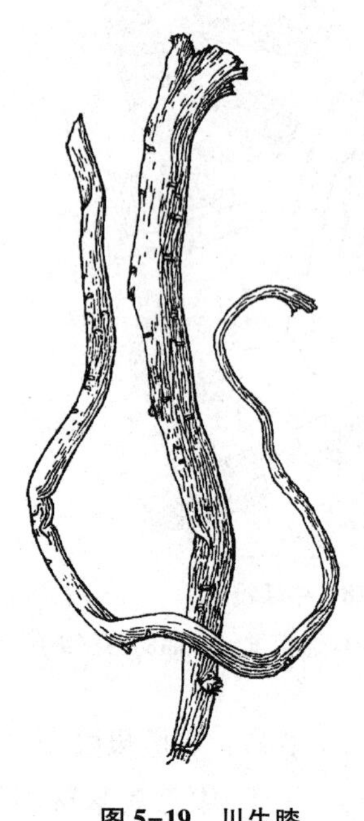

图 5-19　川牛膝

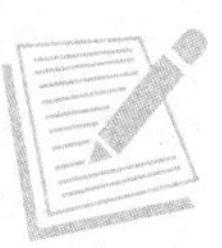

【采收加工】 秋、冬二季采挖，除去芦头、须根及泥沙，烘或晒至半干，堆放回润，再烘干或晒干。

【性状鉴别】 根呈近圆柱形，微扭曲，向下略细或有少数分枝，长 30~60cm，直径 0.5~3cm。表面黄棕色或灰褐色，有纵皱纹及支根痕，可见多数横向突起的皮孔样纹理，顶端有时残留根茎和茎基。质坚韧，不易折断。断面浅黄色或棕黄色，维管束点状，习称“筋脉点”，排列成数轮同心环。气微，味甜。（图 5-19）

饮片　呈圆形或椭圆形薄片。外表皮黄棕色或灰褐色。切面淡黄色至棕黄色。可见多数排列成数轮同心环的黄色点状维管束。气微，味甜。

【显微鉴别】 横切面：①木栓层为数列细胞。②栓内层窄。③中柱大，异常维管束外韧型，断续排列成 4~11 轮，内侧维管束的束内形成层可见；木质部导管多单个，常径向排列，木化；木纤维较发达，有的切向延伸或断续连接成环。④中央维管系统常分成 2~9 股，有的根中心可见稀疏导管分布。薄壁细胞含草酸钙砂晶和方晶。

粉末：棕色。①草酸钙砂晶、方晶散在，或充塞于薄壁细胞中。②具缘纹孔导管直径 10~80μm，纹孔圆形或横向延长呈长圆形，互列，排列紧密，有的导管分子末端呈梭形。③纤维长条形，弯曲，末端渐尖，直径 8~25μm，壁厚 3~5μm，纹孔呈单斜纹孔或人字形，也可见具缘纹孔，纹孔口交叉成十字形，孔沟明显，疏密不一。

【成分】 含甾类化合物：杯苋甾酮（cyasterone）、异杯苋甾酮（isocyasterone）、5-表杯苋甾酮（5-epicyasterone）、羟基杯苋甾酮（sengosterone）、苋菜甾酮（amarasterone）、头花杯苋甾酮（capitasterone）、前杯苋甾酮（precyasterone）、β-蜕皮甾酮等。另含甜菜碱。

【检查】 取本品切制成直径在 3mm 以下的颗粒，总灰分不得过 8.0%，水分不得过 16.0%；饮片水分不得过 12.0%。

【浸出物】 取本品直径在 3mm 以下的颗粒，按水溶性浸出物冷浸法测定，水溶性浸出物不得少于 65.0%；饮片不得少于 60.0%。

【含量测定】 按《中国药典》采用高效液相色谱法测定，本品含杯苋甾酮（$C_{29}H_{44}O_8$）不得少于 0.030%。

【功效】 性平，味甘、微苦。逐瘀通经，通利关节，利尿通淋。

【附注】 同属植物麻牛膝 *Cyathula capitata*（Wall.）Moq. 的根在四川、云南、贵州等省的部分地区曾以川牛膝入药。药材较粗短，外皮灰褐色或棕红色，折断面纤维性较强。气浓，味甘、苦涩而具麻味。以上非正品。

商 陆
Phytolaccae Radix

本品为商陆科（Phytolaccaceae）植物商陆 *Phytolacca acinosa* Roxb. 或垂序商陆 *P. americana* L. 的干燥根。商陆主产于河南、湖北、安徽等省；垂序商陆主产于山东、浙江、江西等省。本品为横切或纵切的不规则块片，厚薄不等。外皮灰黄色或灰棕色。横切片弯曲不平，边缘皱缩，直径 2~8cm，厚 2~6mm。外皮黄白色或淡棕色。切面浅黄棕色或黄白色，木部隆起，形成数个突起的同心性环纹（异常维管束），俗称“罗盘纹”。纵切片弯曲或卷曲，长 5~8cm，宽 1~2cm，木部呈平行条状突起。质硬。气微，味稍甜，久嚼麻舌。横切面：木栓层为数列至 10 余列细胞。栓内层较窄。异常维管束断续排列成数环，形成层连续成环，每环几十个维管束；维管束外韧型，木质部的木纤维较多，常数个相连或围于导管周围。薄壁细胞含草酸钙针晶束，尚可见方晶或簇晶，并含淀粉粒。垂序商陆根草酸钙针晶束稍长，约至 96μm，无方晶或簇晶。商陆根含三萜皂苷元及三萜皂苷：商陆皂苷元（phytolaccagenin），商陆皂苷甲、乙、丙、丁、戊、己、辛等；并含加利果酸（jaligonic acid）、去羟加利果酸（esculentic acid）。尚含 α-菠菜甾醇、Δ′-豆甾醇、γ-氨基丁酸及酸性杂多糖 PEP Ⅰ及 PEP Ⅱ。垂序商陆根含商陆皂苷 B、E、G、F、D_2（phytolaccasaponin B、E、G、F、D_2）；并含抗炎成分加利果酸、齐墩果酸的衍生物，降压成分组胺（histamine）、α-氨基丁酸 GABA（α-aminobutyric acid）及商陆碱（phytolaccine）、商陆毒素（phytolaccatoxin）等。商陆中的商陆皂苷甲、乙、丙、戊与垂序商陆中的商陆皂苷 E、B、D、G 为相同化合物，商陆皂苷有促进小鼠白细胞吞噬能力。对抗羟基脲引起的 DNA 转化率下降，使 DNA 的合成保持正常水平。本品有毒。性寒，味苦。逐水消肿，通利二便；外用解毒散结。商陆鲜根经煎煮或蒸制半小时以上，毒性显著下降，疗效也有所不同。

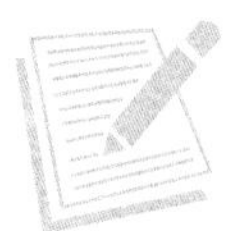

银柴胡

Stellariae Radix

【来源】 本品为石竹科（Caryophyllaceae）植物银柴胡 *Stellaria dichotoma* L. var. *lanceolata* Bge. 的干燥根。

【产地】 主产于宁夏、甘肃、陕西、内蒙古等省区。有栽培。

【采收加工】 春、夏间植株萌发或秋后茎叶枯萎时采挖；栽培品于种植后第三年9月中旬或第四年4月中旬采挖，除去残茎须根及泥沙，晒干。

【性状鉴别】 呈类圆柱形，偶有分枝，长15～40cm，直径0.5～2.5cm，表面浅棕黄色至浅棕色，有扭曲的纵皱纹及支根痕，多具孔穴状或盘状凹陷，习称"砂眼"，从砂眼处折断可见棕色裂隙中有细砂散出。根头部略膨大，有多数密集的疣状突起的芽苞或茎的残基，习称"珍珠盘"。质硬而脆，易折断，断面不平坦，较疏松，有裂隙，皮部甚薄，木质部有黄白相间的放射状纹理。气微，味甘。（图5-20）

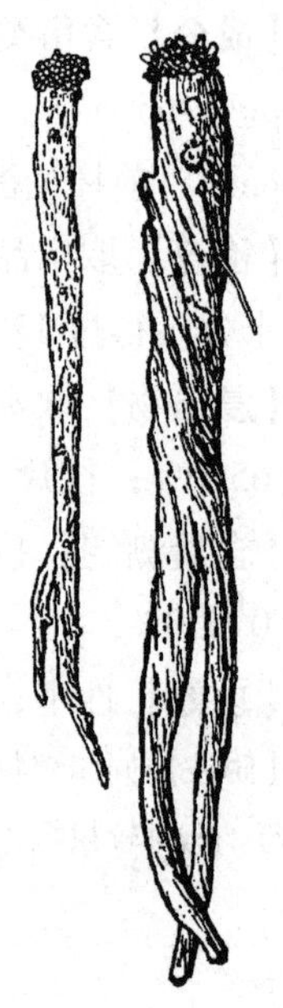

图5-20 银柴胡

栽培品 有分枝，下部多扭曲，直径0.6～1.2cm。表面浅棕黄色或浅黄棕色，纵皱纹细腻明显，细支根痕多呈点状凹陷，几无砂眼。根头部有多数疣状突起。折断面质地较紧密，几无裂隙，略显粉性，木部放射状纹理不甚明显。味微甜。

以根长均匀，外皮淡棕黄色，断面黄白色者为佳。

【显微鉴别】 横切面：①木栓细胞数列至10余列。②栓内层较窄，细胞切向延长。③韧皮部较窄，筛管群明显。④形成层成环。⑤木质部发达。⑥射线宽至10余列细胞。薄壁细胞含草酸钙砂晶，以射线细胞中为多见。（图5-21）

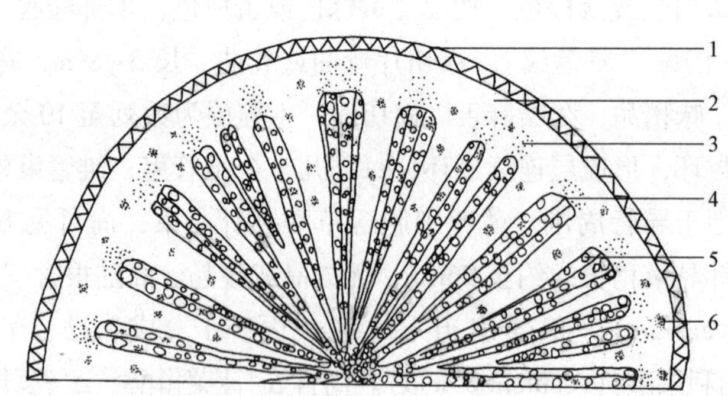

图5-21 银柴胡横切面

1. 木栓层 2. 栓内层 3. 韧皮部 4. 形成层 5. 木质部 6. 草酸钙砂晶

【成分】 含呋喃酸、6,8-双-C-半乳糖基芹黄素（6,8-di-C-galactopyranosylapigenin）、汉黄芩素、6-C-半乳糖基异野黄芩素（6-C-galactopyranosyl-isoscutellarein）及挥发性皂苷、银柴胡环肽、豆甾醇类、菠菜甾醇类化合物等。分得的化合物主要有：5-羟甲基糠醛、5-羟甲基-2-甲酰基吡咯、香草醛、香草酸、二氢阿魏酸、3,4-二甲氧基苯丙烯酸、5,7-二羟基-二氢黄酮。挥发油中的主要化学成分为2-甲基-5-异丙烯基-2,5-己二烯-1-乙酸酯、去乙酰基蛇形毒素和14-甲基十五烷酸甲酯等成分。

【理化鉴别】①取本品粉末1g，加无水乙醇10mL，浸渍15分钟，滤过，取滤液2mL，置紫外光灯（365nm）下观察，显亮蓝微紫色的荧光。

②取本品粉末0.1g，加甲醇25mL，超声处理10分钟，滤过，滤液置50mL量瓶中，加甲醇至刻度。照紫外-可见分光光度法测定，在270nm波长处有最大吸收。

【检查】酸不溶性灰分不得过5.0%。

【浸出物】按醇溶性浸出物冷浸法测定，甲醇浸出物不得少于20.0%。

【功效】性微寒，味甘。清虚热，除疳热。

【附注】个别地区曾用同科多种植物的根充银柴胡药用，名山银柴胡。主要有下列几种：①灯心蚤缀 *Arenaria juncea* Bieb. 的根。产于东北、内蒙古、河北、山东等地。本品根头部有茎残基，主根上部有多数密集的细环纹。薄壁细胞含草酸钙簇晶及少量砂晶。②旱麦瓶草 *Silene jenissensis* Willd. 的根。产于河北、内蒙古、山东、山西等省区。本品根头顶端有少数细小疣状突起。薄壁细胞含大量草酸钙簇晶。③霞草 *Gypsophila oldhamiana* Miq. 的根，又名丝石竹。产于甘肃、山西、河南等省。商品多已除去外皮。根横切面有异常构造，具同心性维管束环层。薄壁细胞含草酸钙簇晶及砂晶。以上均非正品。

太子参

Pseudostellariae Radix

本品为石竹科植物孩儿参 *Pseudostellaria heterophylla*（Miq.）Pax ex Pax et Hoffm. 的干燥块根。原主产于江苏、山东、安徽等省，现主要栽培于贵州、福建等省。药材呈细长纺锤形或细长条形，稍弯曲，长3~10cm，直径2~6mm。表面灰黄色至黄棕色，较光滑，微有纵皱纹，凹陷处有须根痕，顶端有茎痕。质硬而脆，易折断。断面较平坦，周边淡黄棕色，中心淡黄白色，角质样；或类白色，显粉性（直接晒干）。气微，味微甘。以条粗、色黄白、无须根者为佳。本品横切面：木栓层为2~4列类方形木栓细胞。栓内层薄，仅数列薄壁细胞，切向延长。韧皮部较窄，射线宽广。形成层成环。木质部占根的大部分，导管稀疏排列成放射状，主要为薄壁组织，初生木质部3~4原型。薄壁细胞中充满淀粉粒和草酸钙簇晶。本品含皂苷、多种氨基酸、棕榈酸、亚油酸、三棕榈酸甘油酯及太子参环肽（heterophyllin）A、B，并含多种甾醇类化合物、胡萝卜苷、果糖、蔗糖、麦芽糖、甘露糖等。本品性平，味甘、微苦。益气健脾，生津润肺。

威灵仙

Clematidis Radix et Rhizoma

【来源】本品为毛茛科（Ranunculaceae）植物威灵仙 *Clematis chinensis* Osbeck、棉团铁线莲 *C. hexapetala* Pall. 或东北铁线莲 *C. manshurica* Rupr. 的干燥根和根茎。

【产地】威灵仙主产于长江以南各省，如江苏、浙江、江西、安徽等省。棉团铁线莲主产于东北及山东省。东北铁线莲主产于东北地区。

【采收加工】秋季采挖，除去泥沙，晒干。

【性状鉴别】威灵仙　根茎呈柱状，长1.5~10cm，直径0.3~1.5cm。表面淡棕黄色，上端残留茎基，下侧着生多数细根，根茎质较坚韧，断面纤维性。根呈细长圆柱形，稍弯曲，长7~15cm，直径1~3mm；表面黑褐色，有细纵纹，有的皮部脱落，露出黄白色木部。根质坚脆，易折断。断面皮部较广，木部淡黄色，略呈方形，皮部与木部间常有裂隙。气微，味淡。（图5-22）

棉团铁线莲　根茎呈短柱状，长1~4cm，直径0.5~1cm。根长4~20cm，直径1~2mm；表面棕褐色至棕黑色。断面木部圆形。味咸。

东北铁线莲　根茎呈柱状，长1~11cm，直径0.5~2.5cm。根较密集，长5~23cm，直径1~4mm，表面棕黑色；断面木部近圆形。味辛辣。

均以根较粗长、色黑或棕黑色、无地上残基者为佳。

饮片　呈不规则的段。表面黑褐色、棕褐色或棕黑色，有细纵纹，有的皮部脱落，露出黄白色木部。切面皮部较广，木部淡黄色，略呈方形或近圆形，皮部与木部间常有裂隙。

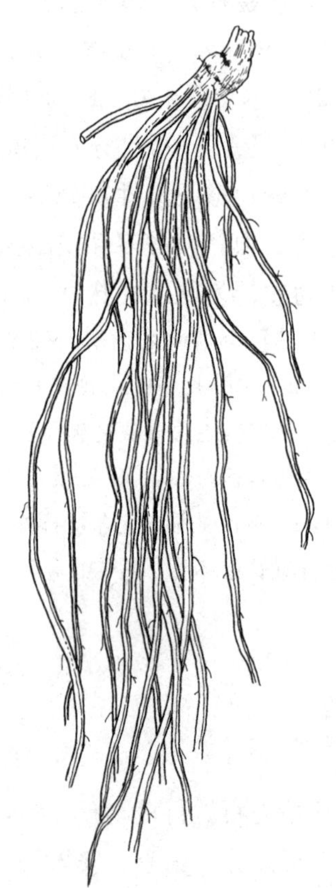

图5-22　威灵仙

【显微鉴别】 威灵仙根横切面：①表皮细胞外壁增厚，棕黑色。②皮层较宽，均为薄壁细胞，外皮层细胞切向延长；内皮层明显。③维管束外韧型，老根的韧皮部外侧有纤维束及石细胞，纤维直径18~43μm。形成层明显。木质部细胞均木化。薄壁细胞含淀粉粒。（图5-23）

棉团铁线莲　外皮层细胞多径向延长，紧接外皮层有1~2列细胞壁稍增厚。韧皮部外侧无韧皮纤维束及石细胞。（图5-23）

东北铁线莲　外皮层细胞径向延长，老根略切向延长。韧皮部外侧偶有韧皮纤维束及石细胞，老根韧皮部外侧韧皮纤维束及石细胞较多。（图5-23）

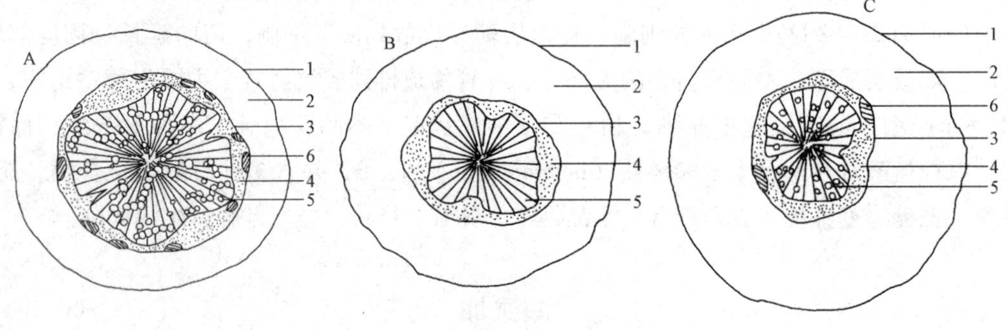

图5-23　威灵仙横切面

A. 东北铁线莲　B. 棉团铁线莲　C. 威灵仙

1. 表皮　2. 皮层　3. 内皮层　4. 韧皮部　5. 木质部　6. 韧皮纤维及石细胞

粉末（东北铁线莲）：灰黄色。①纤维管胞成束或单个散离，淡黄色或黄色。呈长梭形，末端钝圆，边缘不规则波状弯曲或呈齿轮状，直径11~24μm。长128~325μm，壁厚，具缘纹孔较明显，纹孔口相交呈十字形，沿胞腔壁具极细密的螺纹增厚或螺状交错的纹理。②纤维成束或单个散在，黄色。呈梭形或长条形，末端多斜尖，有分叉或近末端有短分枝，直径14~40μm，长112~515μm，壁厚3~11μm，木化，有的可见斜纹孔，孔沟较密。③石细胞淡黄色或黄色，略呈长椭圆形、长条形或类三角形，直径17~41μm，长约至128μm，壁厚3~17μm。④表皮细胞表面观呈类长多角形，壁波状弯曲，外平周壁棕色，显颗粒性。⑤皮层细胞纵断面观呈类长方形或类

圆多角形，有的可见单纹孔，类圆形或纵向延长。⑥导管为具缘纹孔导管，直径 17~71μm，具缘纹孔排列较疏。⑦淀粉粒众多，单粒类圆形，直径 3~12μm，脐点点状或人字状，复粒由 2~7 分粒组成。（图 5-24）

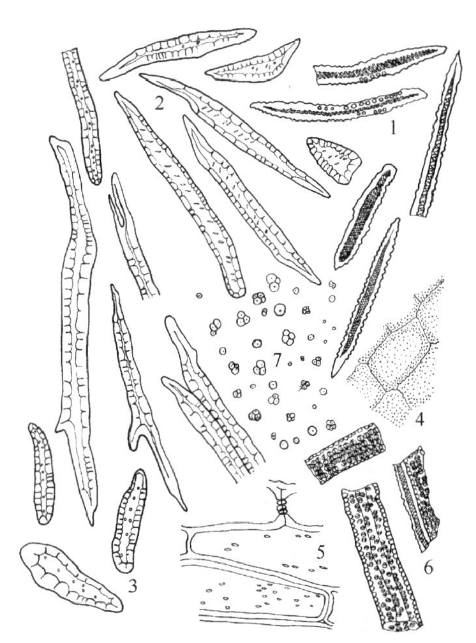

图 5-24　威灵仙（东北铁线莲）粉末

1. 纤维管胞　2. 纤维　3. 石细胞　4. 表皮细胞　5. 皮层细胞　6. 导管　7. 淀粉粒

【成分】 威灵仙　根含多种三萜类皂苷，为齐墩果酸或常春藤皂苷元（hederagenin）的衍生物，如威灵仙次皂苷（prosapogenin）CP_1、CP_2、CP_{2b}、CP_3、CP_{3b}、CP_4、CP_5、CP_6、CP_7、CP_{7a}、CP_8、CP_{8a}、CP_9、CP_{9a}、CP_{10}、CP_{10a} 等。尚含原白头翁素（protoanemonin，约 0.25%），遇热或放置易聚合为白头翁素（anemonin）。

棉团铁线莲　根含白头翁素、生物碱、谷甾醇、肉豆蔻酸、α 及 β-亚油酸等。

东北铁线莲　根含三萜皂苷铁线莲皂苷（clematoside）A、A′、B、C，皂苷元均为齐墩果酸。

【理化鉴别】 取本品分别以乙醇、盐酸回流提取，再以石油醚（60~90℃）萃取制成的无水乙醇溶液作为供试品溶液，以齐墩果酸对照品作对照，以甲苯-乙酸乙酯-甲酸（20∶3∶0.2）为展开剂，喷以 10%硫酸乙醇溶液，105℃ 加热至斑点显色清晰。供试品色谱中，在与对照品色谱相应位置上，显相同颜色斑点。

【检查】 总灰分不得过 10.0%，酸不溶性灰分不得过 4.0%，水分不得过 15.0%。

【浸出物】 按醇溶性浸出物热浸法测定，乙醇浸出物不得少于 15.0%。

【含量测定】 按《中国药典》采用高效液相色谱法测定，本品含齐墩果酸（$C_{30}H_{48}O_3$）不得少于 0.30%。

【功效】 性温，味辛、咸。祛风湿，通经络。

【附注】 ①威灵仙的来源除上述三种外，曾有同属多种植物的根和根茎作威灵仙用，主要有：柱果铁线莲 *Clematis uncinata* Champ.、铁皮威灵仙 *C. finetiana* Lévl. et Vant.、铁线莲 *C. florida* Thunb.、毛柱铁线莲 *C. meyeniana* Walp.、毛蕊铁线莲 *C. lasiandra* Maxim.、锥花铁线莲 *C. paniculata* Thunb.。柱果铁线莲主产于四川、贵州、浙江、福建等省。根的表面淡棕色，断面角质样。韧皮部有纤维束。铁皮威灵仙主产于华南及华东。根较粗，外皮黑褐色，断面木心较大。木质部多为四或六原型，韧皮纤维束 8~12 个。②北方各省曾有用百合科植物短梗菝葜 *Smilax scobinicaulis* C. H. Wright 或华东菝葜 *S. sieboldii* Miq. 的根和根茎作威灵仙用，别名铁丝威灵仙。短梗菝葜主产于山西、陕西、甘肃等省。根茎呈不规则块状，表面具小针状刺，下侧着生多数细长的根，根长 20~60（100）cm，直径 1~2mm。表面灰褐色或灰棕色，具小钩状刺。质韧，不易折断，有弹性。断面无木心，有微细的导管小孔。气无，味淡。华东菝葜主产于山东。性状与上种相似，但表面黑褐色，刺较少。短梗菝葜根横切面：内皮层外侧的组织多已脱落，有时皮层细胞残存。内皮层为 1 列含棕色物质的石细胞，细胞内壁及侧壁增厚，有中柱鞘纤维，中柱具初生构造，韧皮部与木质部各 15~25 束，呈辐射型，木质部由导管和木纤维组成。以上均非正品。

川　乌

Aconiti Radix

乌头始载于《神农本草经》，列为下品。吴普谓："乌头，形如乌之头也。"苏颂谓："其苗高

三四尺，茎作四棱，叶如艾，其花紫碧色作穗，其实细小如桑椹状，黑色。”李时珍谓：“出彰明者即附子之母，今人谓之川乌头是也。”参考《证类本草》所载龙州乌头，可认为古今用药一致。

【来源】 为毛茛科植物乌头 *Aconitum carmichaelii* Debx. 的干燥母根。

【植物形态】 多年生草本。主根纺锤形至倒卵形，周围常生有数个侧根（子根）。茎直立，上部散生贴伏柔毛。叶互生，革质，深三裂几达基部；两侧裂片再2裂，中央裂片再3浅裂，裂片有粗齿或缺刻。总状花序，花序轴密生贴伏的反曲柔毛；花萼5，蓝紫色，上萼片盔形，侧萼片近圆形，内面无毛；花瓣2，变态成蜜腺叶，头部反曲，下具长爪；雄蕊多数；心皮3~5，离生。蓇葖果长圆形。花期6~7月，果期7~8月。(图5-25)

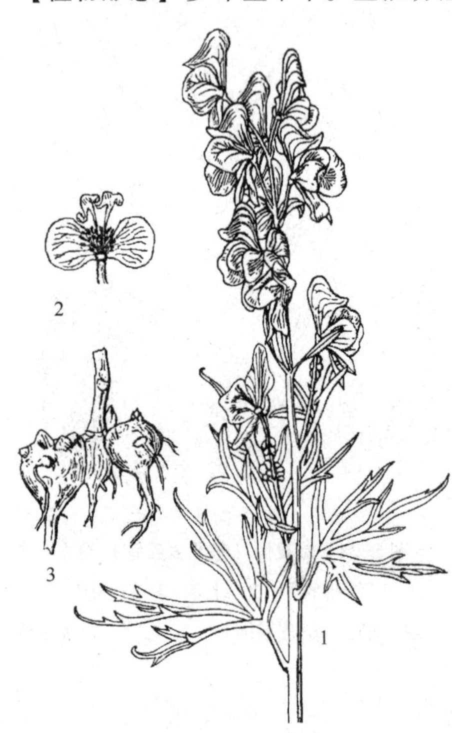

图 5-25 乌头 *Aconitum carmichaelii* Debx.

1. 花枝 2. 花 3. 块根

【产地】 四川、陕西省为主要栽培产区，湖北、湖南、云南、河南等省亦有种植。

【采收加工】 6月下旬至8月上旬采挖，除去子根、须根及泥沙，晒干。

【性状鉴别】 呈不规则圆锥形，稍弯曲，顶端常有残茎，中部多向一侧膨大，长2~7.5cm，直径1.2~2.5cm。表面棕褐色或灰棕色，皱缩，有小瘤状侧根及子根脱离后的痕迹。质坚实，不易折断。断面类白色或浅灰黄色，粉质，形成层环纹呈多角形。气微，味辛辣而麻舌。(图5-26)

以饱满、质坚实，断面色白有粉性者为佳。

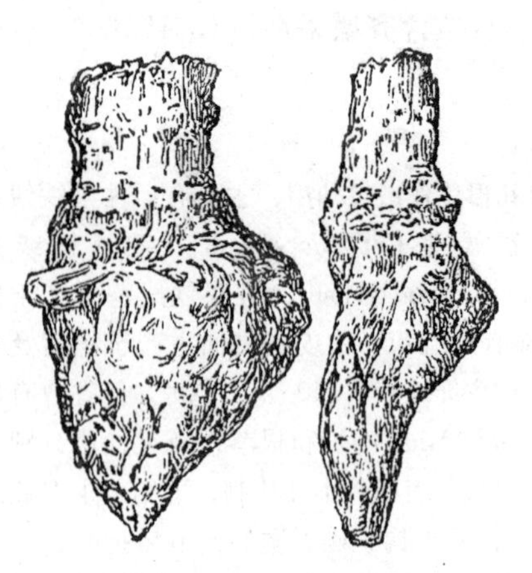

图 5-26 川乌

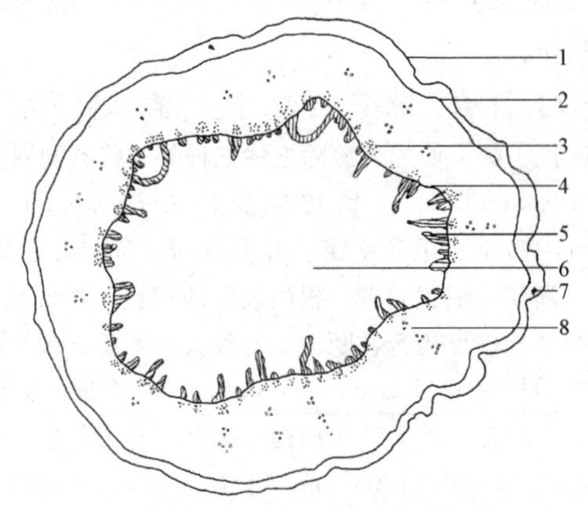

图 5-27 川乌横切面

1. 后生皮层 2. 内皮层 3. 韧皮部 4. 形成层 5. 木质部 6. 髓 7. 石细胞 8. 筛管群

【显微鉴别】 横切面：①后生皮层为棕色木栓化细胞。②皮层细胞切向延长，偶有石细胞，单个散在或数个成群，类长方形、方形或长椭圆形，胞腔较大；内皮层不甚明显。③韧皮部宽广，散有筛管群，内侧偶见纤维束。④形成层类多角形。其内外侧偶有1至数个异型维管束。⑤木质部导管多列，呈径向或略呈“V”字形排列。⑥髓部明显。薄壁细胞充满

淀粉粒。(图 5-27)

粉末：灰黄色。①石细胞近无色或淡黄绿色，呈长方形、类方形、多角形或一边斜尖，直径 49~117μm，长 113~280μm，壁厚 4~13μm，壁厚者层纹明显，纹孔较稀疏。②后生皮层细胞棕色，有的壁呈瘤状增厚突入细胞腔。③导管淡黄色，主为具缘纹孔，直径 29~70μm，末端平截或短尖，穿孔位于端壁或侧壁，有的导管分子短粗拐曲或纵横连接。④淀粉粒单粒球形、长圆形或肾形，直径 3~22μm；复粒由 2~15 分粒组成。(图 5-28)

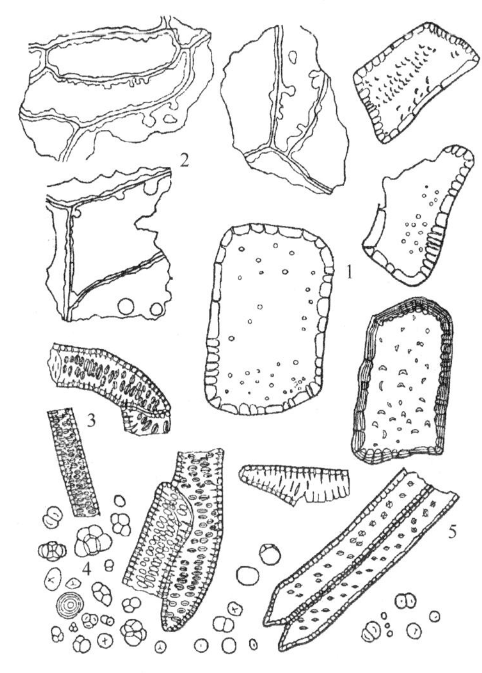

图 5-28　川乌粉末

1. 石细胞　2. 后生皮层细胞　3. 导管　4. 淀粉粒　5. 纤维

【成分】 根含生物碱及乌头多糖(aconitan)。总生物碱含量为 0.82%~1.56%，其中主要为剧毒的双酯类生物碱：新乌头碱(mesaconitine)、乌头碱(aconitine)、次乌头碱(hypaconitine)、杰斯乌头碱(jesaconitine)、异翠雀花碱(isodelphinine)等。此外，尚含塔拉弟胺(talatisamine)及川乌碱甲、乙(chuanwu base A、B)和脂乌头碱(lipoaconitine)、脂次乌头碱、脂中乌头碱等。

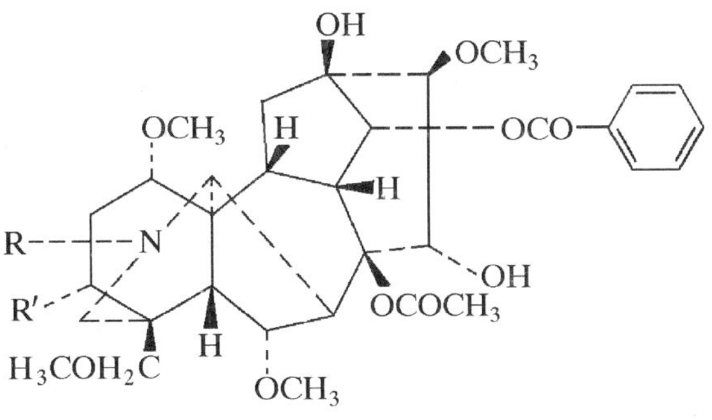

次乌头碱 $R=CH_3$　$R'=H$

乌头碱　$R=C_2H_5$　$R'=OH$

新乌头碱 $R=CH_3$　$R'=OH$

【理化鉴别】 取本品加氨试液润湿，以乙醚提取制成的二氯甲烷溶液作为供试品溶液。以乌头碱、次乌头碱及新乌头碱对照品作对照，以正己烷-乙酸乙酯-甲醇(6.4 ∶3.6 ∶1)为展开剂，置氨蒸气饱和，喷以稀碘化铋钾试液。供试品色谱中，在与对照提取物色谱相应位置上，显相同颜色的斑点。

【检查】 总灰分不得过 9.0%，酸不溶性灰分不得过 2.0%，水分不得过 12.0%。

【含量测定】 按《中国药典》采用高效液相色谱法测定，本品含乌头碱($C_{34}H_{47}NO_{11}$)、次乌头碱($C_{33}H_{45}NO_{10}$)和新乌头碱($C_{33}H_{45}NO_{11}$)的总量应为 0.050%~0.17%。

【功效】 性热，味辛、苦；有大毒。祛风除湿，温经止痛。

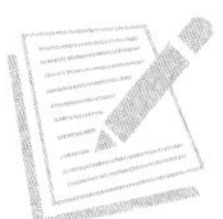

【附注】 部分地区的川乌为乌头的子根，其母根则作草乌药用。均非正品。

草　乌

Aconiti Kusnezoffii Radix

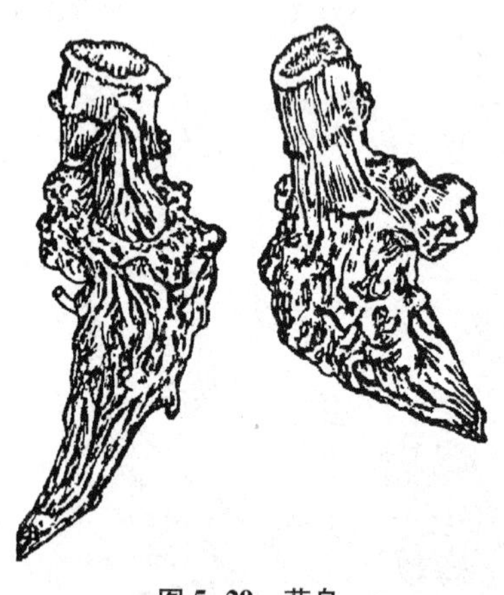

图 5-29　草乌

【来源】 本品为毛茛科植物北乌头 *Aconitum kusnezoffii* Reichb. 的干燥块根。

【产地】 主产于东北、华北各省。

【采收加工】 秋季茎叶枯萎时采挖，除去须根及泥沙，干燥。

【性状鉴别】 呈不规则长圆锥形，略弯曲，长2~7cm，直径0.6~1.8cm。顶端常有残茎和少数不定根残基，有的顶端一侧有一枯萎的芽，一侧有一圆形或扁圆形不定根残基。表面灰褐色或黑棕褐色，极皱缩，有纵皱纹、点状须根痕和数个瘤突状侧根。质硬，断面灰白色或暗灰色，有裂隙，形成层环纹多角形或类圆形，髓部较大或中空。气微，味辛辣、麻舌。（图 5-29）

【显微鉴别】 横切面：①后生皮层为 7~8 列棕黄色栓化细胞；②皮层有石细胞，单个散在或 2~5 个成群，类长方形、方形或长圆形，胞腔大；③内皮层明显。④韧皮部宽广，常有不规则裂隙，筛管群随处可见。⑤母根形成层外侧有韧皮纤维群。⑥形成层环呈不规则多角形或类圆形。⑦木质部导管 1~4 列或数个相聚，位于形成层角隅的内侧，有的内含棕黄色物。⑧髓部较大。⑨薄壁细胞充满淀粉粒。（图 5-30）

【成分】 根含总生物碱为 0.70%~1.3%，其中主要为剧毒的双酯类生物碱：新乌头碱、乌头碱、次乌头碱、杰斯乌头碱（jesaconitine）、异乌头碱（isoaconitine）及北草乌碱等。

【检查】 杂质（残茎）不得过 5.0%，总灰分不得过 6.0%，水分不得过 12.0%。

【含量测定】 按《中国药典》采用高效液相色谱法测定，本品含乌头碱（$C_{34}H_{47}NO_{11}$）、次乌头碱（$C_{33}H_{45}NO_{10}$）和新乌头碱（$C_{33}H_{45}NO_{11}$）的总量应为 0.15%~0.75%。

【功效】 性热，味辛、苦；有大毒。祛风除湿，温经止痛。

【附注】 据报道，全国各地区曾有同属 21 种植物的块根作草乌用，主要有：①乌头 *Aconitum carmichaelii* Debx.，主产于中南、西南各地，野生，根呈纺锤形至倒卵形，表面灰褐色，有皱纹及突起的侧根痕。②黄草乌 *A. vilmorinianum* Kom.，产于云南、贵州等地，表面黑褐色，有多数纵皱纹，末端尖细而稍弯曲。含总生物碱约 0.43%。③多根乌头 *A. karakolitum* Rap.，产于新疆，含总生物碱可达 0.6%，块根 3~4 个或更多，呈链状合生，表面棕褐色。④瓜叶乌头 *A. hemsleyanum* Pritz.，四川、湖北部分地区药用，块根呈圆锥形，直径约 1cm，表面深棕色。以上均非正品。

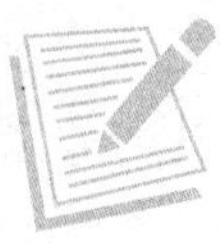

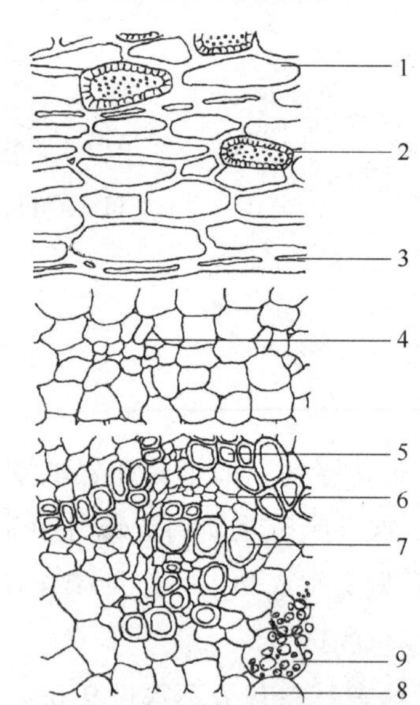

图 5-30　草乌横切面

1. 后生皮层　2. 石细胞　3. 内皮层　4. 筛管群　5. 韧皮纤维群　6. 形成层　7. 导管　8. 髓　9. 薄壁细胞（示淀粉粒）

附　子

Aconiti Lateralis Radix Praeparata

本品始载于《神农本草经》，列为下品。陶弘景谓："乌头与附子同根。"李时珍谓："附乌头而生者为附子，如子附母也。"古今用药一致。

【来源】 为毛茛科植物乌头 *Aconitum carmichaelii* Debx. 子根的加工品。

【植物形态】 见川乌。

【产地】 四川、陕西省为主要栽培产区。

【采收加工】 6月下旬至8月上旬采挖，除去母根、须根及泥沙，习称"泥附子"，加工成下列规格。

盐附子　选择个大、均匀的泥附子，洗净，浸入食用胆巴的水溶液中过夜，再加食盐，继续浸泡，每日取出晒晾，并逐渐延长晒晾时间，直至附子表面出现大量结晶盐粒（盐霜）、体质变硬为止，习称"盐附子"。

黑顺片　取泥附子，按大小分别洗净，浸入食用胆巴的水溶液中数日，连同浸液煮至透心，捞出，水漂，纵切成厚约0.5cm的片，再用水浸漂，用调色液使附片染成浓茶色，取出，蒸至出现油面光泽后，烘至半干，再晒干或继续烘干，习称"黑顺片"。

白附片　选择大小均匀的泥附子，洗净，浸入食用胆巴的水溶液中数日，连同浸液煮至透心，捞出，剥去外皮，纵切成厚约0.3cm的片，用水浸漂，取出，蒸透，晒干，习称"白附片"。

【性状鉴别】 盐附子　呈圆锥形，长4~7cm，直径3~5cm。表面灰黑色，被盐霜。顶端宽大，中央有凹陷的芽痕，周围有瘤状突起的支根或支根痕。质重而坚硬，难折断，受潮则变软。横切面灰褐色，可见充满盐霜的小空隙及多角形环纹（形成层），环纹内侧导管束小点排列不整齐。气微，味咸而麻，刺舌。

黑顺片　为不规则的纵切片，上宽下窄，长1.7~5cm，宽0.9~3cm，厚0.2~0.5cm。外皮黑褐色，切面暗黄色，油润，具光泽，半透明状，并有纵向导管束脉纹。质硬而脆，断面角质样。气微，味淡。

白附片　形状、气味与黑顺片相同，但无外皮，全体黄白色，半透明，厚约0.3cm。

盐附子以个大、坚实、灰黑色、表面起盐霜者为佳。黑顺片以片大、厚薄均匀、表面油润光泽者为佳。白附片以片大、色白、半透明者为佳。（图5-31）

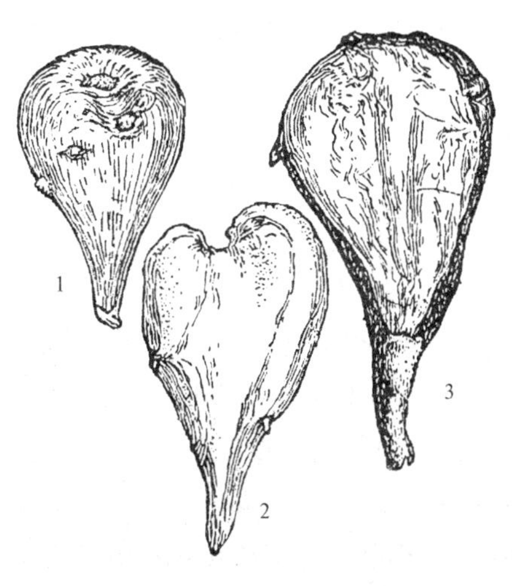

图5-31　附子

1. 盐附子　2. 白附片　3. 黑顺片

【显微鉴别】 与川乌相似，见川乌。

【成分】 根含总生物碱，其中主要为剧毒的双酯类生物碱，附子因系加工品，原来生品中所含毒性很强的双酯类生物碱，在加工炮制的过程中易水解，失去一分子醋酸，生成毒性较小的单酯类生物碱苯甲酰乌头原碱（benzoylaconine）、苯甲酰新乌头原碱（benzoylmesaconine）和苯甲酰次乌头原碱（benzoylhypaconine）。如继续水解，又失去一分子苯甲酸，生成毒性更小的不带酯键的胺醇类生物碱乌头原碱（aconine）、新乌头原碱（mesaconine）和次乌头原

碱（hypaconine）。因此炮制品附子的毒性均较其生品为小。盐附子尚含少量的新乌头碱及乌头碱、次乌头碱，因此盐附子的毒性则较蒸煮过的黑顺片、白附片为大。新乌头碱为镇痛的主要活性成分。此外，尚含强心成分氯化棍掌碱（coryneine chloride）、去甲猪毛菜碱（salsolinol）及去甲乌药碱（dl-demethylcoclaurine），又分得具强心作用的附子苷（fuzinoside）。

【理化鉴别】 取本品加氨试液润湿，以乙醚提取制成的二氯甲烷溶液作为供试品溶液。以苯甲酰新乌头原碱、苯甲酰乌头原碱、苯甲酰次乌头原碱对照品作单酯型生物碱的对照，再以新乌头碱、次乌头碱、乌头碱对照品作双酯型生物碱的对照，以正己烷-乙酸乙酯-甲醇（6.4∶3.6∶1）为展开剂，置氨蒸气饱和，喷以稀碘化铋钾试液。供试品色谱中，盐附子在与新乌头碱对照品、次乌头碱对照品和乌头碱对照品色谱相应的位置上，显相同颜色的斑点；黑顺片或白附片在与苯甲酰新乌头原碱对照品、苯甲酰乌头原碱对照品、苯甲酰次乌头原碱对照品色谱相应的位置上，显相同颜色的斑点。

【检查】 水分不得过15.0%。

双酯型生物碱　按《中国药典》采用高效液相色谱法，本品含双酯型生物碱以新乌头碱、次乌头碱和乌头碱的总量计，不得过0.020%。

【含量测定】 按《中国药典》采用高效液相色谱法，本品含苯甲酰新乌头原碱（$C_{31}H_{43}NO_{10}$）、苯甲酰乌头原碱（$C_{32}H_{45}NO_{10}$）和苯甲酰次乌头原碱（$C_{31}H_{43}NO_{9}$）的总量，不得少于0.010%。

【功效】 有毒；性大热，味辛、甘。回阳救逆，补火助阳，散寒止痛。

白头翁

Pulsatillae Radix

本品为毛茛科植物白头翁 *Pulsatilla chinensis*（Bge.）Regel 的干燥根。主产于东北、华北、华东等地。本品呈类圆柱形或圆锥形，稍扭曲，长6~20cm，直径0.5~2cm。表面黄棕色或棕褐色，具不规则纵皱纹或纵沟，皮部易脱落，露出黄色的木部，有的有网状裂纹或裂隙，近根头处常有朽状凹洞。根头部稍膨大，有白色绒毛，有的可见鞘状叶柄残基。质硬而脆，断面皮部黄白色或淡黄棕色，木部淡黄色。气微，味微苦涩。粉末：韧皮纤维梭形或纺锤形，长100~390μm，直径16~42μm，壁木化。非腺毛单细胞，直径13~33μm，基部稍膨大，壁大多木化，有的可见螺状或双螺状纹理。导管具有缘纹孔、网纹及螺纹导管，直径10~72μm，并有管胞。木栓化细胞少数，微黄色，表面观呈类多角形。淀粉粒少数，单粒类圆形，直径3~22μm，复粒少数，由2~4分粒组成。本品含原白头翁素（protoanemonin），聚合白头翁素（anemonin）、白头翁内酯。根含三萜类皂苷，为白头翁皂苷（pulsatoside）A、B、C、B_4，水解得皂苷元23-羟基-白桦酸，尚有胡萝卜苷。尚发现羽扇豆烯类三萜及其皂苷6个，pulsatillic acid，pulsatilloside A、B、C、3-O-α-L-arabinopyranosyl-3β,23-dihydroxyllup-20(29)-en-28-oic-28-O-α-L-rhamnopyranosyl-(1→4)-β-D-glucopyranosyl-(1→6)-β-D-glucopyranosyl ester、3-O-α-L-rhamnopyranosyl-(1→2)-arabinopyranosyl-3β,23-dihydroxyllup-20(29)-en-28-oic acid。本品性寒，味苦。清热解毒，凉血止痢。商品白头翁的来源比较复杂，曾多达20余种，大多为地区习惯用药，主要有：①同属植物兴安白头翁 *Pulsatilla dahurica*（Fisch.）Spreng.、朝鲜白头翁 *P. cernua*（Thunb.）Bercht. et Opiz.、细叶白头翁 *P. turczaninovii* Kryl. et Serg. 及北白头翁 *P. ambigua* Turcz. ex Pritz. 的根，产于东北或内蒙古地区。这些植物的叶片均非3全裂，而为羽状分裂。朝鲜白头翁根含豆甾醇、β-谷甾醇、长春藤皂苷元、齐墩果酸及乙酰齐墩果酸。②华东、华南等地曾用蔷薇科植物翻白草 *Potentilla discolor* Bge. 的块根或带根全草作白头翁用。块根呈纺锤形或圆锥状，表面黄棕色或暗棕色，根

头部有叶柄残基及幼叶，密被白色毛茸。断面黄白色。切片镜检可见薄壁细胞含草酸钙簇晶及方晶，并含淀粉粒。本品也有止痢作用。③华东、华南及西南等地曾用蔷薇科植物委陵菜 *P. chinensis* Ser. 的根或带根全草误作白头翁用。根呈圆锥形或圆柱形，表面红棕色至暗棕色，粗糙，栓皮易呈片状剥落，根头部有叶柄残基及茎基，有白色毛茸。折断面红棕色。横切面镜检可见薄壁细胞含草酸钙簇晶及细小方晶，导管旁有木纤维束。本品也有止痢作用。以上均非正品。

白　芍
Paeoniae Radix Alba

芍药始载于《神农本草经》，列为中品。马志谓：“有赤、白两种，其花亦有赤白二色。”苏颂谓：“春生红芽作丛，茎上三枝五叶，似牡丹而狭长，高一二尺。夏初开花，有红白紫数种，结子似牡丹子而小。”陈承谓：“本经芍药生丘陵，今世多用人家种植者。”李时珍谓：“根之赤白，随花之色也。”今白芍花色赤白均有，古今用药一致。

【来源】为毛茛科植物芍药 *Paeonia lactiflora* Pall. 的干燥根。

【植物形态】多年生草本，根肥大，叶互生，下部叶为二回三出复叶，小叶片长卵圆形至披针形，叶缘具骨质小齿；上部叶为三出复叶。花大；萼片 4；花瓣 9~13，白色、粉红色或红色；雄蕊多数；心皮 3~5，分离。蓇葖果卵形。花期 5~7 月，果期6~8月。（图 5-32）

【产地】主产于浙江、安徽、四川、贵州、山东等省，均系栽培。

【采收加工】夏、秋两季采挖种植 3~4 年植株的根，洗净，除去头尾及细根，置沸水中煮至透心后除去外皮或去皮后再煮，晒干。

【性状鉴别】呈圆柱形，平直或稍弯曲，两端平截，长 5~18cm，直径 1~2.5cm。表面类白色或淡红棕色，光洁，隐约可见横长皮孔及纵皱纹，有细根痕或残留棕褐色的外皮。质坚实，不易折断。断面较平坦，类白色或微带棕红色，形成层环明显，木部有放射状纹理。气微，味微苦、酸。（图 5-33）

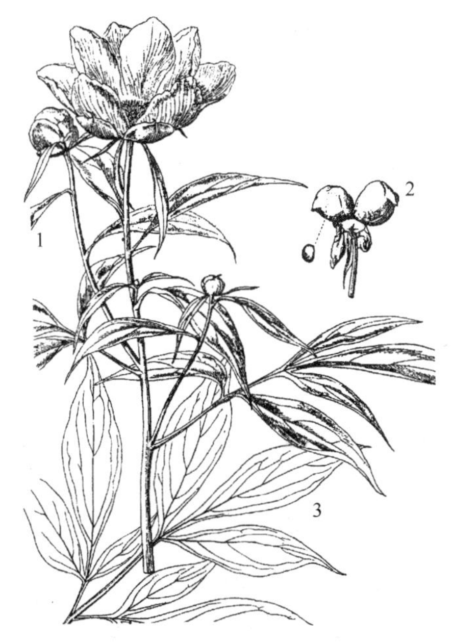

图 5-32　芍药 *Paeonia lactiflora* Pall.

1. 花枝　2. 果　3. 叶

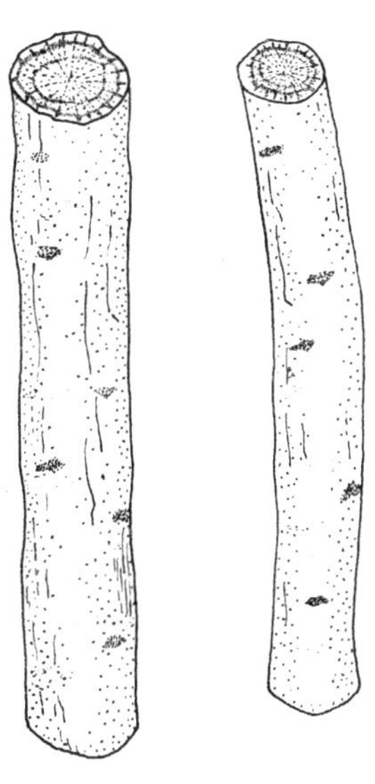

图 5-33　白芍

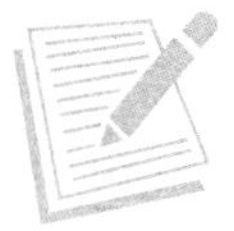

以根粗、坚实、无白心或裂隙者为佳。

饮片　呈类圆形的薄片。表面淡棕红色或类白色，平滑。切面类白色或微带棕红色，形成层环明显，可见稍隆起的筋脉纹呈放射状排列。气微，味微苦、酸。

【显微鉴别】横切面：①木栓层细胞偶有残存。②残存的皮层细胞切向延长。③韧皮部主要由薄壁细胞组成。④形成层环微波状弯曲。⑤木质部束窄，导管群作放射状排列，导管旁有少数木纤维。木射线宽 10 至数十列细胞。⑥薄壁细胞含草酸钙簇晶，并含糊化淀粉粒团块。（图 5-34）

粉末：黄白色。①薄壁细胞含糊化淀粉粒，糊化淀粉团块甚多。②草酸钙簇晶较多，直径 11~35μm，存在于薄壁细胞中，常排列成行，或一个细胞中含数个簇晶。③木纤维长梭形，直径 15~40μm，壁厚，微木化，具大的圆形纹孔。④导管为具缘纹孔或网纹，直径 20~65μm。（图5-35）

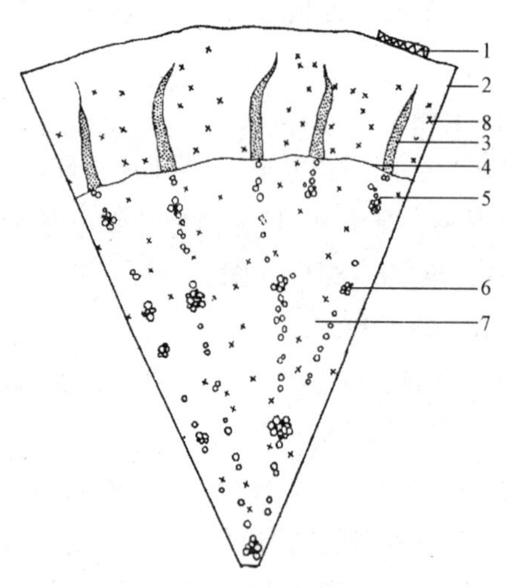

图 5-34　白芍横切面

1. 木栓层　2. 皮层　3. 韧皮部　4. 形成层　5. 木质部　6. 木纤维　7. 射线　8. 草酸钙簇晶

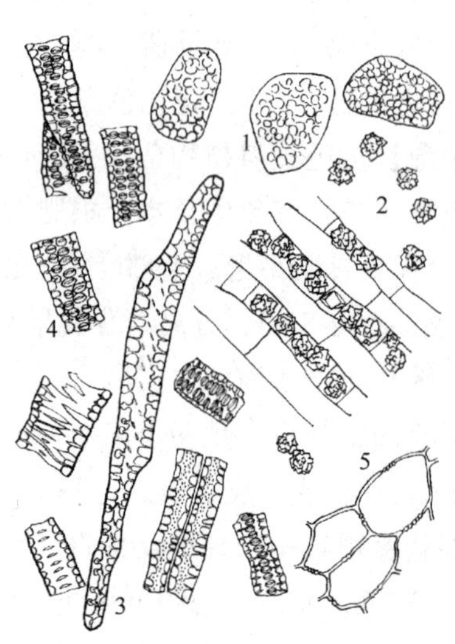

图 5-35　白芍粉末

1. 含糊化淀粉粒细胞　2. 草酸钙簇晶　3. 木纤维　4. 导管　5. 薄壁细胞

【成分】芍药根含多量芍药苷（paeoniflorin），经加工为白芍后，含量显著减少，约在 1%以下。并含少量羟基芍药苷（oxypaeoniflorin）、芍药内酯苷（albiflorin）、苯甲酰芍药苷（benzoyl-paeoniflorin）及芍药苷元酮、d-儿茶素（d-catechin）、苯甲酸、鞣质（1，2，3，4，6-五没食子酰葡萄糖组成的鞣质、四种逆没食子鞣质）、β-谷甾醇、挥发油等。芍药苷为解痉有效成分。白芍苷 R_1（albiflorin R_1）为新的单萜苷。

芍药苷

【理化鉴别】取本品乙醇提取液作为供试品溶液，以白芍对照药材、芍药苷对照品作对照，以三氯甲烷-乙酸乙酯-甲醇-甲酸（40：5：10：0.2）为展开剂，喷以 5%香草醛硫酸溶液，加热至斑点显色清晰。供试品色谱中，在与对照品色谱相应的位置上，显相同的蓝紫色斑点；与对照药材相应的位置上，显相同颜色的斑点。

【检查】总灰分不得过4.0%，水分不得过14.0%。二氧化硫残留量不得过400mg/kg。

重金属及有害元素　铅不得过5mg/kg，镉不得过1mg/kg，砷不得过2mg/kg，汞不得过0.2mg/kg，铜不得过20mg/kg。

【浸出物】按水溶性浸出物热浸法测定，水溶性浸出物不得少于22.0%。

【含量测定】按《中国药典》采用高效液相色谱法测定，含芍药苷（$C_{23}H_{28}O_{11}$）不得少于1.6%；饮片不得少于1.2%。

【功效】性微寒，味苦、酸。养血调经，敛阴止汗，柔肝止痛，平抑肝阳。

【附注】本品变种毛果芍药 *Paeonia lactiflora* Pall. var. *trichocarpa*（Bge.）Stern. 根含6种五倍子鞣质。毛叶草芍药 *P. obovata* Maxim. var. *willmottiae*（Stapf）Stern 过去在陕西曾作宝鸡白芍使用，根较细小，表面灰色，木性强。以上均非正品。

赤　芍

Paeoniae Radix Rubra

本品为毛茛科植物芍药 *Paeonia lactiflora* Pall. 或川赤芍 *P. veitchii* Lynch 的干燥根。芍药主产于内蒙古和东北等地，河北、陕西、山西、甘肃等省亦产。川赤芍主产四川，甘肃、陕西等省亦产。药材呈圆柱形，稍弯曲，长5~40cm，直径0.5~3cm。表面棕褐色，粗糙，有纵沟及皱纹，并有须根痕及横向突起的皮孔，有的外皮易脱落。质硬而脆，易折断，断面粉白色或粉红色，皮部窄，木部放射状纹理明显，有的有裂隙。气微香，味微苦、酸涩。以根粗壮，断面粉白色，粉性大者为佳。横切面：木栓层为数列棕色细胞，栓内层薄壁细胞切向延长。韧皮部较窄。形成层成环。木质部射线较宽，导管群作放射状排列，导管旁有木纤维。薄壁细胞含草酸钙簇晶，并含淀粉粒。本品主含芍药苷3.5%~8%，含微量芍药内酯苷、羟基芍药苷及苯甲酰芍药苷、赤芍精（d-儿茶精）、赤芍甲素、赤芍乙素。还含苯甲酸约1%、鞣质约12.6%。并含β-谷甾醇-3-α-葡萄糖苷、蔗糖、棕榈酸、顺式$\Delta^{9,12}$-十二碳二烯酸、芍药新苷（lactiflorin）等。本品性微寒，味苦。清热凉血，散瘀止痛。有的地区曾用同属其他植物的根作赤芍用，但质量较差。主要有草芍药 *Paeonia obovata* Maxim. 及其变种毛叶草芍药 *P. obovata* Maxim. var. *willmottiae*（Stapf）Stern 的根。以上均非正品。

黄　连

Coptidis Rhizoma

本品始载于《神农本草经》，列为上品。《名医别录》记载："黄连生巫阳川谷及蜀郡太山之阳。"李时珍谓："汉末李当之本草，惟取蜀郡黄肥而坚者为善……以雅州、眉州者为良。"又谓："其根连珠而色黄，故名。"古今用药基本一致。

【来源】为毛茛科植物黄连 *Coptis chinensis* Franch.、三角叶黄连 *C. deltoidea* C. Y. Cheng et Hsiao 或云连 *C. teeta* Wall. 的干燥根茎。以上三种分别习称"味连""雅连""云连"。

【植物形态】黄连为多年生草本，根茎黄色，常有分枝。叶基生，具长柄。卵状三角形，3全裂，中央裂片稍呈菱形，具柄，羽状深裂，边缘具锐锯齿；侧生裂片呈不等2深裂，裂片再作羽状深裂。花葶1~2，二歧或多歧聚伞花序，花3~8，苞片披针形，羽状深裂；花萼5片，黄绿色，窄卵形，花瓣线形或线状披针形，长5~7mm，中央有蜜槽；雄蕊多数，外轮雄蕊比花瓣略

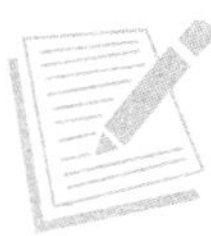

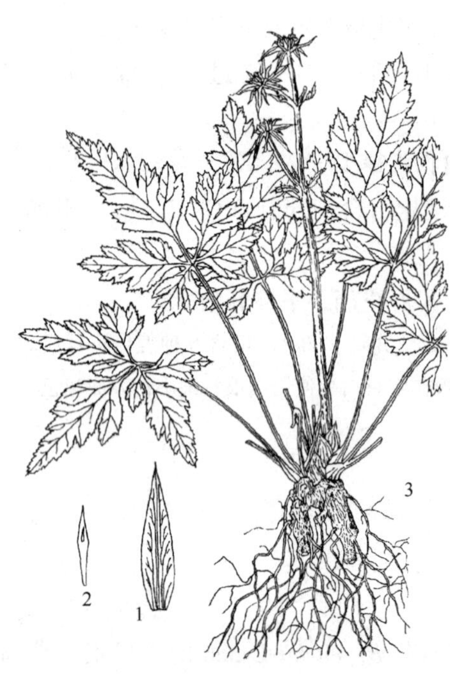

图 5-36 黄连 *Coptis chinensis* Franch.

1. 萼片 2. 花瓣 3. 植株

短；心皮 8~12，离生。蓇葖果具柄。花期 2~4 月。果期 3~6 月。（图 5-36）

三角叶黄连根茎黄色，不分枝或少分枝。叶片卵形，3 全裂，中央裂片三角状卵形，羽状深裂，深裂片多少彼此密接，雄蕊长约为花瓣之半。

云连的根茎黄色，较少分枝。叶片卵状三角形，3 全裂，中央裂片卵状菱形，羽状深裂，深裂片彼此疏离。花瓣匙形至卵状匙形，先端钝。（图 5-37）

【产地】 味连　主产于四川石柱县。湖北西部、陕西、甘肃等地亦产。主要为栽培品，为商品黄连的主要来源。

雅连　主产于四川洪雅、峨眉等地，为栽培品，有少量野生。

云连　主产于云南德钦、碧江及西藏地区，原系野生，现有栽培。

【采收加工】 秋季采挖，除去须根及泥沙，干燥，撞去残留须根。

【性状鉴别】 味连　多分枝，集聚成簇，常弯曲，

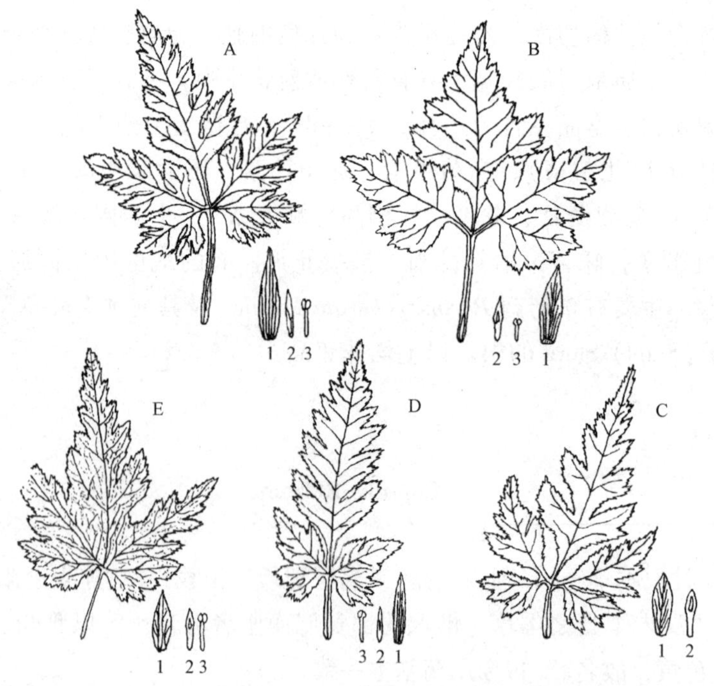

图 5-37 五种黄连叶形比较

A. 黄连 *Coptis chinensis* Franch.　B. 三角叶黄连 *Coptis deltoidea* C. Y. Cheng et Hsiao

C. 云连 *Coptis teeta* Wall.　D. 峨眉野连 *Coptis omeiensis*（Chen）C. Y. Cheng

E. 短萼黄连 *Coptis chinensis* Franch. var. *brevisepala* W. T. Wang et Hsiao

1. 萼片 2. 花瓣 3. 雄蕊

形如鸡爪，单枝根茎长 3~6cm，直径 0.3~0.8cm。表面灰黄色或黄褐色，粗糙，有不规则结节状隆起、须根及须根残基，有的节间表面平滑如茎秆，习称“过桥”。上部多残留褐色鳞叶，顶端常留有残余的茎或叶柄。质硬，断面不整齐，皮部橙红色或暗棕色，木部鲜黄色或橙黄色，呈放射状排列，髓部有的中空。气微，味极苦。（图 5-38）

雅连　多为单枝，略呈圆柱形，微弯曲，长 4~8cm，直径 0.5~1cm。“过桥”较长。顶端有少许残茎。（图 5-38）

云连　多为单枝，弯曲呈钩状，较细小。长 2~5cm，直径 2~4mm。表面棕黄色或暗黄色。“过桥”较短，折断面黄棕色。（图 5-38）

均以粗壮、坚实、断面皮部橙红色，木部鲜黄色或橙黄色者为佳。

饮片　呈不规则的薄片。外表皮灰黄色或黄褐色，粗糙，有细小的须根。切面或碎断面鲜黄色或红黄色，具放射状纹理，气微，味极苦。

【显微鉴别】味连横切面：①木栓层为数列细胞，其外有表皮，常脱落。②皮层较宽，石细胞单个或成群散在，黄色，另有根迹维管束。③中柱鞘纤维成束，木化，或伴有少数石细胞，均显黄色。④维管束外韧型，环列，束间形成层不明显；木质部细胞均木化，木纤维较发达。射线宽窄不一。⑤髓部均为薄壁细胞，无石细胞。（图 5-39）

雅连　与味连相似，但髓部有石细胞。

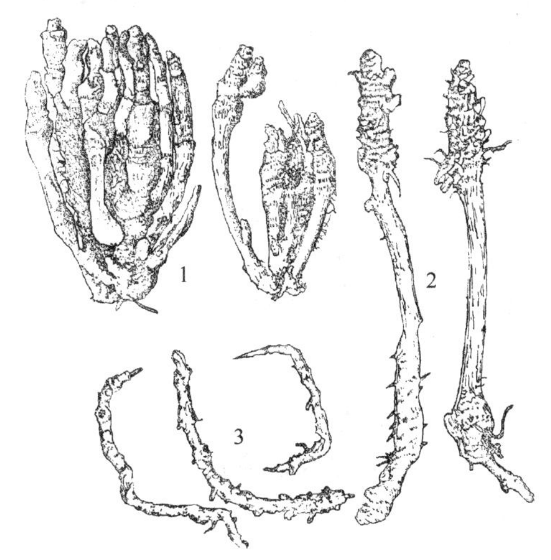

图 5-38　黄连

1. 味连　2. 雅连　3. 云连

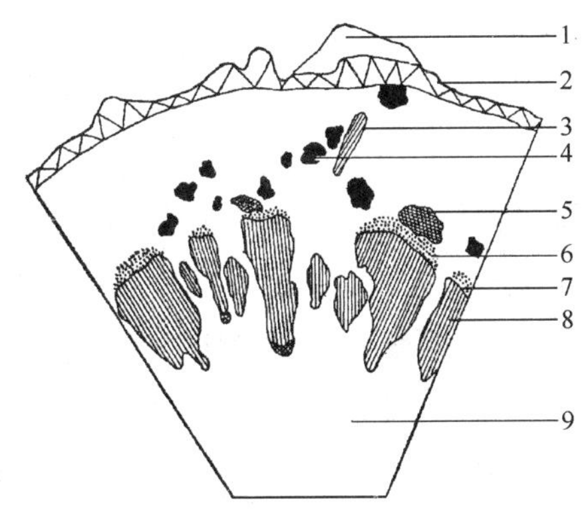

图 5-39　黄连（味连）横切面

1. 鳞叶组织　2. 木栓层　3. 根迹维管束　4. 石细胞　5. 中柱鞘纤维　6. 韧皮部　7. 形成层　8. 木质部　9. 髓

云连　皮层、中柱鞘部位及髓部均无石细胞。

粉末：味连黄棕色或黄色。①石细胞为类方形、类圆形、类长方形或近多角形，直径 25~64μm，长至 102μm，黄色，壁厚，壁孔明显。②中柱鞘纤维黄色，纺锤形或梭形，长 136~185μm，直径 27~37μm，壁厚。③木纤维较细长，壁较薄，有稀疏点状纹孔。④木薄壁细胞类长方形或不规则形，壁稍厚，有纹孔。⑤鳞叶表皮细胞，绿黄色或黄棕色，细胞长方形或长多角形，壁微波状弯曲，或作连珠状增厚。⑥导管为网纹或孔纹，短节状。⑦淀粉粒多单粒，类圆形，直径 2~3μm。

雅连与味连相似，但石细胞较多，金黄色。（图 5-40）

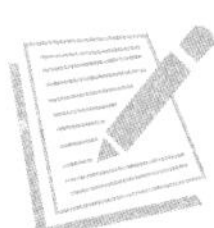

【成分】三种黄连均含多种生物碱，主要为小檗碱（berberine），呈盐酸盐存在，含量 5.2%~

7.69%；其次为黄连碱（coptisine）、甲基黄连碱（worenine，云连无）、巴马汀（palmatine）、药根碱（jatrorrhizine）、表小檗碱（epiberberine）。此外，尚含木兰碱（magnoflorine）、8-氧化黄连碱（8-oxocoptisine）、氧化小檗碱（oxyberberine）、降氧化北美黄连次碱（noroxyhydra-stineine）等。酚性成分有阿魏酸、绿原酸、3,4-二羟基苯乙醇葡萄糖苷、3-羧基-4-羟基苯氧葡萄糖苷、2,3,4-三羟基苯丙酸等。据研究黄连碱为黄连的特征性成分。据测定黄连中小檗碱含量以栽培六年者最高。

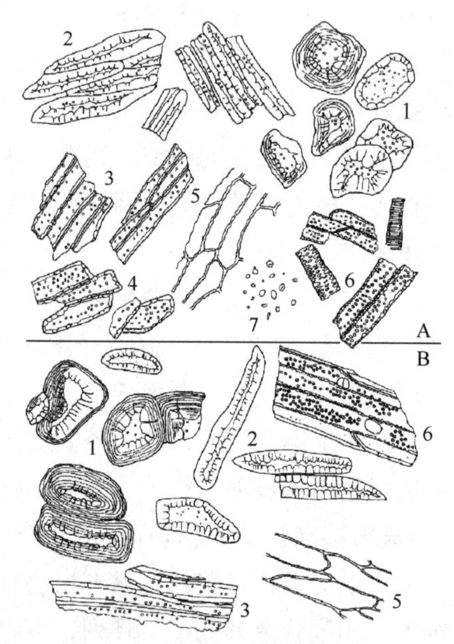

图 5-40 黄连粉末

A. 味连 B. 雅连

1. 石细胞 2. 中柱鞘纤维 3. 木纤维 4. 木薄壁细胞 5. 鳞叶表皮细胞 6. 导管 7. 淀粉粒

【理化鉴别】①取本品甲醇提取液作为供试品溶液，以黄连对照药材、盐酸小檗碱对照品作对照，以环已烷-乙酸乙酯-异丙醇-甲醇-水-三乙胺（3：3.5：1：1.5：0.5：1）为展开剂，置浓氨液饱和，置紫外光灯（365nm）下检视。供试品色谱中，在与对照药材色谱相应的位置上，显4个以上相同颜色的荧光斑点；对照品色谱相应的位置上，显相同颜色的荧光斑点。②取粉末或薄切片置载玻片上，加95%乙醇1~2滴及30%硝酸1滴，加盖玻片放置片刻，镜检，有黄色针状或针簇状结晶析出（硝酸小檗碱）。

【检查】总灰分不得过5.0%，水分不得过14.0%；饮片总灰分不得过3.5%，水分不得过12.0%。

【浸出物】按醇溶性浸出物热浸法测定，稀乙醇浸出物不得少于15.0%。

【含量测定】按《中国药典》采用高效液相色谱法测定，味连含小檗碱（$C_{20}H_{17}NO_4$）不得少于5.5%，表小檗碱（$C_{20}H_{17}NO_4$）不得少于0.80%，黄连碱（$C_{19}H_{13}NO_4$）不得少于1.6%，巴马汀（$C_{21}H_{21}NO_4$）不得少于1.5%；雅连含小檗碱不得少于4.5%；云连含小檗碱不得少于7.0%；饮片含小檗碱不得少于5.0%，含表小檗碱、黄连碱和巴马汀的总量不得少于3.3%。

【功效】性寒，味苦。清热燥湿，泻火解毒。

【附注】除上述三种外，还曾有多种同属植物根茎作黄连用，主要有：峨眉野连 *Coptis omeiensis*（Chen）C. Y. Cheng，野生于四川、云南地区。根茎结节密集，无“过桥”，鳞叶较多，常带有部分叶柄。短萼黄连 *C. chinensis* Franch. var. *brevisepala* W. T. Wang et Hsiao，产于广西、广东、福建等地。别名土黄连，主为野生。根茎略呈连珠状圆柱形，多弯曲，无“过桥”。以上均非正品。

升 麻

Cimicifugae Rhizoma

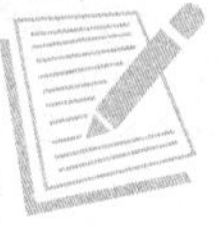

【来源】本品为毛茛科植物大三叶升麻 *Cimicifuga heracleifolia* Kom.、兴安升麻 *C. dahurica*（Turcz.）Maxim. 或升麻 *C. foetida* L. 的干燥根茎。药材依次称关升麻、北升麻、西升麻。

【产地】主产于辽宁、吉林、黑龙江。河北、山西、陕西等省亦产。

【采收加工】秋季采挖，除去泥沙，晒至须根干时，燎去或除去须根，晒干。

【性状鉴别】本品为不规则的长形块状，多分枝，呈结节状，长10～20cm，直径2～4cm。表面黑褐色或棕褐色，粗糙不平，有坚硬的细须根残留，上面有数个圆形空洞的茎基痕，洞内壁显网状沟纹；下面凹凸不平，具须根痕。体轻，质坚硬，不易折断，断面不平坦，有裂隙，纤维性，黄绿色或淡黄白色。气微，味微苦而涩。（图5-41）

饮片　呈不规则的厚片，厚2～4mm。外表面黑褐色或棕褐色，粗糙不平，有的可见须根痕或坚硬的细须根残留，切面黄绿色或淡黄白色，具有网状或放射状纹理。体轻，质硬，纤维性。气微，味微苦而涩。

【显微鉴别】西升麻横切面：①最外为1列棕色后生表皮，细胞类圆形或长方形，壁增厚，有明显的纹理。②皮层外侧有1列石细胞，单个或成群，类方形，壁较厚，壁孔明显。③韧皮部外侧有木化纤维束。④木质部由导管和木纤维组成。⑤髓部较宽广。本品薄壁组织中有大量树脂块。（图5-42）

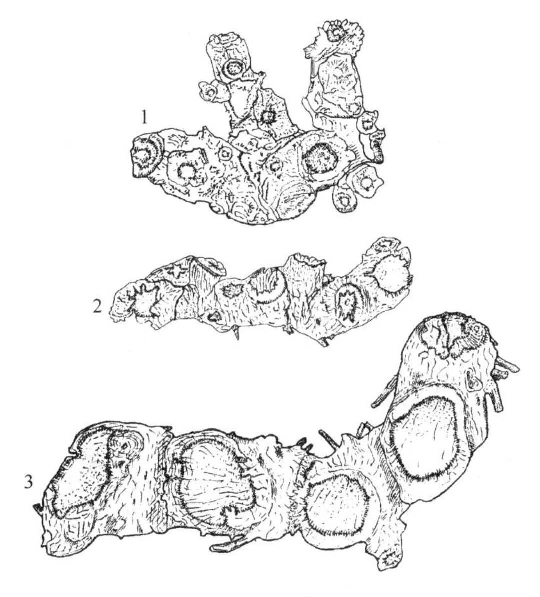

图5-41　升麻

1. 西升麻　2. 北升麻　3. 关升麻

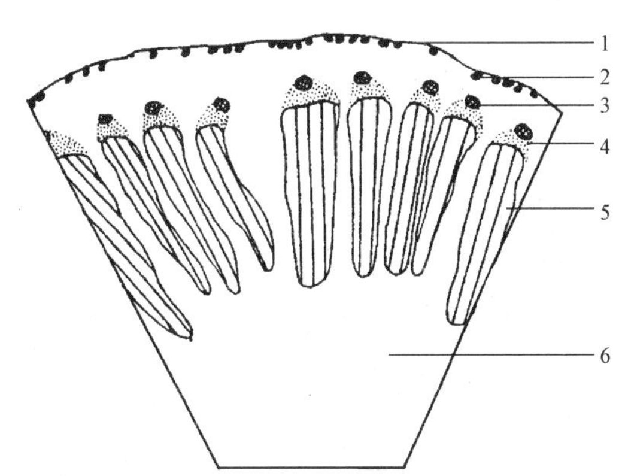

图5-42　升麻（西升麻）横切面

1. 后生表皮　2. 石细胞　3. 韧皮纤维　4. 韧皮部　5. 木质部　6. 髓

关升麻与西升麻相似，但后生表皮细胞类方形，壁薄，无纹理。皮层石细胞类方形或长圆形，壁较薄，纹孔少。薄壁组织中树脂块多见。

北升麻与西升麻相似，但后生表皮细胞类方形，壁稍增厚，无纹理。皮层石细胞长条形或不规则形，壁较薄，纹孔较少。薄壁组织中树脂块很少。

【成分】兴安升麻根茎含多种甾萜类成分：β-谷甾醇、升麻醇（cimigenol）、升麻醇木糖苷（cimigenol xyloside）、北升麻醇（dahurinol）、异北升麻醇（isodahurinol）、去羟北升麻醇（dehydroxydahurinol）及25-O-甲基异北升麻醇（25-O-methylisodahurinol）等。此外，还含异阿魏酸（isoferulic acid）、阿魏酸（ferulic acid）、咖啡酸，以及呋喃香豆素类成分齿阿米素（visnagin）和齿阿米醇（visamminol）。又分离出两种黄色素：（E）-3-（3′-甲基-2′-丁烯叉）-2-吲哚酮和（Z）-3-（3′-甲基-2′-丁烯叉）-2-吲哚酮。

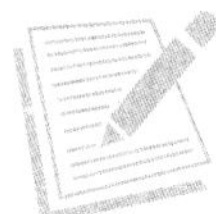

【理化鉴别】取本品乙醇提取液作为供试品溶液，以升麻对照药材，阿魏酸、异阿魏酸对照品作对照，以环已烷-乙酸乙酯-冰醋酸（7：2：1）为展开剂，置紫外光灯（365nm）下检视。

供试品色谱中，在与对照药材色谱和对照品色谱相应的位置上，显相同颜色的荧光斑点。

【检查】杂质不得过5.0%，总灰分不得过8.0%，酸不溶性灰分不得过4.0%，水分不得过13.0%。饮片总灰分不得过6.5%，酸不溶性灰分不得过1.0%，水分不得过11.0%。

【浸出物】按醇溶性浸出物热浸法测定，稀乙醇浸出物不得少于17.0%。

【含量测定】按《中国药典》采用高效液相色谱法测定，本品含异阿魏酸（$C_{10}H_{10}O_4$）不得少于0.10%。

【功效】性微寒，味辛、微甘。发表透疹，清热解毒，升举阳气。

【附注】①同属植物单穗升麻 *Cimicifuga simplex* Wormsk. 的根茎，曾在东北及四川等地有作升麻药用者。本种花序通常单一而不分枝。根茎较小，长8～15cm，直径1～1.5cm。表面棕黑色或棕黄色，茎基直径0.7～1.5cm，下面有多数须根及根痕。本品含北升麻醇、去羟北升麻醇、异北升麻醇。②菊科植物华麻花头 *Serratula chinensis* S. Moore 的根，曾在广东、广西、福建等地常作升麻药用，习称"广东升麻"。根圆柱形，稍扭曲，长5～15cm，直径0.5～1cm，表面灰黄色或浅灰色。质脆，易折断，断面浅棕色或灰白色。③虎耳草科植物落新妇 *Astilbe chinensis*（Maxim.）Franch. et Sav. 的根茎，曾在甘肃、陕西部分地区民间作升麻药用，习称"红升麻"。根茎呈不规则长块状，有数个圆形茎痕及棕黄色绒毛，外皮棕色或黑棕色，凹凸不平，有多数须根痕。断面白色，微带红色。含矮茶素（bergenin）。以上均非正品。

防 己

Stephaniae Tetrandrae Radix

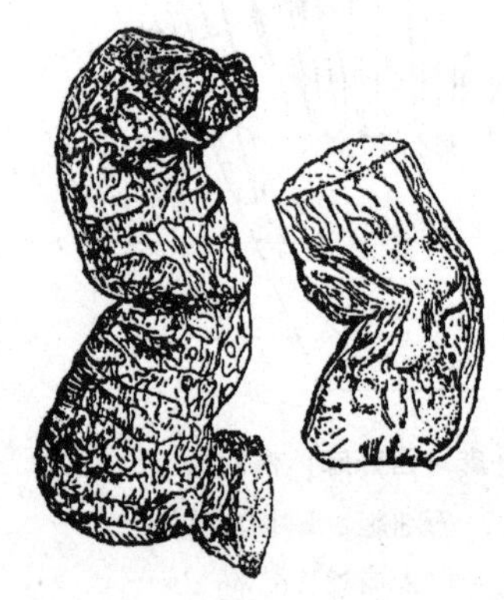

图5-43 防己

【来源】本品为防己科（Menispermaceae）植物粉防己 *Stephania tetrandra* S. Moore 的干燥根。

【产地】主产于江西、浙江、安徽、湖北、湖南等地。

【采收加工】秋季采挖，洗净，除去粗皮，晒至半干，切段，个大者再纵切，干燥。

【性状鉴别】呈不规则圆柱形、半圆柱形或块状，多弯曲，长5～10cm，直径1～5cm。表面淡灰黄色，在弯曲处常有深陷横沟而成结节状的瘤块样。体重，质坚实，断面平坦，灰白色，富粉性，有稀疏的放射状纹理，习称"车轮纹"。气微，味苦。（图5-43）

以质坚实、粉性足、去净外皮者为佳。

饮片 呈类圆形或半圆形厚片。外表皮淡灰黄色。切面灰白色，粉性，有稀疏的放射状纹理。气微，味苦。

【显微鉴别】横切面：①木栓层多已除去或有残留。②栓内层细胞切向排列，有石细胞群散在，石细胞类方形或多角形，壁稍厚。③韧皮部较宽，韧皮部束明显。④形成层成环。⑤木质部占大部分，导管稀少呈放射状排列，导管旁有木纤维；射线较宽。薄壁细胞充满淀粉粒，并可见细小杆状草酸钙结晶。（图5-44）

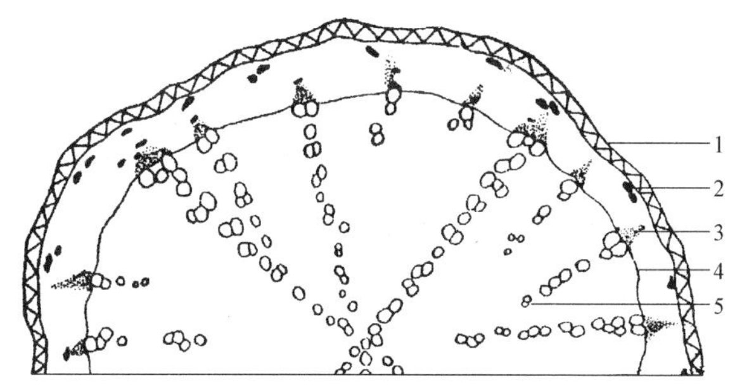

图 5-44 防己横切面

1. 木栓层 2. 栓内层石细胞 3. 韧皮部 4. 形成层 5. 木质部导管

【成分】 含多种异喹啉生物碱，总量为 1.7%~2.5%。其中主要为粉防己碱（汉防己甲素，tetrandrine）、去甲基粉防己碱（汉防己乙素，demethyl-tetrandrine）、轮环藤酚碱（cyclanoline）、防己诺林碱（汉防己素，fangchinoline）等。此外含氧化防己碱、防己菲碱、1,3,4-三脱氢防己诺林碱氧化物、甲基防己诺林碱、(+)-2-N-甲基汉防己碱等。并含黄酮苷、酚类、有机酸、挥发油、糖类等。

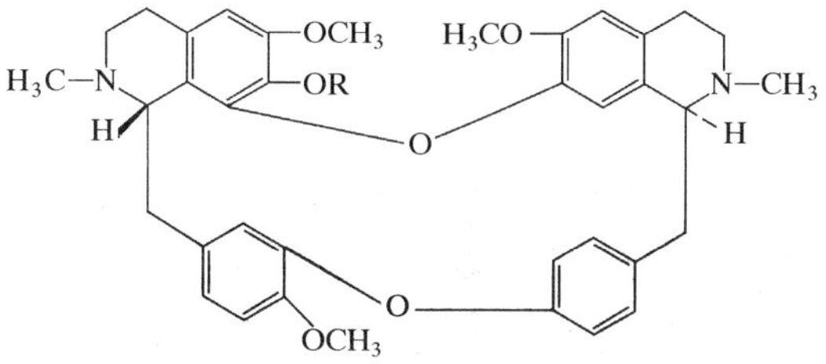

粉防己碱 R=CH_3
去甲基粉防己碱 R=H

【理化鉴别】 取本品乙醇提取液作为供试品溶液，以粉防己碱与防己诺林碱混合对照品作对照，分别点于同一硅胶 G 薄层板上，以三氯甲烷-丙酮-甲醇-5%浓氨试液（6∶1∶1∶0.1）为展开剂，喷以稀碘化铋钾试液。供试品色谱中，在与对照品色谱相应的位置上，显相同颜色的斑点。

【检查】 总灰分不得过 4.0%，水分不得过 12.0%。

【浸出物】 按醇溶性浸出物热浸法测定，甲醇浸出物不得少于 5.0%。

【含量测定】 按《中国药典》采用高效液相色谱法测定，本品含粉防己碱（$C_{38}H_{42}N_2O_6$）和防己诺林碱（$C_{37}H_{40}N_2O_6$）的总量不得少于 1.6%；饮片不得少于 1.4%。

【功效】 性寒，味苦。祛风止痛，利水消肿。

【附注】 商品防己的来源有多种，有的地方曾用马兜铃科植物异叶马兜铃 *Aristolochia heterophylla* Hemsl. 的根入药，称“汉中防己”。在湖南等地曾用防己科植物称钩风 *Diploclisia affinis*（Oliv.）Diels 的根及老茎入药，称“湘防己”，多自产自销；横切面镜检，具异常构造，有 2~7 轮同心性维管束环层。河南、陕西、江西等地曾用防己科植物木防己 *Cocculus trilobus*（Thunb.）DC. 的根入药，称“木防己”；本品呈圆柱形，屈曲不直，表面黑褐色；质较坚硬，不易折断；断面黄白色，无粉质。

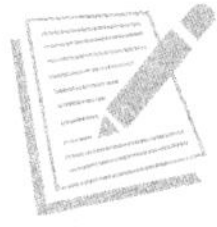

北豆根

Menispermi Rhizoma

【来源】本品为防己科植物蝙蝠葛 *Menispermum dauricum* DC. 的干燥根茎。

【产地】主产于东北及河北、山东、山西等地。

【采收加工】春、秋二季采挖，除去须根及泥沙，干燥。

【性状鉴别】本品呈细长圆柱形，弯曲，有分枝，长可达50cm，直径0.3～0.8cm。表面黄棕色至暗棕色，多有弯曲的细根，并可见突起的根痕及纵皱纹，外皮易剥落。质韧，不易折断，断面不整齐，纤维性，木部淡黄色，呈放射状排列，中心有髓。气微，味苦。（图5-45）

饮片 本品为不规则的圆形厚片，表面淡黄色至棕褐色，木部淡黄色，呈放射状排列，纤维性，中心有髓，白色。气微，味苦。

【显微鉴别】横切面：①表皮细胞一列，外被棕黄色角质层。②木栓层为数列细胞。③皮层较宽，老的根茎有石细胞散在。④中柱鞘纤维排列成新月形。⑤维管束外韧型，环列。束间形成层不明显。⑥木质部由导管、管胞、木纤维及木薄壁细胞组成，均木化。⑦中央有髓，髓部细胞具纹孔。⑧射线细胞5～13列，有石细胞散在。薄壁细胞含淀粉粒及细小草酸钙结晶（方晶、针晶、棒状结晶）。（图5-46）

粉末：淡棕黄色。①石细胞单个散在，淡黄色，分枝状或不规则形，直径43～147（200）μm，胞腔较大。②中柱鞘纤维多成束，淡黄色，直径18～34μm，常具分隔。③木纤维成束，直径10～26μm，壁具斜纹孔或交叉纹孔。④导管多为具缘纹孔。⑤草酸钙结晶细小，呈方形、砂粒状或棒状结晶。⑥淀粉粒单粒直径3～12μm；复粒2～8分粒。（图5-47）

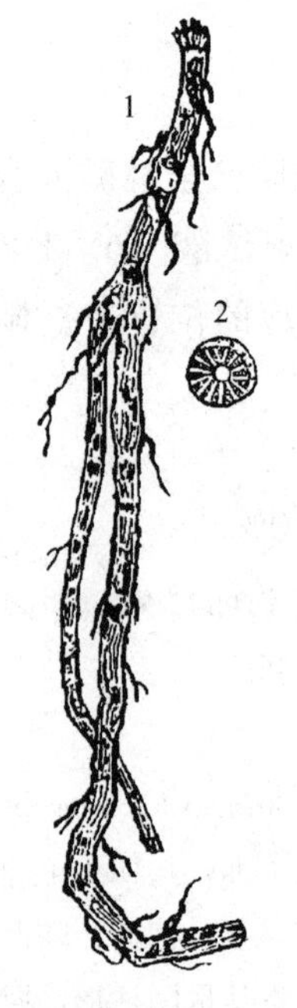

图5-45 北豆根

1. 药材 2. 饮片

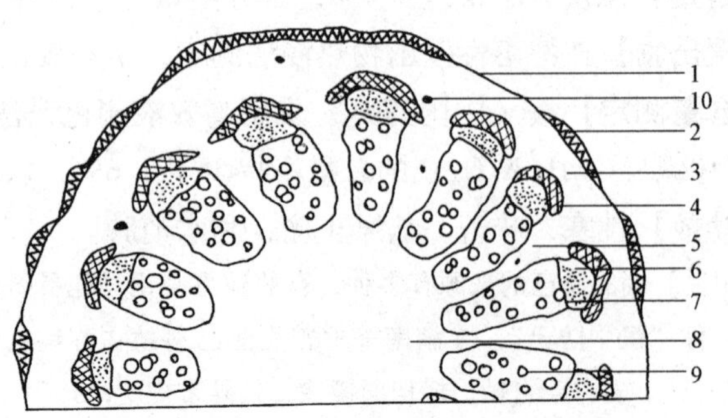

图5-46 北豆根横切面

1. 表皮 2. 木栓层 3. 皮层 4. 中柱鞘纤维 5. 射线 6. 韧皮部 7. 形成层 8. 髓 9. 木质部 10. 石细胞

【成分】含多种生物碱，总量为 1.7%～2.5%，以春季采收含量最高。主要为北豆根碱（dauricine），含量可达总碱之半；其次为去甲北豆根碱（daurinoline）、异去甲北豆根碱（dauricinoline）、北豆根酚碱（dauricoline）、木兰碱、蝙蝠葛任碱（menisperine）及青防己碱（acutumine）等；并含北豆根苏林碱（daurisoline）及蝙蝠葛辛、蝙蝠葛定、尖防己碱、N-去甲尖防己碱等。

【检查】杂质不得过 5.0%，总灰分不得过 7.0%，酸不溶性灰分不得过 2.0%，水分不得过 12.0%。

【浸出物】按醇溶性浸出物热浸法测定，乙醇浸出物不得少于 13.0%。

【含量测定】按《中国药典》采用高效液相色谱法测定，本品含蝙蝠葛苏林碱（$C_{37}H_{42}N_2O_6$）和蝙蝠葛碱（$C_{38}H_{44}N_2O_6$）的总量不得少于 0.60%；饮片总量不得少于 0.45%。

【功效】性寒，味苦；有小毒。清热解毒，祛风止痛。

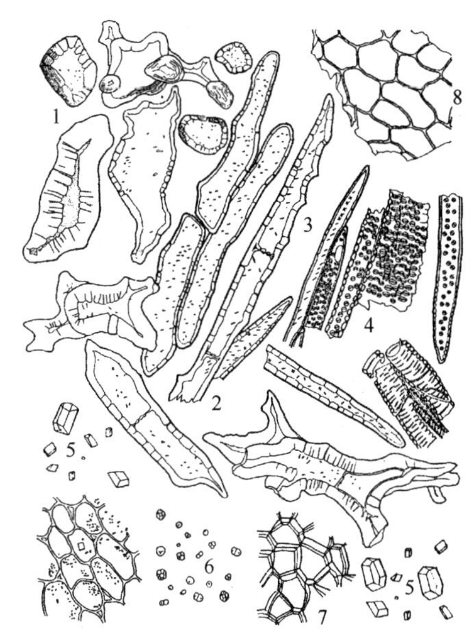

图 5-47　北豆根粉末

1. 石细胞　2. 中柱鞘纤维　3. 木纤维　4. 导管　5. 草酸钙结晶　6. 淀粉粒　7. 木栓细胞　8. 表皮细胞

延胡索（元胡）

Corydalis Rhizoma

本品载于《开宝本草》，原名玄胡索。陈藏器谓："延胡索生奚国，从安东来，根如半夏，色黄。"李时珍谓："每年寒露后栽，立春后生苗，叶如竹叶样，三月长三寸高，根丛生如芋卵样，立夏掘起。"据以上所述，以及《本草纲目》《植物名实图考》附图，与今浙江栽培的延胡索相符。生奚国从安东来的延胡索可能为齿瓣延胡索。

【来源】为罂粟科（Papaveraceae）植物延胡索 *Corydalis yanhusuo* W. T. Wang 的干燥块茎。

【植物形态】多年生草本；块茎球形；茎高 9～20cm，其上生 3～4 叶，二回三出全裂，末回裂片披针形。总状花序；苞片卵形；萼片极小，早落；花瓣紫红色，4 枚，上部一枚尾部成长距状；雄蕊 6，两体；子房上位，1 室，蒴果线形。花期 4 月，果期 6～7 月。（图5-48）

【产地】主产于浙江东阳、磐安。湖北、湖南、江苏等省亦产，多为栽培。

【采收加工】夏初（5～7 月）茎叶枯萎时采挖，除去须根，洗净，置沸水中煮至恰无白心时，取出，晒干。

【性状鉴别】呈不规则扁球形，直径 0.5～1.5cm。表面黄色或黄褐色，有不规则网状皱纹，顶端有略凹陷的茎痕，底部常有疙瘩状突起。质硬而脆，断面黄色，角质样，有蜡样光泽。气微，味苦。（图 5-49）

以个大、饱满、质坚实、断面色黄者为佳。

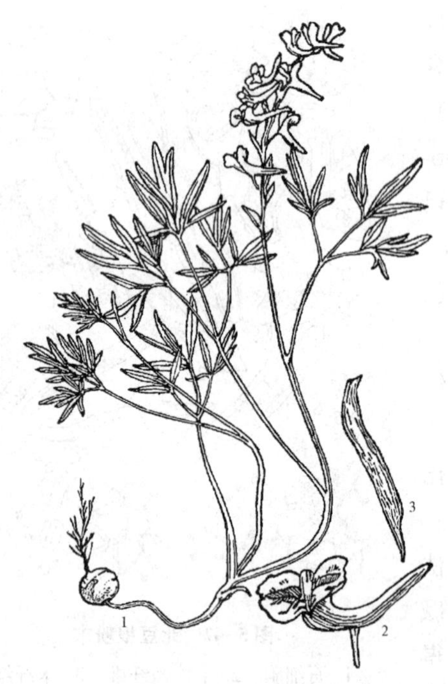

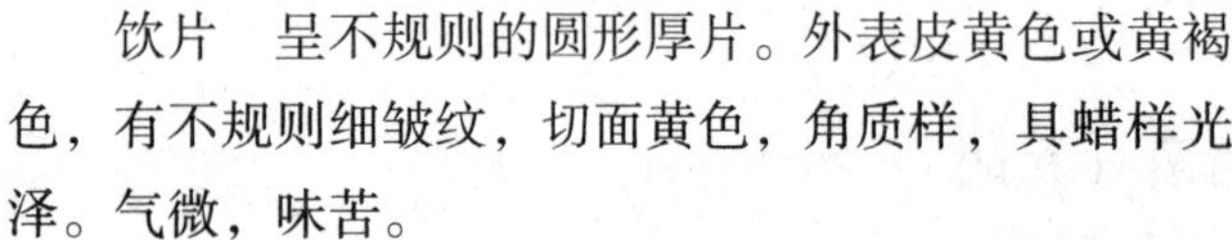

图 5-48　延胡索 *Corydalis yanhusuo* W. T. Wang

1. 植株全形　2. 花　3. 果

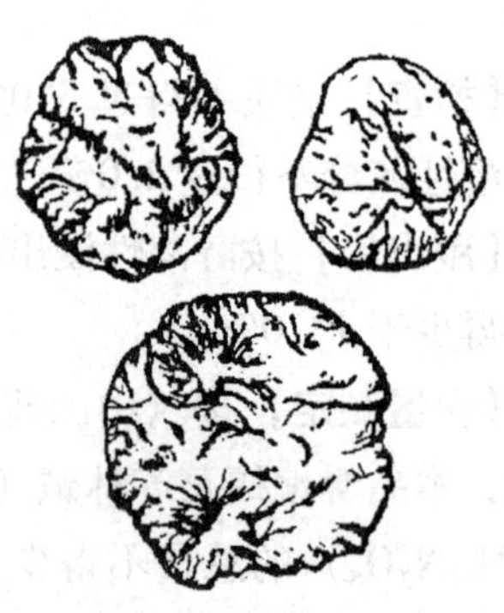

图 5-49　延胡索

饮片　呈不规则的圆形厚片。外表皮黄色或黄褐色，有不规则细皱纹，切面黄色，角质样，具蜡样光泽。气微，味苦。

【显微鉴别】粉末：绿黄色。①石细胞淡黄色，类圆形或长圆形，或长多角形，长 88~160μm，直径约至 60μm。壁较厚，纹孔细密。②下皮厚壁细胞绿黄色，细胞多角形、类方形或长条形，壁稍弯曲，木化，有的成连珠状增厚，纹孔细密。③导管多为螺纹，少数为网纹，螺纹导管直径 16~32μm。④薄壁细胞中充满糊化淀粉粒团块，淡黄色或近无色。（图 5-50）

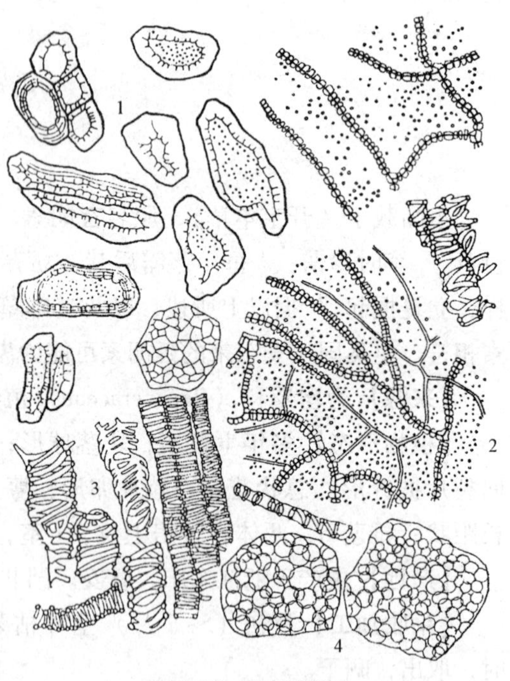

图 5-50　延胡索粉末

1. 石细胞　2. 下皮厚壁细胞　3. 导管
4. 含糊化淀粉粒的薄壁细胞

【成分】含多种生物碱，主要为 d-紫堇碱（延胡索甲素，d-corydaline）、dl-四氢巴马亭（延胡索乙素，dl-tetrahydropalmatine）、原鸦片碱（延胡索丙素，protopine）、l-四氢黄连碱（延胡索丁素，l-tetrahydrocoptisine）、dl-四氢黄连碱（延胡索戊素，dl-tetrahydrocoptisine）、l-四氢非洲防己碱（延胡索己素，l-tetrahydrocolumbamine）、延胡索庚素、癸素、壬素等。还含有 α-别隐品碱（延胡索寅素，α-allo-oryptopine）、四氢紫堇萨明、氧海罂粟碱、降氧化北美黄连次碱（noroxyhydrastinine）、山嵛酸（behenic acid）及去氢紫堇碱（去氢延胡索甲素，dehydrocorydaline）等。其中，延胡索乙素为主要镇痛、镇静成分。

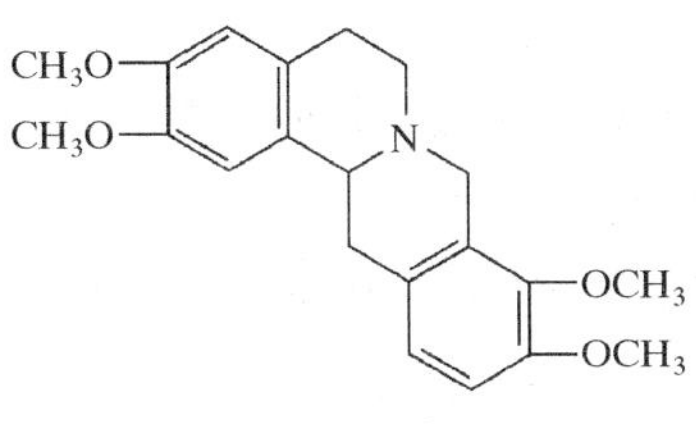

延胡索乙素

【理化鉴别】取本品甲醇提取液，经浓氨试液碱化，乙醚萃取后制成的甲醇溶液作为供试品溶液，以延胡索对照药材、延胡索乙素对照品作对照，分别点于同一用1%氢氧化钠溶液制备的硅胶G薄层板上，以甲苯-丙酮（9∶2）为展开剂，碘蒸汽中显色，置紫外光灯（365nm）下检视。供试品色谱中，在与对照药材色谱和对照品色谱相应的位置上，显相同颜色的荧光斑点。

【检查】总灰分不得过4.0%，水分不得过15.0%。

【浸出物】按醇溶性浸出物热浸法测定，稀乙醇浸出物不得少于13.0%。

【含量测定】按《中国药典》采用高效液相色谱法测定，本品含延胡索乙素（$C_{21}H_{25}NO_4$）不得少于0.050%；饮片不得少于0.040%。

【功效】性温，味苦、辛。活血，行气，止痛。

【附注】①除上种外，曾有多种同属植物的块茎在部分地区也作元胡或土元胡药用。如：齿瓣延胡索 *Corydalis turtschaninovii* Bess.，主产于东北及河北北部。块茎呈不规则球形，表面黄棕色，皱缩。全叶延胡索 *C. repens* Mandl. et Mühldorf.，主产于东北及河北、河南、山东、江苏等地。块茎呈圆球形、长圆形或圆锥形，表面灰棕色，皱缩。东北延胡索 *C. ambigua* Cham. et Schltd. var. *amurensis* Maxim. 块茎呈球形，内部白色。亦含多种生物碱，不含延胡索乙素。

②夏天无 Corydalis Decumbentis Rhizoma 为罂粟科植物伏生紫堇 *Corydalis decumbens*（Thunb.）Pers. 的干燥块茎。主产于江西省，江苏亦有栽培。春季或初夏出苗后采挖，除去茎、叶及须根，洗净，干燥。药材呈类球形、长圆形或不规则块状，长0.5~3cm，直径0.5~2.5cm。表面灰黄色、暗绿色或黑褐色，有瘤状突起和不明显的细皱纹，顶端钝圆，可见茎痕，四周有淡黄色点状叶痕及须根痕。质硬，断面黄白色或黄色，颗粒状或角质样，有的略带粉性。气微，味苦。本品含多种生物碱，主要为原鸦片碱、空褐鳞碱（bulbocapnine）、右旋四氢巴马亭、延胡索乙素及夏天无碱（decumbenine）等。本品性温，味苦、微辛。活血止痛，舒筋活络，祛风除湿。

以上均非正品。

板蓝根

Isatidis Radix（附：南板蓝根）

《神农本草经》上品载有蓝实。苏恭谓："蓝有三种。"苏颂谓："有菘蓝，可为淀，亦名马蓝。《尔雅》所谓'葴，马蓝'是也。又福（原作扬）州一种马蓝，四时俱有，叶类苦荬菜，土人连根采服，治败血。"李时珍谓："蓝凡五种……菘蓝，叶如白菘；马蓝，叶如苦荬。"古代用药并非一种。"板蓝"之名始见于《本草纲目》，谓："马蓝……俗中所谓板蓝者。"本草中菘蓝的别名也叫马蓝，药典收载的两种板蓝根都有本草依据。

【来源】为十字花科（Cruciferae）植物菘蓝 *Isatis indigotica* Fort. 的干燥根。

【植物形态】为二年生草本。主根深长。茎直立，高40~100cm，光滑无毛。叶互生，基生叶具柄，叶片长圆状椭圆形，全缘或波状，有时不规则齿裂；茎生叶长圆形或长圆状披针形，长3~15cm，宽0.5~3.5cm，先端钝或尖，基部垂耳圆形；半抱茎，全缘。复总状花序，花黄色；花萼4；花瓣4；雄蕊6，四强；角果长圆形，扁平，边缘翅状，紫色。花期4~5月，果期6月。

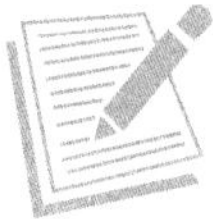

（见大青叶图 8-6）

【产地】 主产于河北、江苏。河南、安徽、陕西、黑龙江等地均有栽培。

【采收加工】 秋季采挖，除去泥沙，晒干。

【性状鉴别】 呈圆柱形，稍扭曲，长 10～20cm，直径 0.5～1cm。表面淡灰黄色，或淡棕黄色，有纵皱纹、横长皮孔样突起及支根痕。根头部略膨大，可见暗绿色或暗棕色轮状排列的叶柄残基和密集的疣状突起。体实，质略软，断面皮部黄白色，木部黄色，呈“菊花心”。气微，味微甜而后苦涩。（图 5-51）

以条长、粗大、体实者为佳。

饮片　呈圆形的厚片。外表皮淡灰黄色至淡棕黄色，有纵皱纹。切面皮部黄白色，木部黄色。气微，味微甜后苦涩。（图 5-51）

【显微鉴别】 横切面：①木栓层为数列细胞。②栓内层较窄。③韧皮部宽广，射线明显。④形成层成环。⑤木质部导管黄色，类圆形，直径约至 80μm；导管周围有木纤维束。薄壁细胞含淀粉粒。（图 5-52）

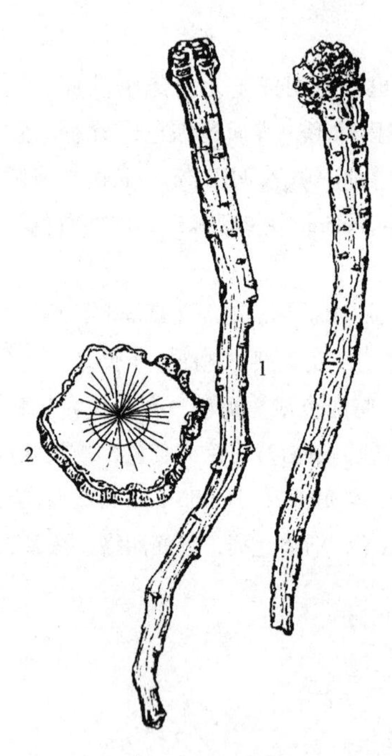

图 5-51　板蓝根

1. 药材　2. 饮片

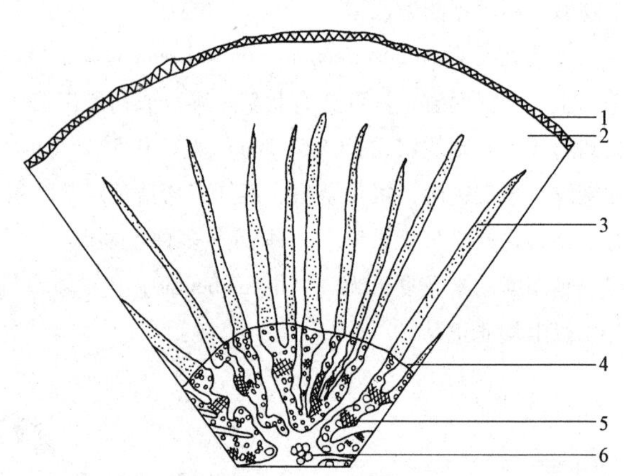

图 5-52　板蓝根横切面

1. 木栓层　2. 皮层　3. 韧皮部
4. 形成层　5. 纤维束　6. 导管

【成分】 根含芥子苷（sinigrin）、靛蓝、靛玉红、吲哚醇苷、靛玉红吲哚苷（indrylglucoside）、β-谷甾醇及腺苷（adenosine）等。并含精氨酸、脯氨酸、谷氨酸、β-氨基丁酸、缬氨酸、亮氨酸和棕榈酸等。尚含 2-羟基-3-丁烯基硫氰酸酯（2-hydroxy-3-butenyl thiocyanate）及（R,S）-告依春（epigoitrin）等。

【理化鉴别】 ①取本品水煎液，置紫外光灯（365nm）下观察，显蓝色荧光。②取本品 80% 甲醇提取液作为供试品溶液，以板蓝根对照药材、（R，S）-告依春对照品作对照，分别点于同一硅胶 GF_{254} 薄层板上，以石油醚（60～90℃）-乙酸乙酯（1∶1）为展开剂，置紫外光灯（254nm）下检视。供试品色谱中，在与对照药材色谱和对照品色谱相应的位置上，显相同颜色的斑点。

【检查】总灰分不得过9.0%，酸不溶性灰分不得过2.0%，水分不得过15.0%；饮片总灰分不得过8.0%，水分不得过13.0%。

【浸出物】按醇溶性浸出物热浸法测定，45%乙醇浸出物不得少于25.0%。

【含量测定】按《中国药典》采用高效液相色谱法测定，本品含（R,S）-告依春（C_5H_7NOS）不得少于0.020%；饮片不得少于0.030%。

【功效】性寒，味苦。清热解毒，凉血利咽。

【附】南板蓝根　Baphicacanthis Cusiae Rhizoma et Radix

本品为爵床科植物马蓝 *Baphicacanthus cusia*（Nees）Bremek. 的根茎及根。本品根茎呈类圆形，多弯曲，有分枝，长10~30cm，直径0.1~1cm。表面灰棕色；节膨大，节上长有细根或茎残基；外皮易剥落，呈蓝灰色。质硬而脆，皮部蓝灰色，木部灰蓝色至淡黄褐色，中央有髓。根粗细不一，弯曲有分枝。气微，味淡。根茎横切面：皮层可见石细胞，韧皮纤维众多，髓部偶见石细胞，薄壁细胞中含有椭圆形的钟乳体。按薄层色谱法试验，本品的三氯甲烷提取液在与对照品靛蓝和靛玉红相应的位置上，显相同的蓝色和紫红色斑点。本品性寒，味苦。清热解毒，凉血消斑。

地　榆

Sanguisorbae Radix

本品为蔷薇科（Rosaceae）植物地榆 *Sanguisorba officinalis* L. 或长叶地榆 *S. officinalis* L. var. *longifolia*（Bert.）Yü et Li 的干燥根。后者习称“绵地榆”。地榆主产于黑龙江、吉林、辽宁等省；长叶地榆主产于安徽、浙江、江苏等省。地榆根呈圆柱形或不规则纺锤形，稍弯曲，长5~25cm，直径0.5~2cm。表面灰褐色至暗棕色，粗糙，具纵皱纹。质硬，断面较平坦，粉红色或淡黄色，木部稍浅，有放射状纹理。气微，味微苦涩。长叶地榆根呈长圆柱形，稍弯曲，着生于短粗的根茎上。表面红棕色或棕紫色，具细皱纹。质坚韧，断面黄棕色或红棕色，皮部有多数黄白色或黄棕色绵状纤维。地榆根横切面：木栓层为数列棕色细胞，栓内层细胞长圆形；韧皮部有裂隙；形成层环明显；木质部导管径向排列，纤维非木化，初生木质部明显；薄壁细胞含草酸钙簇晶、细小方晶及淀粉粒。长叶地榆与地榆的区别为栓内层内侧与韧皮部有众多的纤维，单个散在或成束，韧皮射线明显；木质部纤维较少。地榆粉末：灰黄色至土黄色。草酸钙簇晶众多，棱角较钝，直径18~65μm；导管多为网纹和具缘纹孔导管，直径13~60μm；木栓细胞黄棕色，表面观呈长方形，有的胞腔内充满黄棕色内含物或油滴状物；纤维较少，单个散在或少数成束，细长，直径5~9μm，非木化，孔沟不明显；淀粉粒众多；草酸钙方晶直径5~20μm。绵地榆粉末：红棕色。韧皮纤维众多，单个散在或成束，壁厚，直径7~26μm，较长，非木化。地榆根含鞣质，主要为地榆素（sanguiin）H_1~H_6；另含三萜皂苷，主要为地榆苷（ziyug1ycoside）Ⅰ、Ⅱ及地榆皂苷（sanguisorbin）A、B、E等。性微寒，味苦、酸、涩。凉血止血，解毒敛疮。

苦　参

Sophorae Flavescentis Radix

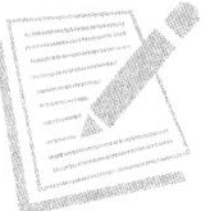

本品始载于《神农本草经》，列为中品。陶弘景谓：“叶极似槐叶，花黄，子作荚，根味至

苦恶。”李时珍谓：“苦以味名，参以功名。”古今用药一致。

【来源】 为豆科（Leguminosae）植物苦参 *Sophora flavescens* Ait. 的干燥根。

【植物形态】 灌木。奇数羽状复叶；托叶线形；小叶片11~25，长椭圆形或长椭圆状披针形，长2~4.5cm，宽0.8~2cm，上面无毛，下面疏被柔毛。总状花序顶生；花萼钟状，先端5裂；花冠蝶形，淡黄色；雄蕊10，离生，仅基部联合。荚果线形，于种子间稍缢缩，略呈念珠状，熟后不裂。花期5~7月，果期8~9月。

【产地】 主产于山西、河南、河北等省。

【采收加工】 春、秋二季采挖，切去根头，除去细根、泥土，洗净，干燥；或趁鲜切片，干燥。

【性状鉴别】 呈长圆柱形，下部常有分枝，长10~30cm，直径1~6.5cm。表面灰棕色或棕黄色，有明显纵皱纹及横长皮孔样突起，外皮薄，多破裂反卷，易剥落，剥落处显黄色，光滑。质硬，难折断。断面纤维性，切片厚3~6mm，切面黄白色，皮部与木部分层明显，具放射状纹理及裂隙，有的具异型维管束呈同心性环列或不规则散在。气微，味极苦。（图5-53）

以条匀、断面色黄白、无须根、味苦者为佳。

饮片　呈类圆形或不规则形的厚片。外表皮灰棕色或棕黄色，有时可见横长皮孔样突起，外皮薄，常破裂反卷或脱落，脱落处显黄色或棕黄色，光滑。切面黄白色，纤维性，具放射状纹理和裂隙，有的可见同心性环纹。气微，味极苦。（图5-53）

【显微鉴别】 横切面：①木栓层为8~12列细胞，有时栓皮剥落。②韧皮部有多数纤维束。③木质部有木纤维束，射线宽5~15列细胞。④薄壁细胞含众多淀粉粒及草酸钙方晶。（图5-54）

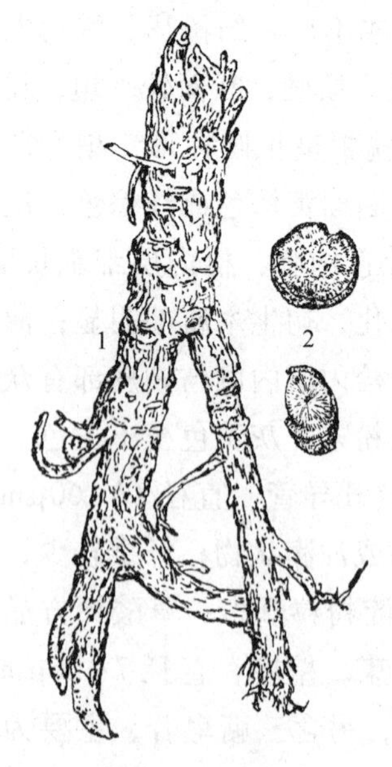

图5-53　苦参

1. 药材　2. 饮片

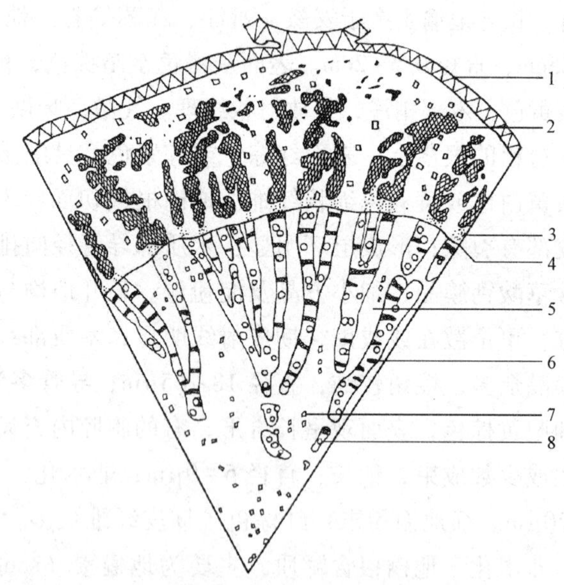

图5-54　苦参横切面

1. 木栓层　2. 韧皮纤维　3. 韧皮部　4. 形成层　5. 射线　6. 木纤维　7. 草酸钙方晶　8. 导管

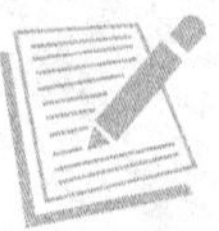

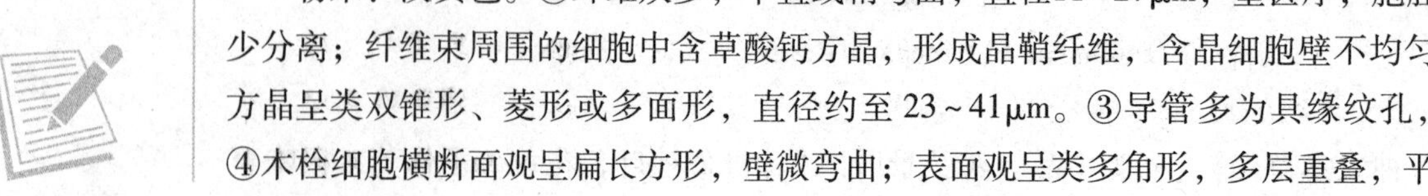

粉末：淡黄色。①纤维众多，平直或稍弯曲，直径11~27μm，壁甚厚，胞腔线形，初生壁多少分离；纤维束周围的细胞中含草酸钙方晶，形成晶鞘纤维，含晶细胞壁不均匀增厚。②草酸钙方晶呈类双锥形、菱形或多面形，直径约至23~41μm。③导管多为具缘纹孔，纹孔排列紧密。④木栓细胞横断面观呈扁长方形，壁微弯曲；表面观呈类多角形，多层重叠，平周壁表面有不规则细裂纹，垂周壁有纹孔呈断续状。⑤薄壁细胞呈类圆形或类长方形，壁稍厚，有的呈不均匀连珠状；纹孔大小不一，有的集成纹孔域；有的胞腔内含细小针晶。⑥石细胞偶见，淡黄绿色，类长方形。⑦淀粉粒单粒类圆形或长圆形，直径2～20μm，脐点裂缝状，大粒层纹隐约可见；复粒由2～12分粒组成。（图5-55）

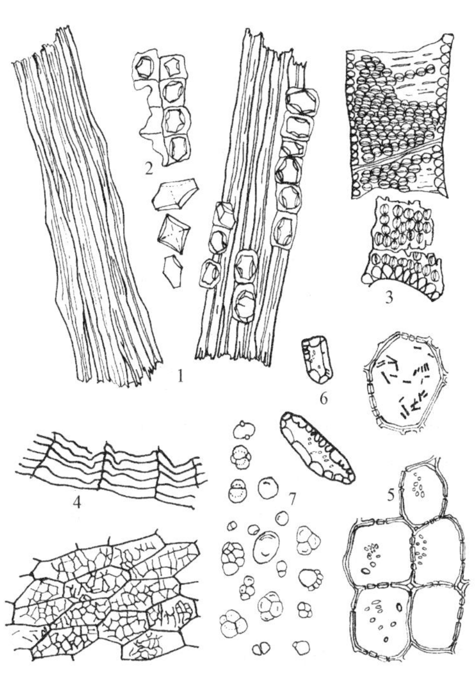

图5-55　苦参粉末

1. 纤维　2. 草酸钙方晶　3. 导管　4. 木栓细胞　5. 薄壁细胞　6. 石细胞　7. 淀粉粒

【成分】 根含多种生物碱，主要为苦参碱（matrine）及氧化苦参碱（oxymatrine）。其次，有羟基苦参碱（sophoranol）、N-甲基金雀花碱（N-methylcytisine）、安那吉碱（anagyrine）、膺靛叶碱（baptifoline）、脱氢苦参碱（槐果碱 sophocarpine）、氧化槐果碱、槐定碱（sophoridine）等。尚含多种黄酮成分如苦参酮、去甲苦参酮、苦参啶醇、高丽槐素（maackiain）、4-甲氧基高丽槐素（4-methoxy-maackiain）、三叶豆紫檀苷（trifolirhizin）、降脱水淫羊藿素（norarrhydroicaritin）、异苦参酮（isokurarinone）、槐属二氢黄酮B（sophoraflavanone）、降苦参酮（norkurarinone）等。

【理化鉴别】 ①根横切片加氢氧化钠试液数滴，栓皮部即呈橙红色，渐变为血红色，久置不消失。木质部不呈颜色反应。（检查色素）

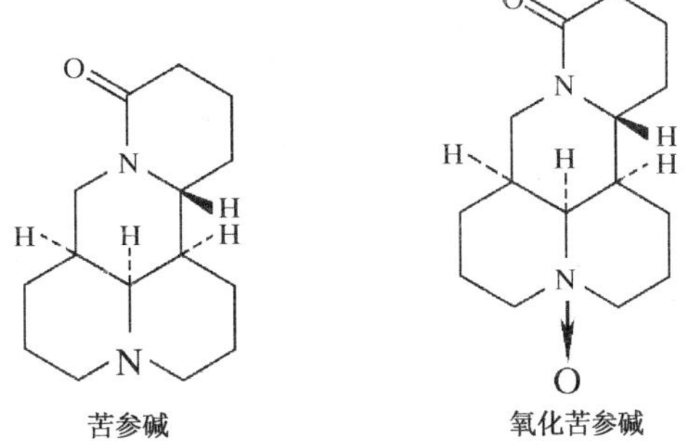

苦参碱　　氧化苦参碱

②取本品浓氨试液、三氯甲烷提取液作为供试品溶液，以苦参碱、槐定碱对照品作对照，分别点于同一用2%氢氧化钠溶液制备的硅胶G薄层板上，分别以甲苯-丙酮-甲醇（8∶3∶0.5）、甲苯-乙酸乙酯-甲醇-水（2∶4∶2∶1）10℃以下放置的上层溶液作为展开剂，进行二次展开；另以氧化苦参碱对照品作对照，分别点于同一用2%氢氧化钠溶液制备的硅胶G薄层板上，以三氯甲烷-甲醇-为对照浓氨试液（5∶0.6∶0.3）10℃以下放置的下层溶液为展开剂，上述两个薄层板均喷以碘化铋钾试液和亚硝酸钠乙醇试液。供试品色谱中，在与对照品色谱相应的位置上，显相同的橙色斑点。

【检查】 总灰分不得过8.0%，水分不得过11.0%。

【浸出物】 按水溶性浸出物冷浸法测定，水溶性浸出物不得少于20.0%。

【含量测定】 按《中国药典》采用高效液相色谱法测定，本品含苦参碱（$C_{15}H_{24}N_2O$）和氧化苦参碱（$C_{15}H_{24}N_2O_2$）的总量不得少于1.20%；饮片不得少于1.0%。

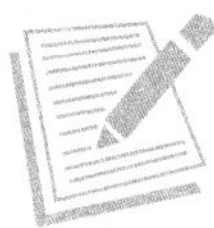

【功效】性寒，味苦。清热燥湿，杀虫，利尿。

山豆根

Sophorae Tonkinensis Radix et Rhizoma

本品为豆科植物越南槐 *Sophora tonkinensis* Gagnep. 的干燥根和根茎。主产于广西、广东，习称“广豆根”。根茎呈不规则的结节状，顶端常残存茎基，其下着生根数条。根呈长圆柱形，常有分枝，长短不等，直径 0.7~1.5cm。表面棕色至棕褐色，有不规则的纵皱纹及横长皮孔样突起。质坚硬，不易折断。断面皮部浅棕色，木部淡黄色。有豆腥气，味极苦。根横切面：木栓层为数列细胞；皮层外侧的 1~2 列细胞含草酸钙方晶，断续形成含晶细胞环，含晶细胞的壁木化增厚；韧皮部散有纤维束，形成层成环，束间形成层不明显；木质部发达，射线宽 1~8 列细胞，导管单个或 2 至数个成群，有的含黄棕色物，木纤维成束散在；薄壁细胞含淀粉粒，少数含草酸钙方晶。粉末灰褐色：纤维常成束，直径 13~24μm，壁厚，初生壁与次生壁分离；有的纤维束周围伴有含晶细胞而形成晶鞘纤维。含晶细胞类圆形、长圆形、长条形，分隔成 2~4（8）室，每室含一草酸钙方晶，细胞壁和分隔壁不均匀增厚。导管主要为具缘纹孔。木栓细胞表面观类多角形，壁具纹孔；断面观扁长方形，稍弯曲，排列整齐。淀粉粒单粒球形、半球形，直径 5~17μm，脐点裂缝状、星状、点状或不明显；复粒淀粉粒由 2~4（8）分粒组成，脐点多裂缝状。根含生物碱类，包括苦参碱、氧化苦参碱、山豆根碱 A 、山豆根碱 B 等。另含黄酮类化合物如广豆根素（sophoranone）、环广豆根素（sophoranochromene），异黄酮类衍生物如紫檀素（pterocarpine）、1-三叶豆紫檀苷（1-trifolirhizin）、山豆根查尔酮（sophoradin）等，以及多糖类化合物。性寒，味苦；有毒。清热解毒，消肿利咽。据调查，在全国以“山豆根”为名的药材原植物分属于 3 科 4 属 9 种植物。在陕西、河南、湖北、江苏、安徽等地曾用木蓝属（*Indigofera*）多种植物的根作山豆根用。如华东木蓝 *Indigofera fortunei* Craib、苏木蓝 *I. carlesii* Craib、花木蓝 *I. kirilowii* Maxim. ex Palibin、宜昌木蓝 *I. ichangensis* Craib、多花木蓝 *I. amblyantha* Craib 及陕甘木蓝 *I. potaninii* Craib 等。此外，福建、浙江及湖南省曾以紫金牛科植物朱砂根 *Ardisia crenata* Sims 的根作山豆根入药。以上均非正品。

葛　根

Puerariae Lobatae Radix（附：粉葛）

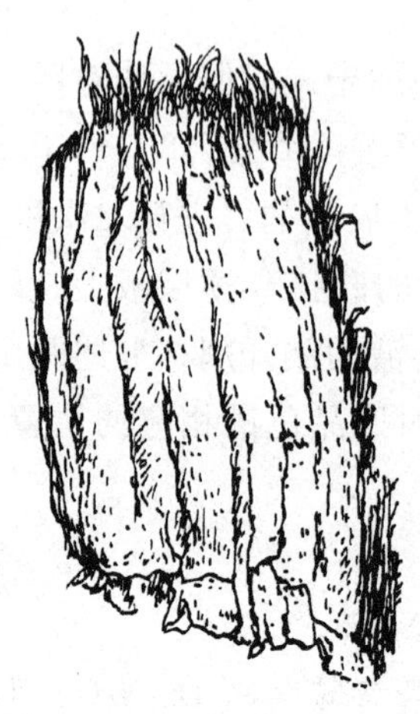

图 5-56　葛根

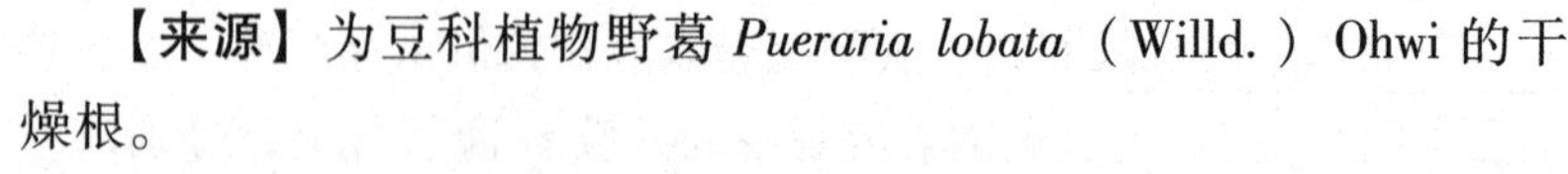

【来源】为豆科植物野葛 *Pueraria lobata*（Willd.）Ohwi 的干燥根。

【产地】主产于湖南、河南、广东、浙江等地。

【采收加工】秋、冬二季采挖，趁鲜切成厚片或小块，干燥。

【性状鉴别】本品呈纵切的长方形厚片或小方块，长 5~35cm，厚 0.5~1cm。外皮淡棕色至棕色，有纵皱纹，粗糙。切面黄白色至淡黄棕色，有的纹理明显。质韧，纤维性强。气微，味微甜。（图 5-56）

饮片　呈不规则的厚片、粗丝或边长为 0.5~1.2cm 的方块。切面浅黄棕色至棕黄色。质韧，纤维性强。气微，味微甜。

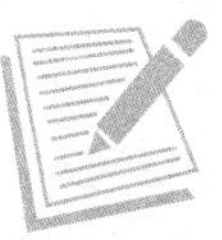

【显微鉴别】横切面：①木栓层、皮部已除去。若有残留，木

栓层为多列木栓细胞，皮层有石细胞。②木质部导管群与木纤维束相间排列，导管直径可达300μm；纤维束周围的薄壁细胞含草酸钙方晶（晶鞘纤维）。③射线宽3~8列细胞。④薄壁细胞含少量淀粉粒。(图5-57)。

粉末：淡棕色。①纤维多成束，壁厚，木化，周围细胞大多含草酸钙方晶，形成晶鞘纤维，含晶细胞的壁增厚木化。②石细胞少见，类圆形或多角形，直径38~70μm。③具缘纹孔导管较大，具缘纹孔六角形或椭圆形，排列极为紧密。④淀粉粒甚多，单粒球形，直径3~37μm，脐点点状、裂缝状或星状；复粒由2~10分粒组成。此外，有木栓细胞、木薄壁细胞和色素块。(图5-58)

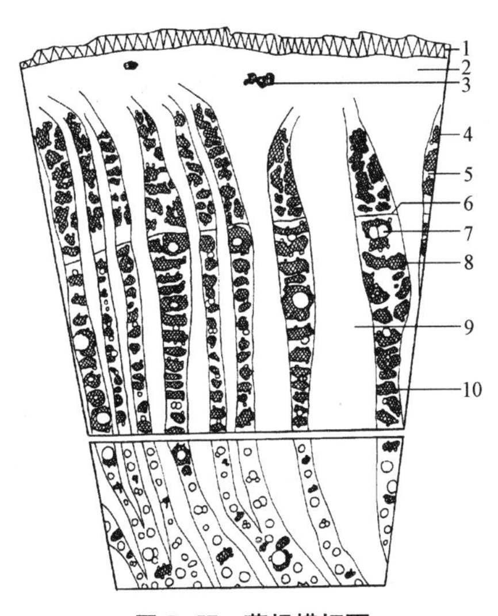

图5-57　葛根横切面

1. 木栓层　2. 皮层　3. 石细胞　4. 韧皮纤维　5. 韧皮部　6. 形成层　7. 导管　8. 木纤维　9. 木射线　10. 草酸钙方晶

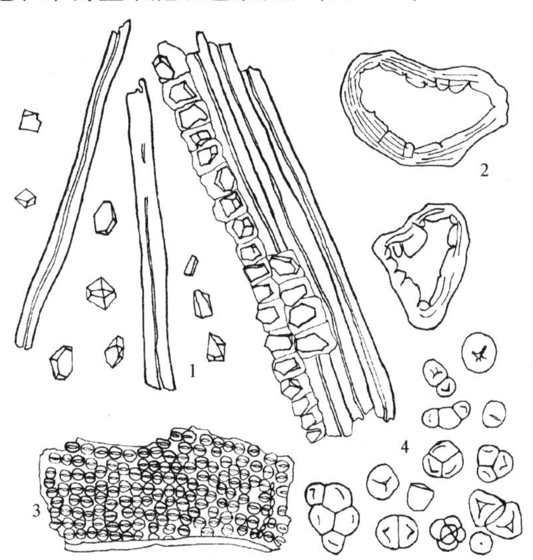

图5-58　葛根粉末

1. 纤维及草酸钙晶体　2. 石细胞　3. 导管　4. 淀粉粒

【成分】 含异黄酮类物质，总量可达12%。其中主要为：大豆苷（daidzin）、大豆苷元（daidzein）及葛根素（puerarin）、5,7,4″-三羟基异黄酮、葛根素-6″-O-木糖苷（pueranin6″-O-xyloside）、4′-甲氧基葛根素、金雀花异黄素（genistein）、鹰嘴豆芽素A（biochanin A）、3′-甲氧基大豆苷元、大豆黄素-8-芹菜糖基-葡萄糖苷、7-羟基-4′-甲氧基异黄酮等。此外，尚有尿囊素、β-谷甾醇、胡萝卜苷、6,7-二甲氧基香豆素、5-甲基海因、氨基酸等。

葛根素

【理化鉴别】 取本品甲醇提取液作为供试品溶液，以葛根对照药材和葛根素对照品作对照，分别点于同一硅胶G薄层板上，以三氯甲烷-甲醇-水（7∶2.5∶0.25）为展开剂，置紫外光灯（365nm）下检视。供试品色谱中，在与对照药材和对照品色谱相应的位置上，显相同颜色的荧光斑点。

【检查】 总灰分不得过7.0%，水分不得过14.0%；饮片总灰分不得过6.0%，水分不得过13.0%。

【浸出物】 按醇溶性浸出物热浸法测定，稀乙醇浸出物不得少于24.0%。

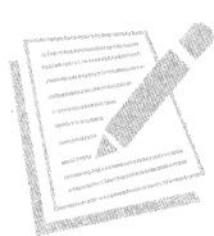

【含量测定】按《中国药典》采用高效液相色谱法测定，本品含葛根素（$C_{21}H_{20}O_9$）不得少于2.4%。

【功效】性凉，味甘、辛。解肌退热，生津止渴，透疹，升阳止泻，通经活络，解酒毒。

【附注】①尚有多种同属植物曾在部分地区作葛根使用，但总黄酮含量较低，一般在1%以下，质量较差，如峨眉葛藤 *Pueraria omeiensis* Wang et Tang、三裂叶葛藤 *P. phaseoloides*（Roxb.）Benth. 等，前者产于四川、贵州，后者产于浙江。以上均非正品。

②葛花为野葛未全开放的花，含多种黄酮类成分，如尼泊尔鸢尾黄素-7-葡萄糖苷、尼泊尔鸢尾黄素-7-木糖葡萄糖苷等。性平，味甘，解酒毒，止渴。

【附】粉葛 **Puerariae Thomsonii Radix**

本品为豆科植物甘葛藤 *Pueraria thomsonii* Benth. 的干燥根。主产于广西、广东，多为栽培。药材呈圆柱形、类纺锤形或半圆柱形，长12~15cm，直径4~8cm；有的为纵切或斜切的厚片，大小不一。表面黄白色或淡棕色，未去外皮的呈灰棕色。体重，质硬，富粉性，横切面可见由纤维形成的浅棕色同心性环纹，纵切面可见由纤维形成的数条纵纹。气微，味微甜。含总黄酮量较野葛低。功效同葛根。

甘 草
Glycyrrhizae Radix et Rhizoma

本品始载于《神农本草经》，列为上品。陶弘景谓：“今出蜀汉中，悉从汶山诸地中来，赤皮断理，看之坚实者，是抱罕草，最佳。抱罕乃西羌地名。”苏颂谓：“今陕西、河东州郡皆有之。春生青苗，高一二尺，叶如槐叶，七月开紫花似柰冬，结实作角，子如毕豆。根长者三四尺，粗细不定，皮赤色，上有横梁，梁下皆细根也。采得去芦头及赤皮，阴干用。今甘草有数种，以坚实断理者为佳，其轻虚纵理及细韧者不堪。”古今用药基本一致。

【来源】为豆科植物甘草 *Glycyrrhiza uralensis* Fisch.、胀果甘草 *G. inflata* Bat. 或光果甘草 *G. glabra* L. 的干燥根和根茎。

【植物形态】甘草为多年生草本，高30~80cm(1m)。根茎多横走，主根甚长，外皮红棕色。茎直立，有白色短毛和刺毛状腺体。奇数羽状复叶；小叶7~17，卵形或宽卵形，长2~5cm，宽1~3cm，两面有短毛及腺体。总状花序腋生，花密集；花萼钟状，萼齿5，外被短毛或刺毛状腺体；花冠淡紫堇色；雄蕊10，9枚基部联合；子房无柄。荚果扁平，呈镰刀状或环状弯曲，外面密生刺毛状腺体，种子3~11枚。花期6~7月，果期7~9月。(图5-59)

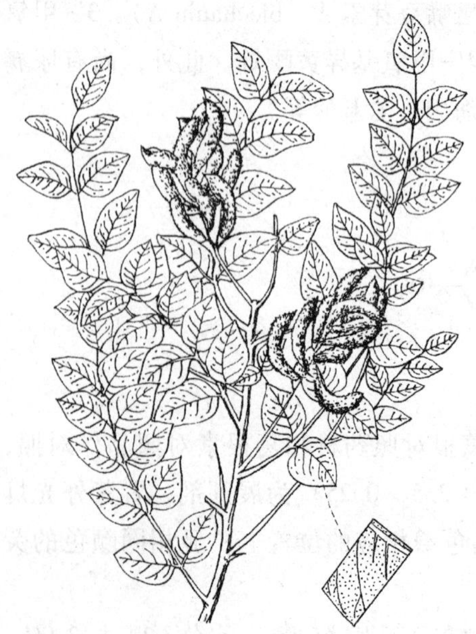

图5-59 甘草 *Glycyrrhiza uralensis* Fisch.

胀果甘草常密被淡黄褐色鳞片状腺体，无腺毛；小叶3~7，卵形至矩圆形，边缘波状；总状花序常与叶等长；荚果短小而直，膨胀，无腺毛；种子1~4枚；花期7~8月。

光果甘草果实扁而直，多为长圆形，无毛；种子2~8枚；花期6~8月。

【产地】甘草主产于内蒙古、宁夏、甘肃、新疆，以内蒙古伊盟的杭锦旗一带、巴盟的橙口及甘肃、宁夏的阿拉善旗一带所产品质最佳，目前已有人工栽培；光果甘草及胀果甘草主产于新疆、甘肃等省区。

【采收加工】春、秋两季采挖，除去须根，晒干。

【性状鉴别】甘草根呈圆柱形，长25～100cm，直径0.6～3.5cm。外皮松紧不一，红棕色或灰棕色，有明显的纵皱纹、沟纹、皮孔及稀疏的细根痕。质坚实而重，断面略显纤维性，黄白色，有粉性，具明显的形成层环纹及放射状纹理，有的有裂隙。根茎呈圆柱形，表面有芽痕，断面中央有髓。气微，味甜而特殊。（图5-60）

以外皮细紧、色红棕、质坚实、体重、断面黄白色、粉性足、味甜者为佳。

胀果甘草根和根茎粗壮，木质性强，有的分枝，外皮粗糙。表面灰棕色或灰褐色，质坚硬，木纤维多，粉性小。根茎不定芽多而粗大。

光果甘草根及根茎质地较坚实，有的分枝，外皮大多灰棕色，不粗糙，皮孔细小而不明显。

饮片　呈类圆形或椭圆形的厚片。外表皮红棕色或灰棕色，具纵皱纹。切面略显纤维性，中心黄白色，有明显放射状纹理及形成层环。质坚实，具粉性。气微，味甜而特殊。（图5-60）

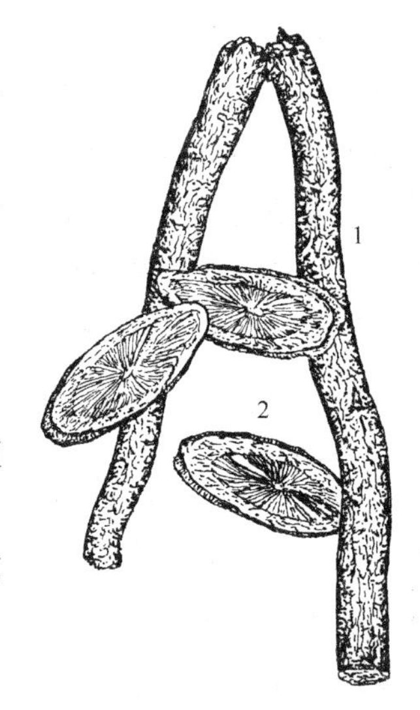

图5-60　甘草（甘草）

1. 药材　2. 饮片

【显微鉴别】根横切面：①木栓层为数列红棕色细胞。栓内层较窄。②韧皮部及木质部中均有纤维束，其周围薄壁细胞中常含草酸钙方晶，形成晶鞘纤维。③束内形成层明显。④导管常单个或2～3成群。⑤射线明显，韧皮部射线常弯曲，有裂隙。⑥薄壁细胞含淀粉粒，少数细胞含棕色块状物。（图5-61）

粉末：淡棕黄色。①纤维成束，直径8～14μm，壁厚；晶鞘纤维易察见，草酸钙方晶大至30μm。②具缘纹孔导管较大，直径至160μm，稀有网纹导管。③木栓细胞多角形或长方形，红棕色。④淀粉粒多为单粒，卵圆形或椭圆形，长3～12(20)μm，脐点点状。⑤棕色块状物，形状不一。（图5-62）

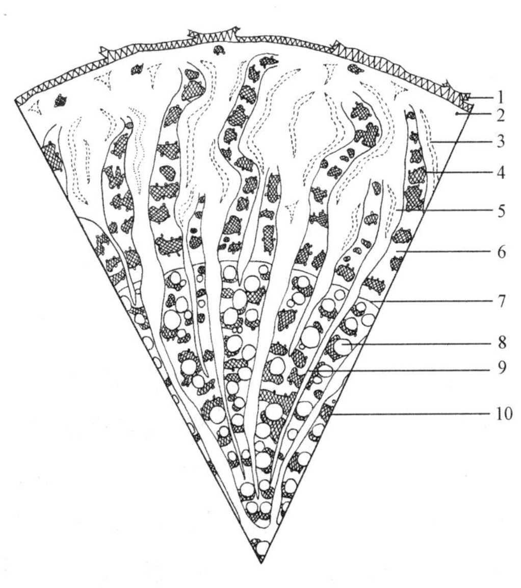

图5-61　甘草（甘草根）横切面

1. 木栓层　2. 栓内层　3. 裂隙　4. 韧皮纤维束　5. 韧皮射线　6. 韧皮部　7. 形成层　8. 导管　9. 木射线　10. 木纤维束

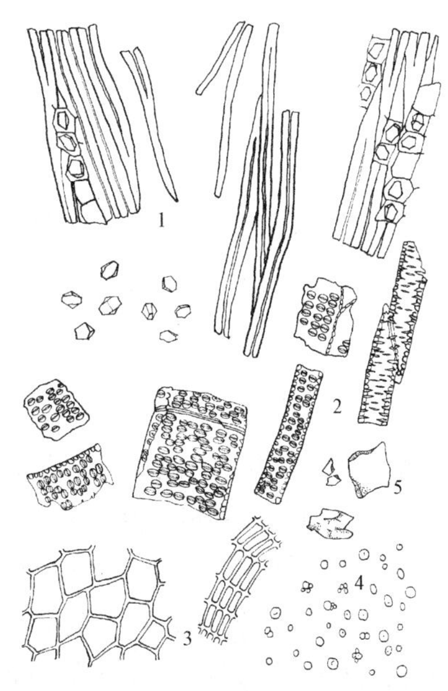

图5-62　甘草（甘草）粉末

1. 纤维及草酸钙方晶　2. 导管　3. 木栓细胞　4. 淀粉粒　5. 棕色块

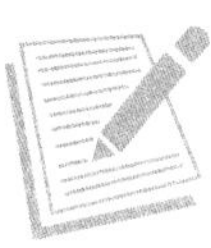

【成分】 主要含三萜类化合物甘草甜素（glycyrrhizin），主要为甘草酸（glycyrrhizic acid）的钾、钙盐，为甘草的甜味成分。甘草酸水解后产生2分子葡萄糖醛酸和1分子18β-甘草次酸（18β-glycyrrhetic acid）。尚含甘草次酸甲酯（methyl glycyrrhetate），甘草内酯（glabrolide）、甘草皂苷 A_3、B_2、C_2、D_3、F_3、G_2、H_2、J_2 和 K_2 等。

含黄酮类化合物主要有：甘草苷（liquiritin）、甘草素（liquiritigenin）、异甘草苷（isoliquiritin）、异甘草素（isoliquritigenin）、新甘草苷（neoliquiritin）、新异甘草苷（neoisoliquiritin）、甘草利酮（licoricone）。尚有5-O-甲基甘草西定（5-O-methyllicoricidin）、芒柄花黄素、甘草西定（licoricidin）等。

此外，亦含生物碱类：5,6,7,8-四氢-2,4-二甲基喹啉、5,6,7,8-四氢-4-甲基喹啉等。还含中性多糖、香豆素及少量挥发性成分。

胀果甘草主成分与甘草相似，另含5′异戊烯基甘草二酮（5′-prenyllicodione），胀果甘草二酮（glycyrdione）A和B，胀果甘草宁（glyinflanin）A、B、C、D等。

光果甘草主成分与甘草相似，另含去氧甘草次酸Ⅰ、Ⅱ（deoxyglycyrrhetic acid Ⅰ、Ⅱ），异甘草次酸（liquiritic acid）及黄酮类化合物光果甘草苷（liquiritoside）、异光果甘草苷、光果甘草苷元（liquiritogenine）、异光果甘草苷元和甘草查尔酮（licochalcone）A、B等。

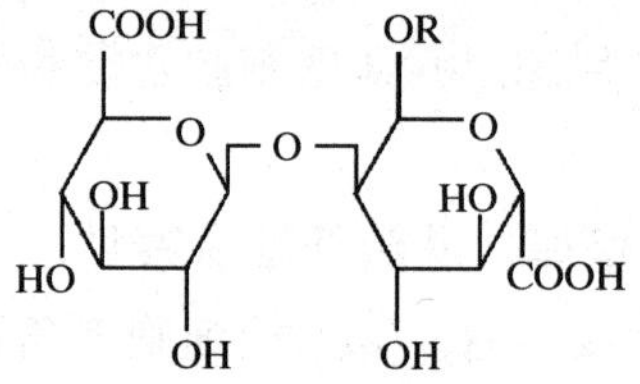

甘草酸 R=甘草次酸基

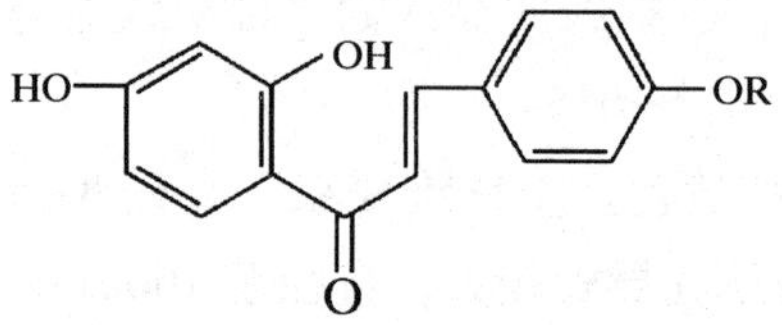

异甘草苷元 R=H
异甘草苷 R=葡萄糖

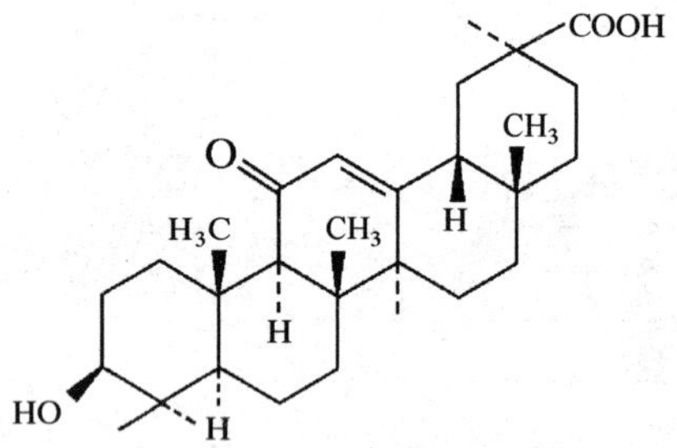

18β-甘草次酸

【理化鉴别】 取本品乙醚提取后药渣的甲醇提取液，以正丁醇萃取后制成的甲醇溶液作为供试品溶液，以甘草对照药材、甘草酸单铵盐对照品作对照，分别点于同一用1%氢氧化钠溶液制备的硅胶G薄层板上，以乙酸乙酯-甲酸-冰醋酸-水（15∶1∶1∶2）为展开剂，喷以10%硫酸乙醇溶液，在105℃加热至斑点显色清晰，置紫外光灯（365nm）下检视。供试品色谱中，在与对照药材色谱相应的位置上，显相同颜色的荧光斑点；在与对照品色谱相应的位置上，显相同的橙黄色荧光斑点。

【检查】 总灰分不得过7.0%，酸不溶性灰分不得过2.0%，水分不得过12.0%；饮片总灰分不得过5.0%。

重金属及有害元素　铅不得过5mg/kg；镉不得过1mg/kg；砷不得过2mg/kg；汞不得过

0.2mg/kg；铜不得过20mg/kg。

有机氯农药残留　五氯硝基苯不得过0.1mg/kg。

【含量测定】按《中国药典》采用高效液相色谱法测定，本品含甘草酸（$C_{42}H_{62}O_{16}$）不得少于2.0%，含甘草苷（$C_{21}H_{22}O_9$）不得少于0.50%；饮片含甘草酸不得少于1.8%，含甘草苷不得少于0.45%。

【功效】性平，味甘。补脾益气，清热解毒，祛痰止咳，缓急止痛，调和诸药。

黄　芪

Astragali Radix（附：红芪）

黄芪原名黄耆，始载于《神农本草经》，列为上品。陶弘景谓："第一出陇西洮阳，色黄白甜美，今亦难得。"苏颂谓："今河东、陕西州郡多有之。根长二三尺以来。独茎，或作丛生，枝干去地二三寸。其叶扶疏作羊齿状，又如蒺藜苗。七月中开黄紫花。其实作荚子，长寸许。八月中采根用。其皮折之如绵，谓之绵黄芪。"又谓："今人多以苜蓿根假作黄芪，折皮亦似绵，颇能乱真。"李时珍谓："耆，长也。黄耆色黄，为补药之长，故名。"据考证，古代本草所载黄芪之产地、形态、附图，正品黄芪是以膜荚黄芪及蒙古黄芪为主。陶弘景曾在黄芪项下提及："又有赤色者，可作膏帖，用消痈肿，俗方多用，道家不须。"可见红芪的应用已有较长的历史。

【来源】为豆科植物蒙古黄芪 *Astragalus membranaceus*（Fisch.）Bge. var. *mongholicus*（Bge.）Hsiao或膜荚黄芪 *A. membranaceus*（Fisch.）Bge. 的干燥根。

【植物形态】蒙古黄芪为多年生草本。茎直立，高40~80cm。奇数羽状复叶；小叶12~18对，叶片宽椭圆形或长圆形，长5~10mm，宽3~5mm，上面无毛，下面被柔毛；托叶披针形。总状花序腋生；花冠黄色至淡黄色。荚果膜质，膨胀，半卵圆形，有长柄，无毛。花期6~7月，果期7~9月。

膜荚黄芪与上种相似，但小叶6~13对，叶片长7~30mm，宽3~12mm，上面近无毛，下面伏生白色柔毛；花冠黄色至淡黄色，或有时稍带淡紫红色，子房有毛；荚果被黑色短伏毛。

【产地】主产于山西、黑龙江、内蒙古等省区。以栽培的蒙古黄芪质量为佳。

【采收加工】春、秋二季采挖，切去根头，除去须根，晒至六七成干，分别大小，捆把，晒干。

【性状鉴别】呈圆柱形，极少有分枝，上粗下细，长30~90cm，直径1~3.5cm。表面淡棕黄色或淡棕褐色，有纵皱纹或纵沟。栓皮剥落后，露出黄白色皮部，有时可见黄白色网状纤维束。质硬而韧，不易折断，断面纤维性强，并显粉性，皮部黄白色，木部淡黄色，具放射状纹理及裂隙，呈菊花心状。老根中心偶呈枯朽状，黑褐色或呈空洞。气微，味微甜，嚼之微有豆腥味。（图5-63）

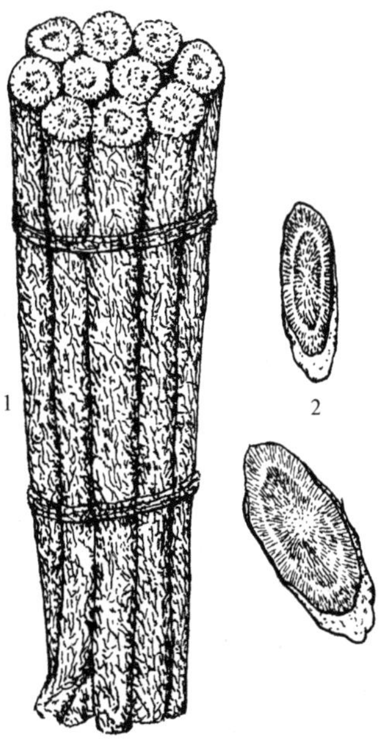

图5-63　黄芪（蒙古黄芪）

1. 药材　2. 饮片

以条粗长、断面色黄白、味甜、有粉性者为佳。

饮片 呈类圆形或椭圆形的厚片。外表皮黄白色至淡棕褐色，可见纵皱纹或纵沟。切面皮部黄白色，木部淡黄色，有放射状纹理及裂隙，有的中心偶有枯朽状，黑褐色或呈空洞。气微，味微甜，嚼之有豆腥味。（图 5-63）

【显微鉴别】横切面：①木栓层细胞数列，栓内层为厚角细胞，切向延长。②韧皮部有纤维束，与筛管群交替排列；近栓内层处有时可见石细胞及纵向管状木栓组织；韧皮射线外侧弯曲，有裂隙。③形成层成环。④木质部导管单个散在或 2~3 个成群，有木纤维束，木射线明显，有时可见单个或 2~4 个成群的石细胞。⑤薄壁细胞含淀粉粒。（图 5-64）

粉末：黄白色。①纤维成束或离散，细长，直径 8~30μm，壁极厚，表面有较多不规则纵裂纹，孔沟不明显，初生壁常与次生壁分离，断端常纵裂成帚状，或较平截。②具缘纹孔导管直径 24~160μm，导管分子甚短，具缘纹孔椭圆形、类方形或类斜方形，排列紧密。③木栓细胞表面观类多角形或类方形，垂周壁薄，有的细波状弯曲。④石细胞稀少，圆形、长圆形或形状不规则，壁较厚，微木化，具层纹。⑤淀粉粒单粒类圆形、椭圆形或类肾形，直径 3~13μm；复粒由 2~4 分粒组成。（图 5-65）

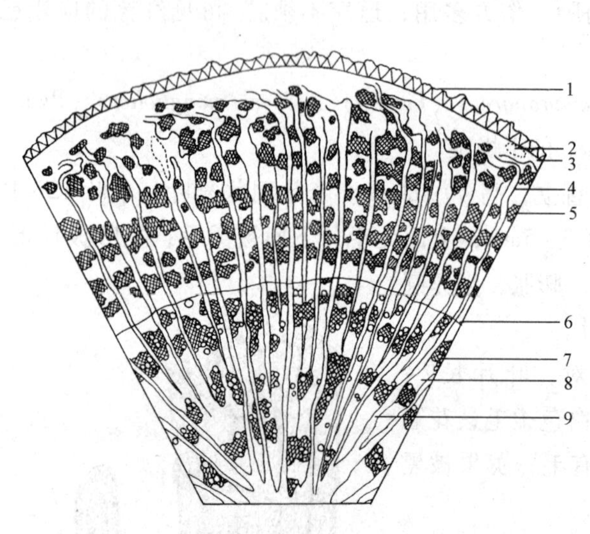

图 5-64 黄芪（蒙古黄芪）横切面

1. 木栓层 2. 管状木栓组织 3. 栓内层 4. 韧皮射线 5. 韧皮纤维束 6. 形成层 7. 导管及木纤维束 8. 木质部 9. 木射线

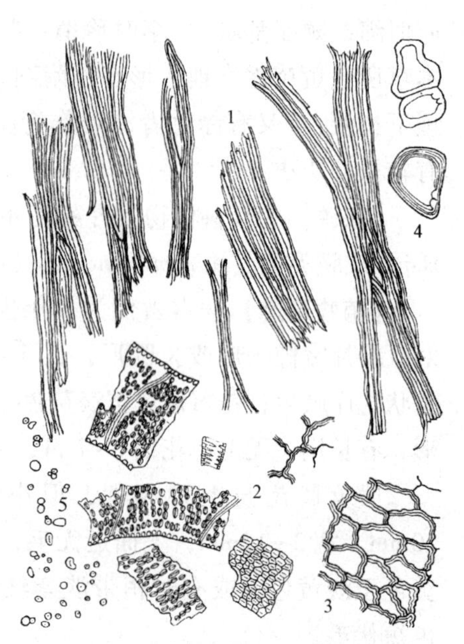

图 5-65 黄芪（蒙古黄芪）粉末

1. 纤维 2. 导管 3. 木栓细胞 4. 石细胞 5. 淀粉粒

膜荚黄芪纤维直径 6~22μm，断端较平截；具缘纹孔导管直径约至 224μm，有的内含橙红色色素块。

【成分】黄芪中主要含有三萜皂苷、黄酮类化合物以及多糖。

皂苷类成分 黄芪皂苷（astragaloside）Ⅰ、Ⅱ、Ⅲ、Ⅳ、Ⅴ、Ⅵ、Ⅶ、Ⅷ，乙酰黄芪皂苷Ⅰ（acetylastragaloside Ⅰ），异黄芪皂苷（isoastragaloside）Ⅰ和Ⅱ，大豆皂苷Ⅰ（soyasaponin Ⅰ）及膜荚黄芪皂苷（astragalus saponin）Ⅰ、Ⅱ。自蒙古黄芪根中分得黄芪皂苷Ⅰ、Ⅱ、Ⅵ和大豆皂苷Ⅰ。正品黄芪三萜皂苷中以黄芪皂苷Ⅳ（也称黄芪甲苷）及Ⅱ为主要成分，特别是黄芪甲苷常用作质量控制的主要指标。

黄酮类成分 山柰酚、槲皮素、异鼠李素、鼠李柠檬素、熊竹素、芒柄花黄素、毛蕊异黄酮

及其葡萄糖苷，并分得 9,10-二甲氧基紫檀烷-3-O-β-D-葡萄糖苷、异微凸剑叶莎醇、7-O-甲基-异微凸剑叶莎醇和 3,9-二-O-甲基尼森香豌豆紫檀酚。尚分到两种具抗菌作用的异黄酮：8,2′-二羟基-7,4′-二甲氧基异黄烷及 7,2′,3′-三羟基-4′-甲氧基异黄烷。

黄芪多糖类成分　还含有葡聚糖 AG-1、AG-2、AH-1、AH-2 等多糖类成分，黄芪中多糖类成分具有免疫调节作用。

黄芪甲苷

【理化鉴别】取本品加入 4%浓氨试液的 80%甲醇提取液作为供试品溶液，以黄芪甲苷对照品作对照，分别点于同一硅胶 G 薄层板上，以三氯甲烷-甲醇-水（13∶7∶2）的下层溶液为展开剂，喷以 10%硫酸乙醇溶液，在 105℃加热至斑点显色清晰，分别置日光和紫外光灯（365nm）下检视。供试品色谱中，在与对照品色谱相应的位置上，日光下显相同的棕褐色斑点；紫外光（365nm）下显相同的橙黄色荧光斑点。

【检查】总灰分不得过 5.0%，水分不得过 10.0%。

重金属及有害元素　铅不得过 5mg/kg；镉不得过 1mg/kg；砷不得过 2mg/kg；汞不得过 0.2mg/kg；铜不得过 20mg/kg。

有机氯农药残留　五氯硝基苯不得过 0.1mg/kg。

【浸出物】按水溶性浸出物冷浸法测定，水溶性浸出物不得少于 17.0%。

【含量测定】按《中国药典》采用高效液相色谱法测定，本品含黄芪甲苷（$C_{41}H_{68}O_{14}$）不得少于 0.080%，含毛蕊异黄酮葡萄糖苷（$C_{22}H_{22}O_{10}$）不得少于 0.020%。

【功效】性微温，味甘。补气升阳，固表止汗，利水消肿，生津养血，行滞通痹，托毒排脓，敛疮生肌。

【附注】①下列同属植物的根，有的地区也作黄芪药用：金翼黄芪 *Astragalus chrysopterus* Bge.，产于河北、青海、甘肃、山西等省，药材名小黄芪或小白芪。根呈圆柱形，直径 0.5~1cm，上部有细密环纹。多花黄芪 *A. floridus* Benth. ex Bunge，主产于四川、西藏等地。根淡棕色或灰棕色，横切面皮部淡黄色，木部淡棕黄色，形成层处呈棕色环。味淡，微涩。梭果黄芪 *A. ernestii* Comb.，主产于四川。根呈圆柱形，少分枝，表面淡棕色或灰棕色。横切面皮部乳白色或淡黄白色，木部淡棕黄色。质硬而稍韧，味淡。塘谷耳黄芪 *A. tongolensis* Ulbr.，产于甘肃、青海。药材名“白大芪”、“马芪”或“土黄芪”。根圆柱形，表面灰棕色至灰褐色，有纵皱纹，常有栓皮剥落后留下的棕褐色疤痕。折断面粗纤维状。横切面皮部和木部呈淡棕色，形成层处显棕色环。味甜。以上均非正品。

② 黄芪伪品常见的有：豆科植物锦鸡儿 *Caragana sinica*（Buchoz）Rehd 的根。根圆柱形，表面有棕色的残存皮孔。断面皮部淡黄色，木部淡黄棕色。质脆，断面纤维状。气微，味淡。锦葵科植物圆叶锦葵 *Malva rotundifolia* L.、欧蜀葵 *Althaea officinalis* L.、蜀葵 *Althaea rosea* Cav. 的根，个别地区作黄芪使用，应注意鉴别。如圆叶锦葵的根呈圆柱形，表面土黄色或棕黄色，韧皮部淡黄色。气微，味淡，嚼之有黏滑感，可与正品区别。

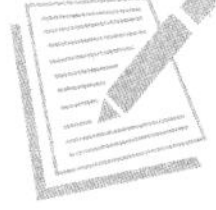

【附】红芪　Hedysari Radix

本品为豆科植物多序岩黄芪 *Hedysarum polybotrys* Hand. -Mazz. 的干燥根。主产于甘肃南部地区。药材呈圆柱形，少分枝，长 10~50cm，直径 0.6~2cm。表面灰红棕色，具纵皱纹及少数支根痕，栓皮易剥落露出浅黄色的皮部及纤维，皮孔横长，略突起。质坚而致密，难折断。折断面纤维性强，且富粉性；横切面皮部黄白色，形成层呈浅棕色环，木质部淡黄棕色。气微，味微甜，嚼之有豆腥味。含 L-3-羟基-9-甲氧基紫檀烷、γ-氨基丁酸、硬脂酸、乌苏酸、β-谷甾醇、阿魏酸、琥珀酸、木蜡醇酯、3,4,5-三甲氧基桂皮酸甲酯等。功效同黄芪。

远　志

Polygalae Radix

本品为远志科（Polygalaceae）植物远志 *Polygala tenuifolia* Willd. 或卵叶远志 *P. sibirica* L. 的干燥根。主产于山西、陕西、吉林、河南等省。药材呈圆柱形，具支根，略弯曲，长 2~30cm，直径 0.2~1cm。表面灰黄色至灰棕色，有较密而深陷的横皱纹、纵皱纹及裂纹，老根的横皱纹明显，略呈结节状，或有细纵纹及细小疙瘩状支根痕。质硬脆，易折断。断面皮部棕黄色，木部黄白色，皮部易与木部剥离；抽取木心者中空。气微，味苦、微辛，嚼之有刺喉感。以条粗、皮厚、去净木心者为佳。根皮横切面：木栓层为数列至 10 余列细胞，栓内层为 20 余列薄壁细胞，有切向裂隙。韧皮部较宽广，有径向裂隙。形成层成环。有木心者木质部发达，均木化，射线宽 1~3 列细胞。薄壁细胞含脂肪油滴，有的含草酸钙簇晶及方晶。本品根含多种三萜皂苷，主要有远志皂苷（onjisaponin）A、B、C、D、E、F、G，由细叶远志皂苷元等与不同的糖结合而成，皂苷以皮部含量最多。本品性温，味苦、辛。安神益智，交通心肾，祛痰，消肿。

人　参

Ginseng Radix et Rhizoma（附：红参、人参叶）

本品始载于《神农本草经》，列为上品。《名医别录》载："人参生上党山谷及辽东。"李时珍谓："上党，今潞州也。民以人参为地方害，不复采取。今所用者皆是辽参。"又谓："人参因根如人形而得名。"据考证，古代本草所谓"上党人参"即今之五加科人参而非桔梗科党参。古代最早的人参即产于山西上党（潞州），以此为道地，至清代而以辽参为道地。

【来源】为五加科（Araliaceae）植物人参 *Panax ginseng* C. A. Mey. 的干燥根和根茎。栽培者为"园参"；播种在山林野生状态下自然生长的又称"林下山参"，习称"籽海"。

【植物形态】多年生草本，高30~70cm。主根肉质，圆柱形或纺锤形，常分枝，顶端有明显的根茎。茎单一，直立，无毛。掌状复叶轮生茎端，通常一年生者生 1 片三出复叶，二年生者生 1 片五出复叶，三年生者生 2 片五出复叶，以后每年递增一叶，最多可达 6 片复叶。复叶有长柄，小叶片多为 5 枚，椭圆形至长椭圆形，边缘有锯齿，上面沿脉有稀疏刚毛。伞形花序单个顶生；花小，淡黄绿色；花瓣 5；雄蕊 5，子房下位，花柱上部 2 裂。核果浆果状，扁球形，熟时鲜红色。花期 6~7 月，果期 7~9 月。（图 5-66）

【产地】主产于吉林、辽宁、黑龙江等省。

【采收加工】园参多于秋季采挖，洗净，晒干或烘干。

【性状鉴别】主根呈纺锤形或圆柱形，长 3~15cm，直径 1~2cm。表面灰黄色，上部或全体有疏浅断续的粗横纹及明显的纵皱纹，下部有支根 2~3 条，并着生多数细长的须根，须根上常有不明显的细小疣状突起。根茎（芦头）长 1~4cm，直径 0.3~1.5cm，多拘挛而弯曲，具不定根（艼）和稀疏的凹窝状茎痕（芦碗）。质较硬，断面淡黄白色，显粉性，形成层环纹棕黄色，

皮部有黄棕色的点状树脂道及放射状裂隙。香气特异，味微苦、甘。

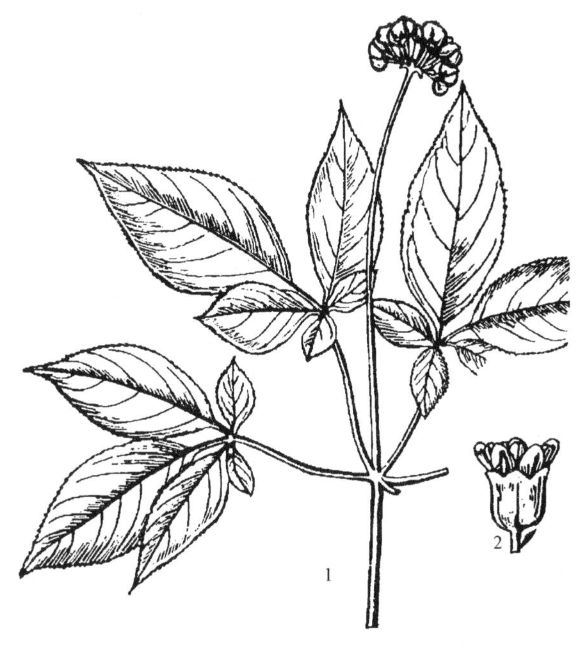

图 5-66　人参 *Panax ginseng* C. A. Mey.

1. 着果的植株　2. 花

或主根与根茎近等长或较短，呈人字形、菱形或圆柱形，长 1～6cm。表面灰黄色，具纵皱纹，上部或中下部有环纹。支根多为 2～3 条，须根少而细长，清晰不乱，有较明显的疣状突起。根茎细长，少数粗短，中上部具稀疏或密集而深陷的茎痕。不定根较细，多下垂。(图 5-67)

均以条粗、质硬、完整者为佳。

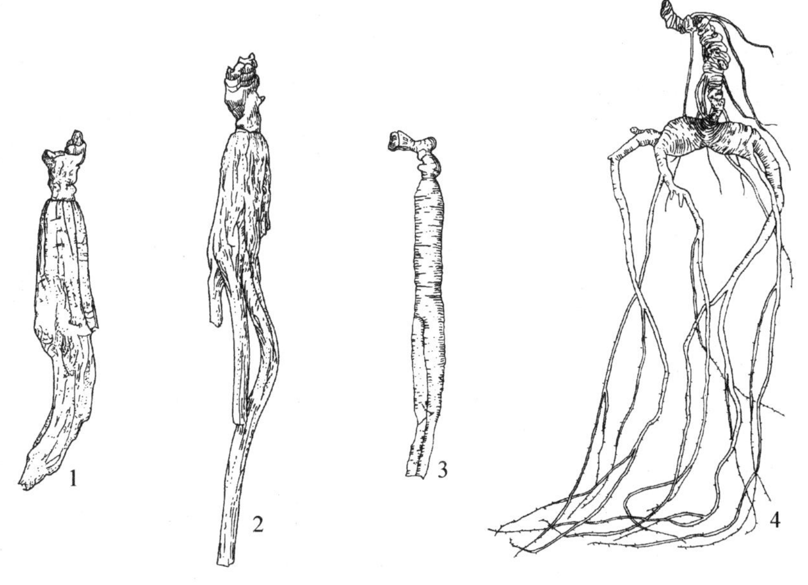

图 5-67　人参

1. 生晒参（去须根）　2. 红参　3. 白参　4. 生晒山参

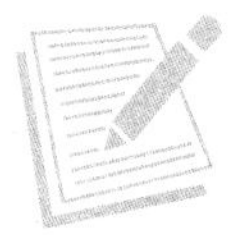

饮片 呈圆形或类圆形薄片。外表皮灰黄色。切面淡黄白色或类白色，显粉性，形成层环纹棕黄色，皮部有黄棕色的点状树脂道及放射性裂隙。体轻，质脆。香气特异，味微苦、甘。

【显微鉴别】主根横切面：①木栓层为数列细胞，栓内层窄。②韧皮部外侧有裂隙，内侧薄壁细胞排列较紧密，有树脂道散在，内含黄色分泌物。③形成层成环。④木质部射线宽广，导管单个散在或数个相聚，径向稀疏排列成放射状，导管旁偶有非木化的纤维。⑤薄壁细胞含草酸钙簇晶。（图 5-68）

粉末：淡黄白色。①树脂道碎片易见，内含黄色块状分泌物。②导管多网纹或梯纹，稀有螺纹，直径 10~56μm。③草酸钙簇晶直径 20~68μm，棱角锐尖。④木栓细胞类方形或多角形，壁细波状弯曲。⑤淀粉粒众多，单粒类球形，半圆形或不规则多角形，复粒由 2~6 个分粒组成。（图 5-69）

【成分】主含皂苷类化合物，根含总皂苷约 4%，须根中含量较主根高。主要皂苷类成分 30 余种，分别称为人参皂苷（ginsenoside）R_0、Ra、Rb_1、Rb_2、Rb_3、Rc、Rd、Re、Rf、20-gluco-Rf、Rg_1、Rg_2、Rg_3、Rh 等，以及丙二酰基人参皂苷 Rb_1、Rb_2、Rc、Rd。均为三萜皂苷。其中以四环三萜的达玛脂烷（dammarane）系皂苷为主要活性成分，加酸水解最后产物为人参二醇（panaxadiol），如人参皂苷 Ra_1、Ra_2、Rb_1、Rb_2、Rb_3、Rc、Rd 等属于此类；有的水解后产生人参三醇（panaxatriol），如人参皂苷 Re、Rf、20-gluco-Rf、Rg_1、Rg_2、Rh_1 等。其次为五环三萜的齐墩果烷（oleanane）系皂苷，其苷元为齐墩果酸（oleanolic acid），如人参皂苷 R_0 属于此类。此外，尚含有三七皂苷-R_2 和三七皂苷-R_4 等成分。

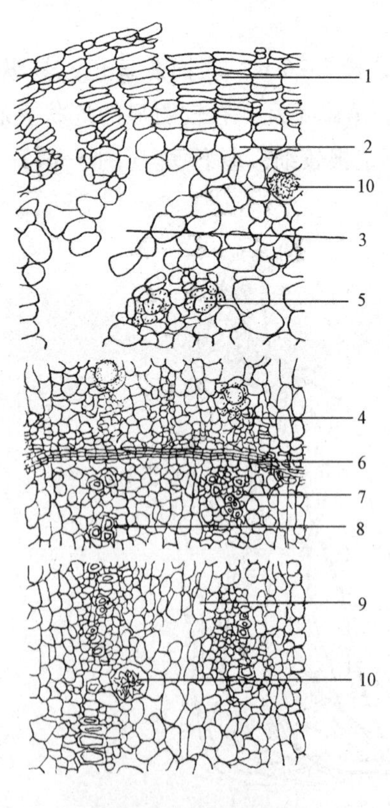

图 5-68 人参横切面

1. 木栓层 2. 皮层 3. 裂隙
4. 韧皮部 5. 树脂道 6. 形成层 7. 木质部
8. 导管 9. 射线 10. 草酸钙簇晶

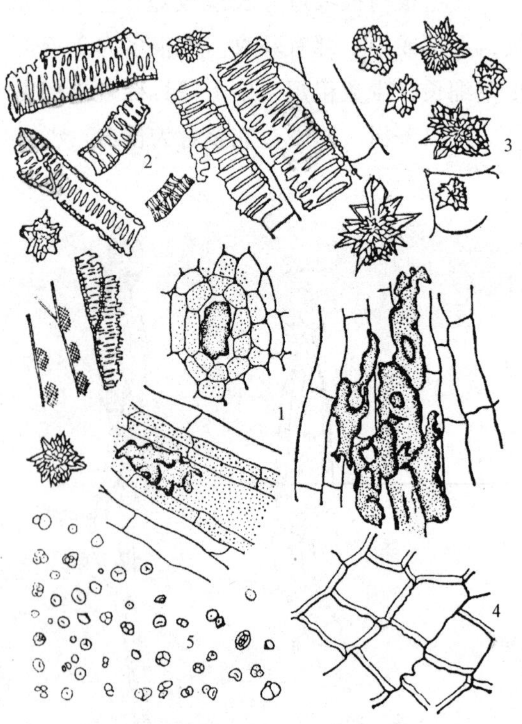

图 5-69 人参粉末

1. 树脂道 2. 导管 3. 草酸钙簇晶
4. 木栓化细胞 5. 淀粉粒

挥发油约含 0.12%，油中成分有 β-榄香烯（β-elemene）、人参炔醇（panaxynol）及人参环氧炔醇（panaxydol）等。

人参二醇　R=H
人参三醇　R=OH

人参皂苷Ra_1　R=阿拉伯吡喃糖基4-1木糖基
人参皂苷Ra_2　R=阿拉伯呋喃糖基2-1木糖基
人参皂苷Rb_1　R=葡萄糖基
人参皂苷Rb_2　R=阿拉伯吡喃糖基
人参皂苷Rb_3　R=木糖基
人参皂苷Rc　R=阿拉伯呋喃糖基
人参皂苷Rd　R=H

人参皂苷Re　R=鼠李糖基　R_1=葡萄糖基
人参皂苷Rf　R=葡萄糖基　R_1=H
人参皂苷$R_{20-gluco-f}$　R=葡萄糖基　R_1=葡萄糖基
人参皂苷Rg_1　R=H　R_1=葡萄糖基
人参皂苷Rg_2　R=鼠李糖基　R_1=H
人参皂苷Rh_1　R=H　R_1=H

人参多糖：含水溶性多糖 38.7%，碱溶性多糖 7.8%～10%。含 20%人参果胶，将果胶纯化得到两种杂多糖 SA、SB。SA 组成以中性糖为主，有半乳糖、阿拉伯糖、鼠李糖等。SB 组成以酸性糖为主，有半乳糖醛酸等。此外，尚含多种低分子肽、多种氨基酸、单糖、双糖、三聚糖、有机酸、B 族维生素、维生素 C、β-谷甾醇及其葡萄糖苷等。

【理化鉴别】取本品三氯甲烷提取后药渣，以水饱和正丁醇提取，加 3 倍量氨试液萃取，分取上层液作为供试品溶液，以人参对照药材、人参皂苷 Rb1、人参皂苷 Re、人参皂苷 Rf 及人参皂苷 Rg1 对照品作对照，分别点于同一硅胶 G 薄层板上，以三氯甲烷-乙酸乙酯-甲醇-水（15：40：22：10）10℃以下放置的下层溶液为展开剂，喷以 10%硫酸乙醇溶液，在 105℃加热至斑点显色清晰，分别置日光和紫外光灯（365nm）下检视。供试品色谱中，在与对照药材色谱和对照品色谱相应位置上，分别显相同颜色的斑点或荧光斑点。

【检查】总灰分不得过 5.0%，水分不得过 12.0%。

重金属及有害元素　铅不得过 5mg/kg；镉不得过 lmg/kg；砷不得过 2mg/kg；汞不得过 0.2mg/kg；铜不得过 20mg/kg。

农药残留量　五氯硝基苯不得过 0.1mg/kg；六氯苯不得过 0.1mg/kg；七氯（七氯、环氧七氯之和）不得过 0.05mg/kg；氯丹（顺式氯丹、反式氯丹、氧化氯丹之和）不得过 0.lmg/kg。

【含量测定】按《中国药典》采用高效液相色谱法测定，含人参皂苷 Rg_1（$C_{42}H_{72}O_{14}$）和人参皂苷 Re（$C_{48}H_{82}O_{18}$）的总量不得少于 0.30%，人参皂苷 Rb_1（$C_{54}H_{92}O_{23}$）不得少于 0.20%；饮片含人参皂苷 Rg_1 和人参皂苷 Re 的总量不得少于 0.27%，人参皂苷 Rb_1 不得少于 0.18%。

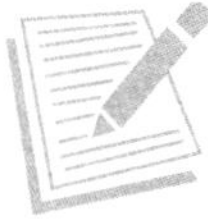

【功效】性微温，味甘、微苦。大补元气，复脉固脱，补脾益肺，生津养血，安神益智。

【附注】①人参总皂苷的含量因药用部位、加工方法、栽培年限和产地不同而异，据报道，参须、参皮、参叶、花蕾含量较主根高。从人参地上部分分离出多种人参皂苷，在茎叶中以原人参三醇皂苷较多。人参的组织培养物中含有与栽培人参根中相似的人参皂苷成分。商品药材人参中的生晒参多去掉须根，不去须根的称全须生晒参。园参还可加工成“白参”和“活性参”，白参加工时将洗净的鲜园参置沸水中浸烫3~7分钟，取出，用针将参体扎刺小孔，再浸于浓糖液中2~3次，每次10~12小时，取出干燥。“活性参”加工是用真空冷冻干燥法，可防止有效成分总皂苷的损失，提高产品质量。鲜园参加工成“红参”时，多除去细支根及须根，蒸3小时左右，取出晒干或烘干。野山参是7月下旬至9月间果熟变红时易于发现，采挖。挖取时不使支根及须根受伤，保持完整。加工成全须生晒参或白参。

生晒山参主根与根茎等长或较短，呈人字形、菱形或圆柱形，长2~10cm。表面灰黄色，具纵纹，上端有紧密而深陷的环状横纹，支根多为2条，须根细长，清晰不乱，有明显的疣状突起，习称“珍珠疙瘩”。根茎细长，上部具密集的茎痕，有的靠近主根的一段根茎较光滑而无茎痕（习称“圆芦”）。不定根较粗，形似枣核。习称雁脖芦，枣核艼，铁线纹，珍珠疙瘩，皮紧，有圆芦。

白参主根长3~15cm，直径0.7~3cm。表面淡黄白色，上端有较多断续的环纹，下部有2~3条支根，全体可见加工时的点状针刺痕。味较甜。

②朝鲜人参，别名“高丽参”。其原植物与国产人参相同。

③茄科植物华山参 *Physochlaina infundibularis* Kuang 的根有时伪充人参入药。

④刺五加为五加科植物刺五加 *Acanthopanax senticosus*（Rupr. et Maxim.）Harms 的干燥根及根茎或茎。本品根茎呈不规则圆柱形，有分枝，下部与根相接，表面灰棕色。根多圆柱形，多分枝，直径0.3~1.5cm，表面有纵皱纹，皮孔明显。质硬，不易折断，断面黄白色。气微，味微辛，稍苦。成分主要含刺五加苷A、B、B_1、C、D、E等。性温，味辛、微苦。益气健脾，补肾安神。本品所含苷类成分有类似人参根中皂苷的生理活性。

【附】红参　Ginseng Radix et Rhizoma Rubra

本品为五加科植物人参 *Panax ginseng* C. A. Mey. 的栽培品（习称“园参”）经蒸制后的干燥根及根茎。秋季采挖，洗净，蒸制后，干燥。主根呈纺锤形、圆柱形或扁方柱形，长3~10cm，直径1~2cm。表面半透明，红棕色，偶有不透明的暗黄褐色斑块，具纵沟、皱纹及细根痕；上部有断续的不明显环纹；下部有2~3条扭曲交叉的支根，并带弯曲的须根或仅具须根残迹。根茎（芦头）长1~2cm，上有数个凹窝状茎痕（芦碗），有的带有1~2条完整或折断的不定根（艼）。质硬而脆，断面平坦，角质样。气微香而特异，味甘、微苦。本品的主要显微鉴别特征与人参相同，不同的是本品淀粉粒已糊化，轮廓模糊。化学成分与人参成分极相似，在加工过程中成分略有变化。据报道从红参中分得20（R）-人参皂苷Rg_2、20（S）-人参皂苷Rg_3、20（R）-人参皂苷Rh_1、人参皂苷Rh_2、人参皂苷Rs_1、人参皂苷Rs_2等。按《中国药典》采用高效液相色谱法测定，本品含人参皂苷Rg_1（$C_{42}H_{72}O_{14}$）和人参皂苷Re（$C_{48}H_{82}O_{18}$）的总量不得少于0.25%，人参皂苷Rb_1（$C_{54}H_{92}O_{23}$）不得少于0.20%。本品性温，味甘、微苦。大补元气，复脉固脱，益气摄血。

人参叶　Ginseng Folium

本品为五加科植物人参 *Panax ginseng* C. A. Mey. 的干燥叶。秋季采收，晾干或烘干。本品常扎成小把，呈束状或扇状，长12~35cm。掌状复叶带有长柄，暗绿色，3~6枚轮生。小叶通常5枚，偶有7或9枚，呈卵形或倒卵形，基部的小叶长2~8cm，宽1~4cm；上部的小叶大小相近，长4~16cm，宽2~7cm，基部楔形，先端渐尖，边缘具细锯齿及刚毛，上表面叶脉生刚毛，下表面叶脉隆起。纸质，易碎。气清香，味微苦而甘。本品粉末黄绿色。上表皮细胞形状不规则，略呈长方形，长35~92μm，宽32~60μm，垂周壁波状或深波状。下表皮细胞与上表皮相似，略小，气孔不定式，保卫细胞长31~35μm。叶肉无栅栏组织，多由4层类圆形薄壁细胞组成，直径18~29μm，含叶绿体或草酸钙簇晶，草酸钙簇晶直径12~40μm，棱角锐尖。本品含多种与人参根相同的皂苷类成分，叶含人参皂苷Rb_1、Rb_2、Rc、Rd、Rg_3、Rh_2、F及20(R)-人参皂苷Rh_2；人参皂苷Re、Rg_1、Rg_2、Rh_1、F_1、F_3和20-葡萄糖人参皂苷Rf；人参皂苷Rh_3；其他尚有人参皂苷Ra及人参皂苷Rg_4。本品性寒，味苦、甘。补气，益肺，祛暑，生津。同属植物竹节参 *P. Japonicum* C. A. Mey. 的叶称七叶子，市场上销售，作人参叶药用，主产于四川、陕西等地。含少量皂苷，经水解，得齐墩果酸、人参三醇，人参二醇很少。

西洋参

Panacis Quinquefolii Radix

【来源】本品为五加科植物西洋参 *Panax quinquefolium* L. 的干燥根。均系栽培品。

【产地】原产加拿大和美国。我国东北、华北、西北等地引种栽培成功。

【采收加工】秋季采挖，洗净，晒干或低温干燥。

【性状鉴别】本品呈纺锤形、圆柱形或圆锥形，长 3~12cm，直径 0.8~2cm。表面浅黄褐色或黄白色，可见横向环纹及线状皮孔突起，并有细密浅纵皱纹及须根痕。主根中下部有一至数条侧根，多已折断。有的上端有根茎（芦头），环节明显，茎痕（芦碗）圆形或半圆形，具不定根（艼）或已折断。体重，质坚实，不易折断，断面平坦，浅黄白色，略显粉性，皮部可见黄棕色点状树脂道，形成层环纹棕黄色，木部略呈放射状纹理。气微而特异，味微苦、甘。（图 5-70）

饮片　呈长圆形或类圆形薄片。外表皮浅黄褐色。切面淡黄白色至黄白色，形成层环棕黄色，皮部有黄棕色点状树脂道，近形成层环处较多而明显，木部略呈放射状纹理。气微而特异，味微苦、甘。

【显微鉴别】横切面：①木栓层由 4~6 层木栓细胞组成。②皮层细胞排列疏松，在皮层外部有树脂道 6~14 个呈环状排列。树脂道扁平形，长径 117~235μm。③韧皮部占根半径的 1/2~1/3，射线宽 2~3 列细胞，树脂道在韧皮部呈数层环状排列。④形成层明显。⑤次生木质部发达。初生木质部五原型。⑥薄壁细胞含淀粉粒，并常可见草酸钙簇晶。

粉末：黄白色。①导管多为网纹，亦有梯纹及螺纹导管。导管直径 23~40μm。②树脂道内含棕色树脂。③草酸钙簇晶直径 23~39(63)μm，棱角较长而尖。④淀粉粒单粒，类圆形，脐点点状、星状、裂缝状。（图 5-71）

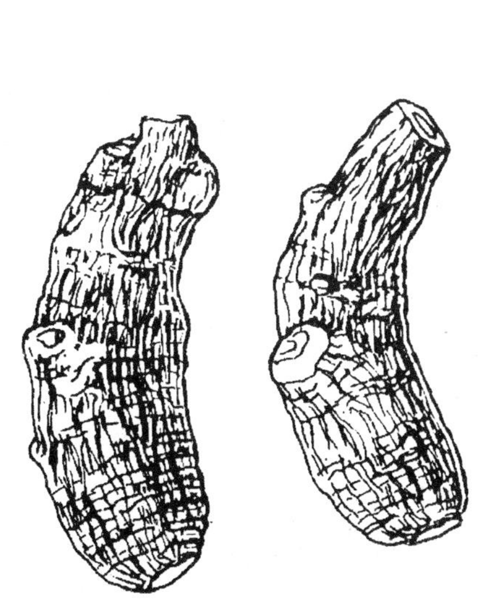

图 5-70　西洋参

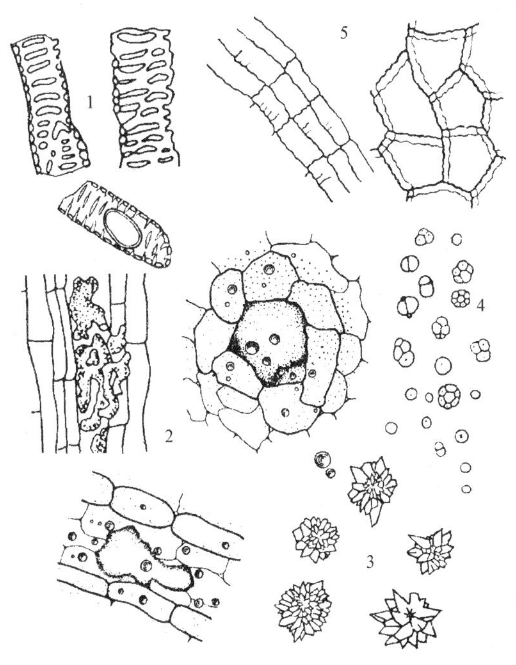

图 5-71　西洋参粉末

1. 导管　2. 树脂道　3. 簇晶　4. 淀粉粒　5. 木栓细胞

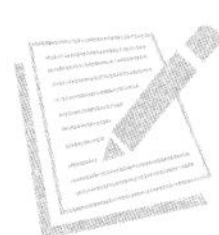

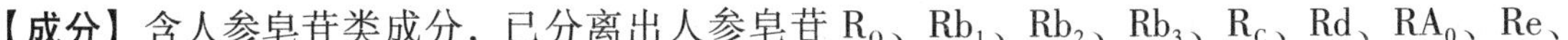

【成分】含人参皂苷类成分，已分离出人参皂苷 R_0、Rb_1、Rb_2、Rb_3、R_C、Rd、RA_0、Re、

Rf、Rg_1、Rg_2、Rg_3、Rh_1、Rh_2、F_3 及西洋参皂苷 L_1（quinquenoside L_1）、quinquenoside R_1 和 gypenoside Ⅺ、Ⅹ、Ⅻ和假人参皂苷（拟人参皂苷，Pseudoginsenoside）F_{11}。从吉林产西洋参中分得 24（R）假人参皂苷 RT_5。

挥发油中鉴定出 15 种倍半萜类化合物（有 7 种与人参相同），以反式 β-金合欢烯含量较高。还含有 11 种酯、一定数量的烷烃、酸和醇等。油脂中含有己酸、庚酸、辛酸、壬酸、十五酸、十六酸、十七酸、十八酸、十二烯酸、十八烯酸、9,12,15-十八三烯酸、α-亚麻酸、α-亚麻酸甲酯和 8-甲基癸酸和脂肪酸。并含有 16 种以上的氨基酸。此外尚含微量元素、果胶、人参三糖及具有降血糖作用的多糖 Karusan A、B、C、D、E 及胡萝卜苷、甾醇等。

西洋参各部分总皂苷的含量有所差异，主根 6.49%，芦头 11.62%，侧根 7.87%，须根 8.80%，茎 2.29%，叶 11.08%，花蕾 13.27%，果实 9.06%，西洋山参（根）11.94%。

【理化鉴别】取本品甲醇提取液，以水饱和正丁醇萃取后制成的甲醇溶液作为供试品溶液，以西洋参对照药材，拟人参皂苷 F_{11}、人参皂苷 Rb_1、人参皂苷 Re、人参皂苷 Rg_1对照品作对照，分别点于同一硅胶 G 薄层板上，以三氯甲烷-乙酸乙酯-甲醇-水（15：40：22：10）5~10℃放置 12 小时的下层溶液为展开剂，喷以 10%硫酸乙醇溶液，在 105℃加热至斑点显色清晰，分别置日光和紫外光灯（365nm）下检视。供试品色谱中，在与对照药材色谱和对照品色谱相应的位置上，分别显相同颜色的斑点或荧光斑点。

【检查】人参：取人参对照药材 1g，照理化鉴别项下对照药材溶液制备的方法制成对照药材溶液。吸取理化鉴别项下的供试品溶液和上述对照药材溶液各 2μL，分别点于同一硅胶 G 薄层板上，以三氯甲烷-甲醇-水（13：7：2）5~10℃放置 12 小时的下层溶液为展开剂，展开，取出，晾干，喷以 10%硫酸乙醇溶液，在 105℃加热至斑点显色清晰，分别置日光及紫外光灯（365nm）下检视。供试品色谱中，不得显与对照药材完全相一致的斑点。

总灰分不得过 5.0%，水分不得过 13.0%。

重金属及有害元素　铅不得过 5mg/kg；镉不得过 0.3mg/kg；砷不得过 2mg/kg；汞不得过 0.2mg/kg，铜不得过 20mg/kg。

农药残留量　五氯硝基苯不得过 0.1mg/kg；六氯苯不得过 0.1mg/kg；七氯（七氯、环氧七氯之和）不得过 0.05mg/kg；氯丹（顺式氯丹、反式氯丹、氧化氯丹之和）不得过 0.1mg/kg。

【浸出物】按醇溶性浸出物热浸法测定，70%乙醇浸出物不得少于 30.0%；饮片不得少于 25.0%。

【含量测定】按《中国药典》采用高效液相色谱法测定，本品含人参皂苷 Rg_1（$C_{42}H_{72}O_{14}$）、人参皂苷 Re（$C_{48}H_{82}O_{18}$）和人参皂苷 Rb_1（$C_{54}H_{92}O_{23}$）的总量不得少于 2.0%。

【功效】性凉，味甘、微苦。补气养阴，清热生津。

三　七

Notoginseng Radix et Rhizoma

本品始载于《本草纲目》。李时珍谓："生广西南丹诸州番峒深山中，采根暴干，黄黑色。团结者，状略似白及；长者如老干地黄，有节。味微甘而苦，颇似人参之味。"考证古代本草所述与描写即当今所用之三七。

【来源】为五加科植物三七 *Panax notoginseng*（Burk.）F. H. Chen 的干燥根和根茎。

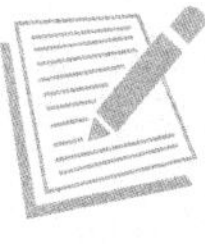

【植物形态】多年生草本。茎直立，无毛。掌状复叶，3~4 片轮生于茎端，小叶通常 5~7，长椭圆形至倒卵状长椭圆形，长 5~15cm，宽 2~5cm，边缘有细锯齿，上面沿脉疏生刚毛。伞形花序单个顶生；花小，淡黄绿色；花瓣5；雄蕊5，子房下位，花柱分离为2。核果浆果状，近肾形，熟时红色。花期6~8月，果期8~10月。

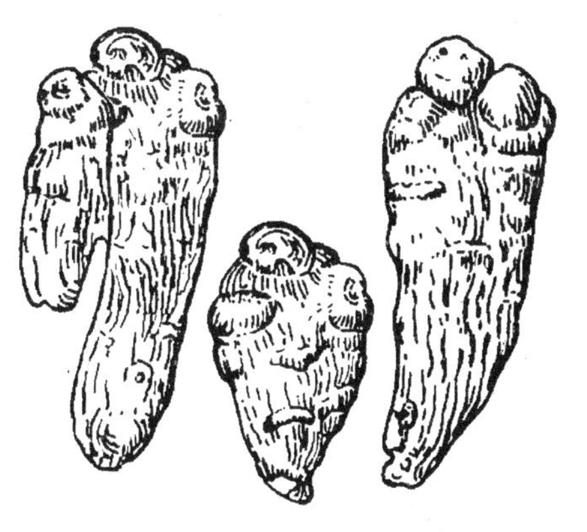

图5-72　三七

【产地】 原主产于广西田阳、靖西、百色等地，现主产于云南文山等地。系栽培。

【采收加工】 秋季开花前采挖，洗净，分开主根、支根及根茎，干燥。支根习称“筋条”，根茎习称“剪口”。

【性状鉴别】 主根　呈类圆锥形或圆柱形，长1~6cm，直径1~4cm。表面灰褐色或灰黄色，有断续的纵皱纹和支根痕，顶端有茎痕，周围有瘤状突起。体重，质坚实，击碎后皮部与木部常分离。断面灰绿、黄绿或灰白色，皮部有细小棕色树脂道斑点。木部微呈放射状排列。气微，味苦回甜。（图5-72）

筋条　呈圆柱形或类圆锥形，长2~6cm，上端直径约0.8cm，下端直径约0.3cm。

剪口　呈不规则的皱缩块状或条状，表面有数个明显的茎痕及环纹，断面中心灰绿色或白色，边缘深绿色或灰色。

以个大、体重、质坚、表面光滑、断面灰绿色或黄绿色者为佳。

【显微鉴别】 横切面：①木栓层为数列细胞，栓内层不明显。②韧皮部有树脂道散在。③形成层成环。④木质部导管1~2列径向排列。⑤射线宽广。薄壁细胞含淀粉粒。草酸钙簇晶稀少。

粉末：灰黄色。①树脂道碎片内含黄色分泌物。②草酸钙簇晶稀少，直径50~80μm，其棱角较钝。③导管有网纹、梯纹及螺纹导管，直径15~55μm。④淀粉粒众多，单粒呈类圆形、半圆形或圆多角形，直径4~30μm，脐点点状或裂缝状；复粒由2~10分粒组成。⑤木栓细胞呈长方形或多角形，壁薄，棕色。（图5-73）

【成分】 含多种皂苷，总量9.75%~14.90%，和人参所含皂苷类似，但主要为达玛脂烷系皂苷，有人参皂苷 Rb_1、Rb_2、Rc、Rd、Re、Rg_1、Rg_2、Rh_1 及三七皂苷（notoginsenoside）R_1、R_2、R_3、R_4、R_6、Fa、K。

此外，含止血活性成分田七氨酸（dencichine），三七黄酮B、山柰酚-7-O-α-L-鼠李糖苷、槲皮素等少量黄酮类成分。挥发油中鉴定出34种化合物，有倍半萜类，脂肪酸，酯类，苯取代物，萘取代物，烷烃，环烷烃，酮等。

水提液中尚含一种具止血活性的三七素（β-N-oxalo-L-α，β-diaminopropionic acid）。

尚含无机微量元素和16种氨基酸，广西产品含4ppm铜，氨基酸中有7种为人体所必需的氨基酸。

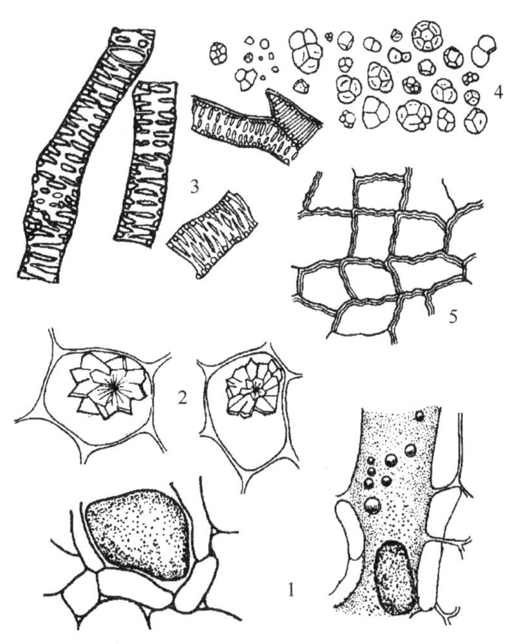

图5-73　三七粉末

1. 树脂道　2. 草酸钙簇晶　3. 导管　4. 淀粉粒　5. 木栓细胞

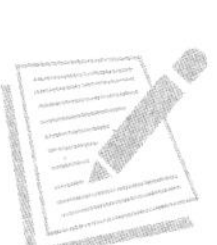

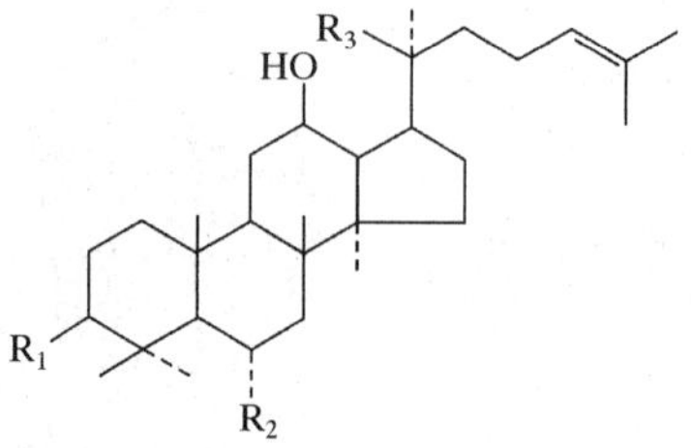

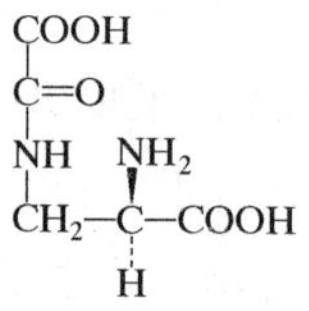

	R_1	R_2	R_3
三七皂苷R_1	OH	O-葡萄糖基2-1木糖基	O-葡萄糖基
三七皂苷R_2	OH	O-葡萄糖基2-1木糖基	OH

田七氨酸

【理化鉴别】 取本品水饱和正丁醇提取液，加3倍量正丁醇饱和的水萃取，取正丁醇层作为供试品溶液，以人参皂苷Rb_1、人参皂苷Re、人参皂苷Rg_1及三七皂苷R_1对照品作对照，分别点于同一硅胶G薄层板上，以三氯甲烷-乙酸乙酯-甲醇-水（15∶40∶22∶10）10℃以下放置的下层溶液为展开剂，喷以硫酸溶液（1→10），加热至斑点显色清晰。分别置日光和紫外光灯（365nm）下检视，供试品色谱中，在与对照品色谱相应的位置上，分别显相同颜色的斑点或荧光斑点。

【检查】 总灰分不得过6.0%，酸不溶性灰分不得过3.0%，水分不得过14.0%。

重金属及有害元素　铅不得过5mg/kg；镉不得过1mg/kg；砷不得过2mg/kg；汞不得过0.2mg/kg；铜不得过20mg/kg。

【浸出物】 按醇溶性浸出物热浸法测定，甲醇浸出物不得少于16.0%。

【含量测定】 按《中国药典》采用高效液相色谱法测定，本品含人参皂苷Rb_1（$C_{54}H_{92}O_{23}$）、人参皂苷Rg_1（$C_{42}H_{72}O_{14}$）和三七皂苷R_1（$C_{47}H_{80}O_{18}$）的总量不得少于5.0%。

【功效】 性温，味甘、微苦。散瘀止血，消肿定痛。

【附注】 ①三七一般种后第3~4年采收，分开主根、支根及茎基，主根曝晒至半干，反复搓揉，以后每日边晒边搓，待至全干放入麻袋内撞至表面光滑即得。须根习称“绒根”。三七根据每斤能称多少个数，习称多少“头”。

② 三七的混淆品及伪品：菊科植物菊三七 *Gynura segetum*（Lour.）Merr. 的根茎，民间习称“土三七”。呈拳形块状，表面灰棕色或棕黄色，鲜品常带紫红色，全体有瘤状突起。质坚实，切断面淡黄色，中心有髓部。韧皮部有分泌道，薄壁细胞含菊糖。落葵科植物落葵薯 *Anredera cordifolia*（Tenore）Van Steenis 的块茎，习称“藤三七”。类圆柱形，珠芽呈不规则的块状。断面粉性，经水煮后干燥者角质样。味微甜，嚼之有黏性；三七伪品尚有加工的莪术。药材微有香气，表面有环节及根痕，其断面具单子叶植物根茎的构造特点。

白　芷

Angelicae Dahuricae Radix

本品始载于《神农本草经》，列为中品。苏颂谓：“所在有之，吴地尤多。根长尺余，白色，粗细不等。枝干去地五寸以上。春生叶，相对婆娑，紫色，阔三指许。花白微黄。入伏后结子，立秋后苗枯。”据考证古代所用白芷主要分布于黄河流域，多与现在所用的白芷 *Angelica dahurica*（Fisch. ex Hoffm.）Benth. et Hook. f. 符合。但《滇南本草》和《植物名实图考》所载的白芷均是指独活属（Heracleum）植物。

【来源】 为伞形科（Umbelliferae）植物白芷 *Angelica dahurica*（Fisch. ex Hoffm.）Benth. et Hook. f. 或杭白芷 *A. dahurica*（Fisch. ex Hoffm.）Benth. et Hook. f. var. *formosana*（Boiss.）Shan et Yuan 的干燥根。

【植物形态】 白芷为多年生草本。高1~2m。根圆锥形；茎粗壮中空，常带紫色，近花序处有短毛。基生叶有长柄，基部叶鞘紫色，叶片二至三回三出式羽状分裂，最终裂片长圆形、卵圆形或披针形，边缘有不规则的白色骨质粗锯齿，基部沿叶轴下延成翅状；茎上部叶有显著膨大的囊状鞘。复伞形花序，伞幅 18~40(70)，总苞片通常缺，或 1~2，长卵形，膨大成鞘状；小总苞片 5~10 或更多；花白色。双悬果椭圆形，无毛或极少毛，分果侧棱成翅状，棱槽中有油管 1，合生面有 2。花期 7~9 月，果期 9~10 月。

杭白芷与白芷的主要区别在于其植株较矮；根上方近方形，皮孔样突起大而明显；茎及叶鞘多为黄绿色。

【产地】 白芷产于河南长葛、禹县者习称“禹白芷”；产于河北安国者习称“祁白芷”。杭白芷产于浙江、福建、四川等省，习称“杭白芷”和“川白芷”。

【采收加工】 夏、秋间叶黄时，挖取根部，除去地上部分及须根，洗净泥土，晒干或烘干。杭州地区将处理干净的白芷放入缸内，加石灰拌匀，放置一周后，取出，晒干或炕干。

【性状鉴别】 白芷根长圆锥形，头粗尾细，长 10~25cm，直径 1.5~2.5cm，顶端有凹陷的茎痕，具同心性环状纹理。表面灰棕色或黄棕色，根头部钝四棱形或近圆形，有多数纵皱纹、支根痕；皮孔样横向突起散生，习称“疙瘩丁”。质硬，断面灰白色或白色，显粉性，皮部散有多数棕色油点（分泌腔），形成层环近方形或近圆形，木质部约占断面的 1/3。气芳香，味辛、微苦。(图 5-74)

杭白芷与白芷相似，主要不同点为杭白芷横向皮孔样突起多排列成四纵行，使全根呈类圆锥形而具四纵棱；形成层环略呈方形，木质部约占断面的 1/2。(图 5-74)

均以条粗壮、体重、粉性足、香气浓郁者为佳。

饮片　呈类圆形的厚片。外表皮灰棕色或黄棕色。切面白色或灰白色，具粉性，形成层环棕色，近方形或近圆形，皮部散有多数棕色油点。气芳香，味辛、微苦。(图5-74)

【显微鉴别】 白芷根横切面：①木栓层由 5~10 列细胞组成。②皮层和韧皮部散有油管，薄壁细胞内含有淀粉粒，射线明显。③形成层呈环。④木质部略呈圆形，导管放射状排列。(图 5-75)

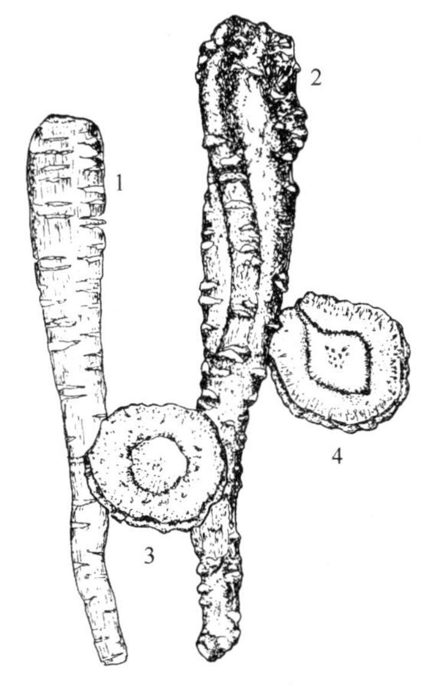

图 5-74　白芷

1、3. 白芷　2、4. 杭白芷

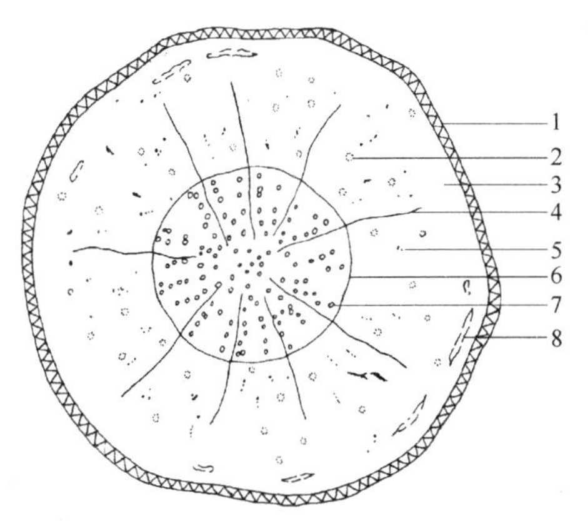

图 5-75　白芷（白芷）横切面

1. 木栓层　2. 油管　3. 皮层　4. 射线
5. 筛管群　6. 形成层　7. 导管　8. 裂隙

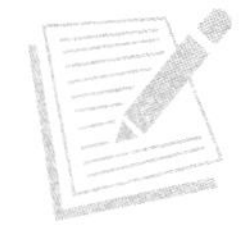

杭白芷横切面与上种相似，但木质部略呈方形，射线较多，导管稀疏排列。

粉末：黄白色。①油管多破碎，黄色，分泌细胞中含淡黄棕色分泌物。②草酸钙簇晶圆簇状或类圆形，直径6~18μm。③导管多为网纹，少为螺纹及具缘纹孔，直径10~85μm。④木栓细胞淡黄棕色，呈类多角形，壁薄、木化。⑤淀粉粒极多，单粒圆球形、椭圆形、多角形或盔帽形，直径3~25μm，脐点十字状、裂缝状、点状、三叉状、人字状或星状，大粒层纹隐约可见；复粒由2~8分粒组成，少数可至12分粒。（图5-76）

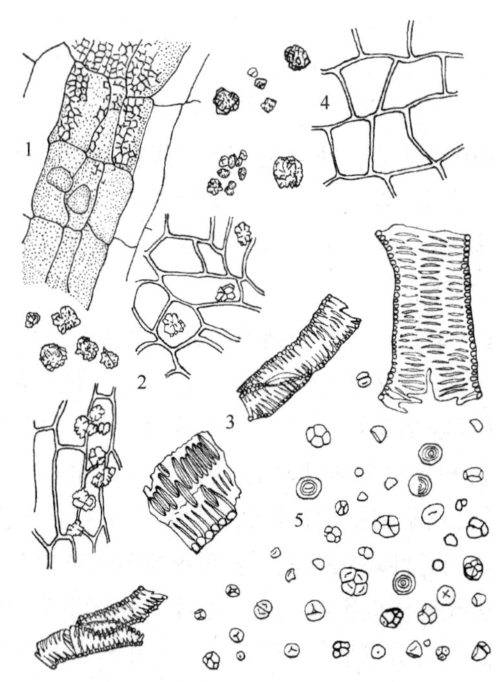

图5-76 白芷（白芷）粉末

1. 油管 2. 草酸钙簇晶 3. 导管 4. 木栓细胞 5. 淀粉粒

【成分】 杭白芷含多种香豆精衍生物：主要有欧前胡素（imperatorin）、异欧前胡素（isoimperatorin）、别欧前胡素（alloimperatorin）、珊瑚菜素（phellopterin）、花椒毒素（xanthotoxin）、异氧化前胡素（isooxypeucedanin）、5-甲氧基-8-羟基补骨脂素（5-methoxy-8-hydroxypsoraten）、比克白芷素（byakangelicin）、水合氧化前胡素（oxypeucedanin hydrate）、氧化前胡素（oxypeucedanin）、香柑内酯（bergapten）。

鉴定挥发油成分59种：主要有3-亚甲基-6-(1-甲乙基)-环己烯、榄香烯、十六烷酸等。

白芷含挥发油及多种香豆精衍生物：比克白芷素、比克白芷醚（byak-angelicol），以及氧化前胡素、欧前胡素、珊瑚菜素、花椒毒素、新白芷醚（senbyak-angelicol）和去甲基苏北罗新（7-demethylsuberosin）等。

【理化鉴别】 取本品乙醚浸泡后的乙酸乙酯提取液作为供试品溶液，以白芷对照药材，欧前胡素、异欧前胡素对照品作对照，分别点于同一硅胶G薄层板上，以石油醚（30~60℃）-乙醚（3∶2）为展开剂，在25℃以下展开，置紫外光灯（365nm）下检视。供试品色谱中，在与对照药材色谱和对照品色谱相应的位置上，显相同颜色的荧光斑点。

【检查】 总灰分不得过6.0%，水分不得过14.0%；饮片总灰分不得过5.0%。

【浸出物】 按醇溶性浸出物热浸法测定，稀乙醇浸出物不得少于15.0%。

【含量测定】 按《中国药典》采用高效液相色谱法测定，本品含欧前胡素（$C_{16}H_{14}O_4$）不得少于0.080%。

【功效】 性温，味辛。解表散寒，祛风止痛，宣通鼻窍，燥湿止带，消肿排脓。

当 归

Angelicae Sinensis Radix

本品始载于《神农本草经》，列为中品。《名医别录》记载："当归生陇西，二月、八月采根阴干。"李时珍谓："今陕、蜀、秦州、汶州诸处人多栽莳为货。以秦归头圆尾多色紫气香肥润者，名马尾归，最胜他处。"又谓："当归调血，为女人要药。"所指即本品。古今当归主产地和疗效基本相同。

【来源】 为伞形科植物当归 *Angelica sinensis*（Oliv.）Diels 的干燥根。

【植物形态】 多年生草本。茎带紫色，有纵直槽纹。叶为二至三回奇数羽状复叶，叶柄基部膨大成鞘，叶片卵形；小叶片呈卵形或卵状披针形，近顶端一对无柄，一至二回分裂，裂片边缘有缺刻。复伞形花序顶生，总苞无或有2片，伞幅10~14；每一小伞形花序有花12~36朵，小总苞片2~4；花白色。双悬果椭圆形，分果有5棱，侧棱有薄翅，每棱槽有1个油管，接合面2个油管。花期6~7月，果期6~8月。（图5-77）

【产地】 主产于甘肃岷县、武都、漳县、成县、文县等地。主为栽培。

【采收加工】 当归一般栽培至第二年秋末采挖，除去茎叶、须根及泥土，放置，待水分稍蒸发后根变软时，捆成小把，上棚，以烟火慢慢熏干。

【性状鉴别】 根略呈圆柱形，根上端称“归头”，主根称“归身”，支根称“归尾”，全体称“全归”。全归长15~25cm，外皮黄棕色至棕褐色，有纵皱纹及横长皮孔样突起；根上端（归头）膨大，直径1.5~4cm，钝圆，有残留的紫色或黄绿色叶鞘及茎基；主根（归身）粗短，长1~3cm，直径1.5~3cm；下部有支根3~5条或更多，上粗下细，多扭曲，有少数须根痕。质柔韧，断面黄白色或淡黄棕色，皮部厚，有裂隙及多数棕色油点，形成层呈黄棕色环状，木质部色较淡，具放射状纹理，似菊花心；根头部断面中心通常有髓和空腔。香气浓郁，味甘、辛、微苦。（图5-78）

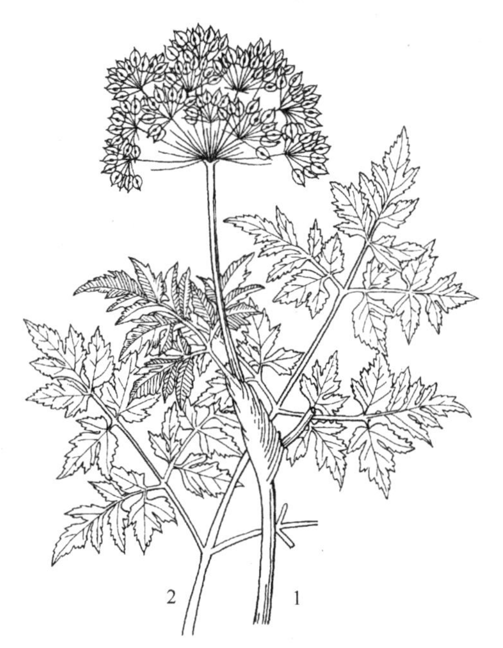

图5-77　当归 *Angelica sinensis*（Oliv.）Diels

1. 果枝　2. 叶

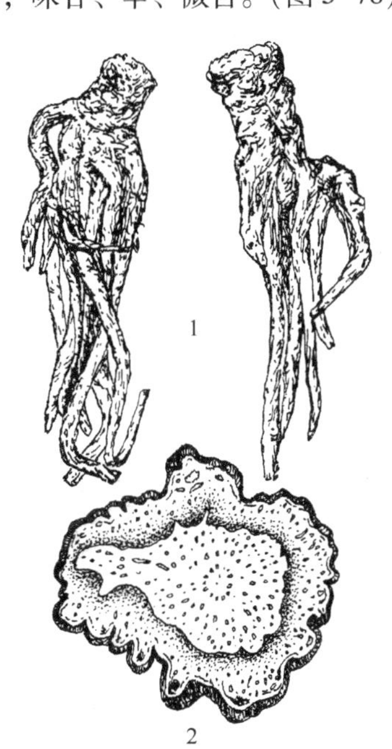

图5-78　当归

1. 药材　2. 饮片

以主根粗长、油润、外皮色黄棕、断面色黄白、气味浓郁者为佳。柴性大、干枯无油或断面呈绿褐色者不可供药用。

饮片　呈类圆形、椭圆形或不规则薄片。外表皮黄棕色至棕褐色。切面黄白色或淡棕黄色，平坦，有裂隙，中间有浅棕色的形成层环，并有多数棕色的油点。香气浓郁，味甘、辛、微苦。（图5-78）

【显微鉴别】 主根横切面：①木栓层由4~7列细胞组成。②栓内层窄，有少数油室。③韧皮部较宽广，多裂隙，散在多数类圆形油室，直径25~160μm，周围的分泌细胞6~9个，近形成层处油室较小。④形成层呈环状。⑤木质部射线宽至3~5列细胞，导管单个或2~3个成群，呈放射状排列。⑥薄壁细胞中含淀粉粒。（图5-79）

本品侧根横切面木质部较小；根头部横切面有髓部。

粉末：淡黄棕色。①纺锤形韧皮薄壁细胞，单个细胞呈长纺锤形，有时可见1~2个薄分隔，壁上常有极微细的斜格状纹理。②油室及其碎片时可察见，内含挥发油油滴。③梯纹及网纹导管直径13~80μm，亦有具缘纹孔及螺纹导管。此外，有木栓细胞、淀粉粒，偶见木纤维。（图5-80）

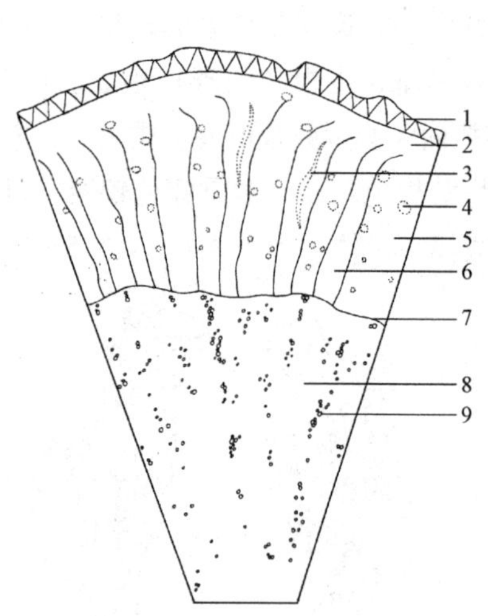

图5-79 当归（主根）横切面

1. 木栓层 2. 皮层 3. 裂隙 4. 油室 5. 韧皮部 6. 韧皮射线 7. 形成层 8. 木射线 9. 导管

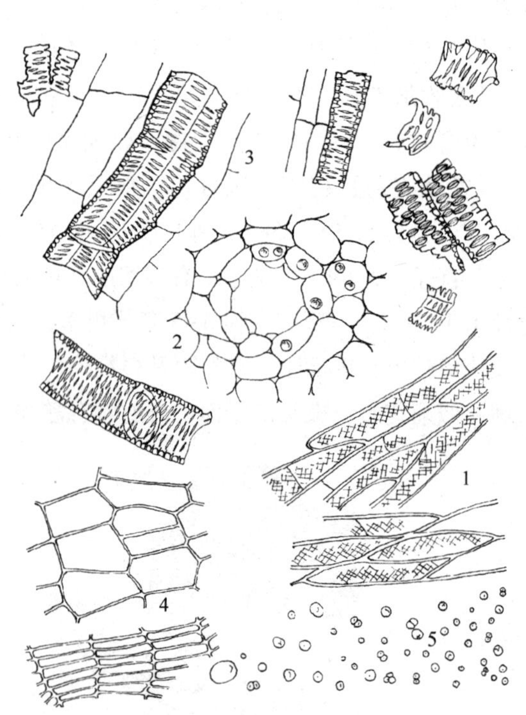

图5-80 当归粉末

1. 纺锤形韧皮薄壁细胞 2. 油室 3. 导管 4. 木栓细胞 5. 淀粉粒

【成分】 含挥发油及水溶性成分。挥发油0.42%，油中主要为藁本内酯（ligustilide，约47%）及正丁烯基酞内酯（n-butylidene-phthalide，11.3%），为解痉主要活性成分。此外尚含倍半萜（sesquiterpene）A及B、香荆芥酚（carvacrol）、当归芳酮、苯戊酮邻羧酸、苯二甲酸酐、对聚伞花素等29种以上成分。水溶性成分有阿魏酸、烟酸、丁二酸、棕榈酸、尿嘧啶、腺嘧啶、胆碱等。尚有维生素E、维生素B_{12}。含氨基酸17种，其中7种为人体必需氨基酸，如天门冬氨酸、缬氨酸、蛋氨酸、组氨酸等。含人体所必需的无机元素16种，如钾、钠、钙、镁、硅、铝、磷、铁、硒等。当归的归头中含微量元素铜和锌的量较归身、归尾为高，而归尾中铁的含量较归头、归身为高。含蔗糖、果糖、葡萄糖和阿拉伯糖。

【理化鉴别】 取本品1%碳酸氢钠溶液的提取液，加稀盐酸调节pH值至2-3，再以乙醚振摇提取制成的溶液作为供试品溶液，以阿魏酸、藁本内酯对照品作对照，分别点于同一硅胶G薄层板上，以环己烷-二氯甲烷-乙酸乙酯-甲酸（4∶1∶1∶0.1）为展开剂，展开，置紫外光灯（365nm）下检视。供试品色谱中，在与对照品色谱相应的位置上，显相同颜色的荧光斑点。

【检查】 总灰分不得过7.0%，酸不溶性灰分不得过2.0%，水分不得过15.0%。

【浸出物】按醇溶性浸出物热浸法测定，70%乙醇浸出物不得少于45.0%。

【含量测定】按《中国药典》采用挥发油测定法测定，本品含挥发油不得少于0.4%（mL/g）；采用高效液相色谱法测定，本品含阿魏酸（$C_{10}H_{10}O_4$）不得少于0.050%。

【功效】性温，味甘、辛。补血活血，调经止痛，润肠通便。

【附注】①同属植物东当归 *Angelica acutiloba*（Sieb. et Zucc.）Kitag.，吉林省延边地区有栽培。东北地区曾以其根作当归入药。主根粗短，有多数支根，主要成分有藁本内酯、正丁烯基酞内酯和挥发油等，功效与当归类似。②同科植物欧当归 *Levisticum officinale* Koch. 华北地区曾引种栽培。主根粗长，顶端常有数个根茎痕。含挥发油（0.22%）、藁本内酯、正丁烯基酞内酯等。以上均非正品。

独　活

Angelicae Pubescentis Radix

【来源】本品为伞形科植物重齿毛当归 *Angelica pubescens* Maxim. f. *biserrata* Shan et Yuan 的干燥根。习称“川独活”。

【产地】主产于湖北、四川等省。

【采收加工】春初苗刚发芽或秋末茎叶枯萎时采挖，除去残茎、须根及泥土，炕至半干，堆放2~3日，发软后，再烘至全干。

【性状鉴别】主根粗短，略呈圆柱形，下部2~3分枝或较多，长10~30cm。根头膨大，圆锥状有横皱纹，直径1.5~3cm，顶端有茎、叶的残痕或凹陷，表面灰褐色或棕褐色，具纵皱纹，有横长皮孔样突起及稍突起的细根痕。质较硬，受潮则变软，断面皮部灰白色，可见多数散在的棕色油点，形成层环棕色，木质部灰黄色至黄棕色。香气特异，味苦、辛、微麻舌。（图5-81）

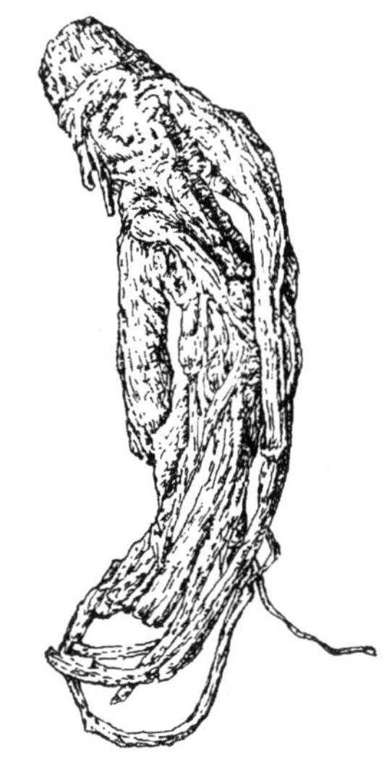

图5-81　独活

以根条粗壮、油润、香气浓者为佳。

饮片　呈类圆形薄片。外表皮灰褐色或棕褐色，具皱纹。切面皮部灰白色至灰褐色，有多数散在棕色油点，木部灰黄色至黄棕色，形成层环棕色。有特异香气。味苦、辛、微麻舌。

【显微鉴别】横切面：①木栓层为数层木栓细胞，栓内层窄，有少数油室。②韧皮部宽广，占根半径1/2，油室较多，排成数轮，直径68~153μm，周围分泌细胞6~10个。③形成层成环。④木质部射线宽1~2列细胞，导管多单个或2~3个成群，直径约至84μm。⑤薄壁细胞含淀粉粒。

【成分】含甲基欧芹酚（osthol）、佛手酚（bergaptol）、欧芹烯酚（parsleyene phenol）、二氢山芹醇当归酸酯（columbianadin）、二氢山芹醇（columbianetin）及其葡萄糖苷、当归醇（angelol）、伞形花内酯（umbelliferone）、二氢山芹醇乙酸酯，并含异欧芹素、香柑内酯、花椒毒素、百里香酚（thymol）、对甲基苯酚（p-cresol）等。

另据报道，以气相色谱-质谱法测出川独活挥发油有107个色谱峰，鉴定出21种成分，其中主要有正枞油烯（sylvestrene）、α-蒎烯、3-蒈烯、α-雪松烯、β-雪松烯、橙花椒醇（nerolidol）、3-甲基壬烷（3-methylnonane）、α-萜品烯、对聚伞花烯（p-cymene）、α-水芹烯（α-phellandrene）、正壬烷（n-nonane）等。

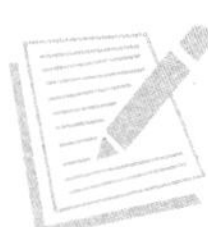

【理化鉴别】取本品甲醇提取液作为供试品溶液，以独活对照药材和二氢欧山芹醇当归酸酯、蛇床子素对照品作对照，分别点于同一硅胶G薄层板上，以石油醚（60~90℃）-乙酸乙酯（7：3）

为展开剂，置紫外光灯（365nm）下检视。供试品色谱中，在与照药材和对照品色谱相应的位置上，显相同颜色的荧光斑点。

【检查】 总灰分不得过8.0%，酸不溶性灰分不得过3.0%，水分不得过10.0%；饮片的酸不溶性灰分不得过2.0%。

【含量测定】 按《中国药典》采用高效液相色谱法测定，本品含蛇床子素（$C_{15}H_{16}O_3$）不得少于0.50%，含二氢欧山芹醇当归酸酯（$C_{19}H_{20}O_5$）不得少于0.080%。

【功效】 性微温，味苦、辛。祛风除湿，通痹止痛。

【附注】 ①独活原植物在《中国植物志》中名称为“重齿当归”，拉丁学名为“Angelica biserrata（Shan et Yuan）Yuan et Shan”。②同属植物毛当归 *Angelica pubescens* Maxim. 产于日本。根含挥发油及香豆精类。香豆精类有当归醇、光当归内酯（glabralactone）、佛手柑内酯、甲基欧芹酚及毛当归素（angelin）等。③独活各地习用品种主要有：山独活，为同科植物山独活 *Heracleum moellendorffii* Hance 的根。主产于四川、陕西等省。药材根头部短，顶端残留茎基痕及棕黄色叶鞘，主根圆锥形或圆柱形，表面淡灰色至黑棕色，皮孔细小，横长排列，稀疏。质坚韧，断面不平坦，具粉性。气香，味微苦。牛尾独活，为同科植物牛尾独活 *H. hemsleyanum* Diels. 的根。主产于湖北、甘肃、四川、云南等省。根头部略膨大，顶端常残留茎基和黄色叶鞘，根单一，少有分枝，质坚硬，易折断，断面不平坦，具粉性。气香，味微甜。九眼独活，为五加科植物短序楤木 *Aralia henryi* Harms 和食用楤木 *A. cordata* Thunb. 的根茎。主产于陕西、四川、云南等省。药材呈圆条形扭曲状，上有多数圆形凹窝（茎痕）6~9个，故称“九眼独活”，质轻泡，易折断，断面纤维性。气微香，味微苦。以上均非正品。

前　胡

Peucedani Radix（附：紫花前胡）

【来源】 本品为伞形科植物白花前胡 *Peucedanum praeruptorum* Dunn. 的干燥根。

【产地】 主产于浙江、江西、四川等省。

【采收加工】 冬季植株枯萎后，或早春未抽茎时采收，挖取主根，除去茎叶、须根及泥土，晒干或低温干燥。

【性状鉴别】 呈不规则圆锥形、圆柱形或纺锤形，稍扭曲，下部常有分枝，但支根多除去，长3~15cm，直径1~2cm。表面黑褐色或灰黄色，根头部中央多有茎痕及纤维状叶鞘残基，上部有密集的横向环纹，下部有纵沟、纵纹及横向皮孔。质较柔软，干者质硬，易折断，断面不整齐，淡黄白色，可见一棕色形成层环及放射状纹理，皮部约占根面积的3/5，散有多数棕黄色小油点。气芳香，味微苦、辛。（图5-82）

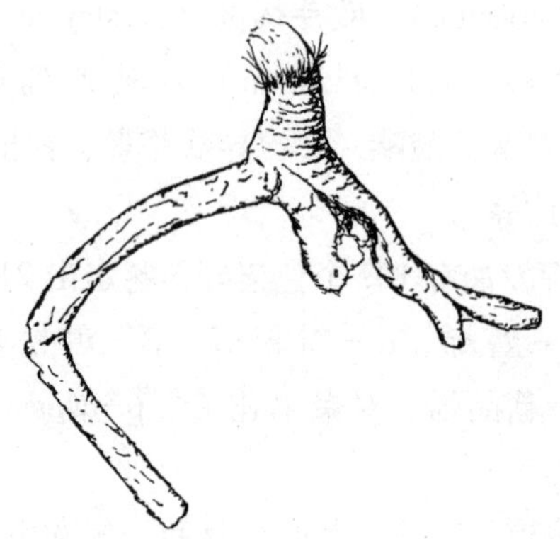
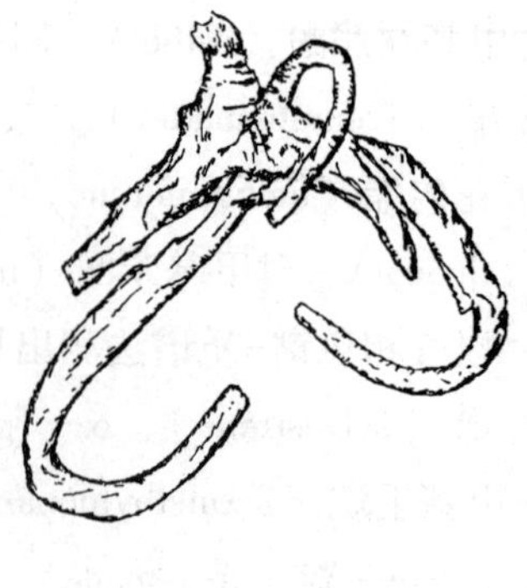

图5-82　前胡

以根粗壮、皮部肉质厚、质柔软、断面油点多、香气浓者为佳。

饮片　呈类圆形或不规则形的薄片。外表皮黑褐色或灰黄色，有的可见残留的纤维状叶鞘残基。切面黄白色至淡黄色，皮部散有多数棕黄色油点，可见一棕色环纹及放射状纹理。气芳香，味微苦、辛。

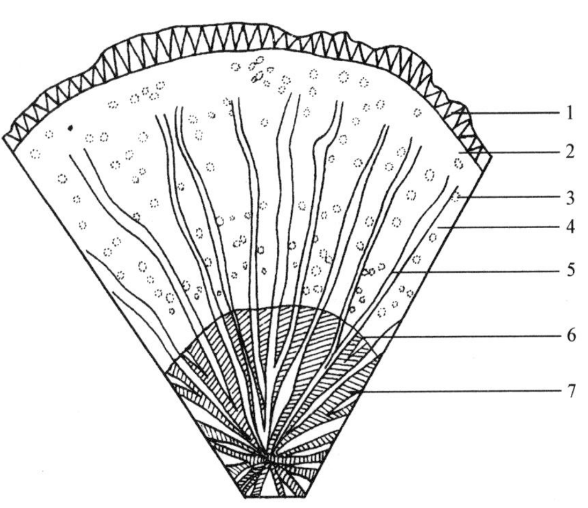

图 5-83　前胡（白花前胡）横切面

1. 木栓层　2. 皮层　3. 油管
4. 韧皮部　5. 射线　6. 形成层　7. 木质部

【显微鉴别】 根横切面：①木栓层为 10~20 余层木栓细胞，近栓内层处油管稀疏排列成一轮。②皮层为 2~3 层切向延长的细胞。③韧皮部占根半径的 3/5，靠外面的细胞排列疏松，多裂隙，射线弯曲；散生多数油管，直径 42~102μm，周围分泌细胞 5~10 个。④形成层成环状。⑤木质部中大导管与小导管相间排列，木射线宽 2~10 列细胞，导管群中有时可见纤维；有少数油管。⑥薄壁细胞中含淀粉粒。（图 5-83）

【成分】 白花前胡含挥发油。并分离出香豆素类 42 种，主要有川白芷内酯 Pd-Ia、Pd-Ib、Pd-Ⅱ、Pd-Ⅲ（即白花前胡素 E）以及 Pd-c-Ⅱ、Pd-c-Ⅲ、Pd-c-Ⅳ（有钙拮抗作用），白花前胡甲、乙、丙、丁素[(±)-praeruptorin A、B、C、D]，异佛手柑内酯，佛手柑内酯，茴芹内酯，异茴芹内酯，二氢欧山芹醇乙酯。

【理化鉴别】 取本品三氯甲烷提取物的甲醇溶解液作为供试品溶液，以白花前胡甲素、白花前胡乙素对照品作对照，分别点于同一硅胶 G 薄层板上，以石油醚（60~90℃）-乙酸乙酯（3:1）为展开剂，置紫外光灯（365nm）下检视。供试品色谱中，在与对照品色谱相应的位置上，显相同颜色的荧光斑点。

【检查】 总灰分不得过 8.0%，酸不溶性灰分不得过 2.0%，水分不得过 12.0%；饮片总灰分不得过 6.0%。

【浸出物】 按醇溶性浸出物冷浸法测定，稀乙醇浸出物不得少于 20.0%。

【含量测定】 按《中国药典》采用高效液相色谱法测定，含白花前胡甲素（$C_{21}H_{22}O_7$）不得少于 0.90%，含白花前胡乙素（$C_{24}H_{26}O_7$）不得少于 0.24%。

【功效】 性微寒，味苦、辛。降气化痰，散风清热。

【附】紫花前胡　Peucedani Decursivi Radix

本品为伞形科植物紫花前胡 *Peucedanum decursivum*（Miq.）Maxim. 的干燥根。主产于浙江、江西、湖南、山东等省。药材多呈不规则圆柱形、圆锥形或纺锤形，主根较细，有少数支根，长 3~15cm，直径 0.8~1.7cm。表面棕色至黑棕色，根头部偶有残留茎痕和膜状叶鞘残基，有浅直细纵皱纹，可见灰白色横向皮孔样突起和点状须根痕。质硬。断面类白色，皮部较窄，散有少数黄色油点，放射状纹理不明显，木质部占根面积 1/2 或更多。气芳香，味微苦、辛。本品显微鉴别特征与前胡不同处为木质部占根半径的 1/2，导管排列不规则，近中心处有纤维束散在，无油室；射线不明显。本品含挥发油、香豆素及其苷类成分，香豆素类成分主要有紫花前胡苷（nodakenin）、紫花前胡苷元（nodakenetin）、紫花前胡素（decursin）、伞花内酯等。按《中国药典》高效液相色谱法测定，本品含紫花前胡苷（$C_{20}H_{24}O_9$）不得少于 0.90%。本品性微寒，味苦、辛。降气化痰，散风清热。

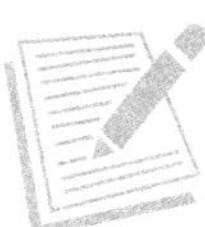

川　芎

Chuanxiong Rhizoma

【来源】 本品为伞形科植物川芎 *Ligusticum chuanxiong* Hort. 的干燥根茎。

【产地】 主产于四川、江西、湖北、陕西等省区。多为栽培。

【采收加工】 夏季当茎上的节盘显著突出，并略带紫色时采挖，除去茎叶及泥土，晒后烘干，撞去须根。

【性状鉴别】 为不规则结节状拳形团块，直径2~7cm。表面灰褐色或褐色，粗糙皱缩，有多数平行隆起的轮节；顶端有类圆形凹陷的茎痕，下侧及轮节上有多数小瘤状根痕。质坚实，不易折断，断面黄白色或灰黄色，可见波状环纹（形成层）及错综纹理，散有黄棕色小油点（油室）。香气特异浓郁，味苦、辛，稍有麻舌感，微回甜。（图5-84）

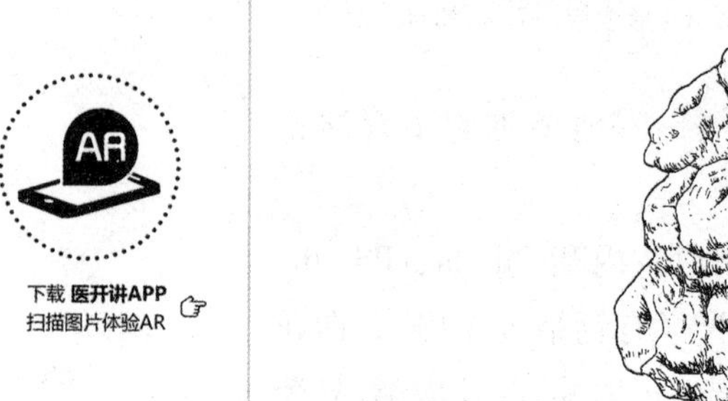

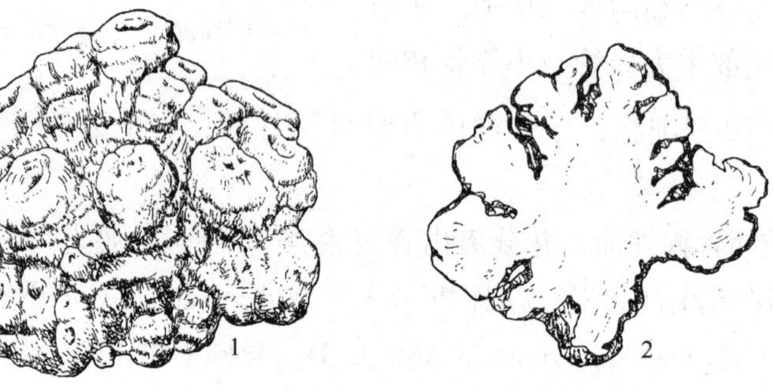

图5-84　川芎

1. 药材　2. 饮片

以个大、质坚实、断面黄白、油性大、香气浓者为佳。

饮片　为不规则厚片。外表皮灰褐色或褐色，有皱缩纹。切面黄白色或灰黄色，具有明显波状环纹或多角形纹理，散生黄棕色油点。质坚实。气浓香，味苦、辛，微甜。（图5-84）

【显微鉴别】 横切面：①木栓层为10余列扁平木栓细胞。②皮层狭窄，细胞切向延长，散有根迹维管束，其形成层明显。③韧皮部较宽广，筛管群散列。④形成层环呈波状或不规则多角形。⑤木质部导管多单列或排成“V”字形，偶有木纤维束。⑥髓部较大。⑦薄壁组织中散有多数油室，大者直径可达200μm；薄壁细胞中富含淀粉粒，有的含草酸钙晶体，呈类圆形团块或类簇晶状。（图5-85）

粉末：浅黄棕色或灰棕色。①木栓细胞深黄棕色，常多层重叠，呈多角形或长方形，壁薄，微呈微波状弯曲。②草酸钙晶体直径10~25μm，存在于薄壁细胞中，呈类圆形团块或类簇晶状。③木纤维呈长梭形，长112~370μm，直径16~44μm，纹孔及孔沟较细密，有的胞腔较宽。④导管为螺纹、网纹，亦有梯纹及具缘纹孔。⑤油室大多破碎，偶见油室碎化，含有众多油滴。⑥淀粉粒众多，单粒呈椭圆形、类圆形、长圆形、卵圆形及肾形，直径5~16μm，长约21μm，脐点呈点状、长缝状或人字状；复粒少数，由2~4分粒组成。（图5-86）

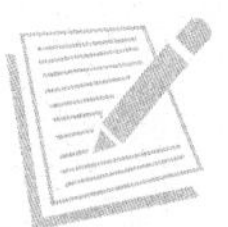

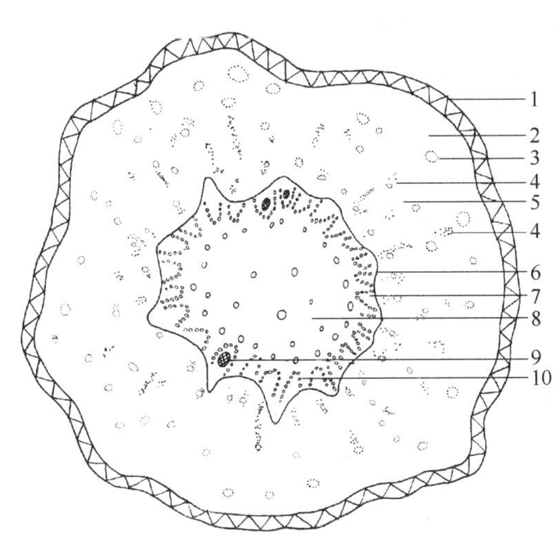

图 5-85　川芎横切面

1. 木栓层　2. 皮层　3. 油室　4. 筛管群　5. 韧皮部　6. 形成层　7. 木质部　8. 髓　9. 纤维束　10. 射线

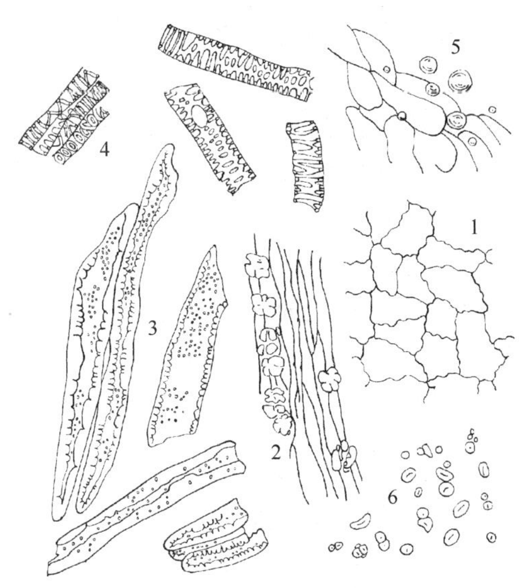

图 5-86　川芎粉末

1. 木栓细胞　2. 草酸钙晶体　3. 木纤维　4. 导管　5. 油室碎片　6. 淀粉粒

【成分】含挥发油 1%。生物碱类有川芎嗪（chuanxiongzine）、L-异亮氨酰-L-缬氨酸酐（L-isobutyl-L-valine anhydride）、L-(5-羟甲基-2-呋喃基)-β-卡啉、1-β-丙烯酸乙酯-7-醛基-β-卡啉、1-乙酰基-β-卡啉、腺嘧啶（adenine）、L-缬氨酰-L-缬氨酸酐（L-valyl-L-valine anhydride）、佩洛立灵（perlolyrine）等。分离出内酯类成分，主要有欧当归内酯 A（levistilide A）、3-丁基苯酞、3-亚丁基苯酞、4,5-二氢-3-丁基苯酞、藁本内酯、川芎酞、新蛇床内酯、4-羟基-3-丁基呋内酯、十八碳二烯酸（octadecadienoic acid）、顺反 6,7-二羟基藁本内酯、3-丁基-3-羟基-4,5-二氢苯酞、3-丁基-3,6,7-三羟基-4,5,6,7-四氢苯酞、藁本内酯二醇（ligustilidiol）。酚类及有机酸类有阿魏酸、大黄酚，尚有瑟丹酸、香草醛、香草酸、3-甲氧基-4-羟基苯乙烯、对羟基苯甲酸、咖啡酸、原儿茶酸、棕榈酸、亚油酸等。挥发油中分离鉴定出丁二苯酞内酯及 α-蒎烯、莰烯、月桂烯、α-水芹烯等，以及有机酸酯类，苯乙酸甲酯等化合物。

CH═CHCOOH　—OCH₃　OH

阿魏酸

H_3C　N　CH_3　H_3C　N　CH_3

川芎嗪

【理化鉴别】①取干燥粉末约 1g，加石油醚（30~60℃）5mL，放置 10 小时，时时振摇，静置，取上清液 1mL，挥干后，残渣加甲醇 1mL，使溶解，再加 2% 3,5-二硝基苯甲酸的甲醇溶液 2~3 滴与氢氧化钾饱和溶液 2 滴，显紫红色。（检查不饱和内酯类）

②取本品乙醚提取物的乙酸乙酯溶解液作为供试品溶液，以川芎对照药材和欧当归内酯 A 对照品作对照，分别点于同一硅胶 GF_{254} 薄层板上，以正己烷-乙酸乙酯（3∶1）为展开剂，置紫外光灯（254nm）下检视。供试品色谱中，在与对照药材色谱和对照品色谱相应的位置上，显相同颜色的斑点。

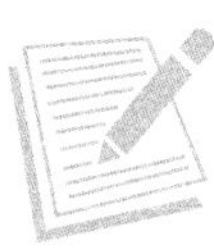

【检查】总灰分不得过6.0%，酸不溶性灰分不得过2.0%，水分不得过12.0%。

【浸出物】按醇溶性浸出物热浸法测定，乙醇浸出物不得少于12.0%。

【含量测定】按《中国药典》高效液相色谱法测定，含阿魏酸（$C_{10}H_{10}O_4$）不得少于0.10%。

【功效】性温，味辛。活血行气，祛风止痛。

【附注】①江西产的茶芎（抚芎）*Ligusticum chuanxing* Hort. cv. Fuxiong 主要栽培于九江地区的武宁、瑞昌、德安一带。江西民间用之和茶叶一起泡开水饮用，故名“茶芎”，可治疗感冒头痛。本品为扁圆形具结节团块，顶端有乳头状突起的茎痕，在根茎上略排列成一行。香气浓，味辛辣、微苦，麻舌。

②东北少数地方曾应用吉林延边地区栽培的东川芎 *Cnidium officinale* Makino 作川芎入药。其根茎含挥发油1%~2%，另含川芎内酯（cnidilide）、新川芎内酯（neocnidilide）及尖叶女贞内酯（ligustilide），本品在日本作川芎入药。据报道功效同川芎。

防风

Saposhnikoviae Radix

【来源】本品为伞形科植物防风 *Saposhnikovia divaricata* (Turcz.) Schischk. 的干燥根。药材习称“关防风”。

【产地】主产于东北及内蒙古东部。现有栽培。

【采收加工】春、秋二季挖根，除去茎基、须根及泥沙，晒至八九成干，捆成小把，再晒干。

【性状鉴别】呈长圆柱形或长圆锥形，下部渐细，有的略弯曲，长15~30cm，直径0.5~2cm。根头部有明显密集的环纹，习称“蚯蚓头”，环纹上有的有棕褐色毛状残存叶基。表面灰棕色或棕褐色，粗糙，有纵皱纹、多数横长皮孔样突起及点状的细根痕。体轻，质松，易折断，断面不平坦，皮部棕黄色至棕色，有裂隙，木部黄色。气特异，味微甘。(图5-87)

以条粗壮，断面皮部色浅棕，木部浅黄色者为佳。

饮片 呈圆形或椭圆形的厚片。外表皮灰棕色或棕褐色，有纵皱纹，有的可见横长皮孔样突起、密集的环纹或残存的毛状叶基。切面皮部棕黄色至棕色，有裂隙，木部黄色，具放射状纹理。气特异，味微甘。(图5-87)

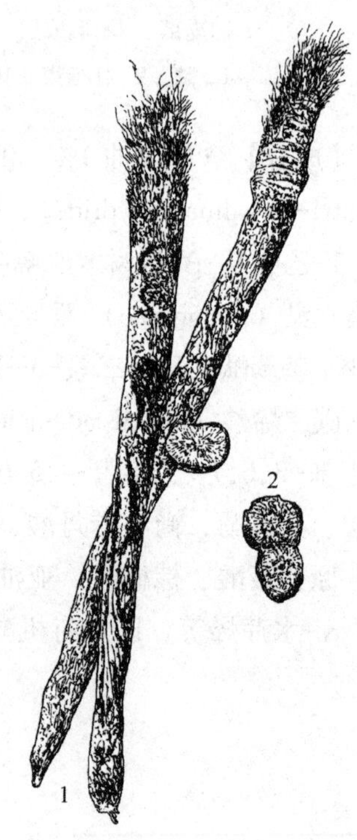

图5-87 防风

1. 药材 2. 饮片

【显微鉴别】横切面：①木栓层为5~30列细胞。②栓内层窄，有较大的椭圆形油管。③韧皮部较宽广，有多数类圆形油管，周围分泌细胞4~8个，管内可见金黄色分泌物；射线弯曲，外侧常成裂隙。④形成层明显。⑤木质部导管甚多，呈放射状排列。⑥薄壁组织中散有少数石细胞。⑦根头部中心有髓。(图5-88)

粉末：淡棕色。①油管直径17~60μm，充满金黄色分泌物。②叶基纤维多成束，壁极厚。③导管多为网纹，少螺纹及具缘纹孔。④木栓细胞表面观呈多角形或类方形；断面观呈长方形，壁薄，微波状弯曲，有的呈短条状增厚。⑤石细胞少见，黄绿色，长圆形或类长方形，壁较厚。此外，尚有韧皮薄壁细胞。(图5-89)

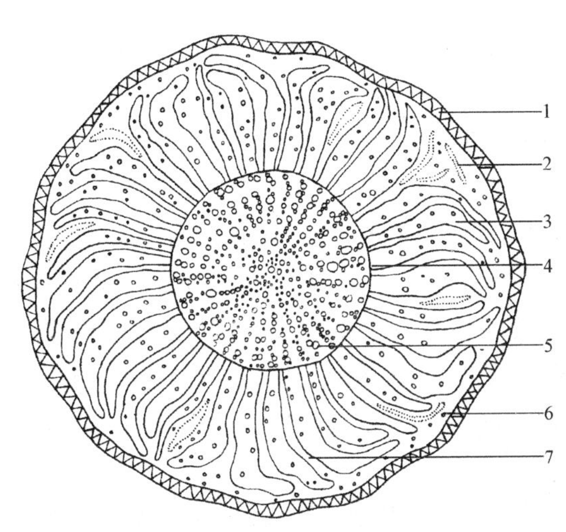

图 5-88　防风横切面

1. 木栓层　2. 裂隙　3. 韧皮部

4. 形成层　5. 导管　6. 油管　7. 射线

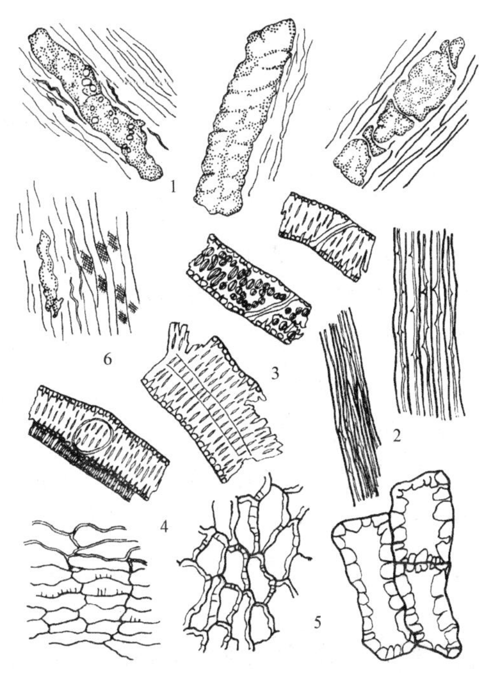

图 5-89　防风粉末

1. 油管碎片　2. 叶基纤维　3. 导管

4. 木栓细胞　5. 石细胞　6. 韧皮薄壁细胞

【成分】 含挥发油，油中主要成分有辛醛（octanal）、壬醛（nonanal）、己醛（hexanal）、β-没药烯（β-bisabolene）、花侧柏烯（cuparene）、β-桉叶醇（β-eudesmol）等。从己烷提取液中分得 1-甲基苯乙妥因（deltoin）等五种呋喃香豆精，3′-O-白芷酰亥茅酚（3′-O-angeloylhamaudol）等四种色素酮。从乙酸乙酯、正丁醇提取物中分得5-O-甲基维斯阿米醇（5-O-methylvisamminol）的葡萄糖苷、5-O-甲基维斯阿米醇、升麻苷（prim-O-glucosylcimifugin）、升麻素、亥茅酚苷及亥茅酚。升麻素及亥茅酚苷有镇痛作用。四种色原酮均有降压作用。尚有 D-甘露醇、硬脂酸乙酯、木蜡酸、香柑内酯。

【理化鉴别】 取本品丙酮提取物的乙醇溶解液作为供试品溶液，以防风对照药材和升麻素苷、5-O-甲基维斯阿米醇苷对照品作对照，分别点于同一硅胶 GF_{254} 薄层板上，以三氯甲烷-甲醇（4∶1)为展开剂，置紫外光灯（254nm）下检视。供试品色谱中，在与对照药材和对照品色谱相应的位置上，显相同颜色的斑点。

【检查】 总灰分不得过 6.5%，酸不溶性灰分不得过 1.5%，水分不得过 10.0%。

【浸出物】 照醇溶性浸出物测定法热浸法测定，乙醇浸出物不得少于 13.0%。

【含量测定】 按《中国药典》采用高效液相色谱法测定，本品含升麻素苷（$C_{22}H_{28}O_{11}$）和 5-O-甲基维斯阿米醇苷（$C_{22}H_{28}O_{10}$）的总量不得少于 0.24%。

【功效】 性微温，味辛、甘。祛风解表，胜湿止痛，止痉。

【附注】 曾对我国 23 个省市自治区使用的防风进行过调查，除正品防风外，品种比较混乱，都为伞形科植物，可分为：①水防风类：宽萼岩防风 *Libanotis laticalycina* Shan et Sheh.、华山前胡 *Peucedanum ledebourielloides* K. T. Fu.。②云防风类：松叶西风芹 *Seseli yunnanense* Franch.、竹叶西风芹 *S. mairei* Wolff、杏叶防风 *Pimpinella candolleana* Wight et Arn.。③川防风类：竹节前胡 *Peucedanum dielsianum* Fedde ex Wolff、华中前胡 *Peucedanum medicum* Dunn.。④西北防风类：葛缕子 *Carum carvi* L.、绒果芹 *Eriocycla albescens*（Franch.）Wolff。

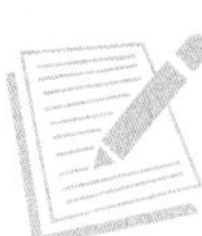

柴 胡

Bupleuri Radix

柴胡原名茈胡，始载于《神农本草经》，列为上品。苏颂谓："今关陕、江湖间近道皆有之，以银州者为胜。二月生苗，甚香。茎青紫坚硬，微有细线。叶似竹叶而稍紧小，亦有似邪蒿者，亦有似麦门冬而短者。七月开黄花。根淡赤色，似前胡而强。"李时珍谓："茈胡生山中，嫩则可茹，老则采而为柴，故苗有芸蒿、山菜、茹草之名，而根名柴胡也。"又谓："北地所产者，亦如前胡而软，今人谓之北柴胡是也，入药亦良，南土所产者不似前胡，正如蒿根，强硬不堪使用。其苗有如韭叶者、竹叶者，以竹叶者为胜。其如邪蒿者最下也。"参照历代本草所叙及《证类本草》附图，据考证，古代本草中柴胡主要为柴胡属多种植物，北柴胡为现今所用的柴胡 *Bupleurum chinense* DC.，银州柴胡为 *B. yinchowense* Shan et Y. Li.。本草中所指"红柴胡"包括狭叶柴胡及线叶柴胡。考证古本草所收柴胡有多种，多数为伞形科柴胡属植物，亦有其他科的混乱品种。

【来源】为伞形科植物柴胡 *Bupleurum chinense* DC. 或狭叶柴胡 *B. scorzonerifolium* Willd. 的干燥根。按性状不同，分别习称"北柴胡"和"南柴胡"。

【植物形态】柴胡为多年生草本，根常有分枝。茎丛生或单生，实心，上部多分枝，略呈"之"字形弯曲。基生叶倒披针形或狭椭圆形，早枯；中部叶倒披针形或宽条状披针形，长 3~11cm，宽 0.6~1.6cm，有平行脉 7~9 条，下面具粉霜。复伞形花序，伞梗 4~10，不等长；小总苞片 5，披针形；小伞梗 5~10，花鲜黄色。双悬果宽椭圆形，棱狭翅状。花期 8~9 月，果期 9~10 月。(图 5-90)

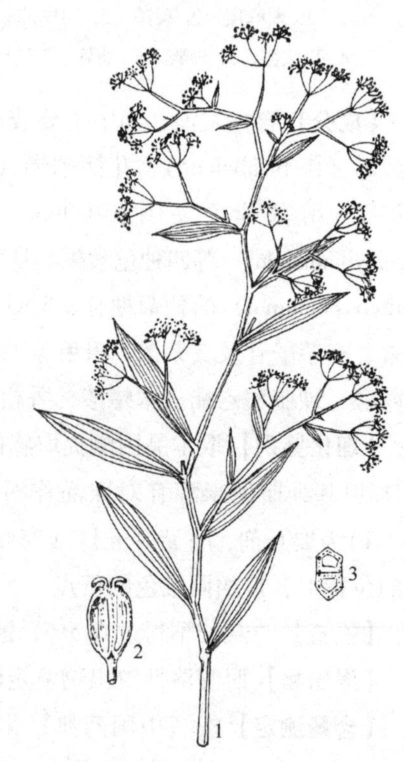

图 5-90 柴胡 *Bupleurum chinense* DC.

1. 花枝 2. 果实 3. 果实横切面

狭叶柴胡与上种主要区别：主根较发达，常不分枝；基生叶有长柄；叶片线形至线状披针形，有平行脉 5~7 条；伞梗较多，小伞梗 10~20。

【产地】北柴胡主产于河北、河南、辽宁、湖北等省。南柴胡主产于湖北、四川、安徽、黑龙江等省。

【采收加工】春、秋两季采挖，除去茎叶及泥土，晒干。

【性状鉴别】北柴胡呈圆柱形或长圆锥形，长 6~15cm，直径 0.3~0.8cm。根头膨大，顶端残留 3~15 个茎基或短纤维状叶基，下部常分枝。表面黑褐色或浅棕色，具纵皱纹、支根痕及皮孔。质硬而韧，不易折断，断面呈片状纤维性，皮部浅棕色，木部黄白色。气微香，味微苦。(图 5-91)

南柴胡圆锥形，根较细。根头顶端有多数细毛状枯叶纤维，下部多不分枝或稍分枝。表面红棕色或黑棕色，靠近根头处多具细密环纹。质稍软，易折断，断面略平坦，不显纤维性。具败油气。(图 5-91)

均以条粗长、须根少者为佳。

饮片 北柴胡呈不规则厚片。外表皮黑褐色或浅棕色，具纵皱纹和支根痕，切面淡黄白色，纤维性。质硬。气微香，味微苦。

南柴胡呈类圆形或不规则片。外表皮红棕色或黑褐色。有时可见根头处具细密环纹或有细毛状枯叶纤维。切面黄白色，平坦。具败油气。

【显微鉴别】北柴胡横切面：①木栓层为数列细胞，其下为7~8层栓内层细胞。②皮层散有油管及裂隙。③韧皮部有油管，射线宽，筛管不明显。④形成层成环。⑤木质部导管稀疏而分散，在其中间部位木纤维束排列成断续的环状，纤维多角形，壁厚，木化。（图5-92）

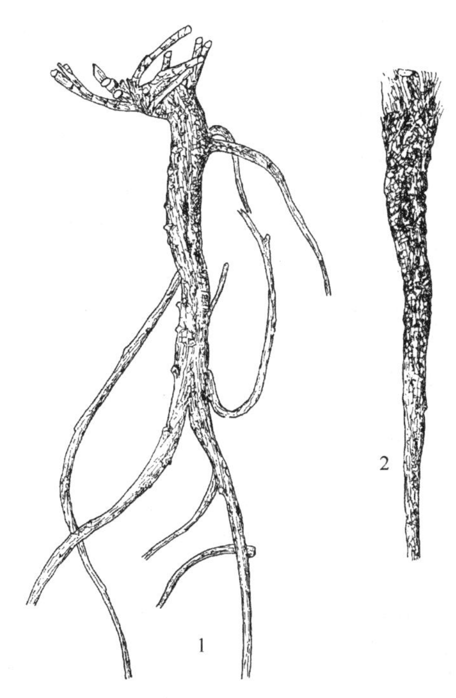

图5-91 柴胡

1. 北柴胡 2. 南柴胡

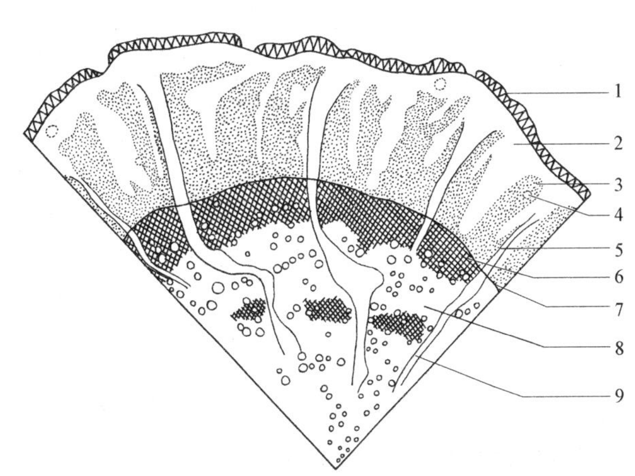

图5-92 柴胡（柴胡）横切面

1. 木栓层 2. 皮层 3. 韧皮部 4. 油管 5. 韧皮射线 6. 木纤维群 7. 形成层 8. 木质部 9. 木射线

南柴胡与北柴胡主要区别：①木栓层由6~10列木栓细胞排列成整齐的帽顶状。②皮层油管较多而大。③木质部导管多径向排列，木纤维少而散列，多位于木质部外侧。

北柴胡粉末：灰棕色。①木纤维成束或散在，无色或淡黄色。呈长梭形，直径8~17μm，初生壁碎裂成短须状，纹孔稀疏，孔沟隐约可见。②油管多碎断，管道中含黄棕色或绿黄色条状分泌物。周围薄壁细胞大多皱缩，细胞界线不明显。③导管多为网纹、双螺纹，直径7~43μm。④木栓细胞黄棕色，常数层重叠。表面观呈类多角形，壁稍厚，有的微弯曲。此外，尚有茎髓薄壁细胞及茎、叶表皮细胞。（图5-93）

南柴胡粉末：黄棕色。木纤维直径8~26μm，有的初生壁碎裂，并有稀疏螺纹裂缝；油管含淡黄色条状分泌物；双螺纹导管较多见；叶基部纤维直径约至51μm，有紧密螺状交错裂缝。

【成分】柴胡除含挥发油、皂苷外，尚含多元醇、植物甾醇、香豆素、脂肪酸等成分。地上部分含有黄酮。

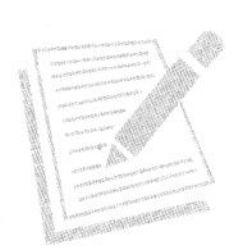

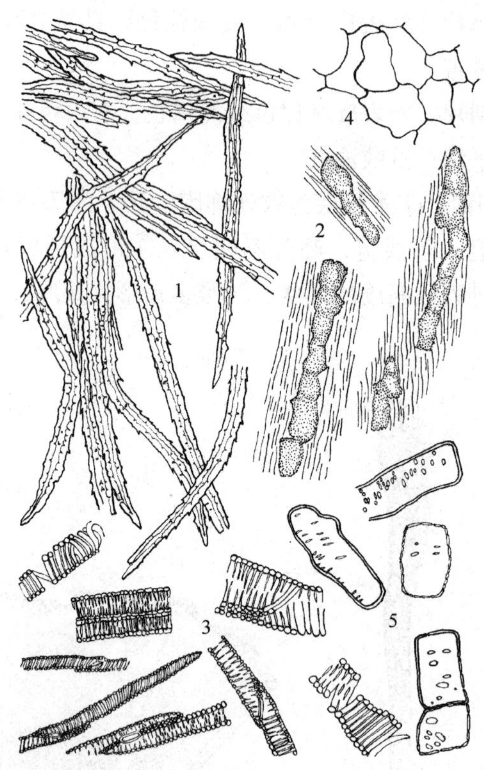

图 5-93 柴胡（柴胡）粉末

1. 木纤维 2. 油管碎片 3. 导管

4. 木栓细胞 5. 薄壁细胞（茎髓）

北柴胡 含挥发油 0.15%，油中主成分为 δ-荜橙茄烯、(+)-香芹酮、反式-葛缕醇、反式-石竹烯。另含柴胡皂苷（saikosaponin）a、c、d，柴胡皂苷 S_1（saikosaponin S_1）。近年又分得柴胡皂苷 b_2、b_3、f、t、v 和 2″-O-乙酰柴胡皂苷 b_2、2″-O-乙酰柴胡皂苷 a，柴胡皂苷 t 和 v 是新化合物。

南柴胡 挥发油中有香橙烯、异冰片、樟烯、顺式-石竹烯、α-胡椒烯、β-榄香烯、葎草烯、柠檬烯、里哪醇、绿叶烷等。

柴胡皂苷a R=β-OH

柴胡皂苷d R=α-OH

【理化鉴别】①取粉末 0.5g，加水 10mL，用力振摇，产生持久性泡沫。(检查皂苷)

②取本品甲醇提取液作为供试品溶液，以北柴胡对照药材，柴胡皂苷 a、柴胡皂苷 d 对照品作对照，分别点于同一硅胶 G 薄层板上，以乙酸乙酯-乙醇-水（8∶2∶1）为展开剂，喷以 2% 对二甲氨基苯甲醛的 40% 硫酸溶液，在 60℃ 加热至斑点显色清晰，分别置日光和紫外光灯（365nm）下检视。供试品色谱中，在与对照药材色谱和对照品色谱相应的位置上，显相同颜色的斑点或荧光斑点。

【检查】总灰分不得过8.0%，酸不溶性灰分不得过3.0%，水分不得过10.0%。

【浸出物】按醇溶性浸出物热浸法测定，乙醇浸出物不得少于11.0%。

【含量测定】按《中国药典》采用高效液相色谱法测定，北柴胡含柴胡皂苷a（$C_{42}H_{68}O_{13}$）和柴胡皂苷d（$C_{42}H_{68}O_{13}$）的总量不得少于0.30%。

【功效】性微寒，味辛、苦。疏散退热，疏肝解郁，升举阳气。

【附注】①柴胡属植物在我国约有30多个种。如东北和华北地区用兴安柴胡 *Bupleurum sibiricum* Vest，西南地区用竹叶柴胡（膜缘柴胡）*B. marginatum* Wall. ex DC.，陕西、甘肃、宁夏、内蒙古等省区用银州柴胡 *B. yinchowense* Shan et Y. Li，考证认为，古代本草记载的品质最佳的“银州柴胡”即为此种。

②大叶柴胡 *B. longiradiatum* Turcz 的干燥根茎，分布于东北地区和河南、陕西、甘肃、安徽、江西、湖南等省。根茎密生环节。有毒，不可当柴胡使用。

③柴胡地上部分或带根的全草，商品称“竹叶柴胡”，茎叶中含芸香苷、皂苷和挥发油等。

北沙参

Glehniae Radix

【来源】本品为伞形科植物珊瑚菜 *Glehnia littoralis* Fr. Schmidt ex Miq. 的干燥根。

【产地】主产于江苏、山东等省。

【采收加工】夏、秋二季挖取根部，除去地上部分及须根，洗净，稍晾，置沸水中烫后，去外皮，晒干或烘干。或洗净直接干燥。

【性状鉴别】呈细长圆柱形，偶有分枝，长15~45cm，直径0.4~1.2cm。上端稍细，常留有黄棕色根茎残基，中部略粗，尾部渐细。表面淡黄白色，略粗糙，偶有残存外皮，不去外皮的表面黄棕色。全体有细纵皱纹及纵沟，并有棕黄色点状细根痕。质脆，易折断，断面皮部浅黄白色，木部黄色。气特异，味微甜。

【显微鉴别】横切面：①外皮已除去，韧皮部宽广，射线明显，外侧为筛管群颓废成条状，有分泌道散列，直径20~65μm，内含黄色分泌物，周围分泌细胞5~8个。②形成层成环状。③木质部射线宽2~5列细胞，木质部束多呈“V”字形。④薄壁细胞中含糊化淀粉粒。（图5-94）

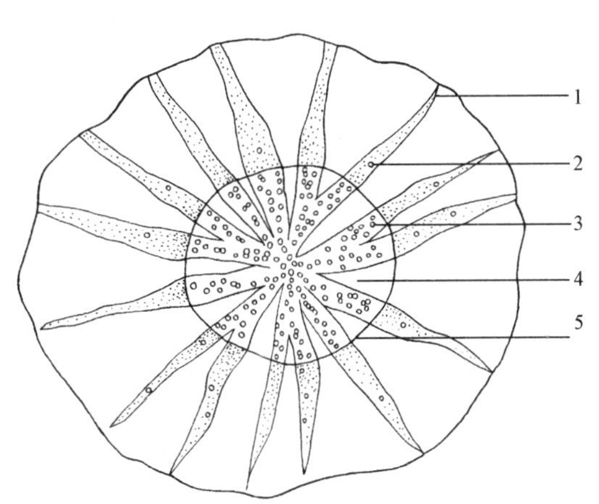

图5-94　北沙参横切面

1. 韧皮部　2. 分泌道　3. 木质部　4. 射线　5. 形成层

粉末：黄白色。①网纹导管直径17~86μm，网孔长而宽。②分泌道多碎断，分泌细胞及分泌道中含黄色分泌物，有的可见节条状金黄色分泌物，直径约至69μm。③含糊化淀粉粒细胞呈不规则块状；未加工的可见淀粉粒单粒圆形或类圆形，直径2~22μm，脐点明显，点状。此外，有木栓细胞、射线细胞等。

【成分】含欧前胡素、佛手柑内酯、补骨脂内酯、圆当归内酯-7-O-β-龙胆二糖苷（osthenol-7-O-β-gentiobioside）、花椒毒酚、花椒毒素等多种香豆精类化合物，生物碱及微量挥发油。并含伞形花子油酸（petroselenic acid）、异伞形花子油酸（petroselidinic acid）、棕榈酸、大量亚油酸等有机酸，磷脂，多糖［主要为α(1-4)糖苷键连接的直链葡聚糖］。

【功效】性微寒，味甘、微苦。养阴清肺，益胃生津。

【附注】下列植物的根曾发现混充北沙参，应注意鉴别：①同科植物田贡蒿 *Carum buriaticum* Turcz. 及硬阿魏 *Ferula rigida*（Bge.）Wolff 的根。根呈圆柱形或纵剖成条形；根头部有明显凹陷的茎基痕；断面皮部土黄色，木部鲜黄色。②石竹科植物麦瓶草 *Melandrium tatarinowii*（Rgl.）Y. W. Tsui 的根。根经加工后，多为单支，外皮已除去，表面光洁而细腻，有灰棕色的须根痕。③桔梗科植物石沙参 *Adenophora polyantha* Nak. 的根。根常因加工而呈扭曲状，多单一；根头部有盘节状的茎痕。

龙 胆

Gentianae Radix et Rhizoma（附：红花龙胆）

本品始载于《神农本草经》，列为中品。陶弘景曰："状似牛膝，味甚苦，故以胆为名。"马志谓："叶如龙葵，味苦如胆，因以为名。"苏颂谓："宿根黄白色，下抽根十余条，类牛膝而短。直上生苗，高尺余。四月生叶如嫩蒜，细茎如小竹枝。七月开花，如牵牛花，作铃铎状，青碧色。冬后结子，苗便枯。俗呼草龙胆。"以上所述草龙胆与条叶龙胆甚相符。《滇南本草》所载之"龙胆草"即《植物名实图考》之滇龙胆草，所述植物形态与坚龙胆相符。

【来源】为龙胆科（Gentianaceae）植物条叶龙胆 *Gentiana manshurica* Kitag.、龙胆 *G. scabra* Bge.、三花龙胆 *G. triflora* Pall. 或坚龙胆 *G. rigescens* Franch. 的干燥根和根茎。前三种习称"龙胆"，后一种习称"坚龙胆"。

【植物形态】龙胆为多年生草本，全株绿色稍带紫色，高 30~60cm。根茎短，簇生多数黄白色具横纹的细长根。茎直立，单一粗糙。叶对生，基部叶甚小，中部及上部的叶卵形或卵状披针形，长 2.5~8cm，宽 0.4~3.5cm，叶缘及叶背主脉粗糙，基部抱茎，主脉 3~5 条。花常2~5 朵簇生于茎顶及上部叶腋，苞片披针形，萼钟形，先端5裂；花冠深蓝色至蓝色，钟形，5 裂，裂片之间有褶状三角形副冠片；雄蕊 5，雌蕊 1。蒴果长圆形，种子多数，有翅，表面具细网纹。花期 9~10 月，果期 10 月。（图 5-95）

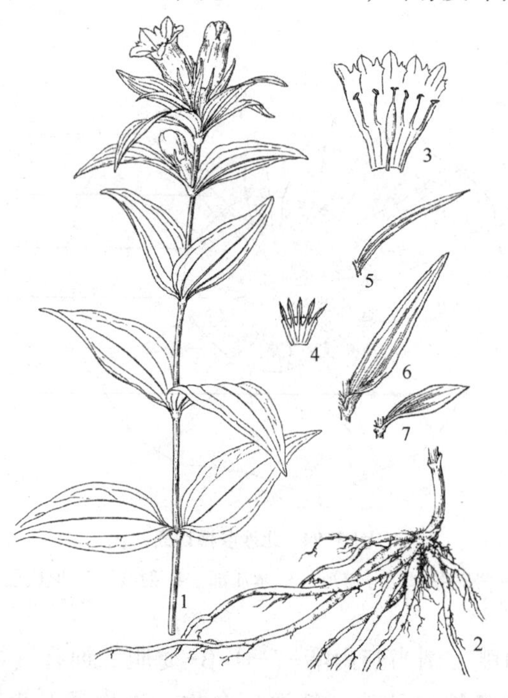

图 5-95 龙胆 *Gentiana scabra* Bge.

1. 植株上部 2. 植株下部 3. 花冠纵剖 4. 花萼纵剖 5. 条叶龙胆叶 6. 三花龙胆叶 7. 坚龙胆叶

三花龙胆与龙胆的不同点是：全株绿色，不带紫色；叶线状披针形或披针形，宽 0.5~1.2cm，叶缘及脉光滑；花冠裂片先端钝，褶极小。（图 5-95）

条叶龙胆与三花龙胆近似，不同点是：叶片条形或线状披针形，宽 0.4~1.2cm，叶缘反卷；花 1~2 朵生于茎顶，花冠裂片三角形，先端急尖，褶斜三角形。（图5-95）

坚龙胆与上述三种不同点是：根近棕黄色，无横纹；茎常带紫棕色；叶片倒卵形至倒卵状披针形，全缘光滑；花紫红色；种子不具翅。（图 5-95）

【产地】龙胆主产于东北地区。三花龙胆主

产于东北及内蒙古等省区。条叶龙胆主产于东北地区。坚龙胆主产于云南。

【采收加工】 春、秋二季采挖，除去地上残茎，洗净泥土，晒干。以秋季采者质量较好。

【性状鉴别】 龙胆根茎呈不规则块状，长1~3cm，直径0.3~1cm。表面暗灰棕色或深棕色，上端有茎痕或残留茎基，周围和下端着生多数细长的根（龙胆的根通常20余条；三花龙胆的根约15条；条叶龙胆的根常少于10条）。根细长圆柱形或扁圆柱形，略扭曲，长10~20cm，直径0.2~0.5cm。表面淡黄色或黄棕色，上部多有显著的横皱纹，下部较细，有纵皱纹及支根痕。质脆，易折断，断面略平坦，皮部黄白色或淡黄棕色，木质部色较浅，有5~8个木质部束点状环列，习称筋脉点。气微，味甚苦。

坚龙胆根茎呈不规则结节状，上有残茎，1至数个。根表面黄棕色或红棕色，略呈角质状，无横皱纹，有脱落的灰白色膜质套筒状物（为外皮层和皮层）。质坚脆，易折断，断面皮部黄棕色或棕色，木质部黄白色，易与皮部分离。

均以条粗长、色黄或黄棕者为佳。

饮片　龙胆呈不规则的段。根茎呈不规则块片，表面暗灰棕色或深棕色。根圆柱形，表面淡黄色至黄棕色，有的有横皱纹，具纵皱纹。切面皮部黄白色至棕黄色，木部色较浅。气微，味甚苦。

坚龙胆呈不规则的段。根表面无横皱纹，膜质外皮已脱落，表面黄棕色至深棕色。切面皮部黄棕色，木部色较浅。

【显微鉴别】 龙胆根横切面：①表皮细胞有时残存，外壁较厚。②皮层窄，外皮层为1列类方形或扁圆形细胞，壁稍增厚，木栓化。③内皮层明显，细胞切向延长，每一细胞由纵向壁分隔成2~18个子细胞。④韧皮部宽广，外侧多具裂隙，筛管群多分布于内侧。⑤形成层不连成环。⑥木质部由导管和木薄壁细胞组成，木质部束3~10个，导管楔形或V字形排列。⑦髓部明显。有时可见髓周韧皮束2~4个。⑧薄壁细胞含细小草酸钙针晶。（图5-96）

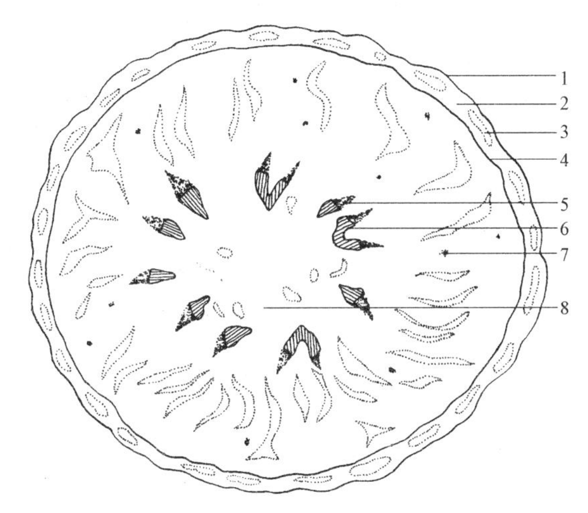

图5-96　龙胆（龙胆）横切面

1. 外皮层　2. 皮层　3. 裂隙　4. 内皮层　5. 形成层　6. 木质部　7. 筛管群　8. 髓

三花龙胆的木质部束多为6~8个，楔形，环状排列几连成筒状；髓部有时可见2~6个髓周韧皮束；内皮层每个细胞的子细胞数偶可达30个。

条叶龙胆的木质部束多为6个，楔形；髓部偶见1个髓周韧皮束。

坚龙胆内皮层以外组织多已脱落；韧皮部宽广，薄壁细胞有草酸钙针晶；木质部由导管、木薄壁细胞和木纤维组成；无髓部。

龙胆粉末：淡黄棕色。①外皮层细胞表面观类纺锤形，每一细胞由横隔壁分隔成2~20个扁方形子细胞，有的子细胞又被纵隔壁分隔成2个小细胞。②内皮层细胞表面观类长方形，甚大，平周壁显纤细的横向纹理，每个细胞被纵隔壁分隔成2~18个栅状子细胞，子细胞又常被横隔壁分隔成2~5个小细胞。③薄壁细胞含草酸钙小针晶，有的呈细梭状或颗粒状。④石细胞稀少（根茎），类圆形或类长方形。⑤导管多为网纹及梯纹，直径约至45μm。（图5-97）

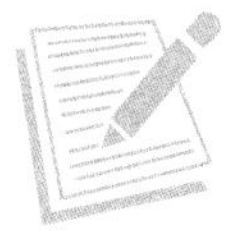

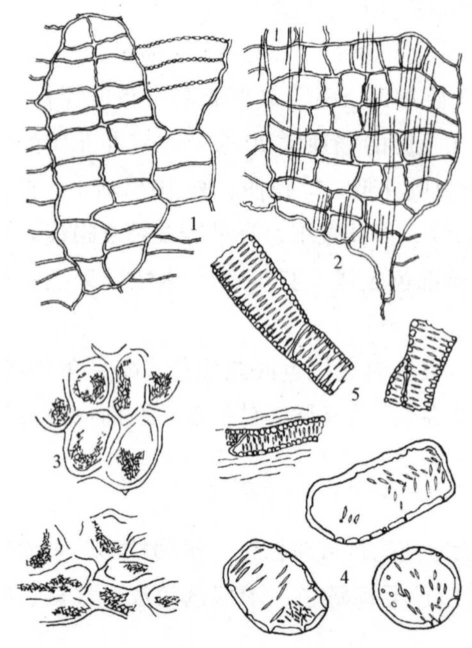

图 5-97 龙胆（龙胆）粉末

1. 外皮层碎片 2. 内皮层碎片 3. 草酸钙针晶 4. 石细胞 5. 导管

坚龙胆粉末中无外皮层细胞；内皮层细胞类方形或类长方形，平周壁的横向纹理较粗而密，有的粗达3μm，每一细胞分隔成多数栅状小细胞，隔壁稍增厚或呈连珠状；导管主为具缘纹孔；有纤维，主为纤维管胞。

【成分】 龙胆、三花龙胆、条叶龙胆及坚龙胆均含有龙胆苦苷（gentiopicrin）、当药苦苷（swertiamarin）及当药苷（sweroside）。龙胆中还含有苦龙胆酯苷（amarogentin）、四乙酰龙胆苦苷（gentiopicroside tetraacetate）、三叶龙胆苷（trifloroside）和龙胆三糖（gentianose）。此外尚含龙胆黄碱（gentioflavine）和龙胆碱（gentianine），但亦有报道龙胆碱为提取过程中的产物（龙胆苦苷与氨水反应）。从坚龙胆中还分离到秦艽乙素（gentianidine）和秦艽丙素（gentianol）及龙胆碱。

以上四种龙胆中龙胆所含环烯醚萜及裂环烯醚萜苷类含量最高（4.30%~7.33%），其中龙胆苦苷的含量也最高（4.02%~6.34%）。

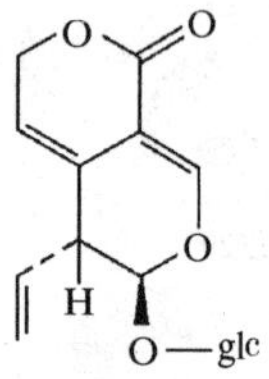

龙胆苦苷 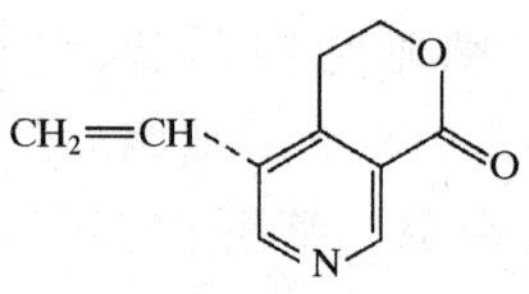　　　龙胆碱

【理化鉴别】 取本品甲醇提取液作为供试品溶液，以龙胆苦苷对照品作对照，分别点于同一硅胶 GF_{254} 薄层板上，以乙酸乙酯-甲醇-水（10∶2∶1）为展开剂，置紫外光灯（254nm）下检视。供试品色谱中，在与对照品色谱相应的位置上，显相同颜色的斑点。

【检查】 总灰分不得过7.0%，酸不溶性灰分不得过3.0%，水分不得过9.0%。

【浸出物】 按水溶性浸出物热浸法测定，水溶性浸出物不得少于36.0%。

【含量测定】 按《中国药典》采用高效液相色谱法测定，龙胆含龙胆苦苷（$C_{16}H_{20}O_9$）不得少于3.0%，坚龙胆不得少于1.5%；龙胆饮片含龙胆苦苷不得少于2.0%，坚龙胆饮片不得少于1.0%。

【功效】 性寒，味苦。清热燥湿，泻肝胆火。

【附注】 传统商品龙胆按产地不同可分为五类：①关龙胆（东北、内蒙）为主流商品，原植物主为条叶龙胆，龙胆次之，三花龙胆仅零星分布。②坚龙胆（云南、贵州）原植物为坚龙胆和亚木龙胆 *Gentiana suffrutescens* J. P. Luo et Z. C. Lou。③川龙胆（四川）原植物为头花龙胆 *G. cephalantha* Franch. ex Hemsl.、亚木龙胆和红花龙胆 *G. rhodantha* Franch.，此外德钦龙胆 *G. atuntsiensis* W. W. Sm 也曾被大量收购，德钦龙胆所含成分与东北产龙胆相似，龙胆苦苷含量达4.2%，可以作为龙胆的新资源加以开发利用。④严龙胆（浙江、安徽、江苏南部）原植物包括条叶龙胆、建德龙胆和龙胆。⑤苏龙胆（江苏）原植物为条叶龙胆。头花龙胆、亚木龙胆、德钦龙胆和红花龙胆根中央无髓，皮层多脱落。

【附】**红花龙胆**　Gentianae Rhodanthae Herba

本品为龙胆科植物红花龙胆 *Gentiana rhodantha* Franch. 的干燥全草。药材长 30~60cm。根茎短，具数条细根。根直径 1~2mm，表面浅棕色或黄白色。茎具棱，直径 1~2mm，黄绿色或带紫色，质脆，断面中空。花单生于枝顶及上部叶腋，花萼筒状，5 裂；花冠喇叭状，长 2~3.5cm，淡紫色或淡黄棕色，先端 5 裂，裂片间褶流苏状。蒴果狭长，2 瓣裂。种子扁卵形，长约 0.1cm，具狭翅。气微清香，茎叶味微苦，根味极苦。粉末绿色或黄绿色。下表皮细胞有明显角质纹理，中央有小且短的乳突，气孔不定式；上表皮细胞稍小，隐现角质纹理；非腺毛 1~9 个细胞，表面具明显的纵向角质纹理，有的细胞含红色色素，基部常膨大或突起呈分枝状；木纤维单个或成束散在，细长条形，尖端倾斜或平截，直径 8~18μm，具斜纹孔，直径小者纹孔不明显；花粉粒直径约 35μm，具三个萌发孔。按《中国药典》高效液相色谱法测定，本品含芒果苷（$C_{19}H_{18}O_{11}$）不得少于 2.0%。

秦　艽

Gentianae Macrophyllae Radix

【来源】本品为龙胆科植物秦艽 *Gentiana macrophylla* Pall.、麻花秦艽 *G. straminea* Maxim.、粗茎秦艽 *G. crassicaulis* Duthie ex Burk. 或小秦艽 *G. dahurica* Fisch. 的干燥根。前三种按性状不同分别习称“秦艽”和“麻花艽”，后一种习称“小秦艽”。

【产地】秦艽主产于甘肃、山西、陕西。以甘肃产量最大，质量最好。粗茎秦艽主产于西南地区。麻花秦艽主产于四川、甘肃、青海、西藏等地。小秦艽主产于河北、内蒙古及陕西等省区。

【采收加工】春、秋两季采挖，除去茎叶及泥沙，秦艽及麻花艽晒软，堆放“发汗”至表面为红黄色或灰黄色后，再晒干；或不经发汗直接晒干。小秦艽趁鲜搓去黑皮，晒干。

【性状鉴别】秦艽　呈类圆柱形，上粗下细，扭曲不直，长 10~30cm，直径 1~3cm。表面灰黄色或黄棕色，有纵向或扭曲的纵皱纹。根头部常膨大，多由数个根茎合着，顶端有残存的茎基及纤维状叶鞘。质硬脆，易折断，断面略显油性，皮部黄色或棕黄色，木部黄色。根茎中央有髓，髓部有时呈枯朽状。气特异，味苦微涩。（图 5-98）

麻花艽　呈类圆锥形，下部多由数个小根互相交错纠聚，呈麻花状，长 8~30cm，直径可达 7cm。表面棕褐色，粗糙，有多数旋转扭曲的纹理及网眼状裂隙。质松脆，易折断，断面多呈枯朽状。（图 5-98）

小秦艽　呈类圆锥形或类圆柱形，长 8~15cm，直径 0.2~1cm。表面棕黄色，有纵向扭曲的沟纹。主根通常一个，下部多分枝。残存茎基有纤维状叶鞘，断面黄白色。气弱，味苦涩。（图 5-98）

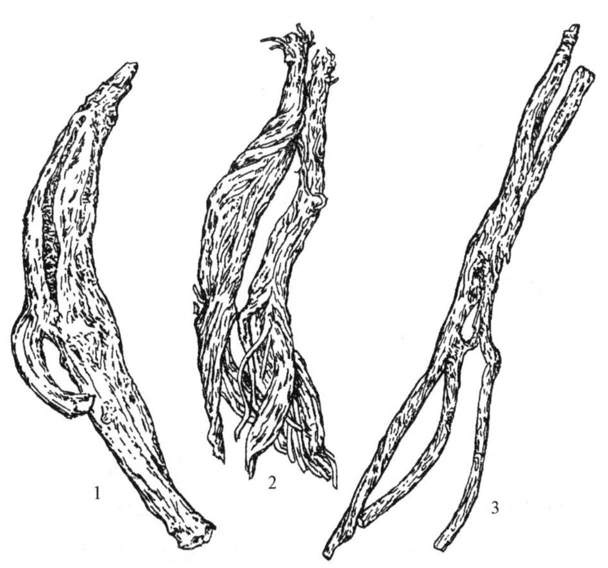

图 5-98　秦艽

1. 秦艽　2. 麻花艽　3. 小秦艽

以质实、色棕黄、气味浓厚者为佳。

饮片　呈类圆形的厚片。外表皮黄棕色、灰黄色或棕褐色，粗糙，有扭曲纵纹或网状孔纹。切面皮部黄色或棕黄色，木部黄色，有的中心呈枯朽状。气特异，味苦、微涩。

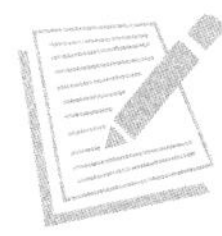

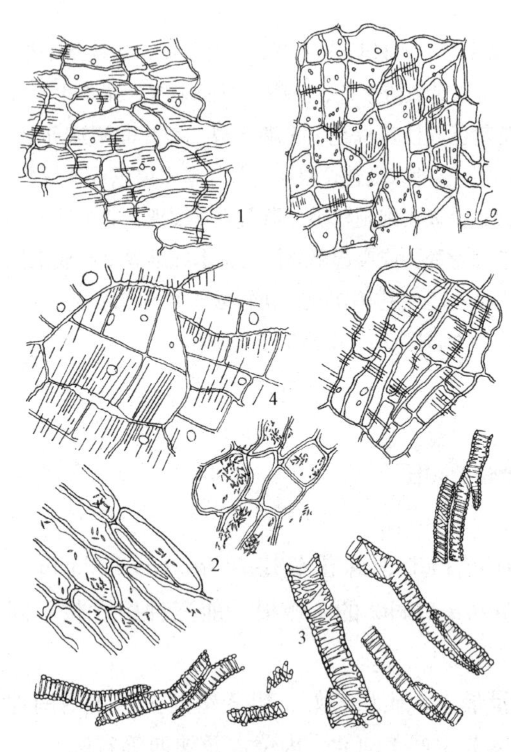

图5-99 秦艽（秦艽）粉末

1. 栓化细胞 2. 草酸钙针晶

3. 导管 4. 内皮层细胞（根须）

【显微鉴别】秦艽粉末：黄棕色。①栓化细胞成片，淡黄棕色或无色，表面观呈类多角形、类长方形或不规则形，平周壁有横向微细纹理，每个细胞被不规则分隔成3~12个子细胞。②细小草酸钙针晶较多，散在于薄壁细胞中；另有少数结晶呈细梭状、颗粒状、杆状或片状。③导管主为网纹及螺纹。④内皮层细胞偶见（根须），巨大，多破碎，每个大细胞被纵隔壁分隔成2~10个栅状子细胞，子细胞又被横隔壁分隔成2~5个小细胞。（图5-99）

小秦艽粉末中有厚壁网纹细胞，呈类梭形、类纺锤形、类长方形或类圆形，壁螺状或网状增厚，木化，有的螺状增厚壁斜向交错扭结，网孔形状大小不一。

麻花艽粉末中亦有厚壁网纹细胞。

【成分】秦艽根含生物碱，为秦艽甲素（龙胆碱）、秦艽乙素（龙胆次碱）和秦艽丙素等。其中秦艽甲素的含量最高，亦为主要活性成分，甘南产的高达1.6%，还含糖类及挥发油等，此外，尚含有龙胆苦苷、栎瘿酸（roburic acid）和马钱苷酸（loganic acid）。龙胆苦苷为秦艽的苦味成分。

【理化鉴别】①取本品横切面，置紫外光灯（365nm）下观察，显黄白色或金黄色荧光。

② 取本品甲醇提取液作为供试品溶液，以龙胆苦苷对照品作对照，分别点于同一硅胶GF_{254}薄层板上，以乙酸乙酯-甲醇-水（10∶2∶1）为展开剂，置紫外光灯（254nm）下检视。供试品色谱中，在与对照品色谱相应的位置上，显相同颜色的斑点。

③ 取本品甲醇提取液作为供试品溶液，以栎瘿酸对照品作对照，分别点于同一硅胶G薄层板上，以三氯甲烷-甲醇-甲酸（50∶1∶0.5）为展开剂，喷以10%的硫酸乙醇溶液，在105℃加热至斑点显色清晰。供试品色谱中，在与对照品色谱相应的位置上，显相同颜色的斑点。

【检查】总灰分不得过8.0%，酸不溶性灰分不得过3.0%，水分不得过9.0%。

【浸出物】按醇溶性浸出物热浸法测定，乙醇浸出物不得少于24.0%；饮片不得少于20.0%。

【含量测定】按《中国药典》采用高效液相色谱法测定，本品含龙胆苦苷（$C_{16}H_{20}O_9$）和马钱苷酸（$C_{16}H_{24}O_{10}$）的总量不得少于2.5%。

【功效】性平，味辛、苦。祛风湿，清湿热，止痹痛，退虚热。

【附注】龙胆属曾有数种植物的根在少数地区亦作秦艽入药：①西藏秦艽 *Gentiana tibetica* King ex Hook. f.，西藏、云南、四川等省区作秦艽入药，称为藏秦艽。根呈扁圆柱形，多数主根短，分枝为2~4个支根，或主根内部枯朽而分裂为数个扁圆柱形的支根。②毛茛科乌头属植物西伯利亚乌头（展毛牛扁）*Aconitum barbatum* Pers. var. *hispidum* DC.、两色乌头 *A. alboviolaceum* Kom.、草地乌头 *A. umbrosum*（Korsh.）Kom.、高帽乌头 *A. longecassidatum* Nakai、牛扁 *A. barbatum* Pers. var. *puberulum* Ledeb. 等植物的根在内蒙古及东北等地伪充秦艽，称黑秦艽、黑大艽、辫子艽等。以上均非正品。

紫 草

Arnebiae Radix

本品始载于《神农本草经》，列为中品。《名医别录》载："紫草生砀山山谷及楚地。"苏恭谓："所在皆有，人家或种之。苗似兰香，茎赤节青，二月开花紫白色，结实白色，秋月熟。"李时珍谓："此草花紫根紫，可以染紫，故名……种紫草，三月逐垄下子，九月子熟时刈草，春社前后采根阴干，其根头有白毛如茸。未花时采，则根色鲜明；花过时采，则根色黯恶。"以上所述与现在商品硬紫草的植物形态极相符。

【来源】为紫草科（Boraginaceae）植物新疆紫草 *Arnebia euchroma*（Royle）Johnst. 或内蒙紫草 *A. guttata* Bunge 的干燥根。依次称为"软紫草""内蒙紫草"。

【植物形态】新疆紫草为多年生草本，高 15~35cm，全株被白色糙毛。根紫色，多扭曲，栓皮多层。茎直立。基生叶丛生，叶片线状披针形，长 5~12cm，宽 2~5mm；茎生叶互生，较基生叶短小，无柄。蝎尾状聚伞花序密集于茎顶，近头状；苞片线状披针形；具硬毛，花萼短筒状，先端 5 深裂；花冠长筒状，淡紫色或紫色，先端 5 裂，喉部及基部无附属物及毛；雄蕊 5，子房 4 深裂。小坚果骨质，宽卵形。花期 6~7 月，果期 8~9 月。（图 5-100）

内蒙紫草叶倒披针形或条状披针形。花成总状花序。花冠黄色，花冠管喉部光滑，基部具鳞片状物。

【产地】新疆紫草主产于新疆、西藏等自治区。内蒙紫草主产于内蒙古、甘肃。

【采收加工】春、秋两季采挖根部，除去泥土，晒干。

【性状鉴别】软紫草 呈不规则的长圆柱形，多扭曲，长 7~20cm，直径 1~2.5cm，顶端有时可见分枝的茎残基，表面紫红色或紫褐色。皮部疏松，呈条形片状，常十余层重叠，易剥落。体轻，质松软，易折断，断面不整齐，中心木部较小，黄白色或黄色。气特异，味微苦、涩。（图 5-101）

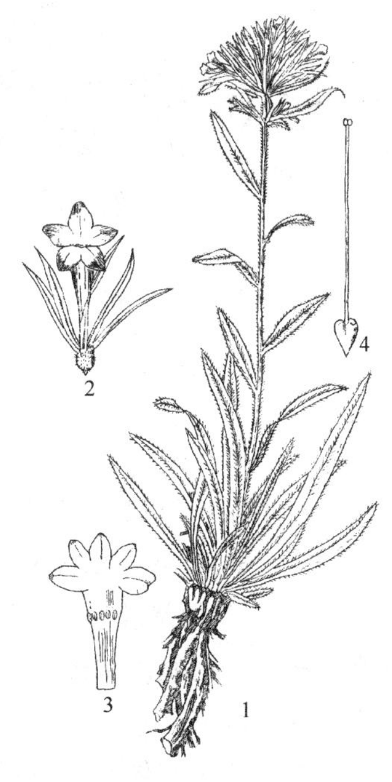

图 5-100 新疆紫草 *Arnebia euchroma*（Royle）Johnst.

1. 植株 2. 花 3. 花冠剖开示雄蕊 4. 雌蕊

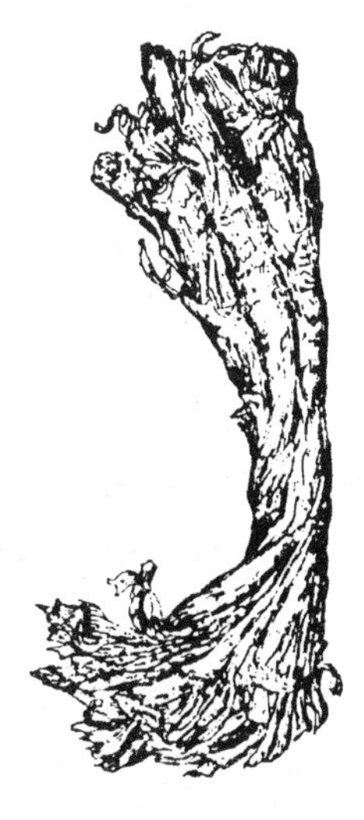

图 5-101 紫草

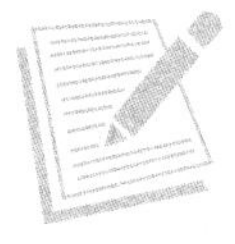

内蒙紫草　呈圆锥形或圆柱形，扭曲，长6～20cm，直径0.5～4cm。根头部略粗大，顶端有残茎1个或多个，被短硬毛。表面紫红色或暗紫色，皮部略薄，常数层相叠，易剥离。质硬而脆，易折断，断面较整齐，皮部紫红色，木部较小，黄白色。气特异，味涩。

均以条粗大、色紫、皮厚者为佳。

饮片　软紫草为不规则圆柱形切片或条形片状，直径1～2.5cm。紫红色或紫褐色。皮部深紫色。圆柱形切片，木部较小，黄白色或黄色。

内蒙紫草为不规则的圆柱形切片或条形切片状，有的可见短硬毛，直径0.5～4cm，质硬而脆。紫红色或紫褐色，皮部深紫色。圆柱形切片，木部较小，黄白色或黄色。

【显微鉴别】 软紫草横切面：①木栓层将韧皮部、木质部层层分隔。②残留的韧皮部较薄。③木质部导管2～4列放射状排列。④木栓细胞及薄壁细胞均含紫色素。（图5-102）

粉末：深紫红色。①非腺毛单细胞，直径13～56μm，基部膨大成喇叭状，壁具纵细条纹，有的胞腔内含紫红色色素。②栓化细胞红棕色，表面观呈多角形或圆多角形，含紫红色色素。③薄壁细胞较多，淡棕色或无色，大多充满紫红色色素。④导管主为网纹导管，少有具缘纹孔导管，直径7～110μm。（图5-103）

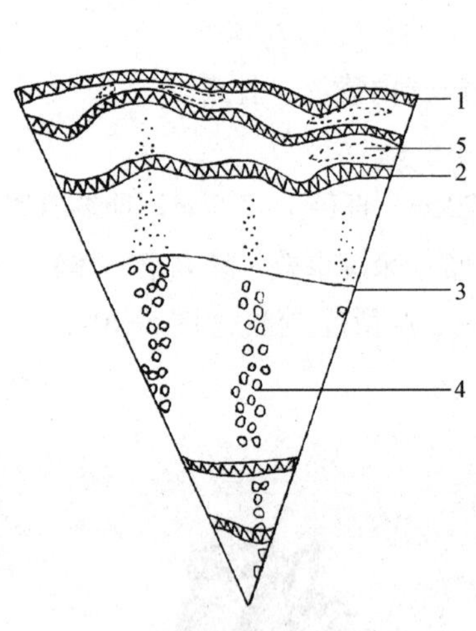

图5-102　紫草（新疆紫草）横切面

1. 木栓层　2. 韧皮部　3. 形成层　4. 木质部　5. 裂隙

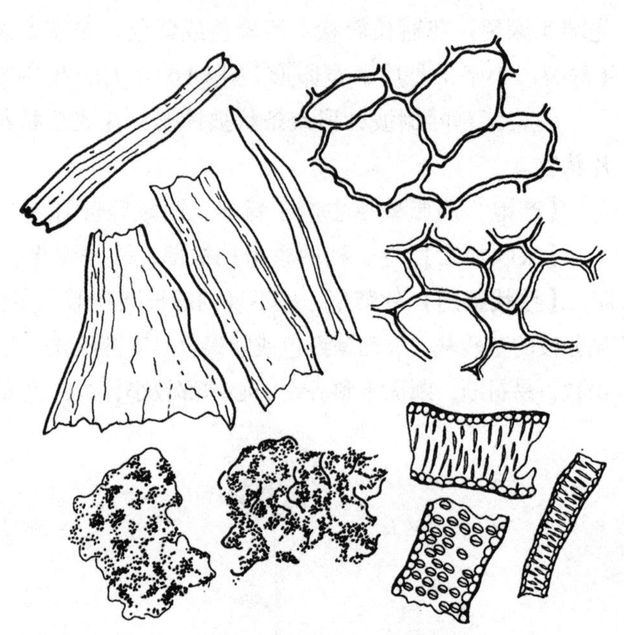

图5-103　紫草粉末

1. 非腺毛　2. 栓化细胞　3. 薄壁细胞　4. 导管

【成分】 紫草的主要化学成分为萘醌类色素、多糖和脂肪酸。

新疆紫草含有的色素：紫草素（shikonin）、乙酰紫草素（acetylshikonin）、去氧紫草素（deoxyshikonin）、β,β′-二甲基丙烯酰阿卡宁（β,β′-dimethylacrylalkannin）、异丁酰紫草素（isobutyrylshikonin）、异戊酰紫草素（isovalerylshikonin）、去氢阿卡宁、二甲基丙烯酯紫草素等。

内蒙紫草主含乙酰紫草素，除未检出去氢阿卡宁、去氧紫草素、二甲基丙烯酯紫草素外与新疆紫草素成分相同，且又分离出两个紫草衍生物，命名为紫草定A、紫草定B。

【理化鉴别】 ①取粉末0.5g，置试管中，将试管底部加热，生成红色气体，并于试管壁凝结成红褐色油滴。

紫草素

②取本品石油醚（60~90℃）提取液作为供试品溶液，以紫草对照药材作对照，分别点于同一硅胶G薄层板上，以环己烷-甲苯-乙酸乙酯-甲酸（5∶5∶0.5∶0.1）为展开剂。供试品色谱中，在与对照药材色谱相应的位置上，显相同的紫红色斑点；再喷以10%氢氧化钾甲醇溶液，斑点变为蓝色。

【检查】 水分不得过15.0%。

【含量测定】 按《中国药典》采用紫外-可见分光光度法测定，本品含羟基萘醌总色素以左旋紫草素（$C_{16}H_{16}O_5$）计，不得少于0.80%；采用高效液相色谱法测定，本品含β,β′-二甲基丙烯酰阿卡宁（$C_{21}H_{22}O_6$）不得少于0.30%。

【功效】 性寒，味甘、咸。清热凉血，活血解毒，透疹消斑。

【附注】 硬紫草为同科植物紫草 *Lithospermum erythrorhizon* Sieb. et Zucc. 的干燥根。主产于黑龙江、辽宁、吉林、河北等省。根呈圆锥形，扭曲，时有分枝，表面紫红色或紫黑色，粗糙有纵纹，皮部薄，易剥离。质硬而脆，断面皮部深紫色，木部较大，灰黄色。滇紫草为同科植物滇紫草 *Onosma paniculata* Bur. et Fr. 的根。主产于四川、云南、贵州等省。根呈圆柱形，外皮暗红紫色，质坚硬，不易折断，断面木部黄白色。气微，味微酸。粉末中紫褐色块状物颇多；木栓细胞呈片状，表面观多角形或长多角形；导管较少，网纹，节短；木薄壁细胞较少，类圆形或长方形。西藏紫草为同科植物长花滇紫草 *Onosma hookeri* C. B. Clarke var. *longiflorum* Duthie 的根。主产于西藏。根可长达30cm，外皮紫褐色，易剥落。以上均非正品。

丹　参

Salviae Miltiorrhizae Radix et Rhizoma

本品载于《神农本草经》，列为上品。陶弘景谓："今近道处处有之。茎方有毛，紫花。"苏颂谓："今陕西、河东州郡及随州皆有之。二月生苗，高一尺许。茎方有棱，青色。叶相对，如薄荷而有毛。三月至九月开花成穗，红紫色，似苏花。根赤色，大者如指，长尺余，一苗数根。"李时珍谓："处处山中有之。一枝五叶，叶如野苏而尖，青色皱毛。小花成穗如蛾形，中有细子。其根皮丹而肉紫。"以上所述与现时药用之丹参形态相符。

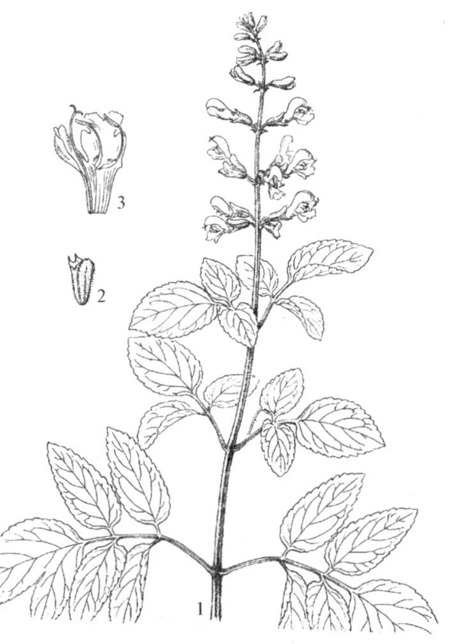

图5-104　丹参 *Salvia miltiorrhiza* Bge.

1. 植株上部　2. 花萼　3. 花解剖

【来源】 为唇形科（Labiatae）植物丹参 *Salvia miltiorrhiza* Bge. 的干燥根和根茎。

【植物形态】 多年生草本，高30~80cm，全株密被柔毛。根呈圆柱形，有分枝，砖红色。茎方形，多分枝。奇数羽状复叶，小叶3~7对，顶端小叶较大，小叶呈卵形，边缘具锯齿。轮伞花序集成多轮顶生或腋生的总状花序；花紫色，苞片披针形；花萼钟形，二唇形，上唇全缘，下唇裂为二齿；花冠紫蓝色，冠檐二唇形，上唇先端微缺，下唇3裂，花冠筒内有毛环；能育雄蕊2，生于下唇中下部。小坚果4，黑色。花期5~8月，果期8~9月。（图5-104）

【产地】主产于安徽、江苏、山东、四川等省。栽培或野生。

【采收加工】秋季采挖，除去茎叶、泥沙、须根，晒干。

【性状鉴别】根茎粗短，顶端有时残留茎基；根数条，长圆柱形，略弯曲，有的分枝并具须状细根，长10~20cm，直径0.3~1cm。表面棕红色或暗棕红色，粗糙，具纵皱纹，老根外皮疏松，多显紫棕色，常呈鳞片状剥落。质硬而脆，易折断，断面疏松，有裂隙或略平整而致密，皮部棕红色，木部灰黄色或紫褐色，可见黄白色导管束放射状排列。气微，味微苦涩。(图5-105)栽培品　较粗壮，直径0.5~1.5cm。表面红棕色，具纵皱纹，外皮紧贴不易剥落。质坚实，断面较平整，略呈角质样。

以条粗壮、紫红色者为佳。

饮片　呈类圆形或椭圆形的厚片。外表皮棕红色或暗棕红色，粗糙，具纵皱纹。切面有裂隙或略平整而致密，有的呈角质样，皮部棕红色，木部灰黄色或紫褐色，有黄白色放射状纹理。气微，味微苦涩。

【显微鉴别】根横切面：①木栓层4~6列细胞，有时可见落皮层组织存在。②皮层宽广。③韧皮部狭窄，呈半月形。④形成层成环，束间形成层不甚明显。⑤木质部8~10多束，呈放射状，导管在形成层处较多，呈切向排列，渐至中央导管呈单列。⑥木质部射线宽，纤维常成束存在于中央的初生木质部。(图5-106)

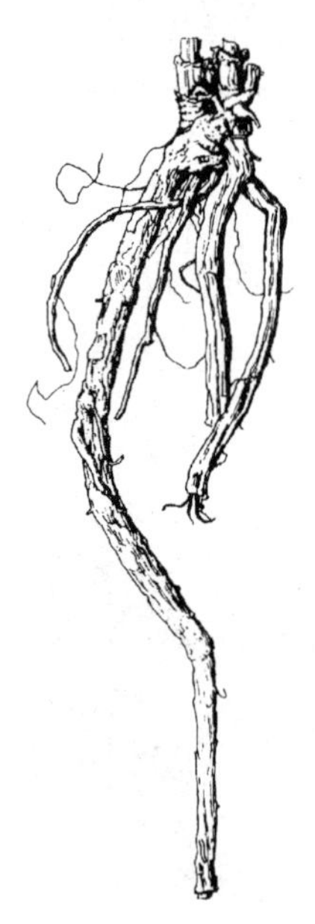

图5-105　丹参

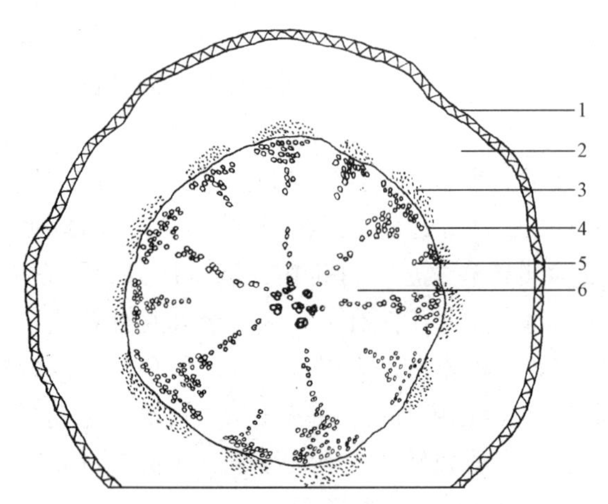

图5-106　丹参（根）横切面

1. 木栓层　2. 皮层　3. 韧皮部

4. 形成层　5. 木质部　6. 射线

粉末：红棕色。①石细胞呈类圆形、类三角形、类长方形或不规则形，也有延长呈纤维状，边缘不平整，直径14~70μm，长至257μm，壁厚5~16μm，有的含黄棕色物。②导管为网纹和具缘纹孔，网纹导管分子长梭形，网孔狭细，穿孔多位于侧壁直径11~60μm。③木纤维长梭形，多成束存在，直径12~27μm纹孔斜裂缝状或十字状。④木栓细胞黄棕色，表面类方形或多角形，壁稍厚。(图5-107)

【成分】含结晶性菲醌类化合物：丹参酮Ⅰ（tanshinoneⅠ）、丹参酮$Ⅱ_A$、丹参酮$Ⅱ_B$、隐丹

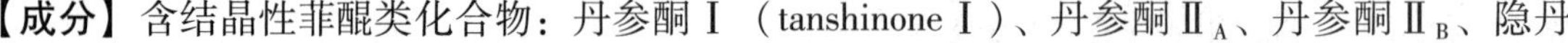

参酮（cryptotanshinone）、羟基丹参酮（hydroxytanshinone）、丹参酸甲酯（methyltanshinonate）、二氢丹参酮Ⅰ（dihydrotanshinone Ⅰ）等及其异构体，其中隐丹参酮是抗菌的主要有效成分。

水溶性成分中含酚酸类化合物，主要有丹参酸甲，又称丹参素，即3,4-二羟基苯基乳酸（3,4-hydroxybenzyl lactic acid），丹参素乙、丙等，以及原儿茶醛（protocatechuic aldehyde）、原儿茶酸（protocatechuic acid）和丹酚酸A、B（salvianolic acid A、B）等。从丹参中还分离得到2-异丙基-8-甲基菲-3,4-双酮（2-isopropyl-8-methylphenanthrene-3,4-dione）和丹参螺旋缩酮内酯（danshenspiroketallactone）。前者抗凝集作用比隐丹参酮强。

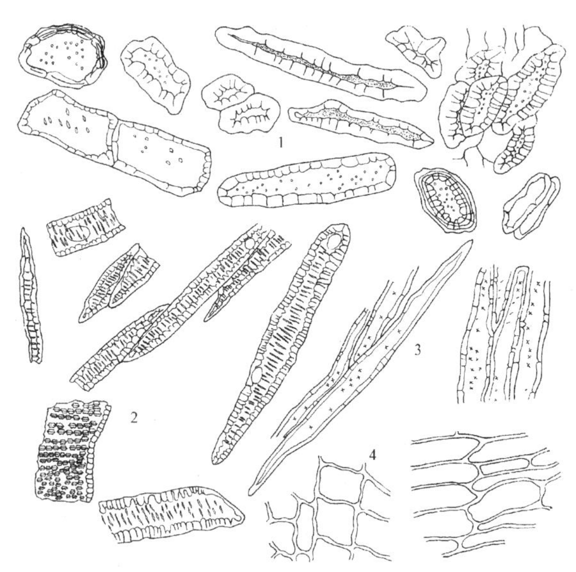

图5-107　丹参粉末

1. 石细胞　2. 导管　3. 木纤维　4. 木栓细胞

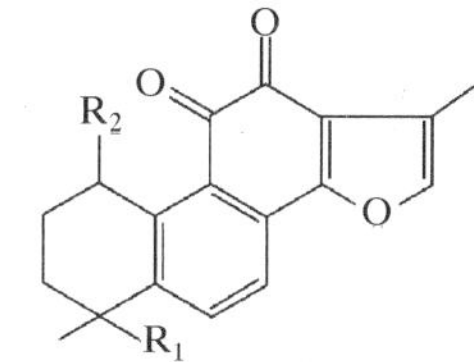

丹参酮$Ⅱ_A$　$R_1=CH_3$　$R_2=H$
丹参酮$Ⅱ_B$　$R_1=CH_2OH$　$R_2=H$

隐丹参酮

【理化鉴别】 取本品乙醇提取液作为供试品溶液，以丹参对照药材，丹参酮$Ⅱ_A$、丹酚酸B对照品作对照，分别点于同一硅胶G薄层板上，以三氯甲烷-甲苯-乙酸乙酯-甲醇-甲酸（6∶4∶8∶1∶4）和石油醚（60~90℃）-乙酸乙酯（4∶1）为展开剂，分别在日光及紫外光灯（365nm）下检视。供试品色谱中，在与对照药材色谱和对照品色谱相应的位置上，显相同颜色的斑点或荧光斑点。

【检查】 总灰分不得过10.0%，酸不溶性灰分不得过3.0%，水分不得过13.0%；饮片酸不溶性灰分不得过2.0%。

重金属及有害元素　铅不得过5mg/kg；镉不得过1mg/kg；砷不得过2mg/kg；汞不得过0.2mg/kg，铜不得过20mg/kg。

【浸出物】 按水溶性浸出物冷浸法测定，水溶性浸出物不得少于35.0%；按醇溶性浸出物热浸法测定，乙醇浸出物不得少于15.0%。饮片乙醇浸出物不得少于11.0%。

【含量测定】 按《中国药典》采用高效液相色谱法测定，本品含丹参酮$Ⅱ_A$（$C_{19}H_{18}O_3$）、隐丹参酮（$C_{19}H_{20}O_3$）和丹参酮Ⅰ（$C_{18}H_{12}O_3$）的总量不得少于0.25%。含丹参酚酸B（$C_{36}H_{30}O_{16}$）不得少于3.0%。

【功效】 性微寒，味苦。活血祛瘀，通经止痛，清心除烦，凉血消痈。

【附注】 同属植物中下列品种在少数地区亦作丹参用：①南丹参 *Salvia bowleyana* Dunn，产于湖南、江西、浙江、福建等省。根呈圆柱形，直径0.5cm。表面灰红色或橘红色。质较坚硬。根横切面可见木质部束7~9个。②甘西鼠尾 *S. przewalskii* Maxim.，分布于甘肃、青海、四川、云南等省，药材名甘肃丹参。根呈圆锥形，直径1~4cm。表面暗紫红色，根头部常见1至数个茎基丛生。根扭曲呈辫子状，外皮脱落部分显红褐色。根横切面：维管束稍偏

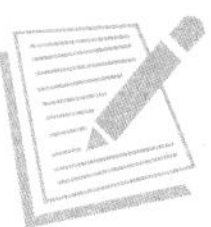

于一侧。木质部导管 3～4 行切向排列，木纤维位于导管周围。③褐毛甘西鼠尾 *S. przewalskii* Maxim. var. *mandarinorum*（Diels）Stib.，分布于四川、云南等地。从云南产的褐毛甘西鼠尾根中，分离出新的二萜醌类化合物紫丹参甲、乙、丙、丁、戊、己素等（przewaquinone A、B、C、D、E、F），抗动物肿瘤活性和抑菌作用比隐丹参酮强。其性状同上种，多与上种混用。④三叶鼠尾 *S. trijuga* Diels，分布于云南、四川、西藏。根茎短，下生数条圆形的根，砖红色。⑤白花丹参 *S. miltiorrhiza* Bunge f. *alba* C. Y. Wu，分布于山东。根茎短，下生数根。根长圆柱形，直径 0.1～0.7cm，有的有分枝，须根多。其外表、纹理、颜色、断面、气味同丹参。以上均非正品。

黄　芩

Scutellariae Radix

本品始载于《神农本草经》，列为中品。苏颂谓："今川蜀、河东、陕西近郡皆有之。苗长尺余，茎干粗如箸，叶从地四面作丛生，类紫草，高一尺许，亦有独茎者，叶细长青色，两两相对，六月开紫花，根如知母粗细，长四五寸，二月、八月采根暴干。"李时珍谓："宿芩乃旧根，多中空，外黄内黑，即今所谓片芩……子芩乃新根，多内实，即今所谓条芩。"上述黄芩与今所用黄芩基本一致。

【来源】为唇形科植物黄芩 *Scutellaria baicalensis* Georgi 的干燥根。

【植物形态】多年生草本，主根粗壮，茎高 30～120cm，自基部多分枝。叶对生，叶片披针形，长 1.5～4cm，宽 0.3～1.2cm，下面密被下陷的腺点；具短柄。总状花序顶生，常于茎顶再聚成圆锥花序，具叶状苞片。花偏向一侧，萼 2 唇形，果时增大；花冠蓝紫色或紫红色，二唇形，花冠管基部甚细，从基部作曲线向上弯曲；雄蕊 4，稍露出，前对较长，后对较短，子房 4 深裂，生于环状花盘上。小坚果 4，黑色，球形。花期 7～8 月，果期 8～9 月。

【产地】主产于河北、山西、内蒙古、辽宁等省区。以山西产量较大，河北承德质量较好。野生为主，已开始栽培。

【采收加工】春、秋两季采挖，除去地上部分、须根及泥沙，晒至半干，撞去外皮，晒干。

【性状鉴别】呈圆锥形，扭曲，长 8～25cm，直径 1～3cm。表面棕黄色或深黄色，有稀疏的疣状细根痕，顶端有茎痕或残留的茎基，上部较粗糙，有扭曲的纵皱纹或不规则的网纹，下部有顺纹和细皱纹。质硬而脆，易折断，断面黄色，中间红棕色。老根中心呈暗棕色或棕黑色，枯朽状或已成空洞者称为"枯芩"。新根称"子芩"或"条芩"。气微，味苦。（图5-108）

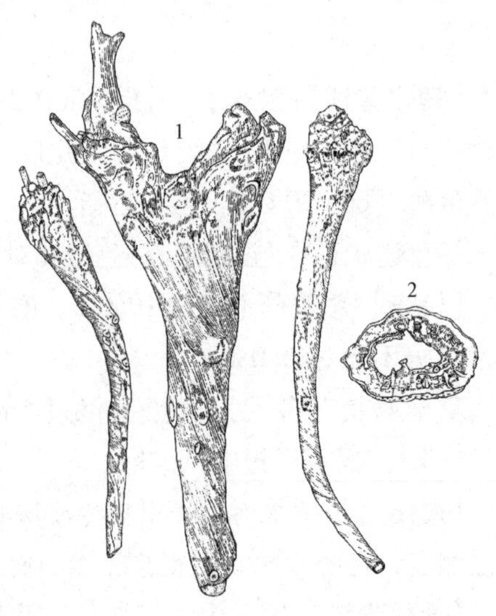

图 5-108　黄芩

1. 药材　2. 饮片

栽培品　较细长，多有分枝。表面浅黄棕色，外皮紧贴，纵皱纹较细腻。断面黄色或浅黄色，略呈角质样。味微苦。

以条长、质坚实、色黄者为佳。

饮片　为类圆形或不规则形薄片。外表皮黄棕色或棕褐色。切片黄棕色或黄绿色，具放射状纹理。（图 5-108）

【显微鉴别】横切面：①木栓层外部多破裂，木栓细胞中有石细胞散在。②皮层与韧皮部界限不明显，有多数石细胞与韧皮纤维，单个或成群散在，石细胞多分布于外侧，韧皮纤维多分布于内侧。③形成层成环。木质部在老根中央，有栓化细胞环形成，栓化细胞有单环的，有成数个同心环的。④薄壁细胞中含有淀粉粒。（图 5-109）

粉末：黄色。①韧皮纤维甚多，呈梭形，长60~250μm，直径9~33μm，壁甚厚，孔沟明显。②木纤维较细长，两端尖，壁不甚厚，直径约12μm。③石细胞较多，呈类圆形、长圆形、类方形或不规则形，长60~160μm，壁厚可至24μm。④网纹导管多见，直径24~27μm，具缘纹孔及环纹导管较少。⑤木栓细胞多角形，棕黄色。⑥木薄壁细胞及韧皮薄壁细胞纺锤形，有的中部具横隔。⑦淀粉粒单粒类球形，直径2~10μm，复粒由2~3分粒组成，少见。（图5-110）

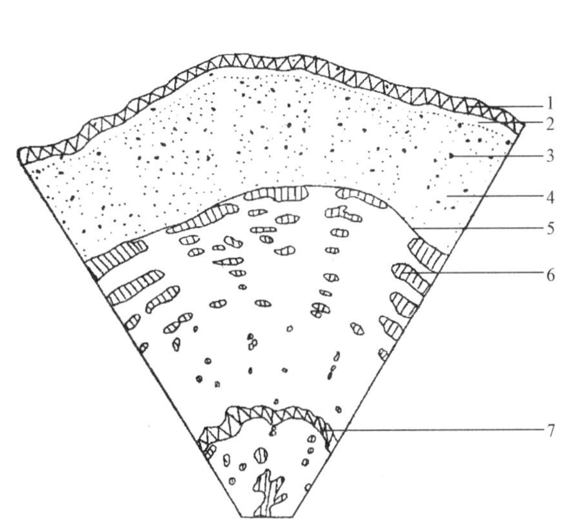

图5-109 黄芩横切面

1. 木栓层 2. 皮层 3. 石细胞及纤维 4. 韧皮部 5. 形成层 6. 木质部导管束 7. 木栓化细胞环

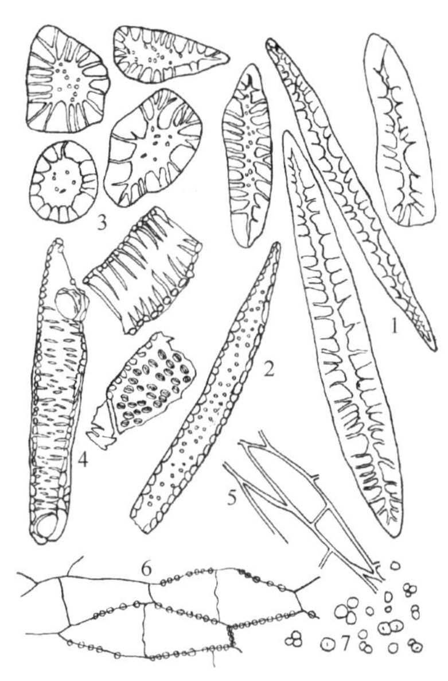

图5-110 黄芩粉末

1. 韧皮纤维 2. 木纤维 3. 石细胞 4. 导管 5. 木薄壁细胞 6. 韧皮薄壁细胞 7. 淀粉粒

【成分】 含多种黄酮类衍生物，其中主要有黄芩苷（baicalin，4.0%~5.2%）、汉黄芩苷（wogonoside）、千层纸素A葡萄糖醛酸苷（oroxylin aglucuronide）、黄芩素（baicalein）、汉黄芩素（wogonin）、黄芩新素Ⅰ和Ⅱ（黄芩黄酮Ⅰ、Ⅱ）、千层纸素A（oroxylin A）、白杨黄素（chrysin）、2′,5,8-三羟基-7-甲氧基黄酮、2′,5,8-三羟基-6,7-二甲氧基黄酮、可加黄芩素（koganebanacin）等约30种黄酮类化合物及4′,5,7-三羟基-6-甲氧基二氢黄酮、7,2′,6′-三羟基-5-甲氧基二氢黄酮、2′,5,6′,7-四羟基双氢黄酮、双氢千层纸素等二氢黄酮类化合物。并含有查尔酮、二氢黄酮醇、黄酮醇、挥发油、糖类、14种氨基酸。另含β-谷甾醇、油菜甾醇（camphesterol）、豆甾醇等。黄芩中的黄酮类成分的含量与根的新老程度有关。如子芩中的黄芩苷、汉黄芩苷比枯芩高。

黄芩苷

【理化鉴别】 取本品乙酸乙酯-甲醇（3∶1）提取液制成的甲醇溶液作为供试品溶液，以黄芩对照药材，黄芩苷、黄芩素、汉黄芩素对照品作对照，分别点于同一聚酰胺薄膜上，以甲苯-乙酸乙酯-甲醇-甲酸（10∶3∶1∶2）为展开剂，置紫外光灯（365nm）下检视。供试品色谱中，在与对照药材色谱相应的位置上，显相同颜色的斑点；在与对照品色谱相应的位置上，显三

个相同的暗色斑点。

【检查】总灰分不得过6.0%，水分不得过12.0%。

【浸出物】按醇溶性浸出物热浸法测定，稀乙醇浸出物不得少于40.0%。

【含量测定】按《中国药典》采用高效液相色谱法测定，本品含黄芩苷（$C_{21}H_{18}O_{11}$）不得少于9.0%；饮片含黄芩苷不得少于8.0%。

【功效】性寒，味苦。清热燥湿，泻火解毒，止血，安胎。

【附注】下列同属植物的根曾在少数地区作黄芩用：①西南黄芩 *Scutellaria amoena* C. H. Wright 的根，云南、贵州、四川等省使用，药材称“滇黄芩”。性状与黄芩相似，但老根木质部不枯朽。木栓层无石细胞，韧皮部既有纤维又有石细胞分布，中央无木栓环。根中含黄酮类成分，主要有汉黄芩素、黄芩素、汉黄芩苷、黄芩苷和滇黄芩素（hispidulin）即5,7,4′-三羟基-6-甲氧基黄酮。②粘毛黄芩 *S. viscidula* Bge. 的根，主产于河北、山西、内蒙古、山东等省区。老根中央红棕色。木栓层无石细胞，韧皮部无石细胞，有纤维束分布，中央有木栓环，环外侧有石细胞散在。从粘毛黄芩中分离出黄芩苷、黄芩素、汉黄芩苷、汉黄芩素、千层纸素A、黄芩新素、穿心莲黄酮（andrographin）及粘毛黄芩素Ⅰ、Ⅱ、Ⅲ等成分。③甘肃黄芩 *S. rehderiana* Diels 的根，分布于山西、甘肃、陕西等省。根较细，老根中央暗褐色，枯朽。木栓层无石细胞，皮层有纤维及石细胞，韧皮部无纤维和石细胞分布，中央无木栓环。从甘肃黄芩中亦分离出多种黄酮类成分，如：黄芩苷、汉黄芩苷、黄芩黄素、千层纸甲素A、甘肃黄芩素Ⅰ、甘肃黄芩苷元等。以上均非正品。

玄 参

Scrophulariae Radix

本品为玄参科（Scrophulariaceae）植物玄参 *Scrophularia ningpoensis* Hemsl. 的干燥根。主产于浙江、湖北、江苏、江西等省。主为栽培品，野生品纤维性强，商品少。药材呈类圆柱形，中部略粗或上粗下细，有的微弯似羊角状，长6~20cm，直径1~3cm。表面灰黄色或灰褐色，有不规则的纵沟、横向皮孔样突起和稀疏的横裂纹和须根痕。质坚硬，不易折断，断面略平坦，乌黑色，微有光泽。气特异似焦糖，味甘、微苦。以水浸泡，水呈墨黑色。以条粗壮、坚实，断面乌黑色者为佳。本品横切面：后生皮层细胞棕黄色，微木栓化。皮层较宽，石细胞单个散在或2~5成群，多角形、类圆形或类方形，壁较厚。韧皮射线多裂隙。形成层成环。木质部射线宽广，亦有裂隙，导管少数，类多角形，直径约至113μm，呈断续放射状排列，伴有木纤维。薄壁细胞含核状物。粉末：灰棕色。石细胞散在或2~5成群，多角形、类圆形或类方形，壁较厚，6~26μm，胞腔较大，层纹明显。薄壁细胞含棕色核状物。木纤维细长，壁微木化。网纹与孔纹导管均可见。本品含环烯醚萜苷类成分哈巴苷（harpagide）、哈巴俄苷（harpagoside）和8-(邻甲基-对-香豆酰)-哈巴俄苷[8-(o-methyl-p-coumaroyl)-harpagoside]。环烯醚萜苷类成分是使药材加工后内部能变乌黑色的成分。此外，玄参中含微量挥发油、氨基酸、油酸、亚麻酸、硬脂酸、L-天冬酰胺、生物碱、甾醇、糖类、脂肪油等。本品性微寒，味甘、苦、咸。清热凉血，滋阴降火，解毒散结。同属植物北玄参 *Scrophularia buergeriana* Miq. 的根，在华北及东北地区曾作玄参用。根呈圆锥形，较小，有纵皱纹，表面灰褐色，有细根及细根痕。横切面皮层无石细胞。根含环烯醚萜苷类成分，以哈巴俄苷（harpagoside）为主，占70%~80%；其余为8-(邻-甲基-对-香豆酰)-哈巴俄苷[8-(o-methyl-p-coumaroyl)-harpagoside]，占20~30%。均系水解后易变黑色的物质。此种非正品。

地 黄

Rehmanniae Radix（附：熟地黄）

本品始载于《神农本草经》，列为上品。苏颂谓：“二月生叶，布地便出似车前，叶上有皱

纹而不光。高者及尺余，低者三四寸。其花似油麻花而红紫色，亦有黄花者。……根如人手指，通黄色……”李时珍谓：“今人唯以怀庆地黄为上，亦各处随时兴废不同尔。其苗初生塌地，叶如山白菜而毛涩，叶面深青色，又似小芥叶而颇厚，不叉丫，叶中撺茎，上有细毛。茎梢开小筒子花，红黄色。结实如小麦粒。根长四五寸，细如手指，皮赤黄色，如羊蹄根及胡萝卜根，曝干乃黑。”上述地黄形态特征与现今所用地黄基本一致。

【来源】 为玄参科植物地黄 *Rehmannia glutinosa* Libosch. 的新鲜或干燥块根。

【植物形态】 多年生草本，高 10~40cm，全株密被灰白色长柔毛及腺毛。根肉质。叶多基生，莲座状，向上逐渐缩小而在茎上互生；叶片倒卵状披针形至椭圆形，长 3~10cm，宽 1.5~6cm，基部渐狭下延成长叶柄，边缘有不整齐钝锯齿，叶面多皱。在茎顶排列成总状花序，花萼钟状，5 裂；花冠筒状微弯曲，长 3~4.5cm，顶部 5 裂，呈二唇形，外紫红色，内面黄色有紫斑；雄蕊 4，二强，着生于花冠筒的近基部；雌蕊 1，子房上位，2 室。蒴果卵圆形，种子多数。花期 4~5 月，果期 5~7 月。（图 5-111）

【产地】 主产于河南省温县、博爱、武陟、孟县等地，产量大，质量佳。

【采收加工】 秋季采挖，除去芦头及须根，洗净，鲜用者习称“鲜地黄”。将鲜生地徐徐烘焙，至内部变黑，约八成干，捏成团块，习称“生地黄”。

【性状鉴别】 鲜地黄　呈纺锤形或条状，长 8~24cm，直径 2~9cm。外皮薄，表面浅红黄色，具弯曲的纵皱纹、芽痕、横长皮孔样突起以及不规则疤痕。肉质，易断。断面淡黄白色，可见橘红色油点，中部有放射状纹理。气微，味微甜、微苦。

生地黄　多呈不规则的团块或长圆形，中间膨大，两端稍细，长 6~12cm，直径2~6cm，有的细小，长条形，稍扁而扭曲。表面棕黑色或棕灰色，极皱缩，具不规则横曲纹。体重，质较软而韧，不易折断，断面棕黄色至黑色或乌黑色，有光泽，具黏性。气微，味微甜。（图 5-112）

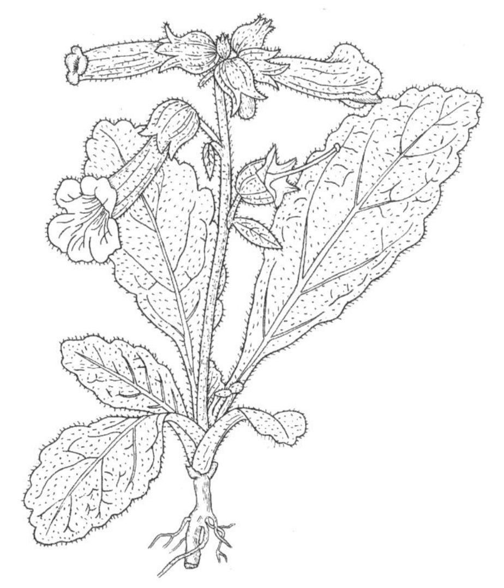

图 5-111　地黄 *Rehmannia glutinosa* Libosch.

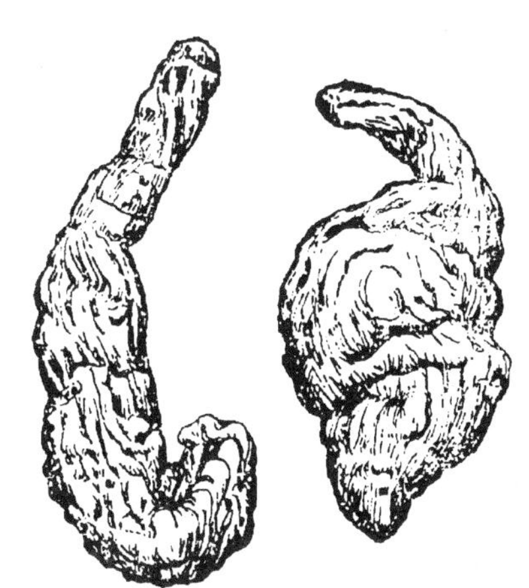

图 5-112　生地黄

鲜生地以粗壮、色红黄者为佳。生地黄以块大、体重、断面乌黑色者为佳。

饮片　呈类圆形或不规则的厚片。外表皮棕黄色至黑色或棕灰色，极皱缩，具不规则的横曲纹。切面棕黄色至黑色或乌黑色，有光泽，具黏性。气微，味微甜。

【显微鉴别】 横切面：①木栓细胞数列。②栓内层薄壁细胞排列疏松，散有多数分泌细胞，含橘黄色油滴，偶有石细胞。③韧皮部较宽，有少数分泌细胞。④形成层成环。⑤木质部射线较

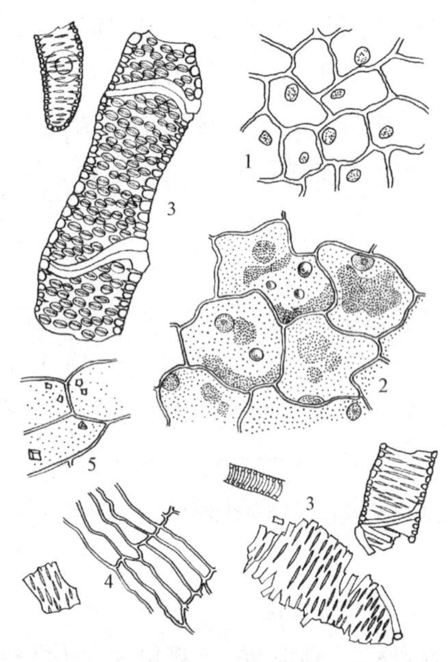

图 5-113 地黄粉末

1. 薄壁细胞 2. 分泌细胞 3. 导管 4. 木栓细胞 5. 草酸钙方晶

宽，导管稀疏，排列成放射状。

粉末：深棕色。①薄壁细胞类圆形，含有类圆形核状物。②分泌细胞与一般薄壁细胞相似，内含橙黄色或橙红色油滴状物。③有网纹及具缘纹孔导管，直径约至 92μm。④木栓细胞淡棕色，断面观类长方形。⑤草酸钙方晶细小，直径约 5μm，在薄壁细胞中有时可见。（图 5-113）

【成分】 含多种苷类成分，以环烯醚萜苷类为主，主要有：梓醇（catalpol）、二氢梓醇（dihydrocatalpol）、乙酰梓醇、桃叶珊瑚苷（aucubin）、密力特苷（melittoside）、去羟栀子苷及地黄苷（rehmannioside）A、B、C、D 等。环烯醚萜苷类成分为主要活性成分，也是使地黄变黑的成分。此外，尚含有苯乙醇苷类，主要为毛蕊花糖苷（verbascoside），有免疫抑制活性。

含多种糖类，如水苏糖，含量高达 32.1%~48.3%。另含棉子糖、葡萄糖、蔗糖、果糖、甘露三糖、毛蕊花糖、半乳糖及地黄多糖 RPS-b 等。RPS-b 是地黄中兼具免疫与抑瘤活性的有效成分。含 20 余种氨基酸。鲜地黄中精氨酸含量最高。地黄中尚含甘露醇、β-谷甾醇、豆甾醇、地黄素（rehmannin）、磷酸等。从熟地黄中分离并鉴定了 19 种有机酸。地黄中还含有多种无机离子及微量元素，卵磷脂及维生素 A 类。

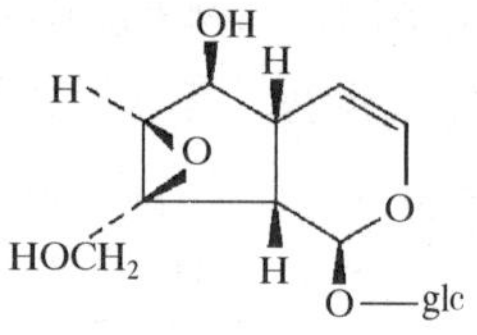

梓醇

【理化鉴别】 ①取本品甲醇提取液作为供试品溶液，以梓醇对照品作对照，分别点于同一硅胶 G 薄层板上，以三氯甲烷-甲醇-水（14：6：1）为展开剂，喷以茴香醛试液，在 105℃加热至斑点显色清晰。供试品色谱中，在与对照品色谱相应的位置上，显相同颜色的斑点。

②取本品 80%甲醇提取液，以水饱和正丁醇萃取后制成的甲醇溶液作为供试品溶液，以毛蕊花糖苷对照品作对照，分别点于同一硅胶 G 薄层板上，以乙酸乙酯-甲醇-甲酸（16：0.5：2）为展开剂，用 0.1%的 2，2-二苯基-1-苦肼基无水乙醇溶液浸板。供试品色谱中，在与对照品色谱相应的位置上，显相同颜色的斑点。

【检查】 总灰分不得过 8.0%，酸不溶性灰分不得过 3.0%，水分不得过 15.0%。

【浸出物】 按水溶性浸出物中冷浸法测定，水溶性浸出物不得少于 65.0%。

【含量测定】 按《中国药典》采用高效液相色谱法测定，生地黄含梓醇（$C_{15}H_{22}O_{10}$）不得少于 0.20%，含地黄苷 D（$C_{27}H_{42}O_{20}$）不得少于 0.10%。

【功效】 鲜地黄性寒，味甘、苦。清热生津，凉血，止血。生地黄性寒，味甘。清热凉血，养阴生津。

【附】熟地黄 Rehmanniae Radix Praeparata

本品为生地黄的炮制加工品。呈不规则的块片、碎块，大小、厚薄不一。表面乌黑色，有光泽，黏性大。质柔软而带韧性，不易折断，断面乌黑色，有光泽。气微，味甜。按《中国药典》采用高效液相色谱法测定，本品含地黄苷 D（$C_{27}H_{42}O_{20}$）不得少于 0.050%。本品性微温，味甘。补血滋阴，益精填髓。

巴戟天

Morindae Officinalis Radix

本品始载于《神农本草经》，列为上品。陶弘景谓："根状如牡丹而细，外赤内黑，用之打去心。"苏恭谓："巴戟天苗，俗方名三蔓草。叶似茗，经冬不枯。根如连珠，宿根青色，嫩根白紫，用之亦同，以连珠多肉厚者为胜。"上述三蔓草难以考证其品种。本草所用巴戟天与现代所用品种不符。

【来源】为茜草科（Rubiaceae）植物巴戟天 *Morinda officinalis* How 的干燥根。

【植物形态】藤状灌木。根肉质肥厚，圆柱形，呈结节状，茎有纵棱，小枝幼时有褐色粗毛。叶对生，叶片长椭圆形，长 3~13cm，宽 2.5~5cm，全缘，叶缘常有稀疏的短睫毛，下面中脉被短粗毛；托叶鞘状。头状花序有花 2~10 朵，排列于枝端，花序梗被污黄色短粗毛；花萼先端有不规则的齿裂或近平截，花冠白色，肉质，裂片4(3)，雄蕊 4，子房 4 室，花柱 2 深裂。核果近球形，种子 4 粒。花期 4~7 月，果期 6~11 月。（图 5-114）

【产地】主产于广东、广西、福建等省区。

【采收加工】全年均可采挖，去净泥土，除去须根，晒至六七成干，轻轻捶扁，切成 9~13cm 长段，晒干。

【性状鉴别】呈扁圆柱形，略弯曲，长短不等，直径 0.5~2cm。表面灰黄色或暗灰色，粗糙，具纵纹和横裂纹，有的皮部横向断裂而露出木部，形似连珠。质韧，断面皮部厚，紫色或淡紫色，易与木部剥离；木部坚硬，黄棕色或黄白色，直径 1~5mm。气微，味甘、微涩。（图 5-115）

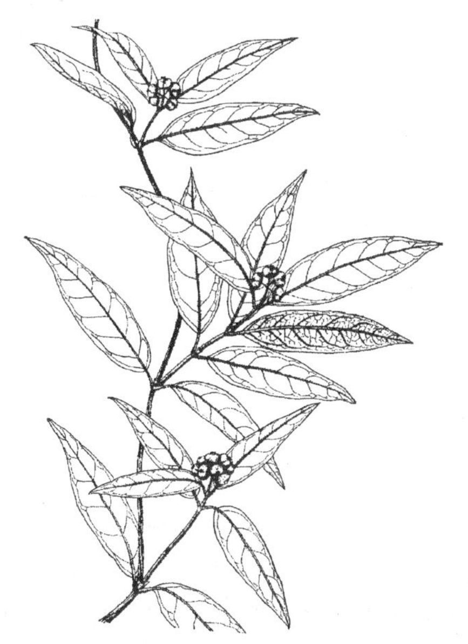

图 5-114　巴戟天 *Morinda officinalis* How

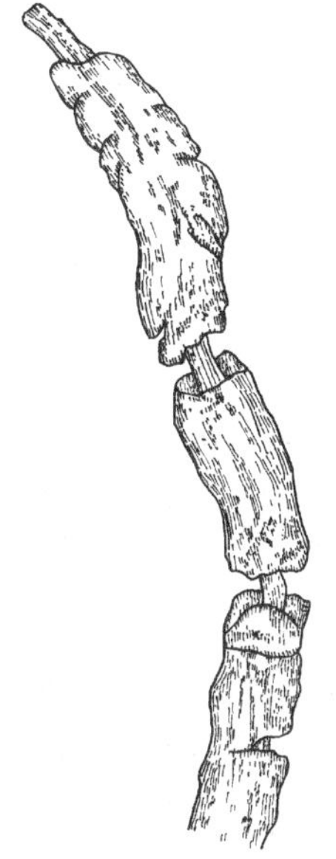

图 5-115　巴戟天

【显微鉴别】横切面：①木栓层细胞数列。②栓内层外侧石细胞单个或数个成群，断续排列成环，石细胞多呈类方形；薄壁细胞含有草酸钙针晶束。③韧皮部宽广，近形成层处草酸钙针晶束较多。④形成层环明显。⑤木质部导管单个散在或 2~3 个相聚，呈放射状排列，直径约

105μm；木纤维（纤维管胞）发达；木射线宽1~3列细胞。（图5-116）

粉末：淡紫色或紫褐色。①石细胞淡黄色，类圆形、类方形、类长方形、长条形或不规则形，有的一端尖，直径21~96μm，壁厚至39μm，层纹明显，纹孔及孔沟明显，有的石细胞形大，壁稍厚。②草酸钙针晶多成束存在于薄壁细胞中，针晶长至184μm。③具缘纹孔导管淡黄色，直径至105μm，具缘纹孔细密。④木纤维主为纤维管胞，纤维管胞长梭形，具缘纹孔较大，纹孔口斜缝状或相交成人字形、十字形。⑤木栓细胞淡棕色，表面观呈类方形或多角形，壁较薄。（图5-117）

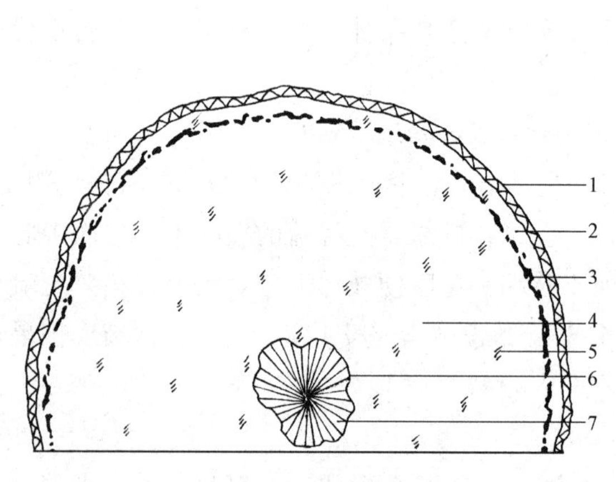

图5-116 巴戟天横切面

1. 木栓层 2. 皮层 3. 石细胞带 4. 韧皮部 5. 草酸钙针晶束 6. 形成层 7. 木质部

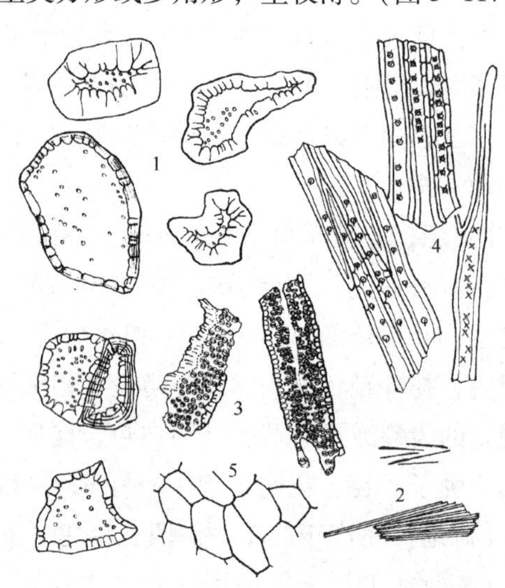

图5-117 巴戟天粉末

1. 石细胞 2. 草酸钙针晶束 3. 导管 4. 木纤维 5. 木栓细胞

【成分】含蒽醌类化合物甲基异茜草素（rubiadin）、甲基异茜草素-1-甲醚、大黄素甲醚、2-羟基-3-羟甲基蒽醌、2-甲基蒽醌等。另外含β-谷甾醇、豆甾醇、异嗪皮啶、7-羟基-6-甲氧基香豆素、24-乙基胆甾醇、棕榈酸、维生素C、十九烷及耐斯糖（nystose）和多种氨基酸，其中7种为人体所必需的氨基酸。巴戟天尚含有2种环烯醚萜苷，水晶蓝苷和四乙酰车叶草苷。

【理化鉴别】取本品乙醇提取液为供试品溶液，以巴戟天对照药材作对照，分别点于同一硅胶GF_{254}薄层板上，以甲苯-乙酸乙酯-甲酸（8∶2∶0.1）为展开剂，置紫外光灯（254nm）下检视。供试品色谱中，在与对照药材色谱相应的位置上，显相同颜色的斑点。

【检查】总灰分不得过6.0%，水分不得过15.0%。

【浸出物】按水溶性浸出物中冷浸法测定，水溶性浸出物不得少于50.0%。

【含量测定】按《中国药典》采用高效液相色谱法测定，本品含耐斯糖（$C_{24}H_{42}O_{21}$）不得少于2.0%。

【功效】性微温，味甘、辛。补肾阳，强筋骨，祛风湿。

【附注】巴戟天常见的混淆品有如下几种：①同属植物羊角藤 *Morinda umbellata* L. 的根，在广东、福建和江西称“建巴戟”。原植物与巴戟天非常近似，但根的木质心大，肉少。断面皮部较薄，木部占60%~70%。根含多种蒽醌衍生物，如α-羟基蒽醌、茜草素（alizaria）、茜草素-1-甲醚等。②同属植物假巴戟（副巴戟）*M. shuanghuaensis* C. Y. Chen et M. S. Huang 的根。本品根不呈念珠状，根皮菲薄，松脆，揉之易落。木心粗，约占根直径的80%以上。③木兰科植物铁箍散 *Schisandra propinqua*（Wall.）Baill. var. *sinensis* Oliv. 的根及茎藤，药材称“香巴戟”，在四川、贵州少数地区误作巴戟天用。呈圆柱形，表面红棕色或棕褐色，木质心占80%以上。粉末嵌晶纤维较多，并有黏液质块。④恩施巴戟为茜草科植物四川虎刺 *Damnacanthus officinarum* Huang 的根，湖北恩施地区以其作巴戟天入药。根鲜时为念珠状肉质根，药材呈短圆柱形，略弯曲。长0.4~2cm，直径0.3~

1cm，表面棕黄色至棕黑褐色，具不规则皱纹。断面肉质，黄白色或略带淡紫色，中心具一直径1~2mm去木心后留下的圆形孔洞。气微，味微甜。

茜　草

Rubiae Radix et Rhizoma

本品为茜草科植物茜草 *Rubia cordifolia* L. 的干燥根和根茎。主产于陕西、山西、河南等省。根茎呈结节状，下部着生数条根。根常弯曲或扭曲，长10~25cm，直径0.2~1cm；表面红棕色或暗棕色，具细纵皱纹及少数细根痕；皮部易剥落，露出黄红色木部。质脆，易折断，断面平坦，皮部狭，紫红色，木部宽广，浅黄红色，可见多数导管小孔。气微，味微苦，久嚼刺舌。以条粗、表面红棕色、断面红黄色、无茎基及泥土者为佳。根横切面：木栓细胞6~12列，含棕色物。栓内层薄壁细胞有的含红棕色颗粒。韧皮部细胞较小。形成层不甚明显。木质部占根的主要部分，全部木化，射线不明显。薄壁细胞含草酸钙针晶束。本品含蒽醌类成分：羟基茜草素（purpurin）、异茜草素（purpuroxanthin）、茜草素（alizarin）、茜草酸（munjistin）和伪羟基茜草素（pseudopurpurin），还含有大叶茜草素（mollugin，rubimaillin）、茜草素的β-冬绿糖苷-茜草苷、升白活性成分茜草萘酸苷Ⅰ及Ⅱ。本品性寒，味苦。凉血，祛瘀，止血，通经。同属多种植物在不同地区作茜草用，亦含蒽醌类成分。均非正品茜草。

天花粉

Trichosanthis Radix

天花粉即栝楼根，始载于《神农本草经》，列为中品。苏恭谓："出陕州者，白实最佳。"苏颂谓："叶如甜瓜叶而窄，作叉，有细毛。七月开花，似壶卢花，浅黄色。结实在花下，大如拳，生青，至九月熟，赤黄色。"李时珍谓："其根直下生，年久者长数尺。秋后掘者结实有粉。夏月掘者有筋无粉，不堪用。其实圆长，青时如瓜，黄时如熟柿……内有扁子，大如丝瓜子，壳色褐，仁色绿，多脂。"结合《证类本草》附图分析，可知本草所载天花粉与现今所用天花粉为同属植物，但原植物并非一种。

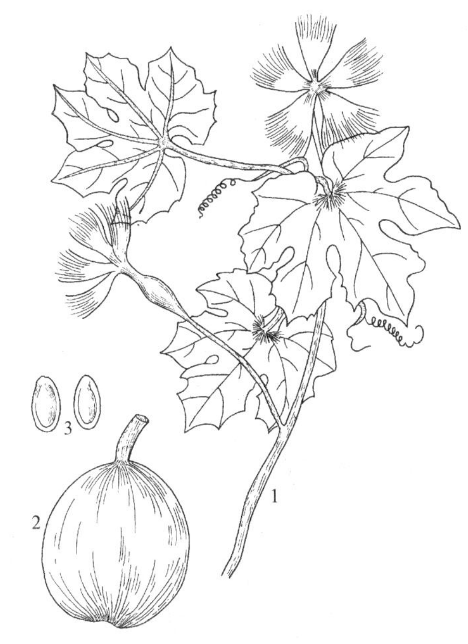

图5-118　栝楼 *Trichosanthes kirilowii* Maxim.

1. 花枝　2. 果实　3. 种子

【来源】为葫芦科（Cucurbitaceae）植物栝楼 *Trichosanthes kirilowii* Maxim. 或双边栝楼 *T. rosthornii* Harms 的干燥根。

【植物形态】栝楼为多年生草质藤本，块根肥厚，外面淡棕黄色。叶互生，宽卵状心形或扁心形，通常为3~5浅裂至深裂，裂叶菱状倒卵形，边缘常再分裂，两面均稍被毛；卷须细长，有2~3分歧。花单性，雌雄异株，雄花3~8朵排列为总状花序，枝端花有时单生；萼片线形，全缘；花冠白色，5深裂，先端有流苏，长约2cm；雄蕊3；雌花单生于叶腋，子房椭圆形，柱头3裂。果实圆形或长圆形，成熟后橘黄色，有光泽；种子扁平，卵

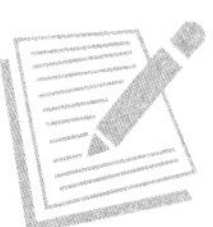

状椭圆形，浅棕色，光滑，近边缘处有一圈棱线。花期6~8月，果期9~10月。(图5-118)

双边栝楼与栝楼相似，但叶片稍大，3~7深裂。种子较大，极扁平，呈长方椭圆形，长15~18mm，深棕色，距边沿稍远处有一圈不甚整齐的明显棱线。

【产地】 栝楼：主产于河南、山东、江苏、安徽等省。双边栝楼：主产于四川省。

【采收加工】 秋、冬二季采挖，洗去泥土，刮去粗皮，切成段、块片或纵剖成瓣，晒干或烘干。

【性状鉴别】 呈不规则圆柱形、纺锤形或瓣块状，长8~16cm，直径1.5~5.5cm。表面黄白色或淡棕黄色，有纵皱纹、细根痕及略凹陷的横长皮孔，有的有黄棕色外皮残留。质坚实，断面白色或黄白色，富粉性，横切面可见黄色小孔（导管），略呈放射状排列，纵切面可见黄色条纹（木质部）。气微，味微苦。(图5-119)

以色白、质坚实、粉性足者为佳。

饮片　呈类圆形、半圆形或不规则形的厚片。外表皮黄白色或淡棕黄色。切面可见黄色木质部小孔，略呈放射状排列。气微，味微苦。

【显微鉴别】 栝楼根横切面：①木栓层内侧有断续排列的石细胞环。②韧皮部狭窄。③木质部甚宽广，导管3~5（10）成群，也有单个散在，初生木质部导管附近常有小片内涵韧皮部。薄壁细胞内富含淀粉粒。

粉末：类白色。①石细胞黄绿色，长方形、椭圆形、类方形、多角形或纺锤形，直径27~72μm，壁较厚，纹孔细密。②具缘纹孔导管大，多破碎，有的具缘纹孔呈六角形或方形，排列紧密。③淀粉粒甚多，单粒类球形、半圆形或盔帽形，直径6~48μm，脐点点状、短缝状或人字状，层纹隐约可见；复粒由2~14分粒组成，常由一个大的分粒与几个小分粒复合。④木纤维多为纤维管胞，较粗，具缘纹孔较稀疏，纹孔口斜裂缝状。(图5-120)

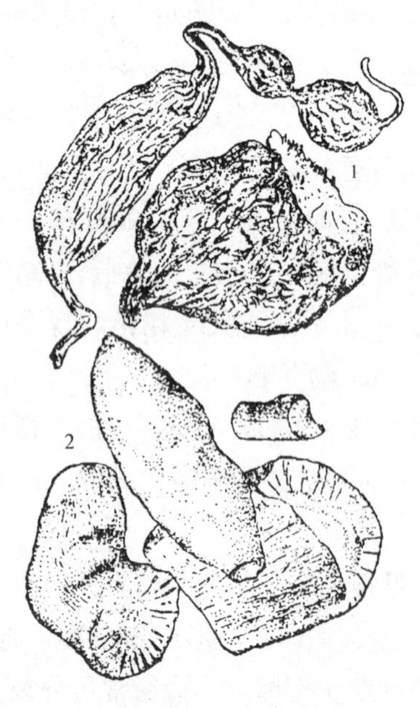

图5-119　天花粉

1. 原皮天花粉　2. 刮皮天花粉

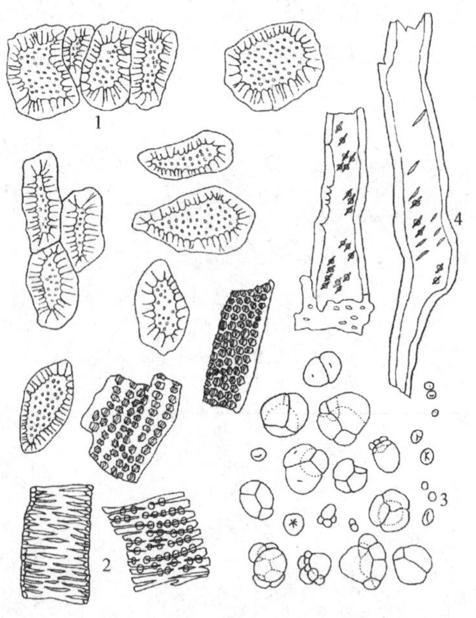

图5-120　天花粉（栝楼）粉末

1. 石细胞　2. 导管　3. 淀粉粒　4. 木纤维

【成分】 栝楼根含皂苷（约1%），一种蛋白质名“天花粉蛋白”（trichosanthin），瓜氨酸（citrulline）、精氨酸、谷氨酸、丙氨酸、γ-氨基丁酸、α-羟甲基丝氨酸、L-瓜氨酸等10多种氨基酸。另含栝楼酸（trichosanic acid）、胆碱以及β-谷甾醇、α-菠甾醇、豆甾醇、Δ^7-豆甾烯等甾醇类成

分。新鲜天花粉根中的蛋白质制成针剂，用于中期妊娠引产，对于恶性葡萄胎和绒癌有效。

【理化鉴别】 取本品稀乙醇提取液作为供试品溶液，以天花粉对照药材、瓜氨酸对照品作对照，分别点于同一硅胶G薄层板上，以正丁醇-无水乙醇-冰醋酸-水（8∶2∶2∶3）为展开剂，喷以茚三酮试液，在105℃加热至斑点显色清晰。供试品色谱中，在与对照药材色谱和对照品色谱相应的位置上，显相同颜色的斑点。

【检查】 总灰分不得过5.0%，水分不得过15.0%；饮片总灰分不得过4.0%。二氧化硫残留量不得过400mg/kg。

【浸出物】 按水溶性浸出物冷浸法测定，水溶性浸出物不得少于15.0%；饮片不得少于12.0%。

【功效】 性微寒，味甘、微苦。清热泻火，生津止渴，消肿排脓。

【附注】 下列同属植物的根曾在少数地区作天花粉用：①同属植物日本栝楼 *Trichosanthes japonica* Regel的根，主产于江西、湖北。其原植物与栝楼的主要区别：叶片较窄，中央裂片较长，常不再分裂。果实稍小，种子较小，扁平，长方椭圆形，长约11mm，棕褐色，边缘棱线明显。其根性状及组织与栝楼根相似。②同属植物长萼栝楼 *T. laceribractea* Hayata的根，称“广花粉”，在广东、广西等地曾使用。块根长纺锤形或圆柱形，常切成段或纵瓣；表面灰黄色，断面黄白色，粉性，可见稀疏的棕黄色小孔；中心部位异型维管束明显；稍有土腥气，味微苦涩。③同属植物湖北栝楼 *T. hupehensis* C. Y. Cheng et C. H. Yueh的根，称“苦花粉”。块根圆柱形，常纵切或斜切成片；带皮者表面浅棕色，有密集的突起皮孔，去皮者表面灰黄色，断面黄白色，粉性差，纤维较多，有多数棕黄色小孔呈放射状排列；味极苦。粉末可见石细胞、分隔纤维，复粒淀粉由2~15个分粒构成。含有毒成分葫芦素B（cucurbitacin B），服后有恶心、呕吐等不良反应，应注意鉴别。

桔　梗

Platycodonis Radix

【来源】 本品为桔梗科（Campanulaceae）植物桔梗 *Platycodon grandiflorum*（Jacq.）A. DC.的干燥根。

【产地】 全国大部分地区均产，以东北、华北产量较大，华东地区质量较好。

【采收加工】 春、秋两季采挖，去净泥土、须根，趁鲜刮去外皮或不去外皮，干燥。

【性状鉴别】 呈圆柱形或长纺锤形，下部渐细，有的有分枝，略扭曲，长7~20cm，直径0.7~2cm。表面白色或淡黄白色，不去外皮者表面黄棕色至灰棕色，具有不规则扭曲纵向皱沟，并有横向皮孔样的斑痕及支根痕，上部有横纹。顶端有较短的根茎（“芦头”）或不明显，根茎上有数个半月形的茎痕。质脆，易折断，断面可见放射状裂隙，皮部类白色，形成层环棕色，木部淡黄白色。气微，味微甜后苦。（图5-121）

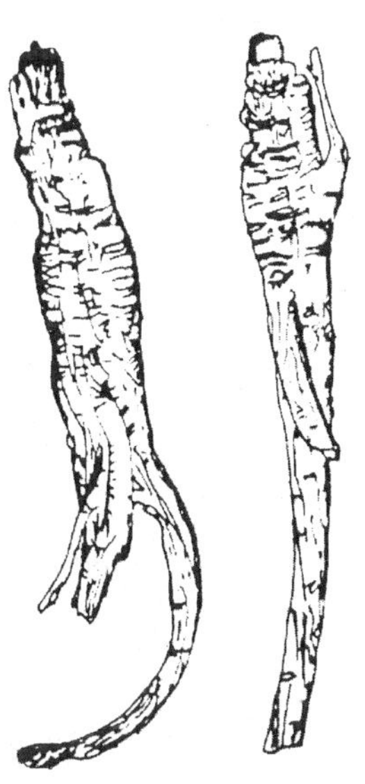

图5-121　桔梗

以根肥大、色白、质坚实、味苦者为佳。

饮片　呈椭圆形或不规则厚片。外皮多已除去或偶有残留。切面皮部类白色，较窄；形成层环纹明显，棕色；木部宽，有较多裂隙。气微，味微甜后苦。

【显微鉴别】 横切面：①木栓细胞多列，黄棕色（药材多已除

去），含草酸钙小棱晶。②皮层窄，常见裂隙。③韧皮部宽广，乳管群散在，内含微细颗粒状黄棕色物。④形成层成环。⑤木质部导管单个散在或数个相聚，呈放射状排列。⑥薄壁细胞含菊糖，呈扇形或类圆形的结晶。（图5-122）

粉末：黄白色。①乳管常互相连接，直径14~25μm，管中含黄色油滴样颗粒状物。②具梯纹、网纹导管，少有具缘纹孔导管。③菊糖众多（稀甘油装片），呈扇形或类圆形的结晶。（图5-123）

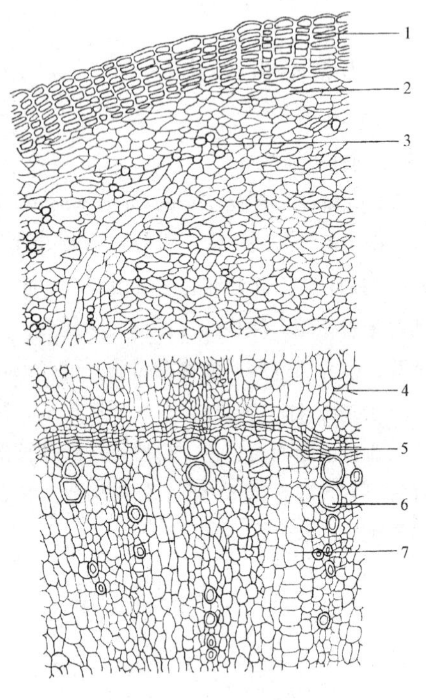

图5-122 桔梗横切面

1. 木栓层 2. 皮层 3. 乳管群 4. 韧皮部 5. 形成层 6. 导管 7. 木射线

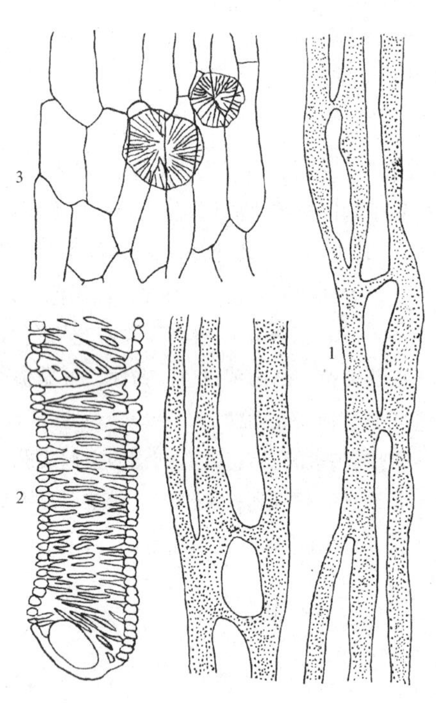

图5-123 桔梗粉末

1. 乳管 2. 导管 3. 菊糖

【成分】 根含多种皂苷，混合皂苷完全水解产生桔梗皂苷元（platycodigenin）、远志酸（polygalacic acid）及少量桔梗酸（platycogenic acid）A、B、C，并分离出桔梗皂苷（platycodin）A、C、D。此外还含α-菠菜甾醇、α-菠菜甾醇-β-D-葡萄糖苷及白桦脂醇等植物甾醇类。并含有菊糖、多糖、黄酮、酚类、14种氨基酸和22种微量元素，其中一些氨基酸与微量元素为人体必需的营养成分，总氨基酸含量约为4.966%。

【理化鉴别】 取本品，加7%硫酸乙醇-水（1∶3）混合液提取后，用三氯甲烷萃取并制成溶液作为供试品溶液，以桔梗对照药材作对照，分别点于同一硅胶G薄层板上，以三氯甲烷-乙醚（2∶1）为展开剂，喷以10%硫酸乙醇溶液，在105℃加热至斑点显色清晰。供试品色谱中，在与对照药材色谱相应的位置上，显相同颜色的斑点。

【检查】 总灰分不得过6.0%，水分不得过15.0%；饮片总灰分不得过5.0%，水分不得过12.0%。

【浸出物】 按醇溶性浸出物热浸法测定，乙醇浸出物不得少于17.0%。

【含量测定】 按《中国药典》采用高效液相色谱法测定，本品含桔梗皂苷D（$C_{57}H_{92}O_{28}$）不得少于0.10%。

【功效】 性平，味苦、辛。宣肺，利咽，祛痰，排脓。

【附注】①桔梗的变种白花桔梗 *Platycodon grandiflorum*（Jacq.）A. DC. var. *album* Hort. 的根曾在有的地区作桔梗用，其根较桔梗根味淡，两者总皂苷的薄层色谱相同，从白花桔梗中也分得了桔梗皂苷元和远志酸，但皂苷含量较桔梗低；两种桔梗均含有多种氨基酸，但桔梗总氨基酸含量高于白花桔梗。②石竹科植物霞草 *Gypsophila oldhamiana* Miq. 的根曾伪充桔梗药用。霞草又名丝石竹，药材为圆锥形，较桔梗粗，顶端有茎基，无半月形的芦碗痕，味苦涩，断面有棕白相间的同心性异型构造，薄壁细胞含草酸钙簇晶和砂晶。应注意鉴别。

党　参
Codonopsis Radix

党参之名始见于《本草从新》，据载："参须上党者佳，今真党参久已难得，肆中所市党参，种类甚多，皆不堪用，唯防党性味和平足贵，根有狮子盘头者真，硬纹者伪也。"《植物名实图考》记载："山西多产。长根至二三尺，蔓生，叶不对，节大如手指，野生者根有白汁，秋开花如沙参，花色青白，土人种之为利，气极浊。"古代上党除生长上党人参外，尚产党参，后上党人参绝迹，到清代时党参逐渐独立为新的药材品种。上述本草所载"根有狮子盘头者"及"花如沙参者"与现用党参相符。

【来源】为桔梗科植物党参 *Codonopsis pilosula*（Franch.）Nannf.、素花党参 *C. pilosula* Nannf. var. *modesta*（Nannf.）L. T. Shen 或川党参 *C. tangshen* Oliv. 的干燥根。

【植物形态】党参为多年生草本，有白色乳汁，根肥大肉质，呈长圆柱形，顶端有膨大的根头，具多数瘤状茎痕；茎缠绕，长而多分枝，叶在主茎上及侧枝上互生，在小枝上近于对生，叶片卵形至倒卵形，长 1~7cm，宽 1~5cm，全缘或微波状，上面绿色，被糙伏毛，下面粉绿色，密被柔毛。花单生于分枝顶端；花萼 5 裂，花冠钟状，淡黄绿色，内面有紫斑，先端 5 裂，雄蕊 5 枚；子房半下位，3 室，花柱短，柱头 3。蒴果圆锥形，种子细小，多数。花期8~9 月，果期 9~10月。（图 5-124）

素花党参与党参的区别为叶片长成时近于光滑无毛，花萼裂片较小。

川党参的茎叶近无毛，或仅叶片上部边缘疏生长柔毛，茎下部叶基部楔形或圆钝，稀心脏形；花萼仅贴生于子房最下部，子房下位。

【产地】党参主产于山西、陕西、甘肃、四川等省及东北各地。潞党（栽培品）产于山西平顺、长治、壶关等地。素花党参又称西党参，主产于甘肃文县，四川南坪、松潘等地。川党参主产于四川、湖北及与陕西接壤地区。

【采收加工】秋季采挖，除去地上部分及须根，洗净泥土，晒至半干，反复搓揉3~4 次，晒至七八成干时，捆成小把，晒干。

【性状鉴别】党参　呈长圆柱形，稍弯曲，长 10~35cm，直径 0.4~2cm。表面黄棕色至灰棕色，根头部有多数疣状突起的茎痕及芽，每个茎痕的顶端呈凹下圆点状，习称"狮子盘头"；根头下有致密的环状横纹，向下渐稀疏，有的达全长的一半，栽培品环状横纹少或无；全体有纵皱纹及散在的横长皮孔样突起，支根断落处常有黑褐色胶状物。质稍硬或略带韧性，断面稍平坦，有裂隙或放射状纹理，皮部淡棕黄色至黄棕色，木质部淡黄色至黄色，呈"菊花心"状。有特殊香气，味微甜。（图 5-125）

素花党参　长 10~35cm，直径 0.5~2.5cm。表面黄白色至灰黄色，根头下致密的环状横纹常达全长的一半以上。断面裂隙较多，皮部灰白色至淡棕色，木部淡黄色。

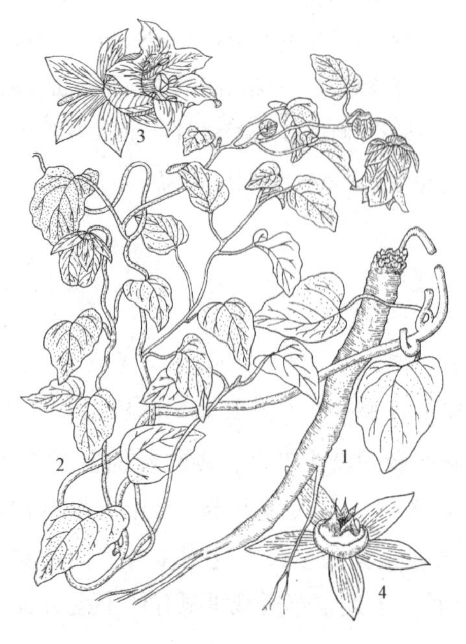

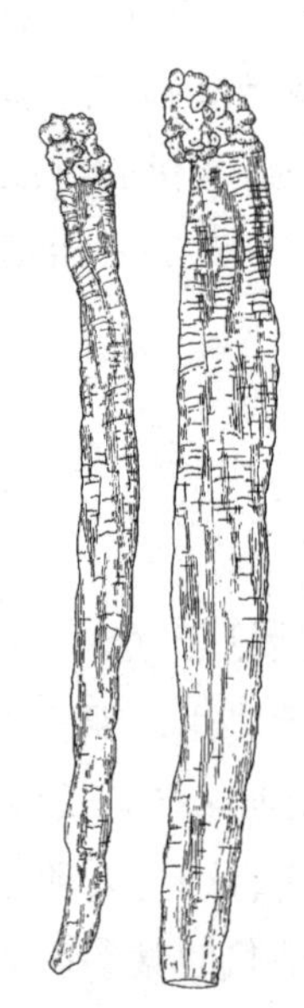

图 5-124 党参 *Codonopsis pilosula*（Franch.）Nannf.

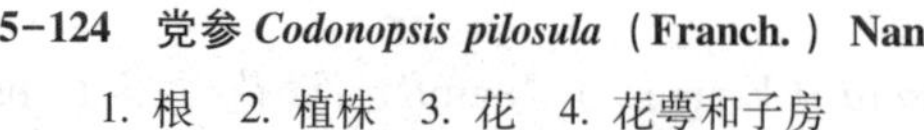
1. 根 2. 植株 3. 花 4. 花萼和子房

图 5-125 党参（党参）

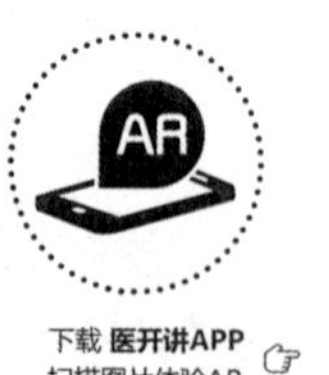

川党参　长 10~45cm，直径 0.5~2cm。表面灰黄色至黄棕色，有明显不规则的纵沟。顶端有较稀的横纹，大条者亦有“狮子盘头”，但茎痕较少；小条者根头部较小，称“泥鳅头”。质较软而结实，断面裂隙较少。皮部黄白色，木部淡黄色。

均以条粗壮、质柔润、气味浓、嚼之无渣者为佳。

饮片　党参呈类圆形的厚片。外表皮灰黄色、黄棕色至灰棕色，有时可见根头部有多数疣状突起的茎痕和芽。切面皮部淡棕黄色至黄棕色，木部淡黄色至黄色，有裂隙或放射状纹理。有特殊香气，味微甜。

【显微鉴别】横切面：①木栓细胞数列至 10 数列，外侧有石细胞，单个或成群。②皮层窄。③韧皮部宽广，外侧常现裂隙，散有淡黄色乳管群，并常与筛管交互排列。④形成层成环。⑤木质部导管单个散在或数个相聚，呈放射状排列。⑥薄壁细胞含菊糖。⑦皮层和韧皮薄壁细胞中含淀粉粒。（图 5-126）

粉末：淡黄色。①石细胞呈方形、长方形或多角形，壁不甚厚。②木栓细胞表面观呈类多角形，垂周壁薄，微弯曲。③菊糖众多，用水合氯醛装片不加热观察，可见菊糖结晶呈扇形，表面现放射状纹理。④节状乳管碎片甚多，含淡黄色颗粒状物，直径 16~24μm。⑤网纹导管易察见。（图 5-127）

【成分】党参根含三萜类化合物蒲公英萜醇（taraxerol）、蒲公英萜醇乙酸酯、木栓酮（friedelin）、齐墩果酸等；含植物甾醇类α-菠菜甾醇（α-spinasterol）、Δ^7-豆甾烯醇（Δ^7-stigmasterol）、豆甾醇（$\Delta^{5,22}$-stigmasterol）及它们的-β-D-葡萄糖苷和α-菠甾酮、豆甾酮等；含有胆碱、5-羟甲基-2-糖醛胆碱、烟碱、正丁基脲基甲酸酯（脲基甲酸正丁酯 n-butyl-allophanate）、5-羟基-2-羟甲基吡啶等含氮化合物；含有大量糖类如菊糖、果糖、葡萄糖、鼠李糖、阿拉伯糖、半乳糖、四种杂多糖（Cp-1、Cp-2、Cp-3、Cp-4）、β-D-吡喃葡萄糖己醇苷、α-D-呋喃果糖乙醇苷等；含有挥发油；含有天冬氨酸等 17 种氨基酸，其中有 7 种为人体必需的氨基酸，如赖氨酸、苏氨酸、缬氨酸、蛋氨酸、异亮氨酸、亮氨酸和异丙氨酸等；测出 14 种无

机元素，其中 K、Na、Ca、Mg 4 种为人体必需的宏量元素，Fe、Cu、Mn、Cr、Mo 等 7 种为人体必需的痕量元素。此外尚含党参炔苷（lobetyolin），丁香苷，党参苷（tangshenoside）Ⅰ，苍术内酯（atractylnolide）Ⅱ、Ⅲ，党参内酯（codonolactone），棕榈酸甲酯（methyl palmitate），丁香醛（syringaldehyde），香荚兰酸（vanillic acid），5-羟甲基糠醛（5-hydroxymethyl furaldehyde），5-甲氧基糠醛等成分。

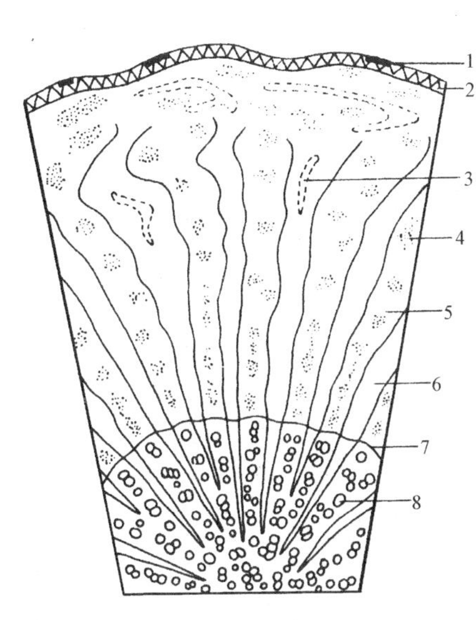

图 5-126　党参（党参）横切面

1. 石细胞群　2. 木栓层　3. 裂隙　4. 乳管群　5. 韧皮部　6. 射线　7. 形成层　8. 木质部导管

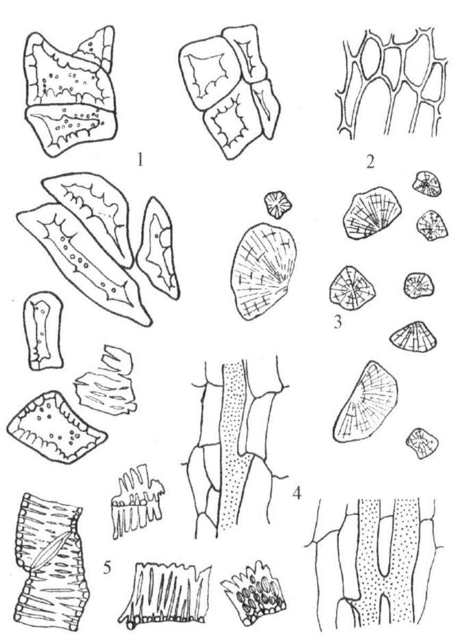

图 5-127　党参（党参）粉末

1. 石细胞　2. 木栓细胞　3. 菊糖　4. 乳汁管　5. 导管

川党参含皂苷、微量生物碱、多糖、挥发油等，从水溶性部分分得党参苷Ⅰ~Ⅳ（tangshenoside Ⅰ~Ⅳ）、丁香苷、黄芩素葡萄糖苷（scutellarein glucoside）等。

【理化鉴别】 取本品甲醇提取物，水溶后过 D101 型大孔吸附树脂柱，收集 50%乙醇洗脱液作为供试品溶液，以党参炔苷对照品作对照，分别点于同一高效硅胶 G 薄层板上，以正丁醇-冰醋酸-水（7∶1∶0.5）为展开剂，喷以 10%硫酸乙醇溶液，在 100°C 加热至斑点显色清晰，分别置日光和紫外光灯（365nm）下检视。供试品色谱中，在与对照品色谱相应的位置上，显相同颜色的斑点或荧光斑点。

【检查】 总灰分不得过 5.0%，水分不得过 16.0%；饮片水分不得过 10.0%。二氧化硫残留量不得过 400mg/kg。

【浸出物】 按醇溶性浸出物热浸法测定，45%乙醇浸出物不得少于 55.0%。

【功效】 性平，味甘。健脾益肺，养血生津。

【附注】 管花党参 *Codonopsis tubulosa* Kom. 产于云南、贵州、四川等省。商品名为白党或叙党，性状与党参较为类似。根呈长圆柱形，少有分枝，长 15~30cm，直径 0.8~1.5(3)cm。根头部有密集的小疙瘩，呈“狮子盘头”状，颈部较狭缩。全体有多数不规则的纵沟和纵棱及横长或点状显著突起的皮孔。质较硬，皮部类白色，木部浅黄色，形成层不呈明显的深色环。气微，味微甜，嚼之有渣，质较次。此种非正品。

南沙参

Adenophorae Radix

本品为桔梗科植物轮叶沙参 *Adenophora tetraphylla*（Thunb.）Fisch. 或沙参 *A. stricta* Miq. 的干燥根。主产于安徽、江苏、浙江、贵州等省。药材呈圆锥形或圆柱形，略弯曲，长 7~27cm，直径 0.8~3cm。顶端具 1 个或 2 个根茎（芦头）。除去栓皮后表面黄白色或淡棕黄色，凹陷处常有残留粗皮，上部多有深陷横纹，呈断续的环状，下部有纵纹及纵沟。体轻，质松泡，易折断，断面不平坦，具黄白色交错的纹理，多裂隙。气微，味微甘。以色白、根粗细均匀、肥壮、味甘淡者为佳。横切面：未去皮的有数列木栓细胞。皮层菲薄。维管组织为异常构造，维管束交错排列。韧皮部筛管群径向排列，乳汁管多分布于筛管群的上方。木质部导管类圆形或略呈多角形，1~2 列。射线宽，3~10 余列细胞。薄壁细胞中含有菊糖。轮叶沙参含南沙参皂苷等三萜皂苷类成分、蒲公英萜酮、β-谷甾醇、胡萝卜苷等。尚含饱和脂肪酸、磷脂类成分，并分离到 γ-松油烯、莰烯、桉油精、樟脑、乙酰龙脑酯等成分。从沙参中分得 β-谷甾醇、胡萝卜苷、二十八烷基，并含有呋喃香豆精类成分花椒毒素即甲氧基补骨脂素。本品性微寒，味甘。养阴清肺，益胃生津，化痰，益气。据报道，桔梗科沙参属植物在全国范围内使用的曾有 7 种，如无柄沙参 *Adenophora stricta* Miq. subsp. *sessilifolia* Hong，泡沙参 *A. potaninii* Korsh. 等，但非正品南沙参。

木　香

Aucklandiae Radix（附：土木香）

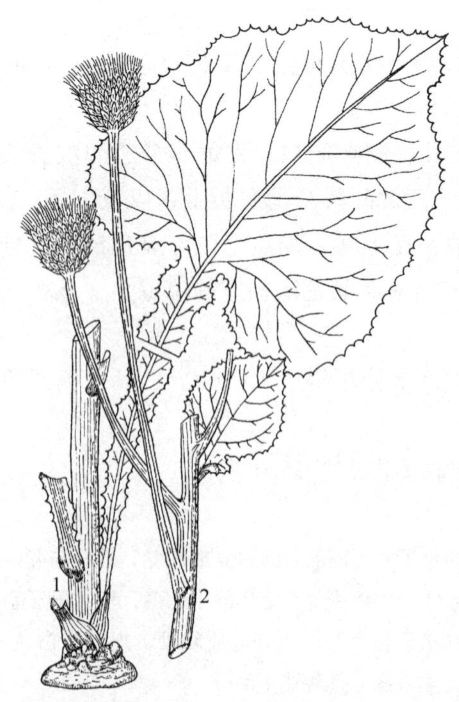

图 5-128　木香 *Aucklandia lappa* Decne.

1. 基生叶　2. 花枝

本品始载于《神农本草经》，列为上品。《名医别录》称蜜香、青木香。《唐本草》载："此有二种，当以昆仑来者为佳，西湖来者不善。"苏颂谓："今惟广州舶上来，他无所出。根窠大类茄子，叶似羊蹄而长大，亦有叶如山药而根大开紫花者……以其形如枯骨，味苦粘牙者为良。"李时珍谓："昔人谓之青木香。后人因呼马兜铃为青木香，乃呼此为南木香、广木香以别之。"从昆仑及广州舶上来者为广木香，与现今所用木香基本相符。

【来源】 为菊科（Compositae）植物木香 *Aucklandia lappa* Decne. 的干燥根。

【植物形态】 多年生草本，高 1~2m。主根粗壮，圆柱形，有特异香气。基生叶大型，具长柄；叶片三角状卵形或长三角形，长 30~100cm，基部心形，边缘具不规则的浅裂或呈波状，疏生短刺；基部下延成不规则分裂的翼，叶面被短柔毛；茎生叶较小，呈广椭圆形。头状花序2~3 个丛生于茎顶，腋生者单一，总苞由 10 余层线状披针形的苞片组成，先端刺状；花全为管状花，暗紫色，花冠 5 裂；雄蕊 5，聚药；子房下

位，柱头2裂。瘦果线形，有棱，上端着生一轮黄色直立的羽状冠毛，熟时脱落。花期5~8月，果期9~10月。(图5-128)

生于海拔2700m以上的高山草原。

【产地】 主产于云南省，又称云木香；四川、西藏亦产。为栽培品。

【采收加工】 秋、冬两季采挖2~3年生的根，除去茎叶、须根及泥土，切段或纵剖为块，晒干或风干，撞去粗皮。

【性状鉴别】 呈圆柱形或半圆柱形，形如枯骨，长5~10cm，直径0.5~5cm。表面黄棕色至灰褐色，栓皮多已除去，有显著的皱纹、纵沟及侧根痕。质坚实，体重，不易折断，断面略平坦，灰褐色至暗褐色，形成层环棕色，有放射状纹理及散在的褐色点状油室。老根中心常呈朽木状。气香特异，味微苦。(图5-129)

以质坚实，香气浓，油性大者为佳。

饮片　呈类圆形或不规则的厚片。外表皮黄棕色至灰褐色，有纵皱纹。切面棕黄色至棕褐色，中部有明显菊花心状的放射纹理，形成层环棕色，褐色油点（油室）散在。气香特异，味微苦。(图5-129)

【显微鉴别】 横切面：①木栓层由多列木栓细胞组成。皮层狭窄。②韧皮部宽广，射线明显，纤维束散在。③形成层成环。④木质部由导管、木纤维及木薄壁细胞组成。导管单行径向排列。⑤根的中心为四原型初生木质部。⑥薄壁组织中有大型油室散在，油室常含有黄色分泌物。⑦薄壁细胞中含有菊糖。(图5-130)

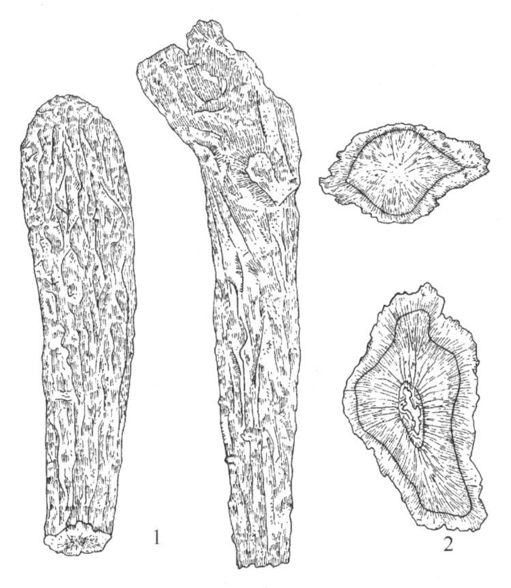

图5-129　木香

1. 药材　2. 饮片

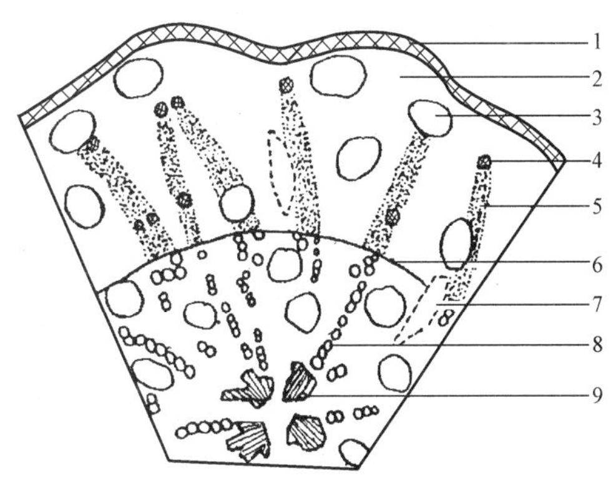

图5-130　木香横切面

1. 木栓层　2. 皮层　3. 油室
4. 纤维束　5. 韧皮部　6. 形成层
7. 裂隙　8. 木质部束　9. 初生木质部

粉末：黄绿色。①菊糖多见，表面显放射状纹理。②木纤维黄色，长梭状，多成束，直径16~24μm，纹孔口横裂缝状、十字状或人字状。③导管以网纹较多，亦有具缘纹孔，直径30~90μm。④油室多破碎，内含黄色或棕色分泌物。⑤木栓细胞淡黄棕色，表面观呈类多角形，排列不甚整齐，垂周壁有的波状弯曲。⑥薄壁细胞含有小型草酸钙方晶。(图5-131)

【成分】 含挥发油，油中主要成分为木香内酯（costuslactone）、去氢木香内酯（dehydrocostuslactone）、木香烃内酯（costunolide）、二氢木香内酯、α-木香酸、α-木香醇等。木香尚含有α-环木香烯内酯及β-环木香烯内酯（cyclocostunolide）、豆甾醇、白桦脂醇、棕榈酸、天台乌药酸

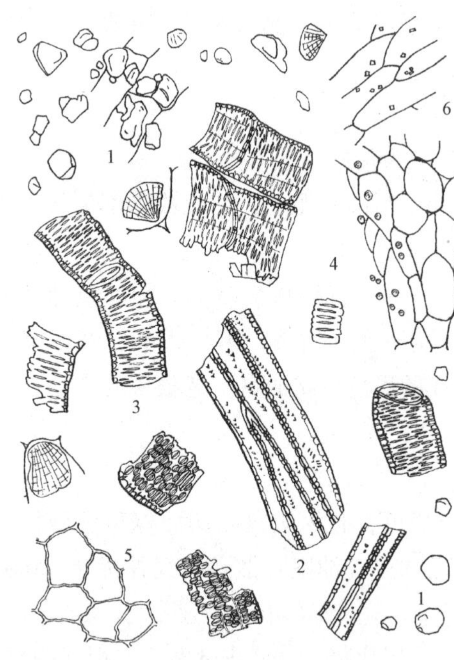

图 5-131 木香粉末

1. 菊糖 2. 木纤维 3. 导管
4. 油室碎片 5. 木栓细胞 6. 方晶

(linderic acid) 等。含氨基酸约 20 种。另含木香碱(saussurine)、菊糖等。

【理化鉴别】 取本品甲醇提取液作为供试品溶液,以去氢木香内酯、木香烃内酯对照品作对照,分别点于同一硅胶 G 薄层板上,以环己烷-甲酸乙酯-甲酸(15∶5∶1)的上层溶液为展开剂,喷以1%香草醛硫酸溶液,加热至斑点显色清晰。供试品色谱中,在与对照品色谱相应的位置上,显相同颜色的斑点。

【检查】 总灰分不得过 4.0%;饮片水分不得过 14.0%。

【浸出物】 取饮片直径在 3mm 以下的颗粒,按醇溶性浸出物热浸法测定,乙醇浸出物不得少于 12.0%。

【含量测定】 按《中国药典》采用高效液相色谱法测定,本品含木香烃内酯($C_{15}H_{20}O_2$)和去氢木香内酯($C_{15}H_{18}O_2$)的总量不得少于 1.8%;饮片不得少于 1.5%。

【功效】 性温,味辛、苦。行气止痛,健脾消食。

【附】土木香 Inulae Radix

本品为菊科植物土木香 *Inula helenium* L. 的干燥根。商品又称"祁木香",主产于河北、新疆、甘肃、四川等省区。药材呈圆锥形,略弯曲,长 5~20cm。表面黄棕色或暗棕色,有纵皱纹及须根痕,根头粗大,顶端有凹陷的茎痕及叶鞘残基,周围有圆柱形支根,质坚硬,断面黄白色至浅灰黄色,有凹点状油室,气微香,味苦、辛。根横切面韧皮部宽广;形成层环不甚明显;木质部导管少、径向排列,木纤维少数,成束存在于木质部中心的导管周围;薄壁细胞含菊糖,油室分布于韧皮部与木质部。主要含有挥发油1%~2%,油中主成分为土木香内酯(alantolactone)、异土木香内酯、土木香醇(alantol)、土木香酸(alantolic acid)、二氢土木香内酯、二氢异土木香内酯、达玛二烯醇乙酸酯等。此外尚含菊糖(40%)、豆甾醇、及γ-谷甾醇葡萄糖苷、β-谷甾醇葡萄糖苷等。本品性温,味辛、苦。健脾和胃,行气止痛,安胎。

川木香

Vladimiriae Radix

本品为菊科植物川木香 *Vladimiria souliei*(Franch.)Ling 或灰毛川木香 *V. souliei*(Franch.)Ling var. *cinerea* Ling 的干燥根。川木香主产于四川省及西藏自治区,灰毛川木香产于四川省。药材呈圆柱形(习称铁杆木香)或有纵槽的半圆柱形(习称槽子木香),稍弯曲,长 10~30cm,直径 1~3cm。表面黄褐色或棕褐色,具纵皱纹,外皮脱落处可见丝瓜络状细筋脉;根头偶有黑色发黏的胶状物,习称"油头"。体较轻,质硬脆,易折断,断面黄白色或黄色,有深黄色稀疏油点及裂隙,木质部宽广,有放射状纹理;有的中心呈枯朽状。气微香,味苦,嚼之粘牙。以条粗、质硬、香气浓者为佳。根横切面:韧皮部和木质部有纤维束,与筛管或导管相间排列,呈整齐的放射状;纤维束黄色,木化,并伴有石细胞;韧皮射线、木射线和髓部组织中散有油室;薄壁细胞含菊糖。主要含有挥发油,挥发油中含川木香内酯(mokkolactone)、土木香内酯(alantolactone)。性温,味辛、苦。行气止痛。

白　术

Atractylodis Macrocephalae Rhizoma

白术以“术”始载于《神农本草经》，列为上品，未分苍术、白术。张仲景《伤寒论》方中皆用白术。陶弘景谓：“术有两种，白术叶大有毛而作桠，根甜而少膏，可作丸散用；赤术叶细无桠，根小苦而多膏，可作煎用。”李时珍谓：“白术，桴蓟也，吴越有之。人多取根栽莳，一年即稠。嫩苗可茹。叶稍大而有毛。根如指大。状如鼓槌。亦有大如拳者。”可见术的赤白之分始于《伤寒论》，至陶弘景则明确指出白术、赤术为两种。所述植物形态特征，与现今所用白术、苍术基本相符。

【来源】 为菊科植物白术 *Atractylodes macrocephala* Koidz. 的干燥根茎。

【植物形态】 多年生草本，高 30~80cm；根茎肥厚，略呈拳状。茎直立。叶互生，3 深裂或羽状 5 深裂，顶端裂片最大，裂片椭圆形至卵状披针形，长 5~8cm，宽 1.5~3cm，边缘有刺齿，有长柄；茎上部叶狭披针形，不分裂。头状花序单生枝顶，总苞钟状，总苞片 7~8 层，基部被一轮羽状深裂的叶状苞片包围；全为管状花，花冠紫色，先端 5 裂；雄蕊 5；子房下位，表面密被绒毛。瘦果密生柔毛，冠毛羽状分裂。花期9~10 月，果期 10~11 月。

【产地】 主产于浙江、安徽、湖北、湖南等省。多为栽培。

【采收加工】 霜降前后，挖取 2~3 年生的根茎，除去茎叶及细根，烘干，称烘术；晒干，称生晒术。

【性状鉴别】 呈不规则肥厚团块或拳状团块，长 3~13cm，直径 1.5~7cm。表面灰黄色或灰棕色，有不规则的瘤状突起和断续的纵皱和沟纹，并有须根痕，顶端有残留茎基和芽痕。质坚硬，不易折断，断面不平坦，生晒术断面淡黄白色至淡棕色，略有菊花纹及分散的棕黄色油点；烘术断面角质样，色较深，有裂隙。气清香，味甘微辛，嚼之略带黏性。(图 5-132)

以个大，质坚实，断面色黄白，香气浓者为佳。

饮片　呈不规则的厚片。外表皮灰黄色或灰棕色。切面黄白色至淡棕色，散生棕黄色的点状油室，木部具放射状纹理；烘干者切面角质样，色较深或有裂隙。气清香，味甘、微辛，嚼之有黏性。

【显微鉴别】 横切面：①木栓层为数列扁平细胞，其内侧常有断续的石细胞环。②皮层、韧皮部及木射线中有大型油室散在，油室圆形至长圆形，长径 180~340μm，短径 135~180μm。根茎顶端的韧皮部外侧有纤维束。③形成层环明显。④木质部呈放射状排列，中部和内侧木质部束附近有较多的纤维束，以初生木质部附近的纤维束最发达。⑤中央有髓部。⑥薄壁细胞中含菊糖及草酸钙针晶。

粉末：淡黄棕色。①草酸钙针晶细小，长 10~32μm，不规则地聚集于薄壁细胞中，少数针晶直径至 4μm。②纤维黄色，大多成束，长梭形，直径约至 40μm，壁甚厚，木化，孔沟明显。③石细胞淡黄色，类圆形、多角形、长方形或少数纺锤形，直径 37~64μm，胞腔明显，有不规则孔沟。④导管分子较短小，为网纹及具缘纹孔，直径至 48μm。⑤薄壁细胞含菊糖。(图 5-133)

【成分】 含挥发油 1.4%左右，油中主要成分为苍术酮（atractylon），苍术醇（atractylol），白术内酯（butenolide）A、B，脱水苍术内酯（atractylenolqide），白术内酰胺（atractylodes lactam），3-β-乙酰氧基苍术酮（3-β-acetoxyatractylon）等多种成分。白术中的苷类成分主要是倍半萜糖苷和黄酮苷、苍术苷、淫羊藿次苷、紫丁香苷。多糖主要有鼠李糖、甘露糖、木糖等。白术中尚分离得到甘露聚糖 Am-3。

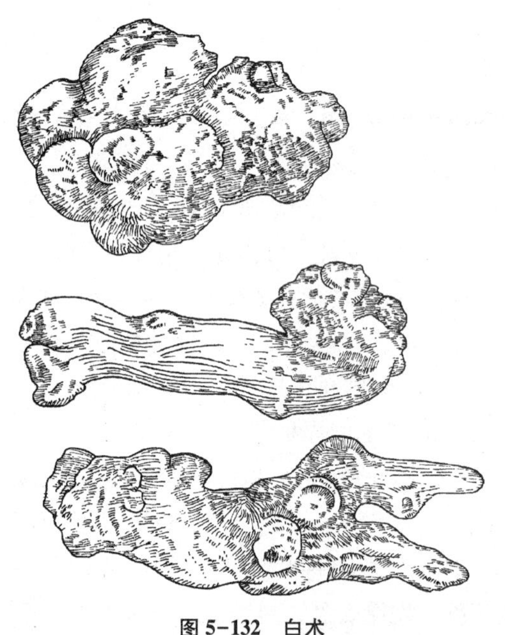

图 5-132 白术

图 5-133 白术粉末

1. 草酸钙针晶 2. 纤维 3. 石细胞 4. 导管 5. 菊糖

【理化鉴别】 取本品正己烷提取液作为供试品溶液，以白术对照药材作对照，分别点于同一硅胶 G 薄层板上，以石油醚（60~90℃）-乙酸乙酯（50∶1）为展开剂，喷以 5%香草醛硫酸溶液，加热至斑点显色清晰。供试品色谱中，在与对照药材色谱相应的位置上，显相同颜色的斑点，并应显有一桃红色主斑点（苍术酮）。

【检查】 总灰分不得过 5.0%，水分不得过 15.0%。二氧化硫残留量不得过 400mg/kg。

色度 精密称取本品最粗粉 1g，置具塞锥形瓶中，加 55%乙醇 200mL，用稀盐酸调节 pH 值到 2~3，连续振摇 1 小时，滤过，吸取滤液 10mL，置比色管中，按《中国药典》溶液颜色检查法试验，与黄色 9 号标准比色液比较，不得更深。

【浸出物】 按醇溶性浸出物热浸法测定，60%乙醇浸出物不得少于 35.0%。

【功效】 性温，味苦、甘。健脾益气，燥湿利水，止汗，安胎。

苍 术

Atractylodis Rhizoma

苍术以“术”之名始载于《神农本草经》，列为上品，未分苍术、白术。张仲景《伤寒论》方中皆用白术，《金匮要略》方中又用赤术，至陶弘景《名医别录》则分为二。寇宗奭谓：“苍术长如大拇指。肥实，皮色褐，其气味辛烈。须米泔浸洗去皮用。”李时珍谓：“苍术，山蓟也，处处山中有之。苗高二三尺，其叶抱茎而生，梢间叶似棠梨叶，其脚下叶有三五叉。皆有锯齿小刺。根如老姜之状，苍黑色，肉白有油膏。”上述苍术特征与现今药用苍术相符。

【来源】 为菊科植物茅苍术 *Atractylodes lancea*（Thunb.）DC. 或北苍术 *A. chinensis*（DC.）Koidz. 的干燥根茎。

【植物形态】 茅苍术为多年生草本，高达 80cm；根茎结节状圆柱形横走。茎直立，下部木质化。叶互生，革质，上部叶一般不分裂，无柄，卵状披针形至椭圆形，边缘有刺状锯齿，下部叶多为 3~5 深裂或半裂，顶端裂片较大，圆形，倒卵形，侧裂片1~2 对，椭圆形。头状花序顶生。

叶状苞片1列，羽状深裂，裂片刺状；总苞圆柱形，总苞片6~8层，卵形至披针形；花多数，两性，或单性多异株，全为管状花，白色或淡紫色；两性花雄蕊5，子房密被柔毛；单性花一般为雌花，退化雄蕊5枚。瘦果有柔毛，冠毛长约8mm，羽状。花期8~10月，果期9~10月。（图5-134）

北苍术与茅苍术不同点在于：叶片较宽，卵形或狭卵形，一般羽状5深裂，茎上部叶3~5羽状浅裂或不裂。头状花序稍宽。

【产地】 茅苍术主产于江苏、湖北、河南等省。北苍术主产于河北、山西、陕西、内蒙古等省区。

【采收加工】 春、秋两季挖取根茎，除去茎、叶、细根及泥土，晒干，撞去须根。

【性状鉴别】 茅苍术 呈不规则连珠状或结节状圆柱形，略弯曲，偶有分枝，长3~10cm，直径1~2cm。表面灰棕色，有皱纹、横曲纹及残留的须根，顶端具茎痕或残留的茎基。质坚实，断面黄白色或灰白色，散有多数橙黄色或棕红色油点，习称"朱砂点"；暴露稍久，可析出白色细针状结晶，习称"起霜"。气香特异，味微甘、辛、苦。（图5-135）

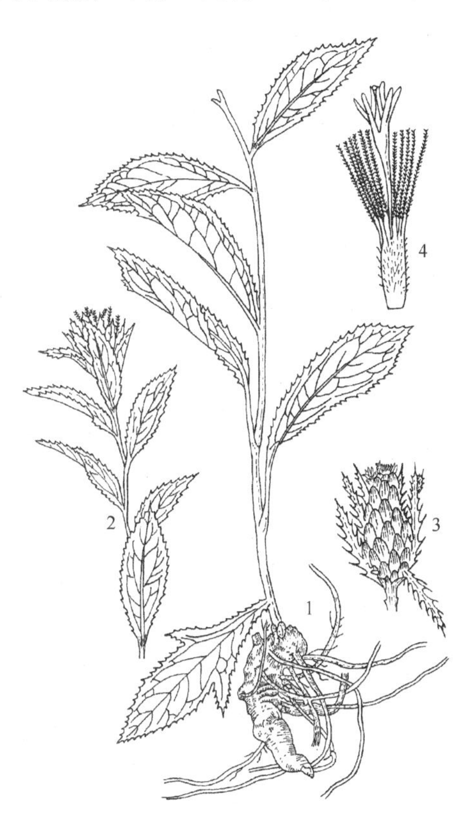

图5-134 茅苍术 *Atractylodes lancea* (Thunb.) DC.

1. 植株 2. 花枝 3. 头状花序 4. 两性花

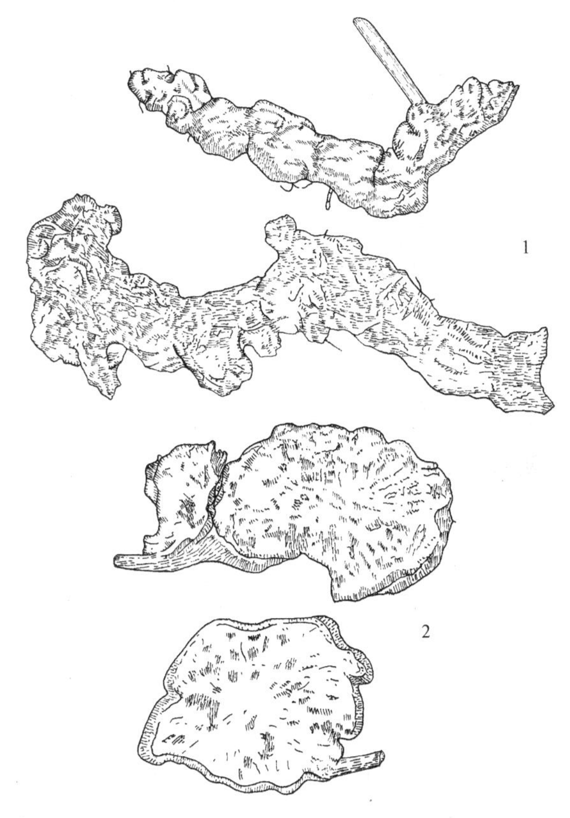

图5-135 苍术（茅苍术）

1. 药材 2. 饮片

北苍术 呈疙瘩块状或结节状圆柱形，长4~9cm，直径1~4cm。表面黑棕色，除去外皮者黄棕色。质较疏松，断面散有黄棕色油点，无白色细针状结晶析出。香气较淡，味辛、苦。

均以个大，质坚实，断面朱砂点多，香气浓者为佳。

饮片 呈不规则类圆形或条形厚片。外表皮灰棕色至黄棕色，有皱纹，有时可见根痕。切面黄白色或灰白色，散有多数橙黄色或棕红色油点，有的可析出白色细针状结晶。气香特异，味微甘、辛、苦。（图5-135）

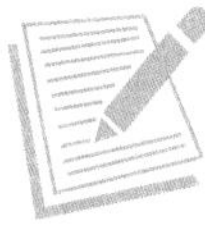

【显微鉴别】 茅苍术横切面：①木栓层内夹有石细胞带3~8条不等，每一石细胞带由2~3层

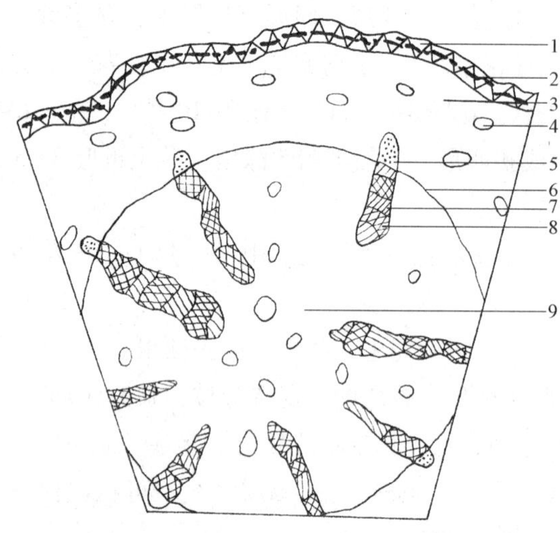

图 5-136　苍术（茅苍术）横切面

1. 木栓层　2. 石细胞环带　3. 皮层　4. 油室　5. 韧皮部　6. 形成层　7. 木质部　8. 木纤维束　9. 髓

类长方形的石细胞集成。②皮层宽广，其间散有大型油室，长径 225～810μm，短径 135～450μm。③韧皮部狭小。④形成层成环。⑤木质部有纤维束，和导管群相间排列。⑥射线较宽，中央为髓部，射线和髓部均散有油室。⑦薄壁细胞含有菊糖和细小的草酸钙针晶。（图 5-136）

北苍术横切面：皮层有纤维束，木质部纤维束较大，和导管群相间排列。

茅苍术粉末：棕黄色。①草酸钙针晶细小，长 5～30μm，不规则地充塞于薄壁细胞中。②纤维常成束，长梭形，直径约至 40μm，壁甚厚，木化。③石细胞甚多，类圆形、类长方形或多角形，直径 20～80μm，壁极厚，木化，有时和木栓细胞连在一起。④菊糖结晶扇形或块状，表面有放射状纹理。⑤油室碎片多见。⑥导管短，主为网纹，也有具缘纹孔。（图 5-137）

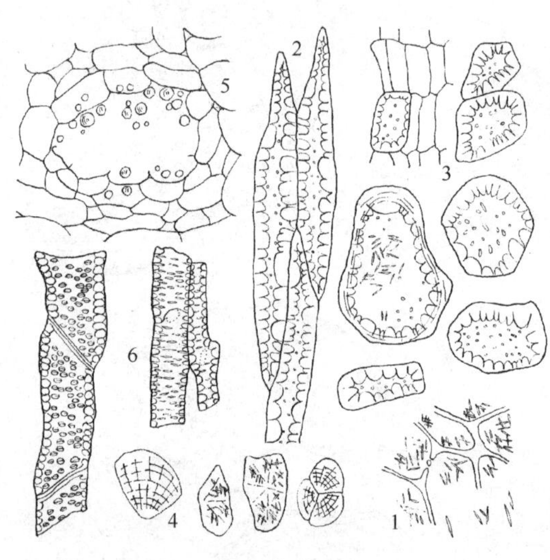

图 5-137　苍术（茅苍术）粉末

1. 薄壁细胞示针晶　2. 纤维　3. 石细胞　4. 菊糖　5. 油室　6. 导管

【成分】 茅苍术含挥发油 5%～9%，油中主要成分为苍术素（atractylodin）、茅术醇（hinesol）、β-桉油醇（β-eudesmol）、榄香醇（elemol）、苍术醇（atractylol）、苍术酮。另含 β-芹子烯（β-selinene）、3-β-羟基苍术酮（3-β-hydroxyatractylon）、3-β-乙酰氧基苍术酮、苍术素醇（苍术定醇，atractylodinol）、乙酰苍术素醇、3-β-羟基苍术醇（3-β-hydroxyatractylol）、3-β-醋酸基苍术醇、汉黄芩素、柠檬苦素。尚含少量糠醛、2-呋喃甲酸、色氨酸及 9 个倍半萜糖苷苍术苷（atractylosideA～I）。含有 Fe、Cu、Mn、Cr、Mo、Ba、Co、Li、P、Pb、Sb、Sn、Zn、Al、Ca、Mg 等多种微量元素。

北苍术含挥发油 3%～5%，油中主要成分为苍术素、茅术醇、β-桉油醇、苍术醇。另含苍术酮、α-没药醇（α-bisabolol）、苍术定醇、乙酰苍术定醇等。此外还含阿拉伯糖、半乳糖、葡萄糖、蔗糖、棉子糖等多种糖类。

【理化鉴别】 ①茅苍术置紫外光灯下，横断面不显亮蓝色荧光，北苍术整个横断面显亮蓝色荧光。

②取本品甲醇提取液作为供试品溶液，以苍术对照药材、苍术素对照品作对照，分别点于同一硅胶 G 薄层板上，以石油醚（60～90℃）-丙酮（9∶2）为展开剂，喷以 10%硫酸乙醇溶液，加热至斑点显色清晰。供试品色谱中，在与对照药材和对照品色谱相应的位置上，显相同颜色的斑点。

【检查】 总灰分不得过 7.0%，水分不得过 13.0%；饮片总灰分不得过 5.0%，水分不得过 11.0%。

【含量测定】 按《中国药典》采用高效液相色谱法测定，本品含苍术素（$C_{13}H_{10}O$）不得少于 0.30%。

【功效】 性温，味辛、苦。燥湿健脾，祛风散寒，明目。

【附注】 同属植物关苍术 *Atractylodes japonica* Koidz. ex Kitam. 的根茎，在东北地区曾作苍术入药，日本药局方作白术使用。主产于东北地区。本品根茎呈结节状圆柱形，长 4~12cm，直径 1~2.5cm。表面深棕色。质较轻，折断面不平坦，纤维性强。气特异，味辛、微苦。横切面皮层有大型纤维束；木质部导管疏列，最内侧纤维束发达，纤维束中夹杂少数石细胞；针晶较长，达 40μm。本品挥发油含苍术酮、芹烷二烯酮、二乙酰苍术二醇、乙醛、糠醛、苍术烯内酯 I 及少量苍术素。此种非正品苍术。

三　棱

Sparganii Rhizoma

本品为黑三棱科（Sparganiaceae）植物黑三棱 *Sparganium stoloniferum* Buch.-Ham. 的干燥块茎。药材商品称荆三棱。主产于江苏、河南、山东、江西等省。药材呈圆锥形，略扁，长2~6cm，直径2~4cm。表面黄白色或灰黄色，有刀削痕，须根痕小点状，略呈横向环状排列。体重，质坚实，断面黄白色。气微，味淡，嚼之微有麻辣感。以体重、质坚、去净外皮、表面黄白色者为佳。横切面：残存皮层为通气组织，有较大的细胞间隙，细胞中偶见草酸钙簇晶。内皮层细胞为一列径向延长的细胞，有的细胞内壁及侧壁增厚。中柱薄壁细胞类圆形，壁略厚，维管束周木型及外韧型，散在，外有维管束鞘纤维，导管非木化。薄壁细胞含淀粉粒，有分泌细胞。块茎含挥发油、淀粉。本品性平，味辛、苦。破血行气，消积止痛。同属植物作三棱用的曾有：小黑三棱 *Sparganium simplex* Huds. 和细叶黑三棱 *S. stenophyllum* Maxim. 的块茎。前者主产于东北地区；后者主产于东北地区和河北地区。莎草科植物荆三棱 *Scirpus yagara* Ohwi 的块茎，商品称为“黑三棱”，主产于吉林、安徽、江苏。药材近圆形，长 2~3cm，多带有黑色外皮。体轻而坚硬，入水中漂浮水面。

泽　泻

Alismatis Rhizoma

【来源】 本品为泽泻科（Alismataceae）植物东方泽泻 *Alisma orientale*（Sam.）Juzep. 或泽泻 *A. plantago-aquatica* Linn. 的干燥块茎。

【产地】 主产于福建浦城、建阳及四川、江西等省，多系栽培。

【采收加工】 冬季采挖，除去茎叶、须根，削去粗皮，洗净，炕干；或装入竹筐中撞去须根及粗皮，晒干。

【性状鉴别】 呈类球形、椭圆形或卵圆形，长 2~7cm，直径 2~6cm。表面淡黄色至淡黄棕色，有不规则横向环状浅沟纹及多数细小突起的须根痕，底部有的有瘤状芽痕。质坚实，断面黄白色，粉性，有多数细孔。气微，味微苦。（图 5-138）

以个大、色黄白、光滑、粉性足者为佳。

饮片　呈圆形或椭圆形厚片。外表皮淡黄色至淡黄棕色，可见细小突起的须根痕。切面黄白色至淡黄色，粉性，有多数细孔。气微，味微苦。（图 5-138）

【显微鉴别】 横切面：①外皮多除去，有残留的皮层通气组织，细胞间隙甚大，内侧可见 1 列内皮层细胞，壁增厚，木化，有纹孔。②中柱通气组织中散有周木型维管束和淡黄色的油室，薄壁细胞中充满淀粉粒。（图 5-139）

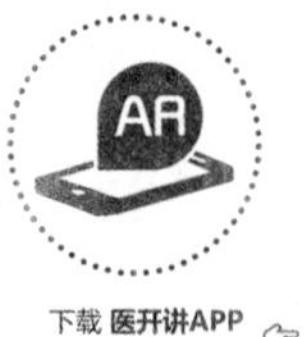

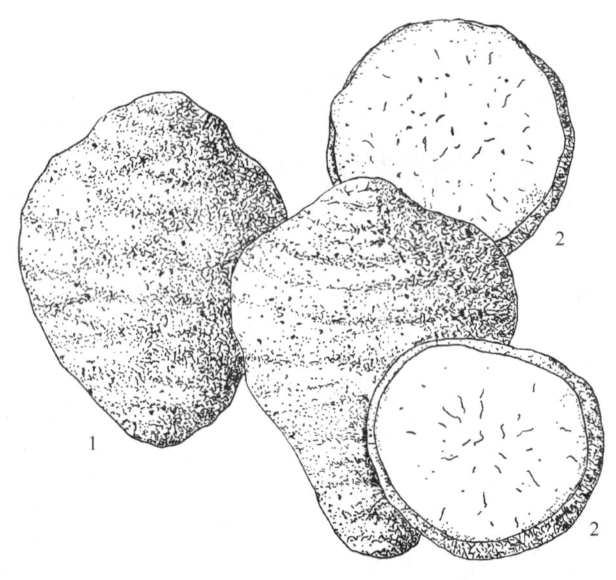

图 5-138 泽泻

1. 药材 2. 饮片

粉末：淡黄棕色。①淀粉粒甚多，单粒长卵形、类球形或椭圆形，直径 3~14μm，脐点人字形、短缝状或三叉状，位于中央或较宽端；复粒由 2~3 分粒组成。②薄壁细胞类圆形，具多数椭圆形纹孔，集成纹孔群，侧壁具细小连珠状增厚；有的具明显三角形细胞间隙。③内皮层细胞垂周壁波状弯曲，厚 5~7μm，木化，有稀疏细孔沟。④油室大多破碎。完整者类圆形，直径 54~110μm，分泌细胞中有时可见油滴。⑤导管有螺纹、网纹及具缘纹孔，直径 10~24μm。⑥纤维偶见，直径 16~40μm，壁较厚，木化。（图5-140）

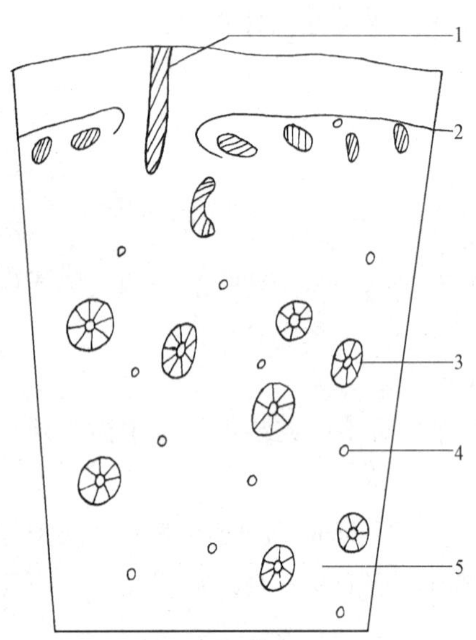

图 5-139 泽泻横切面

1. 叶迹维管束 2. 内皮层 3. 维管束 4. 油室 5. 通气组织

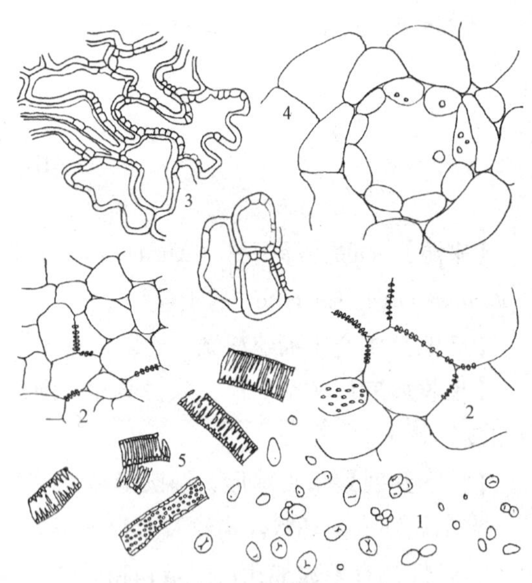

图 5-140 泽泻粉末

1. 淀粉粒 2. 薄壁细胞 3. 内皮层细胞 4. 油室 5. 导管

【成分】 块茎中含多种四环三萜酮醇类衍生物，包括泽泻醇（alisol）A、B、C 及泽泻醇 A 乙酸酯（alisol A monoacetate）、23-乙酰泽泻醇 B（alisol B 23-acetate）、23-乙酰泽泻醇 C（alisol C 23-acetate）、泽泻醇 C 乙酸酯（alisol C monoacetate）、表泽泻醇 A（epi-alisol A）等。尚含胆

碱、糖和钾、钙、镁等元素。此外，尚含有 alisol A 23-acetate、alisol F 24-acetate、alisol A 25-acetate 和 13β,17β-epoxyalisol A 25-acetate；倍半萜类化合物 2 个，orietalol E 和 orietalol F。

【理化鉴别】取本品 70%乙醇提取液挥尽乙醇，过 HP20 型大孔吸附树脂柱，收集 70%乙醇洗脱液作为供试品溶液，以泽泻对照药材、23-乙酰泽泻醇 B 和 23-乙酰泽泻醇 C 对照品作对照，分别点于同一硅胶 GF_{254}薄层板上，以二氯甲烷-甲醇（15∶1）为展开剂，喷以 2%香草醛硫酸溶液-乙醇（1∶9）混合溶液，在 105℃加热至斑点显色清晰，分别置日光和紫外光灯（365nm）下检视。供试品色谱中，在与对照药材和对照品色谱相应位置上，分别显相同颜色的斑点或荧光斑点。

【检查】总灰分不得过 5.0%，水分不得过 14.0%；饮片水分不得过 12.0%。

【浸出物】按醇溶性浸出物热浸法测定，乙醇浸出物不得少于 10.0%。

【含量测定】按《中国药典》采用高效液相色谱法测定，本品含 23-乙酰泽泻醇 B（$C_{32}H_{50}O_5$）和 23-乙酰泽泻醇C（$C_{32}H_{48}O_6$）的总量不得少于 0.10%。

【功效】性寒，味甘、淡。利水渗湿，泄热，化浊降脂。

天南星

Arisaematis Rhizoma

【来源】本品为天南星科（Araceae）植物天南星 *Arisaema erubescens*（Wall.）Schott、异叶天南星 *A. heterophyllum* Bl. 或东北天南星 *A. amurense* Maxim. 的干燥块茎。

【产地】天南星与异叶天南星产于全国大部分地区；东北天南星主产于东北及内蒙古、河北等省区。

【采收加工】秋、冬两季采挖，除去须根及外皮，晒干或烘干。

【性状鉴别】呈扁球形，高 1~2cm，直径 1.5~6.5cm。表面类白色或淡棕色，较光滑，有的皱缩，顶端有凹陷的茎痕，周围有麻点状根痕，有的块茎周边具小扁球状侧芽。质坚硬，不易破碎，断面不平坦，色白，粉性。气微辛，味麻辣。

均以个大、色白、粉性足者为佳。

【显微鉴别】粉末：类白色。①淀粉粒极多，单粒为主，圆球形或长圆形，直径 2~17μm，脐点点状、裂缝状或人字形，大粒层纹隐约可见；复粒少数，由 2~12 分粒组成。②草酸钙针晶单个散在或成束存在于椭圆形黏液细胞中，长 23~131μm；13μm 以下短小针晶也可见。③草酸钙方晶多见于导管旁的薄壁细胞中，直径 3~20μm。④导管螺纹及环纹。⑤棕色块较少，多见黄棕色、红棕色或金黄色，略呈长圆形或圆形，直径 10~103μm，长 50~162μm。（图 5-141）

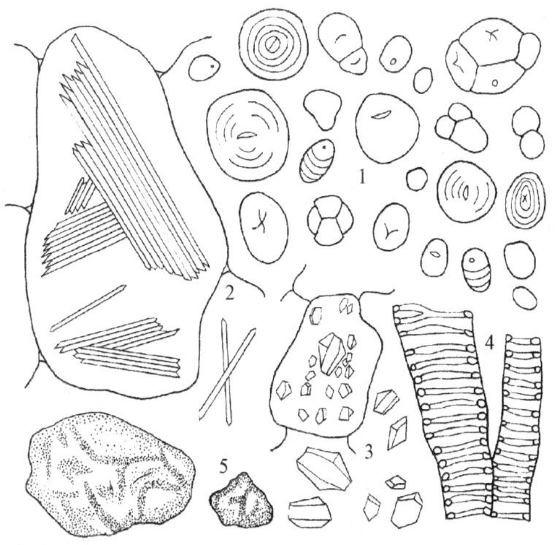

图 5-141　天南星（天南星）粉末

1. 淀粉粒　2. 草酸钙针晶　3. 草酸钙方晶　4. 导管　5. 棕色块

【成分】含芹菜素（apigenin）、没食子酸乙酯和多种氨基酸。3 种天南星及虎掌块茎水解后薄层色谱图谱上有原儿茶醛（3,4-二羟基苯甲醛）及 D-葡萄糖的斑点，定性检查有 β-谷甾醇及其葡萄糖苷的斑点。

【理化鉴别】①取天南星粉末适量，加 0.5%

HCl 至略湿润，经微量升华，在显微镜下观察有白色晶状物。（检查原儿茶醛，区别半夏、白附子）

②取本品 60%乙醇提取液挥尽乙醇，过 AB-8 型大孔吸附树脂柱，收集 30%乙醇洗脱液作为供试品溶液，以天南星对照药材作对照，分别点于同一硅胶 G 薄层板上，以乙醇-吡啶-浓氨试液-水（8∶3∶3∶2）为展开剂，喷以 5%氢氧化钾甲醇溶液，分别置日光和紫外光灯（365nm）下检视。供试品色谱中，在与对照药材色谱相应的位置上，显相同颜色的斑点。

【检查】 总灰分不得过 5.0%，水分不得过 15.0%。

【浸出物】 按醇溶性浸出物热浸法测定，稀乙醇浸出物不得少于 9.0%。

【含量测定】 按《中国药典》采用紫外-可见分光光度法测定，本品含总黄酮以芹菜素（$C_{15}H_{10}O_5$）计，不得少于 0.050%。

【功效】 性温，味苦、辛；有毒。散结消肿，外用治痈肿，蛇虫咬伤。

【附注】 ①同科植物掌叶半夏 *Pinellia pedatisecta* Schott 的干燥块茎，商品作“虎掌南星”入药。主产于河南、山东、安徽等省。块茎呈扁平而不规则状，由主块茎及多数附着的小块茎组成，形似虎类脚掌，每一块茎中心都有一茎痕，周围有麻点状根痕。

②不同原植物天南星粉末特征区别点：天南星针晶长 27~60μm，淀粉粒复粒少数，由 2~5 分粒组成。异叶天南星针晶长 23~95μm，方晶 3~12μm，另有簇晶及短小针晶，淀粉粒复粒 2~12 分粒。东北天南星针晶长 38~131μm，偶有短小针晶，淀粉粒复粒2~8 分粒。掌叶半夏针晶长 13~96μm，淀粉粒复粒 2~10 分粒。

半 夏

Pinelliae Rhizoma

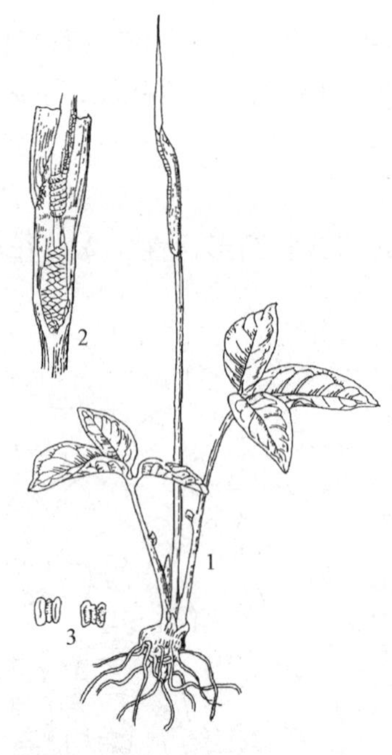

图 5-142 半夏 *Pinellia ternata* (Thunb.) Breit.

1. 植物全株 2. 佛焰苞剖开后，示佛焰花序上的雄花（上）和雌花（下） 3. 雄蕊

本品始载于《神农本草经》，列为下品。苏恭谓：“生平泽中者，名羊眼半夏，圆白为胜。然江南者大乃径寸，南人特重之，顷来互用，功状殊异。其苗似由跋，误以为半夏也。”苏颂谓：“二月生苗，一茎，茎端三叶，浅绿色，颇似竹叶，而生江南者似芍药叶。”《植物名实图考》记载：“有长叶、圆叶二种，同生一处，夏亦开花，如南星而小，其梢上翘如蝎尾。”历代本草多有记载，所述形态及附图的特征均与今所用半夏一致。《植物名实图考》所云长叶、圆叶应是半夏不同年龄的植株。本草中的由跋应是掌叶半夏。

【来源】 为天南星科植物半夏 *Pinellia ternata*（Thunb.）Breit. 的干燥块茎。

【植物形态】 多年生草本，高 15~30cm。块茎球形，幼时单叶，2~3 年后为三出复叶；叶柄长达 20cm，近基部内侧和复叶基部生有珠芽。叶片卵状椭圆形，稀披针形，中间一片较大，长 3~10cm，宽2~4cm，全缘；花单性同株，肉穗花序，花序下部为雌花，贴生于佛焰苞，中部不育，上部为雄花，花序先端延伸呈鼠尾状附属物，伸出佛焰苞外。浆果卵状椭圆形。花期 5~7 月，果期 8~9 月。（图 5-142）

【产地】 主产于四川、湖北、河南、贵州等省。

【采收加工】夏、秋两季采挖，除去外皮和须根，晒干。

【性状鉴别】呈类球形，有的稍偏斜，直径 0.7~1.6cm。表面白色或浅黄色，顶端有凹陷的茎痕，周围密布麻点状根痕；下面钝圆，较光滑。质坚实，断面洁白，富粉性，气微，味辛辣，麻舌而刺喉。（图 5-143）

以色白、质坚实、粉性足者为佳。

【显微鉴别】粉末：类白色。①淀粉粒极多，单粒类球形或圆多角形，直径 2~20μm，脐点短缝状、人字状或星状；复粒由 2~6 分粒组成。②草酸钙针晶较多，散在或成束存在于椭圆形黏液细胞中，针晶长 20~144μm。③导管直径 10~24μm。为螺纹，少为环纹。（图5-144）

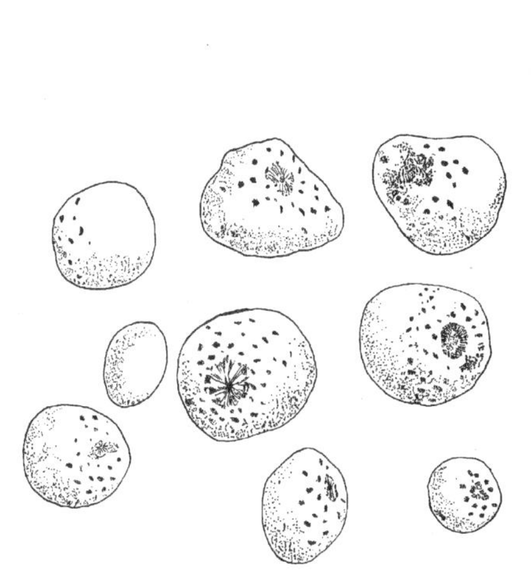

图 5-143　半夏

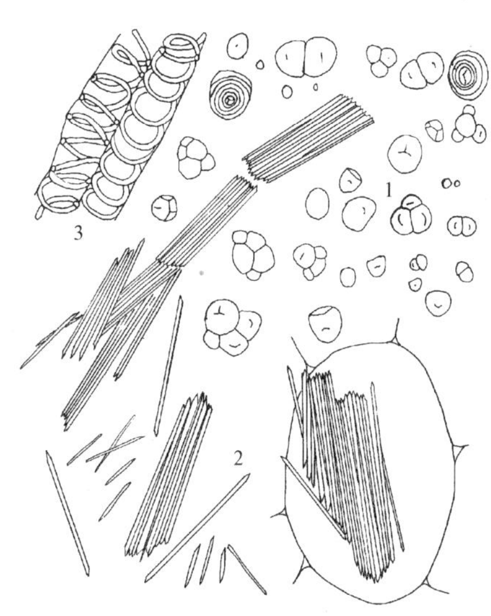

图 5-144　半夏粉末

1. 淀粉粒　2. 草酸钙针晶　3. 导管

【成分】含 β-谷甾醇-D-葡萄糖苷、琥珀酸、黑尿酸（高龙胆酸）（homogentisic acid）及精氨酸（arginine）、丙氨酸（alanine）、缬氨酸（valine）、亮氨酸（leucine）等多种氨基酸和十八种微量元素。另含胆碱、烟碱、棕榈酸、没食子酸、油酸、微量挥发油、原儿茶醛等。原儿茶醛为半夏辛辣刺激性物质。据报道，还含左旋盐酸麻黄碱 0.002%、半夏蛋白Ⅰ。又有报道，半夏的甲醇提取多糖组分具有 PMN 活化抗肿瘤作用。另含环二肽类成分。

HO　CH_2COOH　OH

黑尿酸

CHO　OH　OH

原儿茶醛

【理化鉴别】取本品甲醇提取液作为供试品溶液，以精氨酸、丙氨酸、缬氨酸、亮氨酸对照品作对照，分别点于同一硅胶 G 薄层板上，以正丁醇-冰醋酸-水（8∶3∶1）为展开剂，喷以茚三酮试液，在 105℃加热至斑点显色清晰。供试品色谱中，在与对照品色谱相应的位置上，显相同颜色的斑点。

【检查】总灰分不得过 4.0%，水分不得过 13.0%。

【浸出物】按水溶性浸出物冷浸法测定，水溶性浸出物不得少于 7.5%。

【功效】 性温，味辛；有毒。燥湿化痰，降逆止呕，消痞散结。

【附注】 ①水半夏为同科植物鞭檐犁头尖 *Typhonium flagelliforme*（Lodd.）Blume 的块茎。主产于广西贵县、横县。块茎呈椭圆形、圆锥形或半圆形，高 0.8~3cm，直径 0.5~1.5cm。表面类白色或淡黄色，不平滑，有多数隐约可见的点状根痕，上端类圆形，有凸起的芽痕，下端略尖。质坚实，断面白色，粉性。气微，味辛辣，麻舌而刺喉。与半夏粉末不同点：草酸钙针晶众多，一个细胞中常有数束呈不同方向交错排列，针晶长 14~72μm，直径 2μm。本品与半夏不同，不可代半夏使用。

②河北、河南、山西、江苏、四川等省个别地区曾用掌叶半夏 *Pinellia pedatisecta* Schott 的小型块茎作半夏入药，非正品。

白附子

Typhonii Rhizoma

本品为天南星科植物独角莲 *Typhonium giganteum* Engl. 的干燥块茎，习称“禹白附”。主产河南、甘肃、湖北等省。药材呈椭圆形或卵圆形，长 2~5cm，直径 1~3cm。表面白色或黄白色，略粗糙，有环纹及须根痕，顶端具茎痕或芽痕。质坚硬，断面白色，粉性。气微，味淡、嚼之麻辣刺舌。以个大、质坚实、色白、粉性足者为佳。粉末：黄白色主为淀粉粒，草酸钙针晶散在或成束存在于黏液细胞中，长 97~136μm，木栓细胞多角形，导管为螺纹及环纹。主要含有 β-谷甾醇、β-谷甾醇-D-葡萄糖苷、胆碱、有机酸，并含白附子凝集素。本品性温，味辛；有毒。祛风痰，定惊搐，解毒散结，止痛。

石菖蒲

Acori Tatarinowii Rhizoma

菖蒲载于《神农本草经》，列为上品。苏颂谓：“其叶中心有脊，状如剑。”李时珍谓：“菖蒲凡五种：生于池泽，蒲叶肥，根高二三尺者，泥菖蒲，白菖也；生于溪涧，蒲叶瘦，根高二三尺者，水菖蒲，溪荪也；生于水石之涧，叶有剑脊，瘦根密节，高尺余者，石菖蒲也；人家以砂栽之一年，至春剪洗，愈剪愈细，高四五寸，叶如韭，根如匙柄粗者，亦石菖蒲也；甚则根长二三分，叶长寸许，谓之钱蒲是矣。服食入药须用二种石菖蒲，余皆不堪。”古代的泥菖蒲、白菖和水菖蒲即现在的水菖蒲。

【来源】 为天南星科植物石菖蒲 *Acorus tatarinowii* Schott 的干燥根茎。

【植物形态】 多年生草本，根茎横生，具分枝，有香气。叶基生，剑状线形，长20~30cm，宽 3~6mm，无中脉，平行脉多数。花茎扁三棱形，肉穗花序圆柱形，长 3.5~10cm，直径 3~5mm，佛焰苞片叶状，较短，为肉穗花序长的 1~2 倍，花黄绿色，花被 6 枚，两列；雄蕊 6 枚。浆果倒卵形。花期 5~6 月，果期 7~8 月。（图5-145）

【产地】 主产于四川、浙江、江西、江苏等省。

【采收加工】 秋、冬两季采挖，除去须根，洗净泥土，晒干。

【性状鉴别】 呈扁圆柱形，多弯曲，常有分枝，长 3~20cm，直径 0.3~1cm。表面棕褐色或灰棕色，粗糙，有疏密不均的环节，节间长 0.2~0.8cm，具细纵纹，一面残留须根或圆点状根痕；叶痕三角形，左右交互排列，有的其上有毛鳞状的叶基残余。质硬，断面纤维性，类白色或微红色，内皮层环明显，可见多数维管束小点及棕色的油点。气芳香，味苦、微辛。（图 5-146）

以条粗、断面色类白、香气浓者为佳。

饮片　呈扁圆形或长条形厚片。外表皮灰棕褐色或灰棕色，有的可见环节及根痕。切面纤维性，类白色或微红色，有明显环纹及油点。气芳香，味苦、微辛。

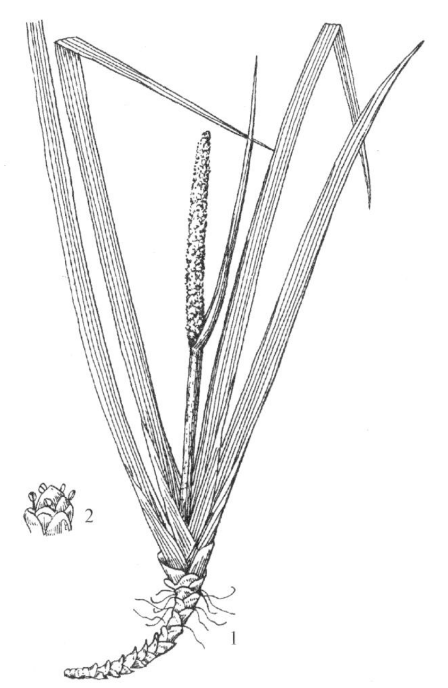

图 5-145　石菖蒲 *Acorus tatarinowii* Schott

1. 植物全株　2. 花

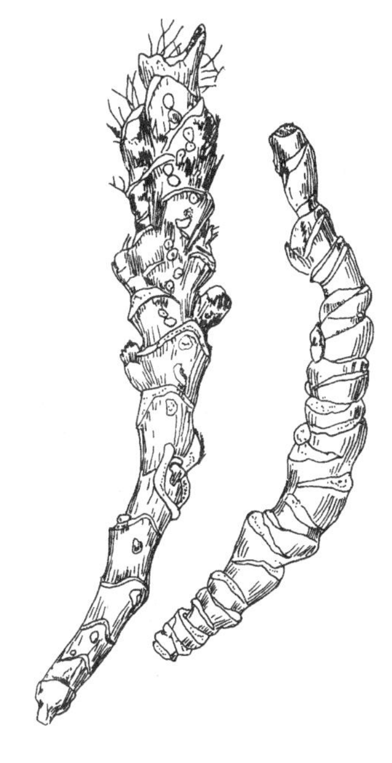

图 5-146　石菖蒲

【显微鉴别】横切面：①表皮细胞类方形，外壁增厚，棕色，有的含红棕色物。②皮层宽广，散有纤维束及叶迹维管束；叶迹维管束外韧型，维管束鞘纤维成环，木化；内皮层明显。③中柱维管束周木型及外韧型，维管束鞘纤维较少，纤维束及维管束鞘纤维周围细胞中含草酸钙方晶，形成晶纤维。薄壁组织中散有类圆形油细胞；含淀粉粒。（图 5-147）

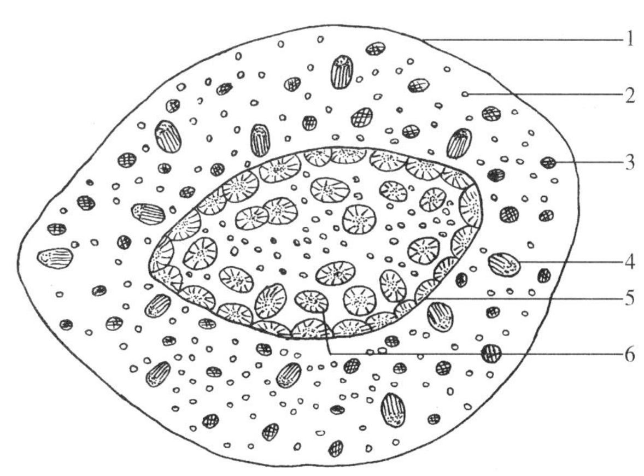

图 5-147　石菖蒲横切面

1. 表皮　2. 油细胞　3. 纤维束　4. 叶迹维管束　5. 内皮层　6. 维管束

粉末：灰棕色。①淀粉粒单粒球形、椭圆形或长卵形，直径 2~9μm；复粒由 2~20（或更多）分粒组成。②纤维束周围细胞中含草酸钙方晶，形成晶纤维。③草酸钙方晶呈多面形、类多角形、双锥形，直径 4~16μm。④分泌细胞呈类圆形或长圆形，胞腔内充满黄绿色、橙红色或红色分泌物。（图 5-148）

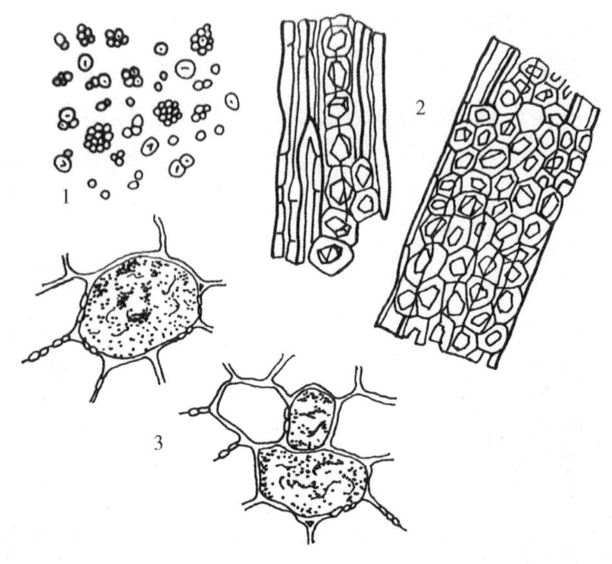

图 5-148　石菖蒲粉末

1. 淀粉粒　2. 晶纤维　3. 分泌细胞

【成分】 根茎含挥发油，内有α-细辛醚、β-细辛醚及γ-细辛醚（asarone），欧细辛醚(euasarone)，顺-甲基异丁香酚(cis-methyl-isoeugenol)，反-甲基异丁香酚（trans-methyl-isoeugenol），甲基丁香酚（methyleugenol），榄香脂素（elemicin），反式丁烯二酸，对羟基苯甲酸，石竹烯，石菖醚，细辛醛（asaronaldehyde），δ-杜松烯（δ-cadinene），百里香酚（thymol），肉豆蔻酸(myristic acid)。

【理化鉴别】 ①取石菖蒲和水菖蒲药材粗粉，分别进行水蒸气蒸馏，所得挥发油用乙醚提取，无水硫酸钠脱水，回收乙醚后即得挥发油。取挥发油做气相色谱，结果见图5-149。

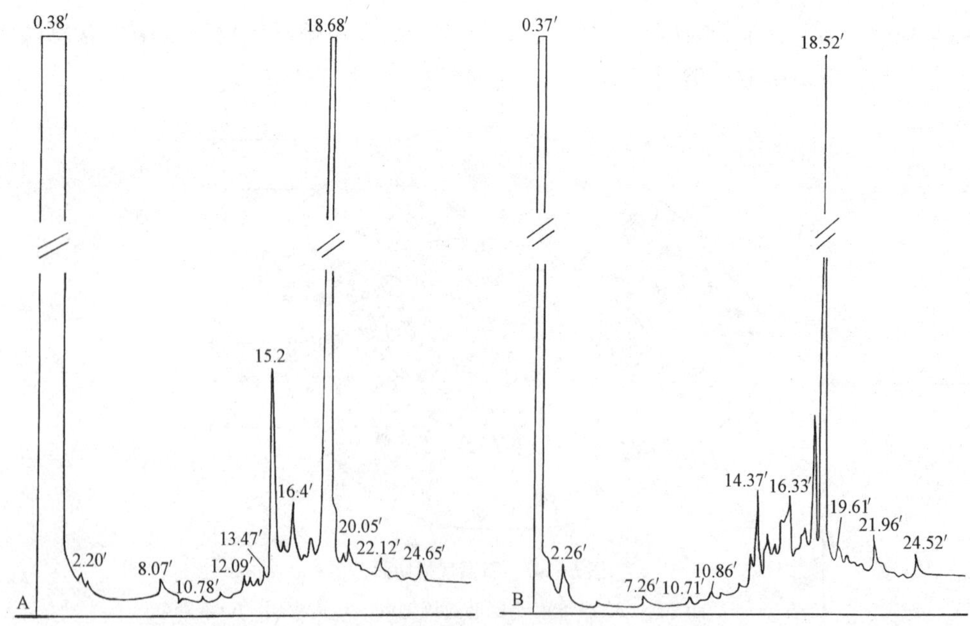

图 5-149　石菖蒲油与水菖蒲油气相色谱

A. 石菖蒲　B. 水菖蒲

②取本品石油醚（60~90℃）提取液作为供试品溶液，以石菖蒲对照药材作对照，分别点于同一硅胶 G 薄层板上，以石油醚（60~90℃）-乙酸乙酯（4 ：1）为展开剂，放置约 1 小时，置紫外光灯（365nm）下检视。供试品色谱中，在与对照药材色谱相应的位置上，显相同颜色的荧光斑点；再以碘蒸气熏至斑点显色清晰，供试品色谱中，在与对照药材色谱相应的位置上，显相同颜色的斑点。

【检查】总灰分不得过 10.0%，水分不得过 13.0%。

【浸出物】按醇溶性浸出物冷浸法测定，稀乙醇浸出物不得少于 12.0%；饮片不得少于 10.0%。

【含量测定】按《中国药典》采用挥发油测定法测定，本品含挥发油不得少于 1.0%（mL/g）；饮片不得少于 0.7%（mL/g）。

【功效】性温，味辛、苦。开窍豁痰，醒神益智，化湿开胃。

【附注】①毛茛科植物阿尔泰银莲花 *Anemone altaica* Fisch. ex C. A. Mey. 的干燥根茎，习称九节菖蒲或节菖蒲。根茎呈细长纺锤形，表面棕黄色，具多数半环状突起的节，断面白色，气微，味微酸而稍麻舌。其成分与石菖蒲不同，不能代石菖蒲用。

②天南星科植物菖蒲 *Acorus calamus* L. 的干燥根茎，药材名为水菖蒲。主产于湖北、湖南、辽宁、四川等省。药材呈扁圆柱形，少有分枝，长 5~15cm，直径 1~1.5cm，表面黄棕色，具环节，节间距 1~3cm，上方有大型三角形的叶痕，左右交互排列，下方具多数凹陷的圆点状根痕。质硬，断面海绵样，类白色或淡棕色，内皮层环明显，有多数小空洞及维管束小点。气较浓而特异，味辛。主要含挥发油。性温，味辛，芳香开窍，和中辟浊。

百　部

Stemonae Radix

【来源】本品为百部科（Stemonaceae）植物直立百部 *Stemona sessilifolia*（Miq.）Miq.、蔓生百部 *S. japonica*（Bl.）Miq. 或对叶百部 *S. tuberosa* Lour. 的干燥块根。

【产地】直立百部和蔓生百部均主产于安徽、江苏、浙江、湖北等省。对叶百部主产于湖北、广东、福建、四川等省。

【采收加工】春、秋两季采挖，除去须根，蒸或在沸水中烫至无白心，取出，晒干。

【性状鉴别】直立百部　呈纺锤形，上端较细长，皱缩弯曲，长 5~12cm，直径 0.5~1cm。表面黄白色或淡棕黄色，有不规则的深纵沟，间或有横皱纹。质脆，易折断，断面平坦，角质样，淡黄棕色或黄白色，皮部较宽，中柱扁缩。气微，味甘、苦。(图 5-150)

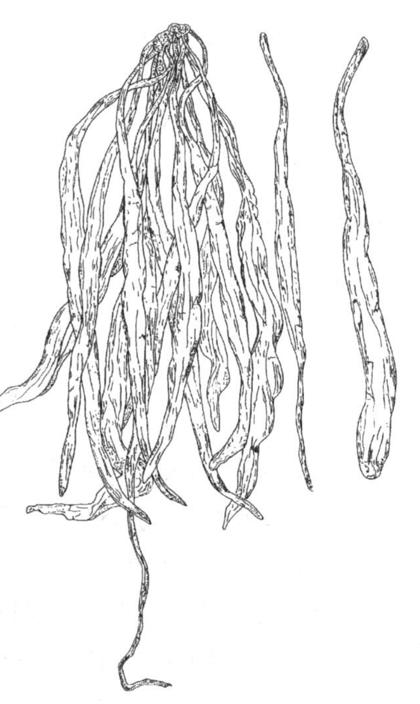

图 5-150　百部（直立百部）

蔓生百部　两端稍狭细，表面多不规则皱褶及横皱纹。

对叶百部　呈长纺锤形或长条形，长 8~24cm，直径 0.8~2cm。表面浅黄棕色至灰棕色，具浅纵皱纹或不规则纵槽。质坚实，断面黄白色至暗棕色，中柱较大，髓部类白色。

均以根粗壮、质坚实、色黄白者为佳。

饮片　呈不规则厚片，或不规则条形斜片；表面灰白色、棕黄色，有深纵皱纹；切面灰白色、淡黄棕色或黄白色，角质样；皮部较厚，中柱扁缩。质韧软。气微，味甘、苦。

【显微鉴别】 直立百部横切面：①根被为 3~4 列细胞，壁木栓化及木化，具致密的细条纹。②皮层宽广，外皮层细胞排列整齐，薄壁细胞有的含草酸钙针晶，内皮层细胞隐约可见凯氏点。③中柱韧皮部束及木质部束各 19~27 个，相间排列；韧皮部束内侧有少数非木化纤维；木质部束有导管 2~5 个，并有木纤维及管胞，导管类多角形，径向直径约至 48μm，偶有导管深入至髓部外缘，作 2 轮状排列。④髓部散有单个或 2~3 个成束的细小纤维。（图 5-151、图 5-152）

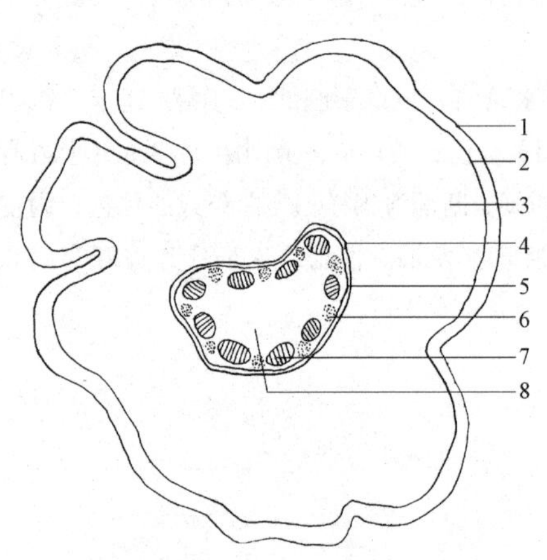

图 5-151　百部（直立百部）横切面（简）

1. 根被　2. 外皮层　3. 皮层　4. 内皮层　5. 中柱鞘　6. 韧皮部　7. 木质部　8. 髓

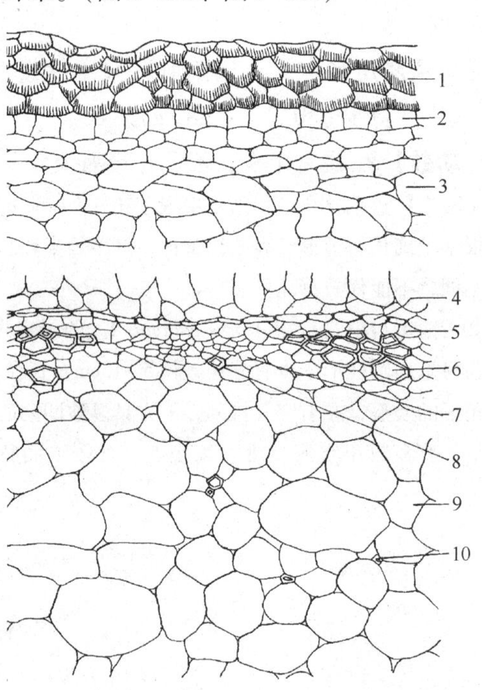

图 5-152　百部（直立百部）横切面（详）

1. 根被　2. 外皮层　3. 皮层　4. 内皮层　5. 中柱鞘　6. 木质部　7. 韧皮部　8. 韧皮纤维　9. 髓　10. 髓部纤维

蔓生百部横切面：①根被为 3~6 列细胞。②韧皮部纤维木化。③导管较大，径向直径约至 184μm。通常深入至髓部，与外侧导管作 2~3 轮状排列。

对叶百部横切面：①根被为 3 列细胞，细胞壁强木化，无细条纹，其最内层细胞的内壁特厚。②皮层外缘散有纤维，呈类方形，壁微木化。③中柱韧皮部束与木质部束各 32~40 个；木质部导管呈圆多角形，直径约至 107μm，其内侧与木化纤维及微木化的薄壁细胞连接成环。④髓部纤维少，常单个散在。薄壁细胞中含糊化淀粉粒。

直立百部粉末：灰黄色。①根被细胞表面观呈长方形或长多角形，壁木化，具致密交织的细条纹。②导管主为具缘纹孔，导管分子端壁常倾斜，具长的梯形穿孔板。③木纤维直径 12~24μm，木化，具单斜纹孔或具缘纹孔。④草酸钙针晶少见，长约至 60μm。

蔓生百部粉末：与直立百部相似。主要区别点：①导管较大，直径大多在 64μm 以上。②木纤维直径约至 32μm。③草酸钙针晶难察见。

对叶百部粉末：黄棕色。①根被细胞表面观类多角形、类方形，壁稍厚，木化；无细条纹。②导管主为具缘纹孔，导管分子端壁具梯形穿孔板。③木纤维直径 16~60μm，有的具横隔。薄

壁细胞中含淀粉粒。

【成分】 直立百部含直立百部碱（sessilistemonine）、霍多林碱（hordonine）、对叶百部碱（tuberostemonine）、原百部碱（protostemonine）等。

蔓生百部含百部碱（stemonine）、次百部碱（stemonidine）、异次百部碱（isostemonidine）、蔓生百部碱（stemonamine）、异蔓生百部碱（isostemonamine）及原百部碱等。

对叶百部含对叶百部碱、异对叶百部碱、次对叶百部碱（hypotuberostemonine）、氧化对叶百部碱（oxytuberostemonine）、斯替明碱（stemine）及百部次碱（stenine）等。

【理化鉴别】 取本品70%乙醇提取液，加浓氨试液调节pH值至10~11，三氯甲烷萃取，蒸干，加1%盐酸溶液溶解，滤过，滤液分为两份：一份滴加碘化铋钾试液，生成橙红色沉淀；另一份滴加硅钨酸试液，生成乳白色沉淀。(检查生物碱)

【浸出物】 按水溶性浸出物热浸法测定，水溶性浸出物不得少于50.0%。

【功效】 性微温，味甘、苦。润肺下气止咳，杀虫灭虱。

【附注】 百部混淆品较多，约14科14种植物的根曾混作百部用，百合科植物石刁柏（*Asparagus Officinalis* L. var. *altilis* L.）的块根称湖北大百部。同科植物羊齿天门冬（*A. filicinus* Buch. -Ham. ex D. Don）的块根在云南、四川个别地区作百部用，别名“滇百部”“小百部”。

川贝母

Fritillariae Cirrhosae Bulbus（附：湖北贝母、平贝母、伊贝母、土贝母）

贝母之名始载于《神农本草经》，列为中品。苏恭谓：“此叶似大蒜，四月蒜熟时采之良。”并有“峡州贝母”“越州贝母”附图。从所示植物形态来看，宋以前所用贝母可能是百合科贝母属多种植物。《本草纲目拾遗》将川贝与浙贝分开，谓川贝味甘而补肺，不若用象贝治风火痰嗽为佳，治虚寒咳嗽以川贝为宜。《轩岐救正论·伪药必辨》指出当时有以浙贝母伪充川贝母的情况。可见自古即以川贝母为贝母中的佳品。

【来源】 本品为百合科（Liliaceae）植物川贝母 *Fritillaria cirrhosa* D. Don、暗紫贝母 *F. unibracteata* Hsiao et K. C. Hsia、甘肃贝母 *F. przewalskii* Maxim.、梭砂贝母 *F. delavayi* Franch.、太白贝母 *F. taipaiensis* P. Y. Li 或瓦布贝母 *F. unibracteata* Hsiao et K. C. Hsia var. *wabuensis*（S. Y. Tang et S. C. Yue）Z. D. Liu，S. Wang et S. C. Chen 的干燥鳞茎。按药材性状的不同分别习称“松贝”“青贝”“炉贝”和“栽培品”。

【植物形态】 川贝母　为多年生草本，鳞茎圆锥形，茎直立，高15~40cm。叶2~3对，常对生，少数在中部间有散生或轮生，披针形至线形，长5~12cm，宽2~10mm，上部叶先端常卷曲，无柄。花单生茎顶，钟状，下垂，具狭长形叶状苞片3枚，宽2~4cm，先端多少弯曲成钩状。花被片6，通常紫色，较少绿黄色，具紫色斑点或小方格，蜜腺窝在背面明显凸出；雄蕊6，柱头3裂。蒴果具6纵翅，翅1~1.5mm。花期5~7月，果期8~10月。(图5-153)

暗紫贝母　叶除下面的1~2对为对生外，均为互生或近于对生，先端不卷曲，叶状苞片1。花被深紫色，略有黄色小方格，蜜腺窝不明显，果棱上的翅很狭，宽约1mm。花期6月，果期8月。

甘肃贝母　似暗紫贝母，叶通常最下面2枚对生，向上2~3枚散生，先端通常不卷曲。花1(~2)朵，浅黄色，有黑紫色斑点，叶状苞片1。果棱宽约1mm。花期6~7月，果期8月。

梭砂贝母　鳞茎粗大。叶互生，3~5枚，较紧密地生于植株中部或上部，叶片狭卵形至卵状椭圆形，长2~7cm，宽1~3cm，先端不卷曲。单花顶生，浅黄色，具红褐色斑点。蒴果成熟时，

宿存的花被常多少包住蒴果。花期6~7月，果期8~9月。(图5-154)

太白贝母　似川贝母，叶通常对生，有时中部叶兼有3~4枚轮生或散生，条形至条状披针形，先端通常不卷曲，有时稍弯曲。花单生，绿黄色，无方格斑，花被片先端近两侧边缘有紫色斑带，叶状苞片3枚，有时稍弯曲而无卷曲，蜜腺窝不凸出或稍凸出；果棱翅宽0.5~2mm。花期5~6月，果期6~7月。

瓦布贝母　似暗紫贝母，叶最下面常2枚对生，上面的轮生兼互生，狭披针形。花1~2(3)朵，初开时黄色或绿黄色，内面常具紫色斑点，偶见紫色或橙色晕；叶状苞片1~4枚；蜜腺长5~8mm；果棱翅宽约2mm。

川贝母、暗紫贝母、甘肃贝母生于海拔2800~4500m的灌丛或草地上。梭砂贝母生于海拔3000~4700m的流沙滩上的岩石缝隙中。太白贝母生于海拔2400~3150m的山坡草丛中或水边。瓦布贝母生于海拔2500~3600m的灌木林和草丛中。

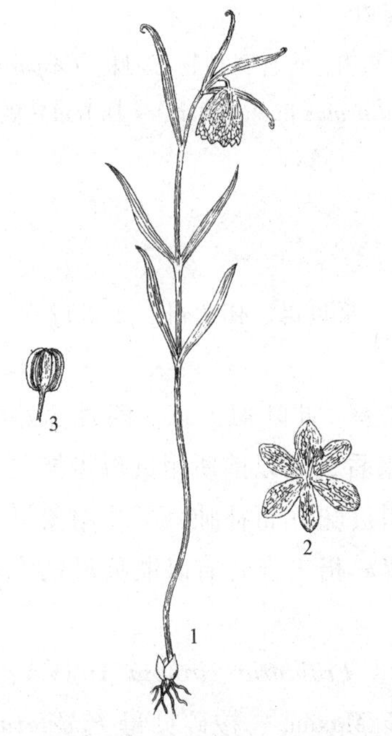

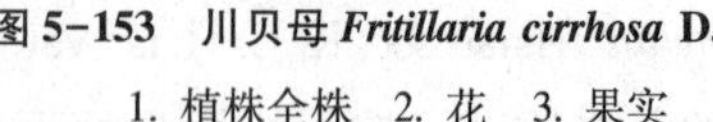
图5-153　川贝母 *Fritillaria cirrhosa* D. Don

1. 植株全株　2. 花　3. 果实

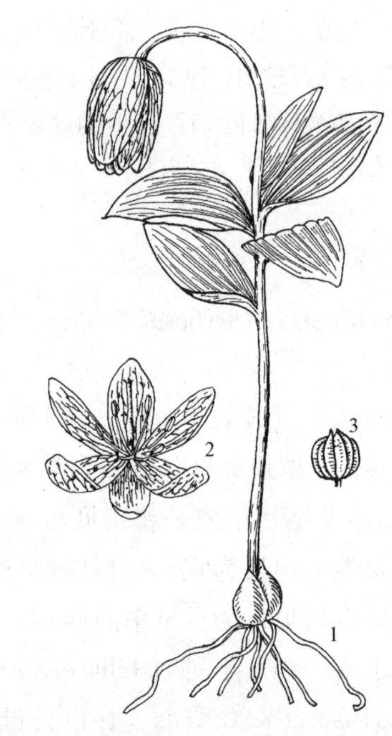

图5-154　梭砂贝母 *Fritillaria delavayi* Franch.

1. 植株全株　2. 花　3. 果实

【产地】川贝母主产于四川、西藏、云南等省区。暗紫贝母主产于四川阿坝藏族自治州。甘肃贝母主产于甘肃、青海、四川等省。梭砂贝母主产于云南、四川、青海、西藏等省区。太白贝母主产于陕西（秦岭及其以南地区）、甘肃（东南部）、四川（东北部）、湖北（西北部）。瓦布贝母主产于四川西北部（北川、黑水、茂县、松潘）。

【采收加工】采挖季节因地而异，西北地区多在雪融后上山采挖；一般在夏、秋两季采挖。挖出后，除去须根，洗净，用矾水擦去外皮，晒干，或低温干燥。有的用硫黄熏后再晒干。

【性状鉴别】松贝　呈类圆锥形或近球形，高0.3~0.8cm，直径0.3~0.9cm。表面类白色。外层鳞叶2瓣，大小悬殊，大瓣紧抱小瓣，未抱部分呈新月形，习称“怀中抱月”；顶部闭合，内有类圆柱形、顶端稍尖的心芽和小鳞叶1~2枚；先端钝圆或稍尖，底部平，微凹入，中心有1灰褐色的鳞茎盘，偶有残存须根。质硬而脆，断面白色，富粉性。气微，味微苦。(图5-155)

青贝　呈类扁球形，高0.4~1.4cm，直径0.4~1.6cm。外层鳞叶2瓣，大小相近，相对抱合，顶端开裂，内有心芽和小鳞叶2~3枚及细圆柱形的残茎。(图5-155)

炉贝　呈长圆锥形，高 0.7～2.5cm，直径 0.5～2.5cm，表面类白色或浅棕黄色，有的具棕色斑点，习称“虎皮斑”。外层鳞叶 2 瓣，大小相近，顶端开裂而略尖，开口称“马牙嘴”，露出内部细小的鳞叶及心芽。基部稍尖或较钝。（图 5-155）

栽培品　呈类扁球形或短圆柱形，高 0.5～2cm，直径 1～2.5cm。表面类白色或浅棕黄色，稍粗糙，有的具浅黄色斑点。外层鳞叶 2 瓣，大小相近，顶部多开裂而较平。

均以质坚实、粉性足、色白者为佳。

【显微鉴别】松贝、青贝及栽培品粉末：类白色或浅黄色。①淀粉粒甚多，广卵形、长圆形、不规则形或圆形，有的边缘不平整，直径 5～64μm，脐点呈点状、短缝状，少数人字形或马蹄形，层纹隐约可见。多脐点单粒可见，脐点 2～5(7)个。复粒少数，由 2～3 分粒组成，半复粒脐点 2～5 个。②表皮细胞类长方形，垂周壁波状弯曲，偶见不定式气孔。螺纹导管直径 5～26μm。（图 5-156）

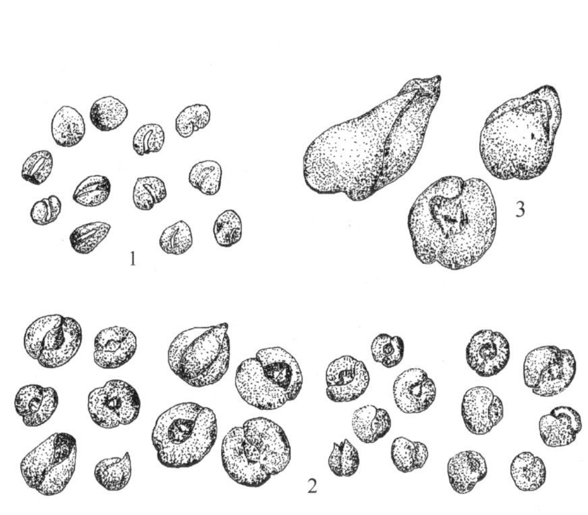

图 5-155　川贝母

1. 松贝　2. 青贝　3. 炉贝

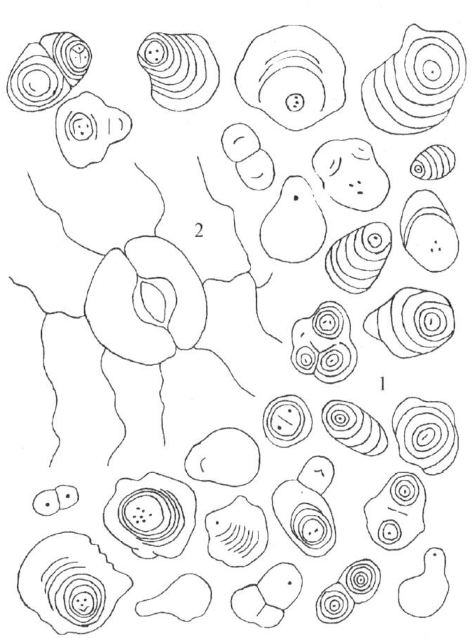

图 5-156　川贝（暗紫贝母）粉末

1. 淀粉粒　2. 气孔与表皮细胞

炉贝粉末：淀粉粒广卵形、贝壳形、肾形或椭圆形，边缘略不平整，直径约至 60μm，脐点明显，层纹明显。多脐点单粒较多，脐点 2～4(5)个。复粒少数，半复粒较多。螺纹及网纹导管直径可达 64μm。

【成分】川贝母商品药材含多种甾体生物碱：均含有西贝母碱（sipeimine）、贝母素乙（peiminine）、川贝碱（fritimine）、贝母辛（peimisine）、蒲贝素 B（puqienine B）。

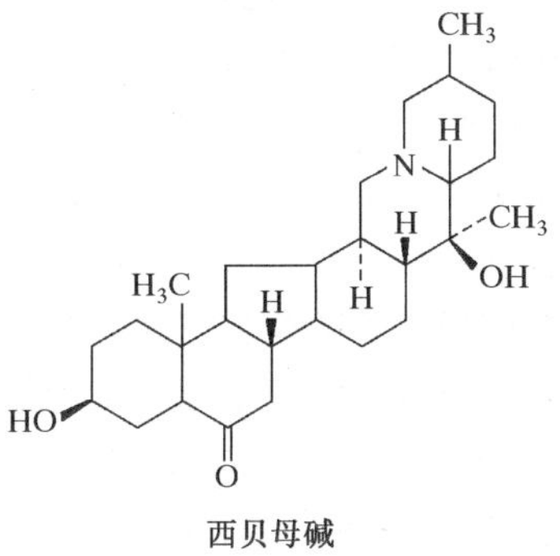

西贝母碱

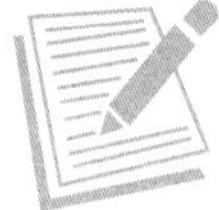

暗紫贝母尚含松贝辛（songbeisine）、松贝甲素（songbeinine）。还含β-谷甾醇（β-sitosterol）。

甘肃贝母尚含岷贝碱甲（minpeimine）、岷贝碱乙（minpeiminine）等。

梭砂贝母尚含梭砂贝母素甲（delavine）、梭砂贝母酮碱（delavinone）、梭砂贝母啶碱（delavidine）、川贝母酮碱（chuanbeinone）等。

太白贝母和瓦布贝母均含生物碱类成分。其中瓦布贝母含鄂贝乙素、异浙贝甲素和西贝素氮氧化物等。

【理化鉴别】 取本品经浓氨试液浸泡后的二氯甲烷提取液作为供试品溶液，以贝母素乙对照品作对照，分别点于同一硅胶 G 薄层板上，以乙酸乙酯-甲醇-浓氨试液-水（18∶2∶1∶0.1）为展开剂，喷以稀碘化铋钾试液和亚硝酸钠乙醇试液。供试品色谱中，在与对照品色谱相应的位置上，显相同颜色的斑点。

【生物鉴别】 聚合酶链式反应-限制性内切酶长度多态性法　模板 DNA 提取：取本品经 75% 乙醇和水洗，研磨成极细粉，用新型广谱植物基因组 DNA 快速提取试剂盒提取 DNA，制成供试品溶液。另取川贝母对照药材 0.1g，同法制成对照药材模板 DNA 溶液。

PCR-RFLP 反应鉴别引物为5′CGTAACAAGGTTT-CCGTAGGTGAA3′和 5′GCTACGTTCTTCATCGAT3′。PCR 反应体系：10×PCR 缓冲液 3μL，二氯化镁（25mmol/L）2.4μL，dNTP（10mmol/L）0.6μL，鉴别引物（30μmol/L）各 0.5μL，高保真 *Taq* DAN 聚合酶（5U/μL）0.2μL，模板 1μL，无菌超纯水 21.8μL。PCR 反应参数：95℃预变性 4 分钟，循环反应 30 次（95℃30 秒，55~58℃ 30 秒，72℃30 秒），72℃延伸 5 分钟。取 PCR 反应液进行酶切反应。另取无菌超纯水，同法制成空白对照。

电泳检测　照琼脂糖凝胶电泳法，胶浓度为 1.5%，胶中加入核酸凝胶染色剂 GelRed；供试品与对照药材酶切反应溶液的上样量分别为 8μL，DNA 分子量标记上样量为 1μL（0.5μg/μL）。供试品凝胶电泳图谱中，在与对照药材凝胶电泳图谱相应的位置上，在 100~250bp 应有两条 DNA 条带，空白对照无条带。

【检查】 总灰分不得过 5.0%，水分不得过 15.0%。

【浸出物】 按醇溶性浸出物热浸法测定，稀乙醇浸出物不得少于 9.0%。

【含量测定】 按《中国药典》采用紫外-可见分光光度法测定，本品含总生物碱以西贝母碱（$C_{27}H_{43}NO_3$）计，不得少于 0.050%。

【功效】 性微寒，味苦、甘。清热润肺，化痰止咳，散结消痈。

【附注】 ①据报道约有 38 种贝母属植物的鳞茎曾作贝母用，常见的有安徽贝母，为安徽贝母 *Fritillaria anhuiensis* S. C. Chen et S. F. Yin 的干燥鳞茎。药材多为分离的单瓣鳞叶，呈类方形，一端略宽厚，长 1.5~2cm，表面类白色，主要含有浙贝乙素、异浙贝甲素（isoverticine）、贝母辛及皖贝甲素（wanpeinine A）等生物碱，并含β-谷甾醇及胡萝卜苷。非正品。

②在云南和四川有一种“土贝母”，又称“草贝母”，有误当贝母服用造成中毒死亡的报道。为同科植物益辟坚（丽江山慈菇）*Iphigenia indica* Kunth. et Benth. 的球茎。球茎呈短圆锥形，高 1~1.5cm，直径 0.7~2cm，顶端渐尖，基部常呈脐状凹入或平截。表面黄白色或黄棕色，光滑。一侧有自基部伸至顶端的纵沟。质坚硬，断面角质或略带粉质，类白色或黄白色。味苦而微麻，球茎中含秋水仙碱（colchicine）约 0.1%。本品可用作提取秋水仙碱的原料。

【附】湖北贝母　Fritillariae Hupehensis Bulbus

本品为百合科植物湖北贝母 *Fritillaria hupehensis* Hsiao et K. C. Hsia. 的干燥鳞茎。药材呈扁圆球形，高 0.8~2.2cm，直径 0.8~3.5cm。表面类白色至淡棕色。外层鳞叶 2 瓣，肥厚，略呈肾形，或大小悬殊，大瓣紧抱小瓣，顶端闭合或开裂。内有鳞叶 2~6 枚及干缩的残茎。内表面淡黄色至类白色。基部凹陷呈窝状，残留有淡棕色表皮及少数须根。外层单瓣鳞叶呈元宝状，长 2.5~3.2cm，直径 1.8~2cm。质脆，断面类白色，富粉性。气微，味苦。粉末淀粉粒甚多，偶见复粒。表皮细胞垂周壁呈连珠状增厚，具草酸钙方晶或簇状结晶。主要含有生物

碱。本品性微凉，味微苦。清热化痰，止咳，散结。

平贝母　Fritillariae Ussuriensis Bulbus

本品为百合科植物平贝母 *Fritillaria ussuriensis* Maxim. 的干燥鳞茎。主产于东北。药材呈扁球形，高 0.5~1cm，直径 0.6~2cm。表面黄白色至浅棕色，外层鳞叶 2 瓣，肥厚，大小相近或一片稍大抱合，顶端略平或微凹入，常稍开裂；中央鳞片小。质坚实而脆，断面粉性，气微，味苦。粉末类白色。淀粉粒单粒，多为圆三角形、卵形、圆贝壳形，直径 6~58(74)μm，长约至 67μm，脐点明显，层纹细密；半复粒稀少，脐点 2 个；多脐点单粒可见，脐点 2~4 个。气孔类圆形，副卫细胞 4~6 个。主要含有生物碱。本品性微寒，味苦、甘。清热润肺，化痰止咳。

伊贝母　Fritillariae Pallidiflorae Bulbus

本品为百合科植物新疆贝母 *Fritillaria walujewii* Regel 或伊犁贝母 *F. pallidiflora* Schrenk 的干燥鳞茎。主产于新疆维吾尔自治区。药材新疆贝母呈扁球形，高 0.5~1.5cm。表面类白色，光滑。外层鳞叶 2 瓣，月牙形，肥厚，大小相近而紧靠。顶端平展而开裂，内有较大的鳞片及残茎、心芽各 1 枚，基部钝圆。质硬而脆，断面白色，富粉性。气微，味微苦。伊犁贝母呈圆锥形，较大。表面粗糙，淡黄白色。外层鳞叶 2 瓣，心脏形，肥大，1 片较大或近等大，抱合。顶端稍尖，少有开裂，基部微凹陷。新疆贝母淀粉粒单粒呈广卵形、贝壳形，直径 5~54μm，脐点点状、人字状或短缝状，层纹明显；复粒少，由 2 分粒组成；表皮细胞含细小草酸钙方晶，气孔不定式；伊犁贝母淀粉粒广卵形、贝壳形或不规则形，直径约至 60μm，脐点明显，点状、人字状或十字状。主含生物碱。本品性微寒，味苦、甘。清热润肺，化痰止咳。

土贝母　Bolbostemmatis Rhizoma

本品为葫芦科植物土贝母 *Bolbostemma paniculatum*（Maxim.）Franquet 的干燥块茎。药材呈不规则的块，大小不等。表面淡红棕色或暗棕色，凹凸不平。质坚硬，不易折断，断面角质样，气微，味微苦。按《中国药典》高效液相色谱法测定，含土贝母苷甲（$C_{63}H_{98}O_{29}$）不得少于 1.0%。本品性微寒，味苦。解毒，散结，消肿。

浙贝母

Fritillariae Thunbergii Bulbus

本品始载于《本草纲目拾遗》，赵学敏引《百花镜》谓：“浙贝出象山，俗呼象贝母。”又引叶暗斋云：“宁波象山所出贝母，亦分两瓣，味苦而不甜，其顶平而不尖，不能如川贝之象荷花蕊也。”张璐的《本经逢原》曰：“贝母川者味甘最佳，西产味薄次之，象山者微苦又次之。”以上所述与现今所用浙贝一致。

【来源】为百合科植物浙贝母 *Fritillaria thunbergii* Miq. 的干燥鳞茎。

【植物形态】多年生草本，茎单一，高 30~70cm。鳞茎扁球形，直径 1.5~4cm。叶无柄，最下面的对生或散生，渐向上常兼有散生、对生或轮生；叶片近条形至披针形，长 6~17cm，宽 0.5~1.5cm，先端稍弯曲。花 1 至数朵，生于茎顶或上部叶的叶腋，钟状，下垂，花被 6 片，淡黄色或黄绿色，内有紫色方格斑；雄蕊 6；雌蕊 1，子房 3 室，柱头 3 裂。蒴果卵圆形，具 6 棱，棱翅宽 6~8mm。种子多数。花期 3~4 月，果期 4~5 月。

【产地】主产于浙江。江苏、安徽、湖南亦产。多系栽培。

【采收加工】初夏植株枯萎后采挖，洗净。按大小分两种规格，大者摘除心芽加工成“大贝”；小者不摘除心芽加工成“珠贝”。分别置于特制的木桶内，撞去表皮，拌以煅过的贝壳粉，使均匀涂布于贝母表面，吸去撞出的浆汁，晒干或烘干。或取鳞茎，大小分开，洗净，除去心芽，趁鲜切成厚片，洗净，干燥，习称“浙贝片”。

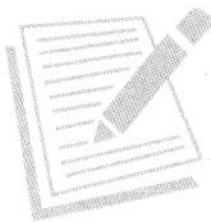

【性状鉴别】珠贝　为完整的鳞茎，呈扁圆形，高 1~1.5cm，直径 1~2.5cm。表面黄棕色至黄褐色，有不规则的皱纹；或表面类白色至淡黄色，较光滑或被有白色粉末。质硬，不易折断，断面淡黄色或类白色，略带角质状或粉性；外层鳞叶 2 瓣，肥厚，略 似肾形，互相抱合，内有小鳞叶 2~3 枚和干缩的残茎。

大贝　为鳞茎外层单瓣鳞叶，略呈新月形，高1~2cm，直径 2~3.5cm。外表面类白色至淡黄色，内表面白色或淡棕色，被白色粉末。余同上。(图 5-157)

浙贝片　为鳞茎外层单瓣鳞叶切成的片，椭圆形或类圆形，大小不一，长 1.5~3.5cm，宽 1~2cm，厚 0.2~0.4cm。外皮黄褐色或灰褐色，略皱缩；或淡黄色，较光滑。切面微鼓起，灰白色；质脆，易折断，断面粉白色，富粉性。

以鳞叶肥厚、质坚实、粉性足、断面色白者为佳。

【显微鉴别】 粉末：淡黄白色。①淀粉粒为甚多，单粒多呈广卵形、卵形或椭圆形，边缘较平整，直径 6~56μm，长约至 60μm；脐点呈点状、裂缝状或马蹄形，位于较小端；层纹不明显。复粒少，半复粒稀少，脐点 2 个。②表皮细胞表面观呈类多角形或长方形，垂周壁连珠状增厚，气孔扁圆形，副卫细胞 4~5 个。③草酸钙方晶存于表皮细胞及导管旁的薄壁细胞中，方形、梭形或细杆状，直径约 20μm。④导管为螺纹或环纹，直径约为 18μm。(图 5-158)

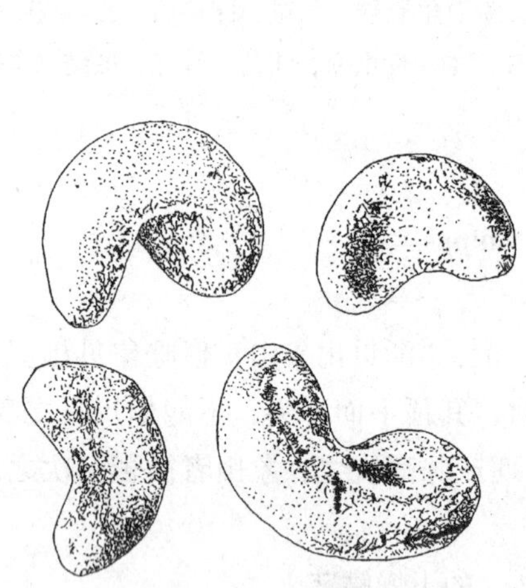

图 5-157　浙贝母

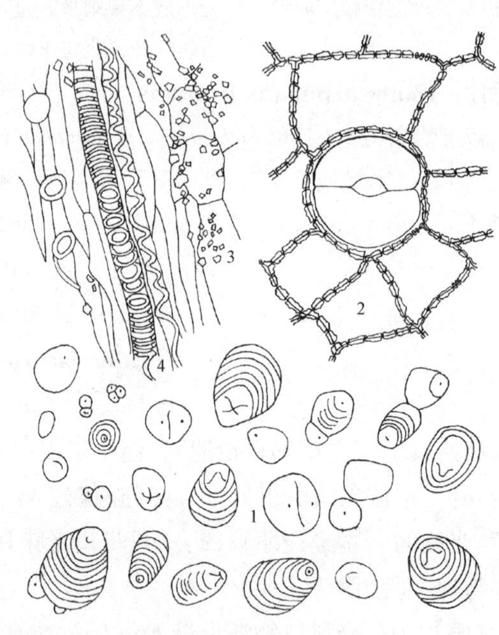

图 5-158　浙贝母粉末

.1淀粉粒　2. 表皮细胞及气孔　3. 草酸钙方晶　4. 导管

【成分】 含甾醇类生物碱，主要为贝母素甲（verticine，peimine)、贝母素乙、浙贝宁（zhebeinine)、浙贝丙素（zhebeirine)、浙贝酮（zhebeinone)、贝母辛、异浙贝母素甲等多种生物碱。还含浙贝母素甲苷（peiminoside)，水解后产生贝母素甲和一分子葡萄糖。

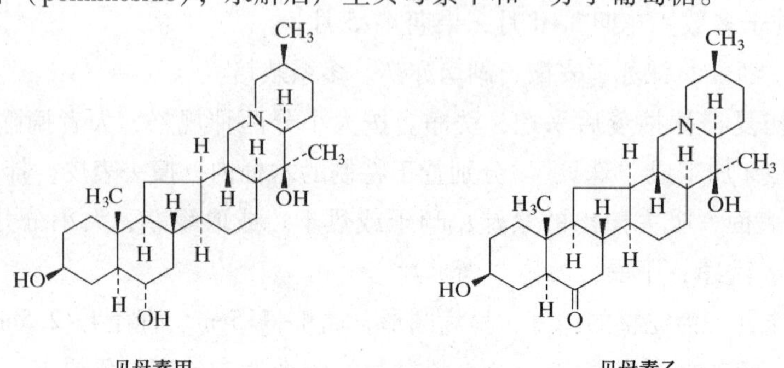

贝母素甲　　贝母素乙

【理化鉴别】①横切片，加2~3滴碘试液，即呈蓝紫色，边缘表皮一圈仍为类白色。

②取粉末置紫外光灯下观察，呈亮淡绿色荧光。

③取本品浓氨试液与三氯甲烷提取液作为供试品溶液，以贝母素甲、贝母素乙对照品作对照，分别点于同一硅胶G薄层板上，以乙酸乙酯-甲醇-浓氨试液（17∶2∶1）为展开剂，喷以稀碘化铋钾试液。供试品色谱中，在与对照品色谱相应的位置上，显相同颜色的斑点。

【检查】总灰分不得过6.0%，水分不得过18.0%。

【浸出物】按醇溶性浸出物热浸法测定，稀乙醇浸出物不得少于8.0%。

【含量测定】按《中国药典》采用高效液相色谱法测定，本品含贝母素甲（$C_{27}H_{45}NO_3$）和贝母素乙（$C_{27}H_{43}NO_3$）的总量，不得少于0.080%。

【功效】性寒，味苦。清热化痰止咳，解毒散结消痈。

【附注】①浙贝母花，3~4月当浙贝植物开花时采摘，亦有止咳化痰作用。

②东贝母 *Fritillaria thunbergii* Miq. var. *chekiangensis* Hsiao et K. C. Hsia，浙江东阳一带栽培。鳞茎在浙江亦作浙贝母用。东贝母植株较小，高15~30cm，叶以对生为主。鳞茎亦较小，略呈“梯形”或“倒卵圆形”，顶端钝圆，微裂。质坚实，气微，味苦。其主要镇咳成分浙贝甲素、浙贝乙素含量高于浙贝。应注意鉴别。

天　冬

Asparagi Radix

本品为百合科植物天冬 *Asparagus cochinchinensis*（Lour.）Merr. 的干燥块根。主产于贵州、四川、广西等省区。药材呈长纺锤形，略弯曲，长5~18cm，直径0.5~2cm。表面黄白色至淡黄棕色，半透明，光滑或具深浅不等的纵皱纹，偶有残存的灰棕色外皮。对光透视，有一条不透明的细木心。质硬或柔润，有黏性，断面角质样，中柱黄白色。气微，味甜，微苦。以条粗壮、色黄白、半透明者为佳。横切面：根被有时残存。皮层宽广，外侧有石细胞散在或断续排列呈环，石细胞浅黄棕色，长条形、长椭圆形或类圆形，直径32~110μm，壁厚，纹孔和孔沟极细密；黏液细胞散在，内含草酸钙针晶束，针晶长40~99μm；内皮层明显。中柱鞘为1~2列薄壁细胞；木质部束及韧皮部束各31~135个，相互间隔排列，少数导管深入至髓部；髓部细胞亦含草酸钙针晶束。含甾体皂苷：天冬呋甾醇寡糖苷Asp-Ⅳ、Asp-Ⅴ、Asp-Ⅵ、Asp-Ⅶ，甲基原薯蓣皂苷（methylprotodioscin）等。从新鲜根茎分得6个甾体皂苷，其苷元为雅姆皂苷元（yamogenin），薯蓣皂苷元（diosgenin），菝葜皂苷元（sarsasapogenin），异菝葜皂苷元（smilagenin），糖部只含葡萄糖（glucose）和鼠李糖（rhamnose）。还含多种氨基酸、天冬多糖（asparagus polysaccharide）A、B、C、D等。本品性寒，味甘、苦。养阴润燥，清肺生津。四川省标收载的天门冬为同属植物密齿天门冬 *Asparagus meioclados* Levl. 的干燥块根。药材呈纺锤形，微弯曲，较皱缩，长4~10cm，直径0.4~2cm。表面黄白色或黄棕色，略透明。应注意鉴别。

麦　冬

Ophiopogonis Radix（附：山麦冬）

原名麦门冬，始载于《神农本草经》，列为上品。陈藏器曰：“出江宁者小润，出新安（今浙江淳安西）者大白。其苗大如鹿葱，小者如韭叶，大小有三四种。功效相似。其子圆碧。”苏颂谓：“叶青似莎草，长及尺余，四季不凋，根黄白色有须，根作连珠形。……四月开淡红花，如红蓼花；实碧而圆如珠。江南出者叶大，或云吴地者尤胜。”李时珍曰：“古人惟用野生者。后世所用多是种莳而成。……浙中来者甚良，其叶如韭而多纵纹且坚韧为异。”综上所述，自古麦

冬的品种不止一种，叶似韭，产浙江，栽种者与现今所用麦冬相符。

【来源】为百合科植物麦冬 *Ophiopogon japonicus*（L. f）Ker-Gawl. 的干燥块根。

【植物形态】多年生草本，高 12~40cm。须根前端或中部常膨大为肉质小块根。叶丛生，长线形，长 10~50cm，宽 1.5~4mm，具 3~7 条脉。花葶较叶为短，总状花序穗状，顶生，长 2~5cm，花 1~2 朵，生于苞片腋内，花梗长 3~4mm，关节位于近中部或中部以上；花微下垂，花被片 6 枚，披针形，白色或淡紫色；雄蕊子房半下位，3 室，柱头长约 4mm，略呈圆锥形。浆果球形，早期绿色，成熟后暗紫色。花期 5~7 月，果期 7~10 月。（图 5-159）

【产地】主产于浙江及江苏者称杭麦冬，主产于四川绵阳地区者称川麦冬。

【采收加工】浙江于栽培后第三年小满至夏至采挖。四川于栽培第二年清明至谷雨采挖，剪取块根，洗净，反复暴晒，堆放，至七八成干，除去须根，干燥。

【性状鉴别】呈纺锤形，两端略尖，长 1.5~3cm，中部直径 0.3~0.6cm。淡黄色或灰黄色，具细纵纹。质柔韧，断面黄白色，半透明，中柱细小。气微香，味甘、微苦。（图 5-160）

饮片　为轧扁的纺锤形块片，余同上。

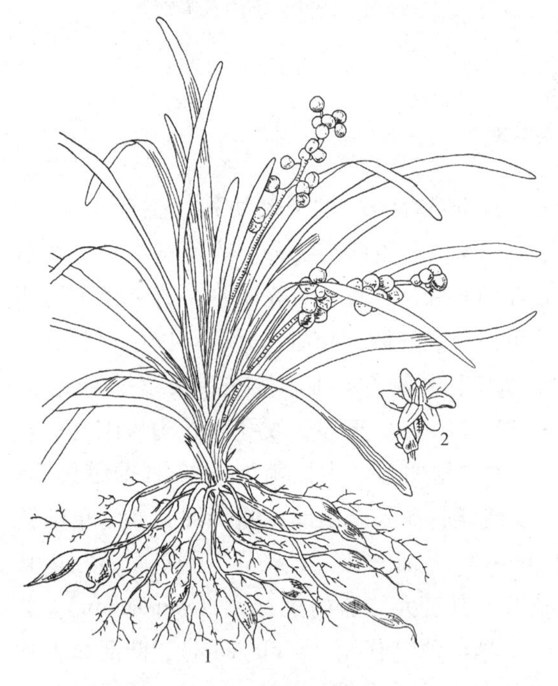

图 5-159　麦冬 *Ophiopogon japonicus* (Thunb.) Ker-Gawl.

1. 植株全株　2. 花

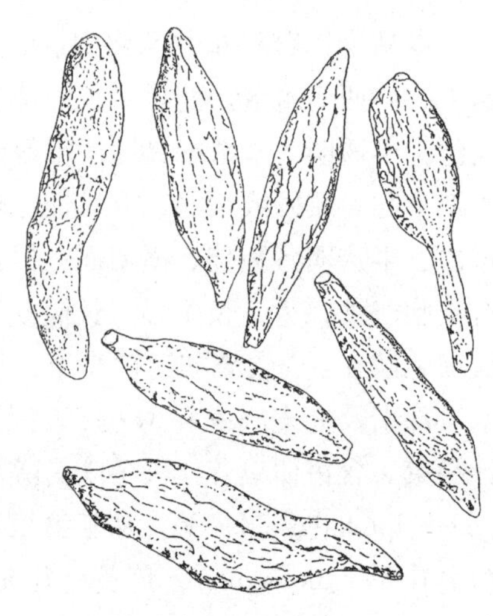

图 5-160　麦冬

【显微鉴别】块根膨大部分的横切面：①表皮为 1 列长方形薄壁细胞；根被细胞3~5 列，壁木化。②皮层宽广，散有含草酸钙针晶束的黏液细胞，内皮层细胞壁均匀增厚，木化，有通道细胞；外侧为 1 列石细胞，其内壁及侧壁均增厚，纹孔细密。③中柱较小，韧皮部束 16~22 个，各位于木质部束的星角间，木质部束由导管、管胞、木纤维以及内侧的木化细胞连接成环层。④髓小，薄壁细胞类圆形。（图 5-161）

粉末：白色或黄白色。①草酸钙针晶散在或成束于黏液细胞中，针晶长 25~50μm；柱状针晶长至 88μm，直径 8~13μm。②石细胞常与内皮层细胞上下相叠。表面观类方形或类多角形，直径 22~96μm，长至 170μm，壁厚至 16μm，有的一边甚薄，纹孔密，孔沟明显。③内皮层细胞呈长方形或长条形，壁厚至 7μm，木化，纹孔点状，较稀疏，孔沟明显。④木纤维细

长，末端倾斜，直径 16~32μm，壁稍厚，微木化，纹孔斜裂缝状，多相交成十字形或人字形。⑤管胞为孔纹及网纹管胞，直径 14~24μm。另有少数具缘纹孔导管。（图5-162）

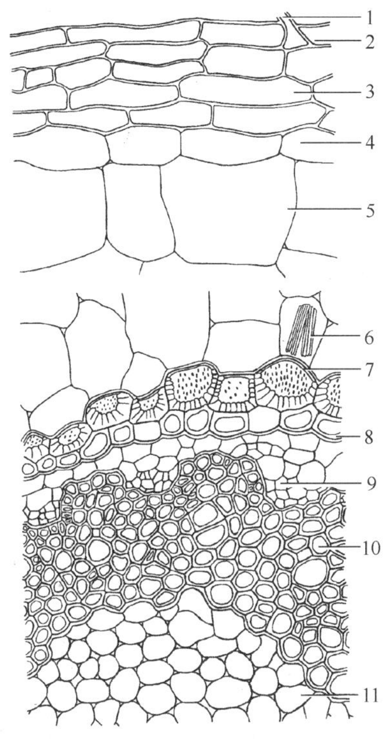

图 5-161　麦冬横切面

1. 表皮毛　2. 表皮　3. 根被　4. 外皮层　5. 皮层　6. 草酸钙针晶束　7. 石细胞　8. 内皮层　9. 韧皮部　10. 木质部　11. 髓

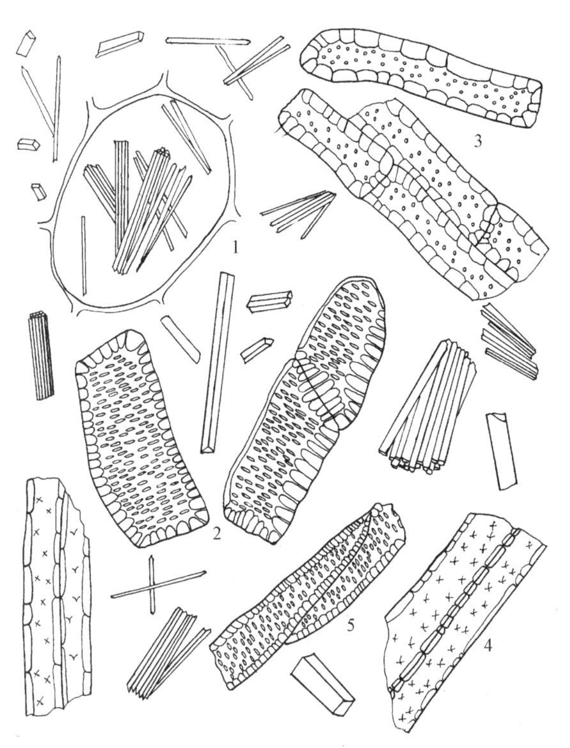

图 5-162　麦冬粉末

1. 草酸钙针晶及细柱状结晶　2. 石细胞　3. 内皮层细胞　4. 木纤维　5. 管胞

【成分】皂苷：麦冬皂苷（ophiopogonin）A、B、B′、C、C′、D、D′。其中以苷 A 的含量最高，约占 0.05%，苷 B 的含量次之，约含 0.01%，苷 C 及苷 D 含量均很低。麦冬皂苷 A、B、C、D 的苷元均为鲁斯可皂苷元（ruscogenin）；苷 B′、C′、D′的苷元均为薯蓣皂苷元（diosgenin）。含高异黄酮类化合物：麦冬黄烷酮（ophiopogonone）A、B，甲基麦冬黄烷酮（methylophiopogonone）A、B，羽扇烯酮（Lupenone）等。尚含挥发油及钾、钠、钙、镁、铁、铜、钴、锰、铬、钒、锌等 28 种无机元素。

【理化鉴别】①本品薄片置紫外光灯（365nm）下观察，显浅蓝色荧光。

②取本品三氯甲烷-甲醇混合提取物液作为供试品溶液，以麦冬对照药材作对照，分别点于同一硅胶 GF254 薄层板上，以甲苯-甲醇-冰醋酸（80∶5∶0.1）为展开剂，供试品色谱中，置紫外光灯（254nm）下检视，在与对照药材色谱相应的位置上，显相同颜色的斑点。

【检查】总灰分不得过 5.0%，水分不得过 18.0%。

【浸出物】按水溶性浸出物冷浸法测定，水溶性浸出物不得少于 60.0%。

【含量测定】按《中国药典》采用紫外-可见分光光度法测定，本品含麦冬总皂苷以鲁斯可皂苷元（$C_{27}H_{42}O_4$）计，不得少于 0.12%。

【功效】性微寒，味甘、微苦。养阴生津，润肺清心。

【附注】商品中有以下百合科山麦冬属植物的块根在一些地区曾作麦冬用：阔叶山麦冬 *L. platyphylla* Wang et Tang 的块根，称大麦冬，原植物叶革质，宽0.8~2.2cm，具脉 9~11 条，易与其他种区别，块根较其他种麦冬

大，两端钝圆，长2~5cm，直径0.5~1.5cm。干后坚硬。横切面镜检，根被为2~3列细胞，最外1列细胞呈类方形，外壁及侧壁增厚，有层纹。韧皮部束19~24个。药材薄片在紫外光灯（365nm）下显蓝色荧光。此外，山麦冬也曾作麦冬用。

【附】山麦冬　Liriopes Radix

本品为百合科植物湖北麦冬 *Liriope spicata*（Thunb.）Lour. var. *prolifera* Y. T. Ma 或短葶山麦冬 *L. muscari*（Decne.）Baily 的干燥块根。湖北麦冬块根呈纺锤形，两端略尖，长1.2~3cm，直径0.4~0.7cm。表面淡黄色至棕黄色，具不规则纵皱纹。质柔韧，干后质硬脆，易折断，断面淡黄色至棕黄色，角质样，中柱细小。气微，味甜，嚼之发黏。横切面可见韧皮部束7~15个。短葶山麦冬块根稍扁，长2~5cm，直径0.3~0.8cm，具粗纵纹，味甘、微苦。横切面可见韧皮部束16~20个。块根含β-谷甾醇-β-D-吡喃葡萄糖苷、腺苷、焦谷氨酸、25(S)-鲁斯可皂苷元1-O-β-D-吡喃夫糖-3-O-α-L-吡喃鼠李糖苷等多种苷类化合物。取药材薄片，置紫外光灯（365nm）下观察，显浅蓝色荧光。本品性微寒，味甘、微苦。养阴生津，润肺清心。

知　母

Anemarrhenae Rhizoma

本品为百合科植物知母 *Anemarrhena asphodeloides* Bge. 的干燥根茎。带外皮者，习称“毛知母”，鲜时剥去外皮者，习称“知母肉”（光知母）。主产于河北省。山西、内蒙古、陕西、东北的西部等地亦产。毛知母呈长条状，微弯曲，略扁，偶有分枝，长3~15cm，直径0.8~1.5cm。顶端有浅黄色的叶痕及茎痕，习称“金包头”；上面有一凹沟，具紧密排列的环状节，节上密生黄棕色的残存叶基，由两侧向根茎上方生长；下面隆起而略皱缩，并有凹陷或突起的点状根痕。质硬，易折断，断面黄白色。气微，味微甜、略苦，嚼之带黏性。知母肉表面白色，有扭曲沟纹。粉末：黄白色。黏液细胞含有草酸钙针晶束。用无水乙醇装片观察，完整的黏液细胞呈类圆形或梭形，直径53~247μm，壁不明显或较明显，黏液质一般无溶化现象，或稍溶化呈细颗粒状。草酸钙针晶成束或散在，针晶长26~110μm。纤维细长，直径8~14μm，壁稍厚，木化，纹孔稀疏。木化厚壁细胞（鳞叶）呈类长方形、长多角形或延长作短纤维状。壁厚5~8μm，木化，孔沟较密。木栓细胞壁薄，常多层上下重叠。导管为具缘纹孔、网纹及螺纹。根茎含皂苷类成分知母皂苷（timosaponin）A-Ⅰ、A-Ⅱ、A-Ⅲ、A-Ⅳ、B-Ⅰ、B-Ⅱ，其皂苷元有菝葜皂苷元（sarsasapongenin）、马尔可皂苷元（markogenin）和新吉托皂苷元（neogitogenin）。并含有黄酮成分芒果苷（mangiferin）、异芒果苷，四种知母多糖，烟酸，胆碱等。本品性寒，味苦、甘。清热泻火，滋阴润燥。

山　药

Dioscoreae Rhizoma（附：黄山药）

山药原名薯蓣，始载于《神农本草经》，列为上品。因唐代宗名预，故避讳改名薯药，后又因宋英宗讳薯，遂改为山药。《图经本草》记载较详：“春生苗，蔓延篱援，茎紫，叶青有三尖角，似牵牛，更厚而光泽，夏开细白花，大类枣花，秋生实于叶间，状如铃，二月、八月采根。”李时珍谓：“薯蓣用药，野生者为胜，若供馔则家种者为良。”《植物名实图考》云：“生怀庆山中者白细坚实，入药用之，种者根粗，江西有一种扁阔者，俗称脚板薯，味淡。”由此可见，古代薯蓣（山药）有数种。

【来源】为薯蓣科（Dioscoreaceae）植物薯蓣 *Dioscorea opposita* Thunb. 的干燥根茎。

【植物形态】多年生缠绕性草本，根茎长圆柱形，长可达1m。茎常带紫色，右旋。单叶，在茎下部互生，中部以上对生。叶片三角形至宽卵形或戟形，长 3~9cm，宽 2~7cm，通常耳状 3 裂，基部心形，幼苗期叶一般不裂，叶腋内常有珠芽（零余子）。雌雄异株，穗状花序，雄花序近直立，聚生于叶腋内，花被 6，雄蕊 6；雌花序下垂，子房下位，蒴果扁圆形，具三翅，外面有白粉。种子扁圆形，四周有膜质翅。花期 6~9 月，果期 7~11 月。（图 5-163）

【产地】 主产于河南。湖南、江西等省区亦产。均为栽培品。

【采收加工】 冬季采挖，切去根头，用竹刀刮去外皮，晒干，即为“毛山药”；或选择肥大顺直的毛山药，置清水中，浸至无干心，闷透，用木板搓成圆柱形，切齐两端，晒干，打光，习称“光山药”；或除去外皮，趁鲜切厚片，干燥，称为“山药片”。

【性状鉴别】 毛山药　略呈圆柱形，弯曲而稍扁，长 15~30cm，直径 1.5~6cm。表面黄白色或淡黄色，有纵沟、纵皱纹及须根痕，偶有浅棕色外皮残留。体重，质坚实，不易折断，断面白色，粉性。气微，味淡、微酸，嚼之发黏。（图 5-164）

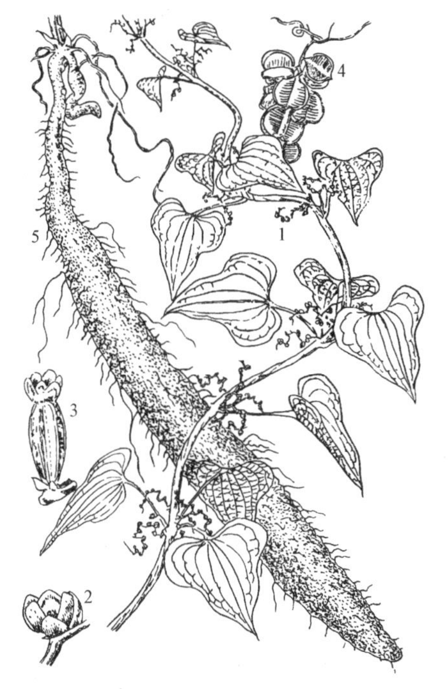

图 5-163　薯蓣 *Dioscorea opposita* Thunb.

1. 雄花枝　2. 雄花　3. 雌花　4. 果实　5. 根茎

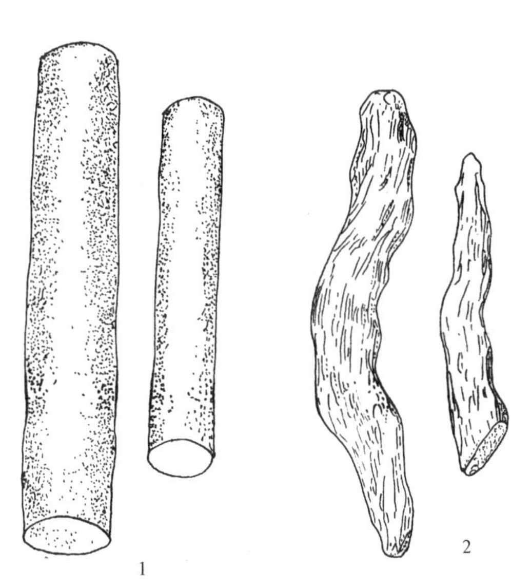

图 5-164　山药

1. 光山药　2. 毛山药

光山药　呈圆柱形，两端齐平，长 9~18cm，直径 1.5~3cm，表面光滑，白色或黄白色。

山药片　为不规则厚片，皱缩不平，切面白色或黄白色，质坚脆，粉性。气微，味淡、微酸。

以质坚实，粉性足，色白者为佳。

饮片　为类圆形、椭圆形或不规则的厚片。表面类白色或淡黄色，质脆，易折断，切面类白色，富粉性。气微、味淡、微酸，嚼之发黏。

【显微鉴别】 粉末：类白色。①淀粉粒众多，单粒呈扁卵形、类圆形、三角状卵形或矩圆形，直径 8~35μm，脐点呈点状、人字形或十字状，可见层纹；复粒稀少，由 2~3 分粒组成。②草酸钙针晶束存在于黏液细胞中，长80~240μm。③导管为具缘纹孔、网纹、螺纹及环纹，直径 12~48μm。④筛管邻近于导管，筛管分子端壁具复筛板，有多数筛域，排列成网状。⑤纤维少数，细长，直径约 14μm，壁甚厚，木化。（图5-165）

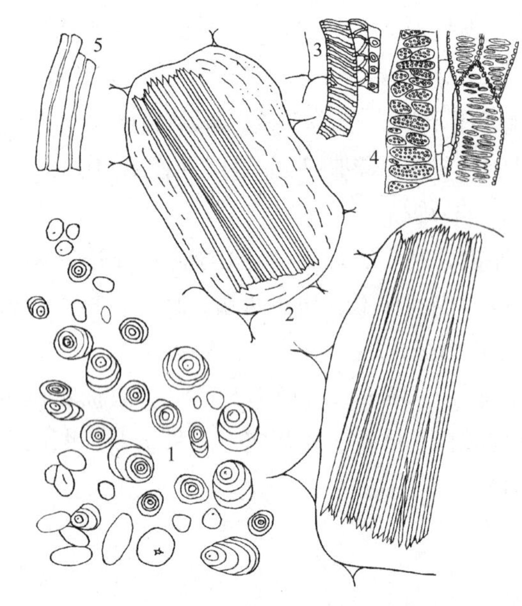

图 5-165 山药粉末

1. 淀粉粒 2. 草酸钙针晶 3. 导管 4. 筛管 5. 纤维

【成分】含淀粉（16%），薯蓣皂苷元（0.012%），多巴胺（dopamine），止杈素（abscisin）Ⅱ，糖蛋白（glycoprotein）水解得16种氨基酸；黏液质中含甘露聚糖（mannan）和植酸（phytic acid）。

【理化鉴别】取本品二氯甲烷提取液作为供试品溶液，以山药对照药材作对照，分别点于同一硅胶G薄层板上，以乙酸乙酯-甲醇-浓氨试液（9：1：0.5）为展开剂，喷以10%磷钼酸乙醇溶液，在105℃加热至斑点显色清晰，置紫外光灯（365nm）下检视。供试品色谱中，在与对照药材色谱相应的位置上，显相同颜色的荧光斑点。

【检查】毛山药和光山药总灰分不得过4.0%，山药片不得过5.0%。毛山药和光山药水分不得过16.0%，山药片不得过12.0%。毛山药和光山药二氧化硫残留量：不得过400mg/kg，山药片不得过10mg/kg。

【浸出物】按水溶性浸出物冷浸法测定，毛山药和光山药水溶性浸出物不得少于7.0%，山药片不得少于10.0%；饮片不得少于4.0%。

【功效】性平，味甘。补脾养胃，生津益肺，补肾涩精。

【附注】①同属植物参薯 *D. alata* L. 的根茎，在广东、广西、云南等地曾作山药用。药材呈不规则圆柱形，长8~15cm，直径2~4cm。表面黄白色或淡棕黄色，常有未除尽的栓皮痕迹，质坚实，断面黄白色，很少散有浅棕色点状物。气味同山药。本品横切面的中柱鞘部位有石细胞组成的环带。

②个别地区民间有将野生于长江南北称“野山药”的同属植物日本薯蓣 *D. japonica* Thunb. 的根茎作山药用者，但其质量差，未形成商品，应注意鉴别。

③曾发现有将大戟科植物木薯 *Manihot esculenta* Crantz 的块根伪充山药，本品多切成段或片，外皮多已除去，表面类白色，残留外皮呈棕褐色或黑褐色。断面类白色，靠外侧有一明显黄白色或淡黄棕色的形成层环纹。向内可见淡黄色筋脉点成放射状稀疏散在，中央有一细小黄色木心，有的具裂隙，气微，味淡，嚼之粉性。本品横切面，近木栓层处有石细胞群，薄壁细胞中含草酸钙簇晶。不能作山药用。

【附】黄山药 Dioscorea Panthaicae Rhizoma

本品为薯蓣科植物黄山药 *Dioscorea panthaica* Prain et Burk. 的干燥根茎。药材呈长圆形或不规则厚片，边缘不整齐，厚1~5mm。外表皮黄棕色，有纵皱纹，可见稀疏须根残基。质硬。切面白色或黄白色，黄色点状维管束散在，断面纤维状。气微，味微苦。粉末淡黄白色。木栓细胞淡棕色，类方形；淀粉粒众多，多为单粒，椭圆形或类圆形，直径15~60μm，脐点点状、人字状、长缝状或短缝状，脐点多偏向一端，层纹不明显；草酸钙针晶成束存在于黏液细胞中或散在，针晶长50~140μm；具缘纹孔导管直径25~80μm；石细胞少数，单个散在，壁稍厚，层纹明显。按《中国药典》高效液相色谱法测定，含伪原薯蓣皂苷（$C_{51}H_{82}O_{21}$）不得少于0.05%。本品性平，味微辛、苦。理气止痛，解毒消肿。

射 干

Belamcandae Rhizoma（附：川射干）

【来源】本品为鸢尾科（Iridaceae）植物射干 *Belamcanda chinensis*（L.）DC. 的干燥根茎。

【产地】主产于河南、湖北、江苏等省。广布于全国各省区。

【采收加工】春初或秋末采挖，除去茎叶，晒至半干，以火燎去须根，再晒干。

【性状鉴别】呈不规则结节状，长3～10cm，直径1～2cm。表面黄褐色、棕褐色或黑褐色，皱缩，有较密环纹。上面有数个圆盘状凹陷的茎痕，偶有茎基残存；下面有残留的细根及根痕。质硬，断面黄色，颗粒性。气微，味苦、微辛。（图5-166）

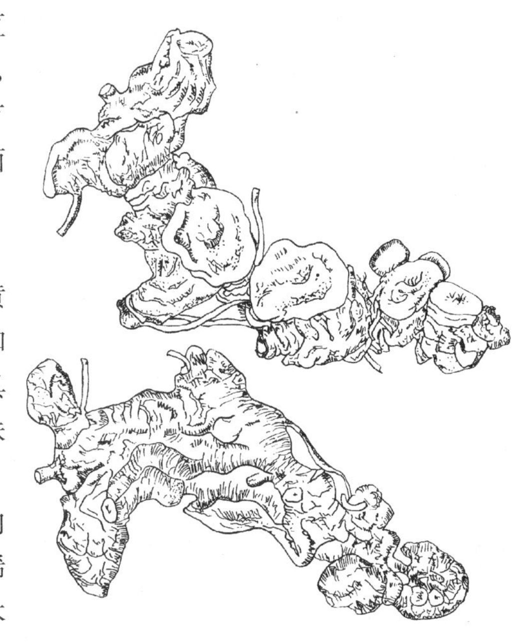

图5-166　射干

以粗壮、坚硬、断面色黄者为佳。

饮片　呈不规则形或长条形的薄片。外表皮黄褐色、棕褐色或黑褐色，皱缩，可见残留的须根和须根痕，有的可见环纹。切面淡黄色或鲜黄色，具散在筋脉小点或筋脉纹，有的可见环纹。气微，味苦、微辛。

【显微鉴别】横切面：①表皮细胞有时残存，内外壁均增厚，角质化。②木栓细胞多列。③皮层稀有叶迹维管束；内皮层不明显。④中柱维管束周木型及外韧型，以外侧为多。薄壁组织中含有草酸钙柱晶，并含淀粉粒及油滴。（图5-167）

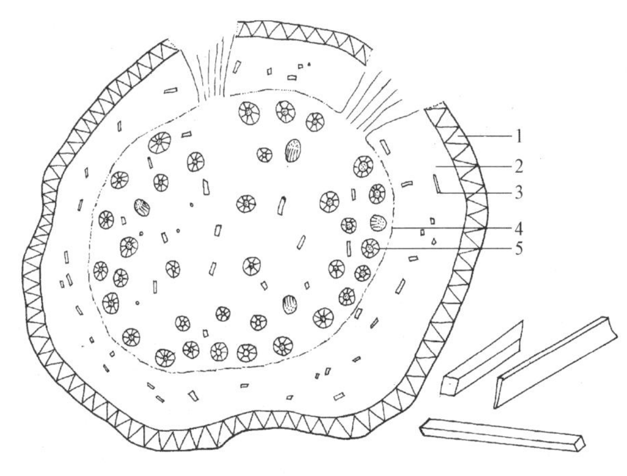

图5-167　射干横切面及柱晶

1. 木栓层　2. 皮层　3. 草酸钙柱晶　4. 内皮层　5. 维管束

粉末：橙黄色。①草酸钙柱晶较多，多已破碎，长49～240（315）μm，直径约至49μm。②淀粉粒单粒圆形或椭圆形，直径2～17μm，脐点呈点状；复粒极少。③导管为网纹、具缘纹孔及螺纹，直径15～49μm。④薄壁细胞类圆形或椭圆形，壁稍厚或连珠状增厚，有单纹孔。⑤木栓细胞多角形，棕色，壁薄，微波状弯曲，有的含棕色物。

【成分】含异黄酮类成分：鸢尾苷元（irigenin），鸢尾黄酮（tectorigenin），鸢尾甲黄素A、B（iristectorigenin A、B），野鸢尾黄素（iristectorigenin），白射干素（dichotomitin），芒果苷（mangiferin），鸢尾黄酮苷（tectoridin），射干异黄酮（belamcanidin），次野鸢尾黄素（irisflorentin），鸢尾甲苷A、B（iristectorin　A、B），鸢尾苷（iristectorin）等。还含射干酮（sheganone），射干醛（belamcandal）等。

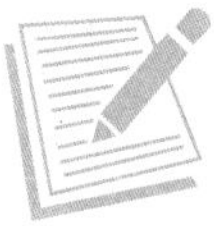

【理化鉴别】取本品甲醇提取液作为供试品溶液，以射干对照药材作对照，分别点于同一聚酰胺薄膜上，以三氯甲烷-丁酮-甲醇（3∶1∶1）为展开剂，喷以三氯化铝试液，置紫外光灯（365nm）下检视。供试品色谱中，在与对照药材色谱相应的位置上，显相同颜色的荧光斑点。

【检查】总灰分不得过7.0%，水分不得过10.0%。

【浸出物】按醇溶性浸出物热浸法测定，乙醇浸出物不得少于18.0%。

【含量测定】按《中国药典》采用高效液相色谱法测定，本品含次野鸢尾黄素（$C_{20}H_{18}O_8$）不得少于0.10%。

【功效】性寒，味苦。清热解毒，消痰，利咽。

【附注】同属植物白射干 *I. dichotoma* Pall.、蝴蝶花 *I. japonica* Thunb. 的根茎在陕西、四川、贵州等省的部分地区混充射干入药，或称土射干。

【附】川射干　Iridis Tectori Rhizoma

本品为鸢尾科植物鸢尾 *Iris tectorum* Maxim. 的干燥根茎。主产于西南地区。药材呈不规则条状或圆锥形，略扁，有分枝，长3~10cm，直径1~2.5cm。表面灰黄褐色或棕色，有环纹和纵沟。常有残存的须根及凹陷或圆点状突起的须根痕。质松脆，易折断，断面黄白色或黄棕色。气微，味甘、苦。粉末浅黄色，特征同射干。草酸钙柱晶较多，多已破碎，完整者长15~82（300）μm，直径16~52μm。主要含有异黄酮苷成分。本品性寒，味苦。清热解毒，祛痰，利咽。

莪　术

Curcumae Rhizoma

本品始载于《雷公炮炙论》。《图经本草》云：“蓬莪茂生西戎及广南诸州，今江、浙或有之。三月生苗在田野中。其茎如钱大，高二三尺。叶青白色，长一二尺，大五寸以来，颇类蘘荷。五月有花，作穗，黄色，头微紫。根如生姜而茂在根下，似鸡鸭卵，大小不常。九月采，削去粗皮，蒸熟暴干用。”并附“端州蓬莪术”和“温州蓬莪术”图。据考证，前者为广西莪术，后者为温郁金。《新修本草》姜黄条云：“西戎人谓之蒁。”说明当时莪术与姜黄是混称的。

【来源】为姜科植物蓬莪术 *Curcuma phaeocaulis* Val.、广西莪术 *C. kwangsiensis* S. G. Lee et C. F. Liang 或温郁金 *C. wenyujin* Y. H. Chen et C. Ling 的干燥根茎。后者习称“温莪术”。

【植物形态】蓬莪术为多年生草本，根茎肉质块状，侧面根茎圆柱状。须根末端常膨大成纺锤状的块根。叶片椭圆状矩圆形，长25~60cm，宽10~15cm，中部有紫斑，无毛；叶柄长于叶片。花葶由根茎抽出，先叶而生，穗状花序阔椭圆形，长6~15cm；苞片卵形至倒卵形，下部绿色，上部紫色，顶端红色；花萼白色，花冠管长2~2.5cm，裂片3枚，矩圆形，上面一片较大，顶端一片略呈兜状，长1.5~2cm，黄色；侧生退化雄蕊比唇瓣小，唇瓣黄色，近倒卵形，长约2cm，顶端微缺，药隔基部具叉开的距。蒴果卵状三角形，光滑。种子长圆形，具假种皮。花期3~5月。（图5-168）

温郁金的根茎断面外侧近白色，中心淡黄色或黄色，叶片背面无毛，花冠裂片雪白色。花期5月。

广西莪术根茎断面白色，叶两面均被糙状毛。穗状花序自叶鞘内抽出。花期7月。

【产地】蓬莪术主产于四川、福建、广东等省；温莪术主产于浙江、四川、台湾、江西等省；广西莪术主产于广西壮族自治区。

【采收加工】 冬季茎叶枯萎后采挖。洗净，水煮或蒸至透心，晒干或低温干燥后除去须根。

【性状鉴别】 蓬莪术呈卵圆形、长卵形、圆锥形或长纺锤形，顶端多钝尖，基部钝圆，长2~8cm，直径1.5~4cm。表面灰黄色至灰棕色，上部环节突起，有圆形微凹的须根痕或有残留的须根，有的两侧各有1列下陷的芽痕和类圆形的侧生根茎痕，有的可见刀削痕。体重，质坚实，断面灰褐色至蓝褐色，蜡样，常附有灰棕色粉末，皮层与中柱易分离，内皮层环纹棕褐色。气微香，味微苦而辛。（图5-169）

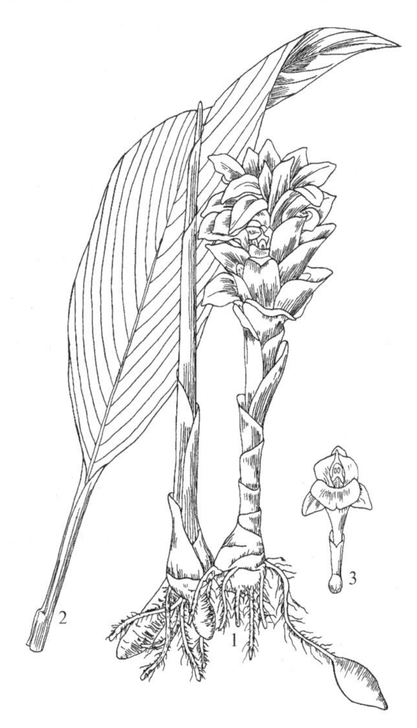

图5-168　蓬莪术 ***Curcuma phaeocaulis*** **Val.**

1~2. 植株全株　3. 花

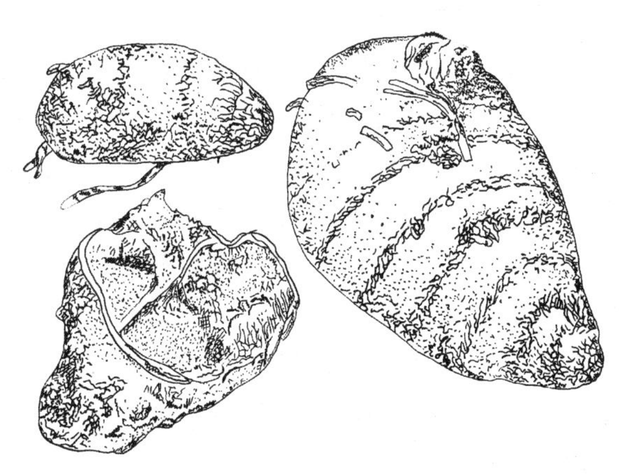

图5-169　莪术（蓬莪术）

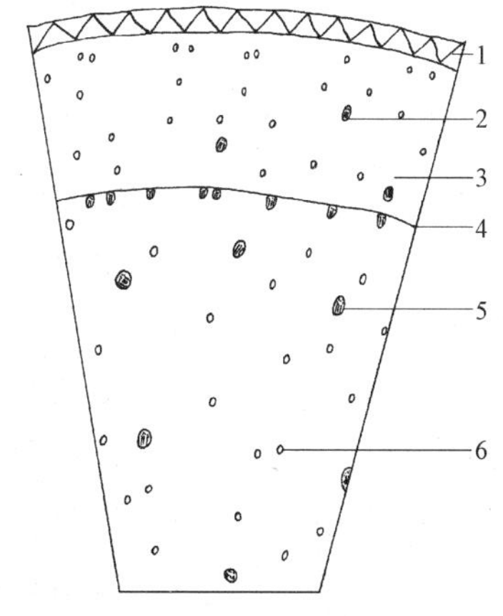

图5-170　莪术（蓬莪术）横切面

1. 木栓层　2. 叶迹维管束　3. 皮层　4. 内皮层　5. 维管束　6. 油细胞

广西莪术，环节稍突起，断面黄棕色至棕色，常附有淡黄色粉末，内皮层环纹黄白色。

温莪术，断面黄棕色至棕褐色，常附有淡黄色至黄棕色粉末。气香或微香。

饮片　呈类圆形或椭圆形的厚片。外表皮灰黄色或灰棕色，有时可见环节或须根痕。切面黄绿色、黄棕色或棕褐色，内皮层环纹明显，散在“筋脉”小点。气微香，味微苦而辛。

【显微鉴别】 横切面：①木栓细胞数列，有时已除去。②皮层散有叶迹维管束；内皮层明显。③中柱较宽，维管束外韧型，散在，沿中柱鞘部位的维管束较小，排列较密。薄壁细胞充满糊化的淀粉粒团块，薄壁组织中有含金黄色油状物的细胞散在。（图5-170）

粉末：黄色或棕黄色。①油细胞多破碎，完整者直径

62~110μm，内含黄色油状分泌物。②非腺毛多已成碎片，完整者极少。③淀粉粒大多糊化成团块，不糊化淀粉粒多为单粒，卵圆形，短杆状，长23~41μm，宽19~24μm，有明显层纹，脐点偏心性，位于较狭的一端。④导管多为螺纹、梯纹，直径20~65μm，少数导管伴有杆状纤维群，纤维孔沟明显，直径15~35μm，导管及纤维均木化。

【成分】主含挥发油。油的组成为多种倍半萜衍生物和桉油精等，其中莪术醇（curcumol）、莪术二酮（curdione）为抗癌有效成分。倍半萜衍生物吉马酮（germacrone）能镇咳、平喘。

蓬莪术油中尚含：蒎烯（pinene）、樟烯（camphene）、樟脑、莪术酮（curzerenone）等。

温莪术油中尚含α-和β-蒎烯、姜黄烯、莪术呋喃烯酮、β-榄烯（β-elemene）（后者为主要抗癌成分）。

广西莪术油中含α-和β-蒎烯、樟烯、1,8-桉叶素、姜黄酮、β-及δ-榄香烯（ele-mene）。另含锌、铁、钛、镍、锶、铅、镉、铜、铬、钼等微量元素。

【理化鉴别】取本品石油醚（30~60℃）提取液作为供试品溶液，以吉马酮对照品作对照，分别点于同一硅胶G薄层板上，以石油醚（30~60℃）-丙酮-乙酸乙酯(94：5：1)为展开剂，喷以1%香草醛硫酸溶液，在105℃加热至斑点显色清晰。供试品色谱中，在与对照品色谱相应的位置上，显相同颜色的斑点。

【检查】总灰分不得过7.0%，酸不溶性灰分不得过2.0%，水分不得过14.0%。

吸光度　精密称取本品粉末30mg，加氯仿10mL，超声处理40分钟或冷浸24小时，滤至10mL量瓶中，用三氯甲烷洗涤并稀释至刻度，摇匀。本溶液在242nm波长处有最大吸收，其吸收度不得低于0.45。

【浸出物】按醇溶性浸出物热浸法测定，稀乙醇浸出物不得少于7.0%。

【含量测定】按《中国药典》采用挥发油测定法测定，本品含挥发油不得少于1.5%（mL/g）；饮片含挥发油不得少于1.0%（mL/g）。

【功效】性温，味苦、辛。行气破血，消积止痛。

姜　黄

Curcumae Longae Rhizoma

本品为姜科植物姜黄 *Curcuma longa* L. 的干燥根茎。主产于四川、福建等省。药材呈不规则卵圆形、圆柱形或纺锤形，常弯曲，有的具短叉状分枝，长2~5cm，直径1~3cm。表面深黄色，粗糙，有皱缩纹理和明显环节，并有圆形分枝痕及须根痕。质坚实，不易折断，断面棕黄色至金黄色，角质样，有蜡样光泽，内皮层环纹明显，维管束呈点状散在。气香特异，味苦、辛。以质坚实、断面金黄、香气浓厚者为佳。根茎横切面：表皮细胞扁平，壁薄。皮层宽广，皮层有叶迹维管束；外侧近表皮处有6~8列木栓细胞，壁薄，内皮层凯氏点明显。中柱鞘为1~2列薄壁细胞，维管束外韧型，散列，近中柱鞘处较多，向内渐减少。薄壁细胞中含油滴、淀粉粒及红棕色色素。主要含挥发油4%~6%。黄色物质有姜黄素（curcumin）等。按《中国药典》采用高效液相色谱法测定，本品含姜黄素不得少于1.0%；按《中国药典》采用挥发油测定法测定，本品含挥发油不得少于7.0%（mL/g）。本品性温，味苦、辛。破血行气，通经止痛。

郁　金

Curcumae Radix

本品为姜科植物温郁金 *Curcuma wenyujin* Y. H. Chen et C. Ling、姜黄 *C. longa* L. 、广西莪术 *C. kwangsiensis* S. G. Lee et C. F. Liang 或蓬莪术 *C. phaeocaulis* Val. 的干燥块根。前两者分别习称“温郁金”和“黄丝郁金”。其余按其性状不同习称“桂郁金”或“绿丝郁金”。产地见莪术、姜黄项。温郁金呈长圆形或卵圆形，稍扁，有的微弯曲，两端渐尖，长 3.5~7cm，直径 1.2~2.5cm。表面灰褐色或灰棕色，具不规则的纵皱纹，纵纹隆起处色较浅。质坚实，断面灰棕色，角质样；内皮层环明显。气微香，味微苦。黄丝郁金呈纺锤形，有的一端细长，长 2.5~4.5cm，直径 1~1.5cm。表面棕灰色或灰黄色，具细皱纹。断面橙黄色，外周棕黄色至棕红色。气芳香，味辛辣。桂郁金呈长圆锥形或长圆形，长 2~6.5cm，直径 1~1.8cm。表面具疏浅纵纹或较粗糙网状皱纹。气微，味微辛、苦。绿丝郁金呈长椭圆形，较粗壮，长 1.5~3.5cm，直径 1~1.2cm。气微，味淡。均以质坚实、外皮皱纹细、断面色黄者为佳。经验鉴别认为黄丝郁金质量最佳。温郁金横切面：表皮细胞有时残存，外壁稍厚。根被狭窄，为 4~8 列细胞，壁薄，略呈波状，排列整齐。皮层宽约为根直径的 1/2，油细胞难察见，内皮层明显。中柱韧皮部束与木质部束各 40~55个，间隔排列，木质部束导管 2~4 个，并有微木化的纤维，导管多角形，壁薄，直径 20~90μm。薄壁细胞中的淀粉粒均糊化。黄丝郁金根被最内层细胞壁增厚。中柱韧皮部束与木质部束各 22~29 个，间隔排列；有的木质部导管与纤维连接成环。油细胞众多。薄壁组织中随处散有色素细胞。桂郁金根被细胞偶有增厚，根被内方有 1~2 列厚壁细胞，成环，层纹明显。中柱韧皮部束与木质部束各 42~48 个，间隔排列；导管类圆形，直径可达 160μm。绿丝郁金根被细胞无增厚。中柱外侧的皮层处常有色素细胞。韧皮部皱缩，木质部束 64~72 个，导管扁圆形。黄丝郁金含挥发油 1.2%~1.5%，其余各种郁金的挥发油含量为 0.4%~0.7%。本品性寒，味苦、辛。本品活血止痛，行气解郁，清心凉血，利胆退黄。

天　麻

Gastrodiae Rhizoma

本品原名赤箭。始载于《神农本草经》，列为上品。《开宝本草》亦有记载。寇宗奭谓：“赤箭天麻苗也。”苏恭谓：“赤箭是芝类。茎似箭杆，赤色。端有花，叶赤色，远看如箭有羽……其根皮肉汁，大类天门冬，惟无心脉尔。去根五六寸，有十余子卫之，似芋，可生啖之。”历代本草记载与现代所用天麻相符。

【来源】 为兰科（Orchidaceae）植物天麻 *Gastrodia elata* Bl. 的干燥块茎。

【植物形态】 为多年生寄生植物，寄主为密环菌 *Armillaria mellea*（Vahl. ex Fr.）Quel，以密环菌的菌丝或菌丝的分泌物为营养来源。块茎肉质肥厚，长圆形，茎直立，黄红色。叶退化成膜质鳞片，互生，下部短鞘状抱茎。总状花序顶生，苞片呈披针形或狭披针形，膜质，具细脉；花黄绿色，花被片下部合生成歪壶状；顶端 5 裂，唇瓣高于花被管 2/3；能育冠状雄蕊 1 枚，着生于雌蕊上端；子房柄扭转。蒴果长圆形。种子多数，细小，呈粉状。花期 6~7 月，果期 7~8 月。（图 5-171）

【产地】 主产于四川、云南、贵州等省。东北及华北各地亦产。

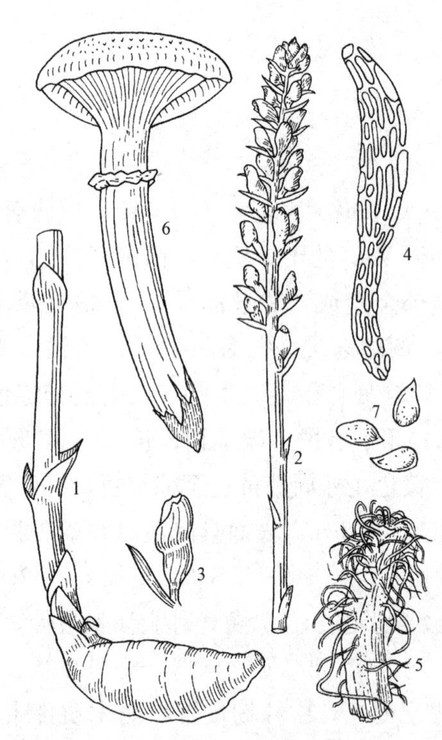

图 5-171　天麻 *Gastrodia elata* Bl.

1. 植株下部及块茎　2. 植株顶部（示总状花序）　3. 花　4. 种子（放大）　5. 菌材　6. 密环菌的子实体　7. 孢子

【采收加工】 立冬后至次年清明前采挖，立即洗净，除去粗皮，蒸透，敞开低温（60℃以下）干燥。

【性状鉴别】 呈椭圆形或长条形，扁缩而稍弯曲，长3~15cm，宽1.5~6cm，厚0.5~2cm。表面黄白色至淡黄棕色，有纵皱纹及由潜伏芽排列而成的多轮横环纹；有时可见棕褐色菌索。顶端有红棕色至深棕色干枯芽苞，习称“鹦哥嘴”或“红小辫”；或为残留茎基。另端有自母麻脱落后的圆脐形疤痕。质坚硬，不易折断。断面较平坦，黄白色至淡棕色，角质样。气微，味甘。（图 5-172）

以质地坚实沉重、有鹦哥嘴、断面明亮、无空心者（冬麻）质佳；质地轻泡、有残留茎基、断面色晦暗、空心者（春麻）质次。

饮片　呈不规则的薄片。外表皮淡黄色至淡黄棕色，有时可见点状排成的横环纹。切面黄白色至淡棕色。角质样，半透明。气微，味甘。（图 5-172）

【显微鉴别】 横切面：①最外有时有残留的表皮组织，浅棕色。下皮由2~3列切向延长的栓化细胞组成。②皮层为10数列多角形细胞，较老块茎皮层与下皮相接处有2~3列椭圆形厚壁细胞，木化，纹孔明显。③中柱内周韧型维管束散在。

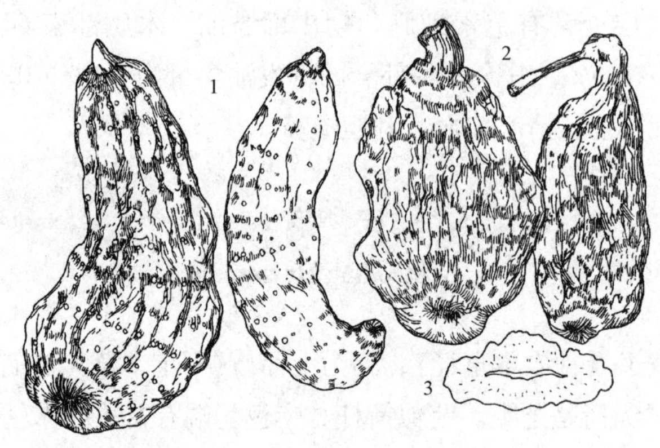

图 5-172　天麻

1. 冬麻　2. 春麻　3. 饮片

薄壁细胞中含有多糖类团块状物，遇碘液显暗棕色，有的薄壁细胞内含草酸钙针晶束。（图 5-173）

粉末：黄白色至黄棕色。①厚壁细胞椭圆形或类多角形，直径70~180μm，壁厚3~8μm，木化，纹孔明显。②草酸钙针晶成束或散在，长25~75（93）μm。③薄壁细胞近无色，细胞壁薄，纹孔较明显。④用醋酸甘油装片含糊化多糖类物的薄壁细胞无色，有的细胞可见长卵形、长椭圆形或类圆形颗粒状物质，遇碘液显棕色或淡棕紫色。⑤导管螺纹、网纹及环纹，直径8~30μm。（图 5-174）

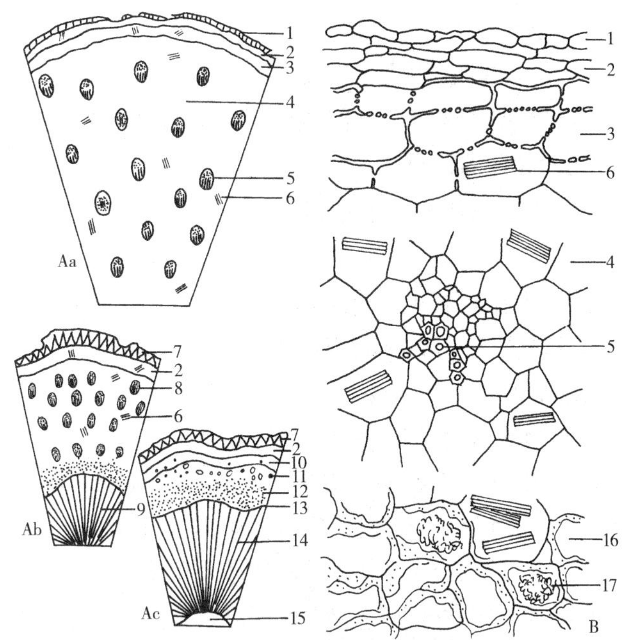

图 5-173　天麻及其伪品横切面

A. 简图（a. 天麻　b. 紫茉莉　c. 大丽菊）　B. 详图（天麻）

1. 表皮　2. 下皮　3. 皮层　4. 中柱　5. 维管束　6. 针晶束　7. 木栓层　8. 异常维管束　9. 中央维管束　10. 内皮层　11. 石细胞和分泌细胞　12. 韧皮部　13. 形成层　14. 木质部　15. 髓　16. 具纹孔薄壁细胞　17. 糊化多糖团块

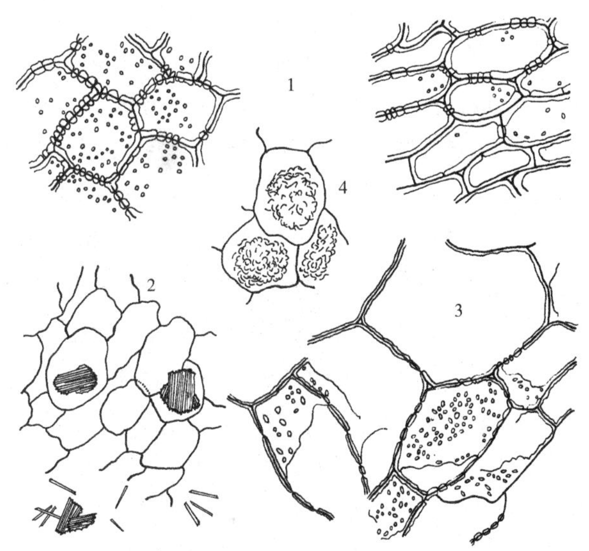

图 5-174　天麻粉末

1. 厚壁细胞　2. 草酸钙针晶　3. 薄壁细胞　4. 含糊化多糖类物薄壁细胞

glc—O—⟨苯环⟩—CH_2OH

天麻素

【成分】 含对羟基苯甲醇-β-D-葡萄吡喃糖苷，即天麻素（gastrodin），天麻苷元对羟基苯甲醇（4-hydroxbenzyl alcohol）。尚含赤箭苷（gastrodioside）、对羟苄基甲醚、4-（4′-羟苄氧基）苄基甲醚、双（4-羟苄基）醚，以及对羟基苯甲醛、N_2-（对羟苄基）-鸟苷（天麻核苷）、派立辛（parishin）、β-谷甾醇、柠檬酸及其单甲酯、棕榈醇、琥珀酸、胡萝卜苷、巴利森苷 D（parishin D）、巴利森苷 E（parishin E）等。

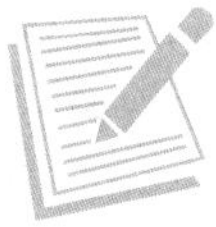

【理化鉴别】取本品甲醇提取液作为供试品溶液，以天麻对照药材、天麻素对照品作为对照，分别点于同一硅胶 G 薄层板上，以二氯甲烷-乙酸乙酯-甲醇-水（2：4：2.5：1）为展开剂，喷以对羟基苯甲醛溶液，在 120℃加热至斑点显色清晰。供试品色谱中，在与对照药材色谱和对照品色谱相应的位置上，显相同颜色的斑点。

【检查】总灰分不得过 4.5%，水分不得过 15.0%；饮片水分不得过 12.0%。二氧化硫残留量不得过 400mg/kg。

【浸出物】按醇溶性浸出物热浸法测定，乙醇浸出物不得少于 15.0%。

【含量测定】按《中国药典》采用高效液相色谱法测定，本品含天麻素（$C_{13}H_{18}O_7$）和对羟基苯甲醇（$C_7H_8O_2$）的总量不得少于 0.25%。

【功效】性平，味甘。息风止痉，平抑肝阳，祛风通络。

【附注】天麻较常见的伪品过去有同科植物马铃薯 *Solanum tuberosum* L. 的干燥块茎，菊科植物大丽菊 *Dahlia pinnata* Cav. 的干燥块根，紫茉莉科植物紫茉莉 *Mirabilis jalapa* L. 的干燥根及菊科植物双舌蟹甲草 *Cacalia davidii*（F.）Hand-Mazz 的干燥根茎（"羊角天麻"），均不能作天麻用。尚发现有人用美人蕉科芭蕉芋 *Canna edulis* Ker-Gawl. 的根茎。圆锥形，顶端有残留茎基，其外包有叶鞘。表面黄色有粉霜，未去皮的可见轮状环节。质坚。断面半角质状，带粉性。有焦糖气，味甘。粉末可见草酸钙簇晶和糊化淀粉粒及分泌腔。天麻伪品较多，应注意鉴别。

山慈菇

Cremastrae Pseudobulbus/Pleiones Pseudobulbus

本品为兰科植物杜鹃兰 *Cremastra appendiculata*（D. Don）Makino、独蒜兰 *Pleione bulbocodioides*（Franch.）Rolfe 或云南独蒜兰 *P. yunnanensis* Rolfe 的干燥假鳞茎。前者习称"毛慈菇"，后二者习称"冰球子"。主产于贵州及四川等省。毛慈菇呈不规则扁球形或圆锥形，顶端渐突起，基部有须根痕。长 1.8~3cm，膨大部直径 1~2cm。表面黄棕色或棕褐色，有纵皱纹或纵沟，中部有 2~3 条微突起的环节，节上有鳞片叶干枯腐烂后留下的丝状纤维。质坚硬，难折断，断面灰白色或黄白色，略角质。气微，味淡，带黏性。冰球子呈圆锥形，瓶颈状或不规则团块，直径 1~2cm，高 1.5~2.5cm。顶端渐尖，尖端断头处呈盘状，基部膨大且圆平，中央凹入，有 1~2 条环节，多偏向一侧。撞去外皮者表面黄白色，带表皮者浅棕色，光滑，有不规则皱纹。断面浅黄色，角质半透明。饱满坚实者为佳。横切面：毛慈菇最外层为一层扁平的表皮细胞，其内有 2~3 列细胞，壁稍厚，浅黄色，再向内为大的类圆形薄壁细胞，含黏液质，并含有淀粉粒。近表皮处薄壁细胞中含有草酸钙针晶束，长 70~150μm。维管束散在，外韧型。冰球子表皮细胞切向延长，淀粉粒存在于较小的薄壁细胞中，维管束鞘纤维半月形，偶有两半月形。毛慈菇假鳞茎含黏液即葡萄糖配甘露聚糖（由甘露糖与葡萄糖 2：1 聚成）。本品性凉，味甘、微辛。清热解毒，化痰散结。百合科植物益辟坚（丽江山慈菇）*Iphigenia indica* Kunth. et Benth. 的球茎。含秋水仙碱，曾有误作山慈菇用而中毒的报道，应注意鉴别。

白　及

Bletillae Rhizoma

【来源】为兰科植物白及 *Bletilla striata*（Thunb.）Reichb. f. 的干燥块茎。

【产地】主产于贵州、四川、云南、湖北等省。

【采收加工】夏、秋季采挖，除去须根，洗净，立即加工，否则易变黑色，置沸水中煮或蒸至无白心，晒至半干，除去外皮，晒干。

【性状鉴别】呈不规则扁圆形，多有2~3个爪状分枝，少数4~5个爪状分枝，长1.5~6cm，厚0.5~3cm。表面灰白色或黄白色；以茎痕为中心有数圈同心环节，节上残留棕色点状须根痕，上面有突起的茎痕，下面有连接另一块茎的痕迹。质坚硬，不易折断，断面类白色，半透明，角质样，可见散在的点状维管束。气微，味苦，嚼之有黏性。(图5-175)

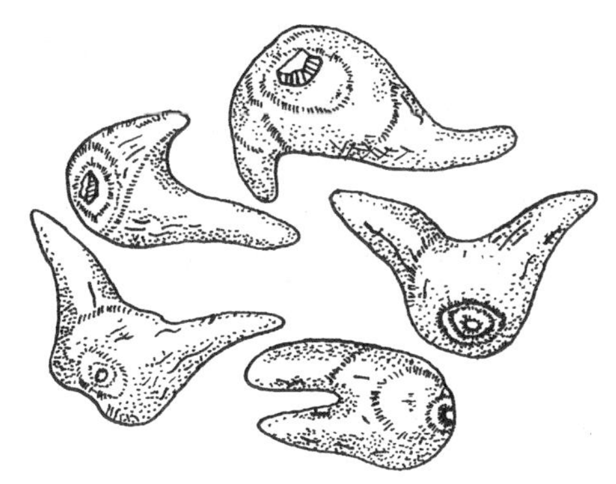

图5-175　白及

以个大、饱满、色白、半透明、质坚实者为佳。

饮片　呈不规则的薄片。外表皮灰白色或黄白色。切面类白色，角质样，半透明，维管束小点状，散生。质脆。气微，味苦，嚼之有黏性。

【显微鉴别】粉末：淡黄白色。①表皮细胞表面观垂周壁波状弯曲，略增厚，木化，孔沟明显。②草酸钙针晶束存在于大的类圆形黏液细胞中，或随处散在，针晶长18~88μm。③纤维成束，直径11~30μm，壁木化，具人字形或椭圆形纹孔。④梯纹、具缘纹孔及螺纹导管，直径10~32μm。⑤糊化淀粉粒团块无色。(图5-176)

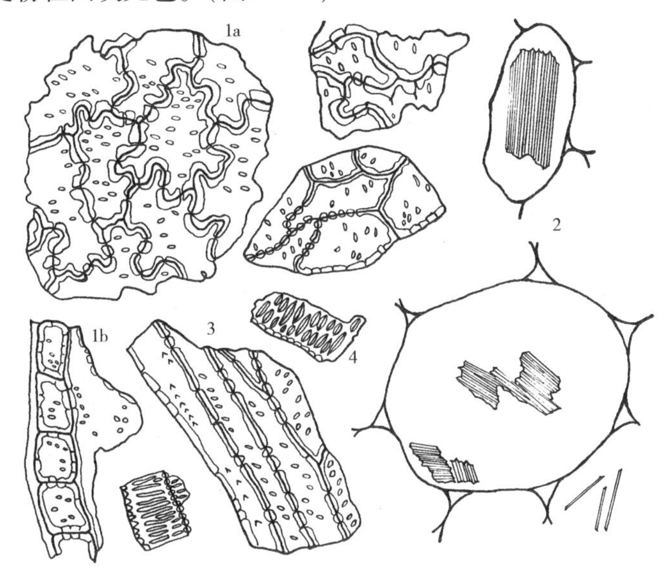

图5-176　白及粉末

1. 表皮细胞（a. 表面观 b. 侧面观）　2. 草酸钙针晶　3. 纤维束　4. 导管

【成分】含1,4-二〔4-（葡萄糖氧）苄基-2-异〕基苹果酸酯，白及甘露聚糖（bletilla mannan），由4分子甘露糖和1分子葡萄糖组成葡配甘露聚糖。并含抗菌活性化合物4,7-二羟基-1-对羟苄基-2-甲氧基-9，10-二氢菲等。

【理化鉴别】取本品70%甲醇提取液，乙醚萃取液作为供试品溶液，以白及对照药材作对照，分别点于同一硅胶G薄层板上，以环己烷-乙酸乙酯-甲醇（6 ：2.5 ：1）为展开剂，喷以10%硫酸乙醇溶液，在105°C加热数分钟，放置30~60分钟。供试品色谱中，在与对照药材色谱相应的位置上，显相同颜色的斑点；置紫外光灯（365nm）下检视，显相同的棕红色荧光斑点。

【检查】 总灰分不得过5.0%，水分不得过15.0%。二氧化硫残留量不得过400mg/kg。

【含量测定】 按《中国药典》采用高效液相色谱法测定，本品含1，4-二［4-（葡萄糖氧）苄基］-2-异丁基苹果酸酯（$C_{34}H_{46}O_{17}$）不得少于2.0%，饮片不得少于1.5%。

【功效】 性微寒，味苦、甘、涩。收敛止血，消肿生肌。

【附注】 同属植物黄花白及 *Bletilla ochracea* Schltr. 的块茎，在四川西部和北部产量较大，曾作白及使用。药材性状与白及相似，但形较小，表面呈淡红棕色。应注意鉴别。

第六章 茎木类

扫一扫，查阅本章数字资源，含PPT、音视频、图片等

第一节 概 述

茎（caulis）类药材，主要指木本植物的茎以及少数草本植物的茎。包括木本植物的茎藤，如海风藤、大血藤、鸡血藤等；茎枝（ramulus），如桂枝、桑枝等；茎刺（spina），如皂角刺；茎髓（medulla），如通草、灯心草等；茎的翅状附属物，如鬼箭羽；草本植物的茎，如苏梗。大部分草本植物茎，如石斛等，则列入全草类中药。

木（lignum）类中药，指木本植物茎形成层以内的部分，通称木材。木材又分边材和心材，边材形成较晚，含水分较多，颜色较浅；心材形成较早，位于木质部内方，蓄积了较多的物质，如树脂、树胶、丹宁、油类等，颜色较深，质地较致密。木类中药多采用心材部分，如降香、苏木等，少数用木材部分，如沉香。

一、性状鉴别

一般应注意其形状、大小、粗细、表面、颜色、质地、折断面及气、味。如是带叶的茎枝，其叶则按叶类中药的要求进行观察。

木质藤茎和茎枝多呈圆柱形或扁圆柱形，有的扭曲不直，粗细大小不一。表面大多为棕黄色，少数具特殊颜色。外表粗糙，可见深浅不一的裂纹及皮孔，节膨大，具叶痕及枝痕。质地坚实。断面纤维性或裂片状，木部占大部分，呈放射状排列；有的小孔明显可见，如青风藤；有的可见特殊的环纹，如鸡血藤。气味常可以帮助鉴别，如海风藤味苦，有辛辣感，青风藤味苦而无辛辣感。草质藤茎较细长，多呈圆柱形，有的可见数条纵向的隆起棱线，也有呈类方柱形者。表面多呈浅黄绿色，节和节间、叶痕均较明显。质脆，易折断。断面可见明显的髓部，类白色，疏松，有的呈空洞状。

木类中药多呈不规则的块状、厚片状或长条状。表面颜色不一，有的具有棕褐色树脂状条纹或斑块；有的因形成的季节不同而出现年轮。质地和气味常可以帮助鉴别，如沉香质重，具香气；白木香质轻，香气较淡。

二、显微鉴别

（一）茎类的组织构造

一般制成横切片、纵切片、解离组织片、粉末制片等，观察其组织特征时应注意以下几部分

的特征：

1. 周皮或表皮　木栓细胞的形状、层数、增厚情况，落皮层有无等；幼嫩茎的周皮尚不发达，常可见到表皮组织。

2. 皮层　注意其存在与否及在横切面所占比例，木栓形成层如发生在皮层以内，则初生皮层就不存在，而由栓内层（次生皮层）所代替；木栓形成层如发生在皮层，则初生皮层部分存在，其外方常分化为厚角组织或厚壁组织。注意观察细胞的形态及内含物等。

3. 韧皮部　韧皮薄壁组织和韧皮射线细胞的形态及排列情况以及有无厚壁组织等。

4. 形成层　是否明显，一般都成环状。

5. 木质部　导管、管胞、木纤维、木薄壁细胞、木射线细胞的形态和排列情况。

6. 髓部　大多由薄壁细胞构成，多具明显的细胞间隙，有的细胞可见圆形单纹孔；有的髓周围具厚壁细胞，散在或形成环髓纤维或环髓石细胞。草质茎髓部较发达，木质茎髓部较小。

除注意以上各类组织的排列，各种细胞的分布，细胞内含物如各类结晶体、淀粉粒等特征的有无及形状外，有的需通过解离组织制片，仔细观察各类厚壁组织的细胞形态、细胞壁的厚度和木化程度，有无壁孔、层纹和分隔。

双子叶植物木质茎藤，有的为异常构造，其韧皮部和木质部层状排列成数轮，如鸡血藤；有的髓部具数个维管束，如海风藤；有的具内生韧皮部，如络石藤。

（二）木类的组织构造

一般分别制作三个方向的切片，即横切片、径向纵切片、切向纵切片，另外还可配合制作解离组织片和粉末片。观察时应注意下列组织的特征：

1. 导管　导管分子的形状、宽度及长度，导管壁上纹孔的类型。通常木类中药的导管大多为具缘纹孔及网纹导管；导管分子的末梢壁上纹孔的类型呈大的圆形或斜梯形，在解离组织及纵切面上易察见。此外还应注意导管中有无侵填体及侵填体的形状和颜色。

松柏科植物的木材没有导管，而为管胞。管胞不像导管由许多细胞形成长管状，而是两端较狭细，无明显末梢壁（纤维状管胞），即使有斜形末梢壁，也无穿孔而只有纹孔（导管状管胞），且纹孔的膜是完整的。管胞侧壁上的纹孔通常是具缘纹孔。

2. 木纤维　占木材的大部分，纵切面观为狭长的厚壁细胞，长度为宽度的30~50倍，细胞腔狭小，壁厚，有斜裂隙状的单纹孔（大多向左倾斜）；少数细胞腔较宽。有些纤维胞腔中具有中隔，称为分隔纤维。横切面观多呈类三角形，具胞腔。

3. 木薄壁细胞　是贮藏养料的生活细胞，有时内含淀粉粒或草酸钙结晶。细胞壁有时增厚或有单纹孔，大多木质化。

4. 木射线　细胞形状与木薄壁细胞相似，但切面上的位置和排列形式则不同，射线细胞的长轴通常是半径向的，和导管及纤维的长轴相垂直。不同的切面，射线表现形式不一，横切面所见射线是从中心向四周发射的辐射状线条，显示射线的宽度和长度。切向切面所见射线的轮廓略呈纺锤形，显示射线的宽度和高度，是射线的横切（其他组成细胞均系纵切）。径向切面所见各组成细胞均是纵切，所见射线是多列长形细胞，从中部向外周横叠着，显示射线的高度和长度。射线细胞由薄壁细胞组成，细胞壁木化，有的可见壁孔，胞腔内常见淀粉粒或草酸钙结晶。（图6-1）

此外，注意木类中药有时可见到内涵韧皮部，如沉香。

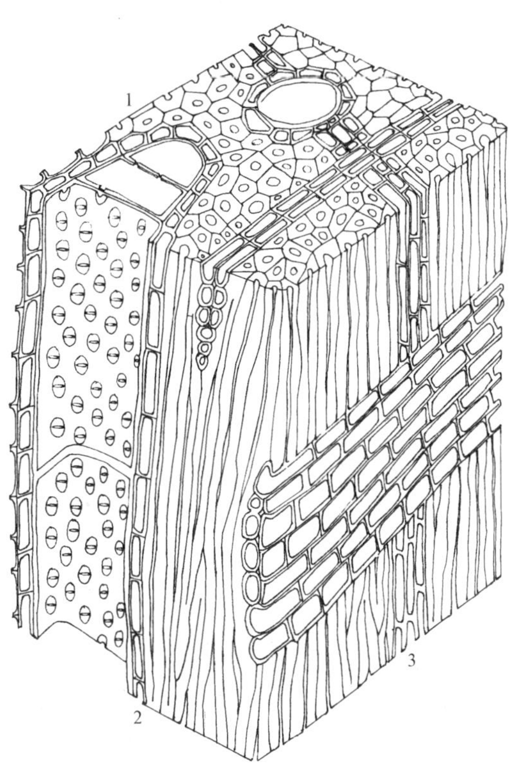

图 6-1　降香三切面

1. 横切面　2. 切向纵切面　3. 径向纵切面

第二节　药材（饮片）鉴定

海风藤

Piperis Kadsurae Caulis

本品为胡椒科（Piperaceae）植物风藤 *Piper kadsura*（Choisy）Ohwi 的干燥藤茎。主产于福建、浙江、广东、台湾等省。药材呈扁圆柱形，略弯曲，长 15~60cm，直径0.3~2cm。表面灰褐色，粗糙，有纵棱及节，节间长 3~12cm，节部膨大，其上生不定根。体轻，质脆，易折断。断面不整齐，皮部窄，木部宽广，灰黄色的木部与灰白色的射线呈相间放射状排列，皮部和木部交界处常有裂隙，中央髓部呈灰褐色。气香，味微苦、辛。以香气浓者为佳。茎横切面最外方是表皮细胞，皮层外方有厚角组织，散有分泌细胞。外韧型维管束 18~33 个排列成环，韧皮部外方有纤维束和石细胞，木质部有较多木纤维。髓外方有 5~8 层环髓纤维，并有 6~13 个外韧型维管束，中央有一黏液道。主要含细叶青蒌藤素（futoxide）、细叶青蒌藤烯酮（futoenone）、细叶青蒌藤醌醇（futoquinol）、细叶青蒌藤酰胺（futoamide），以细叶青蒌藤素含量最高，是一种具有抑制肿瘤作用的成分。本品性微温，味辛、苦。祛风湿，通经络，止痹痛。

川木通

Clematidis Armandii Caulis

本品为毛茛科（Ranunculaceae）植物小木通 *Clematis armandii* Franch. 或绣球藤 *C. montana* Buch. -Ham. 的干燥藤茎。主产于四川。湖南、陕西、贵州等省亦产。呈长圆柱形，略扭曲，长 50~100cm，直径 2~3.5cm。表面黄棕色或黄褐色，有纵向凹沟及棱线；节处多膨大，有叶痕及侧根痕。残余皮部易撕裂。质坚硬，不易折断。切片厚 2~4mm，边缘不整齐，残存皮部黄棕色，木部浅黄棕色或浅黄色，有黄白色放射状纹理及裂隙，其间布满导管孔，髓部较小，类白色或黄棕色，偶有空腔。气微，味淡。茎横切面：绣球藤落皮层和木栓层多已除去，有的残存。韧皮纤维束与射线厚壁细胞相连接构成厚壁组织环带，通常为两层，同心排列，每条环带有 1~3 层细胞；射线厚壁细胞向内延伸，使整个厚壁组织环带呈波浪形，有时其各部不连接，两条环带间有切向排列的纤维和颓废的筛管群。形成层环不明显。木质部占绝大部分，除射线细胞外，壁均木化。年轮明显，春材导管大型，环列排列，秋材主为纤维和木薄壁细胞；初生射线约 12 条，次生射线少而短，髓部较小，细胞壁木化。小木通韧皮部有两条波浪状弯曲的厚壁组织环带与韧皮薄壁组织相间排列，环带的峰部为纤维束，谷部为厚壁细胞，处于射线部位；峰部的内侧有一条切向的韧皮纤维束带与弓形框径向排列，射线处厚壁细胞径向延长。木质部年轮不明显，导管散在。绣球藤含有以常春藤皂苷元（hederagenin）为苷元的六糖皂苷及三糖皂苷。绣球藤叶含以齐墩果酸（oleanolic acid）为苷元的绣球藤皂苷（clematoside）A、B，还含无羁萜（friedelin），β-香树脂醇（β-amyrin），β-谷甾醇（β-sitosterol），β-谷甾醇-β-D-葡萄糖苷（β-sitosterol-β-glucoside），正二十五烷（n-pentacosane），正二十八醇（n-octacosanol）。小木通含有双氢黄酮苷、2,7-二甲氧基-5-甲基色原酮、24R-乙基-5α-胆甾-3β，6α-二醇、β-谷甾醇、胡萝卜苷、七叶内酯二甲醚、勾儿茶内酯（勾儿茶素 berchemolide），另含多种木脂素成分。本品性寒，味苦。利尿通淋，清心除烦，通经下乳。

木　通

Akebiae Caulis

【来源】 本品为木通科（Lardizabalaceae）植物木通 *Akebia quinata*（Thunb.）Decne.、三叶木通 *A. trifoliata*（Thunb.）Koidz. 或白木通 *A. trifoliata*（Thunb.）Koidz. var. *australis*（Diels）Rehd. 的干燥藤茎。

【产地】 木通主产于江苏、浙江、安徽、江西等省；三叶木通主产于浙江省；白木通主产于四川省。

【采收加工】 秋季采收，截取茎部，除去细枝，阴干。

【性状鉴别】 呈圆柱形，稍扭曲，长 30~70cm，直径 0.5~2cm。表面灰棕色或灰褐色，外皮粗糙，有许多不规则的裂纹或纵沟纹，具突起的皮孔。节部膨大或不明显，具侧枝断痕。体轻，质坚实，不易折断，断面不整齐，皮部较厚，黄棕色，可见淡黄色颗粒小点，木部黄白色，射线呈放射状排列，髓小或有时中空，黄白色或黄棕色。气微，味微苦而涩。（图 6-2）

饮片　呈圆形、椭圆形或不规则形片。外表皮灰棕色或灰褐色。切面射线呈放射状排列，髓小或有时中空。气微，味微苦而涩。

【显微鉴别】横切面：木通木栓细胞数列，常含有褐色内含物；栓内层细胞含草酸钙小棱晶，含晶细胞壁不规则加厚，弱木化。皮层细胞6~10列，有的也含数个小棱晶。中柱鞘有含晶纤维束与含晶石细胞群交替排列成连续的浅波浪形环带。维管束16~26个。髓部细胞明显。（图6-3）

三叶木通　与木通极相似，主要区别为木栓细胞无褐色内含物。

白木通　主要区别为含晶石细胞群仅存在于射线外侧；维管束13个。

【成分】含齐墩果酸（oleanolic acid）、常春藤皂苷元（hederagenin），木通苯乙醇苷B（calceolarioside B）、白桦脂醇（betulin），木通皂苷（akeboside）St_a、St_b、St_c、St_d、St_e、St_f、St_{g1}、St_{g2}、St_h、St_i、St_k等。

【理化鉴别】取本品70%甲醇提取液作为供试品溶液，以木通苯乙醇苷B对照品作对照，分别点于同一硅胶G薄层板上，以三氯甲烷-甲醇-水（30∶10∶1）为展开剂，喷以2%香草醛硫酸溶液，在105℃加热至斑点清晰。供试品色谱中，在与对照品色谱相应的位置上，显相同颜色的斑点。

【检查】总灰分不得过6.5%，水分不得过10.0%。

【含量测定】按《中国药典》采用高效液相色谱法测定，本品含木通苯乙醇苷B（$C_{23}H_{26}O_{11}$）不得少于0.15%。

【功效】性寒，味苦。利尿通淋，清心除烦，通经下乳。

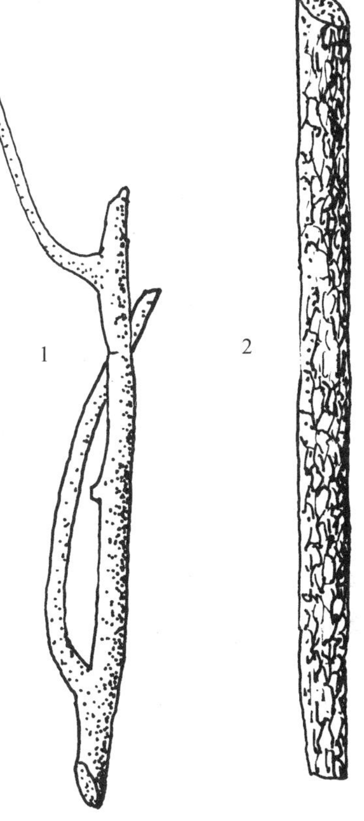

图6-2　木通

1. 木通　2. 三叶木通

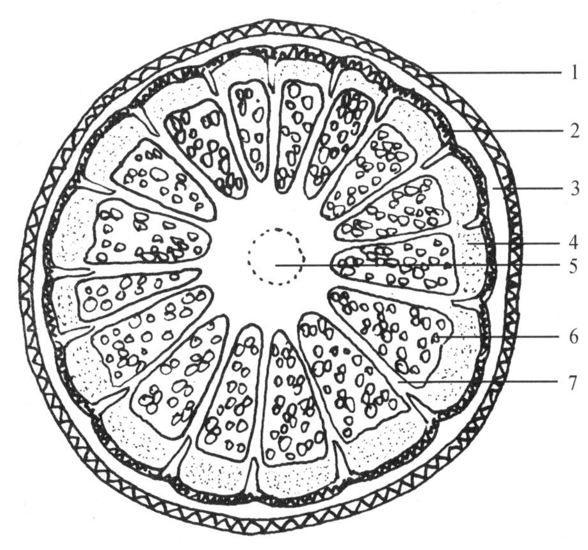

图6-3　木通（木通）横切面

1. 木栓层　2. 含晶石细胞群与纤维群　3. 皮层　4. 韧皮部　5. 髓　6. 木质部　7. 射线

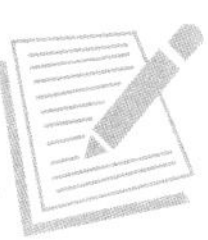

大血藤
Sargentodoxae Caulis

【来源】 本品为木通科植物大血藤 *Sargentodoxa cuneata*（Oliv.）Rehd. et Wils. 的干燥藤茎。

【产地】 主产于湖北、四川、江西、河南。江苏、安徽、浙江、贵州等省亦产。

【采收加工】 秋、冬二季采其藤茎，去细枝及叶，切成小段或厚片，晒干。

【性状鉴别】 呈圆柱形，略弯曲，长 30~60cm，直径 1~3cm。表面灰棕色，粗糙，栓皮有时呈片状剥落而露出暗红棕色内皮，有的可见膨大的节及略凹陷的枝痕或叶痕。质硬，体轻，易折断。断面皮部呈红棕色环状，有数处向内嵌入木部，木部黄白色，有多数细孔状导管及红棕色放射状纹理。气微，味微涩。（图 6-4）

以条匀，粗如拇指者为佳。

饮片　呈类椭圆形的厚片。外表皮灰棕色，粗糙。切面皮部红棕色，有数处向内嵌入木部，木部黄白色，有多数导管孔。射线呈放射状排列。气微，味微涩。（图 6-4）

【显微鉴别】 横切面：①木栓层由多列细胞组成，细胞内含红棕色物质。②皮层散有石细胞群，石细胞呈长卵形、类圆形，胞腔内有时含草酸钙方晶。③维管束外韧型。④韧皮部含黄棕色物质的分泌细胞较多，常切向排列，与筛管群相间隔，有少数石细胞群散在。⑤束内形成层明显。⑥木质部导管多单个散在，类圆形，直径约至 400μm，周围有木纤维，壁厚木化。⑦射线宽广，外侧石细胞较多，有的含草酸钙方晶。⑧髓部较小，可见石细胞群。⑨薄壁细胞均含棕色或红棕色物质。（图 6-5）

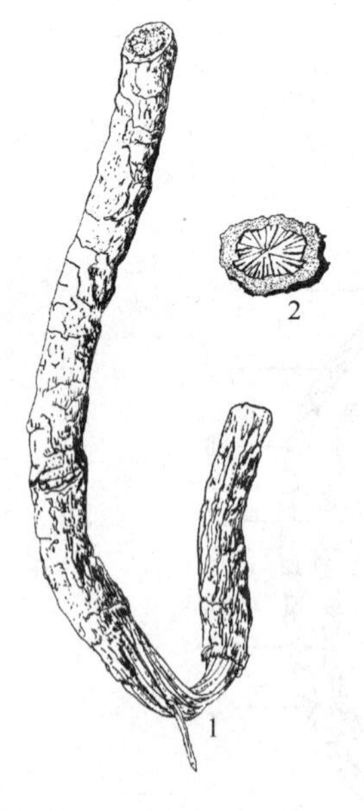

图 6-4　大血藤

1. 药材　2. 饮片

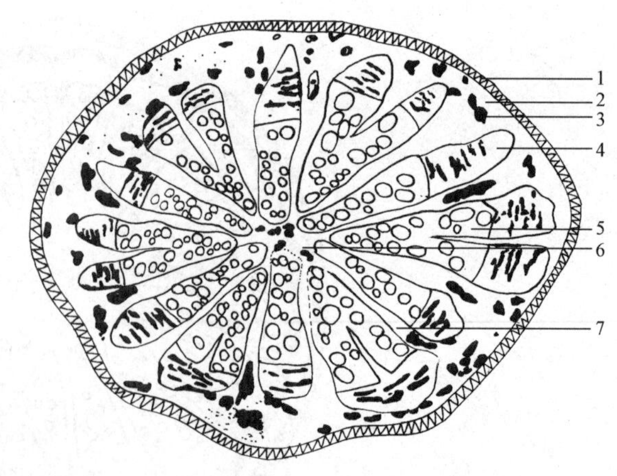

图 6-5　大血藤横切面

1. 木栓层　2. 皮层　3. 石细胞群
4. 韧皮部　5. 木质部　6. 髓部　7. 射线

【成分】 含鞣质约 7.7%。另含红景天苷（salidroside），绿原酸、大黄素（emodin），大黄素甲醚（physcion），胡萝卜苷（daucosterol），β-谷甾醇及硬脂酸，毛柳苷（salidroside），鹅掌楸苷，大血藤醇（sargentol），cuneatasidesA、B、C、D 和 osmanthuside H 等。

【理化鉴别】取本品甲醇提取液作为供试品溶液，以大血藤对照药材作对照，分别点于同一硅胶 G 薄层板上，以三氯甲烷-甲醇-丙酮-水（6：3：1：1）的下层溶液为展开剂，置碘蒸气中熏至斑点显色清晰。供试品色谱中，在与对照药材色谱相应的位置上，显相同颜色的斑点。

【检查】总灰分不得过 4.0%，水分不得过 12.0%

【浸出物】按醇溶性浸出物热浸法测定，乙醇浸出物不得少于 8.0%

【含量测定】按《中国药典》采用紫外-可见分光光度法测定，本品含总酚以没食子酸（$C_7H_8O_6$）计不得少于 6.8%；采用高效液相色谱法测定，本品含红景天苷（$C_{14}H_{20}O_7$）不得少于 0.040%，含绿原酸（$C_{16}H_{18}O_9$）不得少于 0.20%。

【功效】性平，味苦。清热解毒，活血，祛风止痛。

【附注】应注意本品在全国不少地区作“鸡血藤”入药。

苏　木

Sappan Lignum

【来源】本品为豆科（Leguminosae）植物苏木 *Caesalpinia sappan* L. 的干燥心材。

【产地】主产于台湾、广东、广西、贵州等省区。

【采收加工】多于秋季采伐。将树砍下，除去粗皮及边材，取其黄红色或红棕色的心材，晒干。用时刨成薄片或劈成小块片。

【性状鉴别】呈圆柱形或半圆柱形，连结根部者则呈不规则稍弯曲的长条状或疙瘩状，长 10~100cm，直径 3~12cm。表面黄红色至棕红色，可见红黄相间的纵向条纹，有刀削痕及细小的凹入油孔。质坚硬，致密。断面强纤维性，略具光泽，横断面有显著的类圆形同心环纹（年轮），有的中央具暗棕色带亮星的髓。气微，味微涩。(图 6-6)

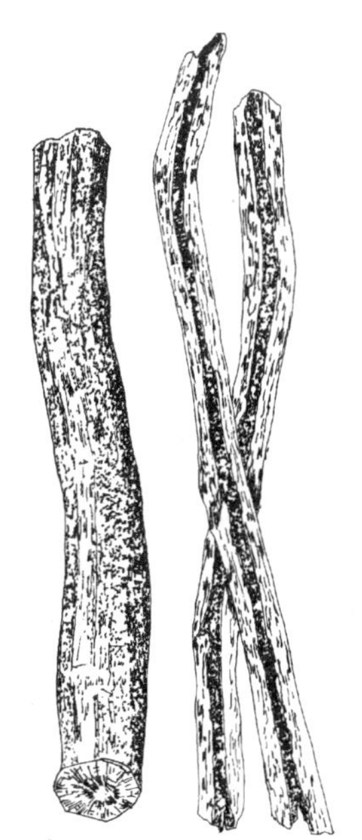

图 6-6　苏木

饮片　呈细条状、不规则片状，或为粗粉。片、条表面黄红色至棕红色，常见纵向纹理。质坚硬。有的可见暗棕色、质松、带亮星的髓部。气微，味微涩。

【显微鉴别】横切面：①射线宽 1~2 列细胞。②导管直径约至 160μm，常含黄棕色或红棕色物质。③木纤维多角形，壁极厚。④木薄壁细胞壁厚，木化，有的含草酸钙方晶。⑤髓部薄壁细胞不规则多角形，大小不一，壁微木化，具纹孔。

粉末：黄红色。①纤维及晶纤维极多，成束，橙黄色或无色，细长，具稀疏的单斜孔，晶纤维的含晶细胞壁不均匀增厚，木化。②射线细胞长方形，细胞壁连珠状增厚，木化，具单纹孔，纹孔较密，孔沟明显；切向纵断面射线宽 1~2（~3）列细胞，细胞类圆形。③具缘纹孔导管大小不一，纹孔排列紧密，导管中常含棕色块状物。④薄壁细胞长方形或狭长，壁稍厚，木化，纹孔明显。⑤草酸钙结晶类方形、长方形、双锥形。

【成分】心材含巴西苏木素（brasilin）约 2%，在空气中易氧化成巴西苏木色素（brasilein），即为苏木的红色色素成分；尚含苏木酚（sappanin），可作有机试剂，检查铅离子；又含挥发油，油中主成分为 d-α-菲兰烃（d-α-phenllandrene）、罗勒烯（ocimene），为苏木的香气成分。此

外，尚含鞣质、原苏木素 B（protosappanin B）。

【理化鉴别】 取本品甲醇提取液作为供试品溶液，以苏木对照药材作对照，分别点于同一硅胶 GF_{254} 薄层板上，以三氯甲烷-丙酮-甲酸（8∶4∶1）为展开剂，立即置干燥器内放置 12h 后置紫外光灯（254nm）下检视。供试品色谱中，在与对照药材色谱相应的位置上，显相同颜色的斑点。

【检查】 水分不得过 12.0%。

【浸出物】 按醇溶性浸出物热浸法测定，乙醇浸出物不得少于 7.0%。

【功效】 性平，味甘、咸。活血祛瘀，消肿止痛。

【附注】 市场上发现用木材染色伪制苏木，该品置热水中，水显浅黄色、黄色、橙黄色等，应注意鉴别。

鸡血藤

Spatholobi Caulis（附：滇鸡血藤）

鸡血藤名始见于《本草备要》，《本草纲目拾遗》载有鸡血藤胶，但其植物描述和附图，均与现今商品鸡血藤不同。

【来源】 本品为豆科植物密花豆 *Spatholobus suberectus* Dunn 的干燥藤茎。

【植物形态】 木质大藤本，长达数十米，老茎扁圆柱形，稍扭转，砍断后有红色汁液流出，横断面呈数圈偏心环。三出复叶互生，有长柄，小叶宽卵形，长 10~20cm，宽 7~15cm，先端短渐尖，基部圆形或浅心形，背脉腋间常有黄色柔毛，小托叶针状。大型圆锥花序生枝顶叶腋，花近无柄，单生或 2~3 朵簇生于序轴的节上成穗状；花萼肉质筒状，被白毛；蝶形花冠白色，肉质。荚果扁平，刀状，长 8~10.5cm，宽 2.5~3cm，被绒毛，种子一粒，生荚果顶端。花期 6~7 月，果期 8~12 月。

【产地】 主产于广东、广西、云南等省区。

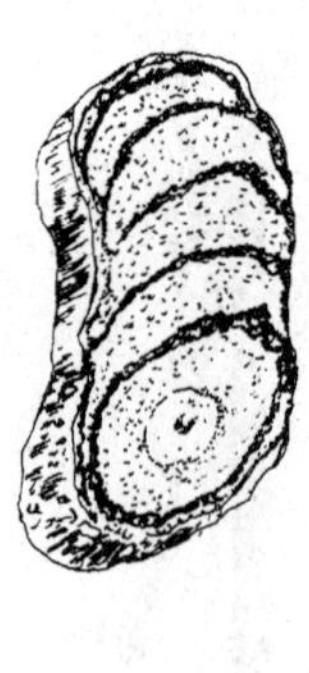
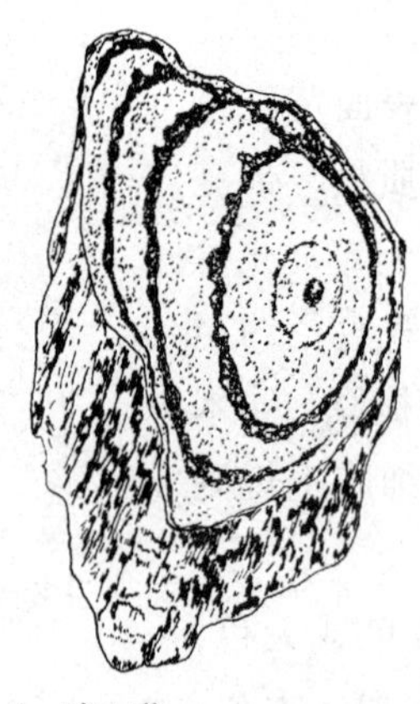

图 6-7　鸡血藤

【采收加工】 秋冬两季采收，除去枝叶，切片或切段，晒干。

【性状鉴别】 呈椭圆形、长矩圆形或不规则斜切片，厚 0.3~1cm。栓皮灰棕色，栓皮脱落处呈红褐色，有的可见灰白色斑。横切面可见木部红棕色或棕色，导管孔多数。韧皮部有树脂状分泌物呈红棕色至黑棕色，与木部相间排列呈数个同心性椭圆形环或偏心性半圆形的环。髓小，偏向一侧。质坚硬，难折断。气微，味涩。（图 6-7）

以树脂状分泌物多者为佳。

【显微鉴别】 横切面：①木栓层为数列细胞，内含棕红色物。②皮层较窄，散有石细胞群，细胞内充满棕红色物；薄壁细胞含草酸钙方晶。③维管束异型，由韧皮部与木质部相间排列成数轮。④韧皮部最外侧为石细胞群与纤维束组成的厚壁细胞层，射线多被挤压，分泌细胞甚多，充满棕红色物，常数个至十多个切向排列成带状；纤维束较多，非木化至微木化，周围细胞含草酸钙方晶，形成晶鞘纤维；含晶细胞壁木化增厚，石细胞群散在。⑤木质部射线有时含红棕色物；导管多单个散在，类圆形，直径约 400μm；木纤维束亦为晶鞘纤维；少数木薄壁细胞含棕红色物。

【成分】 含鞣质，多种异黄酮、二氢黄酮、查耳酮、拟雌内酯类、三萜类、酚类、蒽醌类、

挥发油和甾醇类成分，如芒柄花素（formononetin）、密花豆素（suberectin）、花儿茶素（epicatechi）、儿茶素（catechin）。

【理化鉴别】取本品乙醇提取物，以乙酸乙酯萃取后制成的甲醇溶液作为供试品溶液，以鸡血藤对照药材作对照，分别点于同一硅胶 GF_{254} 薄层板上，以二氯甲烷-丙酮-甲醇-甲酸（8：1.2：0.3：0.5）为展开剂，置紫外光灯（254nm）下检视。供试品色谱中，在与对照药材色谱相应的位置上，显相同颜色的斑点；喷以 5%香草醛硫酸溶液，在 105℃加热至斑点显色清晰。在与对照药材色谱相应的位置上，显相同颜色的斑点。

【检查】总灰分不得过 4.0%，水分不得过 13.0%。

【浸出物】按醇溶性浸出物热浸法测定，乙醇浸出物不得少于 8.0%。

【功效】性温，味苦、甘。活血补血，调经止痛，舒筋活络。

【附注】商品鸡血藤的来源比较复杂，各地区习惯使用曾有所不同，主要有以下几种：①山鸡血藤（香花崖豆藤）*Millettia dielsiana* Harms ex Diels 的茎藤。主产于中南、西南、华东地区。茎藤表面灰棕色，有多数纵长或横长的皮孔；断面皮部约占半径的 1/4 处有一圈渗出的黑棕色树脂状物，木部黄色，可见细密小孔，髓极小。本品茎、叶含无羁萜（friedeline）及 3-β 无羁萜醇（friedelan-3β-ol），茎尚含鸡血藤醇（milletol）、蒲公英赛酮（taraxerone）及多种甾醇。药理实验表明，本品有抗菌作用及补血作用。②常绿油麻藤（牛马藤）*M. sempervirens* Hemsl. 的茎藤。福建有作鸡血藤用者。呈圆柱形或斜切片，栓皮灰白色，有细密环纹。横切面栓内层有数列含晶细胞，韧皮部呈棕褐色，木质部呈棕色，二者相间排列成 4~6 个同心环。韧皮部有含棕色物的分泌细胞和晶纤维及石细胞，有的石细胞中含草酸钙棱晶。中心有小髓部。③木通科植物大血藤 *Sargentodoxa cuneata*（Oliv.）Rehd. et Wils. 的藤茎，在东北、西北、中南各省也混作鸡血藤使用。其形态特征见“大血藤”项。④木兰科植物异型南五味子 *Kadsura heteroclita*（Roxb.）Craib 及内南五味子 *Kadsura interior* A. C. Smith 的藤茎，为云南制鸡血藤膏的主要原料之一。以上均非正品。

【附】滇鸡血藤 Kadsurae Caulis

本品为木兰科植物内南五味子 *Kadswra interior* A. C. Smith 的干燥藤茎。药材呈圆形、椭圆形或不规则斜切片，直径 1.8~6.5cm。表面灰棕色，栓皮剥落处呈暗红紫色，栓皮较厚，粗者具多数裂隙呈龟裂状；细者具纵沟，常附有苔类和地衣。质坚硬，不易折断。横切面皮部窄，红棕色，纤维性强。木部宽，浅棕色，有多数细孔状导管。髓部小，黑褐色，呈空洞状。具特异香气，味苦而涩。粉末暗红色。嵌晶纤维成束或散在，末端渐尖，直径 21~62μm，壁极厚，胞腔不明显，壁中嵌有众多细小草酸钙方晶，有的方晶突出于胞壁表面；嵌晶石细胞不规则形或长椭圆形，直径 38~92μm，壁厚，壁中嵌有众多细小草酸钙方晶；纤维管胞成束或散在；木栓细胞表面观多角形，垂周壁平直、菲薄，侧面观长方形；分泌细胞椭圆形，胞腔大，连有薄壁细胞碎片。导管为具缘纹孔导管，多破碎。棕色块散在，棕红色或棕色。按《中国药典》采用高效液相色谱法测定，含异型南五味子丁素（$C_{27}H_{30}O_8$）不得少于 0.05%。本品性温，味苦、甘。活血补血，调经止痛，舒筋通络。

降　香

Dalbergiae Odoriferae Lignum

本品为豆科植物降香檀 *Dalbergia odorifera* T. Chen 树干和根的干燥心材。主产于广东、海南等省。福建、广西、云南等省区也产。药材呈类圆柱形或不规则块状，大小不一。表面紫红色至红褐色，切面有致密的纹理。质硬，富油性。入水下沉。火烧有黑烟及油冒出，残留白色灰烬。气微香，味微苦。以色紫红，质坚硬，富油性，香气浓者为佳。粉末：棕紫色或黄棕色。具缘纹孔导管大而清晰，含红棕色块状物。纤维成束，周围薄壁细胞含草酸钙方晶，形成晶纤维。射线宽 1~2 列细胞，高至 15 个细胞，壁连珠状增厚，纹孔较密。草酸钙方晶直径 6~22μm。色素块

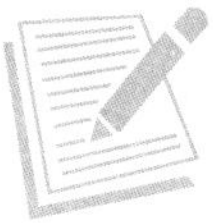

红棕色、黄棕色或淡黄色。本品含挥发油不得少于 1.0%（mL/g），并含黄酮类。本品性温，味辛。化瘀止血，理气止痛。

沉 香

Aquilariae Lignum Resinatum

本品始载于《名医别录》，列为上品。苏恭谓："沉香、青桂、鸡骨、马蹄、煎香，同是一树，出天竺诸国，木似榉柳，树皮青色。叶似橘叶，经冬不凋。夏生花，白而圆。秋结实似槟榔，大如桑椹，紫而味辛。"沈怀远《南越志》谓："交趾蜜香树，彼人取之，先断其积年老木根，经年其外皮干俱朽烂，木心与枝节不坏，坚黑沉水者，即沉香也。半浮半沉与水面平者，为鸡骨香。细枝坚实未烂者，为清桂香。其干为栈香，其根为黄熟香。其根节轻而大者，为马蹄香。此六物同出一树，有精粗之异尔。"白木香始载于唐《本草拾遗》，云："密香生交州，大树节如沉香。"《本草纲目拾遗》云："产琼者名土伽南，状如油迷，剖之香特酷烈。"所述乃此种。

【来源】本品为瑞香科（Thymelaeaceae）植物白木香 *Aquilaria sinensis*（Lour.）Gilg 含有树脂的木材。

【植物形态】白木香为常绿乔木，小枝被柔毛，芽密被长柔毛。单叶互生，革质，叶片卵形或倒卵形至长圆形，先端渐尖，基部楔形，全缘。伞形花序，被灰色柔毛，小花梗长 0.5~1.2cm；花被钟状，5 裂，黄绿色，被柔毛，喉部具密被柔毛的鳞片 10 枚。蒴果木质，倒卵形，扁平，长 2.5~3cm，密被灰色柔毛，基部有宿存略为木质的花被。种子卵形，基部有尾状附属体，长为种子的 2 倍。花期 3~5 月，果期 6~7 月。（图 6-8）

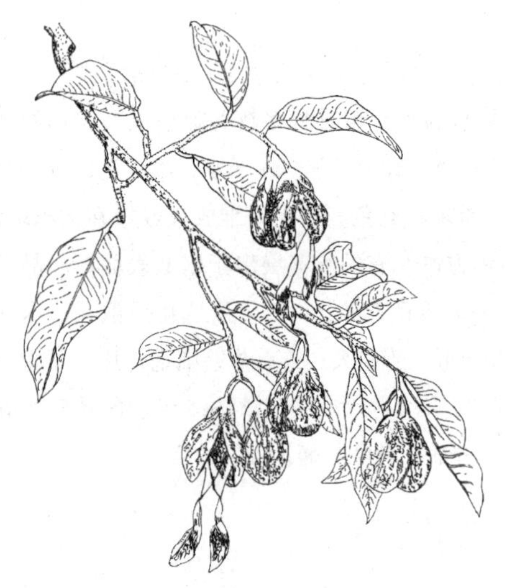

图 6-8 白木香 *Aquilaria sinensis*（Lour.）Gilg

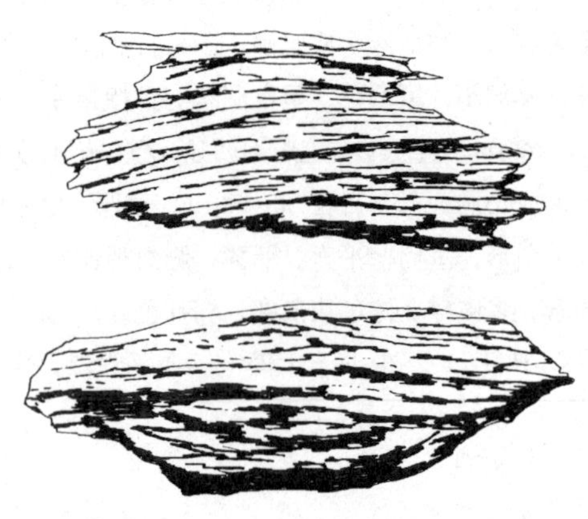

图 6-9 沉香

【产地】白木香主产于广东、海南、广西、福建等省区。

【采收加工】选择树干直径在 30cm 以上的白木香树，在距地面 1.5~2m 处顺砍数刀，刀距 30~50cm，深 3~4cm，又称开香门，促使结香。伤面及附近的木材逐渐被一种真菌侵入而腐烂，此真菌可刺激沉香酶使细胞内淀粉解体并逐渐消失，继而出现黄色物，腐烂面脱落，其下方露出聚积了黄褐色或赤褐色香脂的木材。即可采割沉香。采香形成的伤口，又可形成新的香脂，亦可在已枯死的树干或根内觅取沉香。本品全年均可采收。

【性状鉴别】呈不规则块片、片状或盔帽状，有的为小碎块。表面凹凸不平，有加工的刀痕，偶有孔洞，有黑褐色微显光泽的树脂和黄白色不含树脂木部交互形成的斑纹。质坚实。断面刺状。气芳香，味苦。燃烧时有浓烟及强烈香气，并有黑色油状物渗出。(图6-9)

以色黑、质坚硬、油性足、香气浓而持久、能沉水者为佳。

饮片　呈不规则片状、长条形或类方形小碎块状，长0. 3~7. 0cm，宽0. 2~5.5 cm。表面凹凸不平，有的有刀痕，偶有孔洞，可见黑褐色树脂与黄白色木部相间的斑纹。质较坚实，刀切面平整，折断面刺状。气芳香，味苦。

【显微鉴别】横切面：①木射线宽1~2列细胞，呈径向延长，壁非木化或微木化，有的具壁孔，含棕色树脂状物质。射线周围的木薄壁细胞有时因含树脂而破坏，形成不整齐的树脂带。②导管呈圆形、多角形，直径42~128μm，往往2~10个成群存在，偶有单个散在，有的含棕色树脂状物质。③木纤维多角形，占大部分，直径20~45μm，壁具单斜纹孔。④内涵韧皮部薄壁组织常呈长椭圆状或条带状，常与射线相交，细胞壁薄，非木化，内含树脂状物及丝状物（菌丝）。其间散有少数纤维，筛管群多颓废。有的细胞内含少数草酸钙柱晶。(图6-10)

切向纵切面：①木射线细胞同型性，宽1~2列细胞，高4~20个细胞。②导管为具缘纹孔，长短不一，多为短节导管，两端平截，具缘纹孔排列紧密，互列，导管直径42~130μm，内含黄棕色树脂团块。③纤维细长，直径20~45μm，壁较薄，有单纹孔。④内涵韧皮部细胞长方形。(图6-10)

径向纵切面：①木射线排列成横向带状，高4~20层细胞，细胞为方形或略长方形。②纤维径向壁上有单纹孔，余同切向纵切面。(图6-10)

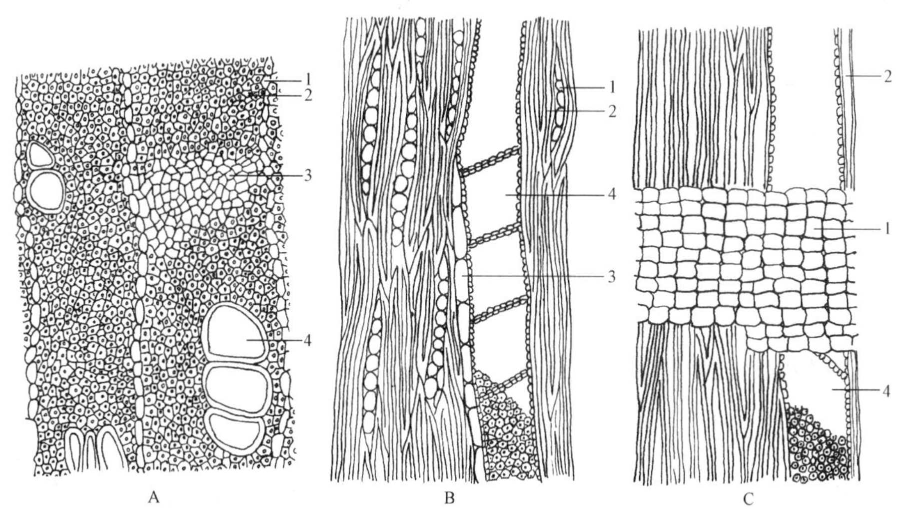

图6-10　沉香三切面

A. 横切面　B. 切向切面　C. 径向切面

1. 射线　2. 木纤维　3. 内涵韧皮部薄壁细胞　4. 导管

粉末：黑棕色。①纤维管胞长梭形，多成束，直径20~30μm，壁较薄，有具缘纹孔。②韧型纤维较少见，直径25~45μm，径向壁上有单斜纹孔。③具缘纹孔导管多见，直径约至130μm，具缘纹孔排列紧密，互列，导管内棕色树脂团块常破碎脱出。④木射线细胞单纹孔较密。⑤内涵

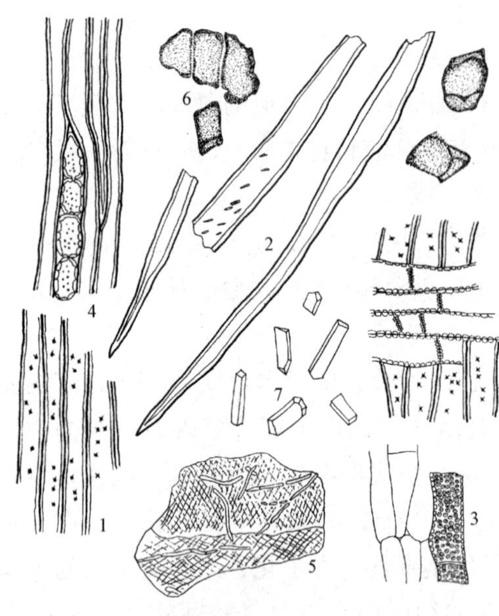

图 6-11　沉香粉末

1. 纤维管胞　2. 韧型纤维　3. 导管　4. 木射线细胞　5. 内涵韧皮薄壁细胞（示纹理及菌丝）　6. 树脂团块　7. 草酸钙柱晶

韧皮部薄壁细胞含黄棕色物质，细胞壁非木化，有时可见纵斜交错纹理及菌丝。⑥草酸钙柱晶，长 68μm，直径 9~15μm。（图 6-11）

【成分】含挥发油及树脂。挥发油中含沉香螺萜醇（agarospirol）、白木香酸（agaropiric acid）及白木香醛（agarospiral），具有镇静作用。苍术醇（hinesol）是沉香螺萜醇的差向异构体，具有抗胃溃疡的作用。

从受真菌感染的沉香中分离得到沉香四醇（agarotetrol）、沉香螺萜醇、沉香萜醇（agarol）、α-沉香萜呋喃及β-沉香萜呋喃（agarofuran）、去甲基沉香萜呋喃酮（norketoagarofuran）、4-羟基二氢沉香萜呋喃（4-hydroxydihydroagatofuran）及 3,4-二羟基二氢沉香萜呋喃（3,4-dihydroxydihydroagarofuran）、芹子烷（selinane）。从未受真菌感染的沉香中也分离出沉香萜醇，尚有芹子烷（selinane）等萜类化合物以及癸烯的异构物。此外，尚有呋喃白木香醛（sinenofuranal）、呋喃白木香醇（sinenofuranol）。

【理化鉴别】①取热浸法乙醇浸出物，进行微量升华，得黄褐色油状物，香气浓郁，于油状物上加盐酸 1 滴与香草醛少量，再滴加乙醇 1~2 滴，渐显樱红色，放置后颜色加深。

②取本品乙醚提取液作为供试品溶液，以沉香对照药材作对照，分别点于同一硅胶 G 薄层板上，以三氯甲烷-乙醚（10∶1）为展开剂，置紫外光灯（365nm）下检视。供试品色谱中，在与对照药材色谱相应的位置上，显相同颜色的荧光斑点。

③按《中国药典》采用高效液相色谱法测定。色谱条件为以十八烷基硅烷键合硅胶为填充剂；以乙腈为流动相 A，以 0. 1%甲酸溶液为流动相 B 进行梯度洗脱；流速0. 7mL/min，检测波长 252nm。以本品乙醇提取液作为供试品溶液，以沉香对照药材的乙醇提取液作参照物，以沉香四醇对照品作对照。分别精密吸取对照药材参照物溶液、对照品溶液及供试品溶液各 10μL，注入液相色谱仪，测定。供试品色谱图中，应呈现 6 个特征峰，并应与对照药材参照物色谱峰中的 6 个特征峰相对应，其中峰 1 应与对照品参照物峰保留时间相一致。（图 6-12）

【浸出物】按醇溶性浸出物热浸法测定，乙醇浸出物不得少于 10. 0%。

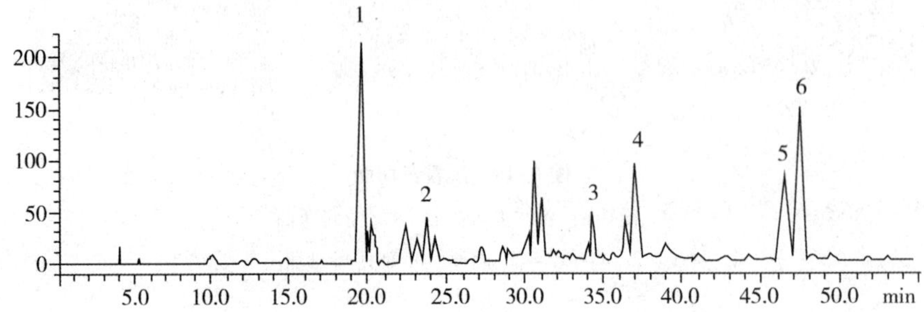

图 6-12　沉香对照药材参照物溶液液相特征图谱

峰 1：沉香四醇　峰 3：8 氯-2-（2-苯乙基）-5，6，7-三羟基-5，6，7，8-四氢色酮

峰 5：6，4’-二羟基-3’-甲氧基-2-（2-苯乙基）色酮

【含量测定】按《中国药典》采用高效液相色谱法测定，本品含沉香四醇（$C_{17}H_{18}O_6$）不得少于 0.10%。

【功效】性微温，味辛、苦。行气止痛，温中止呕，纳气平喘。

【附注】进口沉香主产于印度尼西亚、马来西亚、柬埔寨及越南等国，为瑞香科植物沉香 *Aquilaria agallocha* Roxb. 含有树脂的木材。药材呈不规则棒状、片状。表面黄棕色或灰黑色，密布断续棕黑色的细纵纹（系含树脂的部分）；有时可见黑棕色树脂斑痕。质坚硬而重，能沉水或半沉水。气较浓，味苦。燃之发浓烟，香气强烈。醇浸出物 35%~50%。

通　草

Tetrapanacis Medulla（附：小通草）

本品原名通脱木，始载于《本草纲目》，云："通脱木，生山侧，叶似蓖麻，心中有瓤，轻白可爱……俗名通草。"《本草图经》载："生江南，高丈许，大叶似荷而肥，茎中有瓤，正白者是也。"均应是本种，而《唐本草》和《本草纲目》所载通草，实为木通科木通。

【来源】本品为五加科（Araliaceae）植物通脱木 *Tetrapanax papyrifer*（Hook.）K. Koch 的干燥茎髓。

【植物形态】灌木。通常高 1~3.5m；茎直立，木质而不坚，中央有白色轻软纸质的大型髓部，幼时具有隔室，老时则渐充实。植物初长时表面密被星状毛，叶大，互生，集生于茎的上部，掌状 5~11 裂，基部心形，全缘或有粗齿；叶柄粗长，托叶膜质，锥形，基部合生。多数球状伞形花序集成大型复圆锥花序，顶生；花小，花萼不显；花瓣4，白色。浆果扁球形，核果状，紫黑色。花期 9 月，果期 10~12 月。（图 6-13）

【产地】产于贵州、云南、四川、湖北等省。

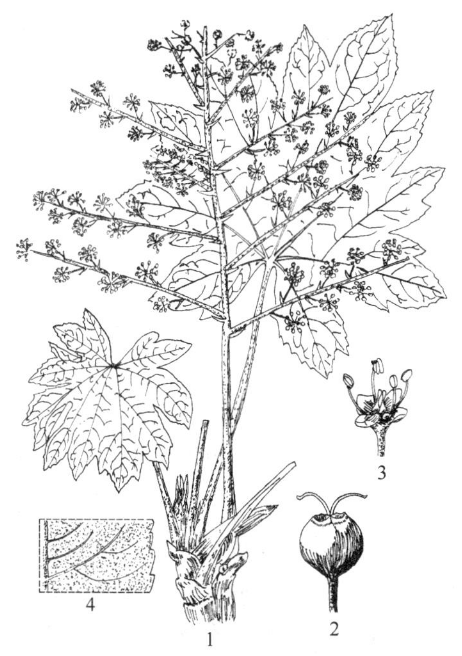

图 6-13　通脱木 *Tetrapanax papyrifer* (Hook.) K. Koch

1. 花枝及叶　2. 果实　3. 花　4. 叶片

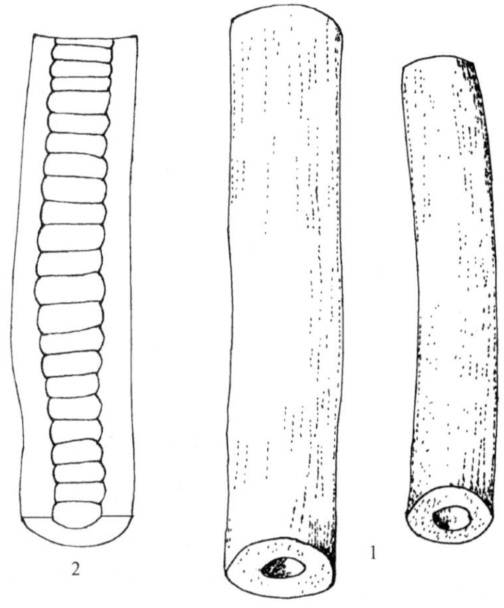

图 6-14　通草

1. 外形　2. 纵剖面（示分隔）

【采收加工】通常于秋季割取2~3年生植物的茎干，截段，趁鲜用细木棍顶出茎髓，理直后晒干。

【性状鉴别】呈圆柱形，一般长20~40cm，直径1~2.5cm。表面白色或淡黄色，有浅纵沟纹。体轻，质松软，稍有弹性，易折断。断面平坦，有银白色光泽，中央有直径为0.3~1.5cm的空心或半透明圆形的薄膜，纵剖面薄膜呈梯状排列。商品"方通"为约10cm见方的片状物，表面白色，微有光泽；"通丝"则为细长碎纸片状，宽3~5mm，长短不等。气微，味淡。(图6-14)

饮片　呈圆形或类圆形厚片。表面白色或淡黄色，有淡纵河纹。体轻、质松软，稍有弹性，切面平坦，呈银白色光泽，中部空心或有半透明的薄膜，实心者少见。气微，味淡。

以条粗、色白洁、有弹性者为佳。

【显微鉴别】横切面：全部为薄壁细胞，呈椭圆形、类圆形或近多角形，外侧的细胞较小，纹孔明显，有的细胞含草酸钙簇晶，直径15~64μm。

【成分】主含三萜及三萜皂苷类化合物，此外还含甾苷、黄酮类、苯衍生物类、神经酰胺类及微量元素等。

【检查】总灰分不得过8.0%，水分不得过16.0%。

【功效】性微寒，味甘、淡。清热利尿，通气下乳。

【附注】四川、云南、贵州等省称为"实心大通草"的商品，为同科灌木植物盘叶掌叶树 *Brassaiopsis fatsioides* 的茎髓。药材与通草的不同点为：表面黄白色，粗糙，质地坚硬，断面实心。

【附】小通草　**Stachyuri Medulla/Helwingiae Medulla**

本品为旌节花科植物喜马山旌节花 *Stachyurus himalaicus* Hook. f. et Thoms. 及中国旌节花 *S. chinensis* Franch 或山茱萸科植物青荚叶 *Helwingia japonica* (Thunb.) Dietr. 的干燥茎髓。喜马山旌节花主产于西南地区及陕西、甘肃、湖南、福建、广西等省区。青荚叶主产于湖北、湖南、云南等省。药材喜马山旌节花的茎髓呈细圆柱形，长30~50cm，直径0.5~1cm。表面白色或淡黄色，平滑。体轻，质松软，捏之能变形，有弹性，易折断。断面平坦，实心，显银白色光泽。水浸后有黏滑感。气微，味淡。青荚叶的茎髓有浅纵条纹。质较硬，捏之不易变形。水浸后无黏滑感。本品性寒，味甘、淡。清热，利尿，下乳。

钩　藤

Uncariae Ramulus cum Uncis

本品原名钓藤，载于《名医别录》。苏恭谓："钓藤出梁州，叶细长，其茎间有刺，若钓钩。"李时珍谓："其刺曲如钓钩，故名。"又谓："状如葡萄藤而有钩，紫色，古方多用皮，后世多用钩，取其力锐尔。"

【来源】本品为茜草科（Rubiaceae）植物钩藤 *Uncaria rhynchophylla*（Miq.）Miq. ex Havil.、大叶钩藤 *U. macrophylla* Wall.、毛钩藤 *U. hirsuta* Havil.、华钩藤 *U. sinensis*（Oliv.）Havil. 或无柄果钩藤 *U. sessilifructus* Roxb. 的干燥带钩茎枝。

【植物形态】钩藤　常绿攀援状灌木，长可达10m，小枝圆柱形或四棱形，光滑无毛。叶腋处着生钩状向下弯曲的不育花序梗，钩对生或单生，淡褐色至褐色，光滑。单叶对生，叶片卵状披针形或椭圆形，长6~11cm，宽3~6.5cm，先端渐尖，基部楔形，全缘，上面光滑无毛，下面脉腋处有短毛；托叶一对，2深裂，裂片线形。头状花序，直径2~2.5cm；花序梗纤细，长2~5cm；花冠黄色。蒴果倒卵状椭圆形，被疏柔毛，具宿萼。花期5~7月，果期10~11月。(图6-15)

大叶钩藤　小枝和叶片均被褐色毛茸。叶片椭圆形或长圆形，长10~16cm，宽6~12cm；托叶2裂，裂片较宽。总花梗被褐色毛茸，头状花序球形，直径4~4.5cm，花冠淡黄色，蒴果纺锤形，有长柄。

毛钩藤　叶椭圆形或卵状披针形，上面近无毛，下面被疏长粗毛。头状花序球形，单个腋生或顶生，总花梗被长毛，长3~5cm，中部着生6枚以上苞片；花冠淡黄色或淡红色，密被粗毛。蒴果纺锤形。

华钩藤　叶片椭圆形或长圆形，长10~17cm，宽5.5~9.5cm，两面无毛；托叶大，半圆形，全缘。头状花序单生于叶腋或枝顶，花绿白色。蒴果无柄，倒卵状椭圆形，具宿萼；种子具翅。

无柄果钩藤　叶椭圆形至倒卵状矩圆形，上面光滑，下面稍带粉白色；托叶2裂，裂片条形。头状花序腋生或总状花序顶生，总花梗中部或中下部着生4~6枚苞片，花冠白色或淡黄色。蒴果纺锤形。

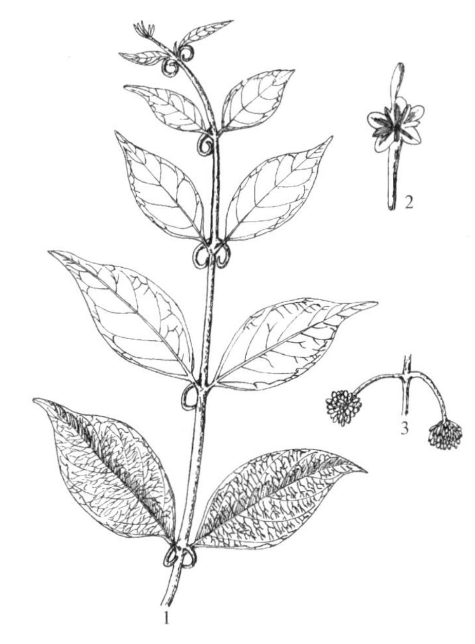

图6-15　钩藤 ***Uncaria rhynchophylla*** **(Miq.) Miq. ex Havil.**

1. 具钩的枝　2. 花（已去花萼和部分花冠管）　3. 节上着生的果序

【产地】 钩藤主产于广西、广东、湖北、湖南等省区。大叶钩藤主产于广西、广东、云南等省区。华钩藤主产于广西、贵州、湖南、湖北等省区。毛钩藤主产于福建、广东、广西、台湾等省区。无柄果钩藤主产于广东、广西、云南等省区。

【采收加工】 秋、冬两季采收有钩的嫩枝，剪成短段，晒干。

【性状鉴别】 钩藤　为带单钩、双钩的茎枝小段。茎枝呈圆柱形或类方柱形，长2~3cm，直径2~5mm；表面红棕色至紫红色，具细纵纹，光滑无毛，黄绿色至灰褐色者有时可见白色点状皮孔。多数枝节上对生两个向下弯曲的钩，或仅一侧有钩，另一侧为突起的疤痕；钩略扁或稍圆，先端细尖，基部较阔；钩基部的枝上可见叶柄脱落后的窝点状痕迹和环状托叶痕。质坚韧，断面皮部纤维性，髓部黄白色，疏松似海绵，或萎缩成空洞。气微，味淡。（图6-16）

大叶钩藤　小枝两侧有纵棱，具突起的黄白色小疣点状皮孔。钩枝密被褐色长柔毛，钩长达3.5cm，表面灰棕色，末端膨大成小球，折断面有髓或中空。

毛钩藤　枝或钩的表面灰白色或灰棕色，粗糙，有疣状凸起，被褐色粗毛。

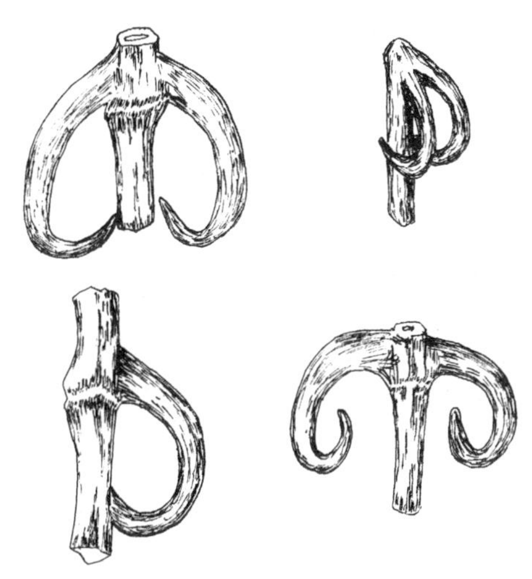
图6-16　钩藤

华钩藤　小枝方柱形，表面黄绿色，钩端渐尖，常留萎缩苞痕，基部扁阔，常有宿存托叶，全缘。

无柄果钩藤　钩枝四面有浅纵沟，具稀疏的褐色柔毛，叶痕明显，钩长1~1.8cm，表面棕黄色或棕褐色，折断面髓部浅黄白色。

以双钩、茎细、钩结实、光滑、色紫红、无枯枝钩者为佳。

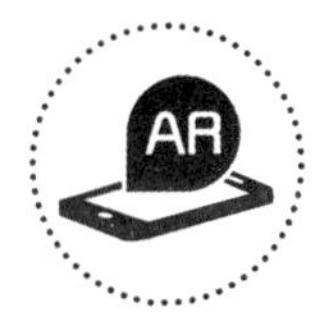

【显微鉴别】 钩藤茎枝横切面：①表皮细胞外侧角质增厚。②皮层细胞内含棕色物及少量淀粉粒。③皮层内方纤维连成间断的环层。④韧皮部韧皮纤维有厚壁性细胞及薄壁性细胞，常单个或2~3个成束；薄壁细胞含草酸钙砂晶。韧皮射线细胞宽1列。⑤形成层明显。⑥木质部导管类圆形，多单个散在，

偶有 2~4 个并列。⑦髓宽阔，约占切面直径的一半，四周有 1~2 列环髓厚壁细胞，具明显的单纹孔，内含棕色物质。钩的横切面与茎枝基本相同。唯组织排列致密，钩尖端部木质部较宽，髓部狭窄。

大叶钩藤茎横切面　表皮外侧角质层表面观成条纹状，具单细胞或多细胞非腺毛。皮层细胞有的含色素。木质部两侧向内呈弧状突起，薄壁细胞中含砂晶或簇晶。

毛钩藤茎横切面　角质层表面观呈内凹的方格形。复表皮 2~5 层细胞，单细胞非腺毛钩状弯曲，多细胞非腺毛由 2~15 个细胞组成。薄壁细胞含草酸钙砂晶。

华钩藤茎横切面　角质层表面观呈类长方形突起，薄壁细胞含草酸钙砂晶。

无柄果钩藤茎横切面　角质层呈不规则的波状纹理，表皮细胞外壁向外突起，具多数单细胞短角状毛，表面有疣状突起。皮层细胞不含色素，有断续成环的石细胞层。木质部向内呈弧状突起，薄壁细胞中含草酸钙砂晶或簇晶。

粉末：淡黄棕色至红棕色。①韧皮薄壁细胞成片，细胞延长，界限不明显，次生壁常与初生壁脱离，呈螺旋状或不规则扭曲状。②纤维成束或单个散在，多断裂，直径 10~26μm，壁厚 3~11μm 。③具缘纹孔导管多破碎，直径可达 56μm，纹孔排列较密。④表皮细胞棕黄色，表面观呈多角形或稍延长，直径 11~34μm。⑤草酸钙砂晶存在于长圆形薄壁细胞中，密集，有的含砂晶细胞连接成行。

大叶钩藤　单细胞非腺毛多见，多细胞非腺毛 2~15 细胞。

毛钩藤　非腺毛 1~5 细胞。

华钩藤　与钩藤相似。

无柄果钩藤　少见非腺毛，1~7 细胞。可见厚壁细胞，类长方形，长 41~121μm，直径 17~32μm。

【成分】 茎和根含生物碱类，如钩藤碱（rhynchophylline）、异钩藤碱（isorhynchophylline）（此二者为降血压的有效成分）、去氢钩藤碱（corynoxeine）、去氢异钩藤碱（isocorynoxeine）、柯南因（corynantheine）；三萜类，如熊果酸（vrsolic acid）、羽扇豆烯酮（lupenone）；少量黄酮类成分。

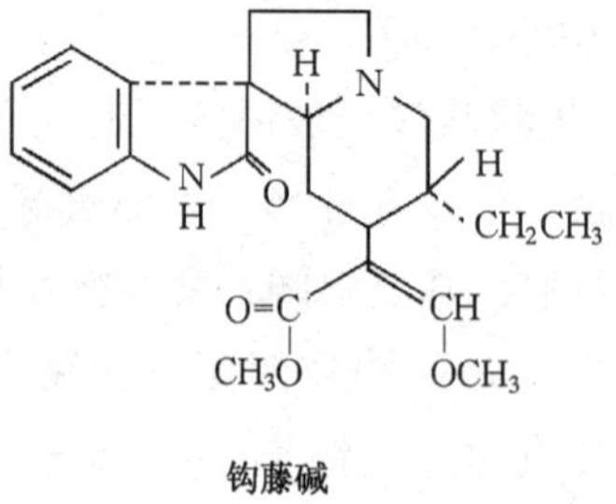

钩藤碱 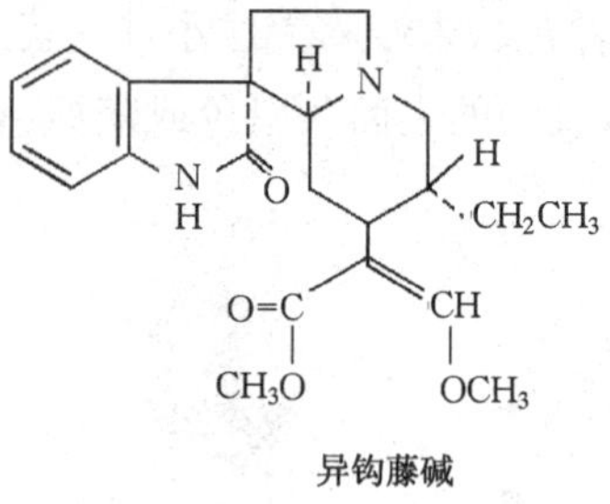　　异钩藤碱

【理化鉴别】 ①取本品经浓氨试液浸泡后的三氯甲烷提取液，作为供试品溶液，以异钩藤碱对照品作对照，分别点于同一硅胶 G 薄层板上，以石油醚（60~90℃）-丙酮（6∶4）为展开剂，喷以改良碘化铋钾试液。供试品色谱中，在与对照品色谱相应的位置上，显相同颜色的斑点。

②取横切片置紫外光灯下观察，外皮呈浓紫褐色，切面呈蓝色。

【检查】 总灰分不得过 3.0%，水分不得过 10.0%。

【浸出物】 按醇溶性浸出物热浸法测定，乙醇浸出物不得少于 6.0%。

【功效】 性凉，味甘。息风定惊，清热平肝。

第七章
皮　类

扫一扫，查阅本章数字资源，含PPT、音视频、图片等

第一节　概　述

皮（cortex）类药材通常是指来源于被子植物（其中主要是双子叶植物）和裸子植物的茎干、枝和根的形成层以外部分的药材。它由外向内依次为周皮、皮层、初生和次生韧皮部。其中大多为木本植物茎干的皮，少数为根皮或枝皮。

一、性状鉴别

皮类药材因植物来源、取皮部位、采集和加工干燥不同而形成外表形态上的变化特征。在鉴定时，仔细观察，正确运用鉴别术语十分重要。

1. 形状　由粗大老树上剥的皮，大多粗大而厚，呈长条状或板片状；枝皮则呈细条状或卷筒状；根皮多数呈短片状或短小筒状。一般描述术语有：

平坦状　皮片呈板片状，较平整。如杜仲、黄柏。

弯曲状　皮片多向内弯曲，通常为取自枝干或较小茎干的皮，易收缩而成弯曲状。由于弯曲的程度不同，又分：反曲状，如石榴树皮；槽状或半管状，如合欢皮；管状或筒状，如牡丹皮；单卷状，如肉桂；双卷筒状，如厚朴；复卷筒状，如锡兰桂皮。（图7-1）

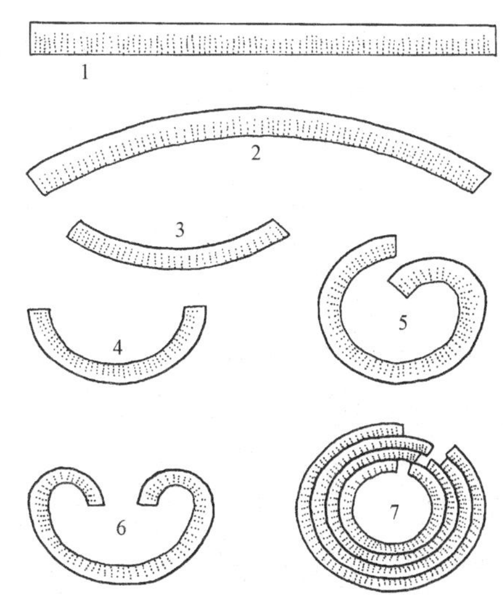

图 7-1　皮类中药的各种形状

1. 平坦　2. 弯曲　3. 反曲　4. 槽状　5. 单卷状　6. 双卷状　7. 复卷状

2. 外表面　多为灰黑色、灰褐色、棕褐色或棕黄色等。有的树干皮外表面常有斑片状的地衣、苔藓等物附生。有的常有片状剥离的落皮层和纵横深浅不同的裂纹，有时亦有各种形状的突起物而使树皮表面显示不同程度的粗糙。多数树皮尚可见到皮孔，通常是横向的，也有纵向延长的，皮孔的边缘略突起，中央略向下凹，皮孔的形状、颜色、分布的密度，常是鉴别皮类中药的特征之一。如合欢皮的皮孔呈红棕色，椭圆形；牡丹皮的皮孔呈灰褐色，横长略凹陷状；杜仲的皮孔呈斜方形。少数有刺毛，如红毛五加皮；或有钉状物，如海桐皮等。部分皮类中药，木栓层已除去或部分除去而较光

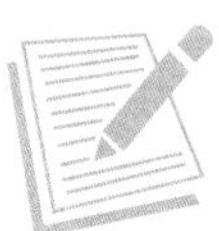

滑，如桑白皮、黄柏等。

3. 内表面 颜色各不相同，如肉桂呈红棕色，杜仲呈紫褐色，黄柏呈黄色，苦楝皮呈黄白色。有些含油的皮类中药，刻划出现油痕，可根据油痕的情况并结合气味等判断该药材的质量，如肉桂、厚朴等。一般较平滑或具粗细不同的纵向皱纹，有的显网状纹理，如椿皮。

4. 折断面 皮类中药横向折断面的特征和皮各组织的组成和排列方式有密切关系，因此是皮类中药的重要鉴别特征，折断面的性状主要有：

平坦状 组织中富有薄壁细胞而无石细胞群或纤维束的皮，折断面较平坦，无显著突起物，如牡丹皮。

颗粒状 组织中富有石细胞群的皮，折断面常呈颗粒状突起，如肉桂。

纤维状 组织中富含纤维的皮，折断面多显细的纤维状物或刺状物突出，如桑白皮、合欢皮。

层状 组织构造中的纤维束和薄壁组织成环带状间隔排列，折断时形成明显的层片状，如苦楝皮、黄柏等。

有些皮的断面外层较平坦或颗粒状，内层显纤维状，说明纤维主要存在于韧皮部，如厚朴。有的皮类中药在折断时有胶质丝状物相连，如杜仲。亦有些皮在折断时有粉尘出现，这些皮的组织较疏松，含有较多的淀粉，如白鲜皮。

5. 气味 各种皮的外形有时很相似，但其气味却完全不同。如香加皮和地骨皮，前者有特殊香气，味苦，后者气微，味甘而后苦。肉桂与桂皮外形亦较相似，但肉桂味甜而微辛，桂皮则味辛辣而凉。

二、显微鉴别

皮类药材的构造一般可分为周皮、皮层、韧皮部来进行观察。首先观察横切面各部分组织的界限和宽厚度，然后再进行各部分组织的详细观察和描述，各部位在观察时应注意的特征分述如下：

1. 周皮 包括木栓层、木栓形成层与栓内层三部分。木栓层细胞多整齐地排列成行，细胞呈扁平形，切向延长，壁薄，栓化或木化，黄棕色或含红棕色物质。有的木栓细胞壁均匀地或不均匀地增厚并木化，如杜仲木栓细胞内壁特厚，肉桂的最内一列木栓细胞的外壁特别增厚。木栓层发达的程度随植物的种类不同而有较大的区别。木栓形成层细胞常为扁平的薄壁细胞，在一般的皮类药材中不易区别。栓内层存在于木栓形成层的内侧，径向排列成行，细胞壁不栓化，亦不含红棕色物质，少数含叶绿体而显绿色，又称绿皮层。栓内层较发达时，其内部距木栓形成层较远的细胞形态，多为不规则形，此时常不易与皮层细胞区别。

2. 皮层 细胞大多是薄壁性的，略切向延长，常可见细胞间隙，靠近周皮部分常分化成厚角组织。皮层中常可见到纤维、石细胞和各种分泌组织，如油细胞、乳管、黏液细胞等，常见的细胞内含物有淀粉粒和草酸钙结晶。

3. 韧皮部 包括韧皮部束和射线两部分。韧皮部束外方，为初生韧皮部，其筛管群常呈颓废状而皱缩，最外方常有厚壁组织如纤维束、石细胞群形成环带或断续的环带（过去也称为中柱鞘纤维）。次生韧皮部占大部分，除筛管和伴胞外，常有厚壁组织、分泌组织等，应注意其分布位置、分布特点和细胞特征。有些薄壁细胞内常可见到各种结晶体或淀粉粒。

射线可分为髓射线和韧皮射线两种。髓射线较长，常弯曲状，外侧渐宽成喇叭口状；韧皮射线较短，两者都由薄壁细胞构成，不木化，细胞中常含有淀粉粒和草酸钙结晶。射线的宽度和形状在鉴别时较为重要。

粉末的显微观察 在鉴定皮类中药时经常应用，如各种细胞的形状、长度、宽度，细胞壁的性质、厚度、壁孔和壁沟的情况及层纹清楚否，都是鉴定的重要依据。

第二节 药材（饮片）鉴定

桑白皮

Mori Cortex（附：桑枝、桑叶、桑椹）

【来源】本品为桑科（Moraceae）植物桑 *Morus alba* L. 的干燥根皮。

【产地】主产于河南、安徽、浙江、江苏、湖南、四川等省。

【采收加工】秋末叶落时至次春发芽前采挖根部，刮去黄棕色粗皮，纵向剖开皮部，剥取根皮晒干。

【性状鉴别】呈扭曲的卷筒状、槽状或板片状，长短宽狭不一，厚1~4mm。外表面白色或淡黄白色，平坦，偶有残留未除净的橙黄色或棕黄色鳞片状粗皮；内表面黄白色或灰黄色，有细纵纹。体轻，质韧，纤维性强，难折断，易纵向撕裂，撕裂时有白色粉尘飞扬。气微，味微甘。（图7-2）

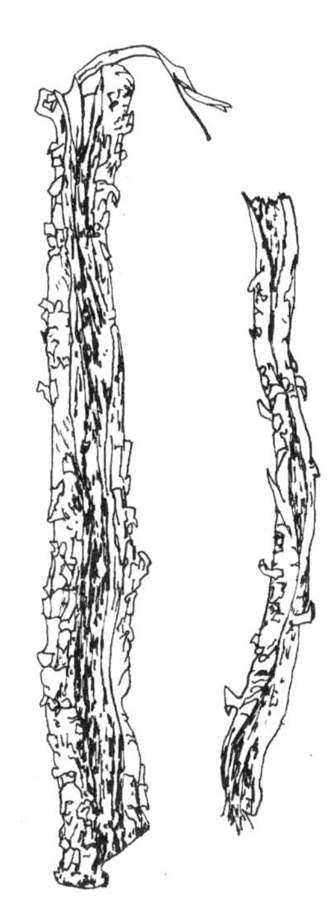

图7-2 桑白皮

以色白、皮厚、柔韧、粉性足者为佳。

【显微鉴别】横切面：①射线明显，宽2~6列细胞。②乳管散在。③纤维单个或成束，非木化或微木化。④薄壁细胞中含有淀粉粒及草酸钙方晶。⑤老根皮在皮层有少数石细胞群，胞腔内大多含方晶；在韧皮部内侧，有石细胞群断续排列成环带状。

粉末：淡灰黄色。①纤维颇多，直径13~26μm，壁厚，非木化至微木化。②草酸钙方晶直径11~32μm。③淀粉粒众多，单粒或复粒；单粒多呈类圆形，直径4~16μm，大粒可见脐点，呈点状或裂缝状；复粒由2~8分粒组成。④石细胞类圆形、类方形、椭圆形或不规则形，直径22~52μm，壁极厚或较厚，纹孔及孔沟明显，胞腔内有的含方晶。⑤含晶厚壁细胞，木化，纹孔不明显。⑥乳汁管偶见。（图7-3）

【成分】含四种黄酮类衍生物及桦皮酸。尚含α-香树精及β-香树精（amyrin）、挥发油、谷甾醇及桑酮A、B和桑根酮C、D（sanggenon C、D）。另含香豆精类化合物东莨菪素及伞形花内酯。四种黄酮类衍生物为：桑皮素（mulberrin）0.15%、桑皮色烯素（mulberrochromene）0.2%、环桑皮素（cyclomulberrin）0.02%、环桑皮色烯素（cyclomulberrochromene）0.016%。

【功效】性寒，味甘。泻肺平喘，利水消肿。

【检查】水分不得过10.0%。

【附注】商品药材桑白皮中，除本种外，曾有华桑 *Morus cathayana* Hemsl.、鸡桑 *M. australis* Poir. 的根皮。均非正品。

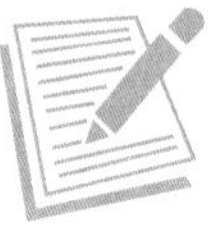

【附】桑枝　Mori Ramulus

本品为桑的干燥嫩枝。药材呈长圆柱形，少分枝，长短不一，直径0.5~1.5cm。表面灰黄色或黄褐色，有多数黄褐色点状皮孔及细纵纹，并有灰白色略呈半圆形的叶痕和黄棕色的腋芽。质坚韧，不易折断。断面纤维性。切片厚2~5mm，皮部较薄，木部有放射状纹理，髓部白色或黄白色。气微，味淡。木质部含桑木素（morin）、二氢桑木素（dihydromorin）、桑橙素（maclurin）及二氢山柰素等，此外尚含酚性物质、琥珀酸、腺嘌呤等化学成分。本品性平，味微苦。祛风湿，利关节。

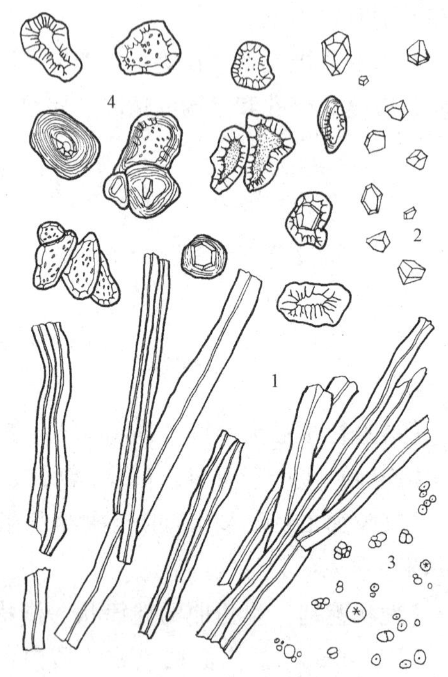

图7-3　桑白皮粉末

1. 纤维　2. 草酸钙方晶　3. 淀粉　4. 石细胞

桑叶　Mori Folium

本品为桑的干燥叶。本品多皱缩、破碎。完整的叶片有柄，展平后呈卵形或宽卵形，长8~15cm，宽7~13cm；先端渐尖，基部截形、圆形或心形，边缘有锯齿或钝锯齿，有的不规则分裂。上表面黄绿色或浅黄棕色，有时可见小疣状突起；下表面色稍浅，叶脉突出，小脉网状，脉上被疏毛，脉基具簇毛。质脆。气微，味淡，微苦涩。主含黄酮类化合物：芦丁、桑苷、异槲皮苷；生物碱类化合物：胡芦巴碱、胆碱、腺嘌呤；香豆素类化合物：伞形花内酯、东莨菪素。此外，尚含多种氨基酸、有机酸、维生素、甾体化合物和三萜类化合物。本品性寒，味甘、苦。疏散风热，清热润燥，清肝明目。

桑椹　Mori Fructus

本品为桑的干燥果穗。药材果穗略呈圆柱状，长1~2cm，直径5~8mm，具总果柄，长约1cm。每个果穗由30~60枚瘦果集成，小瘦果卵圆形，稍扁，长约2mm，宽约1mm，无果柄，外表黄棕色、棕红色至暗紫色，外被花被片4枚。气微，味微酸而甜。主含芸香苷、花青素苷、胡萝卜素、维生素 B_1、维生素 B_2、维生素C、烟酸、糖类（9%~12%）。尚含脂肪油，种子中约26%，油中主要成分为亚油酸。本品性寒，味甘、酸。滋阴补血，生津润燥。

牡丹皮
Moutan Cortex

牡丹始载于《神农本草经》，列为中品。《唐本草》谓："牡丹生汉中，剑南所出者，苗似羊桃，夏生白花，秋实圆绿，冬实赤色，凌冬不凋，根似芍药，肉白皮丹。"《本草纲目》谓："牡丹以色丹者为上，虽结子而根上生苗，故谓之牡丹。"综上所述，古今所用之牡丹皮来源一致。

【来源】本品为毛茛科（Ranunculaceae）植物牡丹 *Paeonia suffruticosa* Andr. 的干燥根皮。

【植物形态】落叶小灌木，高1~2m。主根粗而长，外皮灰褐色或棕色，有香气。茎分枝，短而粗壮。叶互生，通常为二回三出复叶，叶柄长6~10cm，小叶卵形或广卵形，顶生小叶长4.5~6cm，宽2.5~4cm，通常3裂，侧生小叶较小，斜卵形，亦有呈掌状3裂或不等2浅裂，上面绿色无毛，下面多被白粉。花单生于枝顶，直径12~20cm；萼片5，绿色，宿存；花瓣5或重瓣，白色、红紫色或黄红色，倒卵形，先端常二浅裂。蓇葖果卵形，绿色，表面密被黄褐色短毛。花期4~5月，果期6~7月。

【产地】主产于安徽、四川、河南、山东等省。

【采收加工】栽培3~5年后采收。常在10~11月挖出根部，除去须根及茎基，剥取根皮，晒干，习称“连丹皮”。趁鲜刮去外皮，纵剖，抽取木心，习称“刮丹皮”或“粉丹皮”。

【性状鉴别】连丹皮 呈筒状或半筒状，有纵剖开的裂缝，向内卷曲或张开，通常长5~20cm，直径0.5~1.2cm，皮厚1~4mm。外表面灰褐色，有多数横长皮孔样突起及细根痕。内表面淡灰黄色或浅棕色，有明显的细纵纹理，常见发亮的结晶（丹皮酚）。质硬脆，折断面较平坦，粉性，淡粉红色。气芳香，味微苦而涩。（图7-4）

刮丹皮 外表面有刮刀削痕，淡红棕色或淡灰黄色，有时可见灰褐色斑点状残存外皮，其他特征同原丹皮。

以条粗长、皮厚、无木心、断面白色、粉性足、结晶多、香气浓者为佳。

饮片 呈圆形或卷曲形的薄片。连丹皮外表面灰褐色或黄褐色，栓皮脱落处粉红色；刮丹皮外表面红棕色或淡灰黄色。内表面有时可见发亮的结晶。切面淡粉红色，粉性。气芳香，味微苦而涩。

【显微鉴别】横切面：①木栓层由多列细胞组成，壁浅红色。②皮层菲薄，为数列切向延长的薄壁细胞。③韧皮部占大部分。④射线宽1~3列细胞。⑤韧皮部、皮层薄壁细胞以及细胞间隙中含草酸钙簇晶；薄壁细胞和射线细胞中含色素或淀粉粒。

粉末：淡红棕色。①淀粉粒众多，单粒呈类球形或多角形，直径3~16μm，脐点点状、裂缝状或飞鸟状；复粒由2~6粒复合而成。②草酸钙簇晶甚多，直径9~45μm，有时含晶薄壁细胞排列成行；也有一个薄壁细胞中含有数个簇晶，或簇晶充塞于细胞间隙中者。③连丹皮可见木栓细胞长方形，壁稍厚，浅红色。（图7-5）

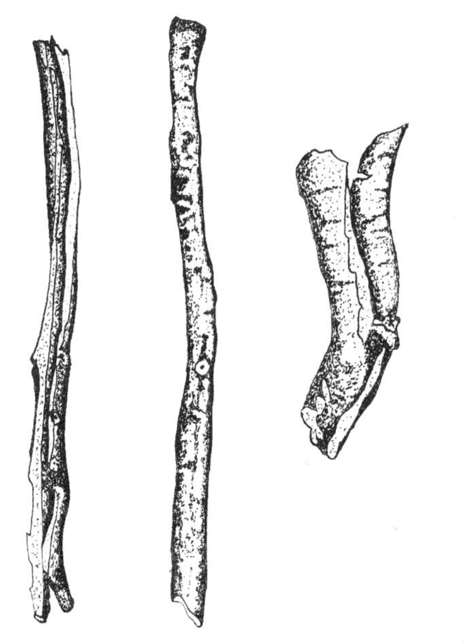

图7-4 牡丹皮

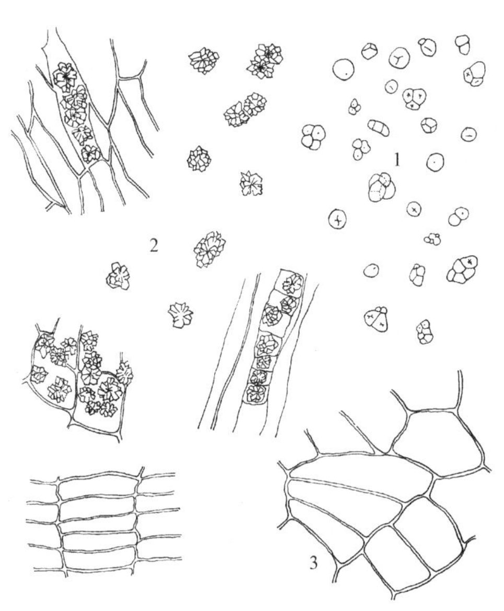

图7-5 牡丹皮粉末

1. 淀粉粒 2. 草酸钙簇晶 3. 木栓细胞

【成分】鲜皮中含丹皮酚原苷（paeonolide，$C_{20}H_{28}O_{12}$）5%~6%，但易被本身存在的酶水解成丹皮酚苷（paeonoside）及一分子L-阿拉伯糖；根皮含丹皮酚（paeonol）、芍药苷（paeoniflorin）、挥发油（0.15%~0.4%）及苯甲酸、植物甾醇、苯甲酰芍药苷和苯甲酰氧化芍药苷。丹皮酚具有镇痛、解痉作用，也有一定的抑菌作用。

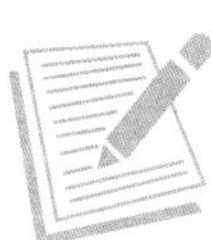

$COCH_3$

OH

OCH_3

丹皮酚

【理化鉴别】 ①取粉末进行微量升华，升华物在显微镜下呈长柱形、针状、羽状结晶，于结晶上滴加三氯化铁醇溶液，则结晶溶解而显暗紫色。(检查丹皮酚)

②取本品乙醚提取液作为供试品溶液，以丹皮酚对照品作对照，分别点于同一硅胶G薄层板上，以环己烷-乙酸乙酯-冰醋酸（4∶1∶0.1）为展开剂，喷以2%香草醛硫酸乙醇溶液（1→10），在105℃加热至斑点显色清晰。供试品色谱中，在与对照品色谱相应的位置上，显相同的蓝褐色斑点。

【检查】 总灰分不得过5%，水分不得过13.0%。

【浸出物】 按醇溶性浸出物热浸法测定，乙醇浸出物不得少于15.0%。

【含量测定】 按《中国药典》采用高效液相色谱法测定，本品含丹皮酚（$C_9H_{10}O_3$）不得少于1.2%。

【功效】 性微寒，味苦、辛。清热凉血，活血化瘀。

【附注】 商品中曾有四川牡丹 *Paeonia szechuanica* Fang 的根皮，称川丹皮；野牡丹 *P. delavayi* Fr. 及其变种的根皮，称西昌丹皮。川丹皮细而薄，直径0.3~1.2cm，厚0.1~0.2cm，断面浅黄色。薄壁细胞中草酸钙簇晶较密集，大小相差悬殊，直径10~30μm。西昌丹皮较粗，直径0.8~1.6cm，厚0.1~0.3cm，栓皮脱落处呈红棕色，内表面浅灰色或浅黄色，气微香。韧皮部外侧可见纤维状石细胞，单个或数个相聚。应注意鉴别。

厚　朴

Magnoliae Officinalis Cortex（附：厚朴花）

本品始载于《神农本草经》，列为中品。陶弘景谓："厚朴出建平、益都。极厚，肉紫色为好，壳白而薄者不佳。"《证类本草》绘有商州厚朴和归州厚朴之图，前者为厚朴，后者属木莲属植物。《本草纲目》载："朴树肤白肉紫，叶如槲叶……5~6月开细花，结实如冬青子。"

【来源】 本品为木兰科（Magnoliaceae）植物厚朴 *Magnolia officinalis* Rehd. et Wils. 或凹叶厚朴 *M. officinalis* Rehd. et Wils. var. *biloba* Rehd. et Wils. 的干燥干皮、根皮和枝皮。

【植物形态】 厚朴为落叶乔木，高7~15m；冬芽由托叶包被，开放后托叶脱落。单叶互生，密集小枝顶端，叶片椭圆状倒卵形，长20~45cm，宽10~25cm，革质，先端钝圆或具短尖，基部楔形或圆形，全缘或微波状，背面幼时被灰白色短绒毛，老时呈白粉状。花与叶同时开放，单生枝顶，白色，有香气，直径约15cm，花梗粗壮被棕色毛，花被9~12片，雄蕊多数，雌蕊心皮多数，排列于延长的花托上。聚合果卵状椭圆形，木质。每室种子常1枚。花期4~5月，果期9~10月。(图7-6)

凹叶厚朴与上种极相似，唯叶片先端凹缺成2钝圆浅裂片（但幼树叶先端圆形），裂深2~3.5cm。

【产地】 主产于四川、湖北、浙江、江西等省。陕西、甘肃、贵州、云南等省亦产，多为栽培。

【采收加工】 4~6 月剥取生长 15~20 年的树干皮，沸水中微煮，堆置土坑里使之“发汗”至内表面变紫褐色或棕褐色时，再蒸软，取出，卷成筒状，晒干或炕干。根皮及枝皮剥下后可直接阴干。

【性状鉴别】 干皮　呈卷筒状或双卷筒状，长 30~35cm，厚 2~7mm，习称“筒朴”；近根部干皮一端展开如喇叭口，长 13~25cm，厚 3~8mm，习称“靴筒朴”。外表面灰棕色或灰褐色，粗糙，有时呈鳞片状，易剥落，有明显的椭圆形皮孔和纵皱纹；刮去粗皮者显黄棕色。内表面紫棕色或深紫褐色，较平滑，具细密纵纹，划之显油痕。质坚硬不易折断。断面颗粒性，内层紫褐色或棕色，有油性，有时可见多数发亮的细小结晶（厚朴酚、和厚朴酚）。气香，味辛辣、微苦。（图 7-7）

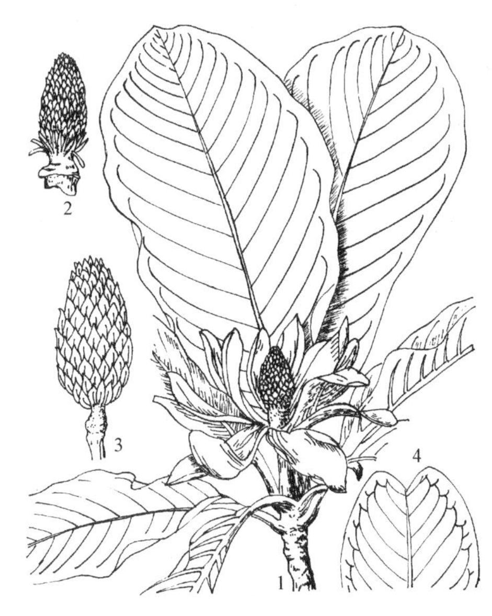

图 7-6　厚朴 ***Magnolia officinalis*** **Rehd. et Wils.**

1. 花枝　2. 雄蕊群和雌蕊群　3. 果实

4. 凹叶厚朴的叶片上部

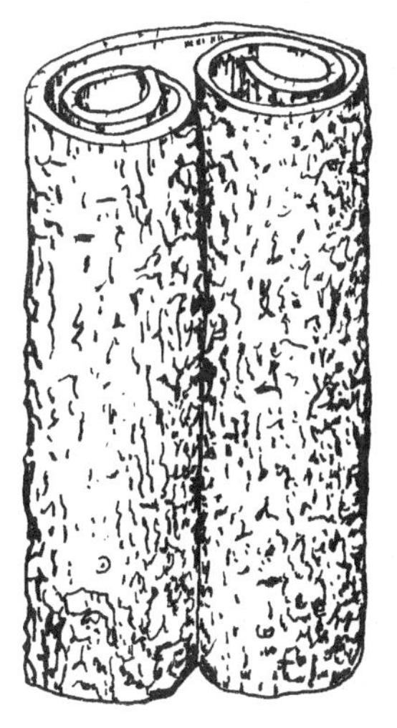
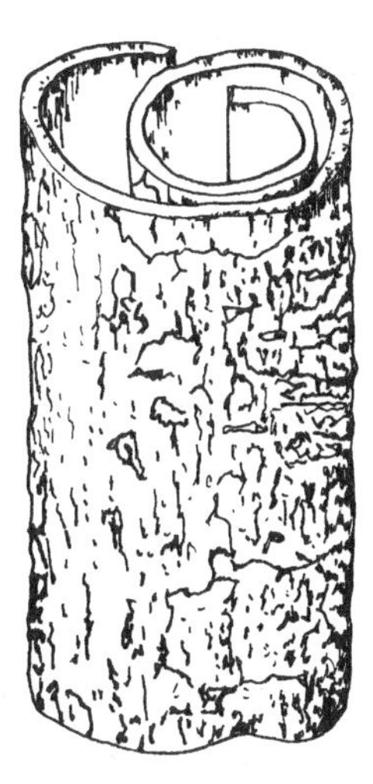

图 7-7　厚朴

根皮（根朴）　呈单筒状或不规则块片，有的弯曲似“鸡肠”，习称“鸡肠朴”，长 8~32cm，厚 1~3mm。表面灰棕色，质硬，较易折断，断面显纤维性。余同干皮。

枝皮（枝朴）　皮薄呈单筒状，长 10~20cm，厚 1~2mm。质脆，易折断，断面纤维性。余同干皮。

以皮厚、肉细、油性足、内表面紫棕色且有发亮结晶物、香气浓者为佳。

饮片　呈弯曲的丝条状或单、双卷筒状。外表面灰褐色，有时可见椭圆形皮孔或纵皱纹。内表面紫棕色或深紫褐色，较平滑，具细密纵纹，划之显油痕。切面颗粒性，有油性，有的可见小亮星。气香，味辛辣、微苦。

【显微鉴别】 干皮横切面：①木栓层由 10 余列细胞组成，木栓形成层中含黄棕色物质，栓内层为石细胞环层。②皮层较宽厚，散有多数油细胞及石细胞群，石细胞多呈分枝状，稀有纤维束。③韧皮部射线宽 1~3 列细胞，韧皮纤维束众多，壁极厚，油细胞颇多，单个散在或 2~5 个

相连；枝皮韧皮部外方可见大型初生韧皮纤维束。④薄壁细胞中含黄棕色物质。（图7-8）

粉末：棕色。①石细胞众多，呈椭圆形、卵圆形、类方形或不规则分枝状，直径 11～65μm，有时可见层纹。②纤维直径 15～32μm，壁甚厚，有的呈波浪形或一边呈锯齿状，孔沟不明显，木化。③油细胞呈椭圆形，直径 50～85μm，含黄棕色油状物。④木栓细胞呈多角形，壁薄微弯曲。⑤筛管分子复筛域较大，筛孔明显。（图 7-9）

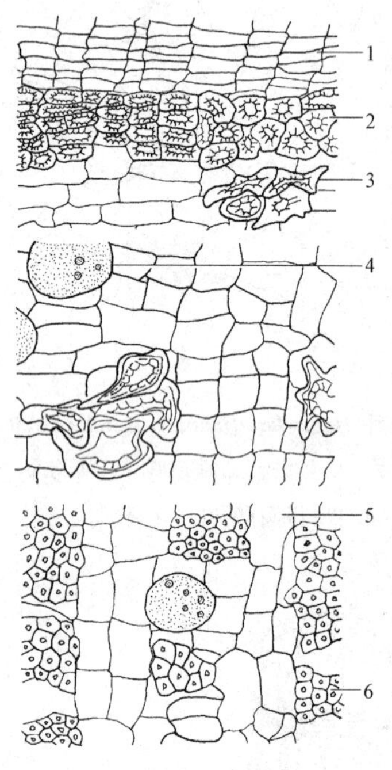

图 7-8 厚朴（干皮）横切面

1. 木栓层 2. 石细胞环带 3. 异形石细胞 4. 油细胞 5. 韧皮射线 6. 韧皮纤维

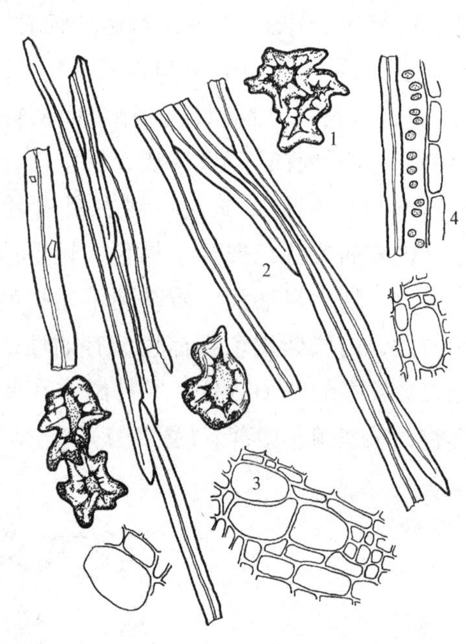

图 7-9 厚朴粉末

1. 石细胞 2. 纤维 3. 油细胞 4. 筛管分子

凹叶厚朴粉末与厚朴粉末的区别点为：纤维一边呈齿状凹凸，油细胞直径 27～75μm，木栓细胞壁非薄而平直，常多层重叠。

【成分】 含挥发油约 0.3%。油中主要含 α-、β-桉油醇，占挥发油 94%～98%，有镇静作用。另含厚朴酚（magnolol）约 5%，有抗菌作用，及其异构体和厚朴酚（honokiol）。此外尚含三羟基厚朴酚、去氢三羟基厚朴酚、三羟基厚朴醛、木兰箭毒碱、氧化黄心树宁碱及鞣质等。

$CH_2{=}CHCH_2$ $CH_2CH{=}CH_2$ HO OH

厚朴酚

$CH_2{=}CHCH_2$ $CH_2CH{=}CH_2$ OH HO

和厚朴酚

【理化鉴别】 取本品甲醇提取液作为供试品溶液，以厚朴酚与和厚朴酚对照品作对照，分别点于同一硅胶 G 薄层板上，以甲苯-甲醇（17∶1）为展开剂，喷以 1%香草醛硫酸溶液，在 100℃加热至斑点显色清晰。供试品色谱中，在与对照品色谱相应的位置上，显相同颜色的斑点。

【检查】 总灰分不得过 7.0%，酸不溶性灰分不得过 3.0%，水分不得过 15.0%；饮片总灰分不得过 5.0%，水分不得过 10.0%。

【含量测定】 按《中国药典》采用高效液相色谱法测定，本品含厚朴酚（$C_{18}H_{18}O_2$）与和厚朴酚（$C_{18}H_{18}O_2$）的总量不得少于2.0%。

【功效】 性温，味苦、辛。燥湿消痰，下气除满。

【附注】 大叶木兰（腾冲厚朴）*Magnolia rostrata* W. W. Sm. 的树皮收入部颁标准。药材表面灰白色或灰棕色。断面颗粒状，阳光下可见点状闪光结晶，气微香，味微苦。栓内层为排列整齐的非木化细胞，其内方有石细胞环，皮层散有强木化的石细胞和油细胞。纤维束和筛管群相间排列。非厚朴正品。

【附】厚朴花 Magnoliae Officinalis Flos

本品为厚朴或凹叶厚朴的干燥花蕾。药材呈长圆锥形，长4~7cm，基部直径1.5~2.5cm。外表面红棕色至棕褐色，顶尖或钝圆，底部带有花柄，花柄具棕色短细茸毛；花瓣未开者层层覆盖；已开者，花瓣多为12片，花瓣肉质肥厚，内层呈匙形；雄蕊多数；花药条形；心皮多数，分离，螺旋状排列于圆锥形的花托上。质脆，易碎。气香，味淡。本品性微温，味苦。芳香化湿，理气宽中。

肉 桂

Cinnamomi Cortex（附：桂枝）

本品原名箘桂、牡桂，始载于《神农本草经》，列为上品。肉桂一名始见于《唐本草》。“箘桂，叶似柿叶，中有纵纹三道，表里无毛而光泽。”与现用肉桂相符。而《本草纲目》载：“牡桂叶长如枇杷叶，坚硬有毛及锯齿……桂即牡桂之厚而辛烈者，牡桂即桂之薄而味淡者。”并附有图，其叶为羽状叶脉，与现今使用之肉桂不相符。

【来源】 本品为樟科（Lauraceae）植物肉桂 *Cinnamomum cassia* Presl 的干燥树皮。

【植物形态】 常绿乔木，高12~17m。树皮灰褐色，幼枝略呈四棱，被褐色短茸毛，全株有芳香气。叶互生或近对生，革质，长椭圆形或近广披针形，长8~16cm，宽3~6cm，全缘，上面绿色，平滑而有光泽，下面粉绿色，微被柔毛，三出脉于下面隆起，细脉横向平行。圆锥花序被短柔毛，花小，两性，黄绿色，花托肉质。浆果椭圆形，直径9mm，熟时黑紫色，基部有浅杯状宿存花被。花期6~7月，果期至次年2~3月。（图7-10）

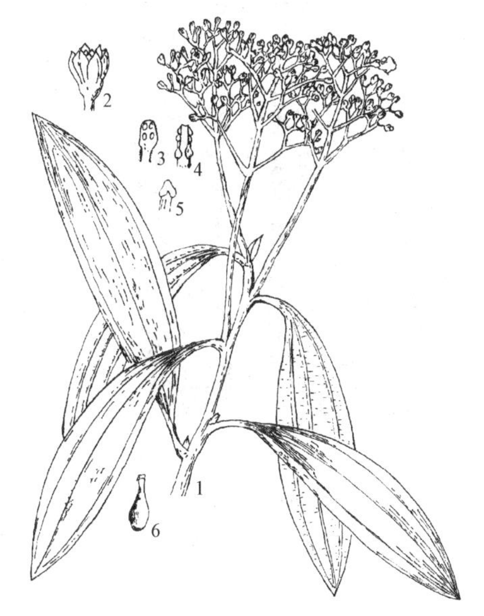

图7-10 肉桂 *Cinnamomum cassia* Presl
1. 花枝 2. 花 3. 第一、二轮雄蕊 4. 第三轮雄蕊 5. 退化雄蕊 6. 雌蕊

【产地】 主产于广东、广西等省区，云南、福建等省亦产。多为栽培。

【采收加工】 每年分两期采收，第一期于4~5月间，第二期于9~10月间，以第二期产量大，香气浓，质量佳。采收时选取适龄肉桂树，按一定的长度、阔度剥下树皮，放于阴凉处，按各种规格修整，或置于木质的“桂夹”内压制成型，阴干或先放置阴凉处2~3天后，于弱光下晒干。根据采收加工方法不同，有如下加工品：

①桂通（官桂）：为剥取栽培5~6年生幼树的干皮和粗枝皮、老树枝皮，不经压制，自然卷曲成筒状，长约30cm，直径2~3cm。

②企边桂：为剥取十年生以上肉桂树的干皮，将两端削成斜面，突出桂心，夹在木制的凹凸

板中间，压成两侧向内卷曲的浅槽状。长约 40cm，宽 6~10cm。

③板桂：剥取老年树最下部近地面的干皮，夹在木制的桂夹内，晒至九成干，经纵横堆叠，加压，约一个月完全干燥，成为扁平板状。

④桂碎：在桂皮加工过程中的碎块。

【性状鉴别】呈槽状或卷筒状，长 30~40cm，宽或直径为 3~10cm，厚 2~8mm。外表面灰棕色，有不规则的细皱纹及横向突起的皮孔，有时可见灰白色的地衣斑；内表面红棕色，略平坦，有细纵纹，用指甲刻划之可见油痕。质硬而脆，易折断。断面不平坦，外层呈棕色而较粗糙，内层红棕色而油润，两层间有一条黄棕色的线纹。气香浓烈，味甜、辣。（图 7-11）

以不破碎、体重、外皮细、肉厚、断面色紫、油性大、香气浓厚、味甜辣、嚼之渣少者为佳。

【显微鉴别】横切面：①木栓细胞数列，最内层细胞外壁特厚，木化。②皮层散有石细胞、油细胞及黏液细胞。③中柱鞘部位有石细胞群，断续排列成环，外侧伴有纤维束，石细胞通常外壁较薄。④韧皮部射线宽1~2 列细胞，含草酸钙针晶，纤维常 2~3 个成束，油细胞随处可见。黏液细胞亦较多。在较厚的树皮中，韧皮部的石细胞较多，较薄的皮中，石细胞较少。⑤薄壁细胞中充满淀粉粒，直径 10~20μm。（图 7-12）

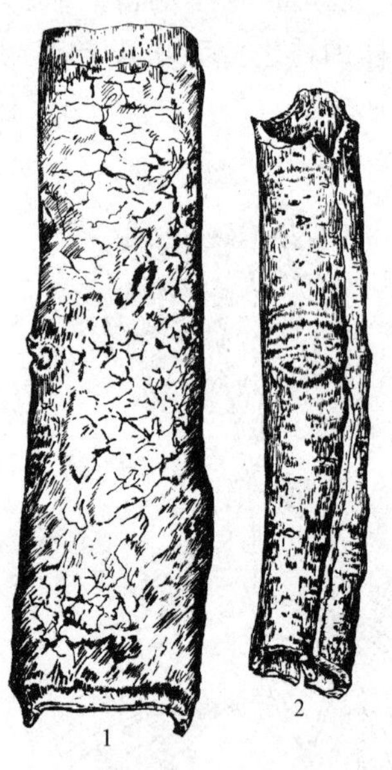

图 7-11 肉桂

1. 企边桂 2. 桂通

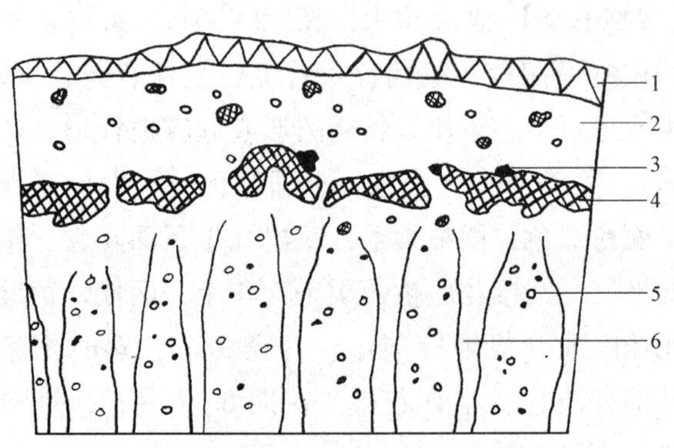

图 7-12 肉桂横切面

1. 木栓层 2. 皮层 3. 纤维束
4. 石细胞群 5. 油细胞 6. 射线

粉末：红棕色。①纤维多单个散在，少数 2~3 个并列，长梭形，平直或波状弯曲，长 195~920μm，直径 25~50μm，壁极厚，纹孔不明显，木化。②石细胞类圆形或类方形，直径 32~88μm，壁常三面增厚，一面菲薄，木化。③油细胞类圆形或长圆形，直径 45~108μm，含黄色油滴状物。④草酸钙针晶或柱晶较细小，成束或零星散在于射线细胞中。⑤木栓细胞多角形，含红棕色物质。⑥淀粉粒极多，圆球形或多角形，直径 10~20μm。⑦草酸钙结晶片状。（图 7-13）

【成分】含挥发油 1%~2%，并含鞣质、黏液质、碳水化合物等。油中主成分为桂皮醛（cinnamic aldehyde，约 85%）及醋酸桂皮酯（cinnamyl acetate），另含少量的苯甲醛、肉桂酸、水杨酸、苯甲酸、香兰素、乙酸苯内酯等。桂皮醛是肉桂镇静、镇痛、解热作用的有效成分。

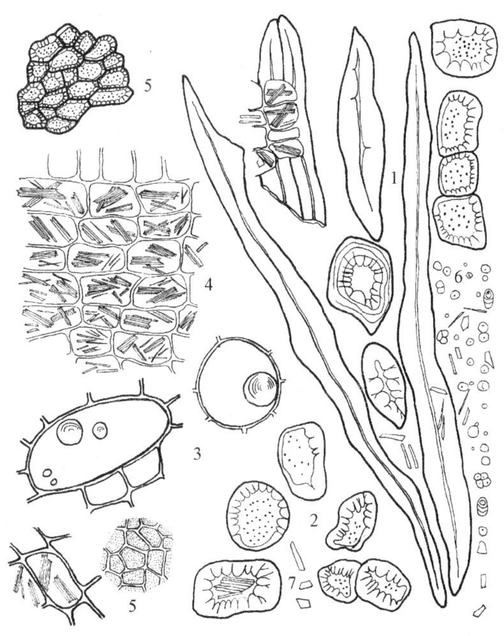

图 7-13　肉桂粉末

1. 纤维　2. 石细胞　3. 油细胞　4. 草酸钙针晶（射线细胞中）　5. 木栓细胞 6. 淀粉粒　7. 草酸钙结晶

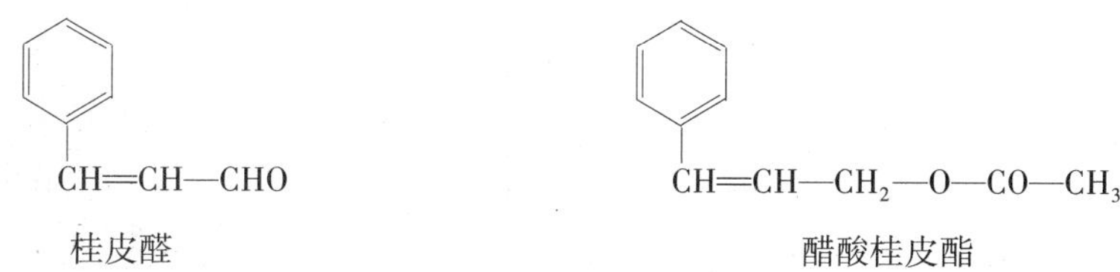

【理化鉴别】①取粉末少许，加三氯甲烷振摇后，吸取三氯甲烷液 2 滴于载玻片上，待干，再滴加 10%的盐酸苯肼液 1 滴，加盖玻片镜检，可见桂皮醛苯腙的杆状结晶。

②取本品乙醇提取液作供试品溶液，以桂皮醛对照品作对照，分别点于同一硅胶 G 薄层板上，以石油醚（60~90℃）-乙酸乙酯（17∶3）为展开剂，喷以二硝基苯肼乙醇试液。供试品色谱中，在与对照品色谱相应的位置上，显相同颜色的斑点。

【检查】总灰分不得过 5.0%，水分不得过 15.0%。

【含量测定】按《中国药典》采用挥发油测定法测定，本品含挥发油不得少于 1.2%（mL/g）；采用高效液相色谱法测定，本品含桂皮醛（C_9H_8O）不得低于 1.5%。

【功效】性大热，味辛、甘。补火助阳，引火归原，散寒止痛，温通经脉。

【附注】①南玉桂：系大叶清化桂 *Cinnamomum cassia* Presl. var. *macrophyllum* Chu 的树皮。主要栽培于广西和广东。变种与正种的主要区别是叶甚大，长 25~35(48)cm，宽 8~11(13)cm。树皮与肉桂相似。皮层石细胞较少，初生韧皮部石细胞带较窄。

②肉桂油：为肉桂的枝或叶经水蒸气蒸馏得到的挥发油。含桂皮醛（C_9H_8O）不得少于 75.0%，尚含少量的醋酸桂皮酯、芳香醛类、芳香酸及香豆精等。本品为黄色或黄棕色澄清液体，有肉桂的特异香气，露置空气中或存放日久，色渐变深，质渐浓稠。在乙醇或冰醋酸中易溶。本品的相对密度 1.055~1.070，折光率为 1.602~1.614，冷却至 0℃，加等容的硝酸振摇后，即析出结晶性沉淀。

③市场上有将调味用的桂皮作肉桂使用，也有误用大叶钩樟和三钻风的树皮。桂皮为同属植物天竺桂 *Cinna-*

momum japonicum Sieb. 、阴香 *C. burmanni*（C. G. et Th. Nees）Bl. 、细叶香桂 *C. chingii* Metcalf 等数种樟属植物的树皮。皮薄，质硬，干燥不油润，折断面淡棕色，石细胞环带不明显，香气淡，味微甜、辛、涩，一般作香料或调味品使用，不供药用。大叶钩樟 *Lindera umbellata* Thunb. 和三钻风 *L. obtusiloba* Bl. 的树皮，卷筒状或槽状，外表面灰褐色，内表面红棕色，质坚而脆，断面不平坦，外层浅黄棕色，内层红棕色而略带油质。气微香，味淡。

【附】桂枝　Cinnamomi Ramulus

本品为肉桂的干燥嫩枝。药材呈长圆柱形，有分枝，长 30~75cm，粗端直径 0.3~1cm，最细的略呈四棱形，直径 2~9mm。表面红棕色至棕色，有纵棱线、细皱纹及小疙瘩状的叶痕、芽痕和枝痕及细点状皮孔。质硬而脆，易折断。切片厚 2~4 mm，切面皮部薄，红棕色，木部黄白色至浅黄棕色，髓部略呈方形。有特异香气，味甜、微辛，皮部味较浓。主含挥发油 0.2%~0.9%，油中主含桂皮醛 70%~80%，以 5~6 年生的植株含油量高。本品性温，味辛、甘。发汗解肌，温经通脉，助阳化气，平冲降气。

杜　仲

Eucommiae Cortex（附：杜仲叶）

【来源】本品为杜仲科（Eucommiaceae）植物杜仲 *Eucommia ulmoides* Oliv. 的干燥树皮。

【产地】主产于湖北、四川、贵州、云南等省。多为栽培。

【采收加工】4~6 月剥取栽培近十年的树皮，趁鲜刮去粗皮，将树皮内表面相对层层叠放，严密埋藏于稻草内，使之"发汗"至内皮呈紫褐色时，取出晒干。

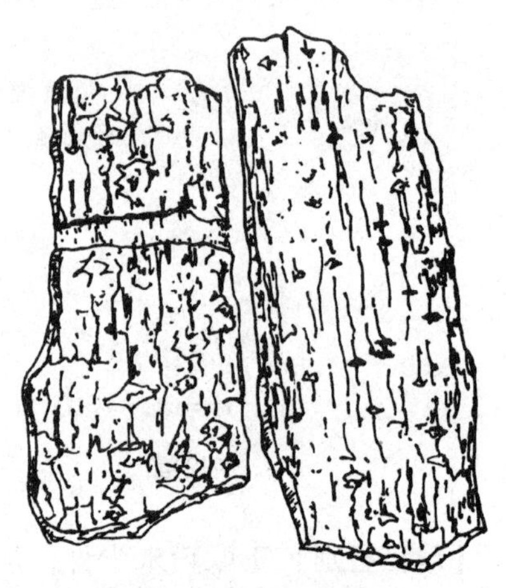

图 7-14　杜仲

【性状鉴别】呈扁平的板片状或两边稍向内卷的块片，厚 3~7mm。外表面淡棕色或灰褐色，未刮净粗皮者可见纵沟或裂纹，具斜方形皮孔，有的可见地衣斑，刮去粗皮者淡棕色而平滑。内表面暗紫色，光滑。质脆，易折断。断面有细密银白色富弹性的胶丝相连，一般可拉至 1cm 以上才断。气微，味稍苦，嚼之有胶状感。（图 7-14）

以皮厚、块大、去净粗皮、内表面暗紫色、断面丝多者为佳。

饮片　呈小方块或丝状。外表面淡棕色或灰褐色，有明显的皱纹。内表面暗紫色，光滑。断面有细密、银白色、富弹性的橡胶丝相连。气微，味稍苦。

【显微鉴别】横切面：①落皮层残存，内侧有数个木栓组织层带，每层为排列整齐、内壁特别增厚且木化的木栓细胞，两层带间为颓废的皮层组织，细胞壁木化。②韧皮部有 5~7 条石细胞环带，每环有 3~5 列石细胞并伴有少数纤维。射线 2~3 列细胞，近栓内层时向一方偏斜。③白色橡胶质（丝状或团块状）随处可见，以韧皮部为多，此橡胶丝存在于乳汁细胞内。（图 7-15）

粉末：呈棕色。①石细胞众多，大多成群，类长方形、类圆形或不规则形，长约至 180μm，直径 20~80μm，壁厚，胞腔小，孔沟明显，有的胞腔内含橡胶团块。②橡胶丝成条或扭曲成团。③木栓细胞成群或单个，表面观呈多角形，直径 15~40μm，壁不均匀增厚，侧面观长方形，一面壁薄，三面壁增厚，孔沟明显。④淀粉粒类圆形。（图 7-16）

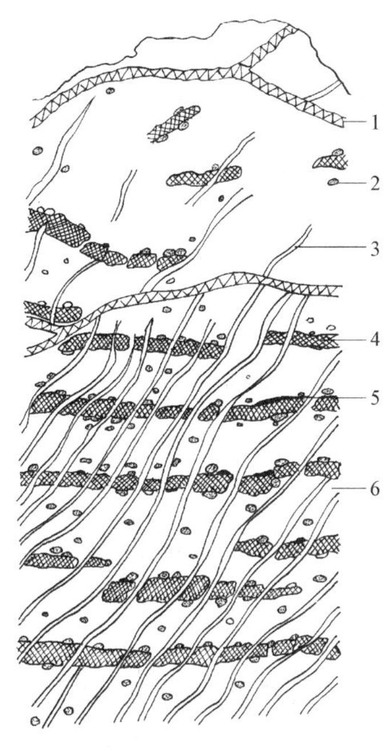

图 7-15 杜仲横切面

1. 木栓层 2. 橡胶质 3. 射线
4. 石细胞层 5. 纤维束 6. 韧皮部

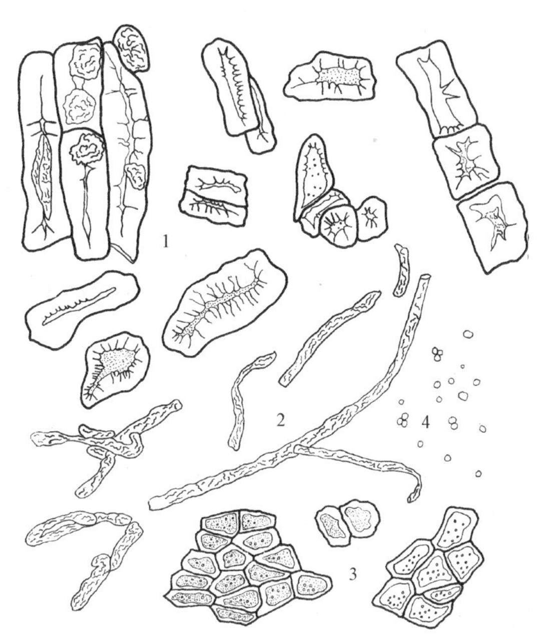

图 7-16 杜仲粉末

1. 石细胞 2. 橡胶丝 3. 木栓细胞 4. 淀粉粒

【成分】 含杜仲胶（gutta-percha），为一种硬质橡胶。另含桃叶珊瑚苷（aucubin）、松酯醇二葡萄糖苷（降压成分）、β-谷甾醇、白桦脂醇等。杜仲胶含量因树龄和厚薄不同而不同，陈杜仲约含 20%，厚杜仲皮为 14.32%，薄杜仲皮为 11.4%，老细枝约 18.10%，干嫩枝 4.67%。此外，尚含树脂、鞣质、还原糖等。

【理化鉴别】 ①取粉末 1g，加三氯甲烷 10mL，浸渍 2 小时，滤过，滤液蒸干，加乙醇 1mL，产生具弹性的胶膜。

②取粗粉 10g，加乙醇 100mL 回流提取，取乙醇提取液滴于滤纸上，喷洒 20%氢氧化钠水溶液，显浅黄色斑点。(红杜仲显紫色斑点，丝棉木不显色)

【检查】 总灰分不得过 10.0%，水分不得过 13.0%。

【浸出物】 按醇溶性浸出物热浸法测定，75%乙醇浸出物不得少于 11.0%。

【含量测定】 按《中国药典》采用高效液相色谱法测定，本品含松脂醇二葡萄糖苷（$C_{32}H_{42}O_{16}$）不得低于 0.10%。

【功效】 性温，味甘。补肝肾，强筋骨，安胎。

【附注】 ①广东、广西、四川部分地区曾使用夹竹桃科植物藤杜仲 *Parabarium micranthum*（Wall.）、毛杜仲 *P. huaitingii* Chun et Tsiang、红杜仲 *P. chunianum* Tsiang 的树皮作杜仲用，认为有祛风活络、强筋壮骨的功效。其药材粗细不一，外皮黄褐色，皮薄，内表面黄棕色或红褐色，折断面有少数银白色富弹性的橡胶丝，胶丝稀少。薄壁细胞中可见草酸钙方晶。均不能代替杜仲药用。

②浙江、贵州、湖北、云南、四川部分地区以卫矛科丝棉木 *Euonymus bungeanus* Maxim.、云南卫矛 *E. yunnanensis* Franch.（又称黄皮杜仲）的干皮作“土杜仲”入药。外表面灰色、灰褐色或橙黄色，内表面淡黄色，折断面有白色胶丝，易拉断。丝棉木组织中无石细胞而有纤维层数条，薄壁细胞中草酸钙簇晶较多，胶质团较少。不能作杜仲使用。

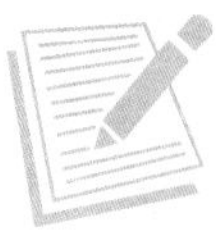

【附】杜仲叶 Eucommiae Folium

本品为杜仲科植物杜仲的干燥叶。夏、秋二季枝叶茂盛时采收，晒干或低温烘干。本品多已破碎，上表面呈黄绿色或黄褐色，微有光泽，下表面黄褐色。完整叶片展平后呈椭圆形或卵形，长 7~15cm，宽 3.5~7cm，基部圆形或广楔形，边缘有锯齿，具短叶柄。质脆，搓之易碎，折断面有少量银白色橡胶丝。气微，味微苦。本品性温，味微辛。具有补肝肾、强筋骨功效。用于肝肾不足，头晕目眩，筋骨痿软，腰膝酸痛。

关黄柏

Phellodendri Amurensis Cortex（附：黄柏）

本品原名檗木，始载于《神农本草经》，列为中品。《名医别录》释名黄檗。《嘉祐本草》载："按《蜀本草》图经云：黄檗树高数丈。叶似吴茱萸，亦如紫椿，经冬不凋。皮外白，里深黄色。……皮紧，厚二三分，鲜黄者上。二月、五月采皮，日干。"苏颂谓："处处有之，以蜀中出者肉厚色深为佳。"从上述本草记述的产地、植物形态及《证类本草》所附黄檗和商州黄檗图看，均是黄皮树。而关黄柏历代本草无记载。

【来源】 本品为芸香科（Rutaceae）植物黄檗 *Phellodendron amurense* Rupr. 的干燥树皮。

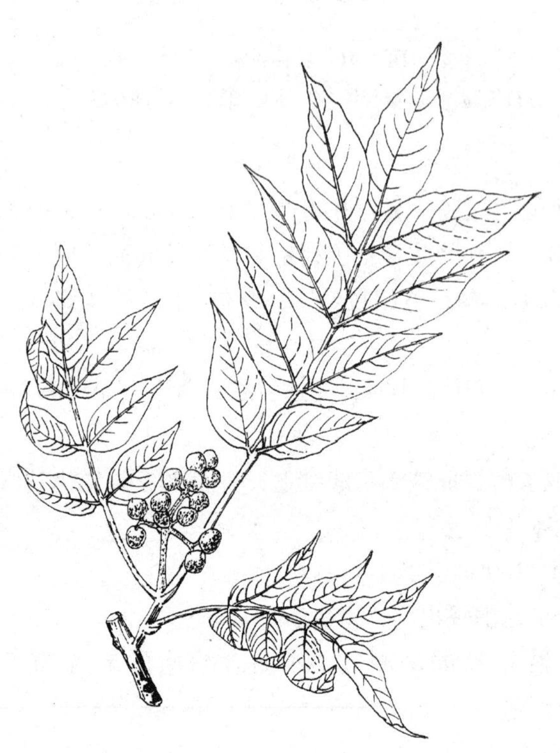

图 7-17 黄檗 *Phellodendron amurense* Rupr.

【植物形态】 落叶乔木，高 10~25m。树皮厚，外皮灰褐色或淡棕色，罕为红棕色，有小皮孔。奇数羽状复叶对生，小叶柄短，小叶 5~15 枚，披针形至卵状长圆形，长3~11cm，宽 1.5~4cm，先端长渐尖，叶基为不等的广楔形或近圆形，边缘有细钝齿，齿缝有腺点，上面暗绿色无毛，下面苍白色，仅中脉基部两侧密被绒毛，薄纸质。花单性，雌雄异株，排成顶生圆锥花序，花序轴密被短毛，萼片 5，花瓣 5~8，雄花有雄蕊 5~6，退化雌蕊钻形，雌花有退化雄蕊 5~6。果轴及果枝粗大，常密被短毛，浆果状核果球形，熟时黑色，有种子 5~6 颗。花期 5~6 月，果期 10 月。（图 7-17）

【产地】 主产于吉林、辽宁等省，内蒙古、河北、黑龙江等省区亦产。以辽宁产量最大。

【采收加工】 3~6 月间采收，选 10 年左右的树，剥取树皮，晒至半干，压平，刮净粗皮至显黄色，不可伤及内皮，刷净晒干，置干燥通风处，防霉和变色。

【性状鉴别】 本品呈板片状或浅槽状，长宽不一，厚 2~4mm。外表面黄绿色或淡棕黄色，较平坦，有不规则的纵裂纹，皮孔痕小而少见，偶有灰白色的粗皮残留。内表面黄色或黄棕色。体轻，质较硬。断面鲜黄色或黄绿色，纤维性，有的呈裂片状分层。气微，味极苦，嚼之有黏性，可将唾液染成黄色。（图 7-18）以皮厚、断面色黄者为佳。

饮片 呈丝状。外表面黄绿色或淡棕黄色，较平坦。内表面黄色或黄棕色。切面鲜黄色或黄绿色，有的呈片状分层。气微，味极苦。

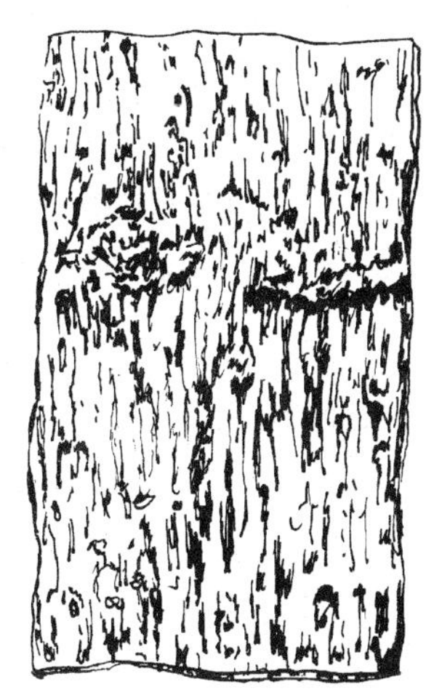

图 7-18 关黄柏

【显微鉴别】 横切面：①栓皮未除尽者可见木栓层细胞数列，栓内层为数列长方形或近圆形的细胞。②皮层狭窄，石细胞鲜黄色，成群或单个散在，多呈不规则类多角形，有的分枝状，细胞壁极厚，孔沟可见，层纹明显，胞腔小，纤维群较少，散在。③韧皮部射线宽 2~4 列细胞，较平直；韧皮纤维束众多，与韧皮薄壁细胞和筛管群交互排列成层带，纤维黄色，壁极厚，周围薄壁细胞含草酸钙方晶。④黏液细胞众多。⑤薄壁细胞中含草酸钙方晶及淀粉粒。（图 7-19）

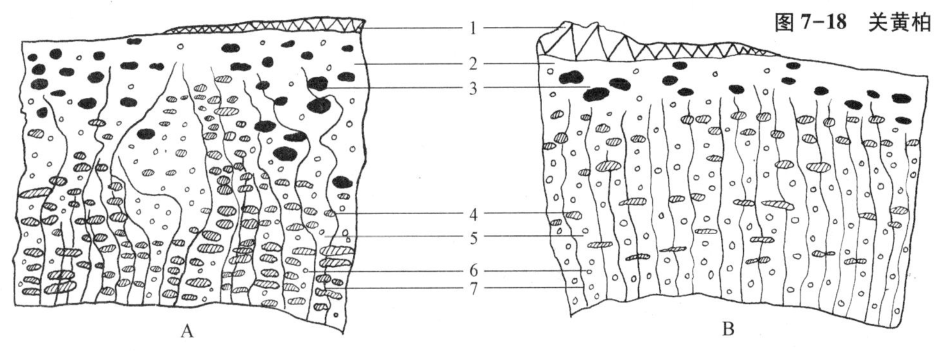

图 7-19 关黄柏和黄柏横切面

A. 黄柏 B. 关黄柏

1. 木栓层 2. 皮层 3. 石细胞 4. 纤维束 5. 韧皮部 6. 黏液细胞 7. 射线

粉末：绿黄色或黄色。①纤维鲜黄色，直径 16~38μm，常成束，周围的细胞含草酸钙方晶，形成晶纤维；含晶细胞壁木化增厚。②石细胞众多，鲜黄色，类圆形或纺锤形，长径 35~80μm，有的呈分枝状，壁厚，层纹明显。③草酸钙方晶极多，直径 12~30μm。④淀粉粒呈球形，直径不超过 10μm。⑤黏液细胞可见，呈类球形，直径 32~42μm。（图 7-20）

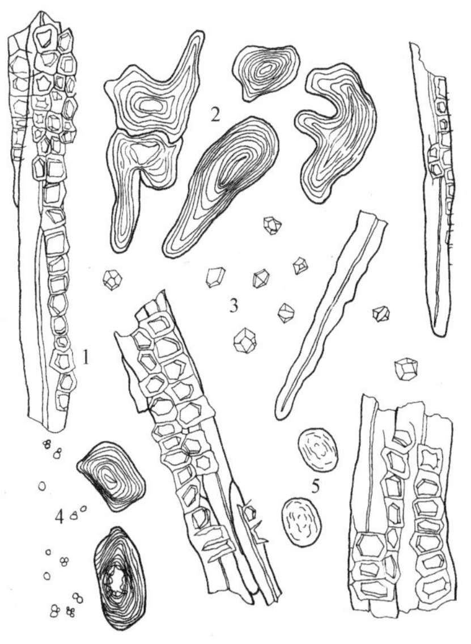

图 7-20 关黄柏粉末

1. 晶纤维 2. 石细胞 3. 草酸钙方晶 4. 淀粉粒 5. 黏液细胞

【成分】 含多种生物碱，主要为小檗碱（berberine，0.6%~2.5%），并含少量黄柏碱（phellodendrine）、木兰碱（magnoflorine）、掌叶防己碱（palmatine）、药根碱、蝙蝠葛碱、白栝楼碱（candicine）等。另含苦味质黄柏酮（obacunone）、黄柏内酯（即柠檬苦素，limonin）、黄柏酮酸、白鲜交酯（dictamnolide）、青荧光酸（lumicaeruleic acid）及菜油甾醇、β-谷甾醇、7-脱氢豆甾醇、黏液质等，其黏液质为植物甾醇与亚油酸结合而成的酯类，含量为 7%~8%。

【理化鉴别】 ①取关黄柏断面，置紫外光灯下观察，显亮黄色荧光。

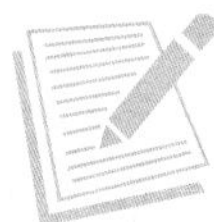

②取本乙酸乙酯提取液作为供试品溶液，以关黄柏对照药材、黄柏酮对照品作对照，分别点于同一硅胶 G 薄层板上，以石油醚（60~90℃）-乙酸乙酯（1∶1）为展开剂，喷以 10%硫酸乙醇溶液，在 105℃加热至斑点显色清晰。供试品色谱中，在与对照药材色谱和对照品色谱相应的位置上，显相同颜色的斑点。

【检查】总灰分不得过 9.0%，水分不得过 11.0%。

【浸出物】按醇溶性浸出物热浸法测定，60%乙醇浸出物不得少于 17.0%。

【含量测定】按《中国药典》采用高效液相色谱法测定。本品含盐酸小檗碱（$C_{20}H_{17}NO_4 \cdot HCl$）不得少于 0.60%，含盐酸巴马汀（$C_{21}H_{22}NO_4 \cdot HCl$）不得少于 0.30%。

【功效】性寒，味苦。清热燥湿，泻火除蒸，解毒疗疮。

【附】黄柏　Phellodendri Chinensis Cortex

本品为芸香科植物黄皮树 *Phellodendron chinense* Schneid. 的干燥树皮。习称“川黄柏”。呈板片状或浅槽状，长宽不一，厚 1~6mm。外表面黄褐色或黄棕色，平坦或具有纵沟纹，有的可见皮孔痕及残存的灰褐色粗皮。内表面暗黄色或淡棕色，具有细密的纵棱纹。体轻，质硬。断面纤维性，呈裂片状分层，深黄色。气微，味极苦，嚼之有黏性。横切面组织与关黄柏特征相似，不同点主要表现在射线较弯曲，硬韧部发达（图 7-19）。性寒，味苦，具有清热燥湿，泻火除蒸，解毒疗疮等功效。

白鲜皮
Dictamni Cortex

本品为芸香科植物白鲜 *Dictamnus dasycarpus* Turcz. 的干燥根皮。主产于辽宁、河北、山东等省。药材呈卷筒状，长 5~15cm，直径 1~2cm，厚 2~5mm。外表面灰白色或淡灰黄色，具细皱纹及细根痕，常有突起的颗粒状小点。内表面类白色，有细纵纹。质脆，折断时有白粉飞扬，断面不平坦，略带层片状，剥去外皮，迎光可见有闪烁的小亮点。有羊膻气，味微苦。以条大、皮厚、色灰白者为佳。根皮横切面皮层和韧皮部均有单个散在纤维，薄壁细胞中含有多数草酸钙簇晶。主含白鲜碱（dictamnine）、茵芋碱（skimmianine）、崖椒碱（γ-fagarine）、前茵芋碱（preskimmianine）、柠檬苦素（limonin）、异斑弗林草碱（isomaculosindine）、胡芦巴碱（trigonelline）、白鲜明碱（dasycarpamine）、胆碱、黄柏酮（obakunone）、梣酮（fraxinellone），以及谷甾醇、酸性物质和皂苷等。本品性寒，味苦。清热燥湿，祛风解毒。

苦楝皮
Meliae Cortex

本品为楝科（Meliaceae）植物川楝 *Melia toosendan* Sieb. et Zucc. 和楝 *M. azedarach* L. 的干燥树皮和根皮。川楝主产于四川、云南、贵州、甘肃等省。楝主产于山西、甘肃、山东、江苏等省。野生或栽培。干皮：呈不规则块片或槽状卷片，厚 2~6mm。未除去粗皮的老皮，外表面粗糙，灰棕色至棕褐色，有宽纵裂纹及细横裂纹，并有灰棕色椭圆形横长皮孔，栓皮常呈鳞片状剥离；已除去外皮者，表面淡黄色。内表面黄白色。质韧，难折断，断面纤维性。用手折叠揉搓，可分成多层薄片，层层黄白相间，剥下的薄片有极细的网纹。气微、味苦。根皮：呈不规则片状或卷片，厚 1~5mm。外表面灰棕色或棕紫色，微有光泽，粗糙，多裂纹。以除净粗皮及幼嫩树皮为佳。川楝干皮横切面：未去尽木栓层者，常见木栓层与死皮层相间排列，死皮层内可见草

酸钙簇晶。幼皮皮层为切向延长的薄壁细胞，含有草酸钙簇晶，老皮多不见皮层。韧皮纤维束与韧皮薄壁细胞及筛管群相间地排列成10~20层断续环层。纤维壁厚，紧靠纤维束周围的薄壁细胞非木化，含草酸钙方晶形成晶纤维。射线喇叭形，在喇叭形开口处的薄壁组织中有草酸钙簇晶分布，近栓内层处分布较密。韧皮薄壁组织中有油滴和细小的淀粉粒及棕色块状物。楝皮与川楝皮的主要区别点：楝皮纤维旁的含晶细胞壁稍增厚，微木化，有稀疏不一的纹孔。草酸钙方晶较多，簇晶较少。川楝皮中含川楝素（toosendanin），为驱虫的有效成分。川楝根皮中含量最高，干皮次之，树枝含量最低。干皮含量以冬季较高，为0.3%~0.32%。此外，尚分离出苦楝萜酮内酯（kulactone）、苦楝萜醇内酯（kulolactone）、苦楝皮萜酮（kulinone）和苦楝子三醇（melianotriol）等。按《中国药典》采用高效液相色谱-质谱法测定，含川楝素（$C_{30}H_{38}O_{11}$）应为0.010%~0.20%。性寒，味苦；有毒。杀虫，疗癣。

五加皮

Acanthopanacis Cortex

本品为五加科（Araliaceae）植物细柱五加 *Acanthopanax gracilistylus* W. W. Smith 的干燥根皮。主产于湖北、河南、四川、湖南等省。药材呈不规则卷筒状，长5~15cm，直径0.4~1.4cm，厚约2mm。外表面灰褐色，有稍扭曲的纵皱纹及横长皮孔，内表面淡黄色或灰黄色，有细纵纹。体轻，质脆，易折断。断面不整齐，灰白色。气微香，味微辣而苦。以皮厚、粗大、断面灰白色、气香、无木心者为佳。根皮横切面的皮层、韧皮部均散有树脂道，薄壁细胞中有草酸钙簇晶及淀粉粒。主含挥发油、树脂及紫丁香苷（syringin）等。本品性温，味辛、苦。祛风除湿，补益肝肾，强筋壮骨，利水消肿。

秦 皮

Fraxini Cortex

本品始载于《神农本草经》，列为中品。苏恭谓："此树似檀，叶细，皮有白点而不粗错，取皮渍水便碧色，书纸看之皆青色者是真。"此为历史上最早观察荧光现象应用于鉴别药材的记载。根据历代本草图文记载，唐以前主要使用小叶梣的树皮，以后渐有白蜡树等的树皮。

【来源】本品为木犀科（Oleaceae）植物苦枥白蜡树 *Fraxinus rhynchophylla* Hance、白蜡树 *F. chinensis* Roxb.、尖叶白蜡树 *F. szaboana* Lingelsh.、宿柱白蜡树 *F. stylosa* Lingelsh. 的干燥枝皮或干皮。

【植物形态】苦枥白蜡树　为乔木，高10m左右。叶对生，单数羽状复叶，小叶通常5片，宽卵形或倒卵形，顶端一片最大，长4~11cm，宽4~6cm，尾状渐尖或少有钝圆，边缘具钝锯齿，叶背沿叶脉有褐色柔毛，小叶柄对生处膨大。圆锥花序，花小，雄性花与两性花异株，通常无花瓣，花轴节上常有淡褐色短柔毛，花柱短，柱头浅裂2叉状。翅果扁平，倒披针形，翅长于果。花期5~6月，果期8~9月。（图7-21）

白蜡树　与上种相似，但小叶5~9枚，以7枚为多数，椭圆或椭圆状卵形，顶端渐尖或钝。花轴无毛，雌雄异株。

尖叶白蜡树　幼枝具毛茸。小叶通常5，叶片卵形，先端尾尖，基部广楔形，稍不对称。雄性花与两性花异株，柱头2深裂，钳形内弯。

宿柱白蜡树　幼枝无毛。小叶 3~5，披针形，边缘具细锯齿。雄性花与两性花异株，花柱细长，柱头 2 浅裂。

【产地】苦枥白蜡树主产于东北三省。白蜡树主产于四川。尖叶白蜡树、宿柱白蜡树主产于陕西。

【采收加工】春秋两季剥取，晒干。

【性状鉴别】枝皮　卷筒状或槽状，长 10~60cm，厚 1.5~3mm。外表面灰白色、灰棕色至黑棕色或相间呈斑状，平坦或稍粗糙，密布圆点状灰白色的皮孔及细斜皱纹，有的具分枝痕，并可见马蹄形或新月形叶痕。内表面较平滑，黄白色或黄棕色。质硬而脆。断面纤维性，黄白色。气微，味苦。(图 7-22)

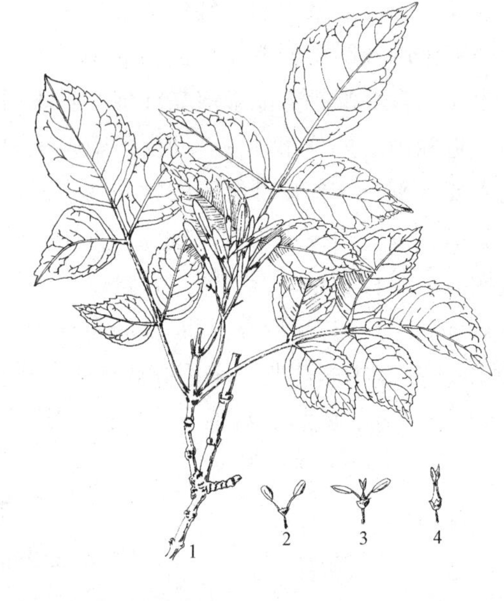

图 7-21　苦枥白蜡树 *Fraxinus rhynchophylla* Hance

1. 果枝　2. 雄花　3. 两性花　4. 果实

干皮　为长条状块片，厚 3~6mm。外表面灰棕色，具龟裂状沟纹及红棕色圆形或横长的皮孔。质坚硬，断面纤维性较强，易成层剥离呈裂片状。

本品热水浸出液呈黄绿色，日光下显碧蓝色荧光。

以条长、外皮薄且光滑者为佳。

饮片　呈长短不一的丝条状。外表面灰白色，灰棕色或黑棕色。内表面黄白色或棕色，平滑。切面纤维性。质硬。气微，味苦。

【显微鉴别】苦枥白蜡树树皮横切面：①木栓层为 5~10 余列细胞，部分内壁增厚，木栓化。②栓内层为数列多角形厚角细胞。③皮层较宽，有纤维及石细胞单个散在或成群。④中柱鞘部位有石细胞及纤维束组成的切向排列的断续环带，内方纤维束及少数石细胞成层状排列，被射线分隔形成井字形。射线宽 1~3 列细胞。⑤薄壁细胞中含多数淀粉粒、草酸钙砂晶。(图 7-23)

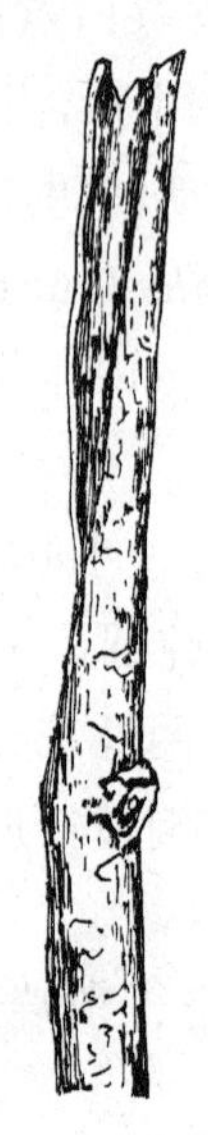
图 7-22　秦皮（枝皮）

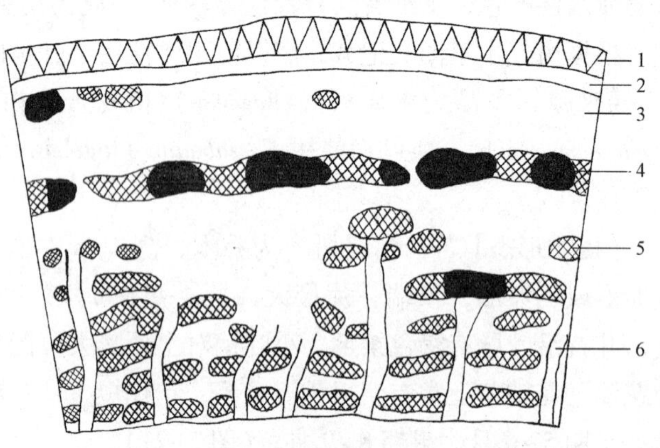

图 7-23　秦皮（苦枥白蜡树树皮）横切面

1. 木栓层　2. 厚角细胞　3. 皮层

4. 石细胞群　5. 纤维束　6. 射线

【**成分**】苦枥白蜡树树皮中含有秦皮乙素（七叶树素 aesculetin，在碱液中显蓝色荧光）及秦皮甲素（七叶树苷 aesculin，在 pH 大于 5.8 的水液中呈蓝色荧光）等香豆精类成分，尚含鞣质、甘露醇及生物碱。宿柱白蜡树尚含丁香苷、宿柱白蜡苷。

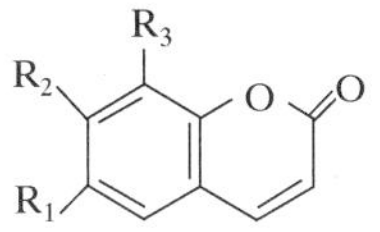

	R_1	R_2	R_3
秦皮乙素	OH	OH	H
秦皮甲素	O—葡萄糖	OH	H

【**理化鉴别**】取本品甲醇提取液作供试品溶液，以秦皮甲素、秦皮乙素及秦皮素对照品作对照，分别点于同一硅胶 G 或 GF_{254} 薄层板上，以三氯甲烷-甲醇-甲酸（6∶1∶0.5）为展开剂，硅胶 GF_{254} 板置紫外灯（254nm）下检视，硅胶 G 板在紫外灯（365nm）下检视。供试品色谱中，在与对照品色谱相应的位置上，显相同颜色的荧光斑点；硅胶 GF_{254} 板喷以三氯化铁试液-铁氰化钾试液（1∶1）的混合溶液，斑点变为蓝色。

【**检查**】总灰分不得过 8.0%，水分不得过 7.0%；饮片总灰分不得少于 6.0%。

【**浸出物**】按醇溶性浸出物热浸法测定，乙醇浸出物不得少于 8.0%；饮片不得少于 10.0%。

【**含量测定**】按《中国药典》采用高效液相色谱法测定。本品含秦皮甲素（$C_{15}H_{16}O_9$）和秦皮乙素（$C_9H_6O_4$）的总量不得少于 1.0%；饮片不得少于 0.80%。

【**功效**】性寒，味苦、涩。清热燥湿，收敛止痢，止带，明目。

【**附注**】有些地区曾用胡桃科植物核桃楸 *Juglans mandshurica* Maxim. 的树皮作秦皮用。药材厚 1~2mm，呈卷筒状或扭曲成绳状。外表面平滑，灰棕色，皮孔少，有大型叶痕。内表面暗棕色。不易横断，易纵裂。味微苦略涩。镜检，薄壁细胞含草酸钙簇晶。水浸液显浅黄棕色，无荧光。本品不应作秦皮用。

香加皮
Periplocae Cortex

本品为萝藦科（Asclepiadaceae）植物杠柳 *Periploca sepium* Bge. 的干燥根皮。主产于山西、河南、河北、山东等省。辽宁、吉林、内蒙古等省区亦产。此外，江苏、四川等地有栽培。呈卷筒状或槽状，少数呈不规则的块片状，长 3~10cm，直径 1~2cm，厚 2~4mm。外表面灰棕色或黄棕色，栓皮松软常呈鳞片状，易剥落。内表面淡黄色或淡黄棕色，较平滑，有细纵纹。体轻，质脆，易折断，断面不整齐，黄白色。有特异香气，味苦。以块大、皮厚、香气浓、无木心者为佳。根皮横切面：木栓层为 10~30 列细胞。栓内层较宽，细胞多切向延长，薄壁细胞中含少量草酸钙方（棱）晶；有石细胞及乳汁管分布。韧皮部乳汁管较多，切向延长椭圆形，长至 80μm，直径 35μm，射线宽 1~5 列细胞。薄壁细胞中含草酸钙方晶，并有细小淀粉粒。粉末：淡棕色。石细胞长方形或类多角形，直径 24~70μm，壁厚，孔沟明显。草酸钙结晶呈方形、多面形、锥形或簇状，直径 9~20μm。乳汁管碎片含无色油滴状颗粒。木栓细胞棕黄色，多角形。淀粉粒甚多，单粒类圆形或长圆形，直径 3~11μm，脐点点状；复粒由 2~6 分粒组成。含北五加苷 A、B、C、D、E、F、G、H、I、J、K。其中苷 G 为杠柳毒苷（periplocin），为强心苷类。而杠柳皂苷 K、H_1、E（glycoside K、H_1、E）为 C_{21} 甾苷类，是孕甾烯醇酮的还原衍生物。香气成分为 4-甲氧基水杨醛。按《中国药典》，采用高效液相色谱法测定，本品 60℃ 干燥 4 小时，含 4-

甲氧基水杨醛（$C_8H_8O_3$）不得少于0.20%。性温，味辛、苦；有毒。利水消肿，祛风湿，强筋骨。

地骨皮

Lycii Cortex

【来源】 本品为茄科（Solanaceae）植物枸杞 *Lycium chinense* Mill. 或宁夏枸杞 *L. barbarum* L. 的干燥根皮。

【产地】 枸杞主产于河北、河南、山西、陕西等省，多为野生，以河南、山西产量较大，江苏、浙江地骨皮品质较好。宁夏枸杞主产于宁夏、甘肃等地区。

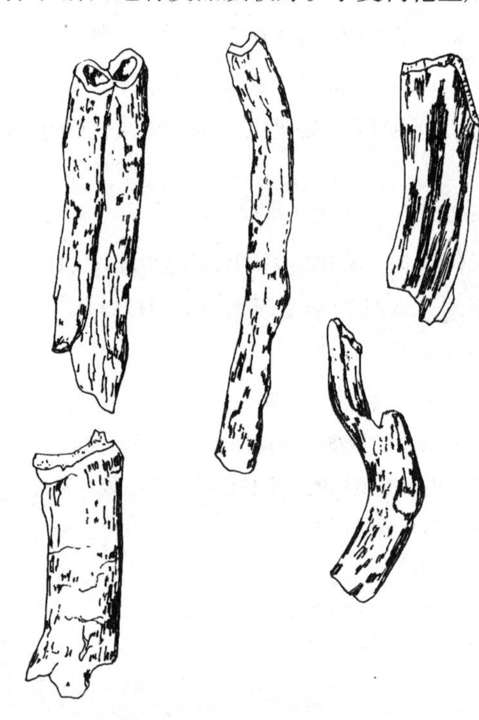

图7-24 地骨皮

【采收加工】 春初或秋后挖根部，洗净剥取根皮，晒干。清明节前采的质量较好，皮厚且易剥取。

【性状鉴别】 呈筒状、槽状或不规则卷片，长3~10cm，直径0.5~1.5cm，厚1~3mm。外表面灰黄色至棕黄色，粗糙，具纵皱纹或裂纹，易成鳞片状剥落。内表面黄白色至灰黄色，较平坦，有细纵纹。体轻，质脆，易折断。断面不平坦，外层黄棕色，内层灰白色。气微，味微甘而后苦。（图7-24）

以块大、肉厚、无木心者为佳。

饮片　呈筒状或槽状，长短不一。外表面灰黄色至棕黄色，粗糙，有不规则纵裂纹，易成鳞片状剥落。内表面黄白色至灰黄色，较平坦，有细纵纹。体轻，质脆，易折断。断面不平坦，外层黄棕色，内层灰白色。气微，味微甘而后苦。

【显微鉴别】 枸杞根皮横切面：①外层有2~3条木栓组织层带，最内一层木栓组织常呈完整的环带，发生在韧皮部深处。外面的木栓组织层则交错连接，落皮层组织中可见颓废的筛管及射线细胞。②韧皮部约占根皮厚度之半，射线宽1列细胞。③薄壁细胞中含有草酸钙砂晶与淀粉粒，有时可见纤维及石细胞散在，石细胞多散在韧皮部外侧。

枸杞根皮粉末：米黄色。①草酸钙砂晶随处可见，结晶极细微，略呈箭头形，有的薄壁细胞充满砂晶。②纤维多散在，长110~230μm，木化或微木化，可见稀疏斜纹孔，腔内有时含黄棕色物。③石细胞稀少，呈类圆形、纺锤形或类长方形，直径45~72μm，长至110μm。④淀粉粒众多，单粒呈圆形、类圆形及椭圆形，长度至14μm，复粒由2~4分粒复合而成。⑤木栓细胞表面观呈多角形，垂周壁平直或微波状，有的微木化，胞腔中含黄色物。⑥可见落皮层薄壁细胞。（图7-25）

宁夏枸杞根皮构造与枸杞根皮相似，区别为组织中无石细胞和纤维。

【成分】 根皮含桂皮酸和多量酚性物质。此外尚含β-谷甾醇、亚油酸、亚麻酸、卅一酸、蜂花酸、3,4-二羟基苯丙酸、3,4-二羟基苯丙酸甲酯、枸杞酰胺（lyciumamide）、苦柯胺A、东莨菪内酯、甜菜碱、维生素B等。

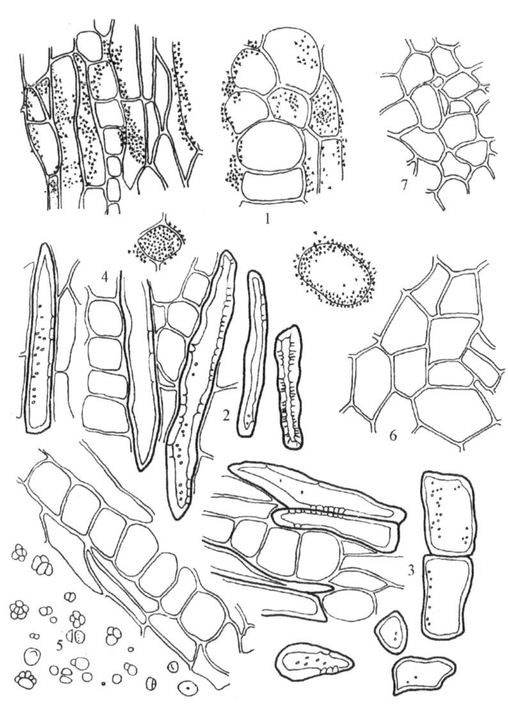

图 7-25 地骨皮（枸杞）粉末

1. 草酸钙砂晶 2. 纤维 3. 石细胞 4. 射线细胞 5. 淀粉粒 6. 木栓细胞 7. 落皮层薄壁细胞

【理化鉴别】①药材断面置紫外光灯下观察，外面木栓层呈棕色，韧皮部呈淡蓝色荧光（陈旧的药材呈淡黄色荧光）。

②粉末的70%乙醇提取液在紫外光灯下观察显淡蓝色荧光，粉末的5%水浸液或碱性水浸液均显深污绿色荧光。

③取本品甲醇提取液作为供试品溶液，以地骨皮对照药材作对照，以甲苯-丙酮-甲酸（10：1：0.1）为展开剂，置紫外灯（365nm）下检视。供试品色谱中，在与对照药材相应的位置上，显相同颜色的荧光斑点。

【检查】总灰分不得过11.0%，酸不溶性灰分不得过3.0%，水分不得过11.0%。

【功效】性寒，味甘。凉血除蒸，清肺降火。

第八章

叶 类

扫一扫，查阅本章数字资源，含PPT、音视频、图片等

第一节 概 述

叶（folium）类药材一般多用完整而已长成的干燥叶，也有只用嫩叶的，如苦竹叶。大多为单叶，仅少数是用复叶的小叶，如番泻叶。有的还带有部分嫩枝（cacumen），如侧柏叶等。

一、性状鉴别

叶类药材的鉴定首先应观察大量叶片的颜色和状态，如是完整的还是破碎的，是单叶还是复叶的小叶片，在鉴定时要选择具有代表性的样品来观察。由于叶类药材的质地多数较薄，经过采制、干燥、包装和运输等过程，一般均皱缩或破碎，观察特征时常需将其浸泡在水中使湿润展开后才能识别。一般应注意叶的形状、大小、长度及宽度；叶端、叶缘及叶基的情况；叶片上下表面的色泽及有无毛茸和腺点；叶脉的类型、凹凸和分布情况；叶片的质地；叶柄的有无及长短；叶翼、叶轴、叶鞘、托叶及茎枝的有无；气味等。在观察叶的表面特征时，可借助解剖镜或放大镜仔细观察，或对光透视。

二、显微鉴别

主要观察叶的表皮、叶肉及叶中脉三个部分的特征。通常除作叶中脉部分的横切片外，同时还应作叶片的上下表面制片或粉末制片。

叶横切面　主要观察上下表皮细胞特征及附属物，如角质层、蜡被、结晶体、毛茸的种类和形态、细胞内含物等；叶肉主要观察栅栏组织的特点，根据栅栏组织的分布位置和分化程度判断其为等面叶或异面叶；中脉是叶片的维管束，其类型、数目等均是鉴别叶类中药的依据。

1. 表皮　分上下表皮，多为1层排列整齐的细胞，外壁稍厚，上表皮外平周壁常具角质层，常显不同的纹理，有的呈波状、放射状、点状、条状等；垂周壁顶面观时可呈波状弯曲或平直或念珠状增厚。亦有表皮为多层细胞的，称复表皮，如夹竹桃叶。禾本科植物叶的上表皮细胞有较大的运动细胞，如淡竹叶等；桑科植物如桑叶的表皮细胞较大，内含葡萄状钟乳体，而爵床科穿心莲叶的表皮细胞内含螺旋状的钟乳体；唇形科薄荷叶的表皮细胞内含簇状橙皮苷结晶体；豆科番泻叶表皮细胞内则含黏液质。均有一定的鉴定意义。

表皮上可见腺毛、非腺毛和气孔等。腺毛和非腺毛的形态、细胞组成、排列情况、表面状况、壁是否木化、分布密度及气孔类型、分布状况等亦是叶类中药重要的鉴定特征之一。气孔有各种类型，它和植物的科、属、种之间有一定的关系，有的植物的叶片亦可能有不只一种形式的气孔。气孔的数目在植物不同种间差别很大，同一植物的上、下表皮气孔数目亦可不同，通常以下表皮较多。一种植物叶的单位面积上气孔数与表皮细胞数的比例有一定的范围且较为恒定，这种比例关系称为气孔指数（stomatal index）。气孔指数常可用来区别不同种的植物和中药。

$$\text{气孔指数}=\frac{\text{单位面积上的气孔数}\times 100}{\text{单位面积上的气孔数}+\text{同面积表皮细胞数}}$$

2. 叶肉　通常分为栅栏组织和海绵组织两部分。

①栅栏组织：由一至数列长柱形细胞组成，一般分布在上表皮细胞下方，细胞内含大量叶绿体，形成异面叶，如薄荷叶；也有上下表皮内方均有栅栏细胞，形成等面叶者，如番泻叶。栅栏细胞一般不通过主脉，有些叶类中药的栅栏组织通过主脉，如穿心莲叶等。

栅栏细胞与表皮细胞之间有一定的关系，一个表皮细胞下的平均栅栏细胞数目称为“栅表比”（palisade ratio），“栅表比”在同属不同种的叶的鉴定上亦具有一定的意义。

②海绵组织：常占叶肉组织的大部分，内有侧脉维管束分布，叶肉组织中是否有结晶体如钟乳体、草酸钙结晶，有无分泌组织，如油细胞、黏液细胞、油室、间隙腺毛（广藿香）以及异型细胞的存在，其形状及分布等都是重要的鉴别特征。

3. 中脉　叶片中脉横切面上、下表皮的凹凸程度在叶类的鉴定上有其特殊性。一般叶的中脉上、下表皮内方大多有数层厚角组织，但亦有少数叶的中脉部分有栅栏组织通过，如番泻叶。中脉维管束通常为一外韧型维管束，木质部位于上方，排列呈槽状或新月形至半月形；韧皮部在木质部的下方。有的叶中脉维管束分裂成 2~3 个或更多个，维管束的外围有时有纤维等厚壁组织包围，如蓼大青叶、臭梧桐叶；有的为双韧维管束，如罗布麻叶。

叶类药材尚有测定脉岛（指叶脉中最微细的叶脉所包围的叶肉单位为一个脉岛）数目的方法来帮助鉴定。“脉岛数”（vein-islet number）是指每平方毫米面积中脉岛的数目。同种植物的叶上单位面积的脉岛数目是固定不变的，且不受植物生长的年龄和叶片的大小而变化，因此，可作为叶类中药的鉴别特征之一。

第二节　药材（饮片）鉴定

石　韦

Pyrrosiae Folium

【来源】本品为水龙骨科（Polypodiaceae）植物庐山石韦 *Pyrrosia sheareri*（Bak.）Ching、石韦 *P. lingua*（Thunb.）Farwell 或有柄石韦 *P. petiolosa*（Christ）Ching 的干燥叶。前两者习称“大叶石韦”，后者习称“小叶石韦”。

【产地】庐山石韦主产于江西、湖南、贵州、四川。石韦主产于长江以南各省。有柄石韦主产于东北、华东、华中等省区。

【采收加工】四季均可采收，除去根茎及须根，阴干或晒干。

【性状鉴别】庐山石韦　叶片略皱缩，展平后呈披针形，长 10~25cm，宽 3~5cm。先端渐尖，基部耳状偏斜，全缘，边缘常向内卷曲；上表面黄绿色或灰绿色，散布有黑色圆形小凹点；下表面密生红棕色星状毛，有的侧脉间布满棕色圆点状的孢子囊群。叶柄具四棱，长 10~20cm，直径 1.5~3mm，略扭曲，有纵槽。叶片革质。气微，味微涩苦。

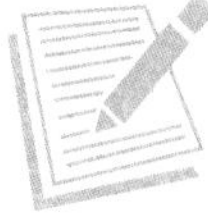

石韦　叶片披针形或长圆披针形，长 8~12cm，宽 1~3cm。基部楔形，对称。孢子囊群在侧

脉间，排列紧密而整齐。叶柄长 5~10cm，直径约 1.5mm。

有柄石韦　叶片多卷曲呈筒状，展平后呈长圆形或卵状长圆形，长 3~8cm，宽 1~2.5cm。基部楔形，对称。下表面侧脉不明显，布满孢子囊群。叶柄长 3~12cm，直径约 1mm。

均以叶厚，完整者为佳。

饮片　呈丝条状。上表面黄绿色或灰褐色，下表面密生红棕色星状毛。孢子囊群着生侧脉间或下表面布满孢子囊群。叶全缘。叶片革质。气微，味微涩苦。

【显微鉴别】 庐山石韦叶柄（中部）横切面：①表皮细胞 1 列，外被角质层，偶见星状毛残基及气孔。②下皮纤维 4~8 列细胞，壁厚，黄色，木化，内含棕色物质。③维管束 7~12 个，周韧型，呈环状散在于基本薄壁组织中。近腹面有两个较大，呈“八”字形排列，每个维管束外有一列内壁特厚的内皮层细胞环绕，大维管束外侧的内皮层细胞较大，侧壁亦增厚，向外渐薄，壁黄棕色，木质部由管胞组成，管胞近多角形，大者直径 15~34μm，壁木化。（图 8-1）。

庐山石韦叶横切面：①上表皮下有 1~2 列下皮细胞，形较大，壁较厚，长扁；下表皮外被星状毛。②栅栏组织由 3~4 列长形栅状细胞组成；海绵组织细胞较小，排列疏松，占叶肉小部分。③主脉上下紧贴表皮处为厚壁组织，细胞木化。④中央上方分体中柱周韧型，木质部呈三叉状，分体中柱周围有内皮层，凯氏点可见。⑤再向外为大型细胞，类方形或长方形，内壁及侧壁增厚，不木化，细胞内有棕黑色树脂状内含物。⑥主脉外侧及叶肉部尚有数个细小的分体中柱，叶肉细胞中无结晶。（图 8-2）。

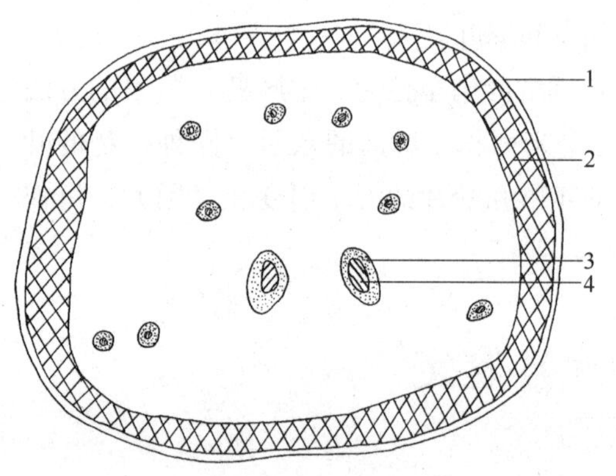

图 8-1　石韦（庐山石韦叶柄中部）横切面

1. 表皮　2. 厚壁组织　3. 韧皮部　4. 木质部

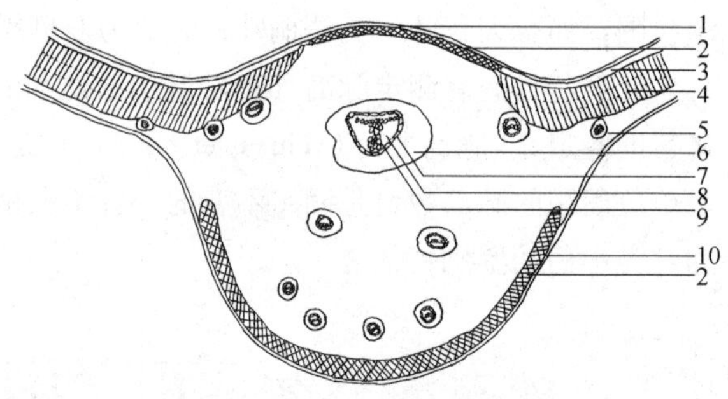

图 8-2　石韦（庐山石韦叶片）横切面

1. 上表皮　2. 厚壁组织　3. 下皮　4. 栅栏组织　5. 海绵组织　6. 内壁加厚细胞层　7. 内皮层　8. 韧皮部　9. 木质部　10. 下表皮

粉末：黄棕色。①星状毛体部 7~12 细胞，作辐射状排列成上下两轮，每个细胞呈披针形，顶端急尖，有的表面有纵向或不规则网状纹理，柄部 1~9 细胞。②孢子极面观椭圆形，赤道面观肾形，外壁具疣状突起。③孢子囊环带细胞，表面观扁长方形。④叶下表皮细胞多角形，垂周壁连珠状增厚，气孔类圆形。⑤纤维长梭形，胞腔内充满红棕色或棕色块状物。（图8-3）。

【成分】 庐山石韦全草含里白烯（diploptene）、芒果苷（mangiferin）、异芒果苷（isomangiferin）、香草酸（vanillic acid）、原儿茶酸（protocatechuic acid）、延胡索酸、咖啡酸、绿原酸、β-谷甾醇、蔗糖。

石韦全草含里白烯、芒果苷、异芒果苷、绿原酸、β-谷甾醇、3,4-二羟苯丙酸、蔗糖。尚含山柰酚（kaempferol）、槲皮素、异槲皮苷（isoquercitrin）、三叶豆苷（trifolin）。

有柄石韦全草含芒果苷、绿原酸、木犀草素（luteolin）、棉黄素（gossypetin）、山柰酚、绵马三萜和蔗糖等。

【含量测定】 按《中国药典》采用高效液相色谱法测定，本品含绿原酸（$C_{16}H_{18}O_9$）不得少于0.20%。

【检查】 杂质不得过3.0%，总灰分不得过7.0%，水分不得过13.0%。

【浸出物】 按醇溶性浸出物热浸法测定，稀乙醇浸出物不得少于18.0%。

【功效】 性微寒，味甘、苦。利尿通淋，清肺止咳，凉血止血。

【附注】 ①华北及山东、陕西、四川等地尚用毡毛石韦 *Pyrrosia drakeana*（Franch.）Ching 和北京石韦 *Pyrrosia davidii*（Gies.）Ching。毡毛石韦为“大叶石韦”类，药材形似庐山石韦，主要不同点在于叶柄较长，叶片软革质，通常较短阔，基部阔圆形至圆楔形，背面星状毛分枝细长，疏松，且不在同一平面上。北京石韦为“小叶石韦”类，药材形似石韦，但叶一型，狭披针形，长3~8cm，宽6~15mm，向两端渐变狭，下面密生短而细的星状毛。据报道，从北京石韦中分离出一种橙酮双糖苷，苷元为金鱼草素（aureusidin）。

②另据报道，光叶石韦 *Pyrrosia calvata*（Baker）Ching产于西南地区各省。含芒果苷、异芒果苷7%~11%，是二者很好的提取原料。

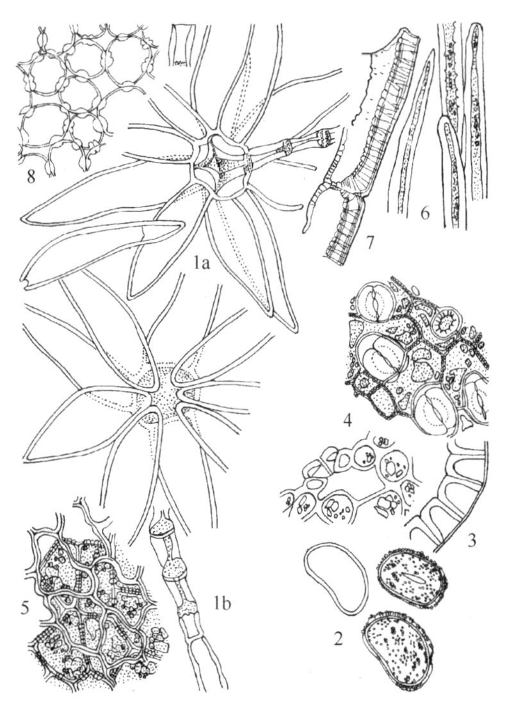

图8-3　石韦（庐山石韦）粉末

1. 星状毛（a. 体部　b. 柄部）　2. 孢子
3. 孢子囊环带细胞　4. 叶下表皮　5. 叶上表皮
6. 纤维　7. 内皮层细胞　8. 栅栏组织

蓼大青叶

Polygoni Tinctorii Folium

【来源】 本品为蓼科（Polygonaceae）植物蓼蓝 *Polygonum tinctorium* Ait. 的干燥叶。

【产地】 主产于河北、山东、辽宁、陕西等省。

【采收加工】 夏、秋季枝叶茂盛时采收两次，除去茎枝及杂质，干燥。

【性状鉴别】 本品多皱缩、破碎。完整者展平后呈椭圆形，长3~8cm，宽2~5cm。蓝绿色或黑蓝色，先端钝，基部渐狭，全缘。叶脉浅黄棕色，于下表面略突起。叶柄扁平，偶带膜质托叶鞘。质脆。气微，味微涩而稍苦。

以叶片完整，色蓝绿者为佳。

【显微鉴别】 横切面：①上下表皮各1列细胞，切向延长，有气孔分布，叶缘处可见多列式锥状多细胞非腺毛，壁木化增厚。②叶为异面叶型，栅栏细胞2~3列，短柱状，不通过主脉；薄壁细胞内含大量的蓝色物质，有的含大型草酸钙簇晶。③主脉向下突出，维管束外韧型，6~8个排列成环，上方一个较大，每个维管束韧皮部外围均有纤维束，纤维壁厚且木化。④薄壁细胞内含大型草酸钙簇晶及多量蓝色至蓝黑色色素颗粒。（图8-4）

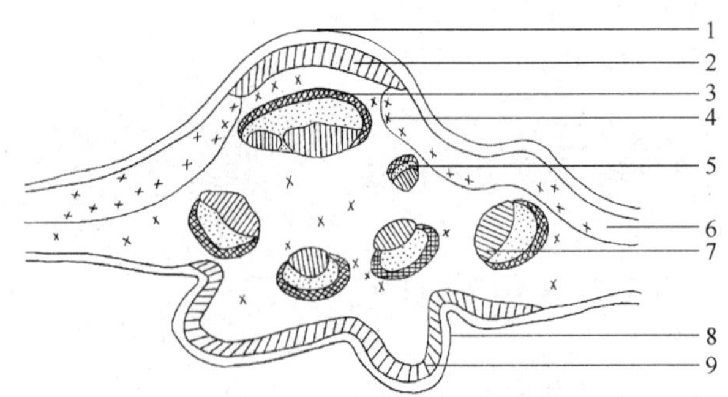

图 8-4 蓼大青叶（主脉）横切面

1. 上表皮 2、9. 厚角组织 3. 纤维 4. 草酸钙簇晶 5. 韧皮部
6. 栅栏组织 7. 木质部 8. 下表皮

粉末：蓝绿色。①表皮细胞多角形，垂周壁平直或微波状弯曲。②气孔多为平轴式，少数不等式。③腺毛头部 4~8 个细胞，柄部 2 个细胞。④非腺毛多列性，壁木化增厚，常见于叶片边缘及主脉处。⑤叶肉细胞内含多量蓝色至蓝黑色色素颗粒。⑥草酸钙簇晶多见，直径12~80μm。

【成分】新鲜全草含靛青苷(indican)，酸水解后生成吲哚酚(indolol)，在空气中被氧化成靛蓝(indigo，$C_{16}H_{10}O_2N_2$)。另含靛玉红(indirubin)、N-苯基-2-萘胺、β-谷甾醇等。

【理化鉴别】取本品2%水合氯醛的三氯甲烷提取液作为供试品溶液，以靛蓝对照品作对照，分别点于同一硅胶 G 薄层板上，以苯-三氯甲烷-丙酮（5：4：1）为展开剂。供试品色谱中，在与对照品色谱相应的位置上，显相同颜色的蓝色斑点。

【含量测定】按《中国药典》采用高效液相色谱法测定，本品含靛蓝（$C_{16}H_{10}N_2O_2$）不得少于 0. 55%。

【功效】性寒，味苦。清热解毒，凉血消斑。

淫羊藿

Epimedii Folium（附：巫山淫羊藿）

【来源】本品为小檗科（Berberidaceae）植物淫羊藿 *Epimedium brevicornu* Maxim. 、箭叶淫羊藿 *E. sagittatum*（Sieb. et Zucc.）Maxim. 、柔毛淫羊藿 *E. pubescens* Maxim. 或朝鲜淫羊藿 *E. koreanum* Nakai 的干燥叶。

【产地】淫羊藿主产于陕西、山西、河南、广西。箭叶淫羊藿主产于湖北、四川、浙江。柔毛淫羊藿主产于四川。朝鲜淫羊藿主产于东北。

【采收加工】夏秋间茎叶茂盛时采割，除去粗梗及杂质，晒干或阴干。

【植物形态】淫羊藿　多年生草本，高 30~40cm。叶为二回三出复叶，叶柄长 3~4cm，小叶柄长 1. 5~4cm，小叶片卵圆形或近圆形，长 2. 5~3cm，宽 2~6cm，基部深心形，顶生小叶片心形，两侧小叶片偏心形，表面无毛，有光泽，背面疏生直立短毛，主脉上尤为明显，边缘有锯齿。聚伞花序排成圆锥形，花序轴及花梗上有明显腺毛，花通常白色，内轮萼片卵状长圆形，外轮萼片卵形，花瓣的矩通常比萼片长二倍。果为蓇葖果，具有 1~2 枚褐色种子。花期 6~7 月，果期 8 月。(图 8-5)

【性状鉴别】淫羊藿　二回三出复叶，小叶片卵圆形，长 3~8cm，宽2~6cm；先端微尖，顶

生小叶基部心形，两侧小叶较小，偏心形，外侧较大，呈耳状，边缘具黄色刺毛状细锯齿；上表面黄绿色，下表面灰绿色，主脉7~9条，基部有稀疏细长毛，细脉两面突起，网脉明显；小叶柄长1~5cm。叶片近革质。气微，味微苦。

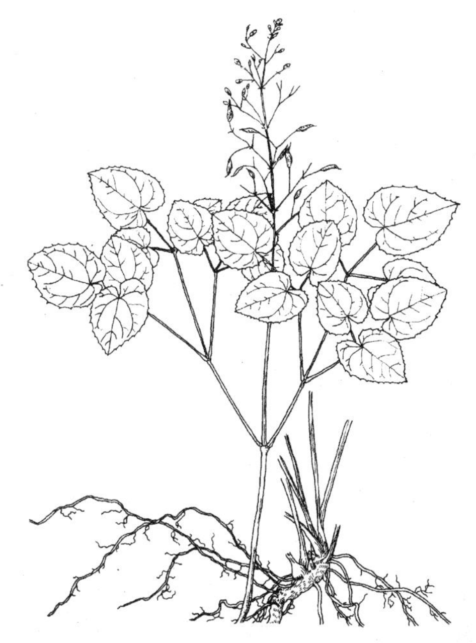

图8-5 淫羊藿 *Epimedium brevicornu* Maxim.

箭叶淫羊藿　一回三出复叶，小叶片长卵形至卵状披针形，长4~12cm，宽2.5~5cm；先端渐尖，两侧小叶基部明显偏斜，外侧呈箭形。下表面疏被粗短伏毛或近无毛。叶片革质。

柔毛淫羊藿　一回三出复叶，叶下表面及叶柄密被绒毛状柔毛。

朝鲜淫羊藿　二回三出复叶，小叶较大，长4~10cm，宽3.5~7cm，先端长尖。叶片较薄。

以色青绿、无枝梗、叶整齐不碎者为佳。

饮片　呈丝片状。上表面绿色、黄绿色或浅黄色，下表面灰绿色，网脉明显，中脉及细脉凸出，边缘具黄色刺毛状细锯齿。近革质。气微，味微苦。

【成分】 淫羊藿含淫羊藿苷（icariin），淫羊藿次苷（icariside）Ⅰ、Ⅱ及淫羊藿新苷（epimedoside A），宝藿苷Ⅰ、Ⅱ（baohuoside Ⅰ、Ⅱ），朝藿定A、B、C（epimedin A、B、C）。此外，尚含挥发油、蜡醇、三十一烷、植物甾醇等。

箭叶淫羊藿含淫羊藿苷、淫羊藿次苷、异槲皮素、淫羊藿3-O-α-鼠李糖苷（icaritin-3-O-α-rhamnoside）、金丝桃苷（hyperin）及箭叶淫羊藿苷A、B、C（sagittatoside A、B、C）和箭叶淫羊藿素A、B（sagittatin A、B），朝藿定A、B、C，宝藿苷等。

柔毛淫羊藿含淫羊藿苷、淫羊藿次苷、淫羊藿新苷C（epimedoside C）及宝藿苷（baohuoside）Ⅰ、Ⅵ和柔藿苷（rouhuoside）、金丝桃苷，朝藿定C等。

朝鲜淫羊藿含淫羊藿苷，淫羊藿新苷A、B、C，朝鲜淫羊藿苷（epimedokoreanoside）Ⅰ、Ⅱ和槲皮素，宝藿苷，朝藿定A、C等。

淫羊藿黄酮类化合物有增加冠脉流量、耐缺氧、保护心肌缺血、降压等作用，并具有一定的免疫抑制作用。

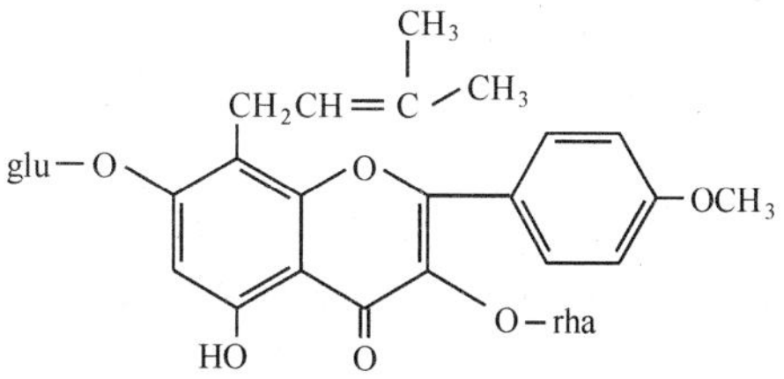

淫羊藿苷

【理化鉴别】 取本品乙醇提取液作为供试品溶液，以淫羊藿苷对照品作对照，分别点于同一硅胶H薄层板上，以乙酸乙酯-丁酮-甲酸-水（10∶1∶1∶1）为展开剂，置紫外灯光（365nm）下检视。供试品色谱中，在与对照品色谱相应的位置上，显相同颜色的暗红色斑点；再喷以三氯化铝试液，置紫外灯光（365nm）下检视，显相同颜色的橙红色荧光斑点。

【检查】杂质不得过 3.0%，总灰分不得过 8.0%，水分不得过 12.0%；饮片水分不得过 8.0%。

【浸出物】按醇溶性浸出物冷浸法测定，稀乙醇浸出物不得少于 15.0%。

【含量测定】按《中国药典》采用紫外-可见分光光度法测定，本品含总黄酮以淫羊藿苷（$C_{33}H_{40}O_{15}$）计，不得少于 5.0%。采用高效液相色谱法测定，本品含朝藿定 A（$C_{39}H_{50}O_{20}$）、朝藿定 B（$C_{38}H_{48}O_{19}$）、朝藿定 C（$C_{39}H_{50}O_{19}$）和淫羊藿苷（$C_{33}H_{40}O_{15}$）的总量，朝鲜淫羊藿不得少于 0.50%，饮片不得少于 0.40%；淫羊藿、柔毛淫羊藿、箭叶淫羊藿均不得少于 1.5%，饮片不得少于 1.20%。饮片含宝藿苷（$C_{27}H_{30}O_{10}$）不得少于 0.030%。

【功效】性温，味辛、甘。补肾阳，强筋骨，祛风湿。

【附】巫山淫羊藿　Epimedii Wushanensis Folium

本品为小檗科植物巫山淫羊藿 *Epimedium wushanense* T. S. Ying 的干燥叶。夏、秋季茎叶茂盛时采收，除去杂质，晒干或阴干。本品为三出复叶，小叶片披针形至狭披针形，长 9~23cm，宽 1.8~4.5cm，先端渐尖或长渐尖，边缘具刺齿，侧生小叶基部的裂片偏斜，内边裂片小，圆形，外边裂片大，三角形，渐尖。下表面被绵毛或秃净。近革质。气微，味微苦。按《中国药典》采用高效液相色谱法测定，本品含朝藿定 C（$C_{39}H_{50}O_{17}$）不得少于 1.0%。本品性温，味辛、甘。补肾阳，强筋骨，祛风湿。

大青叶
Isatidis Folium

“大青”之名出自《名医别录》，陶弘景曰：“大青……今出东境及近道，紫茎长尺许，除湿热毒为良。”《本草纲目》谓：“大青，其茎叶皆深青，故名。”

【来源】本品为十字花科（Cruciferae）植物菘蓝 *Isatis indigotica* Fort. 的干燥叶。

【植物形态】二年生草本，高 40~90cm。无毛或稍有柔毛，茎直立，上部多分枝，稍带粉霜。叶互生，基生叶较大，矩圆状椭圆形，长 5~20cm，宽 2~9cm，有柄；茎生叶矩圆形至矩圆状披针形，长5~7cm，宽 1~4cm，先端钝，基部箭形，半抱茎，全缘或有不明显锯齿。复总状花序生于枝端，萼片 4，绿色，花瓣 4，黄色。短角果矩圆形，扁平，边缘有翅，紫色，无毛。种子 1 枚，椭圆形，褐色。花期 4~5 月，果期 5~6 月。（图 8-6）

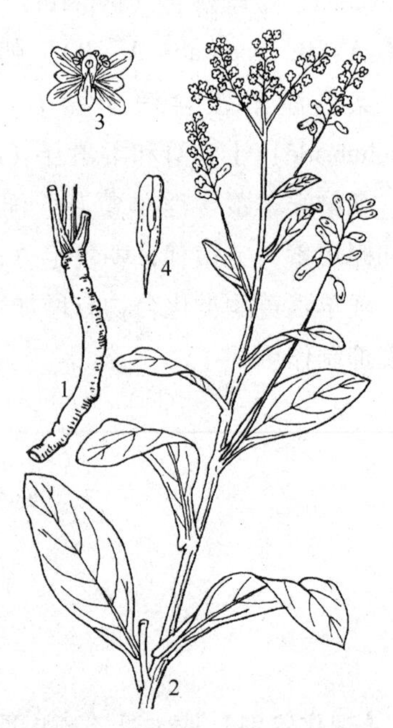

图 8-6　菘蓝 *Isatis indigotica* Fort.
1. 根　2. 花果枝　3. 花　4. 果实

【产地】主产于河北、陕西、江苏、安徽等省。大多为栽培品。

【采收加工】夏、秋两季可采叶 2~3 次，第 1 次在 5 月中旬，采后及时施肥，第 2 次在 6 月下旬，如施肥管理得当，8 月份可采收第 3 次。

【性状鉴别】叶片极皱缩卷曲，有的破碎，完整的叶片展平后呈长椭圆形至长圆状倒披针形，长 5~20cm，宽 2~6cm。上表面暗灰绿色，有的可见色较深稍突起的小点。先端钝圆，全缘或微波状，基部渐狭下延至叶柄成翼状。叶脉于背面较明显。叶柄长 4~10cm，淡棕黄色。质脆。气微，味微酸、苦、涩。

以完整、色暗灰绿色者为佳。

饮片 为不规则的碎段。叶片暗灰绿色，叶上表面有的可见色较深稍突起的小点；叶柄碎片淡棕黄色。质脆。气微，味微酸、苦、涩。

【显微鉴别】 主脉横切面：①上下表皮均为 1 列横向延长的细胞，外被角质层。②叶肉组织栅栏细胞 3~4 列，近长方形，与海绵细胞分化不明显，略呈长圆形。③主脉维管束 4~9 个，外韧型，中间 1 个形状较大，每个维管束上下侧均可见厚壁组织。④薄壁组织中有含芥子酶（myrosin）的分泌细胞，呈类圆形，较其周围薄壁细胞为小，直径 10~40μm，内含棕黑色颗粒状物质。(图 8-7)

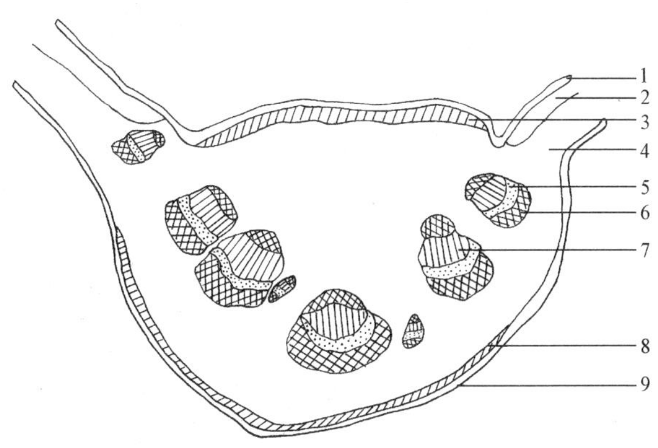

图 8-7 大青叶（主脉）横切面

1. 上表皮 2. 栅栏组织 3、8. 厚角组织 4. 海绵组织 5. 韧皮部 6. 纤维束 7. 木质部 9. 下表皮

表面制片：上表皮细胞垂周壁近平直，可见角质层纹理，下表皮细胞垂周壁稍弯曲，略呈连珠状增厚，气孔不等式，副卫细胞3~4个。

粉末：绿褐色。①靛蓝结晶，蓝色，于叶肉细胞中多见，呈细小颗粒状或片状，多聚集成堆。②橙皮苷样结晶，在叶肉或表皮细胞中，呈淡黄绿色或无色，类圆形或不规则形，有的呈针簇状，直径 3~32μm。③下表皮细胞垂周壁稍弯曲，略成连珠状增厚，气孔不等式，副卫细胞 3~4个。④厚角细胞较多，纵断面观呈长条形，直径 14~45μm，角隅处壁厚 14μm。⑤导管网纹及螺纹，直径 7~36(54)μm。(图 8-8)

【成分】 叶含菘蓝苷（isatan）约 1%。另自植物中分离得到芥苷（glucobrassicin）、新芥苷（neoglucobrassicin）、1-磺基芥苷、黑芥子苷、游离吲哚醇及氧化酶、十八酸等。菘蓝苷易水解形成靛蓝、靛玉红。

【理化鉴别】 ①粉末进行微量升华，可得蓝色或紫红色细小针状、片状或簇状结晶。

②粉末水浸液在紫外光灯下有蓝色荧光。

③取本品三氯甲烷提取液作为供试品溶液，以靛蓝、靛玉红对照品作对照，分别点于同一硅胶 G 薄层板上，以环己烷-三氯甲烷-丙酮（5∶4∶2）为展开剂。供试品色谱中，在与对照品色谱相应的位置上，分别显相同的蓝色斑点和浅紫红色斑点。

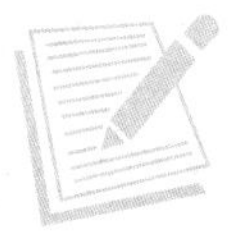

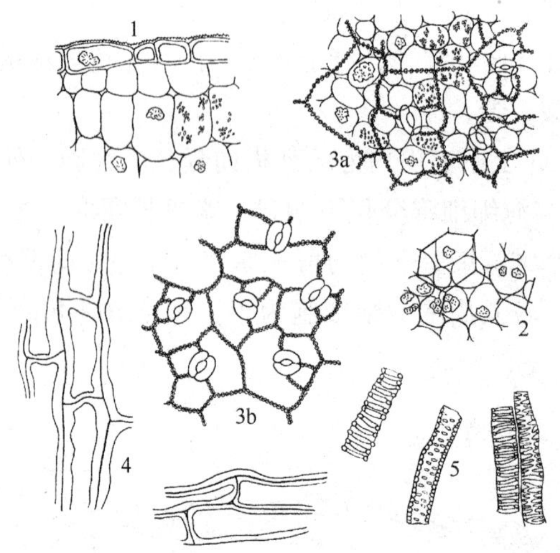

图 8-8 大青叶粉末

1. 靛蓝结晶 2. 橙皮苷样结晶 3. 表皮（a 上表皮 b 下表皮） 4. 厚角组织 5. 导管

【检查】 水分不得过 13.0%；饮片不得过 10.0%。

【浸出物】 按醇溶性浸出物热浸法测定，乙醇浸出物不得少于 16.0%。

【含量测定】 按《中国药典》采用高效液相色谱法测定，本品含靛玉红（$C_{16}H_{10}N_2O_2$）不得少于 0.020%。

【功效】 性寒，味苦。清热解毒，凉血消斑。

【附注】 福建、四川、广西等省区尚用爵床科植物马蓝 *Baphicacanthus cusia*（Nees）Bremek. 的叶。江西、湖南、湖北、广西等省区尚用马鞭草科路边青 *Clerodendrum cyrtophyllum* Turcz. 的叶。这两个品种，药典尚未收载作大青叶药用。

枇杷叶

Eriobotryae Folium

本品为蔷薇科（Rosaceae）植物枇杷 *Eriobotrya japonica*（Thunb.）Lindl. 的干燥叶。主产于广东、广西、江苏等地。以江苏产量为大，广东质量佳。药材呈长椭圆形或倒卵形，长 12~30cm，宽 4~9cm。先端尖，基部楔形，边缘上部有疏锯齿，基部全缘。上表面灰绿色、黄棕色或红棕色，较光滑；下表面淡灰色或棕绿色，密被黄色绒毛，主脉于下表面显著突起，侧脉羽状；叶柄极短，被棕黄色绒毛。革质而脆，易折断。气微，味微苦。横切面：上表皮细胞扁方形，外被厚的角质层；下表皮有多数单细胞非腺毛，近主脉处多弯成人字形；气孔可见；栅栏组织为 3~4 列细胞，海绵组织疏松，均含有草酸钙方晶和簇晶；主脉维管束外韧型，近环状，束鞘纤维束排列成不连续的环，壁木化，周围薄壁细胞含草酸钙方晶，形成晶纤维；薄壁组织中散有黏液细胞，薄壁细胞中含草酸钙方晶。主含皂苷、糖类、熊果酸、齐墩果酸、缩合鞣质、儿茶素、表儿茶素、逆没食子酸、槲皮素-3-葡萄糖苷和维生素 B_1 等。本品性微寒，味苦。清肺止咳，降逆止呕。

番泻叶

Sennae Folium

番泻叶原产国外，引入我国药用主要在清代以后。番泻叶之名见于王一仁的《饮片新参》（1935 年）中，以后的药物文献也多有记载，较早期的著作也有称本品为旃那叶或泻叶的。

【来源】本品为豆科（Leguminosae）植物狭叶番泻 *Cassia angustifolia* Vahl 或尖叶番泻 *C. acutifolia* Delile 的干燥小叶。

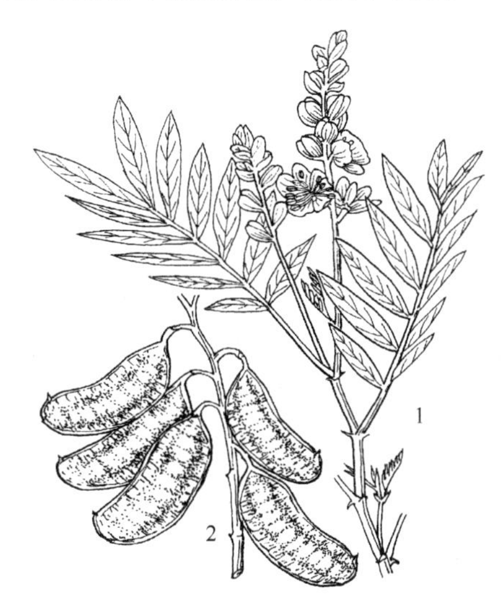

图 8-9 狭叶番泻 *Cassia angustifolia* Vahl

1. 花枝 2. 荚果

【植物形态】狭叶番泻为矮小灌木，高 1~1.5m。双数羽状复叶，互生，具小叶 4~8 对，卵状披针形至线状披针形，长 2~6cm，宽 0.4~1.5cm，先端急尖，基部稍不对称；有短柄。总状花序腋生或顶生，花略不整齐；萼片 5，长卵形，略不等大；花瓣 5，倒卵形，黄色，下面两瓣较大；雄蕊 10，不等长；子房具柄，被疏毛。荚果扁平长方形，长 4~6cm，宽 1~1.7cm，背缝顶端有清楚的尖突；种子 8 枚。花期 9~12 月，果期次年 3 月。（图 8-9）

尖叶番泻与上种相似，但小叶 4~5 对，多为长卵形，长 2~4cm，宽 0.7~1.2cm，先端急尖或有棘尖，叶基不对称。荚果宽2~2.5cm，先端的尖突微小不显。种子 6~7 枚。

【产地】狭叶番泻主产于红海以东至印度一带，现盛栽于印度南端丁内未利（Tinnevelly），故商品又名印度番泻叶或丁内未利番泻叶，现埃及和苏丹亦产。尖叶番泻主产于埃及的尼罗河中上游地方，由亚历山大港输出，故商品又称埃及番泻叶或亚历山大番泻叶。现我国广东省、海南省及云南西双版纳等地均有栽培。

【采收加工】狭叶番叶在开花前摘下叶片，阴干后用水压机打包。尖叶番泻在 9 月间果实将成熟时，剪下枝条，摘取叶片晒干，按全叶与碎叶分别包装。

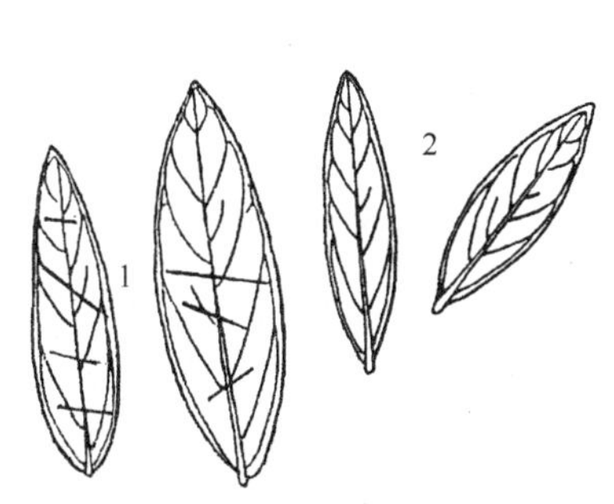

图 8-10 番泻叶

1. 狭叶番泻叶 2. 尖叶番泻叶

【性状鉴别】狭叶番泻叶 呈长卵形或卵状披针形，长 1.5~5cm，宽 0.4~2cm，全缘，叶端急尖，叶基稍不对称。上表面黄绿色，下表面浅黄绿色，无毛或近无毛，叶脉稍隆起，有叶脉及叶片压叠线纹（加压打包所成），革质。气微弱而特异，味微苦，稍有黏性，用开水浸泡为茶色。

尖叶番泻叶 呈披针形或长卵形，长 2~4cm，宽0.7~1.2 cm；略卷曲，叶端短尖或微凸，叶基不对称，上面浅绿色，下面灰绿色，两面均有细短毛茸。无叶脉压叠线纹，质地较薄脆，微呈革质状。气味同上。（图 8-10）

以叶片大，完整，色绿，梗少，无泥沙杂质者为佳。

【显微鉴别】两种叶主脉横切面特征大致相似：①上表皮细胞中含黏液质；上下表皮均有气孔；单细胞非腺毛壁厚，多疣状突起，基部稍弯曲。②叶肉组织为等面型，上下均有 1 列栅栏细胞；上面栅栏组织通过主脉，细胞较长，约长 150μm，垂周壁较平直；下面栅栏组织不通过主

脉，细胞较短，长 50~80μm，垂周壁波状弯曲；细胞中可见棕色物。海绵组织细胞中含有草酸钙簇晶。③主脉维管束外韧型，上下两侧均有微木化的纤维束，外有含草酸钙棱晶的薄壁细胞，形成晶纤维，薄壁细胞中可见草酸钙簇晶。（图 8-11）

粉末：淡绿色或黄绿色。①上下表皮细胞表面观呈多角形，垂周壁平直；上下表皮均有气孔，主为平轴式，副卫细胞大多为 2 个，也有 3 个的（狭叶番泻叶）。②非腺毛单细胞，长 100~350μm，直径 12~25μm，壁厚，有疣状突起，基部稍弯曲。③晶纤维多，草酸钙方晶直径 12~15μm。④草酸钙簇晶存在于叶肉薄壁细胞中，直径 9~20μm。（图 8-12）

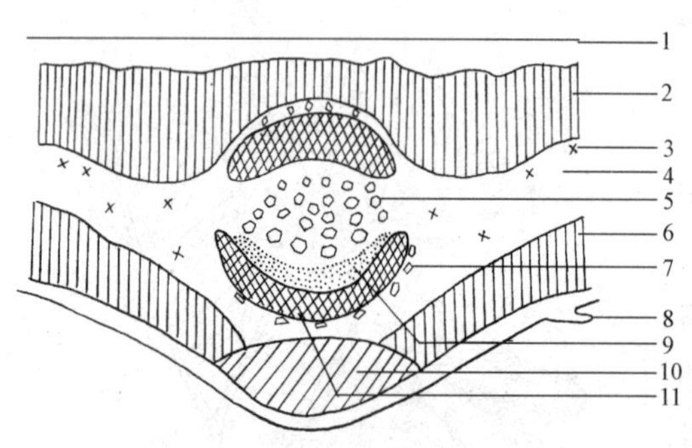

图 8-11　番泻叶（主脉）横切面

1. 表皮　2. 6. 栅栏组织　3. 草酸钙簇晶　4. 海绵组织　5. 导管　7. 草酸钙棱晶　8. 非腺毛　9. 韧皮部　10. 厚角组织　11. 中柱鞘纤维

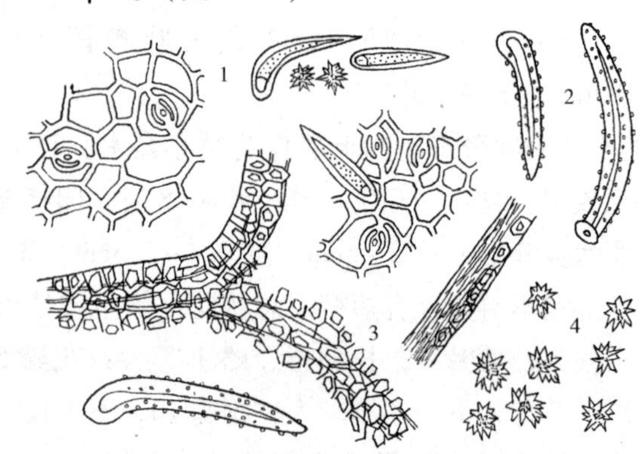

图 8-12　番泻叶粉末

1. 表皮细胞及平轴式气孔　2. 非腺毛　3. 晶鞘纤维　4. 草酸钙簇晶

【成分】 狭叶番泻叶含番泻苷 A 及 B（sennoside A、B，两者互为立体异构）、番泻苷 C 及 D（sennoside C、D，两者互为立体异构）、芦荟大黄素双蒽酮苷（aloeemodin dianthrone glucoside）、大黄酸葡萄糖苷、芦荟大黄素葡萄糖苷及少量大黄酸、芦荟大黄素。此外，尚含山柰素、番泻叶山柰苷（kaempferitrin）、蜂花醇（myricyl alcohol）、水杨酸、棕榈酸、硬脂酸、植物甾醇及其苷等。

尖叶番泻叶含蒽醌衍生物 0.85%~2.86%，其中有番泻苷 A、B、C、D 及芦荟大黄素-8-葡萄糖苷、大黄酸-8-葡萄糖苷、大黄酸-1-葡萄糖苷和芦荟大黄素、大黄酸、异鼠李素、山柰素、植物甾醇及其苷等。

【理化鉴别】 ①本品粉末，加氢氧化钠溶液呈红色。（检查蒽醌衍生物）

②取本品粉末 25mg，加水 50mL 及盐酸 2mL，置水浴中加热 15 分钟，放冷，加乙醚 40mL，振摇提取，分取醚层，通过无水硫酸钠层脱水，滤过，取滤液 5mL，蒸干，放冷，加氨试液 5mL，溶液显黄色或橙色，置水浴中加热 2 分钟后，变为紫红色。（检查蒽苷类）

③取本品粉末 1g，加稀乙醇 10mL，超声处理 30 分钟，离心，吸取上清液，蒸干，残渣加水 10mL 使溶解，用石油醚（60~90℃）振摇提取 3 次，每次 15mL，弃去石油醚液，取水液蒸干，残渣加稀乙醇 5mL 使溶解，作为供试品溶液。另取番泻叶对照药材 1g，同法制成对照药材溶液。吸取上述两种溶液各 3μL，分别点于同一硅胶 G 薄层板上，使成条状，以乙酸乙酯-正丙醇-水（4∶4∶3）为展开剂，展开，取出，晾干，置紫外光灯（365nm）下检视。供试品色谱中，在与对照药材色谱相应的位置上，显相同颜色的荧光斑点；喷以 20%硝酸溶液，在 120℃加热约 10 分钟，放冷，再喷以 5%氢氧化钾的稀乙醇溶液，在日光下检视。供试品色谱中，在与对照药材色谱相应的位置上，显相同颜色的斑点。

【检查】 杂质不得过 6%，水分不得过 10.0%。

【含量测定】按《中国药典》采用高效液相色谱法测定，本品含番泻苷 A（$C_{42}H_{38}O_{20}$）和番泻苷 B（$C_{42}H_{38}O_{20}$）的总量，不得少于 1.1%。

【功效】性寒，味甘、苦。泻热行滞，通便，利水。

【附注】①耳叶番泻叶，为同属植物耳叶番泻 *Cassia auriculata* L. 的干燥小叶。常混在进口的狭叶番泻叶中，有时甚至可达60%左右。本品含蒽醌苷量极微，应注意鉴别。与以上两种叶的不同点为：小叶片卵圆形或倒卵圆形，先端圆钝或微凹陷，或具刺凸，叶基不对称或对称，表面灰绿色或红棕色，被有极多灰白色短毛。显微特征为上表皮内有栅栏细胞 2 列，而下表皮内无典型的栅栏组织，非腺毛细长，甚密，长 240~650μm，表面较平滑，含簇晶，棱晶较少。粉末遇 80%（*V/V*）硫酸或与水合氯醛（5∶2）共煮均显红色。

②卵叶番泻叶，为同属植物卵叶番泻 *C. obovata* Colladon 的干燥小叶。主产于埃及、意大利。又称意大利番泻叶。叶片呈倒卵形，具棘尖，被短毛。显微特征为下表皮细胞呈乳头状突出。栅栏细胞 1 列通过主脉，下面栅栏细胞类方形或近圆形。以上两个品种《中国药典》均未收载。

枸骨叶

Ilicis Cornutae Folium

本品为冬青科（Aquifoliaceae）植物枸骨 *Ilex cornuta* Lindl. ex Paxt. 的干燥叶。主产于长江中、下游各省。叶呈类长方形或矩圆状长方形，长 3~8cm，宽 1.5~4cm，边缘卷曲，先端有 3 枚较大的硬刺齿，顶端 1 枚常反曲，基部两侧有时各具刺齿 1~3 枚；有的叶中间各有 1 尖刺。叶上表面黄绿色或绿褐色，有光泽，可见羽状叶脉延伸至叶缘，中脉常凹陷；下表面灰黄色或绿灰色；叶柄短。革质，硬而厚。气微，味微苦。横切面：上、下表皮细胞类方形，外被极厚的角质层；下表皮可见稍突起的气孔；叶肉颇厚，栅栏细胞为 2~4 列，海绵组织占较大部分；上表皮下方栅栏细胞通过主脉；薄壁细胞中含有草酸钙簇晶；主脉维管束木质部呈新月形，木质部上方及韧皮部下方均有较多的木化纤维群存在，上表皮下有数层厚角组织；叶缘表皮内依次为厚角细胞，石细胞半环带及木化纤维群。叶含冬青苷甲、乙，其苷元为坡模酸（pomolic acid）及熊果酸。本品性凉，味苦。清热养阴，益肾，平肝。①苦丁茶为本种的嫩叶。有散风热，清头目，除烦渴之功用。②功劳子为枸骨的果实。性微温，味苦涩。补肝肾，止血。③枸骨叶又称功劳叶，广东、广西等省区有以小檗科阔叶十大功劳 *Mahonia bealei*（Fort.）Carr. 和细叶十大功劳 M. *fortunei*（Lindl.）Fedde 的干燥叶作功劳叶者。

紫苏叶

Perillae Folium（附：紫苏梗、紫苏子）

【来源】本品为唇形科（Labiatae）植物紫苏 *Perilla frutescens*（L.）Britt. 的干燥叶（或带嫩枝）。

【植物形态】一年生草本，具特异香气。茎钝四棱形，绿色或绿紫色，密被长柔毛。叶对生，叶片卵形至宽卵形，边缘有粗锯齿，两面绿色或紫色或仅下面紫色，具柔毛并有细腺点。轮伞花序组成偏向一侧的顶生及腋生总状花序，密被长柔毛。花萼钟形，有黄色腺点，花冠白色至紫红色，二唇形。雄蕊 4，2 强，花柱基底着生，柱头 2 裂。小坚果近球形，具网纹。花期6~7 月，果期 7~8 月。（图 8-13）

【产地】主产于江苏、浙江、河北等省，多为栽培。

【采收加工】夏季枝叶茂盛时采收。除去杂质，晒干。

【性状鉴别】本品叶片多皱缩卷曲、破碎，完整者展平后卵圆形，长4~11cm，宽2.5~9cm。先端长尖或急尖，基部圆形或宽楔形，边缘具圆锯齿。两面紫色或上表面绿色，下表面紫色，疏生灰白色毛，下表面有多数凹点状的腺鳞。叶柄长2~7cm，紫色或紫绿色。质脆。带嫩枝者，枝的直径2~5mm，紫绿色，断面中部有髓。气清香，味微辛。

饮片　呈不规则的段或未切叶。叶多皱缩卷曲、破碎，完整者展平后呈卵圆形。边缘具圆锯齿。两面紫色或上表面绿色，下表面紫色，疏生灰白色毛。叶柄紫色或紫绿色。带嫩枝者，枝的直径2~5mm，紫绿色，切面中部有髓。气清香，味微辛。

【显微鉴别】粉末：①非腺毛较粗大，1~7细胞，常呈镰刀状弯曲，顶端细胞锐尖或稍钝，表面有角质条状纹理或细小疣状突起。②腺鳞多存在于叶下表皮或单个散离，头部类圆形，4~8个细胞，以8个细胞为多，常含黄色分泌物，柄极短，单细胞。③小腺毛头部类圆形或扁球形，1~2细胞，柄短，单细胞。④草酸钙簇晶分布于叶肉组织中。⑤表皮细胞表面观呈不规则形，垂周壁波状弯曲。上表皮细胞壁连珠状增厚，表面有角质层纹理，下表皮气孔及毛茸较多，气孔直轴式。⑥纤维（叶柄）多成束或单个散在，有的胞腔内含细小草酸钙结晶。⑦厚角组织细胞呈长条形，胞腔内有细小草酸钙结晶，常聚集于细胞的一端。（图8-14）

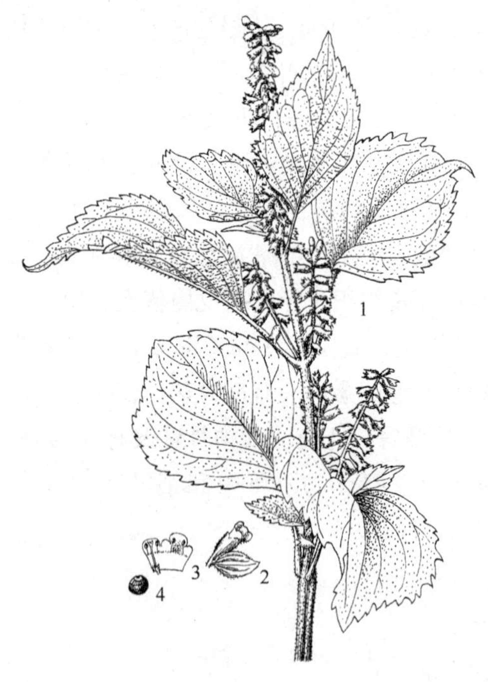

图8-13　紫苏 *Perilla frutescens*（L.）Britt.

1. 花、果枝　2. 花及苞片
3. 花冠展开示雌、雄蕊　4. 小坚果放大

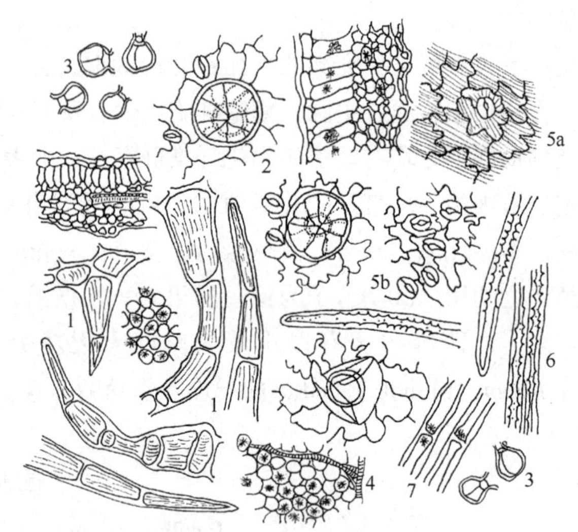

图8-14　紫苏叶粉末

1. 非腺毛　2. 腺鳞　3. 小腺毛　4. 簇晶　5. 表皮细胞（a. 上皮表　b. 下表皮）　6. 纤维　7. 厚角细胞

【成分】茎叶含挥发油0.1%~0.2%，油中主要成分为紫苏醛（perillaldehyde，占40%~55%），具有特殊香气。其次尚含左旋柠檬烯，α-蒎烯，榄香素（elemicin），紫苏酮（perilla ketone），去氢香薷酮（β-dehydroelscholtzione），异白苏酮（isoegomaketone），薄荷醇，紫苏醇，丁香油酚等。还含非挥发性成分，精氨酸，枯酸（cumic acid）。叶中含红色色素（perillanin），为花青素-3-(6-对香豆酰-β-D-葡萄糖)-5-β-D-葡萄糖苷。

【理化鉴别】①于本品表皮细胞滴加10%盐酸溶液，立即显红色；或滴加5%氢氧化钾溶液，

即显鲜绿色，后变黄绿色。

②取本品挥发油的正己烷溶液作为供试品溶液，以紫苏醛对照品作对照，分别点于同一硅胶G薄层板上，以正己烷-乙酸乙酯（15∶1）为展开剂，喷以二硝基苯肼乙醇试液。供试品色谱中，在与对照品色谱相应的位置上，显相同颜色的斑点。

【检查】水分不得过12.0%。

【含量测定】按《中国药典》采用挥发油测定方法测定，本品含挥发油不得少于0.40%（mL/g）；饮片含挥发油不得少于0.20%（mL/g）。

【功效】性温，味辛。解表散寒，行气和胃。

【附】紫苏梗 Perillae Caulis

本品为紫苏的干燥茎。呈方柱形，四棱钝圆，长短不一，直径0.5~1.5cm。表面紫棕色或暗紫色，四面有纵沟及细纵纹，节部稍膨大，有对生的枝痕和叶痕。体轻，质硬，断面裂片状。切片厚2~5mm，常呈斜方形，木部黄白色，射线细密，呈放射状，髓部白色，疏松或中空。气微香，味淡。以外皮色紫棕，有香气者为佳。本品粉末黄白色至灰绿色。①纤维成束或单个散在，淡黄色或黄棕色。有两种，一种甚长，末端稍尖，非木化，孔沟稀少或不明显，有的胞腔内含细小草酸钙针晶；另一种呈梭形，边缘不平整，初生壁易与次生壁分离，孔沟较密，胞腔较狭细。②木纤维多成束，常与木薄壁细胞、导管或木射线连接，甚细长，末端尖，纹孔稀少，细点状。③草酸钙针晶微细，充塞于黄棕色薄壁细胞或纤维中。④导管主为具缘纹孔及螺纹导管。⑤木薄壁细胞呈长方形；木射线细胞呈类方形或长方形。⑥茎表皮细胞黄棕色，表面观呈类方形或多角形，垂周壁呈连珠状增厚，有角质层。⑦髓薄壁细胞呈类圆形或长圆形，具纹孔。⑧小腺毛单个散在，头部类圆形，单细胞头，单细胞柄。⑨腺鳞头部以8个细胞为多，常含黄色分泌物，柄极短，单细胞。⑩气孔少见，直轴式。本品含迷迭香酸（$C_{18}H_{16}O_8$）不得少于0.10%。性温，味辛。理气宽中，止痛，安胎。

紫苏子 Perillae Fructus

本品为紫苏的干燥成熟果实。秋季果实成熟时采收，割取全草或果穗，阴干，打下果实，除去杂质，晒干。药材呈卵圆形或类球形，直径约1.5 mm。表面灰棕色或灰褐色，有微隆起的暗紫色网纹，基部稍尖，有灰白色点状果梗痕。果皮薄而脆，易压碎。种子黄白色，种皮膜质，子叶2，类白色，有油性。压碎有香气，味微辛。种子含脂肪油（45.35%）及维生素B_1等。按《中国药典》采用高效液相色谱法测定，本品含迷迭香酸（$C_{18}H_{16}O_8$）不得少于0.25%。性温，味辛。降气化痰，止咳平喘，润肠通便。

艾 叶

Artemisiae Argyi Folium

本品为菊科（Compositae）植物艾 *Artemisia argyi* Lévl. et Vant. 的干燥叶。全国大部分地区均有分布。主产于山东、安徽、湖北、河北等省。药材多皱缩、破碎，有短柄。完整叶片展平后呈卵状椭圆形，羽状深裂，裂片椭圆状披针形，边缘有不规则的粗锯齿；上表面灰绿色或深黄绿色，有稀疏的蛛丝状短绵毛及腺点；下表面密生灰白色绒毛。质柔软。气清香，味苦。以色青、背面灰白色、绒毛多、叶厚、质柔软而韧、香气浓郁者为佳。本品粉末：非腺毛有两种，一种为T形毛，顶端细胞长而弯曲，两臂不等长，柄2~4个细胞；另一种为单列性非腺毛，柄由3~5个细胞组成，顶端细胞特长而扭曲，常断落。腺毛表面观呈鞋底形，由4或6个细胞相对叠合而成，无柄。草酸钙簇晶，直径3~7μm，存在于叶肉细胞中。叶含挥发油。油中成分为水芹烯、杜松烯、樟脑、龙脑、松油烯-4-醇、α-松油醇、芳樟醇、蒿醇等。尚含黄酮类物质。本品性温，味辛、苦；有小毒。温经止血，散寒止痛；外用祛湿止痒。

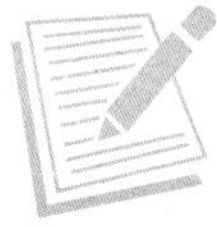

第九章
花 类

扫一扫，查阅本章数字资源，含PPT、音视频、图片等

第一节 概 述

花（flos）类药材通常包括完整的花、花序或花的某一部分。完整的花分为已开放的花，如洋金花、红花；尚未开放的花蕾如辛夷、丁香、金银花、槐米；花序亦有用未开放的如头状花序款冬花和已开放的如菊花、旋覆花；花的某一部分，雄蕊如莲须，花柱如玉米须，柱头如番红花，花粉粒如松花粉和蒲黄等。

一、性状鉴别

花类药材由于经过采制、干燥，因此常干缩、破碎而改变了形状，完整者常见的有圆锥状、棒状、团簇状、丝状、粉末状等；鉴别时，以花朵入药者，要注意观察花托、萼片、花瓣、雄蕊和雌蕊的数目及其着生位置、形状、颜色、被毛与否、气味等；如以花序入药，除单朵花的观察外，需注意花序类别、总苞片或苞片等。菊科植物还需观察花序托的形状，有无被毛等。如果花序或花很小，肉眼不易辨认清楚，需将干燥药材先放入水中浸泡后，再行解剖并借助于放大镜、解剖镜观察。

二、显微鉴别

花类药材的显微鉴别除花梗和膨大花托制作横切片外，一般只作表面制片和粉末观察。

1. 苞片和萼片 与叶片构造相类似，通常叶肉组织分化不明显，故鉴定时以观察表面观为主。注意上、下表皮细胞的形态，有无气孔及毛茸等分布，气孔和毛茸的类型、形状及分布情况等在鉴定上具有较重要的意义。此外，尚需注意有无分泌组织、草酸钙结晶以及它们的类型和分布，如锦葵花花萼中有黏液腔，洋金花中有草酸钙砂晶等。

2. 花瓣 花瓣构造变异较大，上表皮细胞常呈乳头状或毛茸状突起，无气孔；下表皮细胞的垂周壁常呈波状弯曲，有时有毛茸及少数气孔存在。相当于叶肉的部分，由数层排列疏松的大型薄壁细胞组成，有时可见分泌组织及贮藏物质，如丁香有油室，红花有管状分泌组织，内贮红棕色物质。维管束细小，仅见少数螺纹导管。

3. 雄蕊 雄蕊包括花丝和花药两部分。花丝构造简单，有时被毛茸，如闹羊花花丝下部被两种非腺毛。花药主为花粉囊，内壁细胞的壁常不均匀地增厚，如网状、螺旋状、环状或点状，且大多木化。成熟的花粉粒有两层壁，内层壁薄，主要由果胶质和纤维素组成；外层壁厚，含有脂肪类化合物和色素。花粉的外壁有各种形态，有的光滑如番红花、槐米等，有的有粗细不等的

刺状突起，如红花、金银花等，有的具放射状雕纹如洋金花，有的具网状纹理如蒲黄，花粉的外壁上还有萌发孔（germ pore）或萌发沟（germ furrow），一般双子叶植物的花粉粒萌发孔为3个或3个以上，单子叶植物和裸子植物花粉粒萌发孔为1个。当花粉萌发时，花粉管由此处长出。花粉粒的大小和形状，也是多种多样的，一般为12~100μm。花粉粒的形状有圆形如金银花、洋金花、红花等；三角形如丁香、木棉花；椭圆形如槐米、油菜等；四分体如闹羊花等。花粉粒的形状、大小以及外壁上的萌发孔和雕纹的形态，常是科、属甚至种的特征，对鉴定花类中药有重要意义。但镜检时，常因观察面（极面观或赤道面观）的不同，花粉粒的形态和萌发孔数而有不同，应注意区别。雄蕊中有的药隔上端还有附属物，如除虫菊。

4. 雌蕊 由子房、花柱和柱头组成。子房的表皮多为薄壁细胞，有的表皮细胞则分化成多细胞束状毛，如闹羊花。花柱表皮细胞无特殊变化，少数分化成毛状物，如红花。柱头表皮细胞常呈乳头状突起，如金银花；或分化成毛茸如西红花，也有不作毛茸状突起的如洋金花。

5. 花梗和花托 有些花类药材常带有部分花梗和花托。横切面构造与茎相似，注意表皮、皮层、内皮层、维管束及髓部是否明显，有无厚壁组织、分泌组织存在，有无草酸钙结晶、淀粉粒等。

第二节 药材（饮片）鉴定

松花粉

Pini Pollen

本品为松科（Pinaceae）植物马尾松 *Pinus massoniana* Lamb.、油松 *P. tabuliformis* Carr. 或同属数种植物的干燥花粉。马尾松主产于长江流域各省区。油松主产于东北、华北和西北各省区。山东亦有栽培。本品为淡黄色细粉。体轻，易流动飞扬，手捻有滑润感。气微，味淡。入水不沉。以体轻、色淡黄者为佳。粉末：花粉粒椭圆形，一侧稍压扁，长45~55μm，直径29~40μm，表面光滑或具细密颗粒状纹理。两侧各有一膨大的气囊，气囊壁具明显的网状纹理，网眼多角形。主要含脂肪油和色素。并有甾醇及黄酮类成分。性温，味甘。收敛止血，燥湿敛疮。

辛 夷

Magnoliae Flos

【来源】本品为木兰科（Magnoliaceae）植物望春花 *Magnolia biondii* Pamp.、玉兰 *M. denudata* Desr. 或武当玉兰 *M. sprengeri* Pamp. 的干燥花蕾。

【产地】望春花主产于河南及湖北，质量最佳，销全国并出口。武当玉兰主产于四川北川、湖北、陕西。玉兰多为庭园栽培，主产安徽安庆、称“安春花”，质较次。

【采收加工】冬末春初花未开放时采收，除去枝梗及杂质，阴干。

【性状鉴别】望春花 本品呈长卵形，似毛笔头，长1.2~2.5cm，直径0.8~1.5cm。基部常具短梗，长约5mm，梗上有类白色点状皮孔。苞片2~3层，每层2片，两层苞片间有小鳞芽，苞片外表面密被灰白色或灰绿色有光泽的长茸毛，内表面类棕色，无毛。花被片9，棕色，外轮花被片3，条形，约为内两轮长的1/4，呈萼片状，内两轮花被片6，每轮3，轮状排列。除去花

被，有雄蕊和雌蕊多数，呈螺旋状排列。体轻，质脆。气芳香，味辛、凉而稍苦。(图 9-1)

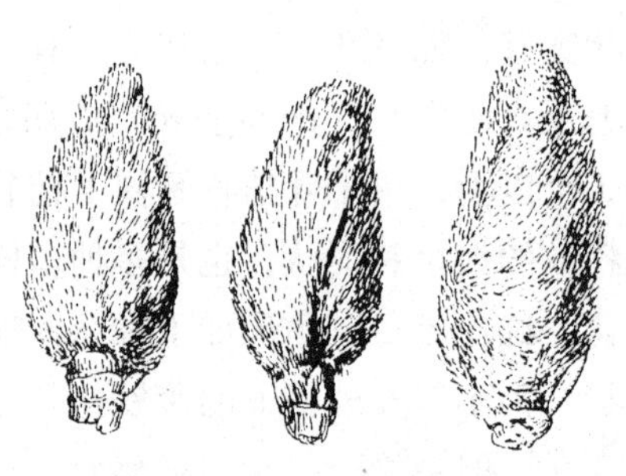

图 9-1　辛夷（望春花）

武当玉兰　长 2～4cm，直径 1～2cm。基部枝梗粗壮，皮孔红棕色。苞片外表面密被淡黄色或淡黄绿色茸毛，有的最外层苞片茸毛已脱落而呈黑褐色。花被片 10～12(15)，内外轮无显著差异。

玉兰　长 1.5～3cm，直径 1～1.5cm。基部枝梗较粗壮，皮孔浅棕色。苞片外表面密被灰白色或灰绿色茸毛。花被片 9，内外轮同型。

以完整、内瓣紧密、无枝梗、香气浓者为佳。

【显微鉴别】 粉末：灰绿色或淡黄绿色。①油细胞较多，类圆形，有的可见微小油滴。②非腺毛甚多，散在，多碎断；完整者 2～4 细胞，亦有单细胞，壁厚 4～13μm，基部细胞短粗膨大，细胞壁极度增厚似石细胞。③石细胞多成群，呈椭圆形、不规则形或分枝状，壁厚 4～20μm，孔沟不甚明显，胞腔中可见棕黄色分泌物。(图 9-2)。

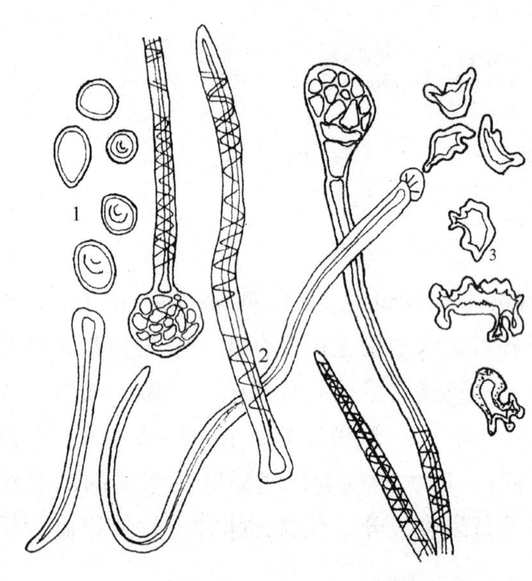

图 9-2　辛夷（玉兰）粉末

1. 油细胞　2. 非腺毛　3. 分枝状石细胞

【成分】 望春花　含木兰脂素（magnolin），挥发油 3%～5%。油中主成分为 β-蒎烯（约 6.1%）、桉油精（28.6%）、樟脑（14.8%）、鹅掌楸树脂醇、β-二甲醚、望春花素（magnolin）、法氏玉兰素（fargesin）、松脂素二甲醚（pinoresinol dimethylether）、d-乌药碱、d-纲状番荔枝碱等。

武当玉兰　挥发油主成分为 β-蒎烯、香桧烯、反式丁香烯、乙酸龙脑酯、丁香烯氧化物、β-桉油醇等。

玉兰　挥发油主成分为橙花叔醇、桉油精等 50 种成分。另含 6 种木脂素成分。

【理化鉴别】 取本品三氯甲烷提取液作为供试品溶液，以木兰脂素对照品作对照，分别点于同一以羧甲基纤维素钠为黏合剂的硅胶 H 薄层板上，以三氯甲烷-乙醚（5∶1）为展开剂，喷以 10%硫酸乙醇溶液，在 90℃加热至斑点显色清晰。供试品色谱中，在与对照品色谱相应的位置上，显相同颜色的紫红色斑点。

【检查】 水分不得过 18.0%。

【含量测定】 按《中国药典》挥发油测定法测定，本品含挥发油不得少于 1.0%（mL/g）；采用高效液相色谱法测定，本品含木兰脂素（$C_{23}H_{28}O_7$）不得少于 0.40%。

【功效】 性温，味辛。散风寒，通鼻窍。

【附注】 凹叶木兰 *Magnolia sargentiana* Rehd. et Wils. 的花蕾，已收入四川地方药品标准。

槐　花

Sophorae Flos（附：槐角）

【来源】 本品为豆科（Leguminosae）植物槐 *Sophora japonica* L. 的干燥花及花蕾。

【产地】 主产于辽宁、河北、河南、山东等省。

【采收加工】 夏季花开放或花蕾形成时采收，及时干燥，除去枝、梗及杂质。前者习称“槐花”，后者习称“槐米”。

【性状鉴别】 槐花　本品皱缩而卷曲，花瓣多散落，完整者花萼钟状，黄绿色，先端 5 浅裂；花瓣 5，黄色或黄白色，1 片较大，近圆形，先端微凹，其余 4 片长圆形。雄蕊 10，其中 9 枚基部连合，花丝细长。雌蕊圆柱形，弯曲。体轻。气微，味微苦。

槐米　呈卵形或椭圆形，似米粒，长 2~6mm，直径约 2mm。花萼下部有数条纵纹。萼的上方为黄白色未开放的花瓣。花梗细小。体轻，手捻即碎。气微，味微苦涩。

以个大、紧缩、色黄绿者为好。

【显微鉴别】 粉末：黄绿色。①花粉粒类球形或钝三角形，直径 14~19μm。具 3 个萌发孔。②非腺毛 1~3 细胞，长 86~660μm。③萼片表皮表面观呈多角形，气孔不定式，副卫细胞4~8 个。④可见草酸钙方晶。(图 9-3)

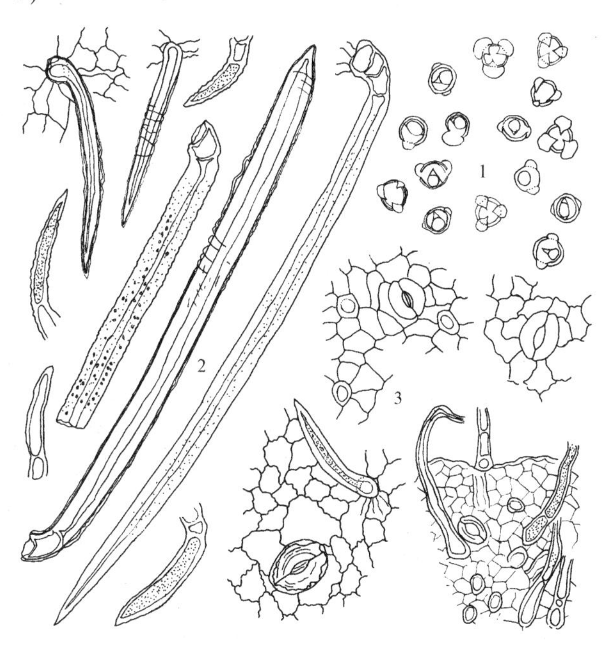

图 9-3　槐花粉末

1. 花粉粒　2. 非腺毛　3. 萼片表皮细胞及气孔

【成分】 含芦丁(芸香苷 rutin)8%~28%、桦皮醇（betulin）及槐二醇（sophoradiol）、槐花米甲素（sophorin A）约 14%、槐花米乙素（sophorin B）约 1.25%、槐花米丙素（sophorin C）约 0.35%。槐米甲素为黄酮类化合物，乙素、丙素为甾体化合物。

【理化鉴别】 取本品甲醇提取液作为供试品溶液，以芦丁对照品作对照，分别点于同一硅胶 G 薄层板上，以乙酸乙酯-甲酸-水（8：1：1）为展开剂，喷以三氯化铝试液，待乙醇挥干后，置紫外光灯（365nm）下检视。供试品色谱中，在与对照品色谱相应的位置上，显相同颜色的荧光斑点。

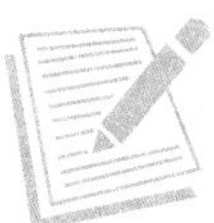

【检查】总灰分槐花不得过14.0%，槐米不得过9.0%；酸不溶性灰分槐花不得过8.0%，槐米不得过3.0%；水分不得过11.0%。

【浸出物】按醇溶性浸出物热浸法测定，槐花30%甲醇浸出液不得少于37.0%，槐米不得少于43.0%。

【含量测定】按《中国药典》采用紫外-可见分光光度法测定，本品含总黄酮以芦丁（$C_{27}H_{30}O_{16}$）计，槐花不得少于8.0%，槐米不得少于20.0%；采用高效液相色谱法测定，本品含芦丁（$C_{27}H_{30}O_{16}$）槐花不得少于6.0%，槐米不得少于15.0%。

【功效】性微寒，味苦。凉血止血，清肝泻火。

【附】槐角 Sophorae Fructus

本品为槐的干燥成熟果实。呈串珠状肉质荚果，但不开裂。长1~6cm，直径0.6~1cm。表面黄绿色或黄褐色，具不规则粗纹理，背缝线一侧有一黄褐色带。质柔润，干燥皱缩，易在收缩处折断，断面黄绿色，有黏性。种子1~6粒，肾形，长约8mm，表面光滑，棕黑色，一侧有灰白色圆形种脐；质坚硬，子叶2，黄绿色。果肉气微，味苦，种子嚼之有豆腥气。槐角含有染料木素（genistein）、槐角苷（sophoricoside）、槐角双苷（sophorbioside）、山柰素双葡萄糖苷（glucosidoglucosyl-3,5,7,4-tetrahydroxyflavone）、槐角黄酮苷（sophoraflavonoloside）及芸香苷等。还有以山柰素槐糖苷的形式存在的槐糖、脂肪油（18%~24%）及多种氨基酸。按《中国药典》采用高效液相色谱法测定，含槐角苷（$C_{21}H_{20}O_{10}$）不少于3.0%。本品性寒，味苦。清热泻火，凉血止血。

丁 香

Caryophylli Flos（附：母丁香）

【来源】本品为桃金娘科（Myrtaceae）植物丁香 *Eugenia caryophyllata* Thunb. 的干燥花蕾。

【产地】主产于坦桑尼亚的桑给巴尔岛以及马来西亚、印度尼西亚等地。现我国海南、广西和云南南部有引种栽培。

【采收加工】当花蕾由绿转红时采摘，晒干。

【性状鉴别】花蕾略呈研棒状，长1~2cm。花冠圆球形，直径0.3~0.5cm，花瓣4，覆瓦状抱合，棕褐色或褐黄色，花瓣内为雄蕊和花柱，搓碎后可见众多黄色细粒状的花药。萼筒圆柱状，略扁，有的稍弯曲，长0.7~1.4cm，直径0.3~0.6cm，红棕色或棕褐色，上部有4枚三角状的萼片，十字状分开。质坚实，富油性。气芳香浓烈，味辛辣、有麻舌感。入水则萼管下沉（与已去油的丁香区别）。（图9-4）

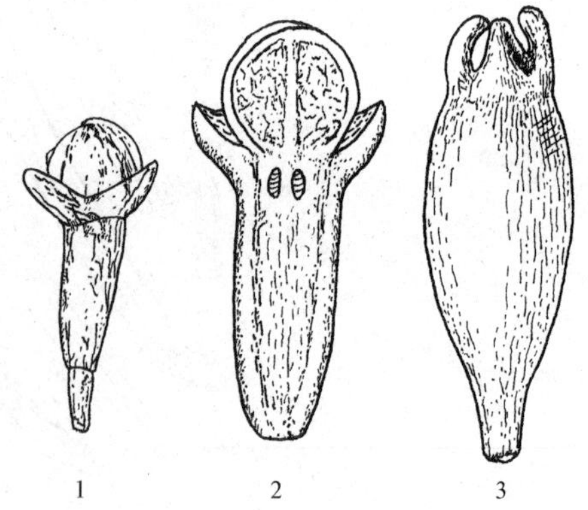

图9-4 丁香

1. 丁香花蕾 2. 丁香花蕾纵剖面 3. 母丁香

以完整、个大、油性足、颜色深红、香气浓郁、入水下沉者为佳。

【显微鉴别】萼筒中部横切面：①表皮细胞1列，有较厚角质层和气孔。②皮层外侧散有2~3列径向延长的椭圆形油室，长150~200μm；其下有20~50个小型双韧维管束，断续排列成环，维管束外围有少数中柱鞘纤维，壁厚，木化。内侧为数列薄壁细胞组成的通气组织，有大型细胞间隙。③中心轴柱薄壁组织间散有多数细小维管束。④薄壁细胞含众多细小草酸钙簇晶。（图9-5）

粉末：暗红棕色。①油室多破碎，分泌细胞界限不清，含黄色油状物。②纤维梭形，顶端钝

圆，壁较厚。③花粉粒众多，极面观三角形，赤道面观双凸镜形，具3副合沟。④草酸钙簇晶众多，直径4~26μm，存在于较小的薄壁细胞中，排列成行。⑤表皮细胞呈多角形，有不定式气孔，副卫细胞6~7个。（图9-6）

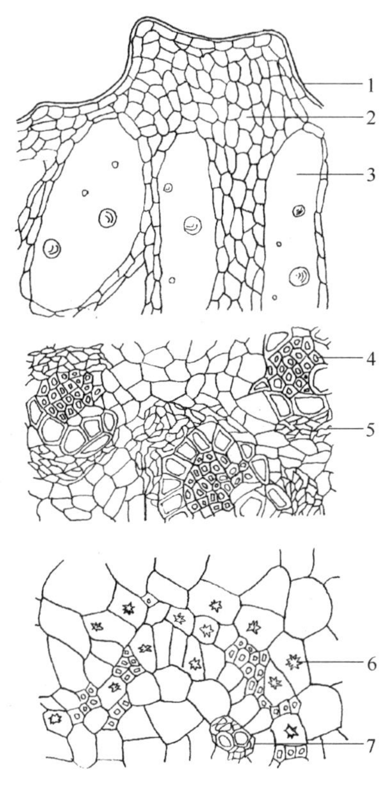

图9-5　丁香萼筒中部横切面

1. 表皮细胞　2. 皮层　3. 油室　4. 中柱鞘纤维　5. 双韧维管束　6. 草酸钙簇晶　7. 维管束

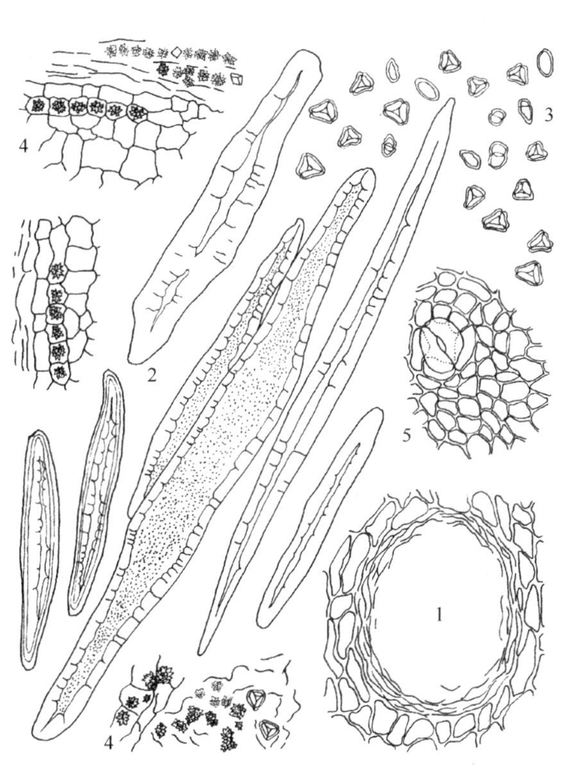

图9-6　丁香粉末

1. 油室　2. 纤维　3. 花粉粒　4. 草酸钙簇晶　5. 气孔

【成分】 花蕾中含挥发油，油中主要成分为丁香酚（eugenol，含量为80%~95%）、β-丁香烯（9.12%）、乙酰基丁香酚（acetyl eugenol，7.33%）以及其他少量成分甲基正戊酮、醋酸苄酯、苯甲醛、水杨酸甲酯、葎草烯、α-依兰烯、胡椒酚等。

OH　OCH_3　$CH_2-CH=CH_2$

丁香酚

H　H

β-丁香烯

【理化鉴别】 取本品乙醚提取液作为供试品溶液，以丁香酚对照品作对照，分别点于同一硅胶G薄层板上，以石油醚（60~90℃）-乙酸乙酯（9∶1）为展开剂，喷以5%香草醛硫酸溶液，在105℃加热至斑点显色清晰。供试品色谱中，在与对照品色谱相应的位置上，显相同颜色的斑点。

【检查】 杂质不得过4%，水分不得过12.0%。

【含量测定】 按《中国药典》采用气相色谱法测定，本品含丁香酚（$C_{10}H_{12}O_2$）不得少于11.0%。

【功效】性温，味辛。温中降逆，补肾助阳。

【附】母丁香 Caryophylli Fructus

本品为丁香的干燥近成熟果实，又名“鸡舌香”。果实呈长倒卵形至长圆形；长1.5~3.0cm，直径0.5~1cm。顶端有齿状萼片4枚，向中央弯曲，基部具果柄残痕。表面棕褐色，粗糙，多细皱纹。果皮与种皮薄壳状。质脆，易破碎脱落，有的已无果皮或种皮，仅为种仁。种仁倒卵形，暗棕色，由两片肥厚的子叶抱合而成，子叶形如鸡舌，不规则抱合，中央有一条细杆状的胚根，由子叶的中央伸至较宽的顶端。质坚硬，难破碎。气香，味麻辣。含淀粉及少量挥发油。按《中国药典》采用高效液相色谱法测定，本品含丁香酚（$C_{10}H_{12}O_2$）不少于0.65%，母丁香酚（$C_{11}H_{14}O_4$）不少于0.80%。本品性温，味辛。温中降逆，补肾助阳。

洋金花

Daturae Flos

本品载于《本草纲目》，名曼陀罗花。李时珍谓：“春生夏长，独茎直上，高四、五尺，生不旁引，绿茎碧叶，叶如茄叶，八月开白花，凡六瓣，状如牵牛花而大，攒花中坼，骈叶外包，而朝开夜合，结实圆而有丁拐，中有小子，八月采花，九月采实，花子有毒”，“……并入麻药”，均与本品相符。

【来源】为茄科（Solanaceae）植物白花曼陀罗 *Datura metel* L. 的干燥花。习称南洋金花。

【植物形态】一年生草本，高0.5~2m，全体近于无毛。茎基部木质化，上部呈二歧分枝，幼枝略带紫色。单叶互生，上部常近对生状，叶片卵形至广卵形，先端尖，基部两侧不对称，全缘或微波状。花单生于枝的分叉处或叶腋间；花萼筒状，黄绿色，先端5裂，花冠喇叭状，白色，有5角棱，各角棱直达裂片尖端；雄蕊5枚，雌蕊1个，柱头棒状。蒴果斜上着生，成熟时由顶端裂开，种子宽三角形，扁平，淡褐色。花期5~9月；果期6~10月。（图9-7）

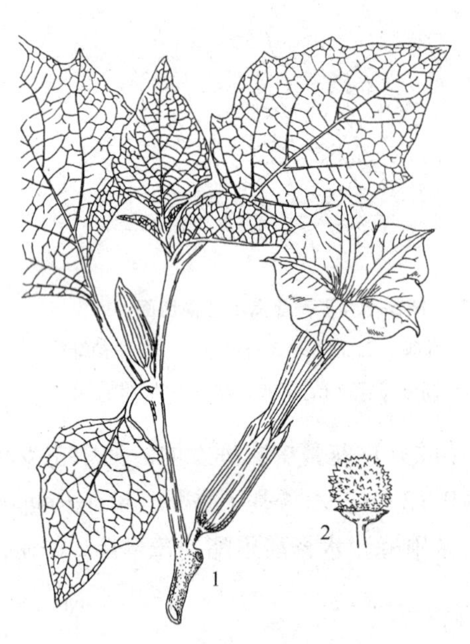

图9-7 白花曼陀罗 *Datura metel* L.

1. 花枝 2. 果实

【产地】主产于江苏、浙江、福建、广东等省。多为栽培。

【采收加工】花期，分批采收初开放的花，晒干或低温迅速烘干。

【性状鉴别】本品多皱缩成条状，完整者长9~15cm。花萼呈筒状，长为花冠的2/5，灰绿色或灰黄色，先端5裂，基部具纵脉纹5条，表面微有茸毛；花冠呈喇叭状，淡黄色或黄棕色，先端5浅裂，裂片有短尖，短尖下有明显的纵脉纹3条，两裂片之间微凹；剖开内有雄蕊5枚，花丝贴生于花冠筒内，长为花冠的3/4；雌蕊1，柱头棒状。烘干品质柔韧，气特异；晒干品质脆，气微，味微苦。

以朵大、不破碎、花冠肥厚者为佳。

【显微鉴别】粉末：淡黄色。①花粉粒呈类球形或长圆形，直径42~65μm，外壁有细点状条形雕纹，自两极向四周呈放射状排列。②腺毛有两种，一种头部为2~5个细胞，柄1~2个细胞；另一种头部为单细胞，柄2~5个细胞。③不同部位的非腺毛也不完全相同，花萼上由1~3个细胞组成，具壁疣；花冠上长至 10 个细胞，微具壁疣；花丝基部的粗大，由 1～5 个较短的细胞组成。④花萼、花冠薄壁组织中有草酸钙簇晶、砂晶及方晶。(图 9-8)

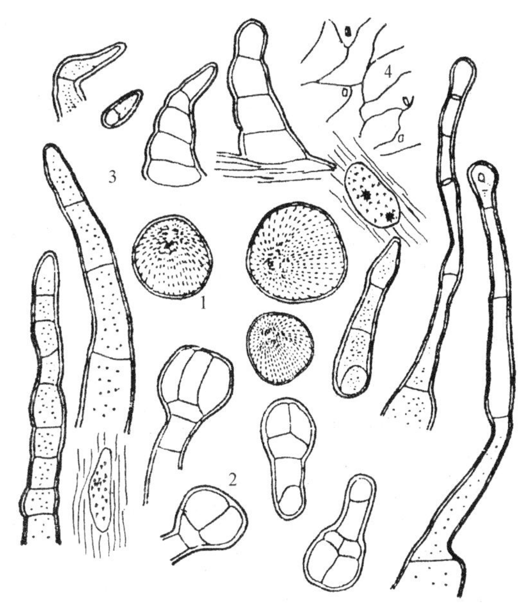

图 9-8　洋金花粉末

1. 花粉粒　2. 腺毛　3. 非腺毛　4. 薄壁组织

【成分】 花蕾期含总生物碱量为 0.12%～0.82%。其中东莨菪碱（scopolamine 或 hyoscine）为 0.11%～0.47%，莨菪碱（天仙子胺，hyoscyamine）为 0.01%～0.37%。尚含阿托品（atropine）、睡茄素 B（lucium substance B）等成分。

【理化鉴别】 取本品三氯甲烷提取液作为供试品溶液，以硫酸天仙子胺和氢溴酸东莨菪碱对照品作对照，分别点于同一硅胶 G 薄层板上，以乙酸乙酯-甲醇-浓氨（17：2：1）为展开剂，喷以稀碘化铋钾试液。供试品色谱中，与对照品色谱相应的位置上，显相同颜色的斑点。

莨菪碱

东莨菪碱

【检查】 总灰分不得过 11.0%，酸不溶性灰分不得过 2.0%，水分不得过 11.0%。

【浸出物】 按醇溶性浸出物热浸法测定，乙醇浸出物不得少于 9.0%。

【含量测定】 按《中国药典》采用高效液相色谱法测定，本品含东莨菪碱（$C_{17}H_{21}NO_4$）不得少于 0.15%。

【功效】 性温，味辛；有毒。平喘止咳，解痉定痛。

【附注】 目前商品除上种外，尚有同属植物毛曼陀罗 *Datura innoxia* Mill. 的花，习称北洋金花；无刺曼陀罗 *D. stramonium* L. 的花，习称野洋金花。北洋金花花萼长 7～9cm，花冠长 9～10.5cm，密被毛茸，花冠边缘 5 裂片三角形，两裂片间有短尖，花丝与花冠近等长，柱头戟形。野洋金花较小，花冠上常有紫色脉纹。以上均非正品。

金银花

Lonicerae Japonicae Flos（附：山银花、忍冬藤）

本品忍冬始载于《名医别录》。陶弘景谓：“似藤生，凌冬不凋，故名忍冬。”李时珍谓：“忍冬在处有之，附树延蔓，茎微紫色，对节生叶。叶似薜荔而青，有涩毛。三四月开花，长寸许，一蒂两花二瓣，一大一小，如半边状，长蕊。花初开者，蕊瓣俱色白；经二三日，则色变黄。新旧相参，黄白相映，故呼金银花，气甚芳香，四月采花阴干；藤叶不拘时采。阴干。”以上所述与金银花类似。

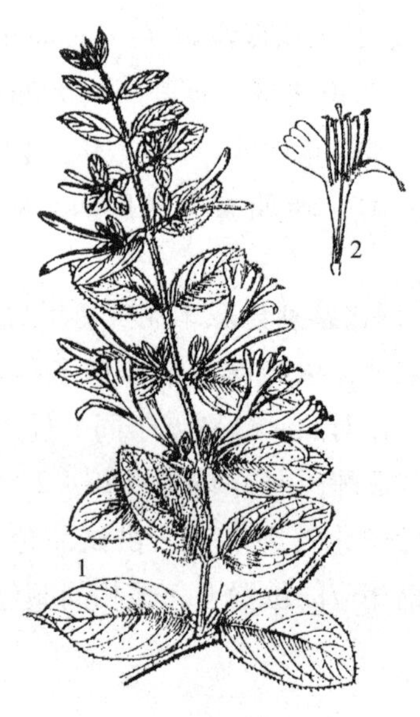

图 9-9　忍冬 *Lonicera japonica* Thunb.

1. 花枝　2. 花

【来源】为忍冬科（Caprifoliaceae）植物忍冬 *Lonicera japonica* Thunb. 的干燥花蕾或带初开的花。

【植物形态】多年生半常绿木质藤本。茎中空，多分枝，老枝外表棕褐色，栓皮常呈条状剥离；幼枝绿色，密生短柔毛。叶对生，卵圆形至长卵圆形，长 3~8cm，宽 1.5~4cm，全缘，嫩叶两面有柔毛，老叶上面无毛。花成对腋生，苞片叶状，卵形，2 枚，长达 2cm；萼筒短小，顶端 5 齿裂；花冠长 3~4cm，初开时白色，有时稍带紫色，后渐变黄色，外被柔毛和腺毛，花冠筒细长，上唇 4 浅裂，下唇不裂，稍反转；雄蕊 5；雌蕊 1，花柱棒状，与雄蕊同伸出花冠外，子房下位。浆果球形，黑色。花期 5~7 月，果期 7~10 月。（图 9-9）

【产地】主产于山东、河南，全国大部地区均产。

【采收加工】5~6 月采取未开放的花蕾，置通风处阴干或摊成薄层晒干。

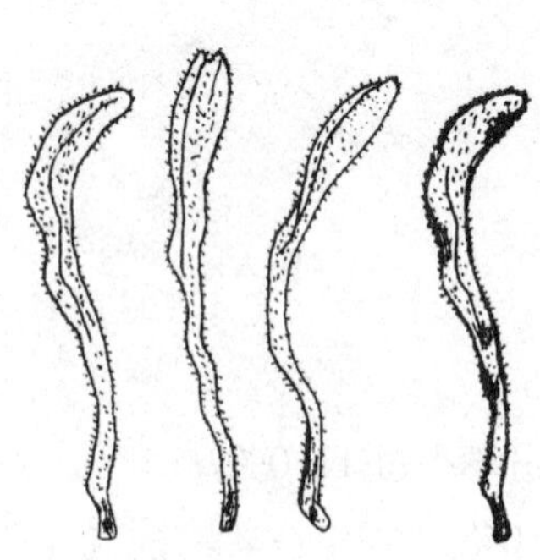
图 9-10　金银花

【性状鉴别】呈小棒状，上粗下细，略弯曲，长 2~3cm，上部直径约 3mm，下部直径约 1.5mm。表面黄白色或绿白色，久贮色渐深，密被短柔毛。偶见叶状苞片。花萼绿色，先端 5 裂，裂片有毛，长约 2mm。开放者花冠筒状，先端二唇形；雄蕊 5，附于筒壁，黄色；雌蕊 1，子房无毛。气清香，味淡、微苦。（图 9-10）

【显微鉴别】粉末：浅黄色。①腺毛有两种，一种头部呈倒圆锥形，顶端平坦，侧面观 10~33 个细胞，排成 2~4 层，直径 40~108μm，有的细胞含淡黄色物，柄部（1）2~5 个细胞，长 70~700μm；另一种头部类圆形或略扁圆形，侧面观 4~20 个细胞，直径 24~80μm。腺柄 2~4 个细胞，长 24~80μm。②非腺毛为单细胞，有二种，一种长而弯曲，壁薄，有微细疣状突起；另一种非腺毛较短，壁稍厚，具壁疣，有的具单或双螺纹。③花粉粒众多，黄色，球形，直径 60~70μm，外壁具细刺状突起，萌发孔 3 个。④柱头顶端表皮细胞呈绒毛状。⑤薄壁细胞中含细小草酸钙簇晶，直径 6~20(45)μm。（图 9-11）

【成分】忍冬花蕾含黄酮类，为木犀草素（luteolin）及木犀草苷（luteoloside）、忍冬苷（lonicerin）、金丝桃苷（hyperin）。并含肌醇（inositol）、绿原酸（chlorogenic acid）、异绿原酸、

4，5-二-O-咖啡酰奎宁酸、3，5-二-O-咖啡酰奎宁酸、皂苷及挥发油。油中主含双花醇、芳樟醇等。现已证明金银花的抗菌有效成分以绿原酸和异绿原酸为主。

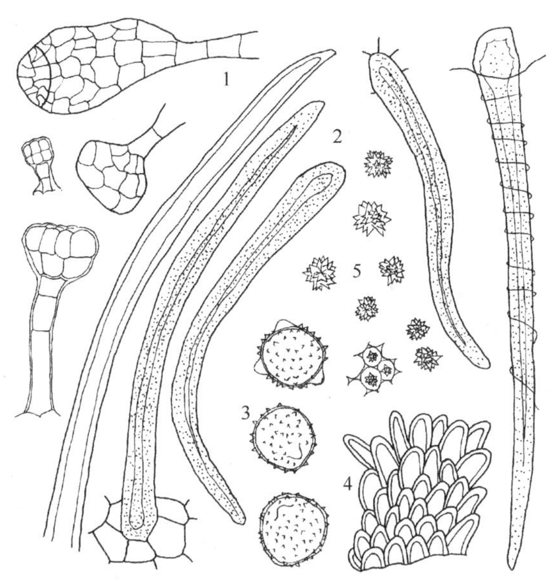

图 9-11 金银花粉末

1. 腺毛 2. 非腺毛 3. 花粉粒

4. 柱头顶端表皮细胞 5. 草酸钙簇晶

绿原酸

【理化鉴别】①取本品甲醇提取液作为供试品溶液，以绿原酸对照品作对照，分别点于同一硅胶 H 薄层板上，以乙酸丁酯-甲酸-水（7∶2.5∶2.5）上层液为展开剂，置紫外灯（365mm）下检视。供试品色谱中，与对照品色谱相应的位置上，显相同颜色的荧光斑点。

②按《中国药典》采用高效液相色谱法，以本品甲醇提取液为供试品溶液，以绿原酸为参照物，在 240nm 下检测。供试品特征图谱中，在与参照物峰相对保留时间为 0.91、1.00、1.17、1.38、2.43、2.81、2.93 位置上，应呈 7 个特征峰。

【检查】总灰分不得过 10.0%，酸不溶性灰分不得过 3.0%，水分不得过 12.0%。

重金属及有害元素 铅不得过 5mg/kg，镉不得过 0.3mg/kg，砷不得过 2mg/kg，汞不得过 0.2mg/kg，铜不得过 20mg/kg。

【含量测定】按《中国药典》采用高效液相色谱法测定，本品含绿原酸（$C_{16}H_{18}O_9$）不得少于 1.5%；含酚酸类以绿原酸（$C_{16}H_{18}O_9$）、3，5-二-O-咖啡酰奎宁酸（$C_{25}H_{24}O_{12}$）和 4，5-二-O-咖啡酰奎宁酸（$C_{25}H_{24}O_{12}$）的总量计，不得少于 3.8%；含木犀草苷（$C_{21}H_{20}O_{11}$）不得少于 0.050%。

【功效】性寒，味甘。清热解毒，疏散风热。

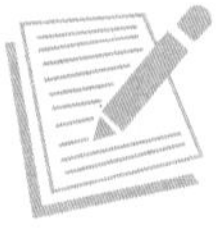

【附】山银花 Lonicerae Flos

本品为忍冬科植物灰毡毛忍冬 *Lonicera macranthoides* Hand. -Mazz. 、华南忍冬 *L. confusa* DC. 、红腺忍冬 *L. hypoglauca* Miq. 或黄褐毛忍冬 *L. fulvotomentosa* Hsu et S. C. Cheng 的干燥花蕾或带初开的花。在不同地区药用，灰毡毛忍冬主产于贵州、四川、广西、云南、湖南等省区，华南忍冬主产于广东、广西、云南等省区，红腺忍冬主产于浙江、江西、福建、湖南、广东、广西、四川等省区，黄褐毛忍冬主产于广西、贵州和云南等省区。灰毡毛忍冬花蕾呈棒状而稍弯曲，长 3~4. 5cm；上部直径约 2mm，下部直径约 1mm。表面绿棕色至黄白色，总花梗成簇，开放者花冠裂片不及全长之半。质稍硬，手捏之稍有弹性。气清香，味微苦甘。华南忍冬花蕾较瘦小，长 1. 6~3. 5cm，直径 0. 5~2mm，萼筒和花冠密被灰白色柔毛。红腺忍冬花蕾长至 2. 5~4. 5cm，直径 0. 8~2mm，表面黄白色至黄棕色，无毛或疏被毛。萼筒无毛，先端 5 裂，裂片长三角形，被毛。开放者花冠下唇反转。花柱无毛。黄褐毛忍冬花蕾长 1~3. 4cm，直径0. 5~2mm，花表面淡黄棕色或黄棕色，密被黄色茸毛。化学成分与金银花相似，按《中国药典》采用高效液相色谱法测定，含绿原酸（$C_{16}H_{18}O_9$）不得少于 2. 0%，含灰毡毛忍冬皂苷乙（$C_{65}H_{106}O_{32}$）和川续断皂苷乙（$C_{53}H_{86}O_{22}$）的总量不得少于 5. 0%。

忍冬藤 Lonicerae Japonicae Caulis

本品为忍冬科植物忍冬的干燥茎枝。常卷扎成把。呈长圆柱形，多分枝，直径 1. 5~6mm，节明显，节部有对生叶或叶脱落后的痕迹及分枝。表面棕红色至暗棕色，有的灰绿色，光滑或被茸毛；老茎外皮易成卷剥落而露出灰白内皮，枝上多节，节间长 6~9cm，剥落的外皮常可撕裂成纤维状。质脆，折断面纤维性，黄白色，中空。叶多卷曲，破碎不全，黄绿色至棕绿色，两面均被短柔毛。气微，老枝味微苦，嫩枝味淡。以枝条均匀、带红色外皮、嫩枝稍有毛、质嫩带叶者为佳。含绿原酸、马钱苷（loganin）、忍冬苷（lonicerin）、忍冬素（loniceraflavone）、番木鳖苷（loganin）及鞣质。本品性寒，味甘。清热解毒，疏风通络。

旋覆花

Inulae Flos

本品为菊科（Compositae）植物旋覆花 *Inula japonica* Thunb. 或欧亚旋覆花 *I. britannica* L. 的干燥头状花序。主产于河南、河北、江苏、浙江等省，多自产自销。旋覆花呈扁球形或类球形，直径 1~2cm。多松散。总苞由多数苞片组成，覆瓦状排列，苞片披针形或条形，长 4~11mm，灰黄色，总苞基部有时残留花梗，苞片及花梗表面被白色茸毛。舌状花 1 列，黄色，长约 1cm，花瓣多卷曲，常脱落，先端 3 齿裂；管状花多数，棕黄色，长约 5mm，先端 5 齿裂；子房顶端有多数白色冠毛，长 5~6mm。有的可见椭圆形小瘦果。体轻，易散碎。气微，味苦。欧亚旋覆花的花较大，苞片 4~5 层。以花头完整、色黄绿者佳。表面观：苞片非腺毛长 200~560μm，由 1~8 个细胞组成，多细胞者基部膨大，顶端细胞特长；内层苞片另有 2~3 细胞并生的非腺毛。子房非腺毛 2 列性，一列为单细胞，另列通常 2 个细胞，下部的细胞短，长 90~220μm。冠毛为多列性非腺毛，边缘细胞稍向外突出。苞片、花冠腺毛棒槌状，头部多细胞，多排成 2 列，围有角质囊；柄部多细胞，2 列。花粉粒类球形，直径 22~33μm，外壁有刺，长约 3μm，具 3 个萌发孔。子房表皮细胞含草酸钙柱晶，长约至 48μm，直径 2~5μm。含旋覆花次内酯（inulicin）、旋覆花内酯（britannin）。欧亚旋覆花含天人菊内酯（gaillardin）、槲皮素、槲皮素黄苷、异槲皮苷、槲皮万寿菊苷。性微温，味苦、辛、咸。降气，消痰，行水，止呕。金沸草为旋覆花全草。夏秋季割取全草，晒干。功用同旋覆花。

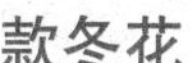

款冬花

Farfarae Flos

本品为菊科植物款冬 *Tussilago farfara* L. 的干燥花蕾。主产于河南、甘肃、山西、陕西等省。

呈长圆棒状。单生或2~3个基部连生，习称“连三朵”，长1~2.5cm，直径0.5~1cm。上端较粗，下端渐细或带有短梗。花头外面被有多数鱼鳞状苞片，外表面呈紫红色或淡红色，内表面密被白色絮状茸毛。舌状花及管状花细小，长约2mm，子房下位。体轻，撕开后可见白色茸毛。气香，味微苦而辛。以蕾大、肥壮、色紫红鲜艳、花梗短者为佳。木质老梗及已开花者不可供药用。粉末：棉绒状。非腺毛较多，极长，1~4细胞，顶端细胞特长，扭曲盘绕成团，直径5~17μm，壁薄。花粉粒淡黄色，呈圆球形，直径28~40μm，具3个萌发孔，表面有尖刺，刺长达6μm，每裂片有5刺。腺毛全体略呈棒槌形，长104~216μm，直径16~52μm，头部略膨大呈椭圆形，4~6细胞；柄部多细胞，2列（侧面观1列），有的基部扩大，有的细胞中充满黄色物。筒状花冠表皮细胞长圆形，有细密的角质层纹理。苞片表皮表面观细胞呈长方形或多角形，垂周壁薄或略呈连珠状增厚，具细波状角质纹理。柱头表皮细胞常分化成短绒毛状，先端钝圆。花冠冠毛多列性，分枝状。菊糖，粉末用冷水合氯醛装片，可见菊糖团块呈无色扇形。花蕾含款冬二醇（faradiol）、山金车二醇（arnidiol）（以上二者为异构体）、降香醇（bauerenol）、蒲公英黄色素（taraxanthin）、千里光碱（senecionine）、金丝桃苷等。此外，尚含三萜皂苷、挥发油、鞣质及黏液质等。性温，味辛、微苦。润肺下气，止咳化痰。在陕西、甘肃及内蒙古某些地区曾用同科植物蜂斗菜 *Petasites japonicus*（Sieb. et Zucc.）F. Schmidt 的花蕾充作款冬花入药。

菊　花

Chrysanthemi Flos（附：野菊花）

【来源】本品为菊科植物菊 *Chrysanthemum morifolium* Ramat. 的干燥头状花序。药材按产地和加工方法不同，分为“亳菊”“滁菊”“贡菊”“杭菊”“怀菊”。

【产地】主产于安徽、浙江、江苏、河南等省。多栽培。

【采收加工】秋末冬初花盛开时，分批采收已开放的花。不同产地和不同商品规格采收加工方法不同。亳菊先将花枝摘下，阴干后再剪取花头；滁菊剪下花头后，用硫黄熏蒸，再晒至半干，筛成球形，再晒干；贡菊直接由新鲜花头烘干；杭菊摘取花头后，上笼蒸3~5分钟后再取出晒干；怀菊采摘花头，阴干，或摘下花枝阴干后，再摘取花头。

【性状鉴别】亳菊　呈倒圆锥形或圆筒形，有时稍压扁呈扇形，直径1.5~3cm，多离散。总苞碟状；总苞片3~4层，苞片卵形或椭圆形，草质，黄绿色或褐绿色，外面被柔毛，边缘膜质。花托半球形，无托片或托毛。外方为舌状花数层，雌性，位于外围，类白色，劲直，上举，纵向折缩，散生金黄色腺点；管状花多数，两性，位于中央，常为舌状花所隐藏，黄色，顶端5齿裂。瘦果不发育，无冠毛。体轻，质柔润，干时松脆。气清香，味甘、微苦。

滁菊　呈不规则球形或扁球形，直径1.5~2.5cm。舌状花类白色，不规则扭曲，内卷，边缘皱缩，有时可见淡褐色腺点；管状花大多隐藏。

贡菊　呈扁球形或不规则球形，直径1.5~2.5cm。舌状花白色或类白色，斜升，上部反折，边缘稍内卷而皱缩，通常无腺点；管状花少，多外露。

杭菊　呈碟形或扁球形，直径2.5~4cm，常数个相连成片。舌状花类白色或黄色，平展或微折叠，彼此粘连，通常无腺点；管状花多数，外露。

怀菊　呈不规则球形或扁球形，直径1.5~2.5cm。多数为舌状花，舌状花类白色或黄色，不规则扭曲，内卷，边缘皱缩，有时可见腺点；管状花大多隐藏。

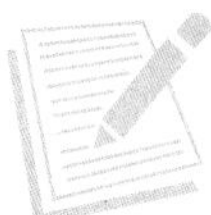

均以花朵完整、颜色新鲜、气清香、少梗叶者为佳。

【显微鉴别】粉末：淡黄色。①花粉粒黄色类球形，直径32~37μm，外壁较厚，具粗齿，齿长 3~7μm，有 3 个萌发孔。②T 形毛大多断碎，顶端细胞长大，长 375~525μm，直径 30~40μm，基部细胞较小，2~5 个。③无柄腺毛鞋底形，6~8 个细胞，两两相对排列，外被角质层。④花冠表皮细胞垂周壁波状弯曲，平周壁有细密的放射状条纹。⑤苞片表皮细胞狭长，垂周壁波状弯曲，平周壁有粗条纹；气孔长圆形，直径 26~38μm，长 47~58μm，副卫细胞 3~6 个。⑥花粉囊内壁细胞壁呈网状或条状增厚。（图 9-12）

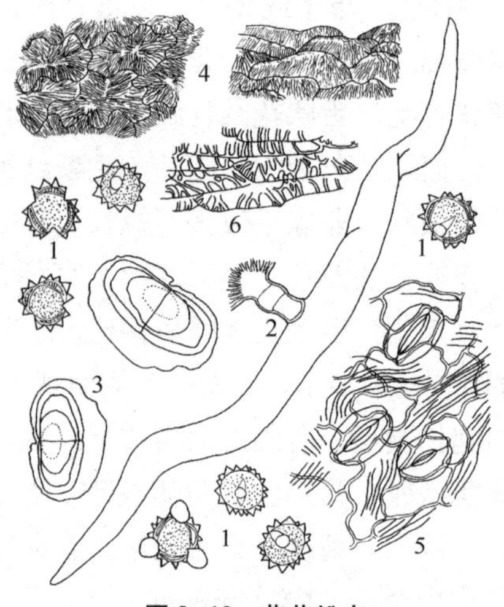

图 9-12　菊花粉末

1. 花粉粒　2. T 形毛　3. 无柄腺毛　4. 花冠表皮细胞　5. 苞片表皮　6. 花粉囊内壁细胞

【成分】 含绿原酸（chlorogenic acid）、3,5-O-二咖啡酰基奎宁酸。挥发油约 0.13%，油中主为菊花酮（chrysanthenone）、龙脑、龙脑乙酸酯等。黄酮类如木犀草苷、大波斯菊苷、刺槐素苷等。

【理化鉴别】 取本品弃去乙醚提取液的药渣，加稀盐酸与乙酸乙酯提取后，残渣加甲醇溶解，作为供试品溶液，以菊花对照药材和绿原酸对照品作对照，分别点于同一聚酰胺薄膜上，以甲苯-乙酸乙酯-甲酸-冰醋酸-水（1∶15∶1∶1∶2）的上层溶液为展开剂，置紫外光灯（365nm）下检视。供试品色谱中，在与对照药材和对照品色谱相应的位置上，显相同颜色的荧光斑点。

【检查】 水分不得过 15.0%。

【含量测定】 按《中国药典》采用高效液相色谱法测定，本品含绿原酸（$C_{16}H_{18}O_9$）不得少于 0.20%，含木犀草苷（$C_{21}H_{20}O_{11}$）不得少于 0.080%，含 3,5-O-二咖啡酰基奎宁酸（$C_{25}H_{24}O_{12}$）不得少于 0.70%。

【功效】 性微寒，味甘、苦。散风清热，平肝明目，清热解毒。

【附】野菊花　Chrysanthemi Indici Flos

本品为菊科植物野菊 *Chrysanthemum indicum* L. 的干燥头状花序。全国各地均有分布。野生。呈球形，直径 0.3~1cm。花棕黄色，舌状花 1 层，黄色，皱缩卷曲，中央有多数深黄色管状花，总苞棕绿色 4~5 层，边缘膜质。体轻。气芳香，味苦。以完整、色黄、香气浓者为佳。花含挥发油，油中含白菊醇（chrysol）、白菊酮（chrysantone）、dl-樟脑、β-3-蒈烯（β-3-carene）、桧烯（sabinene）。此外还有野菊花内酯等。据报道，花含蒙花苷、刺槐素-7-O-β-D-吡喃半乳糖苷（acacetin-7-O-β-D-galactopyranoside）。按《中国药典》高效液相色谱法测定，本品含蒙花苷（$C_{28}H_{32}O_{14}$）不得少于 0.80%。本品性微寒，味苦、辛。清热解毒，泻火平肝。

红　花

Carthami Flos

红花原名红蓝花，始载于《开宝本草》。马志谓："红蓝花即红花也，生梁汉及西域。"苏颂谓："其花红色，叶颇似蓝，故有蓝名。"又谓："今处处有之。人家场圃所种，冬月布子于熟地，至春生苗，夏乃有花。花下作梂猬多刺，花出梂上。圃人乘露采之，采已复出，至尽而罢。梂中结实，白颗如小豆大。其花暴干，以染真红，又作胭脂。"李时珍谓："其叶如小蓟叶。至五月开花，如大蓟花而红色。"以上所述，与本种相符。

【来源】 为菊科植物红花 *Carthamus tinctorius* L. 的干燥花。

【植物形态】一年生或二年生草本，高 30~90cm。叶互生，卵形或卵状披针形，长 4~12cm，宽 1~3cm，先端渐尖，边缘具不规则锯齿，齿端有锐刺；几无柄，微抱茎。头状花序顶生，直径 3~4cm，总苞片多层，最外 2~3 层叶状，边缘具不等长锐齿，内面数层卵形，上部边缘有短刺；全为管状花，两性，花冠初时黄色，渐变为橘红色。瘦果白色，倒卵形，长约 5mm，具 4 棱，无冠毛。花期 5~7 月，果期 7~9 月。（图 9-13）

【产地】主产于河南、河北、浙江、四川、新疆等省区。均为栽培。

【采收加工】5~7 月间花冠由黄变红时择晴天早晨露水未干时采摘，阴干或晒干。

【性状鉴别】为不带子房的管状花，长 1~2cm。表面红黄色或红色。花冠筒部细长，先端 5 裂，裂片狭条形，长 5~8mm。雄蕊 5，花药黄白色，聚合成筒状；柱头微露出花药筒外，长圆柱形，顶端微分叉。质柔软。气微香，味微苦。花浸水中，水染成金黄色。（图 9-14）

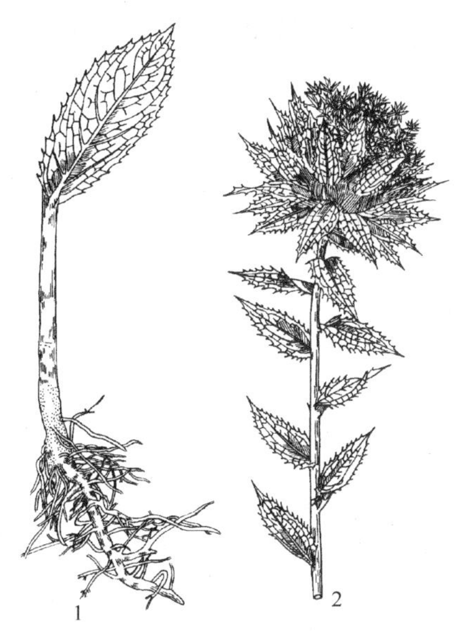

图 9-13　红花 *Carthamus tinctorius* L.

1. 茎下部及根　2. 花枝

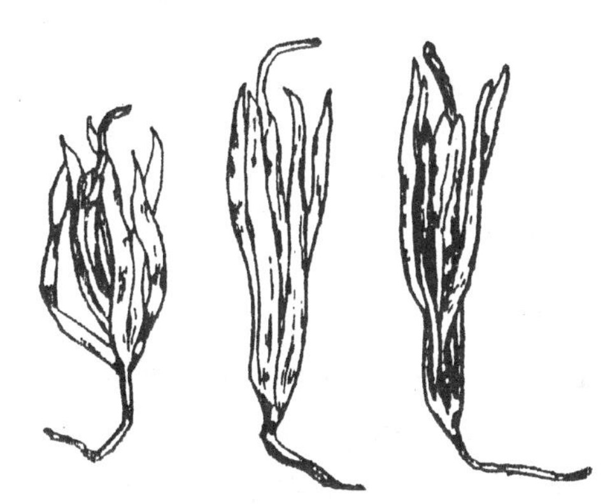

图 9-14　红花

以花冠色红而鲜艳、质柔润、手握软如茸毛者为佳。

【显微鉴别】粉末：橙黄色。①柱头表皮细胞分化成圆锥形末端较尖的单细胞毛。②花各部均有呈长管道状分泌细胞，分泌细胞单列纵向连接，细胞内充满淡黄色至红棕色物，分泌细胞直径 5~66μm。③花瓣顶端表皮细胞分化成乳头状绒毛。④花粉粒圆球形、椭圆形或橄榄形，直径约至 60μm，外壁有短刺及疣状雕纹，萌发孔 3 个。（图9-15）

【成分】花含红花苷（carthamin）、红花醌苷（carthamone）及新红花苷（neo-carthamin）。不同成熟期的红花所含成分有差异，淡黄色花主含新红花苷，微量红花苷；

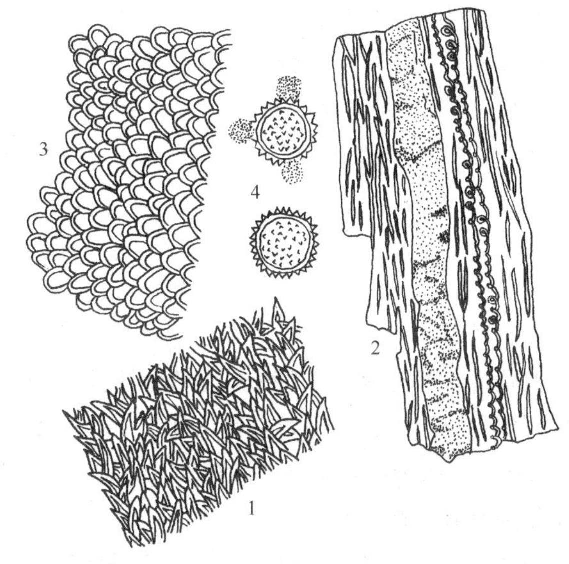

图 9-15　红花粉末

1. 花柱碎片　2. 分泌细胞　3. 花瓣顶端碎片　4. 花粉粒

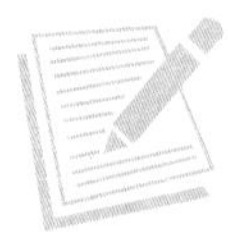

黄色花主含红花苷；橘红色花主含红花苷或红花醌苷。另含红花素（carthamidin）、红花黄色素（safflor yellow）、羟基红花黄色素 A（hydroxysafflor yellow A）、山柰素（kaempferol）、二十九烷、β-谷甾醇、棕榈酸、肉豆蔻酸、月桂酸等。

【理化鉴别】取本品 80%丙酮提取液作为供试品溶液，以红花对照药材作对照，分别点于同一羧甲基纤维素钠为黏合剂的硅胶 H 薄层板上，以乙酸丁酯-甲酸-水-甲醇（7∶2∶3∶0.4）为展开剂。供试品色谱中，与对照药材色谱相应的位置上，显相同颜色的斑点。

【检查】杂质不得过 2%，总灰分不得过 15.0%，酸不溶性灰分不得过 5.0%，水分不得过 13.0%。

吸光度　红色素：取本品细粉，以 80%丙酮溶液温浸 90 分钟，滤过，定容至 100mL 量瓶中，摇匀，照紫外-可见分光光度法，在 518nm 波长处测定吸光度，不得低于 0.20。

【浸出物】按水溶性浸出物冷浸法测定，水溶性浸出物不得少于 30.0%。

【含量测定】按《中国药典》采用高效液相色谱法测定，含羟基红花黄色素 A（$C_{27}H_{32}O_{16}$）不得少于 1.0%；含山柰素（$C_{15}H_{10}O_6$）不得少于 0.050%。

【功效】性温，味辛。活血通经，散瘀止痛。

【附注】同属植物无刺红花 *Carthamus tinctorius* L. var. *glabrus* Hort.，在华北和新疆地区栽培药用。无刺红花植株较高，达 1.3m 左右，叶缘及总苞片边缘均无刺，花深红色。花含红花苷 0.48%～0.83%（红花为 0.3%～0.6%）。因其无刺，采摘花朵方便，但其茎秆较软，易倒伏，抗病力弱。

蒲　黄

Typhae Pollen

本品为香蒲科（Typhaceae）植物水烛香蒲 *Typha angustifolia* L.、东方香蒲 *T. orientalis* Presl 或同属植物的干燥花粉。水烛香蒲主产于江苏、浙江、山东、安徽等省。东方香蒲主产于贵州、山东、山西及东北各省。为鲜黄色粉末，体轻，手捻有滑腻感，易附于手指上，放水中则飘浮水面。气微，味淡。以粉细、质轻、色鲜黄、滑腻感强者为佳。花粉粒黄色，呈类圆形或椭圆形，直径 17～29μm，表面有似网状雕纹，周边轮廓线光滑，呈凸波状或齿轮状，单萌发孔不甚明显。含脂肪油，黄酮类如异鼠李素-3-O-新橙皮苷（isorhamnetin-3-O-neohesperidin）、香蒲新苷（typhaneoside）、芸香苷、槲皮素、异鼠李素等，氨基酸，β-谷甾醇及无机盐 Zn、Cu 等。按《中国药典》采用高效液相色谱法测定，本品含异鼠李素-3-O-新橙皮苷（$C_{28}H_{32}O_{16}$）和香蒲新苷（$C_{34}H_{42}O_{20}$）的总量不得少于 0.5%。性平，味甘。止血，化瘀，通淋。

西红花

Croci Stigma

本品始见于《本草品汇精要》，但国外公元前五世纪克什米尔古文献中就有记载。《本草纲目》，释名“泊夫兰”，又名“撒法郎”（系英文名译音）。李时珍谓：“番红花出西番回回地面及天方国，即彼地红蓝花也。元时以入食馔用。”其附图为菊科红花。《植物名实图考》也误将西红花认为菊科的红花。

【来源】为鸢尾科（Iridaceae）植物番红花 *Crocus sativus* L. 的干燥柱头。

【植物形态】多年生草本，株高 10～15cm。地下鳞茎呈球形，外包褐色膜质鳞叶。每年 10 月自鳞茎出苗 2～14 株丛，每丛有叶 2～15 片，基部由鞘状鳞片包裹。叶片线形，长 15～25cm，宽 2～

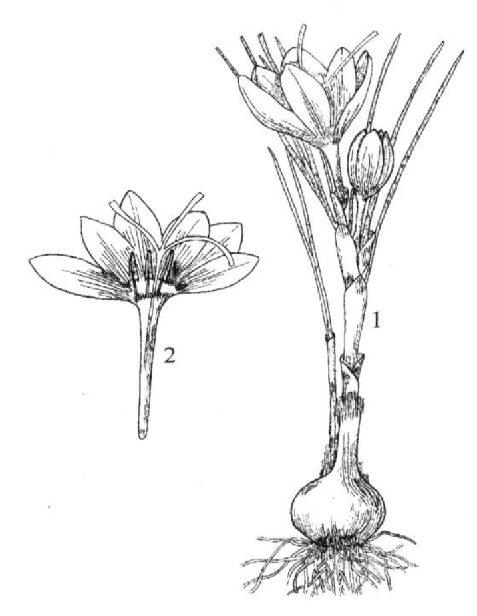

图 9-16 番红花 *Crocus sativus* L.

1. 植物全株 2. 花冠展开

4mm，叶缘反卷，具细毛。花顶生，花茎细长，约10cm；花被片6，倒卵圆形，淡紫色，花冠筒细长，4~6cm；雄蕊3，花药基部箭形；雌蕊1，子房下位，花柱细长，黄色，柱头3，伸出花被筒外后下垂，深红色，顶端略膨大。蒴果长圆形，长约3cm，直径1.5cm左右，具三钝棱，种子多数球形，花期11月。（图9-16）

【产地】 主产于西班牙、希腊、法国、伊朗及原苏联中亚西亚一带。我国浙江、江苏、上海、北京、新疆维吾尔自治区等地有少量栽培。

【采收加工】 开花期晴天的早晨采花，摘取柱头，摊放在竹匾内，上盖一张薄吸水纸后晒干，或40~50℃烘干，或在通风处晾干。

【性状鉴别】 干燥柱头为弯曲的细丝状或呈线形，三分枝，长约3cm。暗红色，上部较宽而略扁平，顶端边缘显不整齐的齿状，内侧有一短裂隙，下端有时残留一小段黄色花柱。体轻，质松软，无油润光泽，干燥后质脆易断。气特异，微有刺激性，味微苦。（图9-17）

以柱头色棕红、黄色花柱少者为佳。

【显微鉴别】 粉末：橙红色。①表皮细胞表面观长条形，壁薄，微弯曲，有的外壁凸出呈乳头状或绒毛状，表面隐约可见纤细纹理。②柱头顶端表皮细胞绒毛状，直径26~56μm，表面有稀疏纹理。③花粉粒较少，呈圆球形，红黄色，直径约10μm，外壁近于光滑，内含颗粒状物质。④导管多为环纹，细小，直径7.5~15μm，存在于花柱或柱头组织碎片内。亦可见螺纹导管。⑤草酸钙结晶聚集于薄壁细胞中，呈颗粒状、圆簇状、梭形或类方形，直径2~14μm。（图9-18）

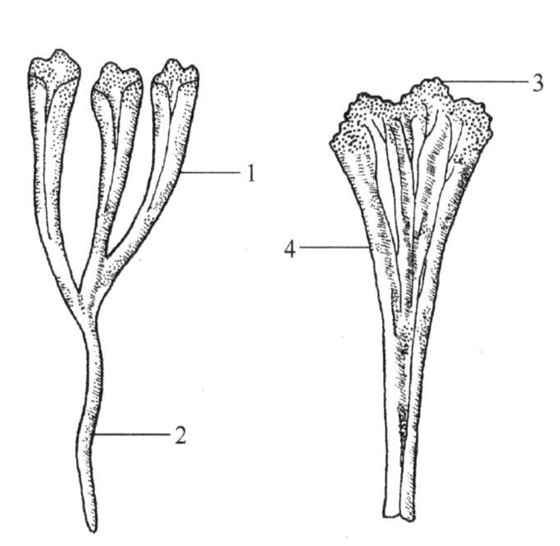

图 9-17 西红花

1. 柱头 2. 花柱 3. 绒毛状顶端

4. 部分柱头（示脉纹）

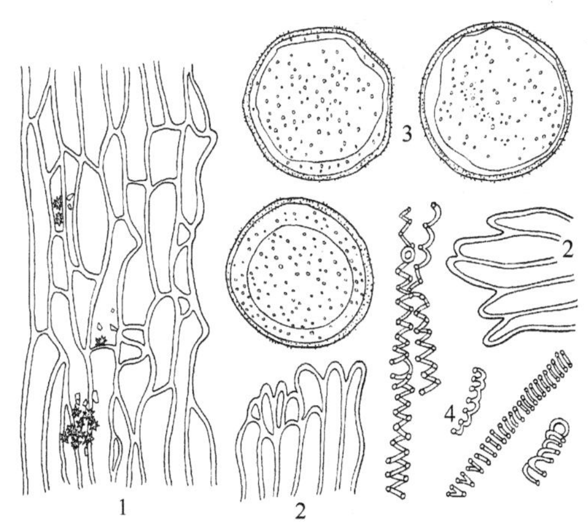

图 9-18 西红花粉末

1. 表皮细胞及簇晶 2. 柱头顶端表皮细胞

3. 花粉粒 4. 导管

【成分】 含胡萝卜素类化合物约2%，其中主为西红花苷-Ⅰ（crocin-Ⅰ），西红花苷-Ⅱ（crocin-Ⅱ），西红花苷-Ⅲ，西红花苷-Ⅳ，西红花二甲酯（trans-，cis-crocetin dimethyl ester），α-、β-胡萝卜素（α-、β-carotene），α-西红花酸（α-crocetin），玉米黄质（zeaxanthin），苦番红花素（picrocrocin）。此外含挥发油0.4%~1.3%，油中主为西红花醛（safranal，为西红花苦苷的分解产物），次为桉脑、蒎烯等。

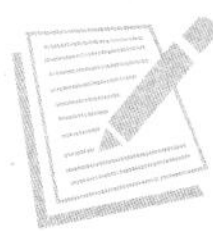

【理化鉴别】①取本品浸水中，可见橙黄色物质呈线状下降，并逐渐扩散，水被染成黄色，无沉淀。柱头膨大呈喇叭状，完整者，三分枝，顶端近缘显不整齐齿状，内侧有一短缝，下部有一段黄色花柱，在短时间内，用针拨之不破碎。

②取本品少量，置白瓷板上，加硫酸 1 滴，酸液显蓝色经紫色缓缓变为红褐色或棕色（检查西红花苷和苷元）。

③取吸光度测定项下的溶液，按紫外-可见分光光度法，在 458nm 的波长处测定吸收度，458nm 与 432nm 波长处的吸光度的比值应为 0. 85~0. 90。

④取本品甲醇提取液作为供试品溶液，以西红花对照药材作对照，分别点于同一硅胶 G 薄层板上，以乙酸乙酯-甲醇-水（100∶16. 5∶13. 5）为展开剂，分别在日光和紫外光（365nm）下检视，供试品色谱中，与对照药材色谱相应的位置上，显相同颜色的斑点或荧光斑点。

【检查】总灰分不得过 7. 5%，干燥失重不得过 12. 0%。

吸光度：取本品，置硅胶干燥器中，减压干燥 24 小时，研成细粉，精密称取 30mg，置索氏提取器中，加甲醇 70mL，加热回流至提取液无色，放冷，提取液移至 100mL 量瓶中（必要时滤过），用甲醇分次洗涤提取器，洗液并入同一量瓶中，加甲醇至刻度，摇匀。精密量取 5mL，置 50mL 量瓶中，加甲醇至刻度，摇匀，按紫外-可见分光光度法，在 432nm 的波长处测定吸收度，不得低于 0. 50。

【浸出物】按醇溶性浸出物热浸法测定，30%乙醇浸出物不得少于 55. 0%。

【含量测定】按《中国药典》采用高效液相色谱法测定，含西红花苷-Ⅰ（$C_{44}H_{64}O_{24}$）和西红花苷-Ⅱ（$C_{38}H_{54}O_{19}$）的总量不得少于 10. 0%；含苦番红花素（$C_{16}H_{26}O_{7}$）不得少于 5. 0%。

【功效】性平，味甘。活血化瘀，凉血解毒，解郁安神。

【附注】本品为进口药材，价格昂贵，曾发现伪品或掺伪。如以其他植物花丝、花冠狭条或纸浆条片等染色后伪充，可于显微镜下检识；若掺有合成染料或其他色素，则水溶液常呈红色或橙黄色，而非黄色；淀粉及糊精等的掺伪，可用碘试液检识；若有矿物油或植物油掺杂，则在纸上留有油渍；若有甘油、硝酸铵等水溶性物质掺杂，则水溶性浸出物含量增高；掺杂不挥发性盐类，则灰分含量增高。

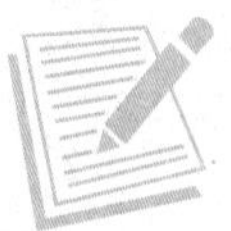

第十章
果实及种子类

扫一扫，查阅本章数字资源，含PPT、音视频、图片等

第一节　概　述

果实（fructus）及种子（semen）类药材是指以植物的果实或种子为药用部位的一类药材。在商品药材中二者并未严格区分，大多数是果实与种子一起入药，如乌梅、枸杞等；少数用种子，但以果实的形式贮存、销售，临用时再剥去果皮，如巴豆、砂仁等。这两类中药关系密切，但外形和组织构造又有区别，故列入一章，分别概述。

一、果实类

果实类药材材多是采用成熟或将近成熟的果实，也有少数是未成熟果实或幼果。果实入药多数为完整的果实，如五味子、枸杞子；少数为完整的果穗，如桑椹。有的为果实的一部分，如山茱萸为果肉；大腹皮为果皮；陈皮为部分果皮；甜瓜蒂为带有部分果皮的果柄；柿蒂为果实上的宿萼；橘络、丝瓜络为中果皮部分的维管束组织。

（一）性状鉴别

通常观察其形状、大小、颜色、顶端、基部、表面、质地、破断面及气味等。其中形状、表面、破碎面、气味等是鉴别的重点。果实类中药常呈类球形、长椭圆形，如五味子、山楂等；有的呈半球形或半椭圆形，如枳壳、木瓜等；有的呈不规则多角形，如八角茴香、化橘红等。表面常有各种纹理、皱纹或光泽；有的具凹下的油点，如芸香科的中药；有的具隆起的肋线，如伞形科双悬果；或具纵直的棱角，如使君子；顶端常有花柱基，基部残留果梗或果梗痕；有的具宿萼或花被，如蔓荆子、地肤子。

一些果实类中药常具有特殊的气味。如枳壳、吴茱萸等具有香气；枸杞子味甜，鸦胆子味极苦，乌梅极酸，五味子酸、甘、苦、辛、咸等。剧毒中药如巴豆、马钱子等，口尝时应特别注意。

（二）显微鉴别

果实由果皮及种子组成，果皮的构造包括外果皮、中果皮及内果皮三部分。

1. 外果皮　与叶的下表皮相当。通常为一列表皮细胞，外被角质层，偶见气孔。表皮细胞有时被毛茸，如吴茱萸；有的被腺鳞，如蔓荆子；有的表皮细胞中含有色素物质，如川花椒；有的表皮细胞间嵌有油细胞，如五味子。

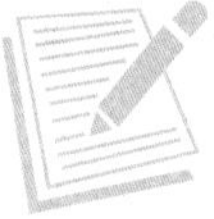

2. 中果皮　与叶肉组织相当，通常较厚，大多由薄壁细胞组成，在中部有细小的维管束散在。细胞中有时含淀粉粒，如五味子。有时可能有石细胞、油细胞、油室或油管等存在，例如荜澄茄的中果皮内部有石细胞与油细胞分布；小茴香的中果皮内可见油管。

3. 内果皮　与叶的上表皮相当，大多由1列薄壁细胞组成。也有的内果皮细胞全为石细胞，如胡椒。有些核果的内果皮，则由多层石细胞组成。有的以5~8个狭长的薄壁细胞互相并列为一群，各群以斜角联合呈镶嵌状，称为“镶嵌细胞”（为伞形科植物果实的共同特征）。

二、种子类

种子类药材大多是采用成熟种子；少数为未成熟的种子，如枣儿槟。种子入药多数为完整的种子，少数为种子的一部分，如肉豆蔻衣、龙眼肉为假种皮；绿豆衣为种皮；肉豆蔻为除去种皮的种仁；莲子心为除去子叶的胚。还有一些是以种子为原料的加工品，如大豆黄卷为发了芽的种子；淡豆豉为种子的发酵品。

（一）性状鉴别

注意观察种子的形状、大小、颜色、表面纹理、种脐、合点和种脊的位置及形态，以及质地、纵横剖面、气与味等。

形状大多呈不规则圆球形、类圆球形或扁圆球形，少数种子呈线形、纺锤形或心形。种皮的表面常有各种纹理，如王不留行具颗粒状突起；蓖麻子带有色泽鲜艳的花纹；马钱子表面被毛茸。表面除常有的种脐、合点和种脊外，少数种子有种阜存在，如蓖麻子、巴豆、千金子等。剥去种皮可见种仁部分，有的种子具发达的胚乳，如马钱子；无胚乳的种子，子叶常特别肥厚，如杏仁。胚大多直立，少数弯曲，如王不留行、青葙子等。

有的种子浸入水中显黏性，如车前子、葶苈子。也可取厚切片加化学试剂观察有无淀粉粒、糊粉粒、脂肪油或特殊成分。

（二）显微鉴别

种子的构造包括种皮、胚乳和胚三个部分，主要鉴别特征为种皮。

1. 种皮　种子通常只有一层种皮，但有的种子有两层种皮，即有内、外种皮的区分。种皮常由下列一种或数种组织组成。

①表皮层：多由1列薄壁细胞组成。有的表皮细胞充满黏液质，如白芥子；有的部分表皮细胞形成非腺毛，如牵牛子；有的全部表皮细胞分化成非腺毛，如马钱子；有的表皮细胞中单独或成群地散列着石细胞，如杏仁、桃仁；有的表皮层全由石细胞组成，如天仙子；有的表皮细胞成为狭长的栅状细胞，其细胞壁常有不同程度的木化增厚，如青葙子以及一些豆科植物的种子；有的表皮细胞中含有色素，如青葙子及牵牛子等。

②栅状细胞层：有些种子的表皮下方，有栅状细胞层，由1~3列狭长的细胞排列而成，壁多木化增厚，如决明子；有的内壁和侧壁增厚，而外壁菲薄，如白芥子。在栅状细胞的外缘处，有时可见一条折光率很强的亮带，称为光辉带，如牵牛子、菟丝子。

③油细胞层：有的种子的表皮层下有油细胞层，内贮挥发油，如白豆蔻、砂仁等。

④色素层：具有颜色的种子，除表皮层含色素物质外，内层细胞或者内种皮细胞中也含色素物质，如白豆蔻等。

⑤石细胞：除种子的表皮有时为石细胞外，有的表皮层以内几乎全为石细胞，如瓜蒌仁；或

内种皮为石细胞层，如白豆蔻。

⑥营养层：多数种子的种皮中，常有数列贮有淀粉粒的薄壁细胞，为营养层。在种子发育过程中，淀粉已被消耗，故成熟的种子，营养层往往成为扁缩颓废的薄层。有的营养层中尚包括一层含糊粉粒的细胞。

2. 胚乳　通常由贮藏大量脂肪油和糊粉粒的薄壁细胞组成，有时细胞中含淀粉粒。大多数种子具内胚乳。在无胚乳的种子中，也可见到1~2列残存的内胚乳细胞。胚乳细胞的细胞壁大多为纤维素，也有为半纤维素的增厚壁，其上具有明显微细的纹孔，新鲜时可见胞间联丝，如马钱子。胚乳细胞中有时含草酸钙结晶；有时糊粉粒中也有小簇晶存在，如小茴香。少数种子有发达的外胚乳，或外胚乳成颓废组织而残留。也有少数种子的种皮内层与外胚乳的折合层，不规则地伸入内胚乳中，形成错入组织，如槟榔；也有外胚乳伸入内胚乳中而形成错入组织者，如肉豆蔻。

3. 胚　胚是种子中未发育的幼体，包括胚根、胚茎、胚芽及子叶四部分。通常子叶占胚的较大部分，子叶的构造与叶大致相似，其表皮下方常可看到明显的栅栏组织，胚的其他部分一般亦全由薄壁细胞组成。

胚乳和胚中贮藏的营养物质，主要为脂肪油、蛋白质和淀粉粒。其中以蛋白质的存在最为特殊。种子中的贮藏蛋白质，可能呈非晶形状态，也可能成为具有特殊形状的颗粒——糊粉粒。在植物器官中只有种子含有糊粉粒。因此糊粉粒是确定种子类粉末中药的主要标志。糊粉粒的形状、大小及构造常依植物种类而异，在中药鉴定中有重要的意义。

应用扫描电镜技术对种子类中药的鉴别研究取得了较大进展，对于区别不同来源的植物种子及伪品都有重要意义。聚丙烯酰胺凝胶电泳及其他电泳技术也运用于果实种子类中药材的鉴别，因富含不同蛋白质的中药能产生不同的蛋白质谱带，故可以作为中药鉴别的手段之一。

第二节　药材（饮片）鉴定

地肤子
Kochiae Fructus

本品为藜科（Chenopodiaceae）植物地肤 *Kochia scoparia*（L.）Schrad. 的干燥成熟果实。主产于山东、江苏、河南、河北等省。药材呈扁球状五角星形，直径1~3mm，外被宿存花被。表面灰绿色或浅棕色，周围具膜质小翅5枚，背面中央有微突起的点状果梗痕及放射状脉纹5~10条，果皮半透明膜质。种子扁卵形，长约1mm，黑色。胚弯曲如马蹄状，淡黄色。气微，味微苦。以饱满、色灰绿者为佳。含三萜及其苷类成分，如地肤子皂苷Ic（momordin Ic）、齐墩果酸、齐墩果酸3-O-β-D-吡喃木糖(1→3)-β-D-吡喃葡萄糖醛酸苷、齐墩果酸28-O-β-D-吡喃葡萄糖酯苷、齐墩果酸3-O-β-D-吡喃葡萄糖醛酸甲酯苷、齐墩果酸3-O-β-D-吡喃木糖(1→3)-β-D-吡喃葡萄糖醛酸甲酯苷、豆甾醇3-O-β-D-吡喃葡萄糖苷等。另含挥发油，主成分为十六碳酸乙酯、十八碳二烯酸乙酯、反-金合欢烯等。其中地肤子皂苷Ic为其主要有效活性成分。按《中国药典》采用高效液相色谱法测定，本品含地肤子皂苷Ic($C_{41}H_{64}O_{13}$)不得少于1.8%。性寒，味辛、苦。清热利湿，祛风止痒。东北和陕西用同属植物碱地肤 *Kochia sieversiana*（Pall.）C. A. Mey. 的果实，其药材外形与地肤子几无区别。华东及湖南、湖北、江西省用同科植物藜 *Chenopodium album* L. 的果实，与地肤子的主要区别为，胞果黄绿色，无翅；种子圆球形，稍压扁。在四川、

云南、贵州等省曾用豆科植物草木犀 *Melilotus suaveolens* Ledeb. 的果实作地肤子入药，其主要区别为，荚果近黑色，倒卵形；宿存花萼长为果实的1/3或1/2。以上均系误用。

五味子

Schisandrae Chinensis Fructus（附：南五味子）

本品始载于《神农本草经》，列为上品。苏恭谓："五味，皮肉甘、酸，核中辛、苦，都有咸味。此则五味具也。"苏颂谓："春初生苗，引赤蔓于高木，其长六七尺。叶尖圆似杏叶。三四月开黄白花，类莲花状。七月成实，丛生茎端，如豌豆许大，生青熟红紫。"李时珍谓："五味今有南北之分，南产者色红，北产者色黑，入滋补药必用北产者乃良。"经本草考证，五味子古今用药基本一致。

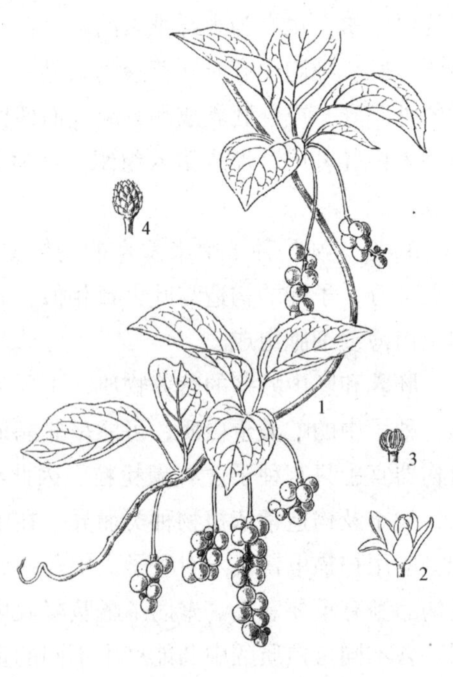

图10-1 五味子 *Schisandra chinensis* (Turcz.) Baill.

1. 植株一部分 2. 花 3. 雄花 4. 雌花

【来源】 本品为木兰科（Magnoliaceae）植物五味子 *Schisandra chinensis*（Turcz.）Baill. 的干燥成熟果实。习称"北五味子"。

【植物形态】 为落叶木质藤本，长可达8m，老枝褐色。单叶互生，叶卵形、宽倒卵形至宽椭圆形，长5~11cm，宽3~7cm，边缘疏生腺状细齿，上面光滑，无毛。花单性，雌雄异株；单生或簇生于叶腋；花被片6~9，乳白色或粉红色；雄花具5雄蕊，花丝合生成短柱；雌花心皮17~40，花后花托逐渐伸长，结果时呈长穗状。浆果球形，肉质，熟时红色。花期5~7月，果期6~9月。（图10-1）

【产地】 主产于辽宁、吉林、黑龙江等省，河北亦产。

【采收加工】 秋季果实完全成熟时采收，拣出果梗等杂质，晒干。

【性状鉴别】 呈不规则的圆球形或扁球形，直径5~8mm。外皮紫红色或暗红色，皱缩，显油性，久贮表面呈黑红色或出现"白霜"。果肉柔软，种子1~2粒，肾形，表面棕黄色，有光泽，种皮薄而脆，较易破碎，种仁呈钩状，黄白色，半透明，富有油性。果肉气微，味酸；种子破碎后，有香气，味辛、微苦。（图10-2）

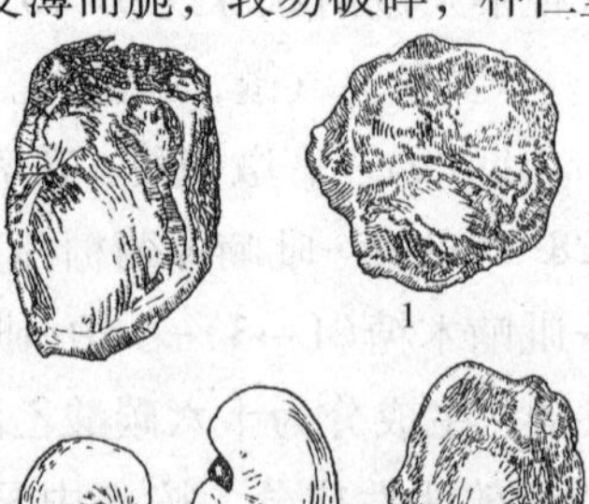

图10-2 五味子

1. 果实 2. 种子

以粒大、果皮紫红、肉厚、柔润者为佳。

【显微鉴别】 横切面：①外果皮为1列方形或长方形表皮细胞，壁稍厚，外被角质层，散有油细胞。②中果皮有10余层薄壁细胞，细胞切向延长，内含淀粉粒，散有小型外韧维管束。③内果皮为1列小方形薄壁细胞。④种皮最外层为1列径向延长的石细胞，呈栅栏状，壁厚，孔沟细密，其下为数列类圆形、三角形或多角形的石细胞，壁厚，孔沟较大而疏，最内侧的石细胞形状不规则，壁较薄。⑤石细胞下方为3~4列较小的薄壁细胞。在种脊部位有维管束，并有纤维束。⑥油细胞1

列，细胞径向延长，含棕黄色挥发油。⑦种皮内层细胞形小，壁略厚。⑧胚乳细胞呈多角形，内含脂肪油和糊粉粒。（图 10-3）

粉末：暗紫色。①果皮的表皮细胞呈多角形，排列紧密整齐，表面有微细的角质线纹，内含颗粒状色素物质，随处可见类圆形或多角形的油细胞，其四周有 6~7 个细胞围绕。②种皮外层石细胞群呈多角形或稍长，大小颇均匀，直径 18~50μm，壁厚，孔沟极细密，胞腔小，内含棕色物质；内层石细胞呈类圆形、多角形或不规则形，直径约至 83μm，壁稍厚，纹孔较大。③种皮油细胞类圆形，含黄色挥发油。④导管螺纹，偶有网纹，直径 15~24μm。⑤胚乳细胞呈多角形，壁薄，内含脂肪油及糊粉粒。⑥淀粉粒类圆形或多角形，可见脐点，偶有复粒。（图 10-4）

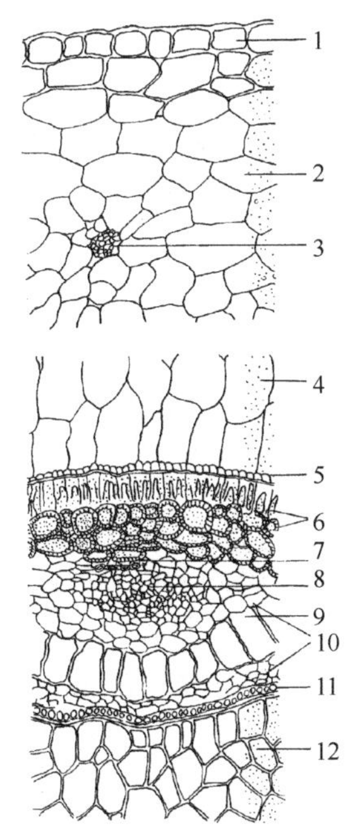

图 10-3　五味子（通过种脊部分）横切面

1. 外果皮　2. 中果皮　3. 维管束　4. 中果皮薄壁细胞　5. 内果皮　6. 种皮石细胞层　7. 纤维束　8. 种脊维管束　9. 油细胞　10. 薄壁细胞　11. 种皮内表皮细胞　12. 胚乳组织

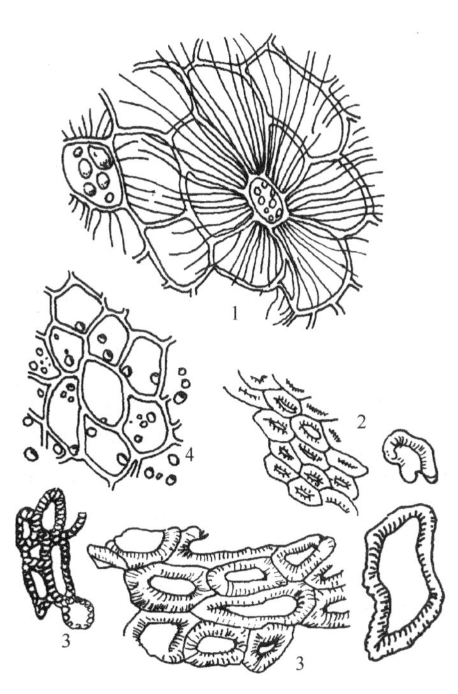

图 10-4　五味子粉末

1. 果皮碎片（示分泌细胞，角质层纹理）　2. 种皮外层石细胞　3. 种皮内层石细胞　4. 胚乳细胞

【成分】果实含挥发油 0.89%。油中含古巴烯（copaene）、麝子油烯（α-farnesene）、倍半蒈烯（sesquicarene）、$β_2$-没药烯（$β_2$-bisabolene）、β-花柏烯（β-chamigrene）及 α-衣兰烯（α-ylangene）。含木脂素约 5%，为本品的有效成分。主要有五味子甲素（schizandrin A，deoxy schi-

五味子甲素

γ-五味子素

zandrin）及其类似物α-、β-、γ-、δ-、ε-五味子素，伪γ-五味子素（pseudo-γ-schizandrin），新五味子素（neoschizandrin），五味子醇甲（schizandrol A），五味子醇乙（schizandrol B），五味子素（戈米辛）（gomisins）A、B、C、D、E、F、G、H、J、N、O，(-)-五味子素 K_1[(-)-gomisins K_1]，(+)-五味子素 K_2、K_3[(+)-gomisins K_2、K_3]，(-)-五味子素 L_1、L_2[(-)-gomisins L_1、L_2]，(±)-五味子素 M_1[(±)-gomisin M_1]，(+)-五味子素 M_2[(+)-gomisin M_2]，五味子酯乙（schizandrin B），表五味子素O（epigomisin O），当归酰五味子素Q（angeloylgomisin Q），当归酰五味子素P（angeloylgomisin P）及顺芷酰五味子素P（tigloylgomisin P）等。

此外，尚含有机酸9.11%，主要为枸橼酸、苹果酸、酒石酸、琥珀酸、维生素C等。种子含脂肪油约33%。

【理化鉴别】 取本品三氯甲烷提取液作为供试品溶液，以五味子对照药材、五味子甲素作对照，分别点于同一硅胶 GF_{254} 薄层板上，以石油醚（30~60℃）-甲酸乙酯-甲酸（15∶5∶1）的上层溶液为展开剂，置紫外光灯（254nm）下检视。供试品色谱中，在与对照药材和对照品色谱相应的位置上，显相同颜色的斑点。

【检查】 杂质不得过1%，总灰分不得过7.0%，水分不得过16.0%。

【含量测定】 按《中国药典》采用高效液相色谱法测定，本品含五味子醇甲（$C_{24}H_{32}O_7$）不得少于0.40%。

【功效】 性温，味酸、甘。收敛固涩，益气生津，补肾宁心。

【附】南五味子 Schisandrae Sphenantherae Fructus

本品为木兰科植物华中五味子 *Schisandra sphenanthera* Rehd. et Wils. 的干燥成熟果实。药材呈球形或扁球形，直径4~6mm。表面棕红色至暗棕色，干瘪，皱缩，果肉紧贴于种子之上。种子1~2枚，肾形，表面棕黄色，有光泽，种皮薄而脆。果肉气微，味微酸。含五味子甲素（schizandrin A），五味子酯甲、乙、丙、丁、戊（schisantherin A、B、C、D、E）等成分。

肉豆蔻

Myristicae Semen

本品为肉豆蔻科（Myristicaceae）植物肉豆蔻 *Myristica fragrans* Houtt. 的干燥种仁。主产于马来西亚、印度尼西亚、斯里兰卡等国。此外西印度群岛亦产。药材呈卵形或椭圆形，长2~3cm，直径1.5~2.5cm，表面灰色或灰黄色，或被有白色石灰粉，表面有网状沟纹，一侧有明显的纵沟（种脊的位置），较宽的一端有浅色的圆形隆起（种脐的位置），在狭端有暗色凹陷（合点的位置）。质坚实，难破碎，断面不平坦，纵剖面可见外面有一层暗棕色的外胚乳向内伸入，与类白色的内胚乳交错，形成类似槟榔样纹理。气芳香而强烈，味辛。以个大、体重、坚实、表面光滑、油足、破开后香气强烈者为佳。种仁含挥发油5%~15%，油中主要含α-蒎烯（α-pinene）及β-莰烯（β-camphene）等，另含肉豆蔻醚（myristicin，约4%）、丁香酚、异丁香酚、甲基丁香酚、甲氧基丁香酚、去氢二异丁香酚、黄樟醚、榄香脂素及多种萜烯类化合物。肉豆蔻醚具药材特有的香气，用量大时有毒。此外，尚含齐墩果酸、脂肪油（25%~35%）及双芳丙烷类（diarylpropanoid）化合物Ⅰ、Ⅳ、Ⅴ、Ⅷ、Ⅹ等。本品性温，味辛。温中行气，涩肠止泻。肉豆蔻衣或肉豆蔻花，俗称“玉果花”，为肉豆蔻种子假种皮的干燥品。通常折合压扁呈分枝状，棕红色，质脆易碎。气芳香。含挥发油4%~15%。并分离出dl-去氢二异丁香酚（dl-dehydrodiisoeugenol）。

葶苈子

Descurainiae Semen/Lepidii Semen

本品葶苈始载于《神农本草经》，列为下品。《图经本草》载："葶苈生藁城平泽及田野，今京东、陕西、河北州郡皆有之，曹州者尤胜，初春生苗叶，高六七寸，似荠，根白，枝茎皆青。三月开花，微黄，结子，子扁小如黍粒微长，黄色。"考证古代本草收载葶苈有多种，但以独行菜为主。《证类本草》之曹州葶苈即为独行菜。

【来源】为十字花科（Cruciferae）植物播娘蒿 *Descurainia sophia*（L.）Webb. ex Prantl. 或独行菜 *Lepidium apetalum* Willd. 的干燥成熟种子。前者习称"南葶苈子"，后者习称"北葶苈子"。

【植物形态】独行菜一年生或两年生矮小草本，高 5~30cm。叶不分裂，基部有耳，边缘有稀疏齿状缺裂。总状花序长；花小；花瓣呈退化状；雄蕊 2 或 4，蜜腺 4。短角果卵状椭圆形，扁平，成熟时自中央开裂，假隔膜薄膜质，每室含种子 1 枚。花期 5~6 月，果期 6~7 月。(图 10-5)

播娘蒿为一年生或两年生直立草本，高 30~70cm。叶互生，二回羽状分裂，裂片线形，先端钝。总状花序顶生，果序延长；花小，花瓣黄色，匙形，雄蕊 6。长角果线形，2 室，每室有种子 1 列。花期 4~6 月，果期 5~7 月。(图 10-6)

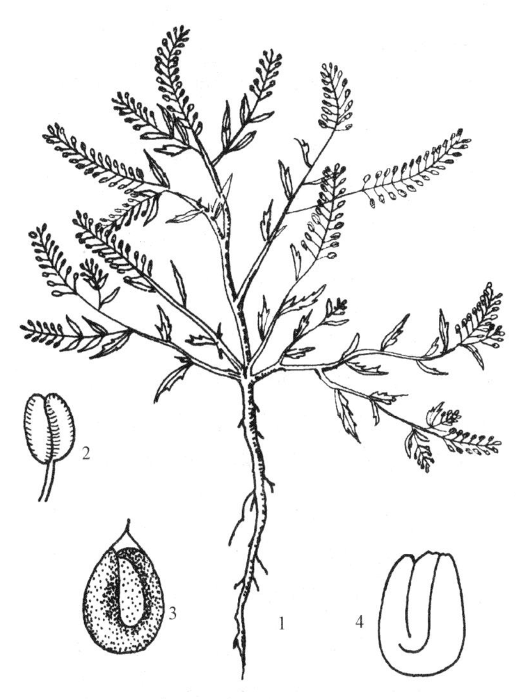

图 10-5 独行菜 *Lepidium apetalum* Willd.

1. 花果枝 2. 果实 3. 去种皮的种子 4. 子叶

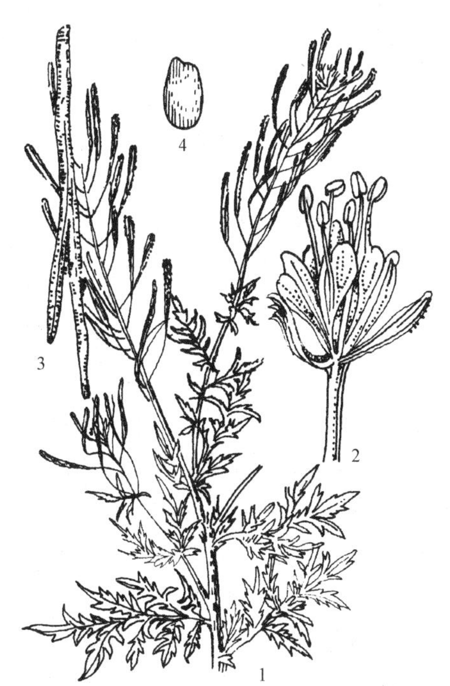

图 10-6 播娘蒿 *Descurainia sophia* (L.) Webb ex Prantl

1. 果枝 2. 花 3. 果实 4. 种子

【产地】独行菜以华北、东北为主要产区。播娘蒿主产于华东、中南等地区。

【采收加工】夏季果实成熟时，割取地上部分，晒干，打下种子，除去杂质。

【性状鉴别】北葶苈子 呈扁卵形，长 1~1.5mm，宽 0.5~1mm。一端钝圆；另一端渐尖而微凹，凹处现白色点（种脐）。表面棕色或红棕色，具多数细微颗粒状突起，可见 2 条纵列的浅槽。味微辛，遇水黏滑性较强。(图 10-7)

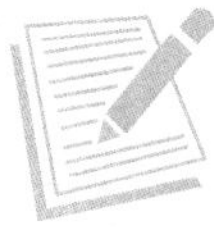

南葶苈子　呈长圆形而略扁，长0.8~1.2mm，宽约0.5mm。表面棕色或红棕色，微有光泽，具纵沟2条及细密网纹。一端钝圆，另一端近截形，两面常不对称。气微，味微辛、苦，略带黏性。

均以身干、子粒饱满、纯净者为佳。

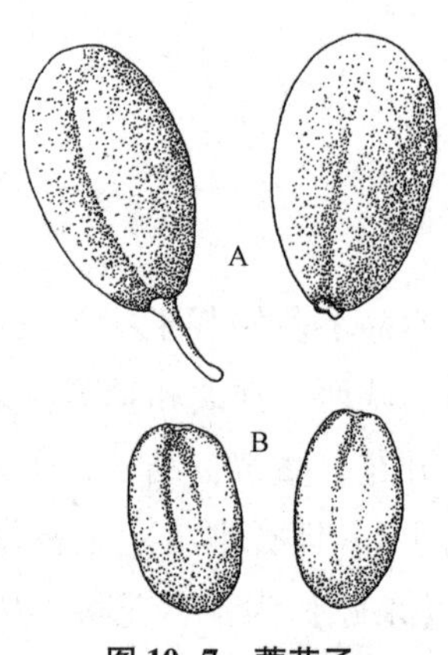

图10-7　葶苈子
A. 北葶苈子　B. 南葶苈子

【显微鉴别】北葶苈子横切面：①表皮为1列黏液细胞，其外壁向外特化成黏液层，厚达216μm，内壁有未黏液化的纤维素条，呈乳头状突起。②栅状细胞层侧壁及内壁增厚，木化，宽26~34μm。③色素层细胞颓废，色深。④胚乳细胞一列，内含糊粉粒。⑤子叶及胚根细胞，呈不规则多边形，内含糊粉粒。（图10-8、图10-9）。

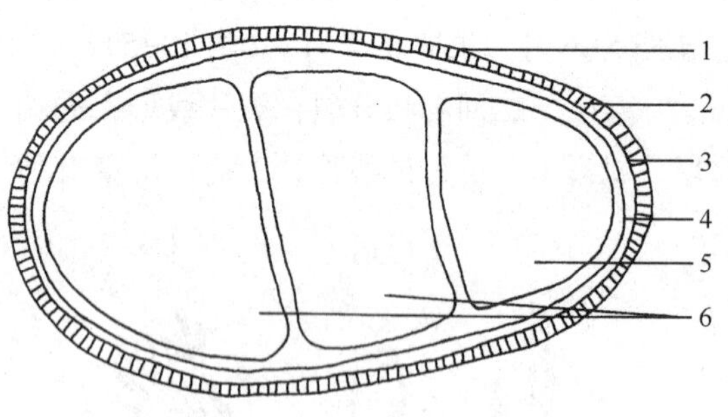

图10-8　葶苈子（北葶苈子）横切面（简）
1. 表皮　2. 栅状细胞层　3. 色素层　4. 内胚乳　5. 胚乳　6. 子叶

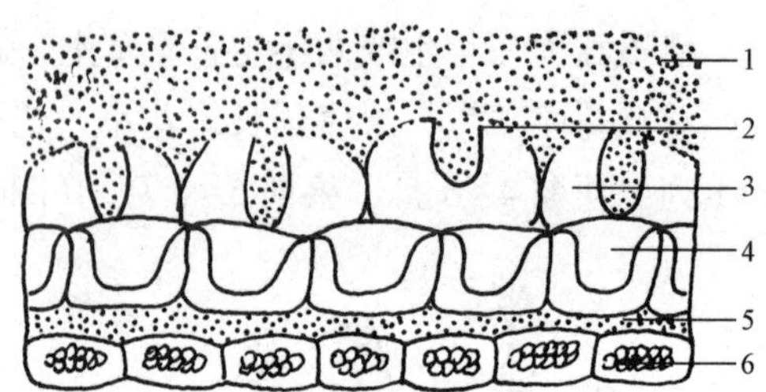

图10-9　葶苈子（北葶苈子种皮）横切面（详）
1. 黏液层　2. 未黏液化的纤维素条　3. 表皮细胞　4. 栅状细胞层　5. 色素层　6. 内胚乳

【成分】北葶苈子含芥子苷，脂肪油，蛋白质，糖类，生物碱，挥发油及强心成分。

南葶苈子含挥发油，油中含异硫氰酸苄酯（benzylisothiocyanate）60%、异硫氰酸烯丙酯（allylisothiocyanate）、丁烯腈（butene-［3］-cyanide）、双硫烯丙基（allyldisulphide）。尚含脂肪油15%~20%，油中含油酸、亚麻酸、白芥酸以及β-谷甾醇等。此外，含五种强心成分，即毒毛旋花子苷元（strophanthidine）、卫矛苷（evomonoside）、葶苈苷（helveticoside）、卫矛双糖苷（evobioside）、糖芥苷（erysimoside），还含有槲皮素-3-O-β-D-葡萄糖-7-O-β-D-龙胆双糖苷、槲皮素-3-O-β-D-［6-O芥子酰基-2-O-β-D-吡喃葡萄糖基］-吡喃葡萄糖苷。

【理化鉴别】①取本品少量，加水浸泡后，在放大镜下，北葶苈子透明状黏液层较厚，厚度可超过种子厚度的1/2以上。南葶苈子透明状黏液层薄，厚度约为种子厚度的1/5以下。

②取南葶苈子70%甲醇提取液作为供试品溶液。以槲皮素-3-O-β-D-葡萄糖-7-O-β-D龙胆双糖苷对照品作对照，分别点于同一聚酰胺薄膜上，以乙酸乙酯-甲醇-水（7∶2∶1）为展开剂，喷以2%三氯化铝乙醇溶液，热风吹干，置紫外光灯（365nm）下检视。供试品色谱中，在与对照品色谱相应的位置上，显相同的黄色荧光斑点。

【检查】总灰分不得过8.0%，酸不溶性灰分不得过3.0%，水分不得过9.0%。

膨胀度　按《中国药典》采用膨胀度测定法测定，北葶苈子不得低于12，南葶苈子不得低于3。

【含量测定】按《中国药典》采用高效液相色谱法测定，本品含槲皮素-3-O-β-D-葡萄糖-7-O-β-D-龙胆双糖苷（$C_{33}H_{40}O_{22}$）不得少于0.075%。

【功效】性大寒，味辛、苦。泻肺平喘，行水消肿。

覆盆子

Rubi Fructus

本品为蔷薇科（Rosaceae）植物华东覆盆子 *Rubus chingii* Hu 的干燥果实。生产于浙江、湖北、江西、福建等省。聚合果由多数小核果聚成，呈圆锥形或扁圆锥形，高 0.6~1.3cm，直径 0.5~1.2cm。表面黄绿色或淡棕色，顶端钝圆，基部中心凹入。宿萼棕褐色，下有果梗痕。小果易脱落，每个小核果呈半月形，背面密被灰白色茸毛，两侧有明显的网状，腹部有突起的棱线。体轻，质硬。气微，味微酸涩。以颗粒完整、色黄绿、质坚实、具酸味者为佳。粉末显微特征可见单细胞非腺毛和草酸钙簇晶。含枸橼酸、苹果酸等有机酸及糖类。并含鞣花酸（ellagic acid）和 β-谷甾醇、维生素 A 类物质。本品性温，味甘、酸。益肾固精缩尿，养肝明目。安徽、福建、湖北、浙江等省曾把同属植物山莓 *R. corchorifolius* L. f. 的未成熟干燥果实作覆盆子入药。山莓果实较小，圆球形，直径 3~5mm，高 4~9mm，小核果表面微有茸毛，绢丝样光泽差。此非正品。

木　瓜

Chaenomelis Fructus

本品始载于《名医别录》。苏颂谓："木瓜处处有之，而宣城者为佳。木状如柰，春末开花，深红色。其实大者如瓜，小者如拳，上黄似着粉。宣人种莳尤谨，遍满山谷。始实成则镞纸花粘于上，夜露日烘，渐变红，花文如生，本州以充土贡，故有宣城花木瓜之称。榠樝酷类木瓜，但看蒂间别有重蒂如乳者如木瓜，无者为榠樝也。"古今药用木瓜基本一致。

【来源】为蔷薇科植物贴梗海棠 *Chaenomeles speciosa*（Sweet）Nakai 的干燥近成熟果实。

【植物形态】落叶灌木，高 2~3m，枝有刺。叶片卵形至椭圆形，长 3~9cm，宽 1.5~5cm，边缘有尖锐重锯齿；托叶大，肾形或半圆形，有重锯齿。花 3~5 朵簇生于两年生老枝上，先叶开放，绯红色，稀淡红色或白色；萼筒钟状，5 裂；花瓣 5，雄蕊多数；雌蕊 1，花柱 5，基部合生。梨果球形或卵形，木质，黄色或带黄绿色。花期 3~4 月，果期 9~10月。（图 10-10）

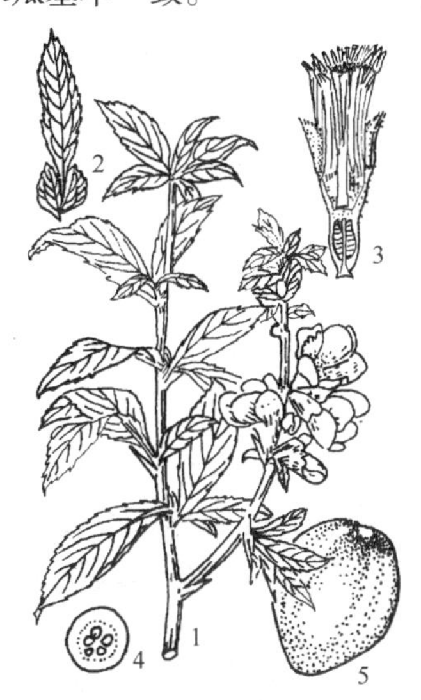

图 10-10　贴梗海棠 *Chaenomeles speciosa*（Sweet）Nakai

1. 花枝　2. 叶及托叶　3. 花去花瓣，剖开后示雄蕊及雌蕊　4. 子房横切面　5. 果实

【产地】主产于安徽、湖北、四川、浙江等省。以安徽宣城木瓜为上品，现多为栽培。

【采收加工】夏秋二季果实绿黄时采收，置沸水中烫至外表灰白色，对半纵剖，晒干。

【性状鉴别】呈长圆形，多纵剖成两半，长 4~9cm，宽 2~5cm，厚 1~2.5cm。外表紫红色或棕红

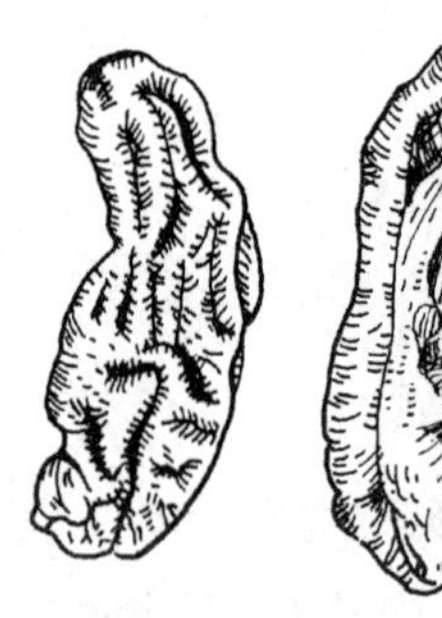
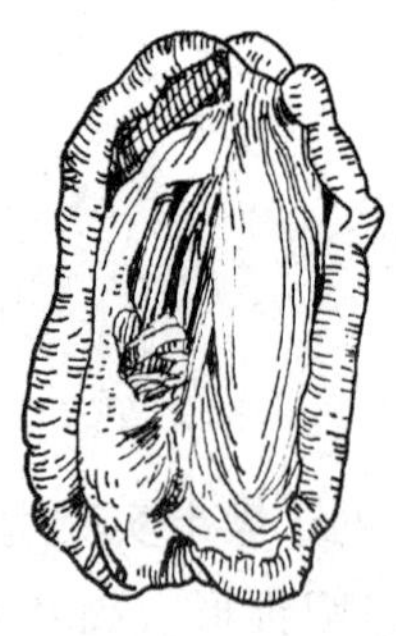

图 10-11　木瓜

色，有多数不规则的深皱纹，剖面边缘向内卷曲，果肉红棕色，中心部分可见凹陷的棕黄色子房室，种子常脱落，脱落处表面平滑而光亮。种子形似橘核稍大而扁，表面红棕色，有皱纹。质坚实。果肉微有清香气，味酸。(图 10-11)

以外皮皱缩、肉厚、内外紫红色、质坚实、味酸者为佳。

饮片　呈类月牙形薄片。外表紫红色或棕红色，有不规则的深皱纹。切面棕红色。气微，清香，味酸。

【显微鉴别】 粉末：黄棕色至棕红色。①石细胞成群或散在，无色，淡黄色或橙黄色，圆形、长圆形或多角形，直径 20~82μm，纹孔明显。②中果皮薄壁细胞类圆形，淡黄色或浅棕色。③草酸钙方晶长 13~15μm，宽 8~10μm。④外果皮表皮细胞多角形，直径 10~35μm，胞腔内含棕色物质。(图 10-12)

【成分】 果实含齐墩果酸和熊果酸，以及皂苷、黄酮类、维生素 C 和苹果酸、酒石酸、枸橼酸等大量有机酸。此外还含过氧化氢酶（catalase）、过氧化物酶（peroxidase）、酚氧化酶（phenol oxidase）、3-O-乙酰熊果酸、3-O-乙酰坡模醇酸、桦木酸（betulinic acid）、槲皮素（quercetin）、对苯二酚（hydroquinone）、3,4-二羟基苯甲酸、3-羟基丁二酸甲酯、鞣质、果胶等。种子含氢氰酸。

【理化鉴别】 取本品三氯甲烷提取液作为供试品溶液，以木瓜对照药材、熊果酸对照品作对照，分别点于同一硅胶 G 薄层板上，以环己烷-丙酮-乙酸乙酯-甲酸（6∶1∶0.5∶0.1）为展开剂，喷以 10%硫酸乙醇溶液，在 105℃加热至斑点显色清晰，分别置日光和紫外光灯（365nm）下检视。供试品色谱中，在与对照药材色谱相应的位置上，分别显相同颜色的斑点和荧光斑点；在与对照品色谱相应的位置上，分别显相同的紫红色斑点和橙黄色荧光斑点。

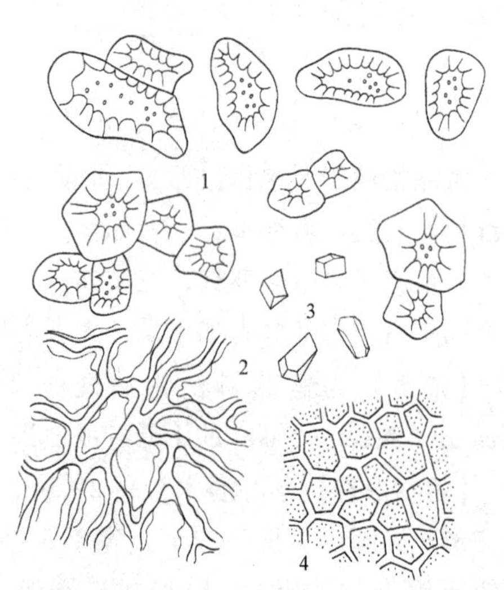

图 10-12　木瓜粉末

1. 石细胞　2. 中果皮薄壁细胞　3. 草酸钙方晶　4. 外果皮表皮细胞

【检查】 总灰分不得过 5.0%，水分不得过 15.0%。

酸度　取粉末 5g，加水 50mL，振摇，放置 1 小时，滤过，滤液按《中国药典》pH 测定法测定，pH 值应为 3.0~4.0。

【浸出物】 按醇溶性浸出物热浸法测定，乙醇浸出物不得少于 15.0%。

【含量测定】 按《中国药典》采用高效液相色谱法测定，本品含齐墩果酸（$C_{30}H_{48}O_3$）和熊果酸（$C_{30}H_{48}O_3$）的总量不得少于 0.50%。

【功效】 性温，味酸。舒筋活络，和胃化湿。

【附注】 同属植物木瓜（榠楂）*Chaenomeles sinensis*（Touin.）Koehne 的成熟果实，习称“光皮木瓜”。植物高 5~10m，枝无刺。叶缘带刺芒状细腺锯齿，托叶膜质。花单生于叶腋；花冠淡粉红色。果实长圆形。药材多纵剖为 2~4 瓣，外表红棕色，光滑无皱或稍粗糙，剖面果肉粗糙，显颗粒性；种子多数，扁三角形。气微，果肉微酸涩。

山 楂

Crataegi Fructus（附：山楂叶）

本品为蔷薇科植物山里红 *Crataegus pinnatifida* Bge. var. *major* N. E. Br. 或山楂 *C. pinnatifida* Bge. 的干燥成熟果实。主产于山东、河北、河南、辽宁等省。药材为圆形片，皱缩不平，直径 1~2.5cm，厚 2~4mm。外皮红色，有细皱纹和灰白色的小点。果肉深黄色至浅棕色。横切面具 5 粒浅黄色果核，有的已脱落，有的片上可见细短的果柄或凹陷的花萼残迹。气微清香，味酸、微甜。含山楂酸（crataegolic acid）、酒石酸、枸橼酸、熊果酸、烟酸等有机酸类成分。还含黄酮类、内酯、糖类、鞣质、皂苷类等成分。从山里红果实中还分离到槲皮素、金丝桃苷（hyperin）、表儿茶精、绿原酸及其甲酯类和黄烷聚合物。性微温，味酸、甘。消食健胃，行气散瘀，化浊降脂。山楂酸有强心、降压作用。野山楂 *Crataegus cuneata* Sieb. et Zucc. 的干燥成熟果实，习称“南山楂”。主产于江苏、浙江、广东、广西等省区。均为野生。南山楂果实较小，类球形，直径 0.8~1.4cm，有的压成饼状，常有种子露出。表面棕色至棕红色，有细纹和灰白色小点，有宿萼痕迹。质坚硬，核大，果肉薄，棕红色，气微，味酸、微涩。

【附】山楂叶 Crataegi Folium

本品为蔷薇科植物山里红或山楂的干燥叶。药材多已破碎，完整者展开后呈宽卵形，长 6~12cm，宽5~8cm，绿色至棕黄色，先端渐尖，基部宽楔形，具 2~6 羽状裂片，边缘具尖锐重锯齿；叶柄长 2~6cm，托叶卵圆形至卵状披针形。气微，味涩、微苦。粉末绿色至棕黄色。草酸钙簇晶直径 10~30μm，草酸钙方晶直径 15~30μm，散在或分布于叶维管束或纤维束旁。导管为螺纹导管，直径 20~40μm。非腺毛为单细胞，长圆锥形，基部直径 30~40μm。纤维成束，直径约 15μm，壁增厚。含金丝桃苷、牡荆素、槲皮素、芦丁等黄酮类成分，熊果酸、山楂叶等有机酸类成分。还含甾体、醇类、酯类等成分。性平，味酸。活血化瘀，理气通脉，化浊降脂。

苦杏仁

Armeniacae Semen Amarum

本品始载于《名医别录》：“杏生晋山川谷，五月采之。”《图经本草》云：“杏核仁生晋川山谷，今处处有之……相传云种出济南郡之分流山……今以从东来人家种者为胜……山杏不堪入药。”《本草纲目》载：“诸杏，叶皆圆而有尖，二月开红花，亦有千叶者，不结实……”古今所用药材杏仁基本一致，多以家杏为主。

【来源】本品为蔷薇科植物山杏 *Prunus armeniaca* L. var. *ansu* Maxim.、西伯利亚杏 *P. sibirica* L.、东北杏 *P. mandshurica*（Maxim.）Koehne 或杏 *P. armeniaca* L. 的干燥成熟种子。

【植物形态】山杏为乔木，高达 10m。叶互生，宽卵形或近圆形，长 4~5cm，宽3~4cm，先端渐尖，基部阔楔形或截形，叶缘有细锯齿；柄长，近叶基部有 2 腺体；先叶开花，花单生于短枝顶，无柄；萼筒钟形，带暗红色，5 裂，裂片比萼筒稍短，花后反折；花瓣 5，白色或淡粉红色；雄蕊多数，比花瓣略短；子房 1 室，密被短柔毛。核果近球形，果肉薄，种子味苦。花期 3~4月，果期 4~6 月。

西伯利亚杏为小乔木或灌木；叶卵形或近圆形；花小，直径 1.5~3cm；果肉薄，质较干，种子味苦。

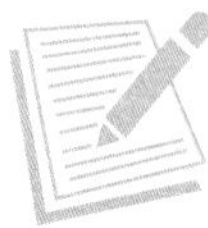

东北杏为乔木；叶椭圆形或卵形，先端尾尖，基部圆形，很少近心形，边缘具粗而深的重锯齿，锯齿狭而向上弯曲；花梗长于萼筒，长 1cm，无毛；核边缘圆钝，种子味苦。

杏与山杏基本相似，唯叶较大，长 5～10cm，宽 4～8cm，基部近心形或圆形；果较山杏为大，直径 3cm 或更多，果肉厚，种子味甜或苦。

【产地】 山杏主产于辽宁、河北、内蒙古、山东等省区，多野生，亦有栽培。西伯利亚杏主产于东北、华北地区，系野生。东北杏主产于东北各地，系野生。杏主产于东北、华北及西北等地区，系栽培。

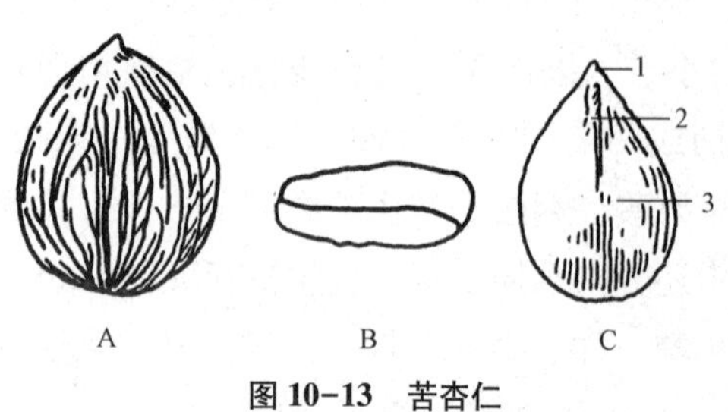

图 10-13 苦杏仁

A. 全形 B. 横断面 C. 纵剖面

1. 胚根 2. 胚芽 3. 子叶

【采收加工】 夏季果实成熟后采收，除去果肉，用石碾或机器轧除外壳，取出种子晒干。

【性状鉴别】 几种杏仁外形相似，呈扁心形，长 1～1.9cm，宽 0.8～1.5cm，厚5～8mm。顶端略尖，基部钝圆，左右不对称。表面棕色至暗棕色，有不规则的皱纹；尖端稍下侧边缘有一短棱线痕（种脐），基部有一椭圆形点（合点），种脐与合点间有深色的线形痕（种脊）。种皮薄，子叶 2，乳白色，富油性。气微，味苦。（图 10-13）

以颗粒饱满、完整、味苦者为佳。

【显微鉴别】 横切面：①种皮表皮为 1 层薄壁细胞，散有近圆形的橙黄色石细胞，内为多层薄壁细胞，有小型维管束通过。②外胚乳为一薄层颓废细胞。③内胚乳为 1 至数层方形细胞，内含糊粉粒及脂肪油。④子叶为多角形薄壁细胞，含糊粉粒及脂肪油。（图 10-14）

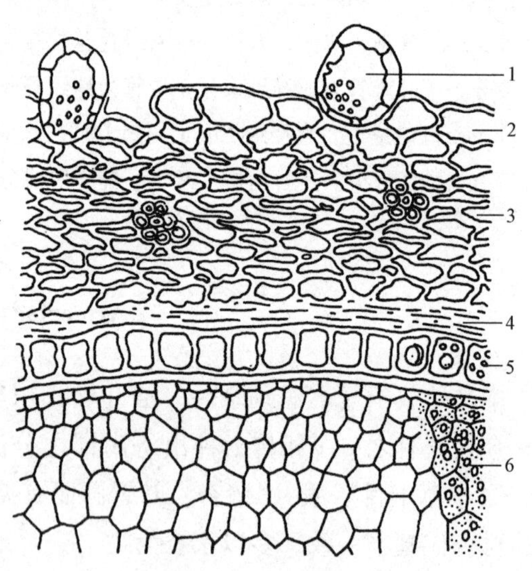

图 10-14 苦杏仁横切面

1. 石细胞 2. 表皮 3. 薄壁细胞

4. 外胚乳 5. 内胚乳 6. 子叶细胞

粉末：黄白色。①种皮石细胞橙黄色，单个散在或成群，侧面观大多呈贝壳形，表面观呈类圆形或类多角形。②种皮外表皮薄壁细胞黄棕色，多皱缩与石细胞相连，细胞界限不明显。③子叶细胞含糊粉粒及油滴，并有细小的草酸钙簇晶。④内胚乳细胞类多角形，含糊粉粒。

【成分】 含有效成分苦杏仁苷（amygdalin，$C_{20}H_{27}O_{11}N$）约 3%。另含苦杏仁酶（emulsin）、脂肪油（杏仁油，约 50%）。苦杏仁苷经水解后产生氢氰酸（约 0.2%）、苯甲醛及葡萄糖。苦杏仁酶包括苦杏仁苷酶（amygdalase）、樱苷酶（prunase），在热水或醇中煮沸即被破坏。另含蛋白质和 15 种以上的氨基酸。

苦杏仁苷

【理化鉴别】①取本品数粒，加水共研，产生苯甲醛的特殊香气。

②取本品二氯甲烷提取除杂后的甲醇提取液，作为供试品溶液。以苦杏仁苷对照品作对照，分别点于同一硅胶G薄层板上，以三氯甲烷-乙酸乙酯-甲醇-水（15∶40∶22∶10）5~10℃放置12小时的下层溶液为展开剂，立即用0.8%磷钼酸的15%硫酸乙醇溶液浸板，在105℃加热至斑点显色清晰。供试品色谱中，在与对照品色谱相应的位置上，显相同颜色的斑点。

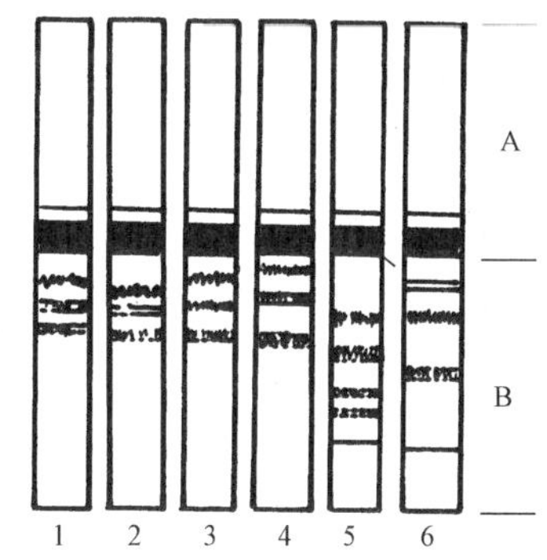

图10-15　苦杏仁蛋白电泳

1. 杏　2. 山杏　3. 西伯利亚杏　4. 东北杏　5. 桃　6. 山桃

【检查】按《中国药典》酸败度检查法测定，过氧化值不得过0.11。

【含量测定】按《中国药典》采用高效液相色谱法测定，本品含苦杏仁苷（$C_{20}H_{27}NO_{11}$）不得少于3.0%。

【功效】性微温，味苦；有小毒。降气止咳平喘，润肠通便。

【附注】①甜杏仁，为杏的某些栽培品味淡的种子。较苦杏仁稍大，味不苦，多作副食品用。本品含苦杏仁苷约0.11%、氢氰酸约0.0067%、脂肪油40%~60%。

②苦杏仁与桃仁的蛋白电泳谱有较明显区别。在A区两者均有2条谱带，B区苦杏仁有3条谱带而桃仁有4~5条谱带。（图10-15）

桃　仁

Persicae Semen

【来源】本品为蔷薇科植物桃 *Prunus persica*（L.）Batsch 或山桃 *P. davidiana*（Carr.）Franch. 的干燥成熟种子。

【产地】全国大部分地区均产，主产于四川、陕西、河北、山东等省。

【采收加工】果实成熟时采收，除去果肉及核壳，取出种子，晒干。

【性状鉴别】桃仁　呈扁长卵形，长1.2~1.8cm，宽0.8~1.2cm，厚2~4mm。表面黄棕色或红棕色，密布颗粒状突起。一端尖，中部膨大，另端钝圆稍偏斜，边缘较薄。尖端一侧有短线状种脐，自圆端合点处向上散出多数纵向维管束脉纹。种皮薄，子叶2，类白色，富油性。气微，味微苦。（图10-16）

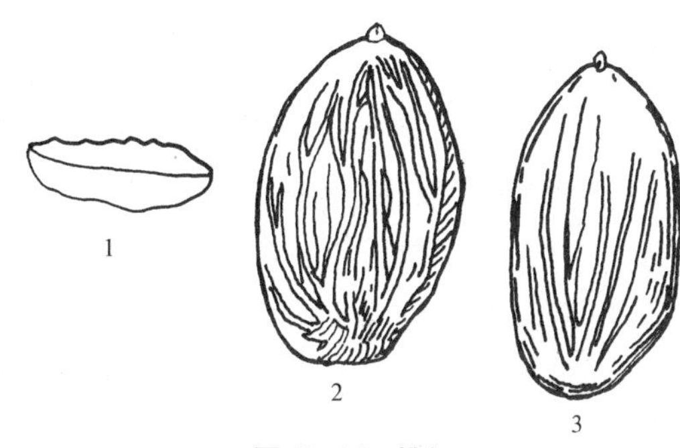

图10-16　桃仁

1. 横断面　2. 全形　3. 去种皮桃仁

山桃仁　呈类卵圆形，较小而肥厚，长约0.9cm，宽约0.7cm，厚约0.5cm。

以颗粒饱满、均匀、完整者为佳。

【成分】含苦杏仁苷（amygdalin），含量约为苦杏仁的1/2。并含苦杏仁酶、尿囊素酶（allantoinase）、乳糖酶、维生素B_1及多量脂肪油。桃仁醇提取物有显著的抑制血凝作用。

【检查】酸败度　酸值不得过10.0，羰基值不得过11.0。

黄曲霉毒素　本品每1000g含黄曲霉毒素B_1

不得过 5μg，含黄曲霉毒素 G_2、黄曲霉毒素 G_1、黄曲霉毒素 B_2 和黄曲霉毒素 B_1 的总量不得过 10μg。

【含量测定】 按《中国药典》采用高效液相色谱法测定，本品含苦杏仁苷（$C_{20}H_{27}NO_{11}$）不得少于 2.0%。

【功效】 性平，味苦、甘。活血祛瘀，润肠通便，止咳平喘。

【附注】 瘪桃干、为桃未成熟的干燥果实。呈长卵形，先端尖，基部不对称。表面黄绿色至棕色，具网状皱缩的纹理，密被黄白色柔毛。质坚硬，击开后内果皮厚且光滑，种子 1。气微，味微酸。本品止汗止血。还可用于治疗幼儿缺铁性贫血。

乌　梅

Mume Fructus

【来源】 本品为蔷薇科植物梅 *Prunus mume*（Sieb.）Sieb. et Zucc. 的干燥近成熟果实。

【产地】 主产于四川、浙江、福建、广东等省。

【采收加工】 夏季果实近成熟时采收，低温烘干后闷至色变黑。

【性状鉴别】 呈类球形或扁球形，直径 1.5~3cm。表面乌黑色至棕黑色，皱缩不平，基部有圆形果梗痕。果肉略柔软，果核坚硬，椭圆形，棕黄色，表面有凹点；种子 1，扁卵形，淡黄色。气微，味极酸。

以个大、核小、柔润、肉厚、不破裂、味极酸者为佳。

【显微鉴别】 粉末：红棕色。①非腺毛多为单细胞，极少数为 2~5 个细胞，平直或弯曲，浅黄棕色，长 32~400（720）μm，直径 16~49μm，表面有的具螺纹交错的纹理，基部稍圆或略平直，胞腔常含棕色物。②纤维单个或数个成束，长梭形。③内果皮石细胞单个散在或数个成群，几无色或淡绿色，类多角形、类圆形或长圆形，直径10~72μm，壁厚，孔沟细密，常内含红棕色物。④表皮细胞表面观类多角形，壁稍厚，有毛茸脱落后的疤痕。⑤中果皮细胞皱缩，有时含草酸钙簇晶。（图 10-17）

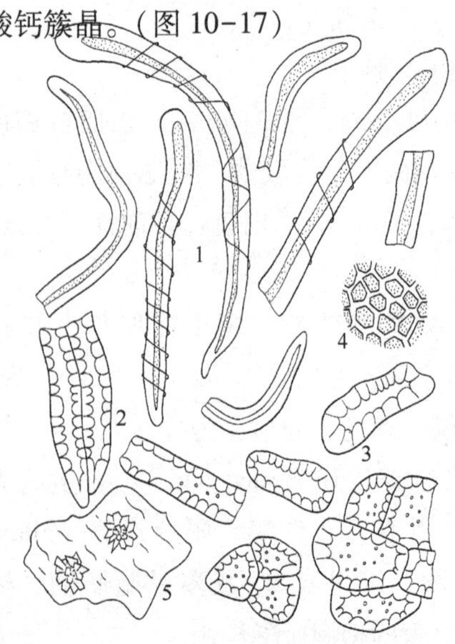

图 10-17　乌梅（果肉）粉末

1. 非腺毛　2. 纤维　3. 石细胞
4. 表皮细胞　5. 草酸钙簇晶

【成分】 果实含熊果酸、枸橼酸、苹果酸、琥珀酸、草酸、齐墩果酸、β-谷甾醇、蜡醇、柠檬素-3-O-鼠李糖苷、山柰酚-3-O-鼠李糖苷、槲皮素-3-O-鼠李糖苷、2,2,6,6-四甲基哌啶酮、叔丁基脲、三萜等。种子含苦杏仁苷、脂肪油等。

【理化鉴别】 取本品甲醇提取物，分别用乙醚、石油醚（30~60℃）提取除杂后，制成的无水乙醇溶液作为供试品溶液，以乌梅对照药材和熊果酸对照品作对照，分别点于同一硅胶 G 薄层板上，以环己烷-三氯甲烷-乙酸乙酯-甲酸（20：5：8：0.1）为展开剂，喷以 10%硫酸乙醇溶液，在 105℃加热至斑点显色清晰。供试品色谱中，在与对照药材色谱和对照品色谱相应的位置上，显相同颜色的斑点。

【检查】 总灰分不得过 5.0%，水分不得过 16.0%。

【浸出物】 按水溶性浸出物热浸法测定，水浸出物不得少于 24.0%。

【含量测定】按《中国药典》采用高效液相色谱法测定，本品含枸橼酸（$C_6H_8O_7$）不得少于 12.0%。

【功效】性平，味酸、涩。敛肺，涩肠，生津，安蛔。

【附注】个别地区误以山杏、杏、苦李子等果实加工后充乌梅入药。其主要性状区别是：杏：类圆形，略扁，灰棕色至黑棕色，表面皱缩；果肉与核易分离，味酸。果核扁圆形，黄棕色，表面较光滑，边缘厚而有沟。山杏：扁圆形，直径约 2.5cm，棕褐色，果肉质硬而薄，不易剥离；味酸涩。果核扁圆形，棕黑色，表面为细网状，具有锋利之边缘。苦李子：类圆形或椭圆形，灰黑色至红黑色，直径约 1.5cm，果肉薄而皱缩，质硬紧贴果核，味酸涩。果核椭圆形，基部略偏斜，不对称；表面可见网状纹理。桃肉：不规则团块状，灰黑色；表面皱缩，具毛茸；味淡。其主要显微区别是：杏或山杏：非腺毛基部膨大成头状或三角形，可见壁孔和孔沟。苦李子：外果皮无非腺毛，表皮细胞中可见呈念珠状增厚的横隔，种皮石细胞淡黄色，孔沟深且明显。桃肉：非腺毛近基部为柄状，具孔沟，易脱落，柄脱落后，毛茸作纤维状。

沙苑子

Astragali Complanati Semen

【来源】本品为豆科（Leguminosae）植物扁茎黄芪 *Astragalus complanatus* R. Br. 的干燥成熟种子。

【产地】主产于陕西（潼关），又名“潼蒺藜”。河北、辽宁、山西、内蒙古等省区亦产。

【采收加工】秋末冬初，当种子成熟而果实尚未开裂时，割取地上部分，晒干脱粒，去净杂质，再晒干。

【性状鉴别】略呈肾形而稍扁，长 2~2.5mm，宽 1.5~2mm，厚约 1mm。表面光滑，褐绿色或灰褐色，边缘一侧微凹处具圆形种脐。质坚硬，不易破碎。除去种皮，可见淡黄色子叶 2 片，胚根弯曲，长约 1mm。气微，味淡，嚼之有豆腥味。（图 10-18、图 10-19）

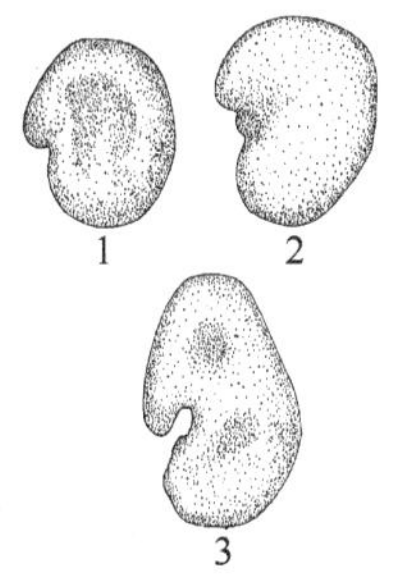

图 10-18　沙苑子

1. 扁茎黄芪的种子
2. 华黄芪的种子　3. 紫云英的种子

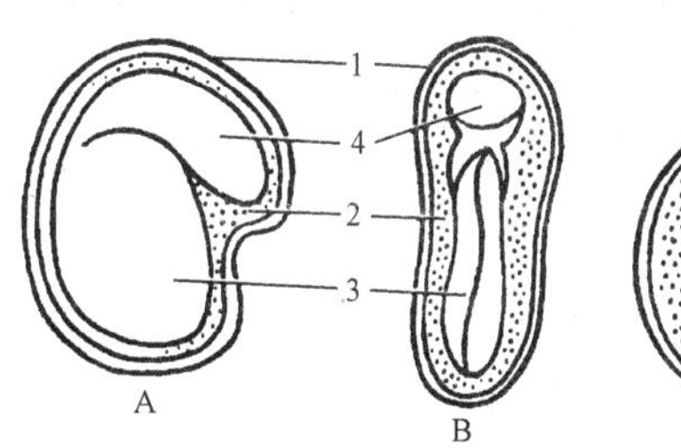

图 10-19　沙苑子纵切面和横切面

A、B. 纵切面图　C. 横切面图

1. 种皮　2. 内胚乳残留物

3. 子叶　4. 胚根　5. 胚

以颗粒饱满、色绿褐者为佳。

【显微鉴别】横切面：①种皮表皮层为 1 列径向延长的栅状细胞，外被角质层，内含棕色物质，靠外部1/6处有 1 条光辉带。②支持细胞 1 列，内含棕色物质。③营养层为数列压缩的颓废细胞层。④其内为残留的内胚乳薄壁组织，细胞类圆形，2 至数层不等，内含细小糊粉粒。⑤子叶细胞含大量细小糊粉粒及脂肪油滴。

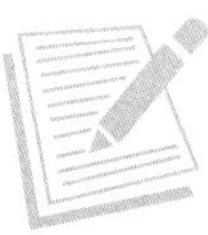

【成分】含黄酮类化合物，包括沙苑子苷（complanatuside）、大麻苷、异槲皮苷、芒柄花苷、鼠李柠檬素-3-O-β-D-葡萄糖苷、紫云英苷、山柰素-3-O-α-L-阿拉伯吡喃糖苷、山柰素、杨梅素（myricetin）等。另含脂肪油（约3%）、糖类、三萜或甾醇类及蛋白质等。此外还含有17种以上的氨基酸，其中谷氨酸含量最高。

【理化鉴别】取本品甲醇提取液作为供试品溶液，以沙苑子对照药材和沙苑子苷作对照，分别点于同一聚酰胺薄膜上，以乙醇-丁酮-乙酰丙酮-水（3：3：1：13）为展开剂，喷以三氯化铝试液，置紫外灯（365nm）下检视。供试品色谱中，在与对照药材和对照品色谱相应的位置上，显相同颜色的荧光斑点。

【检查】总灰分不得过5.0%，酸不溶性灰分不得过2.0%，水分不得过13.0%。

【含量测定】按《中国药典》采用高效液相色谱法测定，本品含沙苑子苷（$C_{28}H_{32}O_{16}$）不得少于0.060%。

【功效】性温，味甘。补肾助阳，固精缩尿，养肝明目。

【附注】同属植物华黄芪 *Astragalus chinensis* L. 和紫云英 *A. sinicus* L. 的种子与沙苑子相似，前者药材呈规则的肾形，颗粒饱满，后者药材呈斜方状肾形，长3~3.5mm，应注意鉴别。

决明子

Cassiae Semen

【来源】本品为豆科植物钝叶决明 *Cassia obtusifolia* L. 或决明（小决明）*C. tora* L. 的干燥成熟种子。

【产地】主产于安徽、江苏、浙江、广东等省。全国大部分地区均有栽培。

【采收加工】秋季采收成熟果实，晒干，打下种子，除去杂质。

【性状鉴别】钝叶决明　略呈菱状方形或短圆柱形，两端平行倾斜，形似马蹄，长3~7mm，宽2~4mm。表面绿棕色或暗棕色，平滑有光泽。一端平坦，另一端斜尖，背腹面各有1条突起的棱线，棱线两侧各有1条斜向对称而色较浅的线形凹纹。质坚硬，不易破碎。横切面可见种皮薄，中间有S形折曲的黄色子叶，2片重叠。气微，味微苦。

小决明　呈短圆柱形，较小，3~5mm，宽2~3mm。表面棱线两侧各有1条宽广的浅黄棕色带。

均以粒饱满、色绿棕者为佳。

【显微鉴别】粉末：黄棕色。①种皮栅状细胞无色或淡黄色，侧面观细胞1列，呈长方形，排列稍不平整，长42~53μm，壁较厚，光辉带2条；表面观呈类多角形，壁稍皱缩。②种皮支持细胞表面观呈类圆形，直径10~35（55）μm，可见两个同心圆圈；侧面观呈哑铃状或葫芦状。③角质层碎片厚11~19μm。④草酸钙簇晶众多，多存在于薄壁细胞中，直径8~21μm。

【成分】含蒽醌类成分，主要为大黄酚、大黄素、大黄素甲醚、芦荟大黄素、大黄酸、黄决明素（chryso-obtusin）、橙黄决明素（aurantio-obtusin）等。另含苯骈吡咯酮类成分红镰霉素（rubrofusarin）、红镰霉素-6-O-b-龙胆二糖苷（rubrofusarin-6-O-b-gentiobioside）、决明子苷（cassiaside）、决明内酯（toralactone）、决明蒽酮（torosachrysone）等。此外尚含脂肪油、蛋白质、氨基酸等。

【理化鉴别】取本品甲醇提取液经盐酸加热，乙醚提取后制成的三氯甲烷溶液作为供试品溶液，以橙黄决明素、大黄酚对照品作对照，分别点于同一硅胶H薄层板上，以石油醚（30~

60℃）-丙酮（2∶1）为展开剂。供试品色谱中，在与对照品色谱相应的位置上，分别显浅黄色（橙黄决明素）和黄色（大黄酚）斑点；置氨蒸气中熏后，斑点变为亮黄色（橙黄决明素）和粉红色（大黄酚）。

【检查】总灰分不得过5.0%，水分不得过15.0%。

黄曲霉毒素　本品每1000g含黄曲霉毒素B_1不得过5μg，黄曲霉毒素G_2、黄曲霉毒素G_1、黄曲霉毒素B_2和黄曲霉毒素B_1总量不得过10μg。

【含量测定】按《中国药典》采用高效液相色谱法测定，本品含大黄酚（$C_{15}H_{10}O_4$）不得少于0.20%，含橙黄决明素（$C_{17}H_{14}O_7$）不得少于0.080%。

【功效】性微寒，味甘、苦、咸。清热明目，润肠通便。

补骨脂

Psoraleae Fructus

【来源】本品为豆科植物补骨脂 *Psoralea corylifolia* L. 的干燥成熟果实。

【产地】除东北、西北地区外，全国其他地区均产。

【采收加工】秋季果实成熟时，摘取果穗或割取全株，晒干，打下果实。

【性状鉴别】呈肾形，略扁，长3~5mm，宽2~4mm，厚约1.5mm。果皮黑色、黑褐色或灰褐色，具细微网状皱纹。有时外附绿色膜质宿萼，上有棕色腺点。顶端圆钝，有一小突起，凹侧有果梗痕。质硬。果皮薄，与种子不易分离。1种子1枚，子叶2，黄白色，有油性。气香，味辛、微苦。（图10-20）

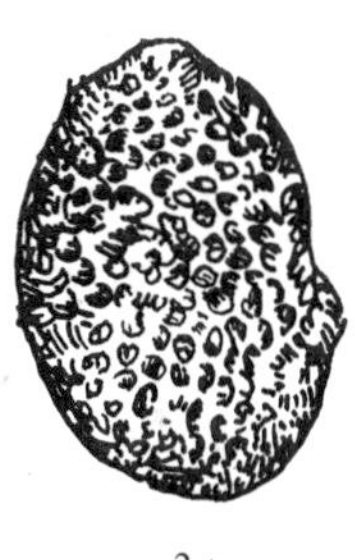

图10-20　补骨脂

1. 带有宿萼的果实　2. 无宿萼的果实

以粒大、饱满、色黑、气味浓者为佳。

【显微鉴别】果实（中部）横切面：①果皮波状弯曲，表皮细胞1列，凹陷处表皮下有众多扁圆形壁内腺（intramural gland）。②中果皮薄壁组织中有小型外韧维管束；薄壁细胞含有草酸钙小柱晶。③种皮外表皮为1列栅状细胞，其内为1列哑铃状支持细胞。④种皮薄壁组织中有小型维管束。⑤色素细胞1列，与种皮内表皮细胞相邻。⑥子叶细胞充满糊粉粒与油滴。（图10-21）

果皮表面制片：①壁内腺类圆形，直径60~400μm，表皮细胞多达数十个至百个，中心细胞较小，多角形，周围细胞径向延长，辐射状排列，腺体腔内有众多油滴。②非腺毛长150~480μm，直径15~22μm，顶端细胞特长，胞壁密布疣点。③腺毛多呈梨形，长30~50μm，直径20~30μm。腺柄短，多单细胞，腺头多细胞或单细胞。④气孔平轴式，表皮细胞具条状角质纹。⑤果皮细胞含草酸钙小柱晶，两端及中央突出，长6~15μm，宽约1.6μm。另有草酸钙小方晶。

粉末与解离组织：①种皮栅状细胞众多，长33~56μm，宽6~15μm，细胞壁成V字形增厚。②支持细胞哑铃状，长20~45μm，中部细胞壁增厚。另有子叶细胞与非腺毛碎片。（图10-22）

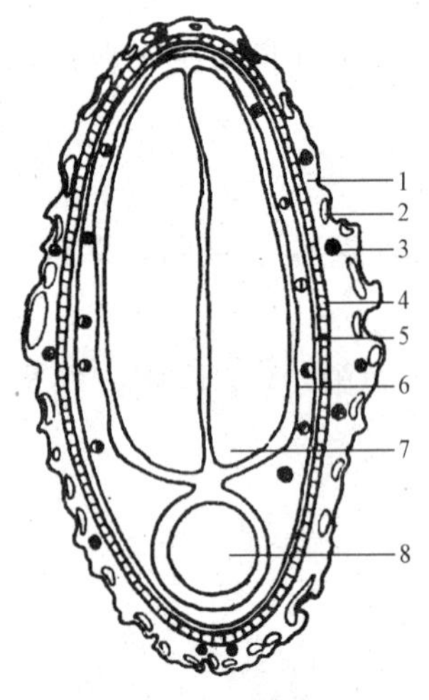

图 10-21 补骨脂横切面

1. 果皮 2. 壁内腺 3. 维管束 4. 种皮外表皮 5. 种皮下皮 6. 种皮内表皮 7. 子叶 8. 胚根

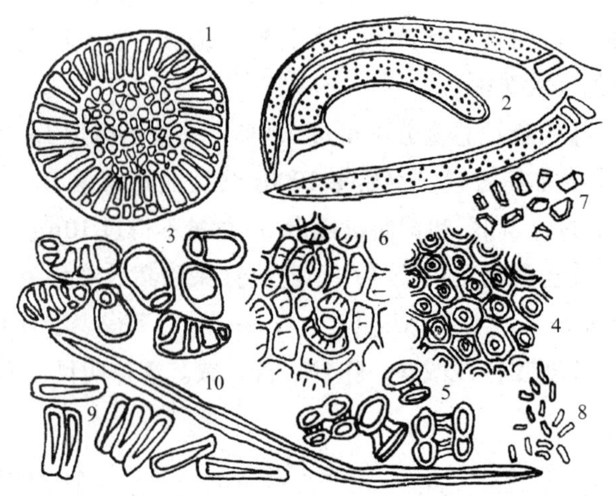

图 10-22 补骨脂表面及解离组织

1. 壁内腺表面观 2. 非腺毛 3. 腺毛 4. 支持细胞顶面观 5. 支持细胞侧面观 6. 表皮及气孔 7. 草酸钙方晶 8. 草酸钙小柱晶 9. 种皮栅状细胞 10. 萼片维管束纤维

【成分】 含挥发油、香豆素、黄酮类、单萜酚、脂类化合物、树脂及豆甾醇等。香豆素类成分主要为补骨脂素（psoralen）、异补骨脂素（isopsoralen）、补骨脂定（psoralidin）、异补骨脂定（isopsoralidin）、双羟异补骨脂定（corylidin）等。黄酮类有补骨脂甲素（coryfolin，bavachin）、补骨脂乙素（corylifolinin，isobavachalcone）、补骨脂甲素甲醚（bavachinin）、异补骨脂甲素（isobavachin）、新补骨脂异黄酮（nebavaisoflavone）、补骨脂色烯素（bavachromene）、补骨脂宁（corylin）等。单萜酚类有补骨脂酚（bakuchiol）等。补骨脂素能促进皮肤色素新生，治疗白癜风。

补骨脂素

补骨脂甲素 R=H

补骨脂甲素甲醚 R=CH_3

【理化鉴别】 取本品乙酸乙酯提取液作为供试品溶液，以补骨脂素、异补骨脂素对照品作对照，分别点于同一硅胶 G 薄层板上，以正己烷-乙酸乙酯（4：1）为展开剂，喷以 10%氢氧化钾甲醇溶液，置紫外光灯（365nm）下检视。供试品色谱中，在与对照品色谱相应的位置上，显相同的两个蓝白色荧光斑点。

【检查】 杂质不得过 5.0%，总灰分不得过 8.0%，酸不溶性灰分不得过 2.0%，水分不得过 9.0%。

【含量测定】 按《中国药典》采用高效液相色谱法测定，本品含补骨脂素（$C_{11}H_6O_3$）和异补骨脂素（$C_{11}H_6O_3$）的总量不得少于 0.70%。

【功效】 性温，味辛、苦。温肾助阳，纳气平喘，温脾止泻；外用消风祛斑。

枳　壳

Aurantii Fructus（附：枳实）

枳，载于《神农本草经》，列为中品。陈藏器谓："旧云江南为橘，江北为枳。"苏颂谓："今洛西、江湖州郡皆有之，以商州者为佳。木如橘而小，高五七尺。叶如橙，多刺。春生白花，至秋成实。七月、八月采者为实，九月、十月采者为壳。今医家以皮厚而小者为枳实，完大者为枳壳，皆以翻肚如盆口状、陈久者为胜。近道所出者，俗呼臭橘，不堪用。"古代本草记载的枳虽为枸橘，但药用枳壳、枳实宋代以后发生了变迁，改为用酸橙的果实，沿用至今，现在药用以酸橙为正品。

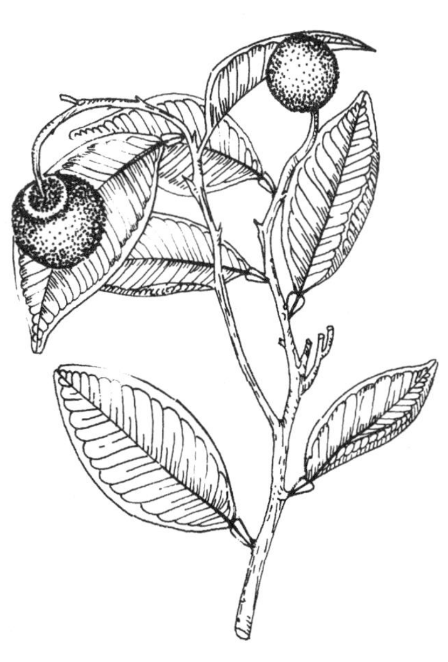

图 10-23　酸橙 *Citrus aurantium* L.

【来源】 为芸香科（Rutaceae）植物酸橙 *Citrus aurantium* L. 及其栽培变种的干燥未成熟果实。

【植物形态】 小乔木，茎枝三棱形，光滑，有长刺。单身复叶，互生；叶柄有狭长形的或倒心脏形的翼；叶片革质，卵形或倒卵形，长 5~10cm，宽 2.5~5cm，全缘或有不明显的锯齿，两面无毛，具半透明油点。总状花序，亦有单生或簇生于当年枝顶端或叶腋者；花萼 5 裂；花瓣 5，白色，长椭圆形；雄蕊约 25 枚，花丝基部部分愈合；子房上位，约 12 室，每室内含胚珠多数，柱头头状。果圆形而稍扁，橙黄色，果皮粗糙。花期 4~5 月，果期 6~11 月。（图 10-23）

【产地】 产于江西、四川、湖北、贵州等省。多系栽培。以江西清江、新干所产最为闻名，商品习称"江枳壳"。

【采收加工】 7 月果皮尚绿果实未成熟时采收，不宜过迟，否则果实老熟，皮薄瓤多，影响质量。采后自中部横切成两半，仰面晒干或低温干燥。

【性状鉴别】 为半圆球形，翻口似盆状。直径 3~5cm。外表棕褐色至褐色，有颗粒状突起，突起的顶端有凹点状油室；顶端有明显的花柱基痕，基部有果柄痕。质坚硬，不易折断。横切面略现隆起，果皮黄白色，厚 0.4~1.3cm，果皮边缘外侧散有 1~2 列点状油点，中央褐色。瓤囊7~12瓣，少数至 15 瓣，囊内有种子数粒，中心柱直径 0.7~1.1cm。气清香，味苦、微酸。（图 10-24）

以外皮色棕褐、果肉厚、质坚硬、香气浓者为佳。

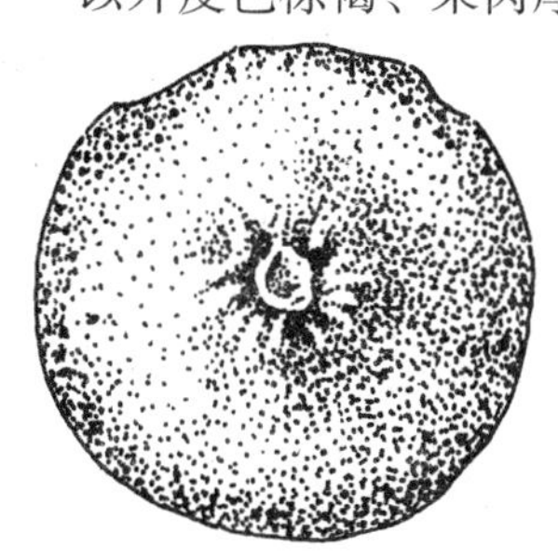
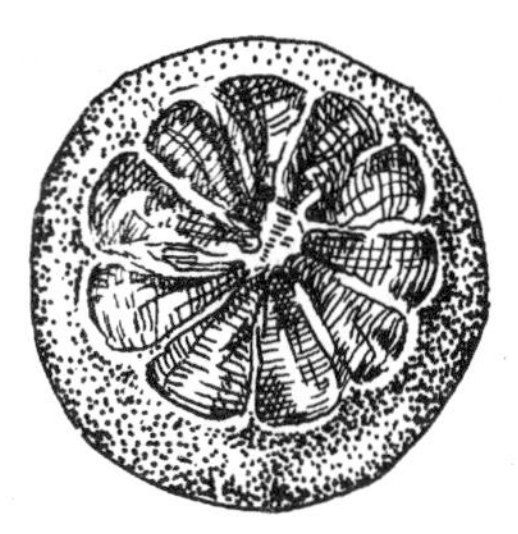

图 10-24　枳壳

饮片　呈不规则弧状条形薄片。切面外果皮棕褐色至褐色。中果皮黄白色至黄棕色，近外缘有 1~2 列点状油室。内侧有的有少量紫褐色瓤囊。

【显微鉴别】 横切面：①表皮由 1 列极小的细胞组成，外被角质层，并具气孔。②中果皮发达，有大型油室不规则排列成 1~2 列，油室呈卵形或椭圆形，径向径 410~1330μm，切

向径 250~790μm。③中果皮外侧细胞散有较多草酸钙斜方晶或棱晶；内侧细胞排列极疏松，维管束纵横散布。（图 10-25）

粉末：黄白色或棕黄色。①果皮表皮细胞多角形、方形或狭长，直径 16~34μm；气孔类圆形，副卫细胞 5~9 个；表皮下层细胞多含草酸钙方晶。②中果皮薄壁细胞不均匀增厚，壁厚 8~16μm。③瓤囊表皮细胞狭长，微波状弯曲或皱缩成线形，其下层细胞含方晶。④草酸钙方晶呈多面形，类双锥形或类斜方形，长 3~30μm。⑤可见油室碎片，含挥发油滴。⑥导管为螺纹、网纹，管胞细小。（图 10-26）

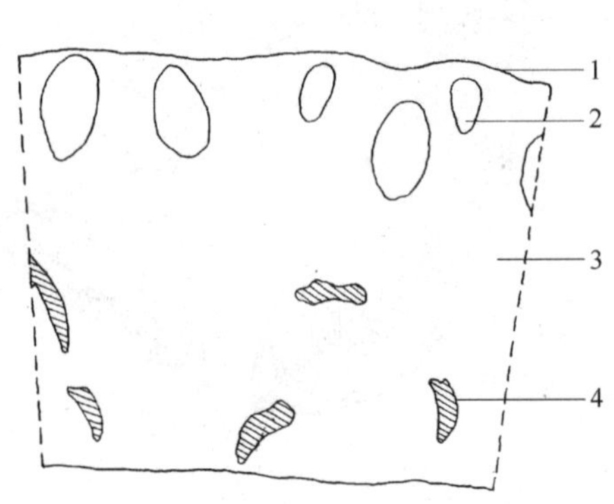

图 10-25　枳壳（酸橙果皮）横切面

1. 表皮　2. 油室　3. 中果皮　4. 维管束

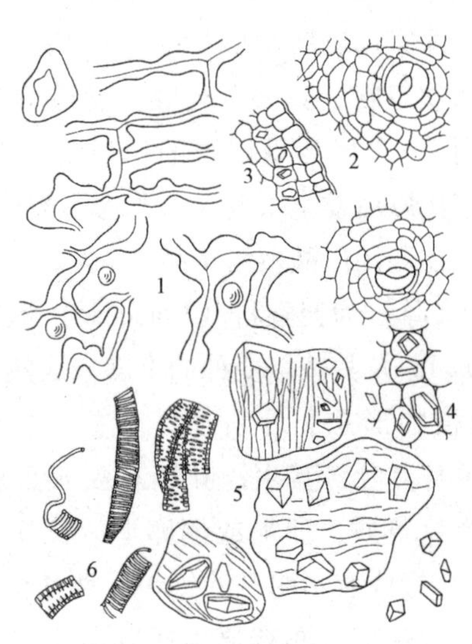

图 10-26　枳壳粉末

1. 中果皮细胞　2. 表皮细胞及气孔　3. 表皮细胞示角质层　4. 草酸钙结晶　5. 瓤囊细胞　6. 导管及管胞

【成分】酸橙枳壳含挥发油，油中主要成分为右旋柠檬烯（d-limonene，约 90%）。此外，尚含生物碱类化合物辛弗林（synephrine）、N-甲基酪胺（N-methyltyramine），黄酮类化合物橙皮苷（hesperidin）、新橙皮苷（neohesperidin）、柚皮苷（naringin）、异柚皮苷、柚皮素（naringenin）、川陈皮素及苦味成分苦橙苷（aurantiamarin）、苦橙酸。辛弗林和 N-甲基酪胺有升压作用。

	R	R_1	R_2
柚皮苷	H	OH	O—glc$\overset{2}{—}$O$\overset{1}{—}$rha
橙皮苷	OH	OCH_3	O—glc$\overset{6}{—}$O$\overset{1}{—}$rha
新橙皮苷	OH	OCH_3	O—glc$\overset{2}{—}$O$\overset{1}{—}$rha

【理化鉴别】取本品甲醇提取液作为供试品溶液，以柚皮苷、新橙皮苷对照品作对照，分别点于同一硅胶 G 薄层板上，以三氯甲烷-甲醇-水（13：6：2）下层溶液为展开剂，喷以 3%三氯化铝乙醇溶液，在 105℃加热约 5 分钟，置紫外灯（365nm）下检视。供试品色谱中，在与对照品色谱相应的位置上，显相同颜色的荧光斑点。

【检查】总灰分不得过 7.0%，水分不得过 12.0%。

【含量测定】按《中国药典》采用高效液相色谱法测定，本品含柚皮苷（$C_{27}H_{32}O_{14}$）不得少于 4.0%，含新橙皮苷（$C_{28}H_{34}O_{15}$）不得少于 3.0%。

【功效】性微寒，味苦、辛、酸。理气宽中，行滞消胀。

【附注】①酸橙栽培变种主要有黄皮酸橙 *Citrus aurantium* ‘Huangpi’、代代花 *C. aurantium* ‘Daidai’、朱栾 *C. aurantium* ‘*Zhulan*’、塘橙 *C. aurantium* ‘Tang Cheng’。其中代代花，又名苏枳壳，主产于江苏，药材直径 3~5.5cm，外皮绿褐色或棕褐色，基部常带有残存的宿萼和果柄残基。中心柱直径 0.5~1cm。②枳壳的混淆品主要有：枸橘 *Poncirus trifoliata*（L.）Rafin. 的果实，产于福建等地，药材直径 2.5~3cm，外皮灰绿色，有细柔毛。中心柱直径 2~5mm；同属植物香圆 *C. wilsonii* Tanaka 的果实，产于陕西等地，药材直径 4~7cm，外皮灰绿色，常有棕黄色斑块，表面粗糙。果顶具金钱环，中心柱直径 0.4~1cm。

【附】枳实　Aurantii Fructus Immaturus

本品为芸香科植物酸橙 *Citrus aurantium* L. 及其栽培变种或甜橙 *C. sinensis* Osbeck 的干燥幼果。夏至前拾取地上被风吹落或自行脱落的幼小果实，晒干（鹅眼枳实）。较大者横切为两瓣后，晒干。药材呈半球形，少数为球形，直径 0.5~2.5cm。外表面黑绿色或暗棕绿色，有颗粒状的突起和皱纹，有明显的花柱残迹或果柄痕迹。切面略现隆起，光滑，黄白色或黄褐色，厚 3~12mm，边缘有 1~2 列油室，果皮不易剥离，中央有棕褐色的瓤囊，呈车轮形。质坚硬。气清香，味苦而微酸。从酸橙枳实中分离出有升压作用的辛弗林和 N-甲基酪胺，二者含量均较枳壳中为多。另含橙皮苷、新橙皮苷、柚皮苷、野漆树苷（rhoifolin）和忍冬苷（lonicerin）等黄酮苷化合物以及维生素 C 等。本品性微寒，味苦、辛、酸。破气消积，化痰散痞。作枳实药用的还有同属植物香圆 *C. wilsonii* Tanaka 的幼果，其药材与上种相似，外表灰红棕色至暗棕绿色，大的果实顶端有“金钱”环。味酸而后微苦。同科植物枸橘 *Poncirus trifoliata*（L.）Rafin. 的幼小果实，也有作枳实入药者，幼果习称“绿衣枳实”，主销福建、广西、陕西等省区。其主要特征是：果实直径 0.8~1.2cm，外表面绿色，有细柔毛；中果皮厚 2~3mm，瓤囊数 5~8 个。二者均非正品。

香橼

Citri Fructus

本品为芸香科植物枸橼 *Citrus medica* L. 或香圆 *C. wilsonii* Tanaka 的干燥成熟果实。枸橼产于云南、四川、福建等省。香圆产于江苏、浙江、安徽、江西等省。枸橼为圆形或长圆形片，直径 4~10cm，厚 2~5mm。横切片外果皮黄色或黄绿色，边缘呈波状，散有凹入的油点；中果皮厚 1~3cm，黄白色，有不规则网状突起的维管束；瓤囊 10~17 室。纵切片中心柱较粗壮。质柔韧。气清香，味微甜而苦辛。以片色黄白、气香浓者为佳。香圆为类球形、半球形或圆片，直径 4~7cm，表面黑绿色或黄绿色，密被凹陷的小油点及网状隆起的粗皱纹，顶端有花柱残痕及隆起的环圈，基部有果梗残基。质坚硬。剖面或横切薄片，边缘油点明显；中果皮厚约 0.5cm；瓤囊 9~11室，棕色或淡红棕色，间有黄白色种子。气香，味酸而苦。以个大、皮粗、色黑绿、质坚、香气浓者为佳。枸橼果实含挥发油及脂肪油等。主含挥发油及黄酮类成分，如柚皮苷、橙皮苷等。本品性温，味苦、辛、酸。疏肝理气，宽中，化痰。有的地区曾以同科植物柚 *Citrus grandis*（L.）Osbeck、甜橙 *C. sinensis* Osbeck、枸橘 *Poncirus trifoliata*（L.）Raf. 的果实混充香圆药用，应注意鉴别。

陈　皮

Citri Reticulatae Pericarpium（附：青皮、橘核）

【来源】本品为芸香科植物橘 *Citrus reticulata* Blanco 及其栽培变种的干燥成熟果皮。药材分为“陈皮”和“广陈皮”。

【产地】广东、福建、四川、江苏等省，均为栽培品。

【采收加工】在霜降后至翌年春季，采摘成熟果实，剥取外层果皮，晒干或低温干燥。

【性状鉴别】陈皮 剥成数瓣，基部相连，有的呈不规则的片状。皮厚1~4mm。外表面橙红色或红棕色，久贮后颜色变深，有细皱纹及凹下的点状油室，内表面浅黄白色，粗糙，附黄白色或黄棕色筋络状维管束。质稍硬而脆。气香，味辛而苦。(图10-27)

广陈皮 常3瓣相连，形状整齐，厚度均匀，约1mm。点状油室较大，对光照视，透明清晰，质较柔软。气香浓郁。(图10-27)

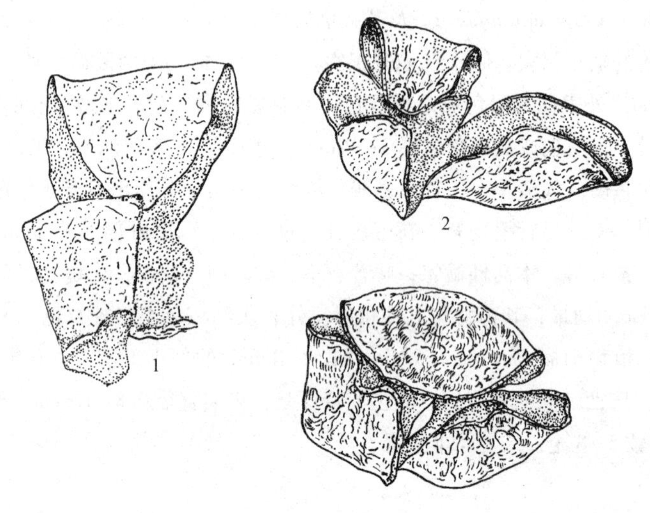

图10-27 陈皮

1. 陈皮 2. 广陈皮

以瓣大、完整、颜色鲜、油润、质柔软、气浓、辛香、味稍甜后感苦辛者为佳。

饮片 呈不规则的条状或丝状。外表面橙红色或红棕色，有细皱纹和凹下的点状油室。内表面浅黄白色，粗糙，附黄白色或黄棕色筋络状维管束。气香，味辛、苦。

【显微鉴别】横切面：①外果皮为1列细小的类方形表皮细胞，外被角质层，有气孔。②中果皮为薄壁细胞，靠近表皮的3~5列细胞长方形，切向延长挤缩；内侧细胞依次增大，类圆形，径向延长，排列紧密，壁不均匀增厚，其中散生大型油室，卵圆形，与表皮垂直的直径为410~630(1850)μm，与表皮平行的直径为500~1000μm。③维管束细小，纵横散布。④薄壁细胞中散在草酸钙方晶或棱晶。切片用乙醇处理，可见橙皮苷针簇状结晶。(图10-28)

粉末：黄白色至黄棕色。①中果皮薄壁组织众多，细胞形状不规则，壁不均匀增厚，有的呈连珠状。②果皮表皮细胞表面观多角形、类方形或长方形，垂周壁增厚，气孔类圆形，直径18~26μm，副卫细胞不清晰；侧面观外被角质层，靠外方的径向壁增厚。③草酸钙方晶成片存在于中果皮薄壁细胞中，呈多面体形、菱形或双锥形，直径3~34μm，长5~53μm，有的一个细胞内含有由两个多面体构成的平行双晶或3~5个方晶。④橙皮苷结晶大多存在于薄壁细胞中，黄色或无色，呈圆形或无定形团块，有的可见放射状条纹。⑤螺纹、孔纹和网纹导管及管胞较小。(图10-29)

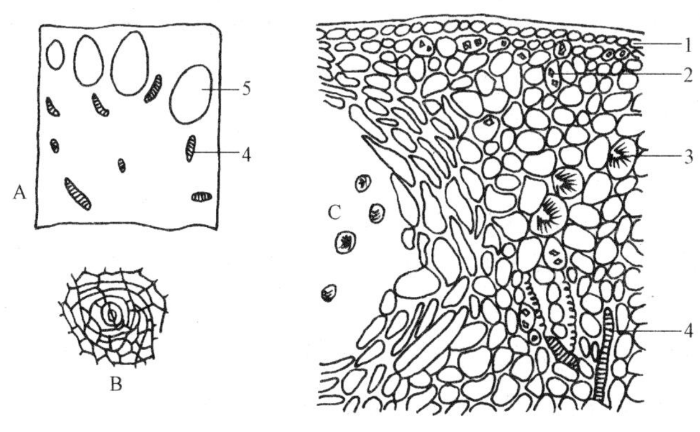

图 10-28　陈皮横切面

A. 横切面简图　B. 表皮表面观　C. 横切面详图

1. 表皮　2. 草酸钙方晶　3. 橙皮苷结晶　4. 维管束　5. 油室

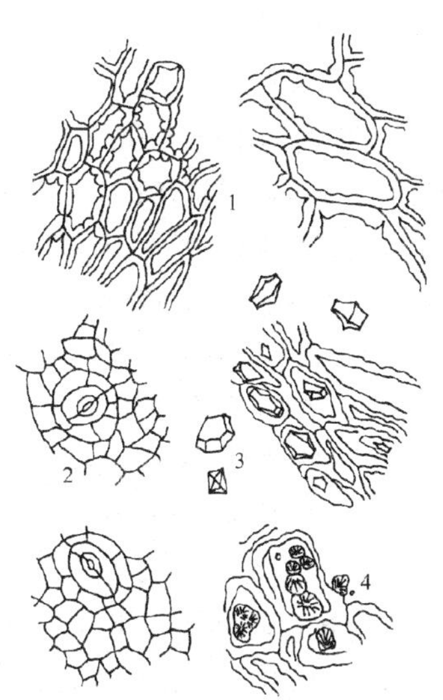

图 10-29　陈皮粉末

1. 中果皮薄壁组织　2. 果皮表皮细胞

3. 草酸钙方晶　4. 橙皮苷结晶

【成分】 含挥发油 2%~4%，油中主要成分为右旋柠檬烯（d-limonene，占 80%以上）。黄酮类化合物有橙皮苷（hesperidin）、橘皮素（tangeretin）、新橙皮苷（neohesperidin）、川陈皮素（neobiletin）、二氢川陈皮素（citromitin）等。另外，广陈皮中含挥发性成分 2-甲氨基苯甲酸甲酯〔methyl 2-（methylamino）benzoate〕。

【理化鉴别】 ①取本品甲醇提取液作为供试品溶液，以橙皮苷对照品作对照，分别点于同一硅胶 G 薄层板上，分别以乙酸乙酯-甲醇-水（100∶17∶13）、甲苯-乙酸乙酯-甲酸-水（20∶10∶1∶1）的上层溶液为展开剂，喷以三氯化铝试液，置紫外灯（365nm）下检视。供试品色谱中，在与对照品色谱相应的位置上，显相同颜色的荧光斑点。

②取本品甲醇提取液作为供试品溶液，以广陈皮对照提取物、2-甲氨基苯甲酸甲酯对照品作对照，分别点于同一硅胶 G 薄层板上，分别以甲苯-乙酸乙酯-甲醇-水（10∶4∶2∶0.5）10℃以下放置的上层溶液、环已烷为展开剂，置紫外灯（365nm）下检视。供试品色谱中，在与对照提取物和对照品色谱相应的位置上，显相同颜色的荧光斑点。

【检查】 水分不得过 13.0%。

黄曲霉毒素　本品每 1000g 含黄曲霉毒素 B_1 不得过 5μg，含黄曲霉毒素 G_2、黄曲霉毒素 G_1、黄曲霉毒素 B_2 和黄曲霉毒素 B_1 的总量不得过 10μg。

【含量测定】 按《中国药典》采用高效液相色谱法测定，陈皮含橙皮苷（$C_{28}H_{34}O_{15}$）不得少于 3.5%；饮片不得少于 2.5%。广陈皮含橙皮苷（$C_{28}H_{34}O_{15}$）不得少于 2.0%，饮片不得少于 1.75%；含川陈皮素（$C_{21}H_{22}O_8$）和橘皮素（$C_{20}H_{20}O_7$）的总量不得少于 0.42%。饮片不得少于 0.40%。

【功效】 性温，味苦、辛。理气健脾，燥湿化痰。

【附注】 ①栽培变种有茶枝柑 *Citrus reticulata*‘Chachi’（广陈皮）、大红袍 *C. reticulata*‘Dahongpao’、温州蜜柑 *C. reticulata*‘Unshiu’、福橘 *C. reticulata*‘Tangerina’。

②甜橙 *C. sinensis* Osbeck（又名广柑）的外层果皮，部分地区在陈皮货源不足时，有时以其代用或混杂。但一般认为不宜作陈皮入药。本品果皮较厚而少皱。味辛、苦，易于区别。

【附】青皮　Citri Reticulatae Pericarpium Viride

本品为芸香科植物橘 *Citrus reticulata* Blanco 及其栽培变种的干燥幼果或未成熟果实的果皮。5~6 月收集自落的幼果，晒干，习称“个青皮”；7~8月采收未成熟的果实，在果皮上纵剖成四瓣至基部，除尽瓤瓣，晒干，习称“四花青皮”，主产于福建、四川、广东、广西等。个青皮，呈类球形，直径0.5~2cm。表面灰绿色或黑绿色，微粗糙，有细密凹下的油室，顶端有稍突起的柱基，基部有圆形果梗痕。质硬，断面果皮黄白色或淡黄棕色，厚1~2mm，外缘有油室1~2列。瓤8~10瓣，淡棕色。气清香，味酸、苦、辛。四花青皮，果皮剖成4裂片，裂片长椭圆形，长4~6cm，厚1~2mm。外表面灰绿色或黑绿色，密生多数油室；内表面类白色或黄白色，粗糙，附黄白色或黄棕色小筋络。质稍硬，易折断，断面外缘有油室1~2列。主含挥发油及橙皮苷、新橙皮苷、辛弗林等。气香，味苦、辛。本品性温，味苦、辛。疏肝破气，消积化滞。

橘核 Citri Reticulatae Semen

本品为芸香科植物橘 *Citrus reticulata* Blanco 及其栽培变种的干燥成熟种子。果实成熟后收集，洗净、晒干。略呈卵圆形，长0.8~1.2cm，直径4~6mm。表面淡黄白色或淡灰白色，光滑，一侧有种脊棱线，一端钝圆，另端渐尖成小柄状。外种皮薄而韧，内种皮菲薄，淡棕色，子叶2，黄绿色，有油性。气微，味苦。横切面种皮表皮细胞为黏液细胞层；其下为1列栅状厚壁细胞，壁厚薄不匀，木化；色素层细胞含橙黄色或黄棕色物，并含草酸钙方晶，直径7~16μm。胚乳细胞3~4列，含脂肪油滴。本品性平，味苦。理气，散结，止痛。

化橘红

Citri Grandis Exocarpium

本品为芸香科植物化州柚 *Citrus grandis*‘Tomentosa’或柚 *C. grandis*（L.）Osbeck 的未成熟或近成熟的干燥外层果皮。前者习称“毛橘红”，后者习称“光七爪”“光五爪”。主产于广东化县、广西玉林地区。多为栽培。化州柚呈对折的七角或展平的五角星状，单片呈柳叶形。完整者展平后直径15~28cm，厚2~5mm。外表面黄绿色，密布茸毛，有皱纹及小油室；内表面黄白色或淡黄棕色，有脉络纹。质脆，易折断，断面不整齐，外缘有1列不整齐的下凹的油室，内侧稍柔而有弹性。气芳香，味苦、微辛。柚外表面黄绿色至黄棕色，无毛。以皮薄均匀，气味浓者为佳。粉末暗绿色至棕色。中果皮薄壁细胞形状不规则，壁不均匀增厚，有的呈连珠状或在角隅处特厚。果皮表皮细胞表面观多角形、类方形或长方形，垂周壁增厚，气孔类圆形。偶见碎断的非腺毛，碎段细胞多至十数个，最宽处直径约为33μm，具壁疣或外壁光滑、内壁粗糙，胞腔内含淡黄色或棕色颗粒状物。草酸钙方晶成片或成行存在于中果皮薄壁细胞中，呈多面形、菱形、棱柱形、长方形或不规则形。主含挥发油及柚皮苷、新橙皮苷等。性温，味辛、苦。理气宽中，燥湿化痰。①芸香科植物橘 *Citrus reticulata* Blanco 及其栽培变种的干燥外层果皮入药称“橘红”，为不规则的薄片，橙红色，无毛而有光泽，密被圆点状油室，质脆易碎，气芳香，味微苦、麻。性味功效稍逊。②化州柚的小幼果入药称“橘红胎”或“橘红珠”，乃落地之幼果干燥而成，大小直径3~4cm，黄绿色，密被较长绒毛。气微香，味苦涩，功效与化橘红相似。

佛 手

Citri Sarcodactylis Fructus

本品为芸香科植物佛手 *Citrus medica* L. var. *sarcodactylis* Swingle 的干燥果实。秋季果实尚未变黄或变黄时采收，纵切成薄片，晒干或低温干燥。主产于广东、四川、福建等省。药材呈类椭圆形或卵圆形的薄片，常皱缩或卷曲，长6~10cm，宽3~7cm，厚2~4mm。顶端稍宽，常有3~5个手指状的裂瓣，基部略窄，有的可见果梗痕。外皮黄绿色或橙黄色，有皱纹及油点。果肉浅黄白色，散有凹凸不平的线状或点状维管束，质硬而脆，受潮后柔韧。气香，味微甜后苦。以片

大、皮黄、肉白、香气浓者为佳。本品粉末淡棕黄色，中果皮薄壁组织众多，细胞呈不规则形或类圆形，壁不均匀增厚。果皮表皮细胞表面观呈不规则多角形，偶见类圆形气孔。草酸钙方晶成片存在于多角形薄壁细胞中，呈多面形、菱形或双锥形。主含挥发油及橙皮苷等。取佛手粉末少许进行微量升华，可得黄色针状或羽毛状结晶。结晶加95%酒精溶解后滴于滤纸上于紫外光灯（254nm）下观察，有紫色荧光。本品性温，味辛、苦、酸。疏肝理气，和胃止痛，燥湿化痰。

吴茱萸

Euodiae Fructus

【来源】本品为芸香科植物吴茱萸 *Euodia rutaecarpa*（Juss.）Benth.、石虎 *E. rutaecarpa*（Juss.）Benth. var. *officinalis*（Dode）Huang 或疏毛吴茱萸 *E. rutaecarpa*（Juss.）Benth. var. *bodinieri*（Dode）Huang 的干燥近成熟的果实。

【产地】主产于贵州、广西、湖南、云南等省区。多系栽培。

【采收加工】8~11 月果实呈茶绿色尚未开裂时，剪下果枝，晒干或低温干燥，除去枝、叶、果梗等杂质。

【性状鉴别】呈球形或略呈五角状扁球形，直径 2~5mm。表面暗黄绿色至褐色，粗糙，有多数点状突起或凹下的油点。顶端有五角星状的裂隙，基部残留被有黄色茸毛的果梗。质硬而脆，破开后内部黑色，用放大镜观察，边缘显黑色油质麻点（油室），横切面可见子房 5 室，每室有淡黄色种子 1 粒。气芳香浓郁，味辛辣而苦。用水浸泡果实，有黏液渗出。（图 10-30）

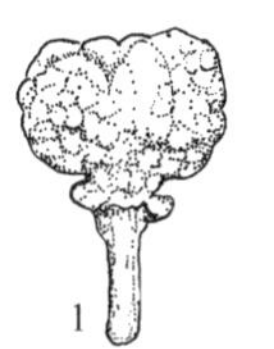

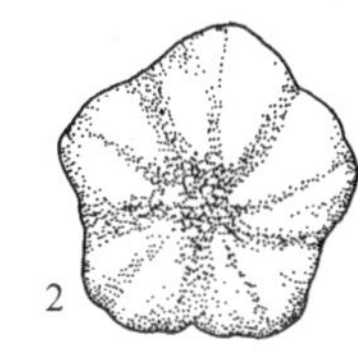

图 10-30　吴茱萸（吴茱萸）

1. 侧面观　2. 顶面观（放大）

以粒小、饱满坚实、色绿、香气浓烈者为佳。

【显微鉴别】横切面：①果实类圆形，中央分为 5 室。外果皮表皮细胞 1 列，大多含橙皮苷结晶。②中果皮较厚，散有大型油室，薄壁细胞中含草酸钙簇晶，近内果皮处较密；中果皮内尚散有维管束。③内果皮为 4~5 列切向延长的薄壁细胞。④果实每室有种子 1 粒，种皮石细胞呈梭形，栅状排列，壁较厚，胚乳细胞多角形。

粉末：褐色。①非腺毛 2~6 细胞，长 140~350μm，壁疣明显，有的胞腔内含棕黄色至棕红色物。②腺毛头部 7~14 细胞，椭圆形，常含黄棕色内含物；柄 2~5 细胞。③草酸钙簇晶较多，直径 10~25μm；偶有方晶。④石细胞类圆形或长方形，直径 35~70μm，胞腔大。⑤油室碎片有时可见，淡黄色。（图 10-31）

【成分】吴茱萸含挥发油 0.4%以上，油中主要成分为吴萸烯（evodene），为油的香气成分。尚含生物碱：吴茱萸碱（evodiamine）、吴茱萸次碱（rutaecarpine）、羟基吴茱萸碱（hydroxyevodiamine）、吴茱萸喹酮碱（evocarpine）等。另含苦味质柠檬苦素等。

吴茱萸碱和吴茱萸次碱有较强的镇痛作用。

吴茱萸碱

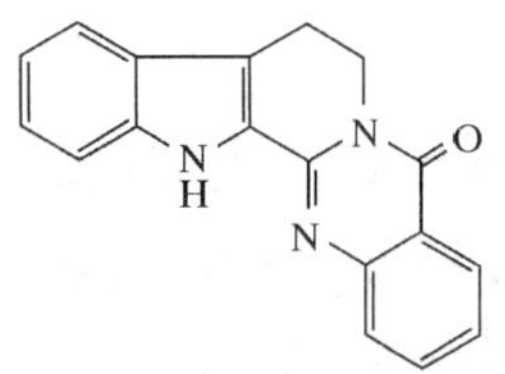

吴茱萸次碱

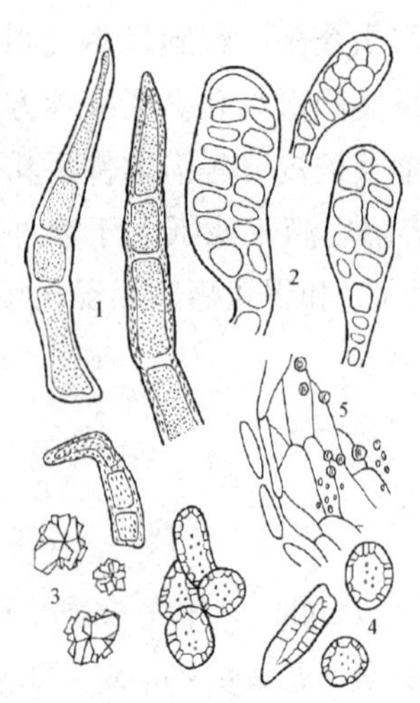

图 10-31 吴茱萸粉末

1. 非腺毛 2. 腺毛 3. 草酸钙簇晶 4. 石细胞 5. 油室碎片

【理化鉴别】 取本品乙醇提取液作为供试品溶液，以吴茱萸次碱、吴茱萸碱对照品作对照，分别点于同一硅胶 G 薄层板上，以石油醚（60~90℃）-乙酸乙酯-三乙胺（7：3：0.1）为展开剂，置紫外光灯（365nm）下检视。供试品色谱中，在与对照品色谱相应的位置上，显相同颜色的荧光斑点。

【检查】 杂质不得过 7.0%，总灰分不得过 10.0%，水分不得过 15.0%。

【浸出物】 按醇溶性浸出物热浸法测定，稀乙醇浸出物不得少于 30.0%。

【含量测定】 按《中国药典》采用高效液相色谱法测定，本品含吴茱萸碱（$C_{19}H_{17}N_3O$）和吴茱萸次碱（$C_{18}H_{13}N_3O$）的总量不得少于 0.15%，含柠檬苦素（$C_{26}H_{30}O_8$）不得少于 0.20%。

【功效】 性热，味辛、苦；有小毒。散寒止痛，降逆止呕，助阳止泻。

鸦胆子

Bruceae Fructus

本品为苦木科（Simarubaceae）植物鸦胆子 *Brucea javanica*（L.）Merr. 的干燥成熟果实。主产于广东、广西、福建等省区。药材呈卵形，长 6~10mm，直径 4~7mm。表面黑色或棕色，有隆起的网状皱纹，网眼呈不规则的多角形，两侧有明显的棱线，顶端渐尖，基部有凹陷的果柄痕。果壳质硬而脆，种子卵形，长5~6mm，直径 3~5mm，表面类白色或黄白色，具网纹，较尖的一端呈鸟嘴状；种皮薄，子叶乳白色，富油性。气微，味极苦而持久。以粒大、饱满、色黑、种仁白色、油性足、味苦者为佳。果皮粉末棕褐色，表面细胞多角形，含棕色物。薄壁细胞多角形，含草酸钙簇晶及方晶，簇晶直径约至 30μm。石细胞类圆形或多角形，直径 14~38μm。种子粉末黄白色，种皮细胞略呈多角形，稍延长。含苦木内酯及其苷类，如鸦胆子苦素（bruceine）、鸦胆子苦醇（brusatol）、鸦胆子苷（bruceoside）等。种子中含脂肪油，油中含油酸、亚油酸甘油酯、亚油酸、软脂酸、鸦胆子酸（brucedic acid）等。本品性寒，味苦；有小毒。清热解毒，截疟，止痢；外用腐蚀赘疣。商品中有将交让木科植物牛耳枫 *Daphniphyllum calycinum* Benth. 的果实误作鸦胆子用者。其区别点为：果实椭圆形或卵形，表面黑色或深棕色，被浅蓝色粉霜，皱缩不规则，无明显的网眼，无棱线，果皮硬脆，种子扁卵形，棕色，油性差，味微苦。

巴 豆

Crotonis Fructus

【来源】 本品为大戟科（Euphorbiaceae）植物巴豆 *Croton tiglium* L. 的干燥成熟果实。

【产地】 主产于四川、贵州、云南、广西等省区。多系栽培。

【采收加工】 秋季果实成熟时采收，堆置 2~3 天发汗，摊开晾晒或烘干。

【性状鉴别】 呈卵圆形，一般具三棱，长 1.8~2.2cm，直径 1.4~2cm。表面灰黄色或稍深，

粗糙，有纵线6条，顶端平截，基部有果柄痕。破开果壳，可见3室，每室含种子1粒。种子呈略扁的椭圆形，长1.2~1.5cm，直径7~9mm，表面棕色或灰棕色，一端有小点状的种脐及种阜的疤痕，另端有微凹的合点，其间有隆起的种脊；外种皮薄而脆，剥去后可见一层薄膜状白色薄膜；种仁黄白色，油质。气微，味辛辣。有毒，不宜口尝。（图10-32）

以种子饱满、种仁色黄白者为佳。

【显微鉴别】横切面：①外果皮为1列表皮细胞，外被厚壁性多细胞的星状毛。②中果皮外侧有10多列薄壁细胞，有单个或成群散在的石细胞；维管束周围细胞中含草酸钙方晶或簇晶；中部有4~7列纤维状石细胞，呈带状环列；内侧有数列径向延长的长圆形薄壁细胞，壁孔少。③内果皮为3~5层纤维状厚壁细胞交叠排列。④种皮表皮细胞由1列径向延长的长方形细胞组成，径向壁作锯齿状弯曲；其下为1列厚壁性栅状细胞，胞腔线形，外端略膨大，向内为数层切向延长的不规则形薄壁细胞，其间散有螺纹导管；内表皮细胞呈颓废状。⑤胚乳细胞类圆形，具脂肪油和糊粉粒，另含草酸钙簇晶。子叶细胞类多角形。（图10-33）

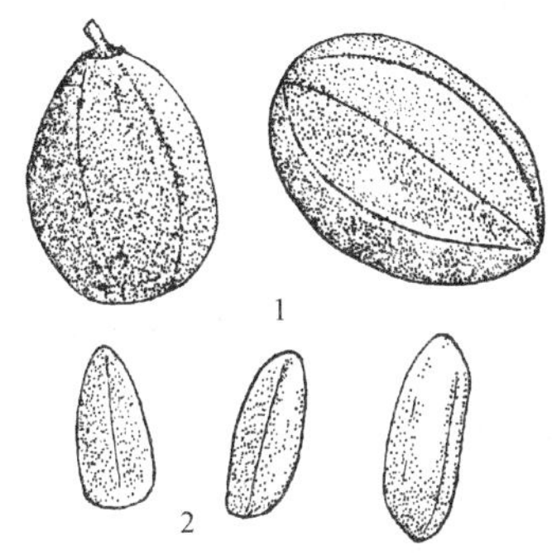

图10-32　巴豆

1. 果实　2. 种子

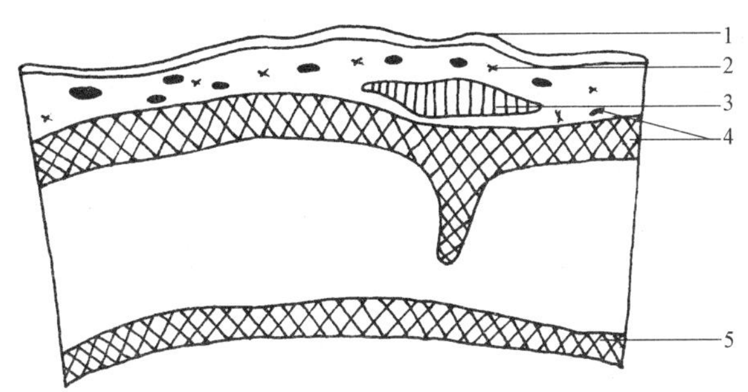

图10-33　巴豆（果皮）横切面

1. 外果皮　2. 草酸钙簇晶　3. 维管束
4. 石细胞　5. 纤维层（内果皮）

粉末：浅黄棕色。①多细胞厚壁性星状毛，直径129~525μm，多由6~15个细胞呈放射状排列，层纹明显，胞腔线形，近基部略膨大，具孔沟。②石细胞类圆形、类长方形或纤维状，壁孔、层纹明显。③种皮表皮细胞表面观多角形，其径向壁呈不规则锯齿状弯曲，内含黄棕色物质。④栅状细胞棕红色，长约225μm，直径约21μm，排列紧密，壁厚，胞腔线形，一端略膨大。⑤纤维状厚壁细胞，直径约20μm，壁孔和层纹明显。⑥胚乳细胞类圆形，内含脂肪油滴、糊粉粒及草酸钙簇晶。（图10-34）

【成分】种仁含脂肪油（巴豆油）34%~57%，蛋白质约18%。巴豆油中含棕榈酸、硬脂酸、油酸、亚油酸、肉豆蔻酸、花生酸、月桂酸、巴豆油酸（crotonic acid）及巴豆酸（tiglic acid）等的甘油酯；油中尚含强刺激性成分（具泻下成分）和致癌成分，为亲水性的巴豆醇（phorbol）的十多种双酯化合物。蛋白质中一种毒性球蛋白称巴豆毒素（crotin，类似蓖麻子毒蛋白），为巴豆白朊及巴豆球朊的混合物，含有二种外源凝集素（lectins）。另含有巴豆苷（crotonoside）、β-谷甾醇、氨基酸及酶等。

【理化鉴别】①取本品种仁的石油醚提取液作为供试品溶液，以巴豆对照药材作对照，分别点于同一硅胶G薄层板上，以石油醚（60~90℃）-乙酸乙酯-甲酸（10：1：0.5）为展开剂，喷以10%硫酸乙醇溶液，在105℃加热至斑点显色清晰。供试品色谱中，在与对照药材色谱相应的位置上，显相同颜色的斑点。

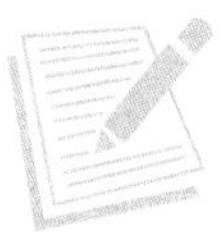

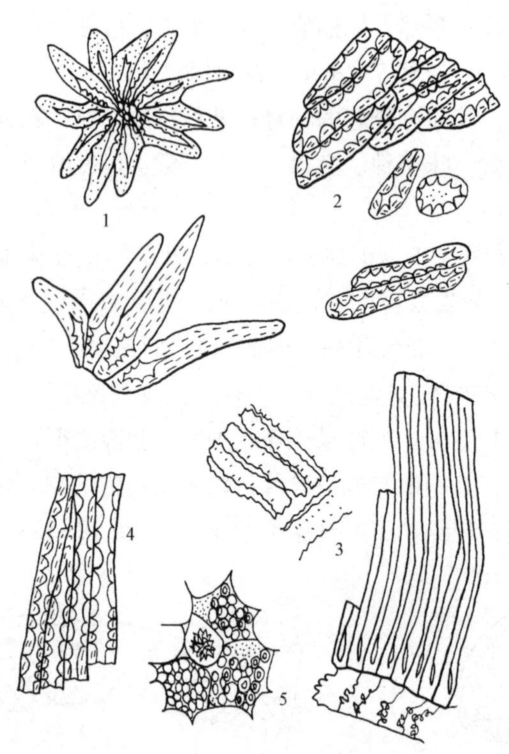

图 10-34 巴豆粉末

1. 果皮星状毛 2. 石细胞 3. 种皮表皮细胞和栅状细胞
4. 纤维状厚壁细胞 5. 胚乳细胞

【检查】 总灰分不得过 5.0 %，水分不得过 12.0 %。

【含量测定】 按《中国药典》采用重量法测定，本品含脂肪油不得少于 22.0%；采用高效液相色谱法测定，含巴豆苷（$C_{10}H_{13}N_5O_5$）不得少于 0.80%。

【功效】 性热，味辛；有大毒。外用蚀疮。

【附注】 巴豆的炮制加工品称巴豆霜（Crotonis Semen Pulveratum），为巴豆仁按《中国药典》制霜法制霜，或取仁碾细后，测定脂肪油含量，加适量的淀粉，使脂肪油含量符合规定，混匀所得。药材为粒度均匀、疏松的淡黄色粉末，显油性。本品《中国药典》规定含脂肪油应为 18.0%~20.0%，巴豆苷含量同巴豆药材。性热，味辛。有大毒。峻下冷积，逐水退肿，豁痰利咽；外用蚀疮。

酸枣仁

Ziziphi Spinosae Semen

【来源】 本品为鼠李科（Rhamnaceae）植物酸枣 *Ziziphus jujuba* Mill. var. *spinosa*（Bunge）Hu ex H. F. Chou 的干燥成熟种子。

【产地】 主产于河北、陕西、辽宁、河南等省。

【采收加工】 秋末冬初采收成熟果实，除去果肉及核壳，收集种子，晒干。

【性状鉴别】 呈扁圆形或扁椭圆形，长 5~9mm，宽 5~7mm，厚约 3mm。表面紫红色或紫褐色，平滑有光泽，有的有裂纹。有的两面均呈圆隆状突起；有的一面较平坦，中间有 1 条隆起的纵皱纹，另一面稍突起。一端凹陷，可见线形种脐；另一端有细小突起的合点。种皮较脆，胚乳白色，子叶 2，浅黄色，富油性。气微，味淡。（图 10-35）

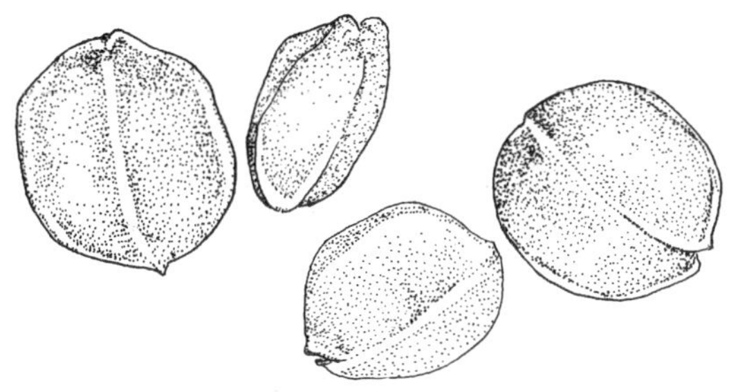

图 10-35　酸枣仁

以粒大、饱满、完整、有光泽、外皮紫红色、无核壳者为佳。

【显微鉴别】 横切面：①种皮最外为 1 列黄色或棕黄色的栅状细胞，长 70~90μm，壁厚，木化，外侧有 1 条明显的光辉带，角质层较厚（约 5μm）；营养层细胞颓废，棕色；最内 1 列细胞长方形，垂周壁增厚。种脊维管束明显。②胚乳细胞类多角形，具较多的糊粉粒及脂肪油。黏液层厚 20~30μm。③子叶表皮细胞及其部分薄壁细胞含草酸钙小簇晶；糊粉粒和脂肪油较多。（图 10-36）

粉末：棕红色。①种皮栅状细胞棕红色，表面观多角形，直径约 15μm，壁厚，木化，胞腔小；侧面观呈长条形，外壁增厚，侧壁上中部甚厚，下部渐薄。②内种皮细胞棕黄色，表面观长方形或类方形，垂周壁连珠状增厚，木化。③子叶表皮细胞含细小草酸钙簇晶及方晶。（图 10-37）

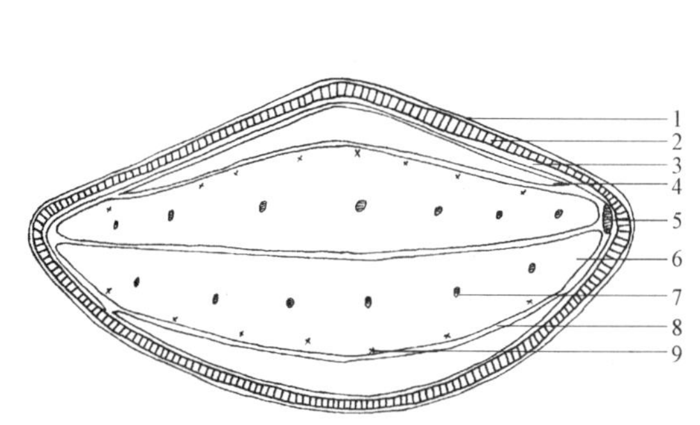

图 10-36　酸枣仁横切面

1. 角质层　2. 种皮　3. 营养层　4. 胚乳　5. 种脊维管束　6. 子叶　7. 维管束　8. 黏液层　9. 草酸钙簇晶

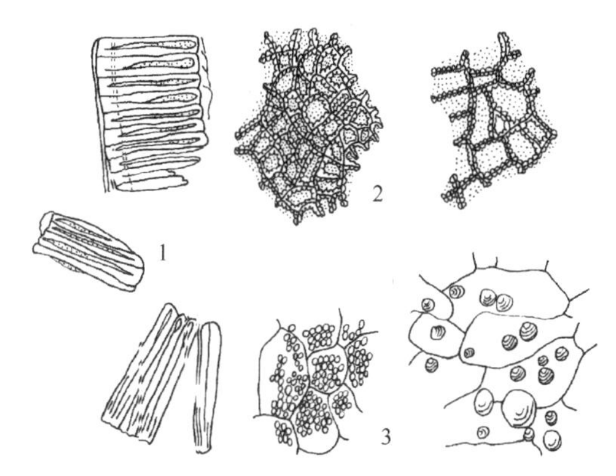

图 10-37　酸枣仁粉末

1. 种皮栅状细胞　2. 内种皮细胞　3. 内胚乳及子叶细胞

【成分】 含三萜皂苷类成分，如酸枣仁皂苷 A（jujuboside A）和酸枣仁皂苷 B（jujuboside B）。另含三萜类成分白桦脂酸（betulic acid）、白桦脂醇（betulin）等。含黄酮类成分斯皮诺素（spinosin）、6‴-香豆酰斯皮诺素（6‴-coumaroylspinosin）、当药素（swertisin）等。还含阿魏酸、植物甾醇、脂肪油、胡萝卜苷、维生素 C 等。

【理化鉴别】 ①取本品甲醇提取液作为供试品溶液，以酸枣仁皂苷 A、B 对照品作对照，分别点于同一硅胶 G 薄层板上，以水饱和的正丁醇为展开剂，喷以 1%香草醛硫酸溶液。供试品色谱中，在与对照品色谱相应的位置上，显相同颜色的斑点。

②取本品石油醚提取液作为供试品溶液，以酸枣仁对照药材、斯皮诺素对照品作对照，分别

点于同一硅胶 G 薄层板上，以水饱和的正丁醇为展开剂，喷以 1%香草醛硫酸溶液，置紫外灯（365nm）下检视。供试品色谱中，在与对照药材和对照品色谱相应的位置上，显相同的蓝色荧光斑点。

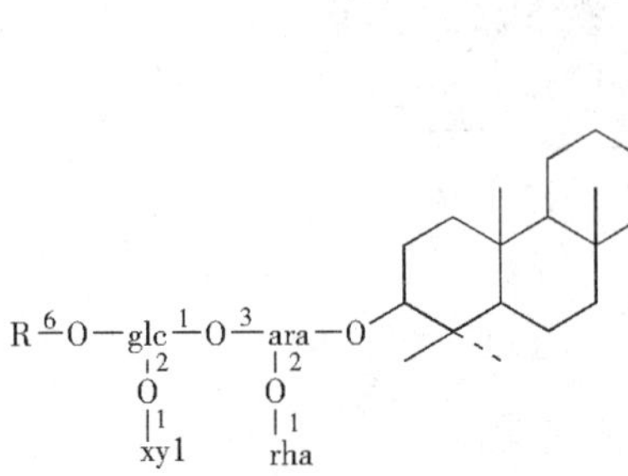

酸枣仁皂苷A　R=glc

酸枣仁皂苷B　R=H

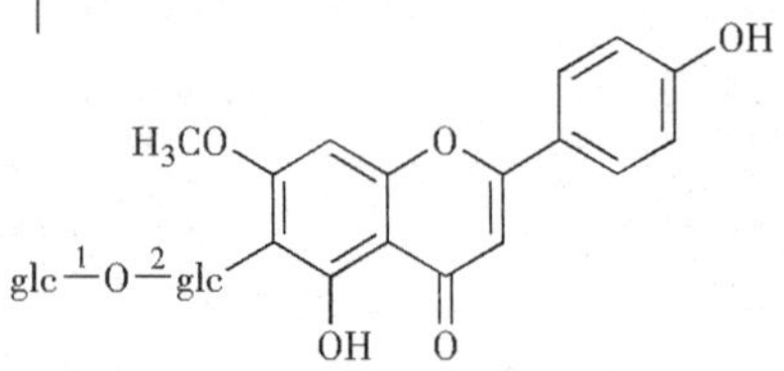

斯皮诺素

【检查】杂质（核壳等）不得过 5.0%，总灰分不得过 7.0%，水分不得过 9.0%。

黄曲霉毒素　本品每 1000g 含黄曲霉毒素 B_1 不得过 5μg，含黄曲霉毒素 G_2、黄曲霉毒素 G_1、黄曲霉毒素 B_2 和黄曲霉毒素 B_1 的总量不得过 10μg。

【含量测定】按《中国药典》采用高效液相色谱法，本品含酸枣仁皂苷 A（$C_{58}H_{94}O_{26}$）不得少于 0.030%，含斯皮诺素（$C_{28}H_{32}O_{15}$）不得少于 0.080%。

【功效】性平，味甘、酸。养心补肝，宁心安神，敛汗，生津。

【附注】理枣仁为鼠李科植物滇刺枣 *Ziziphus mauritiana* Lam. 的种子。呈扁圆形或略呈扁心形，长4~8mm，宽 4~6mm，厚 1~2mm；表面光滑，有光泽，黄棕色至红棕色，一面较平，无隆起纵线纹，另一面隆起不明显；气微弱，味淡。其横切面内种皮细胞壁不规则增厚，胞腔呈哑铃形；子叶细胞中无结晶或有极细小草酸钙结晶。有宁心、敛汗的功效。注意与酸枣仁的区别。

胖大海

Sterculiae Lychnophorae Semen

本品为梧桐科（Sterculiaceae）植物胖大海 *Sterculia lychnophora* Hance 的干燥成熟种子。主产越南、泰国、印度尼西亚和马来西亚等国，以越南产的品质最佳。药材呈纺锤形或椭圆形，长2~3cm，直径 1~1.5cm。先端钝圆，基部略尖而歪，具浅色的圆形种脐，表面棕色或暗棕色，微有光泽，具不规则的干缩皱纹。外层种皮极薄，质脆，易脱落。中层种皮较厚，黑褐色，质松易碎，遇水膨胀成海绵状。断面可见散在的树脂状小点。内层种皮可与中层种皮剥离，稍革质，内有 2 片肥厚胚乳，广卵形；子叶 2 枚，菲薄，紧贴于胚乳内侧，与胚乳等大。气微，味淡，嚼之有黏性。以个大、坚硬、外皮细、黄棕色、有细皱纹与光泽、不破皮者为佳。种皮含聚戊糖及黏液质，黏液质属于果胶酸类，主要由半乳糖醛酸、阿拉伯糖、半乳糖组成。含活性成分胖大海素（苹婆素 sterculin），挥发油约 1%，西黄芪胶粘素（bassorin）约 59%，收敛性物质约 1.6%。胖大海种仁含脂肪油 9.1%，脂肪油有亚麻酸、亚麻油、油酸、棕榈酸等。取本品数粒置烧杯中，加沸水适量，放置数分钟即吸水膨胀成棕色半透明的海绵状物。本品性寒，味甘。清热润肺，利咽开音，润肠通便。伪品有同科植物圆粒苹婆 *Sterculia scaphigera* Wall. 的干燥成熟种子和橄榄科植物橄榄 *Canarium album* Reausch 的成熟果实。应注意鉴别。

小茴香

Foeniculi Fructus

本品原名蘹香，载于《唐本草》。又名怀香。苏颂谓："北人呼为茴香，声相近也。"李时珍谓："茴香宿根，深冬生苗作丛，肥茎丝叶。五六月开花，如蛇床花而色黄。结子大如麦粒，轻而有细棱。"本草所述与今用之小茴香完全一致。

【来源】为伞形科（Umbelliferae）植物茴香 *Foeniculum vulgare* Mill. 的干燥成熟果实。

【植物形态】多年生草本，有强烈香气。茎直立，有棱，上部分枝。茎生叶互生，叶片 3~4 回羽状分裂，最终裂片线形至丝状，叶柄基部呈鞘状，抱茎。复伞形花序顶生或侧生；无总苞及小总苞；花序梗长 4~25cm，伞辐 8~30；花小，黄色，萼齿不显，花瓣 5，先端内折；雄蕊 5，子房下位，2 室。双悬果卵状长椭圆形，黄绿色，每分果有 5 条隆起的纵棱。花期 6~8 月，果期 8~10 月。

【产地】我国各地均有栽培。原产欧洲。

【采收加工】秋季果实初熟时采割植株，晒干，打下果实，除去杂质。

【性状鉴别】为双悬果，呈圆柱形，有的稍弯曲，长 4~8mm，直径 1. 5~2. 5mm。表面黄绿色或淡黄色，两端略尖，顶端残留有黄棕色突起的柱基，基部有时有细小的果柄。分果呈长椭圆形，背面有纵棱 5 条，接合面平坦而较宽。横切面略呈五边形，背面的四边约等长。有特异香气，味微甜、辛。（图 10-38）

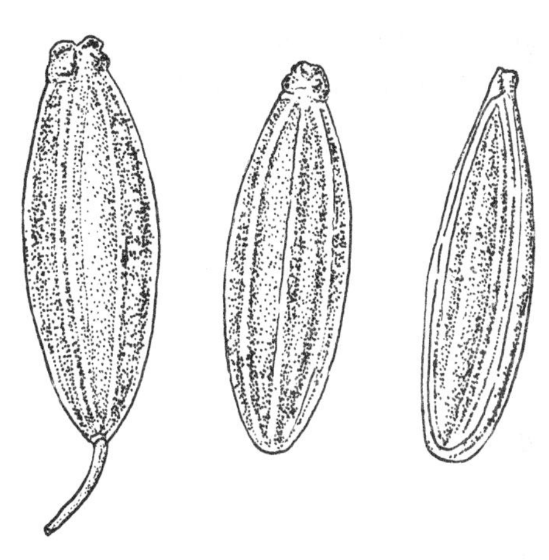

图 10-38　小茴香

【显微鉴别】分果横切面：①外果皮为 1 列扁平细胞，外被角质层。②中果皮纵棱处有维管束，其周围有多数木化网纹细胞；背面纵棱间各有大的椭圆形棕色油管 1 个，接合面有油管 2 个，共 6 个。③内果皮为 1 列扁平薄壁细胞，细胞长短不一。④种皮细胞扁长，含棕色物。⑤胚乳细胞多角形，含多数糊粉粒，每个糊粉粒中含有细小草酸钙簇晶。（图 10-39）

粉末：绿黄色或黄棕色。①网纹细胞类长方形或类圆形，壁厚，木化，具卵圆形网状壁孔。②油管显黄棕色至深红棕色，常已破碎，分泌细胞呈扁平多角形。③镶嵌细胞为内果皮细胞，5~8个狭长细胞为 1 组，以其长轴相互作不规则方向嵌列。④内胚乳细胞多角形，无色，壁颇厚，含多数直径约 10μm 的糊粉粒，每一糊粉粒中含细小簇晶 1 个，直径约 7μm。（图 10-40）。

【成分】果实中含挥发油 3%~8%，称茴香油。油中主要成分为反式茴香脑（trans-anethole，50%~78%）、α-茴香酮（α-fenchone，18%~20%）、甲基胡椒酚（methylchavicol，约 10%）以及 α-蒎烯、双戊烯、茴香醛（anisaldehyde）、柠檬烯等。胚乳中含脂肪油约 15%，蛋白质约 20%。另从果实中分离出黄酮类化合物槲皮素（quercetin）、7-羟基香豆素、6，7-二羟基香豆素及甾类化合物。果实脂肪油中含多种天然抗氧化剂。

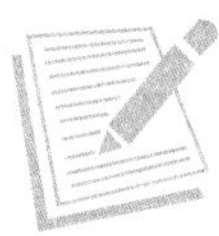

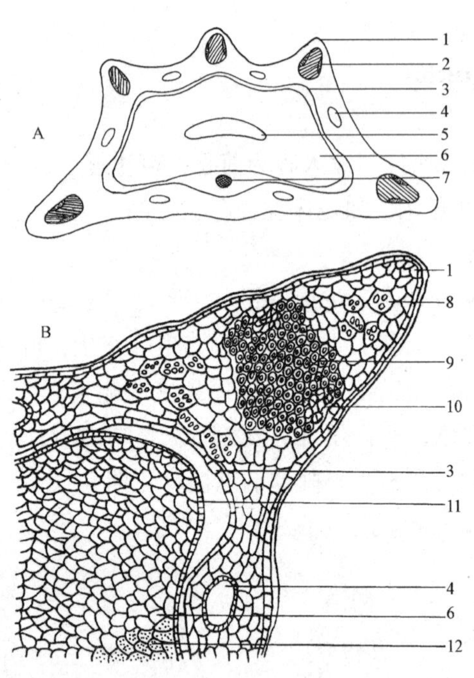

图 10-39 小茴香（分果）横切面

A. 简图 B. 详图

1. 外果皮 2. 维管束 3. 内果皮 4. 油管

5. 胚 6. 内胚乳 7. 种脊维管束 8. 网纹细胞

9. 木质部 10. 韧皮部 11. 种皮 12. 糊粉粒

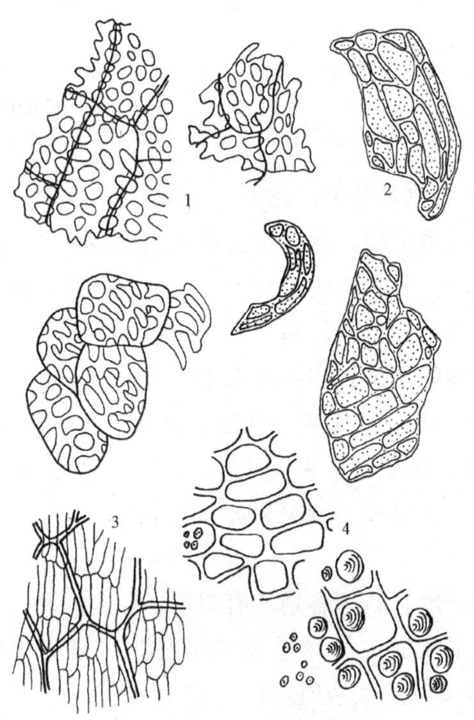

图 10-40 小茴香粉末

1. 网纹细胞 2. 油管碎片

3. 镶嵌细胞 4. 内胚乳细胞

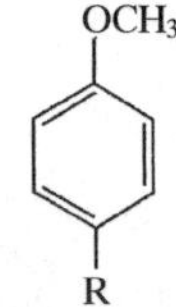

茴香醛 R=CHO

茴香脑 R=CH═CH—CH_3

甲基胡椒酚 R=CH_2—CH═CH_2

CH_3 O CH_2 CH_3 CH_3

茴香酮

【理化鉴别】取本品乙醚提取液作为供试品溶液，以茴香醛对照品作对照，分别点于同一硅胶 G 薄层板上，以石油醚（60~90℃）-乙酸乙酯（17∶2.5）为展开剂，喷以二硝基苯肼试液。供试品色谱中，在与对照品色谱相应的位置上，显相同的橙红色斑点。

【检查】杂质不得过 4.0%，总灰分不得过 10.0%。

【含量测定】按《中国药典》采用挥发油测定法测定，本品含挥发油不得少于 1.5%（mL/g）；采用气相色谱法测定，本品含反式茴香脑（$C_{10}H_{12}O$）不得少于 1.4%。

【功效】性温，味辛。散寒止痛，理气和胃。

【附注】①在吉林、甘肃、内蒙古、四川、贵州、山西、广西等省区，有将同科植物莳萝 *Anethum graveolens* L. 的果实误作小茴香药用，应予以纠正。莳萝子特征是，较小而圆，分果呈广椭圆形，扁平，长3~4mm，直径2~3mm，厚约1mm，表面棕色，背棱稍突起，侧棱延展成翅。气微香，味辛辣无甜味。果实含挥发油，主要成分为香芹酮（carvone）、柠檬烯（limonene）。莳萝子与小茴香也可用聚丙烯酰胺凝胶电泳鉴别。

②同科植物葛缕子 *Carum carvi* L. 的果实亦误作药用，常称野茴香。其外形特征为：细圆柱形，微弯曲，长3~4mm，直径约1mm，表面黄绿色或灰棕色，顶端残留柱基，基部有细果柄，分果长椭圆形，背面纵棱5条棱线色浅。另外，同科植物孜然芹 *Cuminum cyminum* L.、防风 *Saposhnikoviae divaricata*（Turcz.）Schischk. 及毒芹子 *Cicuta virosa* L. 的果实在有些地区亦药用。应注意鉴别。

蛇床子
Cnidii Fructus

本品为伞形科植物蛇床 *Cnidium monnieri*（L.）Cuss. 的干燥成熟果实。主产于河北、山东、广西、浙江等省区。药材为双悬果，呈椭圆形，长2~4mm，直径约2mm。表面灰黄色或灰褐色，顶端有2枚向外弯曲的柱基，基部偶有细柄。分果的背面有薄而突起的纵棱5条，接合面平坦，有2条棕色略突起的纵棱线。果皮松脆，揉搓易脱落，种子细小，灰棕色，显油性。气香，味辛凉，有麻舌感。以颗粒饱满、色灰黄、香气浓者为佳。分果横切面外果皮为1列扁平细胞，外被角质层。中果皮较厚，纵棱异常突出，中部有维管束，其周围有厚壁木化网纹细胞；背面纵棱间各有椭圆形油管1个，接合面有油管2个，共有油管6个。内果皮为1列扁平细胞。种皮为1列淡棕色细胞。胚乳细胞含多数糊粉粒，每个糊粉粒中都含有细小草酸钙簇晶。含挥发油约1.3%，主要为左旋蒎烯、左旋莰烯及异戊酸龙脑酯等。另含香豆素类成分，主要为蛇床子素（osthole）等。蛇床子素为治疗阴道滴虫病有效成分。本品性温，味辛、苦；有小毒。燥湿祛风，杀虫止痒，温肾壮阳。

山茱萸
Corni Fructus

本品始载于《神农本草经》，列为中品。《名医别录》载："生汉中山谷及琅琊冤句、东海承县。九月、十月采实，阴干。"苏颂谓："叶如梅，有刺毛。二月开花如杏。四月实如酸枣，赤色。五月采实。"李时珍谓："本经一名蜀酸枣，今人呼为肉枣，皆象形也。"从地理分布、采收季节以及附图考证，古今所用山茱萸品种一致。

【来源】本品为山茱萸科（Cornaceae）植物山茱萸 *Cornus officinalis* Sieb. et Zucc. 的干燥成熟果肉。

【植物形态】落叶小乔木，高约4m。单叶对生，叶片卵形或椭圆形，长5~7cm，宽3~4.5cm，先端渐尖，全缘，叶背具白色伏毛，脉腋有黄褐色毛丛，侧脉5~7对，弧形平行排列。伞形花序，具卵形苞片，着生于小枝顶端，花先叶开放；花萼4，不显著，花瓣4，黄色；雄蕊4，子房下位。核果长椭圆形，熟后樱红色。花期5~6月，果期8~10月。（图10-41）

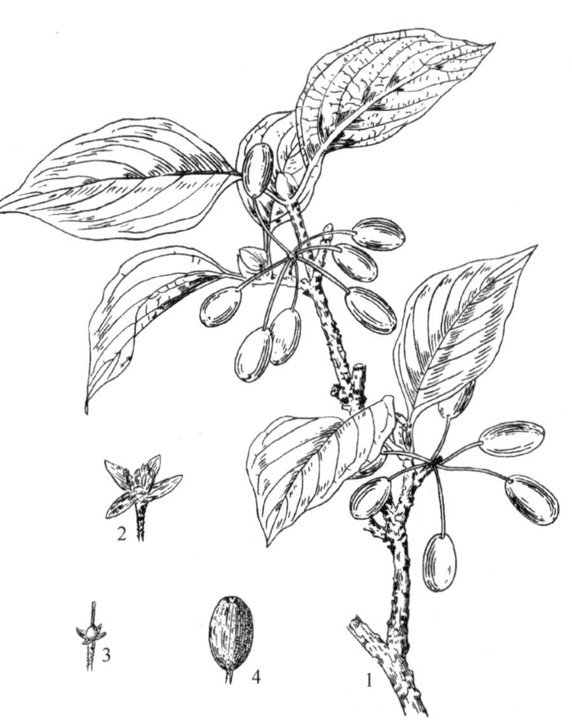

图10-41 山茱萸 *Cornus officinalis* Sieb. et Zucc.
1. 果枝 2. 花 3. 雌蕊与萼片 4. 果实

【产地】主产于浙江临安、淳安及河南、陕西、安徽等省。浙江产者，品质优，有“杭萸肉”“淳萸肉”之称。以河南产量最大。

【采收加工】秋末冬初果皮变红时采收果实，用文火烘或置沸水中略烫后，及时除去果核，干燥。

【性状鉴别】呈不规则的片状或囊状，长1~1.5cm，宽0.5~1cm。果皮破裂，皱缩，形状不完整。新鲜时紫红色，贮久渐变紫黑色。表面皱缩，有光泽。顶端有的可见圆形宿萼痕，基部有果柄痕。质柔软。气微，味酸、涩、微苦。

以肉厚、柔软、色紫红者为佳。

【显微鉴别】横切面：①外果皮为1列扁平细胞，外被较厚的角质层。②中果皮宽广，为大小不一的薄壁细胞，细胞内含深褐色色素块，内侧有维管束环列，近果柄处的横切面常见有石细胞和纤维束。

粉末：红褐色。①果皮表皮细胞表面观多角形或长方形，直径16~30μm，垂周壁连珠状增厚，外平周壁颗粒状角质增厚，胞腔含淡橙黄色物。②中果皮细胞橙棕色，多皱缩。草酸钙簇晶少数，直径12~32μm。③石细胞类方形、卵圆形或长方形、纹孔明显，胞腔大。（图10-42）

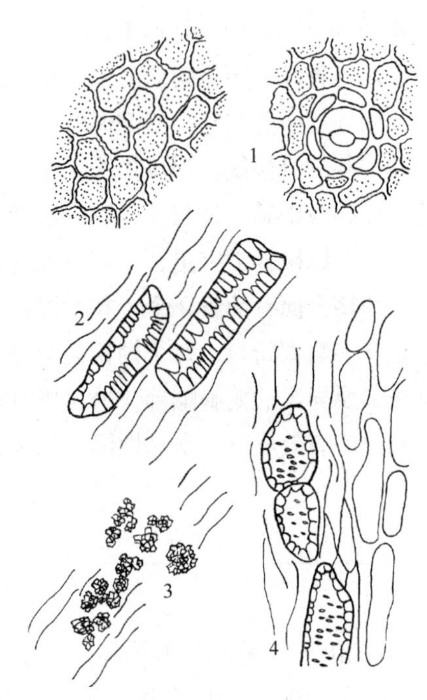

图10-42 山茱萸粉末

1. 果皮表皮细胞 2. 中果皮细胞 3. 草酸钙簇晶 4. 石细胞

【成分】果实含山茱萸苷（即马鞭草苷cornin或verbenalin）、番木鳖苷（loganin）、莫诺苷（morroniside）、7-O-甲基莫诺苷（7-O-methylmorroniside）、6′-O-乙酰基-7d-O-乙基莫诺苷（6′-O-acetyl-7d-O-ethyl morroniside）、山茱萸新苷（cornuside）、马钱苷等。此外尚含熊果酸、酒石酸、没食子酸、獐牙菜皂苷以及鞣质1,2,3-三-O-没食子酰-β-D-葡萄糖，梾木鞣质A、B（cornusiin A、B），维生素A、7-脱氢马钱素、2α-羟基熊果酸、齐墩果酸、苹果酸、原儿茶酸等。

【理化鉴别】取本品甲醇提取液作为供试品溶液，以莫诺苷、马钱苷对照品作对照，分别点于同一硅胶G薄层板上，以三氯甲烷-甲醇（3∶1）为展开剂，喷以10%硫酸乙醇溶液，在105℃加热至斑点显色清晰，置紫外光灯（365nm）下检视。供试品色谱中，在与对照品色谱相应的位置上，显相同颜色的荧光斑点。

【检查】杂质（果核、果梗）不得过3%，总灰分不得过6.0%，水分不得过16.0%。

重金属及有害元素　铅不得过5mg/kg；镉不得过1mg/kg；砷不得过2mg/kg；汞不得过0.2mg/kg；铜不得过20mg/kg。

【浸出物】按水溶性浸出物按冷浸法测定，水浸出物不得少于50.0%。

【含量测定】按《中国药典》采用高效液相色谱法测定，本品含马钱苷（$C_{17}H_{26}O_{10}$）和莫诺苷（$C_{17}H_{26}O_{11}$）的总量不得少于1.2%。

【功效】性微温，味酸、涩。补益肝肾，收涩固脱。

连　翘
Forsythiae Fructus

本品始载于《神农本草经》，列为下品。寇宗奭谓："太山山谷间甚多，其子折之，片片相比如翘，应以此得名耳。"苏恭谓："此物有两种：大翘，小翘。大翘生下湿地，叶狭长如水苏，花黄可爱，着子似椿实之未开者，作房翘出众草。其小翘生冈原之上，叶花实似大翘而小细。"考证古代本草所述之连翘非一种，寇宗奭所言为木犀科之连翘。

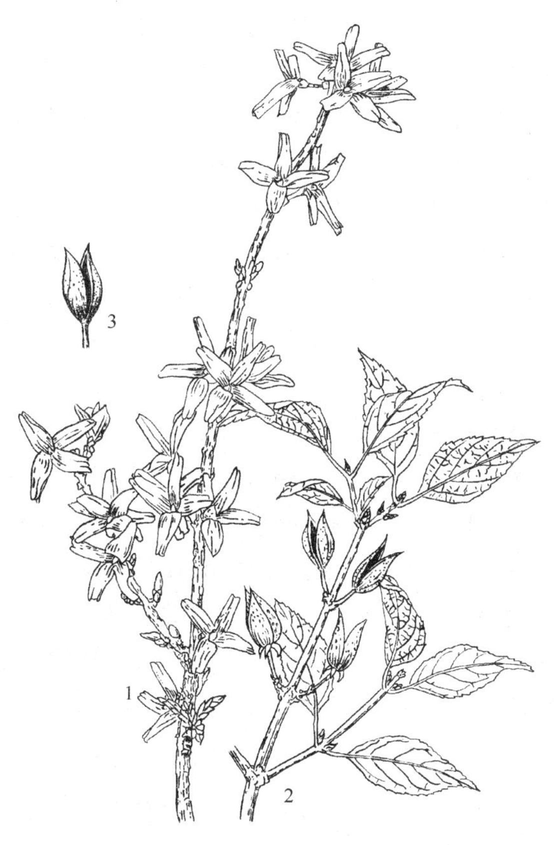

图 10-43　连翘 *Forsythia suspensa*（Thunb.）Vahl
1. 花枝　2. 果枝　3. 果实

【来源】本品为木犀科（Oleaceae）植物连翘 *Forsythia suspensa*（Thunb.）Vahl 的干燥果实。

【植物形态】落叶灌木，高 2~4m，枝条常下垂，略呈四棱形，髓中空。单叶对生，卵形至长椭圆状卵形，边缘有不规则锯齿。花先叶开放，1 至数朵，腋生，金黄色；花萼 4 裂，裂片与花冠筒约等长，花冠钟状，上部 4 裂；雄蕊 2，着生花冠筒基部；子房 2 心皮合生，柱头 2 裂；蒴果狭卵形，2 瓣裂，表面散生瘤点。种子多数，棕色。花期 3~5 月，果期 7~8 月。（图 10-43）

【产地】主产于山西、陕西、河南等省。多为野生。

【采收加工】秋季果实初熟尚带绿色时，摘下青色果实，除去杂质，蒸熟，晒干，习称"青翘"；果实熟透时采收，色黄，除去杂质，晒干，习称"黄翘"或"老翘"。

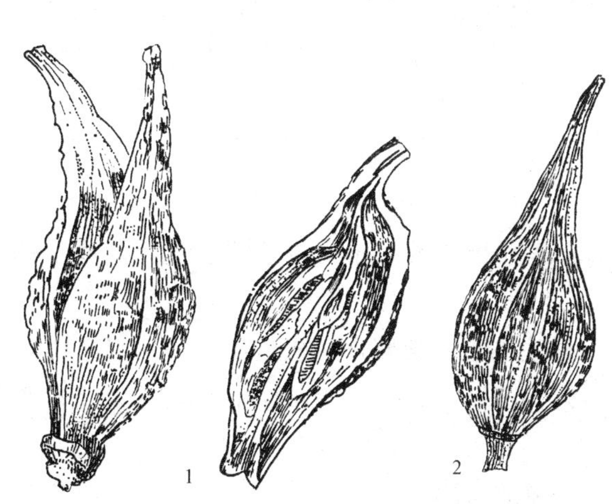

图 10-44　连翘
1. 老翘　2. 青翘

【性状鉴别】呈长卵形至卵形，稍扁，长 1.5~2.5cm，直径 0.5~1.3cm。表面有不规则的纵皱纹及多数凸起的小斑点，两面各有 1 条明显的纵沟。顶端锐尖，基部有小果柄或已脱落。青翘多不开裂，表面绿褐色，凸起的灰白色小斑点较少；质硬；种子多数，黄绿色，细长，一侧有翅。老翘自顶端开裂或裂成两瓣，表面黄棕色或红棕色，内表面多为浅黄棕色，平滑，具一纵隔；质脆；种子棕色，多已脱落。气微香，味苦。（图 10-44）

"青翘"以色较绿、不开裂者为佳；"老翘"以色较黄、瓣大、壳厚者为佳。

【显微鉴别】果皮横切面：①外果皮为1列扁平细胞，外壁及侧壁增厚，被角质层。②中果皮外侧壁组织中散有维管束；中果皮内侧为多列石细胞，长条形、类圆形或长圆形，壁厚薄不一，多切向排列成镶嵌状，并延伸至纵隔壁。③内果皮为1列薄壁细胞。

粉末：淡黄棕色。①纤维呈短梭状，稍弯曲或不规则状，纤维束上下层纵横排列，壁不均匀增厚，具壁沟。②石细胞甚多，长方形至多角形，直径35～50μm，有的三面壁较厚，一面壁较薄，层纹及纹孔明显。③外果皮细胞表面观呈多角形，有不规则或网状角质纹理，断面观呈类方形，直径24～30μm，有角质层，厚8～14μm。④中果皮细胞类圆形，壁略念珠状增厚。（图10-45）

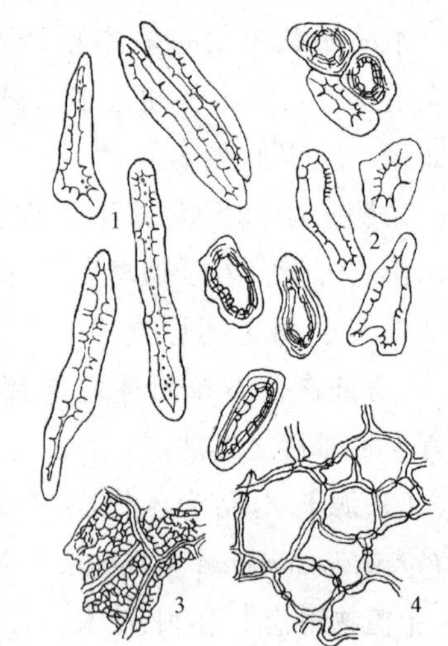

图10-45 连翘（果皮）粉末
1. 纤维 2. 石细胞
3. 外果皮细胞 4. 中果皮细胞

【成分】果皮含连翘酚（forsythol）、齐墩果酸、6,7-二甲氧基香豆精、甾醇化合物、白桦脂醇酸（betulinic acid）、连翘苷（phillyrin）、连翘苷元（phillygenin）、松脂素（pinoresinol）、牛蒡子苷（arctiin）、牛蒡子苷元（arctigenin）、黄酮醇苷及皂苷等。连翘酚为抗菌成分。

果实含连翘苷，连翘苷元，连翘酯苷（forsythoside）A、B、C、D、E，毛柳苷（salidroside），梾木苷（cornoside），罗汉松脂素（matairesinol），罗汉松脂酸苷（matairesinoside），连翘脂素（phillygenol），表松脂素，表松脂素-4-β-D-葡萄糖苷，表松脂素-4′-O-葡萄糖苷等。在连翘种子中提得蒎烯、香叶醛等多种挥发性成分。初熟青翘含皂苷约4.89%，生物碱约0.2%。

CH_3O CH_3O OCH_3 O—glc

连翘苷

【理化鉴别】取本品石油醚（30～60℃）提取液作为供试品溶液，以连翘对照药材作对照，分别点于同一硅胶G薄层板上，以环己烷-甲酸乙酯-甲酸（15∶10∶0.25）为展开剂，喷以10%硫酸乙醇溶液，在105℃加热至斑点显色清晰，分别置日光及紫外光灯（365nm）下检视。供试品色谱中，在与对照药材色谱相应的位置上，日光下显相同颜色的斑点，紫外光下显相同颜色的荧光斑点。

【检查】总灰分不得过4.0%，水分不得过10.0%。

青翘杂质不得过3%，老翘不得过9%。

【浸出物】按醇溶性浸出物冷浸法测定，65%乙醇浸出物青翘不得少于30.0%，老翘不得少于16.0%。

【含量测定】按《中国药典》采用高效液相色谱法测定，青翘含连翘酯苷A（$C_{29}H_{36}O_{15}$）不得少于3.5%，老翘含连翘酯苷A（$C_{29}H_{36}O_{15}$）不得少于0.25%；采用挥发油测定法测定，青翘含挥发油不得少于2.0%（ml/g）。

【功效】性微寒，味苦。清热解毒，消肿散结，疏散风热。

【附注】①连翘心，系连翘的种子，能清心热，治热病心烦，不寐。②连翘的新鲜枝叶含连翘苷，水解产生连翘苷元及葡萄糖，另含熊果酸。

女贞子

Ligustri Lucidi Fructus

本品为木犀科植物女贞 *Ligustrum lucidum* Ait. 的干燥成熟果实。主产于浙江、江苏、福建、湖南等省。药材呈卵形、椭圆形或肾形，长 6~8.5mm，直径 3.5~5.5mm。表面黑紫色或灰黑色，皱缩不平，基部有果柄痕或具宿萼及短果柄。体轻。外果皮薄，中果皮较松软，易剥离，内果皮木质，黄棕色，具纵棱，破开后种子通常为 1 粒，肾形，紫黑色，油性。气微，味甘、微苦涩。以粒大、饱满、色灰黑、质坚实者为佳。果皮主要含齐墩果酸 14%、乙酰齐墩果酸、熊果酸等。果实含女贞子苷（nuzhenide）、特女贞苷（specnuezhenide）、齐墩果苷（oleuropein）、4-羟基-β-苯乙基-β-D-葡萄糖苷（4-hydroxy-β-phenylethyl-β-D-glucoside）等。种子含脂肪油 16.9%，油中含棕榈酸与硬脂酸（19.5%）、油酸、亚油酸（80.5%）。本品性凉，味甘、苦。滋补肝肾，明目乌发。

马钱子

Strychni Semen

本品原名番木鳖，载于《本草纲目》，别名马钱子。李时珍谓："状如马之连钱，故名。"《本草原始》载："番木鳖，子如木鳖子大，形圆而扁，有白毛，味苦。鸟中其毒，则麻木搐急而毙；狗中其毒，则苦痛断肠而毙。若误服之，令人四肢拘挛。"以上记述与现今马钱相近。

【来源】本品为马钱科（Loganiaceae）植物马钱 *Strychnos nux-vomica* L. 的干燥成熟种子。

【植物形态】马钱为乔木，高 10~13m。叶对生，革质，广卵形或近于圆形，长6~15cm，宽 3~8.5cm，全缘，主脉 5 条。聚伞花序顶生；花萼先端 5 裂；花冠筒状，白色，先端 5 裂；雄蕊 5，无花丝。浆果球形，直径 6~13cm，成熟时橙色，表面光滑；种子呈圆盘形。（图 10-46）

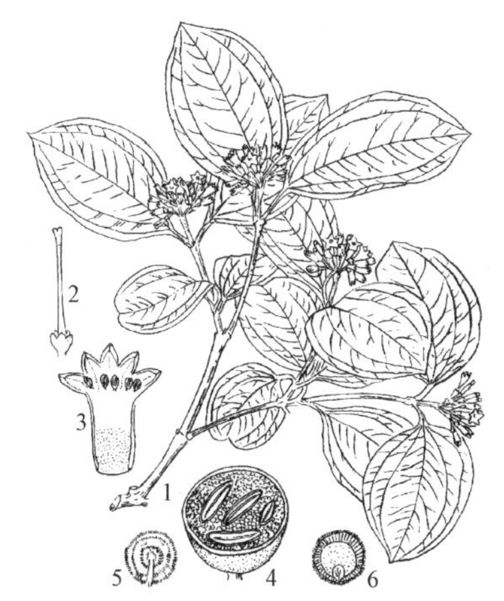

图 10-46　马钱 *Strychnos nux-vomica* L.

1. 花枝　2. 花萼与雌蕊　3. 花冠与雄蕊　4. 果实横切面　5. 种子　6. 种子纵剖面

【产地】马钱主产于印度、越南、泰国等国。

【采收加工】冬季采收成熟果实，取出种子，洗净附着的果肉，晒干。

【性状鉴别】呈纽扣状扁圆形，通常一面隆起，另一面微凹，直径 1.5~3cm，厚 3~6mm。表面密被灰棕色或灰绿色绢状茸毛，自中央向四周呈辐射状排列，有丝样光泽。边缘稍隆起，较厚，有突起的珠孔，底面中心有突起的圆点状种脐。质坚硬，沿边缘剖开，平行剖面可见淡黄白色胚乳，角质状，子叶心形，有叶脉 5~7 条及短小的胚根。气微，味极苦。（图 10-47）

以个大，肉厚饱满，表面灰棕色微带绿，有细密毛茸，质坚硬无破碎者为佳。

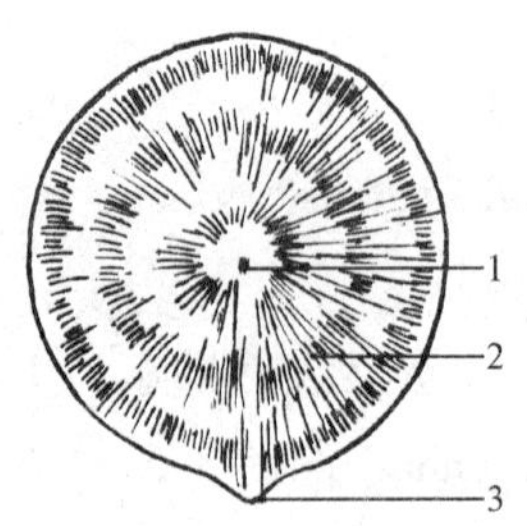

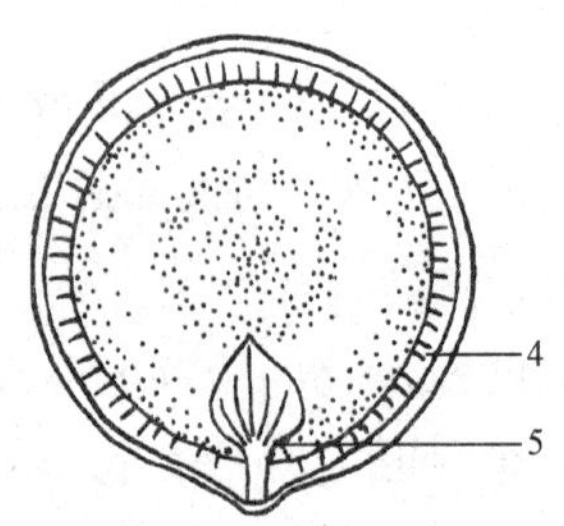

图 10-47　马钱子药材及剖面

1. 种脐　2. 隆起线纹　3. 珠孔　4. 胚乳　5. 胚

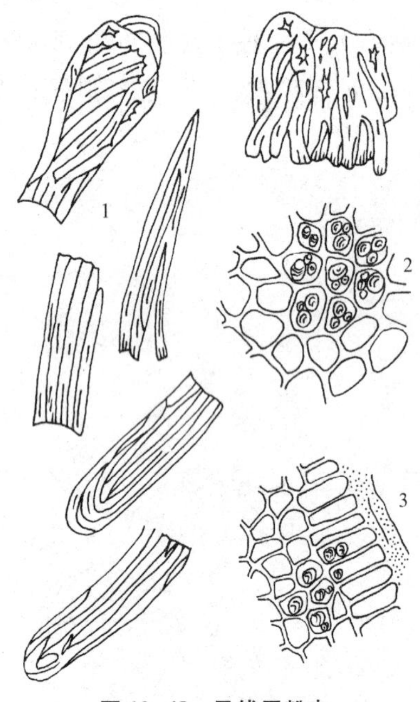

图 10-48　马钱子粉末

1. 非腺毛　2. 胚乳细胞　3. 色素层

【显微鉴别】 刮取种子表皮毛茸少许，封藏在间苯三酚及盐酸中，置显微镜下观察：被染成红色的表皮细胞所形成的单细胞毛茸，细胞壁厚，强烈木化，具纵条纹，毛茸基部膨大略似石细胞样，但多数已折断。马钱种子的表皮毛茸平直不扭曲，毛肋不分散。

粉末：灰黄色。①非腺毛单细胞，基部膨大似石细胞，壁极厚，多碎断，木化。②胚乳细胞多角形，壁厚，内含脂肪油及糊粉粒。（图 10-48）

【成分】 马钱种子含总生物碱 2%～5%，主要为番木鳖碱（士的宁 strychnine），异番木鳖碱（isostrychnine），马钱子碱（brucine），另含微量的番木鳖次碱（vomicine）、伪番木鳖碱（pseudostrychnine）、伪马钱子碱（pseudobrucine）、异马钱子碱（isobrucine）、奴伐新碱（novacine，$C_{24}H_{28}N_2O_5$）、α-及 β-可鲁勃林（α-、β-colubrine）、士屈新碱（struxine）等。此外，尚含番木鳖苷（loganin）、绿原酸、棕榈酸及脂肪油、蛋白质、多糖类，以及甲氧基-3-伊卡金（methoxy-3-icazine）、15-羟基番木鳖碱、原番木鳖碱（protostrychine）。

番木鳖碱为马钱子的最主要成分，约占总生物碱的 45%；马钱子碱的药效只有番木鳖碱的 1/40。

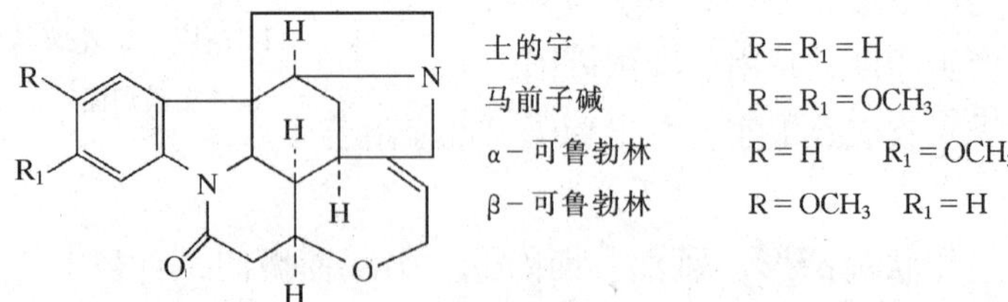

【理化鉴别】 ①取干燥种子的胚乳部分作切片，加 1%钒酸铵的硫酸溶液 1 滴，胚乳即显紫色；另取胚乳切片，加发烟硝酸 1 滴，即显橙红色。

②取本品三氯甲烷-乙醇（10∶1）与浓氨试液提取液作为供试品溶液，以士的宁、马钱子碱对照品作对照，分别点于同一硅胶 G 薄层板上，以甲苯-丙酮-乙醇-浓氨试液（4∶5∶0.6∶0.4）为展开剂，喷以稀碘化铋钾试液。供试品色谱中，在与对照品色谱相应的位置上，显相同颜色的斑点。

【检查】 总灰分不得过 2.0%，水分不得过 13.0%。

黄曲霉毒素　本品每 1000g 含黄曲霉毒素 B_1 不得过 5μg，含黄曲霉毒素 G_2、黄曲霉毒素 G_1、黄曲霉毒素 B_2 和黄曲霉毒素 B_1 的总量不得过 10μg。

【含量测定】 按《中国药典》采用高效液相色谱法测定，本品含士的宁（$C_{21}H_{22}N_2O_2$）应为 1.20%~2.20%，马钱子碱（$C_{23}H_{26}N_2O_4$）不得少于 0.80%。

【功效】 性温，味苦；有大毒。通络止痛，散结消肿。

【附注】 ①同属植物云南马钱 *Strychnos pierriana* A. W. Hill 的干燥成熟种子，曾被 1995 年版《中国药典》收载作马钱子药用。其主要鉴别点：呈扁椭圆形或扁圆形，边缘较薄而微翘，子叶卵形，叶脉 3 条。种子表皮毛茸平直或多少扭曲，毛肋常分散。种子含总生物碱 2.18%，番木鳖碱占 1.33%，亦含马钱子碱等。现非正品。

②马钱子属植物中，除以上两种所含的生物碱量较高外，我国海南岛产的海南马钱 *Strychnos hainanensis* Merr. et Chun 种子含总生物碱 2.9%，主含马钱子碱和 0.04% 番木鳖碱；根中含少量番木鳖碱及大量马钱子碱；密花马钱 *S. confertiflora* Merr. et Chun 根含总生物碱 1.26%，番木鳖碱 1.1%。

③混淆品有：马钱科植物山马钱 *S. nux-blanda* Hill. 的干燥种子、葫芦科植物木鳖 *Momordica cochinchinensis* (Lour.) Spreng. 的干燥成熟种子。

菟丝子

Cuscutae Semen

本品始载于《神农本草经》，列为上品，《名医别录》云："菟丝子生朝鲜川泽田野，蔓延草木之上。"《证类本草》载："夏生苗如丝综，蔓延草木之上，或云无根假气而生，六七月结实，极细如蚕子，土黄色，九月收采暴干。"大明谓："苗茎似黄丝，无根株，多附田中，草被缠死。"李时珍谓："其子入地，初生有根，及长延草物，其根自断。无叶有花，白色微红，香亦袭人。结实如秕豆而细，色黄，生于梗上尤佳。"说明古代应用的菟丝子已有大、小之别。苗茎似黄丝者应为 Guscuta 属植物。

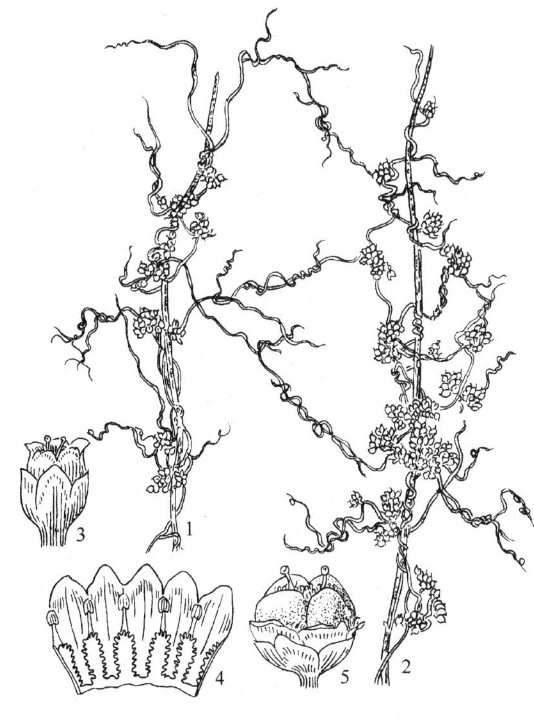

图 10-49　菟丝子 *Cuscuta chinensis* Lam.

1. 花枝　2. 果枝　3. 花　4. 花冠纵剖　5. 果实

【来源】 本品为旋花科（Convolvulaceae）植物南方菟丝子 *Cuscuta australis* R. Br. 或菟丝子 *C. chinensis* Lam. 的干燥成熟种子。

【植物形态】 一年生寄生缠绕性草本，全株无毛。茎细，多分枝，黄色。无绿叶，而有三角状卵形的鳞片叶。花两性，多数簇生成近球状的短总状花序，总花梗粗短，具苞片 2，每苞片内有 2 朵花；花萼杯状，5 裂；花冠白色，钟状，长约为花萼的 2 倍，顶端 5 裂，裂片先端反曲；雄蕊 5，花丝短，与花冠裂片互生，鳞片 5，近矩圆形，边缘流苏状；子房 2 室，花柱 2，柱头头状宿存。蒴果近球形，稍扁，成熟时被花冠全部包住，盖裂。种子 2~4 粒，淡褐色。花期 7~9 月，果期 8~10 月。(图 10-49)

寄生于草本植物上，以豆类植物常见。

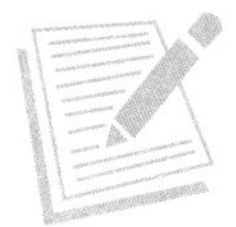

【产地】主产于江苏、辽宁、吉林、河北、宁夏等省区。

【采收加工】秋季果实成熟时采收植株，晒干，打下种子，除去杂质。

【性状鉴别】呈类球形，直径1~2mm。表面灰棕色或黄棕色，具细密突起的小点，一端有微凹的线形种脐。质坚实，不易以指甲压碎。用沸水浸泡，表面有黏性，加热煮至种皮破裂时露出白色卷旋状的胚，形如吐丝。气微，味淡。（图10-50）

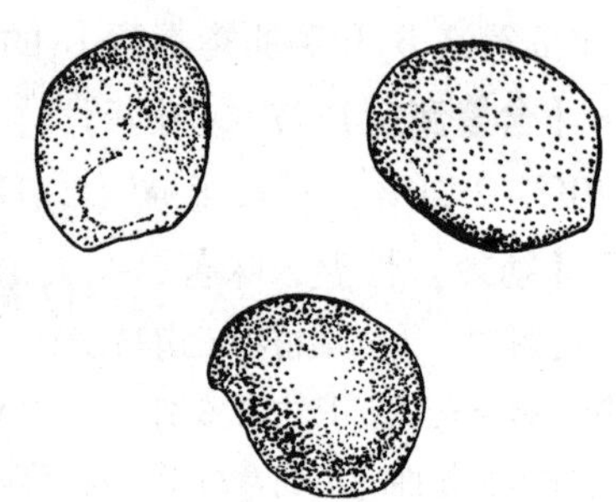

图10-50 菟丝子

以色灰黄、颗粒饱满者为佳。

【显微鉴别】横切面：①表皮细胞类方形，径向延长，外壁中央凹陷，角隅处呈角状突起，内含棕色物质。②栅状细胞2列，外列细胞略短，壁木化，长15~20μm，内列细胞较长，壁非木化，长23~35μm，外侧近交界处有光辉带，其下为颓废组织。③胚乳细胞多角形，壁厚薄不一，内含糊粉粒。（图10-51、图10-52）

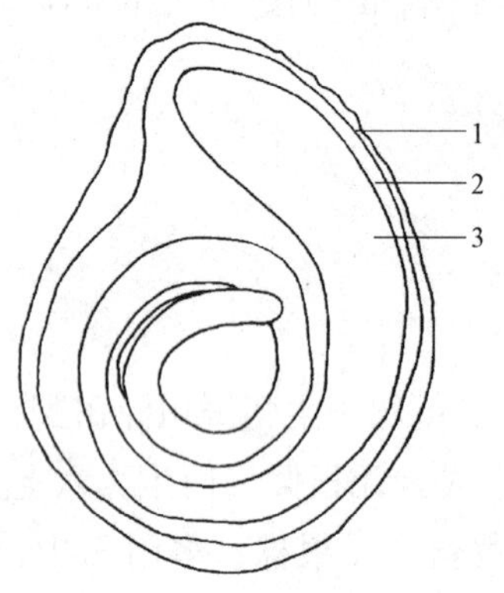

图10-51 菟丝子纵剖面（简）

1. 种皮 2. 胚乳 3. 胚

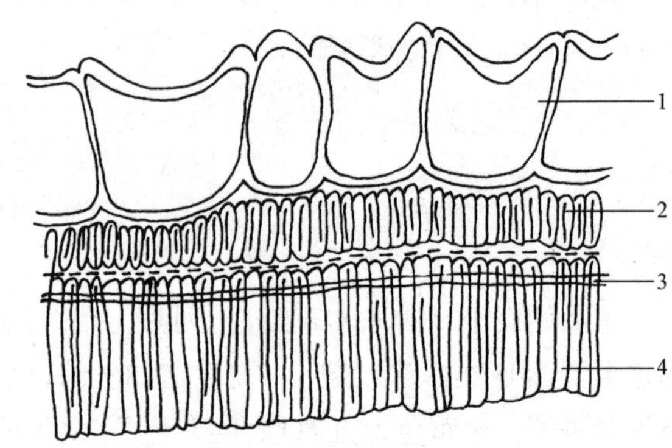

图10-52 菟丝子横切面外侧（详）

1. 表皮细胞 2. 外栅状细胞层 3. 光辉带 4. 内栅状细胞层

粉末：黄褐色或深褐色。①种皮表皮细胞断面观呈类方形或类长方形，侧壁增厚；表面观呈圆多角形，角隅处壁明显增厚。②种皮栅状细胞成片，断面观2列，具光辉带；表面观呈多角形皱缩。③胚乳细胞呈多角形或类圆形，胞腔内含糊粉粒。④子叶细胞含糊粉粒及脂肪油滴。

【成分】种子含胆甾醇（cholesterol）、菜油甾醇（campesterol）、β-谷甾醇（β-sitosterol）等。另含槲皮素（quercetin）、紫云英苷（astragalin）、金丝桃苷（hyperoside）、菟丝子苷（cuscutoside）等黄酮类化合物以及香豆精、氨基酸、树脂苷、糖类等成分。此外，尚含新芝麻脂素、槲皮素-3-O-β-D-半乳糖-7-O-β-D-葡萄糖苷、槲皮素-3-O-β-D-半乳糖-（2-1）-β-D-葡萄糖苷、槲皮素-3-O-（6″-没食子酰基）-β-D-葡萄糖苷。

【理化鉴别】取本品甲醇提取液作为供试品溶液，以菟丝子对照药材、金丝桃苷对照品作对照，分别点于同一聚酰胺薄膜上，以甲醇-冰醋酸-水（4：1：5）为展开剂，喷以三氯化铝试液，置紫外光灯（365nm）下检视。供试品色谱中，在与对照药材色谱和对照品色谱相应的位置上，显相同颜色的荧光斑点。

【检查】总灰分不得过10.0%，酸不溶性灰分不得过4.0%，水分不得过10.0%。

【含量测定】按《中国药典》采用高效液相色谱法测定，本品含金丝桃苷（$C_{21}H_{20}O_{12}$）不得少于0.10%。

【功效】性平，味辛、甘。补益肝肾，固精缩尿，安胎，明目，止泻；外用消风祛斑。

【附注】①大菟丝子为同属植物日本菟丝子（金灯藤）*Cuscuta japonica* Choisy 的种子，在湖北、四川、贵州等地有的误作菟丝子使用。其形体较大，直径2~3mm，表面黄棕色，放大镜下可见不整齐的短线状斑纹。沸水煮之不易破裂，味淡。

②欧洲菟丝子 *C. europaea* L. 的种子，不宜作菟丝子药用。其性状为两粒种子黏结在一起，呈类半球形，表面褐绿色。单粒种子三角状卵圆形，直径约1mm。水浸液为草绿色，沸水煮之不易破裂，味微苦。

③菟丝子的伪品有棉果芝麻菜（为十字花科植物棉果芝麻菜 *Eruca sativa* var. *eriocarpa* 的干燥成熟种子）、莨菪子（茄科莨菪 *Hyoscyamus niger* L. 的干燥种子，有毒）。此外，还有泛制品，是因为伪造者利用类似制剂中"泛制法"的手段造假的，如采用细砂和极细土粉等泛制成小丸。呈类圆形或卵圆形，表面灰棕色，光滑或粗糙，放大镜下观察表面多面体，凹凸不圆滑，无种脐。质重而坚硬，口尝硌牙，用开水浸泡略有黏性，加热煮沸不吐丝，而水混浊，最终显出泛制材料。应注意区别。

牵牛子

Pharbitidis Semen

【来源】本品为旋花科植物裂叶牵牛 *Pharbitis nil*（L.）Choisy 或圆叶牵牛 *P. purpurea*（L.）Voigt 的干燥成熟种子。

【产地】主产于辽宁省。此外全国各省均有野生或栽培。

【采收加工】秋末果实成熟、果壳未开裂时采割植株，晒干，打下种子，除去杂质。

【性状鉴别】呈橘瓣状，长4~8mm，宽3~5mm。表面灰黑色（黑丑）或淡黄白色（白丑），背面有1条浅纵沟，腹面棱线的下端有一点状种脐，微凹。质硬，横切面可见淡黄色或黄绿色皱缩折叠的子叶，微显油性。水浸后种皮呈龟裂状，有明显的黏滑感。气微，味辛、苦，有麻舌感。（图10-53）

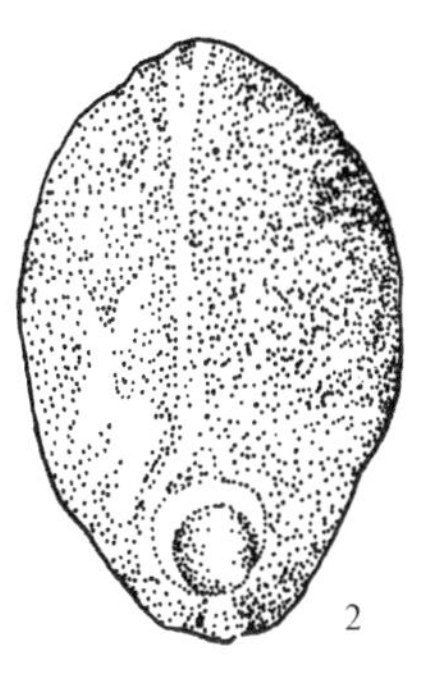

图10-53　牵牛子

1. 侧面观　2. 腹面观

以颗粒饱满者为佳。

【显微鉴别】横切面：①表皮细胞1列，略呈切向延长，有的含棕色物，间有分裂成单细胞的非腺毛。其下为1列扁小的下皮细胞。②栅状细胞层由2~3列细胞组成，径向长65~105μm，外缘有"光辉带"。③营养层由数列切向延长的细胞及颓废细胞组成；有细小维管束；薄壁细胞中含细小淀粉粒。④子叶组织中有多数圆形的分泌腔，直径约至108μm；子叶细胞中充满糊粉粒及脂肪油滴，并含草酸钙簇晶，簇晶直径约18μm。（图10-54）

粉末：淡黄棕色。①种皮表皮细胞深棕色，形状不规则，壁波状。②非腺毛单细胞，黄棕色，长50~240μm，稍弯曲。③子叶碎片中有分泌腔，圆形或椭圆形，直径35~106μm。④草酸钙簇晶直径10~25μm。⑤栅状细胞侧面观长柱形，最外列较长，有光辉带，向内渐短，细胞端壁较平截或倾斜，壁厚，非木化，有的胞腔内含黄棕色物；表面观呈类多角形，胞腔较小，类圆形或扁圆形，有的呈星状。（图10-55）

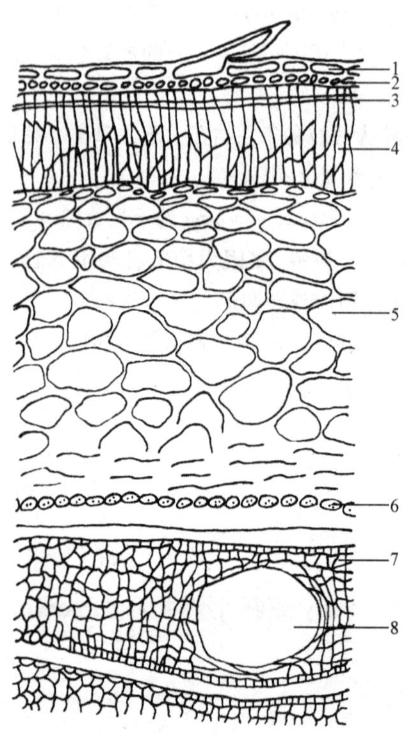

图 10-54 牵牛子横切面

1. 表皮 2. 下皮细胞 3. 光辉带 4. 栅状细胞层 5. 营养层 6. 内胚乳 7. 子叶 8. 分泌腔

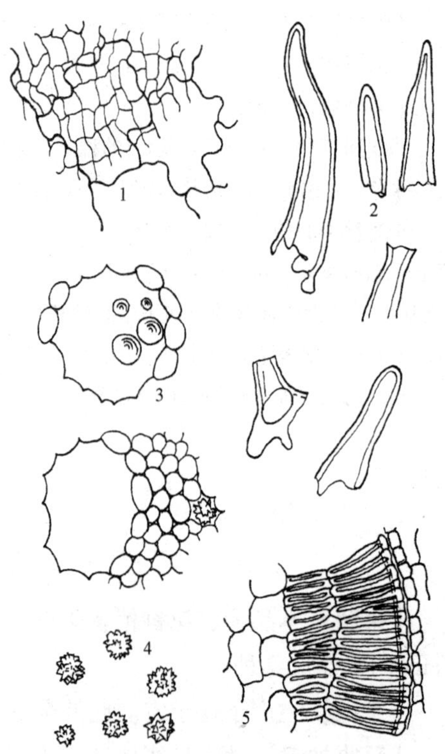

图 10-55 牵牛子（裂叶牵牛）粉末

1. 种皮表皮细胞 2. 非腺毛 3. 分泌腔 4. 草酸钙簇晶 5. 栅状细胞

【成分】裂叶牵牛种子含牵牛子苷（pharbitin，约 2%，为泻下成分）、脂肪油（约 11%）、蛋白质、咖啡酸、咖啡酸乙酯、多种糖类及色素。牵牛子苷是树脂苷，用碱水解生成牵牛子酸（pharbitic acid）、巴豆酸（tiglic acid）、裂叶牵牛子酸（nilic acid）、右旋 α-甲基丁酸（α-methylbutyric acid）及戊酸（valeric acid）。牵牛子酸为混合物，分离得到牵牛子酸 A、B、C、D，以后二者为主。另含生物碱麦角醇（lysergol）、裸麦角碱（chanoclavine）、喷尼棒麦角碱（penniclavine）、异喷尼棒麦角碱（isopenniclavine）和野麦碱（elymoclavine）。未成熟种子又含赤霉素（gibberellin）。

【理化鉴别】取本品石油醚（60~90℃）提取除杂后的二氯甲烷-甲醇（3∶1）提取液作为供试品溶液，以牵牛子对照药材、咖啡酸对照品作对照，分别点于同一高效硅胶 G 薄层板上，以二氯甲烷-甲醇-甲酸（93∶9∶4）为展开剂，喷以磷钼酸试液，在 110℃ 加热至斑点显色清晰。供试品色谱中，在与对照药材色谱和对照品色谱相应的位置上，显相同的蓝黑色斑点。

【检查】总灰分不得过 5.0%，水分不得过 10.0%。

【浸出物】按醇溶性浸出物冷浸法测定，乙醇浸出物不得少于 15.0%。

【功效】性寒，味苦；有毒。泻水通便，消痰涤饮，杀虫攻积。

【附注】同科植物西伯利亚鱼黄草 *Merremia sibirica*（Pers.）Hall. f.、丁香茄 *Calonyction muricatum*（L.）G. Don、打碗花 *Calystegia hederacea* Wall.、蕹菜 *Ipomoea aquatica* Forsk. 的干燥种子在有些地区误作牵牛子药用，应注意鉴别。

夏枯草
Prunellae Spica

本品为唇形科（Labiatae）植物夏枯草 *Prunella vulgaris* L. 的干燥果穗。主产于江苏、安徽、河南等省，全国各地均产。药材呈圆柱形，略扁，长 1.5~8cm，直径 0.8~1.5cm，淡棕色至棕红色。全穗由数轮至 10 数轮宿萼与苞片组成，每轮有对生苞片 2 片，呈扇形，先端尖尾状，脉纹明显，外表面有白毛。每一苞片内有花 3 朵，花冠多已脱落，宿萼二唇形，内有小坚果 4 枚，卵圆形，棕色，尖端有白色突起。体轻，气微，味淡。以穗大、色棕红、摇之作响者为佳。粉末灰棕色，腺毛较少，腺头为 2 个细胞，腺柄为单细胞，或头为单细胞，柄为 2 个细胞；腺鳞由 4 个细胞组成。非腺毛众多，由 1~12 个细胞组成。其中常有 1 至数个细胞呈缢缩状，表面具细小疣状突起。花萼的表皮下方有壁厚且极度弯曲的异形细胞。外果皮细胞含棕色物，遇水可见膨胀的黏液层。中果皮石细胞不规则形，壁厚，可见层纹，并有一层含草酸钙砂晶的细胞。内果皮石细胞分枝状相互嵌合。种皮细胞有弧形条状增厚的纹理，内种皮有的细胞具特异的网状增厚纹理。有的薄壁细胞内含砂晶。含夏枯草苷（prunellin），游离的乌苏酸（ursolic acid）和齐墩果酸（oleanolic acid）。还含挥发油，油中主要成分为右旋樟脑和小茴香酮（fenchone）。此外，尚含迷迭香酸（rosmarinic acid）、鞣质、芸香苷、金丝桃苷、顺式和反式咖啡酸、水溶性无机盐类（主要为钾盐）、水难溶性生物碱样物质、树脂、苦味质和维生素 A、C、K、B 等。按《中国药典》采用高效液相色谱法测定，本品含迷迭香酸（$C_{18}H_{16}O_8$）不得少于 0.20%。本品性寒，味辛、苦。清肝泻火，明目，散结消肿。

枸杞子
Lycii Fructus

枸杞，载于《神农本草经》，列为上品。《名医别录》始分枸杞根、枸杞子。苏颂谓："今处处有之。春生苗，叶如石榴而软薄堪食，俗呼为甜菜。其茎干高三五尺，作丛。六月、七月生小红紫花，随便结红实，形微长如枣核，其根名地骨。"李时珍谓："后世惟取陕西者良，而又以甘州者为绝品。今陕之兰州、灵州、九原以西，枸杞并是大树，其叶厚、根粗；河西及甘州者，其子圆如樱桃，暴干紧小少核，干亦红润甘美，味如葡萄，可作果食，异于他处者。"本草所述包括枸杞与宁夏枸杞两种。

【来源】为茄科植物宁夏枸杞 *Lycium barbarum* L. 的干燥成熟果实。

【植物形态】灌木或小乔木状。主枝数条，粗壮，果枝细长，先端通常弯曲下垂，外皮淡灰黄色，刺状枝短而细，生于叶腋，长 1~4cm。叶互生或丛生于短枝上；叶片披针形或卵状长圆形，长 2~8cm，宽0.5~3cm。花腋生，2~6 朵簇生于短枝上；花冠漏斗状，5 裂；花冠管部较裂片稍长，粉红色或深紫红色，具暗紫色脉纹；雄蕊 5，着生于花冠管中部；雌蕊 1，子房长圆形。浆果倒卵形，熟时鲜红色，种子多数。花期 5~10 月，果期 6~10 月。（图 10-56）

【产地】主产于宁夏、新疆、内蒙古、青海等省区，以宁夏的中宁和中卫县枸杞子量大质优。

【采收加工】夏、秋二季果实呈红色时采收，热风烘干，或晾至皮皱后，再晒至外皮干硬，果肉柔软，除去果梗。晾晒时，不宜用手翻动，以免变黑。

【性状鉴别】呈类纺锤形或椭圆形，长 6~20mm，直径 3~10mm。表面红色或暗红色，顶端

有小凸起状的花柱痕，基部有白色的果梗痕。果皮柔韧，皱缩；果肉肉质，柔润。种子 20~50 粒，类肾形，扁而翘，长 1.5~1.9mm，宽 1~1.7mm，表面浅黄色或棕黄色。气微，味甜。嚼之唾液呈红黄色。（图 10-57）

以粒大、肉厚、籽小、色红、质柔、味甜者为佳。

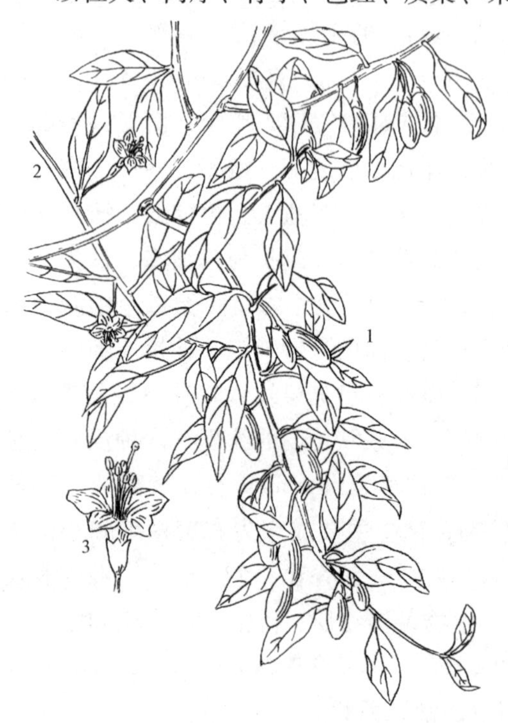

图 10-56　宁夏枸杞 *Lycium barbarum* L.

1. 果枝　2. 花枝　3. 花

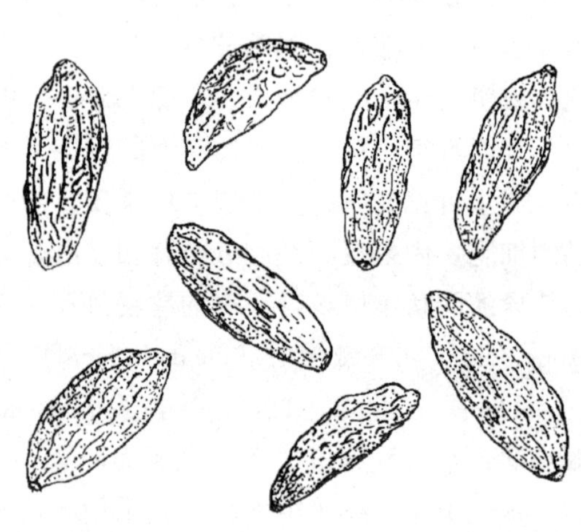

图 10-57　枸杞子

【显微鉴别】粉末：黄橙色或红棕色。①外果皮细胞多角形，表面具平行的微波状角质层纹理。②中果皮薄壁细胞类多角形，胞腔内含红棕色或橙红色球形颗粒，有的含砂晶。③种皮石细胞不规则多角形，壁厚，垂周壁深波状或微波状弯曲。层纹清晰，壁沟不明显。（图 10-58）

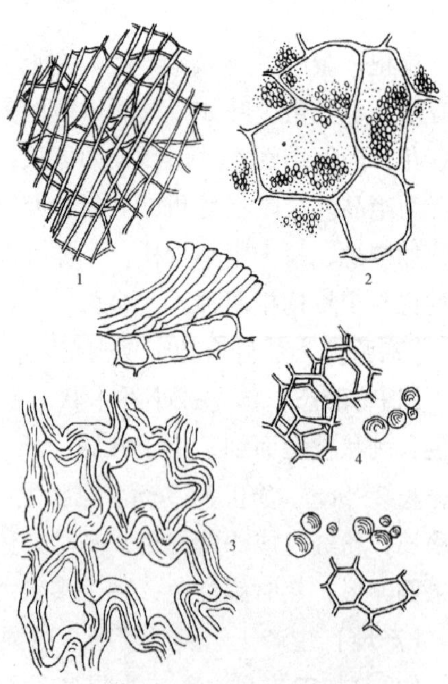

图 10-58　枸杞子粉末

1. 果皮表皮细胞　2. 中果皮细胞　3. 种皮石细胞　4. 内胚乳细胞

【成分】果实含甜菜碱（betaine，约 0.091%）、胡萝卜素、烟酸、维生素 B_1、维生素 B_2、维生素 C、硫胺素（thiamine）、抗坏血酸（ascorbic acid）、玉蜀黍黄素（zeaxanthin）、二咖啡酰亚精胺类衍生物（lycibarbarsperm）A、B、C、D、E、F、G、H、I、J、K、L、M、N、O 等。还含酸浆红素（physalein）、牛磺酸、枸杞多糖（Lycium barbarum polysaccharide）、二氢异阿魏酸、原儿茶酸（protocatechuate）、七叶内酯（esculetin）、丁酸类胡萝卜素、类胡萝卜素酯等。

【理化鉴别】取本品水提取液，以乙酸乙酯萃取后制成的溶液作为供试品溶液，以枸杞子对照药材作对照药，分别点于同一硅胶 G 薄层板上，以乙酸乙酯-三氯

甲烷-甲酸（3：2：1）为展开剂，置紫外光灯（365nm）下检视。供试品色谱中，在与对照药材色谱相应的位置上，显相同颜色的荧光斑点。

【检查】总灰分不得过5.0%，水分不得过13.0%。

重金属及有害元素　铅不得过5mg/kg，镉不得过0.3mg/kg，砷不得过2mg/kg，汞不得过0.2mg/kg，铜不得过20mg/kg。

【浸出物】按水溶性浸出物热浸法测定，水溶性浸出物不得少于55.0%。

【含量测定】按《中国药典》采用高效液相色谱法测定，本品含甜菜碱（$C_5H_{11}NO_2$）不得少于0.50%；采用紫外-可见分光光度法测定，含枸杞多糖以葡萄糖（$C_6H_{12}O_6$）计，不得少于1.8%。

【功效】性平，味甘。滋补肝肾，益精明目。

【附注】①枸杞 *Lycium chinensis* Mill. 的果实亦供药用，习称“土枸杞子”，曾作为正品枸杞子的来源，但自1979版《中国药典》之后不再收载果实，较宁夏枸杞子略瘦小，具不规则的皱纹，暗淡无光泽，多为野生，质量较宁夏枸杞为次。

②市售品尚有甘枸杞，主产于甘肃、新疆，为同属植物土库曼枸杞 *L. turcomanicum* Turcz.、西北枸杞 *L. potaninii* Pojank、毛蕊枸杞 *L. dasystemum* Pojark. 的果实。甘枸杞粒小，长不足1cm，直径2~4mm，表面暗红色，无光泽。质略柔软。气微，味甘而酸。应注意鉴别。

栀　子

Gardeniae Fructus

【来源】本品为茜草科（Rubiaceae）植物栀子 *Gardenia jasminoides* Ellis 的干燥成熟果实。

【产地】主产于湖南、江西、湖北、浙江等省。

【采收加工】9~11月采摘呈红黄色的成熟果实，蒸至上气或置沸水中略烫，取出干燥。

【性状鉴别】呈长卵圆形或椭圆形，长1.5~3.5cm，直径1~1.5cm。表面红黄色或棕红色，具6条翅状纵棱，棱间常有1条明显的纵脉纹，并有分枝。顶端残存萼片，基部稍尖，有残留果梗。果皮薄而脆，略有光泽；内表面色较浅，有光泽，具2~3条隆起的假隔膜。种子多数，扁卵圆形，集结成团，深红色或红黄色，表面密具细小疣状突起。气微，味微酸而苦。（图10-59）

以皮薄、饱满、色红黄者为佳。

饮片　呈不规则的碎块。果皮表面红黄色或棕红色，有的可见翅状纵棱。种子多数，扁卵圆形，深红色或红黄色，气微，味微酸而苦。

【显微鉴别】粉末：红棕色。①内果皮石细胞类长方形、类圆形或类三角形；内果皮纤维细长，梭形，直径约10μm，长约至110μm，常交错、斜向镶嵌状排列。②含晶石细胞类圆形或多角形，直径17~31μm，壁厚，胞腔内含草酸钙方晶，直径约8μm。③种皮石细胞黄色或淡棕色，长多角形、长方形或形状不规则，直径60~112μm，长至230μm，壁厚，纹孔甚大，胞腔棕红色。④草酸钙簇晶直径19~34μm。（图10-60）

【成分】含栀子苷（geniposide）、羟异栀子苷（gardenoside）、去羟栀子苷、山栀苷（shanzhiside）、栀子新苷（gardoside）、京尼平-1-β-D-龙胆双糖苷（genipin-1-β-D-gentiobioside）等多种环烯醚萜苷类，以及绿原酸、栀子酸（geniposidic acid）等有机酸类。还含有黄酮类栀子素（gardenin）、藏红花素（crocin）、藏红花酸（crocetin）等色素类。另含果胶、鞣质等成分。

COOCH$_3$ H O HOH$_2$C H O-glc

栀子苷

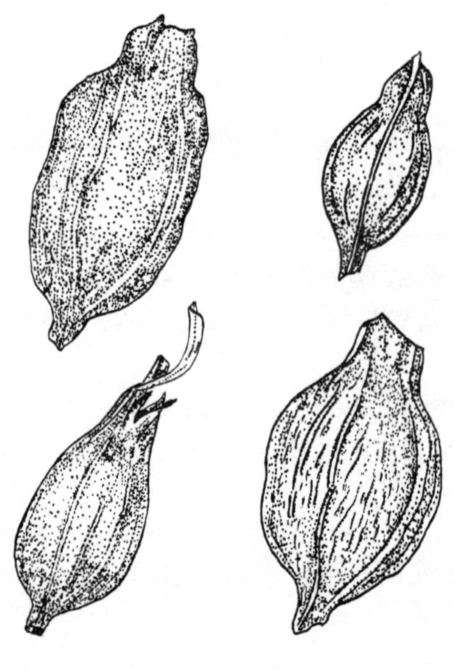

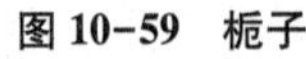

图 10-59 栀子

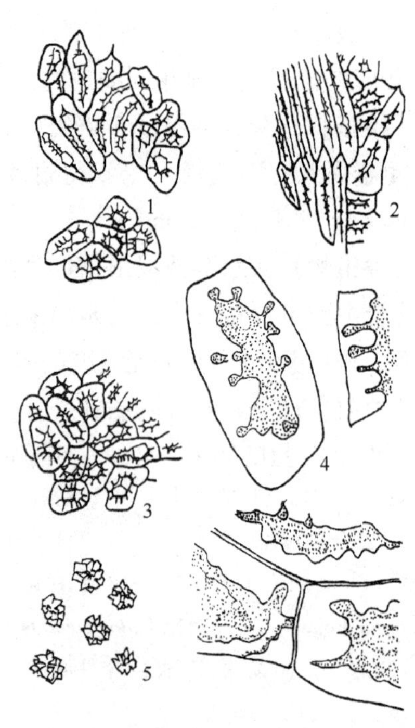

图 10-60 栀子粉末

1. 内果皮石细胞 2. 内果皮纤维
3. 含晶石细胞 4. 种皮石细胞
5. 草酸钙簇晶

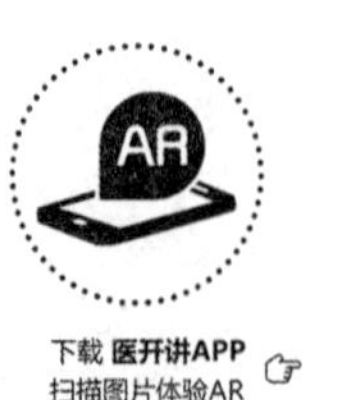

【理化鉴别】 取本品50%甲醇提取液作为供试品溶液，以栀子对照药材、栀子苷对照品作对照，分别点于同一硅胶G薄层板上，以乙酸乙酯-丙酮-甲酸-水（5：5：1：1）为展开剂。供试品色谱中，在与对照药材色谱相应的位置上，显相同颜色的黄色斑点；再喷以10%硫酸乙醇溶液，在110℃加热至斑点显色清晰。供试品色谱中，在与对照药材色谱和对照品色谱相应的位置上，显相同颜色的斑点。

【检查】 总灰分不得过6.0%，水分不得过8.5%。

重金属及有害元素 铅不得过5mg/kg；镉不得过1mg/kg；砷不得过2mg/kg；汞不得过0.2mg/kg；铜不得过20mg/kg。

【含量测定】 按《中国药典》采用高效液相色谱法测定，本品含栀子苷（$C_{17}H_{24}O_{10}$）不得少于1.8%；饮片含栀子苷（$C_{17}H_{24}O_{10}$）不得少于1.5%。

【功效】 性寒，味苦。泻火除烦，清热利湿，凉血解毒；外用消肿止痛。

【附注】 商品中有时可见一种混淆品，水栀子，又称大栀子，系大花栀子 *Gardenia jasminoides* Ellis var. *grandiflora* Nakai 的干燥果实。主要区别为果大，长圆形，长3~7cm，棱高。不作内服，外敷作伤科药；主为无毒染料，供工业用。

瓜 蒌

Trichosanthis Fructus（附：瓜蒌皮、瓜蒌子）

【来源】 本品为葫芦科（Cucurbitaceae）植物栝楼 *Trichosanthes kirilowii* Maxim. 或双边栝楼 *T. rosthornii* Harms 的干燥成熟果实。

【产地】栝楼主产于山东长清、肥城等地。河北、山西、陕西等省亦产。双边栝楼主产于江西、湖北、湖南等省。

【采收加工】秋季果实成熟时，连果梗剪下，置通风处阴干。

【性状鉴别】呈类球形或宽椭圆形，长7~15cm，直径6~10cm。表面橙红色或橙黄色，皱缩或较光滑，顶端有圆形花柱残基，基部略尖，具残存的果梗。体轻重不一。质脆，易破开，内表面黄白色，有红黄色丝络，果瓤橙黄色，黏稠，与多数种子黏结成团。具焦糖气，味微酸、甜。（图10-61）

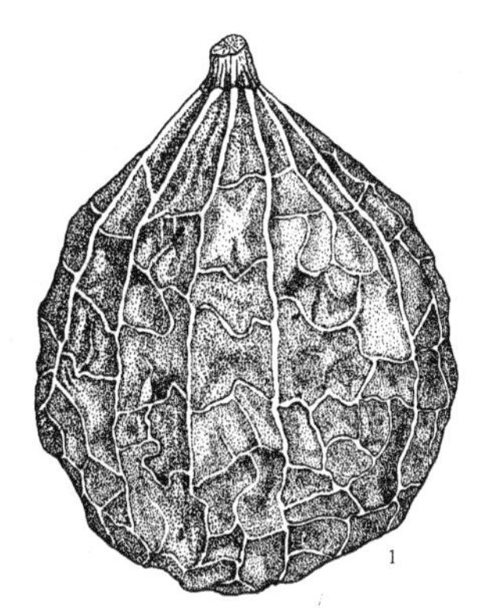

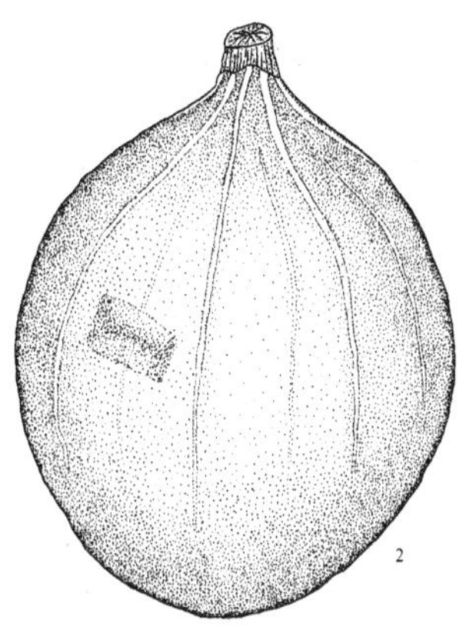

图10-61　瓜蒌

1. 仁瓜蒌　2. 糖瓜蒌

以完整不破、果皮厚、皱缩有筋、体重、糖分足者为佳。

饮片　呈不规则的丝或块状。外表面橙红色或橙黄色，皱缩或较光滑；内表面黄白色，有红黄色丝络，果瓤橙黄色，与多数种子黏结成团。具焦糖气，味微酸、甜。

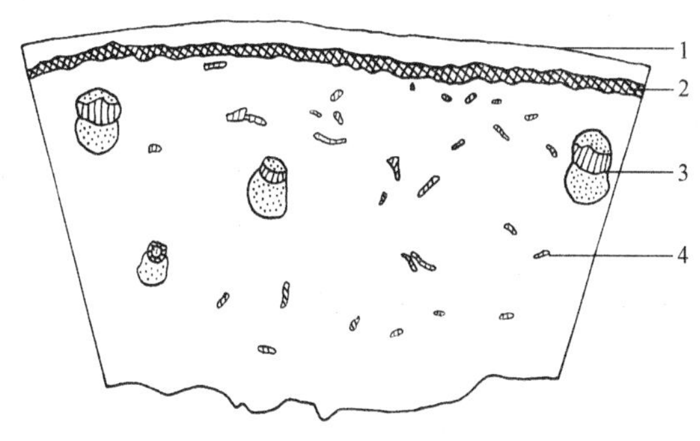

图10-62　瓜蒌（果皮）横切面

1. 外果皮　2. 石细胞环　3. 双韧型维管束　4. 斜向导管

【显微鉴别】果皮横切面：①外果皮细胞1列，近方形，外壁及两侧壁增厚。②内侧为数列色素细胞，壁薄。③石细胞环由数列石细胞组成。④内方为宽广的薄壁组织，散有多数双韧型维管束，木质部多向外略弯曲，有时几乎环绕外侧的韧皮部。薄壁细胞中含少数草酸钙结晶。（图10-62）

【成分】栝楼果实含三萜化合物，代表成分有10α-葫芦二烯醇（10α-cucurbitadienol），栝楼仁二醇（karounidiol），异栝楼仁二醇（isokarounidiol），7-氧化二氢栝楼仁二醇（7-oxodihydro-karounidiol）。果肉含丝氨酸蛋白酶A、B及天门冬氨酸、苏氨酸等17种氨基酸和钾、钙、镁、铁等。种子含脂肪油约26%，其中饱和脂肪酸约30%，不饱和脂肪酸约66.5%，以栝楼酸（tricho-sanic acid）为主；尚含菜油甾醇、谷甾醇、多种氨基酸及无机元素。

【检查】总灰分不得过7.0%，水分不得过16.0%。

【浸出物】按水溶性浸出物热浸法测定，水溶性浸出物不得少于31.0%。

【功效】性寒，味甘、微苦。清热涤痰，宽胸散结，润燥滑肠。

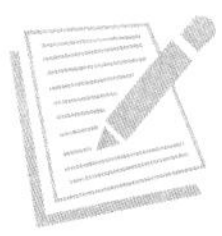

【附注】①来源为栝楼的瓜蒌药材根据性状特征分为仁瓜蒌和糖瓜蒌。仁瓜蒌较小，表面橙红色，有10数条突起的果皮维管束形成的纵棱纹（俗称筋），并有不规则大型网状皱纹；体重，果皮厚而略韧，皱缩，不易破碎，果瓤浓稠；种子长约1.5cm。糖瓜蒌较大；表面橙黄色，光滑，无突起的纵棱纹；体轻，果皮薄而不皱缩，易破碎，果瓤少；种子长约1.8cm。②王瓜 *Trichosanthes cucumeroides*（Ser.）Maxim. 的果实，在江浙部分地区混充瓜蒌。果实椭圆形，表面橙红色，果瓤橙黄色。果皮薄，质脆易碎。种子横长十字形，中间有1宽环，俗称“带子缠腰”。③湖北栝楼 *T. hupehensis* C. Y. Cheng et C. H. Yueh 的果实，产于湖北、湖南、江西、四川等地，在部分地区混充瓜蒌、瓜蒌皮或瓜蒌子。果实小，果皮薄，果瓤绿色，味苦。毒性大，服后有不良反应。

【附】瓜蒌皮　Trichosanthis Pericarpium

本品为葫芦科植物栝楼或双边栝楼的干燥成熟果皮。秋季采摘成熟果实，剖开，除去果瓤及种子，阴干。栝楼果皮边缘内卷，长6~12cm，较厚。外表面橙红色或橙黄色，皱缩，有的残留果梗或柱基；内表面黄白色。质较脆。具焦糖气，味淡、微酸。双边栝楼果皮较薄，浅棕色，稍皱缩或较光滑。本品性寒，味甘。清化热痰，利气宽胸。同属植物的果皮混作瓜蒌皮的有：①大子栝楼 *Trichosanthes truncata* C. B. Clarke，主产于广西、云南。长15~18cm，稍厚，皱缩；外表面橙棕色至紫棕色，内表面浅灰棕色，味淡略苦。②南方栝楼 *T. damiaoshanensis* C. Y. Cheng et Yueh，主产广西、贵州、四川等省区。长约9cm，橙黄色或带棕色，稍皱缩。

瓜蒌子　Trichosanthis Semen

本品为葫芦科植物栝楼及双边栝楼的干燥成熟种子。栝楼种子呈扁平椭圆形，长1.2~1.5cm，宽0.6~1cm，厚约3.5mm。表面浅棕色至棕褐色，平滑，沿边缘有1圈沟纹。顶端较尖，有种脐，基部钝圆或较狭。种皮坚硬；内种皮膜质，灰绿色，子叶2，黄白色，富油性。气微，味淡。双边栝楼种子长1.5~1.9cm，宽0.8~1cm，厚约2.5mm。表面棕褐色，沟纹明显而环边较宽，顶端平截。按《中国药典》采用高效液相色谱法测定，本品含3，29-二苯甲酰基栝楼仁三醇（$C_{44}H_{58}O_5$）不得少于0.080%。本品性寒，味甘。润肺化痰，滑肠通便。同属植物种子混作瓜蒌子的主要有：①大子栝楼：种子椭圆形，稍不对称，长2~3cm，宽1.5~2cm，厚4~6mm；表面黄棕色，光滑。②南方栝楼：种子宽椭圆形，长1.4~1.8cm，宽0.8~1.1cm；表面深棕色，稍有细皱纹，两端钝圆。

车前子

Plantaginis Semen（附：车前草）

【来源】本品为车前科（Plantaginaceae）植物车前 *Plantago asiatica* L. 或平车前 *P. depressa* Willd. 的干燥成熟种子。

【产地】车前产于全国各地。平车前产于东北、华北及西北等地。

【采收加工】夏、秋二季种子成熟时采收果穗，晒干，搓出种子，除去杂质。

【性状鉴别】呈椭圆形、不规则长圆形或三角状长圆形，略扁，长约2mm，宽约1mm。表面黄棕色至黑褐色，有细皱纹，一面有灰白色凹点状种脐。质硬。气微，味淡。

以颗粒饱满、色黄棕、纯净者为佳。

【显微鉴别】车前：粉末深黄棕色。①种皮外表皮细胞断面观类方形或略切向延长，细胞壁黏液质化。②种皮内表皮细胞表面观类长方形，直径5~19μm，长约至83μm，壁薄，微波状，常作镶嵌状排列。③内胚乳细胞壁甚厚，充满细小糊粉粒。（图10-63）

平车前：种皮内表皮细胞较小，直径5~15μm，长11~45μm。

【成分】含车前黏液A（plantagomuciage A），是一种酸性多糖衍生物，由D-木糖、L-可拉伯糖、L-鼠李糖、D-半乳糖和D-半乳糖醛酸等组成。还含毛蕊花糖苷（verbascoside）、京尼平苷酸（geniposidic acid）、车前子酸（plantenolic acid）、琥珀酸（succinic acid）、腺嘌呤（adenine）及胆碱等。含脂肪油10.43%，油中有棕榈酸、硬脂酸、花生酸、亚油酸、亚麻酸等。

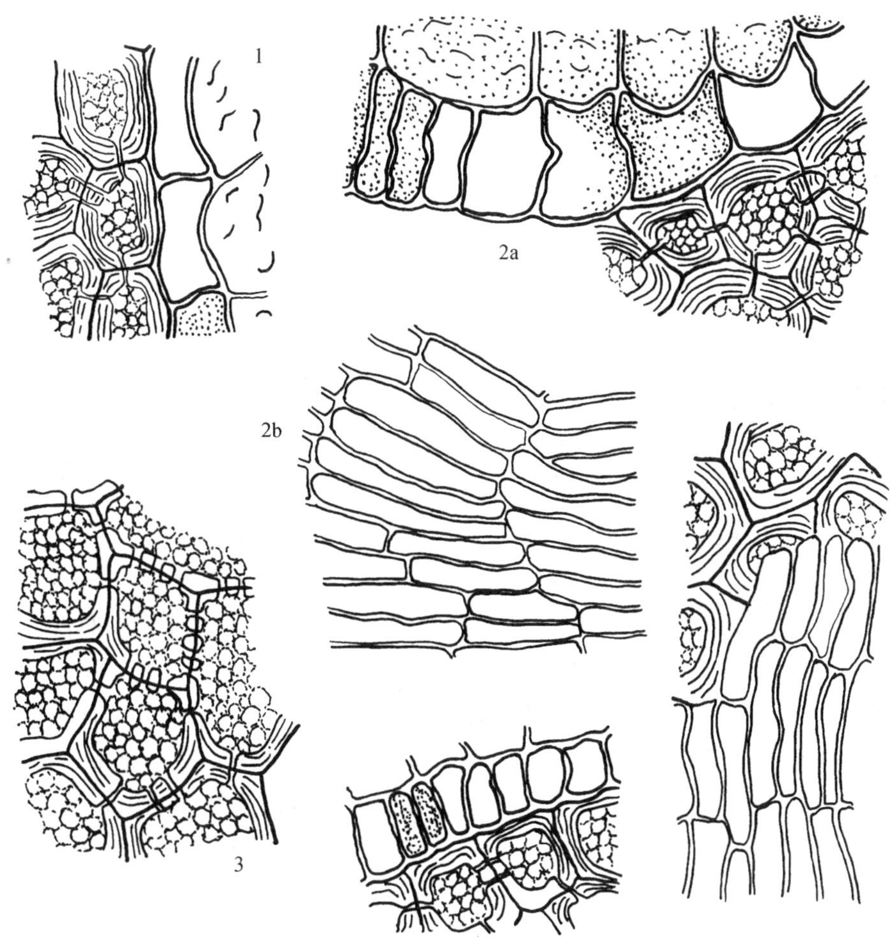

图 10-63　车前子（车前）粉末

1. 种皮外表皮细胞　2. 种皮内表皮细胞（a. 断面观　b. 表面观）
3. 内胚乳细胞

【理化鉴别】 取本品甲醇提取液作为供试品溶液，以京尼平苷酸和毛蕊花糖苷对照品作对照，分别点于同一硅胶 GF_{254} 薄层板上，以乙酸乙酯-甲醇-甲酸-水（18∶2∶1.5∶1）为展开剂，置紫外光灯（254mn）下检视。供试品色谱中，在与对照品色谱相应的位置上，显相同颜色的斑点；喷以 0.5%香草醛硫酸溶液，105℃加热至斑点显色清晰，供试品色谱中，在与对照品色谱相应的位置上，显相同颜色的斑点。

【检查】 总灰分不得过 6.0%，酸不溶性灰分不得过 2.0%，水分不得过 12.0%。

膨胀度　取本品 1g，称定重量，按《中国药典》膨胀度测定法测定，应不低于 4.0。

【含量测定】 按《中国药典》采用高效液相色谱法测定，本品含京尼平苷酸（$C_{16}H_{22}O_{10}$）不得少于 0.50%，含毛蕊花糖苷（$C_{29}H_{36}O_{15}$）不得少于 0.40%。

【功效】 性寒，味甘。清热利尿通淋，渗湿止泻，明目，祛痰。

【附】车前草　Plantaginis Herba

本品为车前科植物车前或平车前的干燥全草。车前根丛生，须状。叶基生，具长柄；叶片皱缩，卵状椭圆形或宽卵形，长 6~13cm，宽 2.5~8cm；表面灰绿色或污绿色，具明显弧形脉 5~7 条，先端钝或短尖，基部宽楔形，全缘或有不规则波状浅齿。穗状花序数条，花茎长。蒴果盖裂，萼宿存。气微香，味微苦。平车前主根直而长。叶片较狭，长椭圆形或椭圆状披针形，长 5~14cm，宽 2~3cm。全草含高车前苷（homoplantaginin）、桃叶珊

瑚苷（aucubin）以及熊果酸、β-谷甾醇、豆甾醇等。按《中国药典》采用高效液相色谱法测定，本品含大车前苷（$C_{29}H_{36}O_{16}$）不得少于0.10%。本品性寒，味甘。清热利尿通淋，祛痰，凉血，解毒。

牛蒡子
Arctii Fructus

【来源】本品为菊科（Compositae）植物牛蒡 *Arctium lappa* L. 的干燥成熟果实。

【产地】主产于东北及浙江等地。四川、湖北、河北、河南等省亦产。

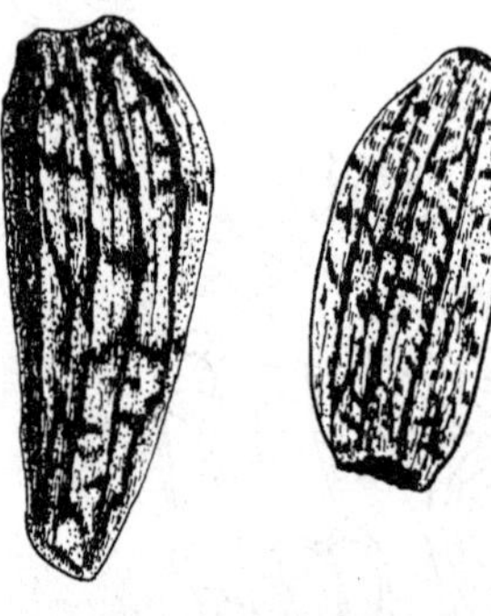

图 10-64　牛蒡子

【采收加工】秋季果实成熟时采收果序，晒干，打下果实，除去杂质，再晒干。

【性状鉴别】呈长倒卵形，略扁，微弯曲，长5~7mm，宽2~3mm。表面灰褐色，散有紫黑色斑点，纵棱数条，通常中间1~2条较明显。顶端钝圆，稍宽，顶面具圆环，中间具点状花柱残迹；基部略窄，着生面色较淡。果皮较硬，子叶2，淡黄白色，富油性。气微，味苦后微辛而稍麻舌。（图 10-64）

以粒大、饱满、色灰褐者为佳。

【显微鉴别】粉末：灰褐色。①内果皮石细胞略扁平，表面观呈尖梭形、长椭圆形或尖卵圆形，镶嵌紧密；侧面观呈类长方形或长条形，长70~224μm，宽13~70μm，壁厚约至20μm，木化，纹孔横长。②草酸钙方晶直径3~9μm，成片存在于黄色的中果皮薄壁细胞中，含晶细胞界限不明显。③中果皮网纹细胞横断面观呈类多角形，垂周壁具细点状增厚；纵断面观细胞延长，细胞壁具细密交叉的网状纹理。④子叶细胞充满糊粉粒及脂肪油滴，有的糊粉粒中包有细小簇晶。（图 10-65）

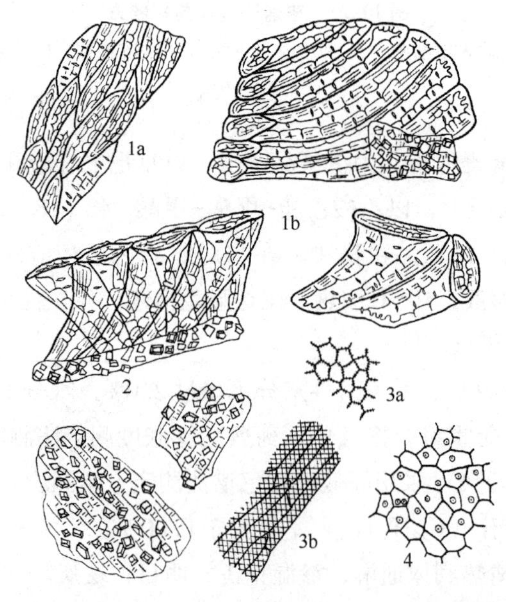

图 10-65　牛蒡子粉末

1. 内果皮石细胞（a. 表面观　b. 侧面观）　2. 草酸钙方晶
3. 中果皮网纹细胞（a. 横断面　b. 纵断面）　4. 子叶细胞

【成分】果实含牛蒡苷（arctiin）、牛蒡苷元（arctigenin）、络石苷元（trachelogenin）、松脂醇（pinoresinol）及罗汉松酯酚等；脂肪油 25%～30%，主要脂肪酸有棕榈酸、硬脂酸、花生酸、棕榈油酸、肉豆蔻酸（myristic acid）、对羟基苯甲酸、咖啡酸等。种子含牛蒡酚（lappaol）A、B、C、D、E、F，去咖啡酰基毛蕊花苷等。

牛蒡苷

【理化鉴别】取本品乙醇提取液作为供试品溶液，以牛蒡子对照药材和牛蒡苷对照品作对照，分别点于同一硅胶 G 板上，以三氯甲烷-甲醇-水（40∶8∶1）为展开剂，喷以 10% 的硫酸乙醇溶液，105℃加热至斑点显色清晰。供试品色谱中，在与对照药材及对照品色谱相应的位置上，显相同颜色的斑点。

【检查】总灰分不得过 7.0%，水分不得过 9.0%。

【含量测定】按《中国药典》采用高效液相色谱法测定，本品含牛蒡苷（$C_{27}H_{34}O_{11}$）不得少于 5.0%。

【功效】性寒，味辛、苦。疏散风热，宣肺透疹，解毒利咽。

【附注】同科植物大鳍蓟 *Onopordon acanthium* L. 的果实有时伪充牛蒡子。果实呈椭圆形或倒长卵形，两端略尖，少弯曲；表面有明显波状隆起的横向皱花纹（俗称花牛子），稀有紫黑色斑点；果皮坚硬，不易破碎；油性大。气微，味微苦。

薏苡仁

Coicis Semen

本品为禾本科（Gramineae）植物薏米 *Coix lacryma-jobi* L. var. *mayuen*（Roman.）Stapf 的干燥成熟种仁。主产于河北、福建、辽宁等省。其他各省亦产。均系栽培。秋季果实成熟时采割植株，晒干，打下果实，再晒干，除去硬壳、黄褐色种皮及杂质，收集种仁。药材呈宽卵形或长椭圆形，长 4～8mm，宽 3～6mm。表面乳白色，光滑，偶有残存的黄褐色种皮。一端钝圆，另端较宽而微凹，有 1 淡棕色点状种脐。背面圆凸，腹面有 1 条较宽而深的纵沟。质坚实，断面白色，粉性。气微，味微甜。以粒大、饱满、无破碎、色白者为佳。粉末：淡类白色。淀粉粒极多，单粒类圆形或多面形，直径 2～20μm，脐点星状；复粒少见，一般由 2～3 分粒组成，遇碘试液显棕红色。内胚乳细胞无色，类多角形，壁菲薄，稍弯曲，充满淀粉粒。果皮表皮细胞黄棕色，狭长，壁薄，垂周壁微波状弯曲。种仁含薏苡仁酯（coixenolide），薏苡素（coixol），薏苡多糖（coixan）A、B、C，酸性多糖 CA-1、CA-2 及葡聚糖等。还含亚油酸，棕榈酸，α-单油酸甘油酯，顺、反-阿魏酰豆甾醇，顺、反-阿魏酸菜油甾醇及磷、钙、铁等。种子挥发油含甘油三油酸酯（olein）、甘油三亚油酸酯（linolein）、己醛、γ-壬内酯、棕榈酸乙酯、亚油酸甲酯等 60 余种成分。按《中国药典》采用高效液相色谱法测定，本品含甘油三油酸酯（$C_{57}H_{104}O_6$）不得少于 0.50%。性凉，味甘、淡。利水渗

湿，健脾止泻，除痹，排脓，解毒散结。

槟 榔

Arecae Semen（附：大腹皮）

槟榔始载于李当之《药录》。《名医别录》谓："疗寸白，生南海。"《本草图经》谓："高五七丈……叶生木巅，大如楯头，又似芭蕉叶；其实作房……一房数百实，如鸡子状，皆有皮壳。……岭南人啖之，以当果实……不食此无以去瘴疠。其实春生，至夏乃熟……但以作鸡心状，正稳心不虚，破之作锦文者为佳尔……"以上所述形态与现今槟榔一致。

【来源】 为棕榈科（Palmae）植物槟榔 *Areca catechu* L. 的干燥成熟种子。

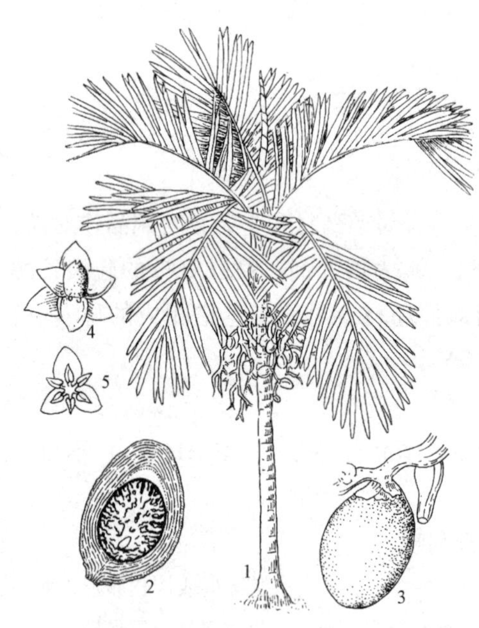

图 10-66 槟榔 *Areca catechu* L.

1. 植株 2. 果实纵剖面 3. 果实 4. 雌花 5. 雄花

【植物形态】 常绿乔木，高 10~18m，不分枝，叶脱落后，茎上形成明显的环纹。羽状复叶，长 1.3~2m，光滑无毛，丛生于茎顶；叶轴三棱形；小叶片线形或披针状线形，先端渐尖或不规则齿裂。肉穗花序生于最下一叶的叶束下，多分枝，排成圆锥状，基部有黄绿色佛焰苞状大苞片，花后脱落；花单性，雌雄同株；雄花小，着生于分枝的顶端，排成 2 列，花萼 3，花瓣 3；雄蕊 6；雌花大，着生于分枝的基部，无柄，具退化雄蕊 6，子房上位，1 室。坚果卵圆形或长圆形，有宿存花被片，中果皮厚，纤维质，内含大型种子 1 枚。每年开花 2 次，花期 3~8 月，冬花不结果，果期 12 月至翌年 2 月。（图 10-66）

【产地】 主产于海南、云南、广东等省。福建、广西、台湾南部亦有栽培。国外以印度尼西亚、印度、菲律宾等地产量大。

【采收加工】 春末至秋初采收成熟果实，用水煮后，干燥，剥去果皮，取出种子，干燥。

【性状鉴别】 呈扁球形或圆锥形，高 1.5~3.5cm，底部直径 1.5~3cm。表面淡黄棕色或淡红棕色，具稍凹下的网状沟纹，常附着少量灰白色内果皮碎片。底部中心有圆形凹陷的珠孔，旁边有 1 明显疤痕状种脐。质坚硬，不易破碎，断面可见棕色种皮与白色胚乳相间的大理石样花纹。气微，味涩、微苦。（图 10-67）

以个大、体重、坚实、断面颜色鲜艳、无破裂者为佳。

饮片 为类圆形薄片，切面呈棕白相间的大理石样花纹；周边淡黄棕色或红棕色。质坚脆易碎。气微，味涩、微苦。（图 10-67）

【显微鉴别】 横切面：①种皮组织分内、外两层，外层为数列切向延长的扁平石细胞，内含红棕色物，石细胞形状、大小不一，常有细胞间隙；内层为数列薄壁细胞，内含棕红色物，并散有少数维管束。②外胚乳较狭窄，细胞含黑棕色物；种皮内层与外胚乳的折合层常不规则地插入内胚乳中，形成错入组织。内胚乳细胞类白色，多角形，壁厚，纹孔大，含油滴及糊粉粒。（图 10-68、图 10-69）

粉末：红棕色至淡棕色。①内胚乳碎片近无色，细胞呈多角形或类方形，壁厚 6~11μm，有

类圆形大纹孔。②种皮石细胞纺锤形、长条状或多角形，直径 24~64μm，壁不甚厚。③外胚乳细胞长方形、类多角形，内含红棕色或深棕色物。（图 10-70）

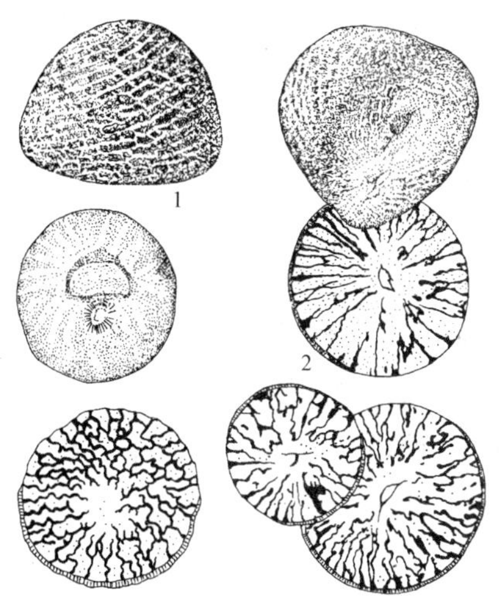

图 10-67　槟榔

1. 药材　2. 饮片

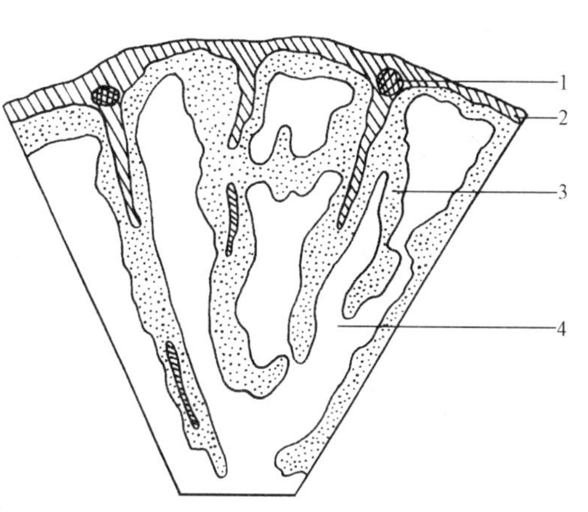

图 10-68　槟榔横切面（简）

1. 种皮维管束　2. 种皮　3. 外胚乳　4. 内胚乳

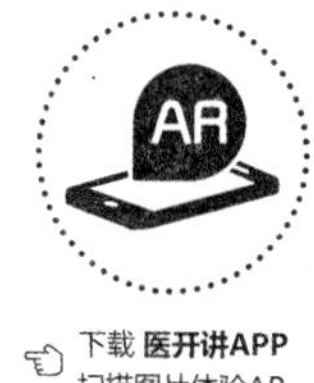

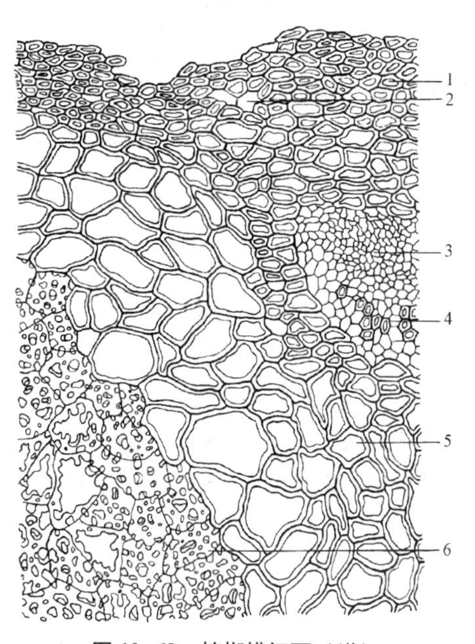

图 10-69　槟榔横切面（详）

1. 种皮细胞　2. 薄壁细胞　3. 韧皮部　4. 木质部　5. 外胚乳　6. 内胚乳

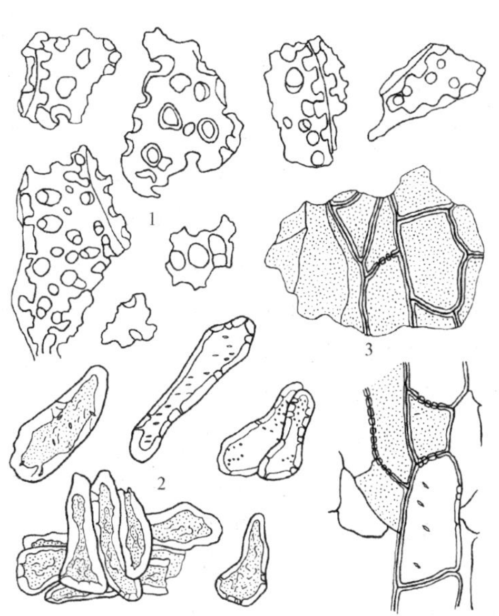

图 10-70　槟榔粉末

1. 内胚乳细胞　2. 种皮石细胞　3. 外胚乳细胞

【成分】 含多种与鞣质结合的生物碱，总生物碱含量 0.3%~0.7%，槟榔碱（arecoline）含量最高，为其有效成分；其次为槟榔次碱（arecaidine）、去甲基槟榔碱（guvacoline）、去甲基槟榔次碱（guvacine）、异去甲基槟榔次碱（isoguvacine）、槟榔副碱（arecolidine）及高槟榔碱（homoarecoline）等。含鞣质约 15%。含脂肪油 14%~18%，主要脂肪酸有肉豆蔻酸（myristic acid，约 46.3%）、月桂酸（约 19.5%）、棕榈酸（约 12.7%）。氨基酸中主要有脯氨酸、酪氨酸、苯丙氨酸和精氨酸。内胚乳含儿茶精、花白素及其聚合物。此外，尚含表儿茶素（L-epicatechin）、原花青素 B1（procyanidin B1）、原花青素 B2（procyanidin B2）、槟榔红色素（areca red）。

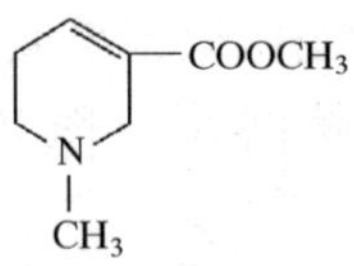

$$\text{COOCH}_3 \text{ (N-CH}_3\text{ tetrahydropyridine)}$$

槟榔碱

【理化鉴别】①取粉末0.5g，加水3~4mL，再加5%硫酸溶液1滴，微热数分钟，滤过。取滤液1滴于玻片上，加碘化铋钾试液1滴，即显混浊，放置后，置显微镜下观察，有石榴红色球晶或方晶产生。(检查槟榔碱)

②取本品乙醚与碳酸盐缓冲液的提取液挥干后，加入甲醇制成的溶液作为供试品溶液，以槟榔对照药材、氢溴酸槟榔碱对照品作对照。分别点于同一硅胶G薄层板上，以环己烷-乙酸乙酯-浓氨试液（7.5∶7.5∶0.2）为展开剂，置碘蒸气中熏至斑点清晰。供试品色谱中，在与对照药材及对照品色谱相应的位置上，显相同颜色的斑点。

【检查】水分不得过10.0%。

黄曲霉毒素　本品每1000g含黄曲霉毒素B_1不得过5μg，含黄曲霉毒素G_2、黄曲霉毒素G_1、黄曲霉毒素B_2和黄曲霉毒素B_1总量不得过10μg。

【含量测定】按《中国药典》采用高效液相色谱法测定，本品含槟榔碱（$C_8H_{13}NO_2$），不得少于0.20%。

【功效】性温，味苦、辛。杀虫，消积，行气，利水，截疟。

【附注】枣儿槟为未成熟或近成熟槟榔的干燥种子。药材呈压扁状，似干瘪的红枣。表面暗红棕色，具皱纹，种脐大而明显。气微，味微涩、微甘。药效较槟榔缓和，可消痰止咳，消食醒酒，宽胸止呕。

【附】大腹皮　Arecae Pericarpium

本品为槟榔 *Areca catechu* L. 的干燥果皮。冬季至次春采收未成熟的果实，煮后干燥，纵剖两瓣，剥取果皮，习称“大腹皮”；春末至秋初采收成熟果实，煮后干燥，剥取果皮，打松，晒干，习称“大腹毛”。大腹皮略呈椭圆形或长卵形瓢状，长4~7cm，宽2~3.5cm，厚0.2~0.5cm。外果皮深棕色至近黑色，具不规则纵皱纹及隆起的横纹；顶端有花柱残基，基部有果梗及残存萼片。内果皮凹陷，褐色或深棕色，光滑，硬壳状。体轻，质硬，纵向撕裂后可见中果皮纤维。气微，味微涩。大腹毛略呈椭圆形或瓢状。外果皮多已脱落或残存。中果皮棕毛状，黄白色或淡棕色，疏松质柔。内果皮硬壳状，黄棕色或棕色，内表面光滑或纵向破裂。气微，味淡。粉末黄白色或黄棕色。中果皮纤维成束，细长，直径8~15μm，微木化，纹孔明显，周围细胞中含圆簇状硅质块，直径约8μm。内果皮细胞不规则多角形、类圆形或椭圆形，直径48~88μm，纹孔明显。性微温，味辛。行气宽中，行水消肿。此外，广东、广西使用的大腹皮为未成熟或近成熟槟榔的干燥果皮。广东湛江和海南岛部分地区使用的大腹皮为槟榔花序中脱落的佛焰苞状总苞片，名大腹胎。

砂　仁

Amomi Fructus

本品始载于《药性论》，原名缩砂蜜。谓：“缩砂蜜出波斯国。”《本草图经》载：“缩砂蜜生南地，今惟岭南山泽间有之。苗茎似高良姜，高三四尺，开花在根下，五六月成实，五七十枚作一穗。状似益智，皮紧厚而皱，有粟纹，外有刺。黄赤色。皮间细子一团，八隔，可四十余粒，如大黍米，微黑色，七月、八月采。”本草所述，古代所用缩砂蜜应为现今姜科砂仁属植物，并有国产和进口之分，产岭南者即阳春砂仁。

【来源】本品为姜科（Zingiberaceae）植物阳春砂 *Amomum villosum* Lour.、绿壳砂 *A. villosum*

Lour. var. *xanthioides* T. L. Wu et Senjen 或海南砂 *A. longiligulare* T. L. Wu 的干燥成熟果实。

【植物形态】阳春砂　多年生直立草本，高 1.2~2m 或更高。根状茎匍匐于地面，节上具鞘状膜质鳞片，芽鲜红色。叶 2 列，叶片长披针形，长 20~40cm，宽 2~5cm，上面无毛，下面被微毛；叶鞘开放，抱茎，叶舌半圆形，短小。花茎由根状茎上抽出；穗状花序类球形，总苞片 1 枚，长椭圆形，小苞片管状，顶端 2 裂；花萼管状，顶端 3 浅裂；花冠管细长，先端 3 裂，白色，裂片长圆形，先端兜状，唇瓣倒卵形，白色，中部有淡黄色及红色斑点，先端 2 齿裂，反卷；发育雄蕊 1，药隔顶端的附属物半圆形，花瓣状，两侧裂片细小；雌蕊花柱细长，先端嵌生于 2 药室之中，柱头漏斗状，高于花药；子房下位，3 室，被白色柔毛。蒴果近球形，不开裂，直径约 1.5cm，具不分枝的软刺，成熟时棕红色。种子多数，相聚成团。花期 3~6 月，果期 6~9 月。（图 10-71）

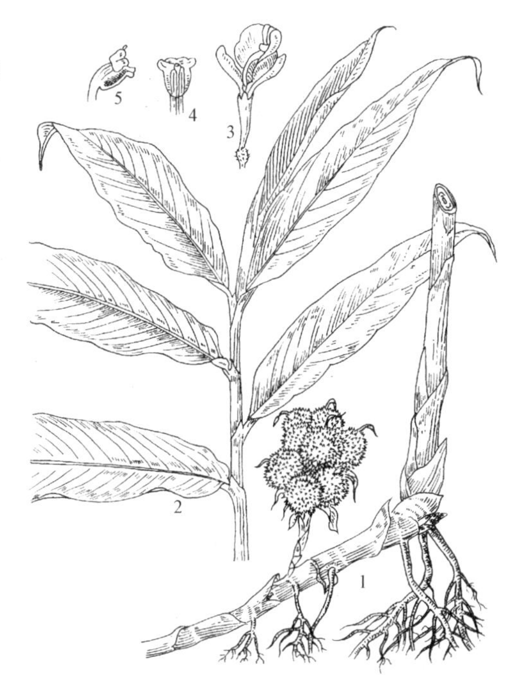

图 10-71　阳春砂 *Amomum villosum* Lour.

1. 根茎及果序　2. 叶枝　3. 花　4、5. 雄蕊

绿壳砂　与阳春砂的区别点为：根状茎先端的芽绿色。叶片线状披针形，两面无毛，叶舌长 4mm，多为绿色；花茎上被绢毛，花药顶端附属物半月形，两侧耳状。蒴果长椭圆形或球状三角形，直径约 2cm，具软刺，成熟时绿色。果实也称缩砂。

海南砂　主要区别点：叶片线状披针形，两面无毛；叶舌披针形，长 2~2.5cm，棕黄色，膜质，无毛。蒴果卵圆形，较长，具明显的三钝棱，果皮厚而硬，被片状、分枝状软刺。

【产地】阳春砂主产于广东省，以阳春、阳江产者最著名。广西亦产，多为栽培。绿壳砂主产于云南南部临沧、文山、景洪等地。海南砂主产于海南等省。

【采收加工】夏、秋二季果实成熟时采收，阳春砂、海南砂连壳低温干燥。绿壳砂（缩砂）连壳晒干，称“壳砂”；剥去果皮，将种子团晒干，并上白粉，称“砂仁”。

【性状鉴别】阳春砂、绿壳砂果实呈椭圆形或卵圆形，有不明显三棱，长 1.5~2cm，直径 1~1.5cm。表面棕褐色，密生刺状突起，顶端有花被残基，基部常带果梗。果皮薄而软。种子集结成团，具三钝棱，中有白色隔膜，将种子团分成 3 瓣，每瓣有种子 5~26 粒。种子为不规则多面体，直径 2~3mm；表面棕红色或暗褐色，有细皱纹，外被淡棕色膜质假种皮；质硬，胚乳灰白色。气芳香而浓烈，味辛凉、微苦。（图 10-72）

海南砂　呈长椭圆形或卵圆形，有明显三棱，长 1.5~2cm，直径 0.8~1.2cm。表面被片状、分枝状软刺，基部具果梗痕。果皮厚而硬。种子团较小，每瓣有种子 3~24 粒；种子直径 1.5~2mm。气味稍淡。

以个大、饱满、坚实、种子棕红色、香气浓、搓之果皮不易脱落者为佳。

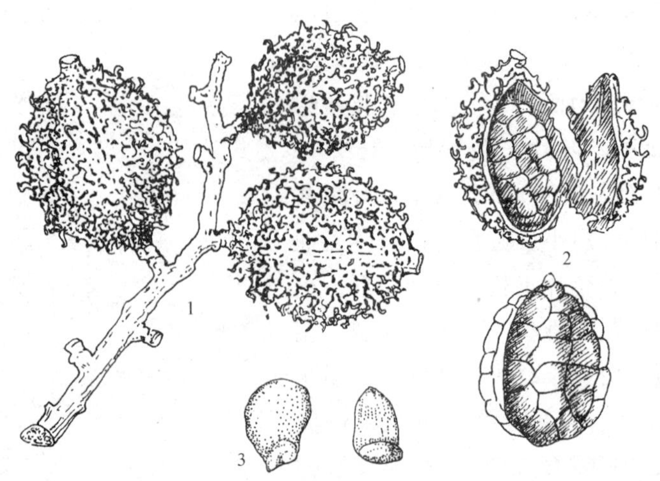

图 10-72　砂仁（阳春砂）

1. 果实　2. 种子团　3. 种子

【显微鉴别】阳春砂种子横切面：①假种皮有时残存。②种皮表皮细胞 1 列，径向延长，壁稍厚；下皮细胞 1 列，含棕色或红棕色物；油细胞层细胞 1 列，呈切向长方形，长 76～106μm，宽 16～25μm，含黄色油滴。色素层为数列棕色细胞，细胞多角形，排列不规则。内种皮为 1 列栅状厚壁细胞，黄棕色，内壁及侧壁极厚，细胞小，内含硅质块。③外胚乳细胞含淀粉粒，并有少数细小的草酸钙方晶。④内胚乳细胞含细小的糊粉粒及脂肪油滴。（图 10-73）

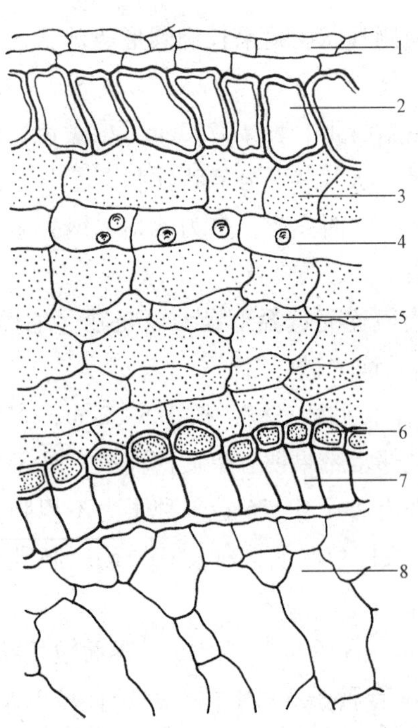

图 10-73　砂仁（阳春砂种子）横切面

1. 假种皮　2. 表皮细胞

3. 下皮细胞层　4. 油细胞层　5. 色素层

6. 硅质块　7. 内种皮　8. 外胚乳

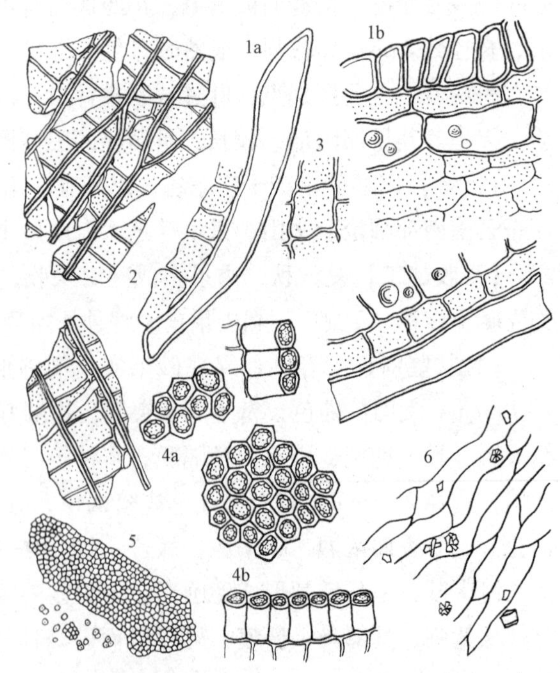

图 10-74　砂仁（阳春砂）粉末

1. 种皮表皮细胞（a. 表面观　b. 断面观）

2. 下皮细胞　3. 油细胞及色素层细胞

4. 内种皮细胞（a. 表面观　b. 断面观）

5. 外胚乳细胞及淀粉团　6. 假种皮及草酸钙结晶

粉末：灰棕色。①种皮表皮细胞淡黄色，表面观长条形，常与下皮细胞上下层垂直排列；下皮细胞含棕色或红棕色物。②油细胞无色，壁薄，偶见油滴。③内种皮厚壁细胞红棕色或黄棕色，表面观多角形，壁厚，非木化，胞腔内含硅质块；断面观为 1 列栅状细胞，内壁及侧壁极厚，胞腔偏外侧，内含硅质块。④色素层细胞皱缩，界限不清，含红棕色或深棕色物。⑤外胚乳细胞类长方形或不规则形，充满由细小淀粉粒集结成的淀粉团，有的包埋有细小草酸钙方晶。⑥内胚乳细胞含细小糊粉粒及脂肪油滴。⑦假种皮细胞狭长，壁薄，有的含草酸钙方晶或簇晶。（图 10-74）

【成分】阳春砂种子含挥发油 3%以上，油中主成分为乙酸龙脑酯（bornyl acetate）、芳樟醇（linalool）、橙花叔醇（nerolidol）、龙脑（borneol）、樟脑、柠檬烯、莰烯、α-蒎烯、β-蒎烯、α-柯巴烯等；又含黄酮、酚酸类化合物等。绿壳砂（缩砂）种子挥发油的主成分与阳春砂相似，另含豆蔻苷（amomumoside）。海南砂种子挥发油的组分与阳春砂相似，但含量较低。

【理化鉴别】取砂仁挥发油的乙醇溶液作为供试品溶液，以乙酸龙脑酯对照品作对照，分别点于同一硅胶 G 薄层板上，以环己烷-乙酸乙酯（22∶1）为展开剂，喷以 5%香草醛硫酸溶液，加热至斑点显色清晰。供试品色谱中，在与对照品色谱相应的位置上，显相同的紫红色斑点。

【检查】水分不得过 15.0%。

【含量测定】按《中国药典》采用挥发油测定法测定，阳春砂、绿壳砂种子团含挥发油不得少于 3.0%（mL/g），海南砂种子团含挥发油不得少于 1.0%（mL/g）；采用气相色谱法测定，含乙酸龙脑脂（$C_{12}H_{20}O_2$）不得少于 0.90%。

【功效】性温，味辛。化湿开胃，温脾止泻，理气安胎。

【附注】①进口砂仁原植物与绿壳砂一致。产于越南、缅甸、印度尼西亚等地。药材称缩砂。

②红壳砂仁 *Amomum aurantiacum* H. T. Tsai et S. W. Zhao 等数种植物的果实在我国云南等地混作砂仁。

③山姜 *Alpinia japonica*（Thunb.）Miq.、华山姜 *A. chinensis*（Retz.）Rosc. 及艳山姜 *A. zerumbet*（Pers.）Burtt. et Smith 等植物的果实，习称“建砂仁”“土砂仁”或“川砂仁”。在福建、四川、贵州等地使用。山姜属植物的主要特征：花序顶生，花序轴被绒毛；果实球形至椭圆形，直径 1~2cm，表面光滑或被短柔毛，红黄色、棕黄色或橙红色；艳山姜果实表面有 10 余条明显的纵棱。药材多为种子团或散落的种子，并常残留棕黄色光滑的果皮碎片。该属植物的果实或种子团，不宜作砂仁使用，应注意鉴别。

草　果

Tsaoko Fructus

本品为姜科植物草果 *Amomum tsao-ko* Crevost et Lemaire 的干燥成熟果实。主产于云南、广西、贵州等省区。多为栽培。药材呈长椭圆形，具三钝棱，长 2~4cm，直径1~2.5cm。表面灰棕色至红棕色，有纵沟及棱线，顶端具圆形突起的柱基，基部有果梗或果梗痕。果皮质坚韧，易纵向撕裂。种子团 3 瓣，中间有黄棕色隔膜，每瓣有种子多为8~11 粒。种子呈圆锥状多面体，直径约 5mm；表面红棕色，外被灰白色膜质假种皮，种脊为 1 纵沟，尖端有凹状的种脐；质硬，胚乳灰白色。具特异香气，味辛、微苦。以个大、饱满、色红棕、气味浓者为佳。主含挥发油，其中果实约含 1.6%，果皮约含 0.38%，种子约含 2.2%。油中主成分为桉油精（约 33.94%）、牻牛儿醛、反-2-(+)-烯醛（trans-2-undecenal），后者纯品具有浓郁的草果香味，还含 α、β-蒎烯，对-聚伞花素，壬醛，癸醛，樟脑，α-松油醇，橙花叔醇等。按《中国药典》采用挥发油测定法测定，种子团含挥发油不得少于 1.4%（mL/g）。本品性温，味辛。燥湿温中，截疟除痰。

豆 蔻

Amomi Fructus Rotundus

本品始载于《开宝本草》，谓：“白豆蔻，出伽古罗国，呼为多骨。形如芭蕉，叶似杜若，长八九尺，冬夏不凋，花浅黄色，子作朵如葡萄，初出微青，熟则变白，七月采之。”《本草纲目》谓：“白豆蔻子圆大如白牵牛子。其壳白厚，其仁如缩砂仁，入药去皮炒用。”据本草记述，白豆蔻自古就属于进口药材。

【来源】为姜科植物白豆蔻 *Amomum kravanh* Pierre ex Gagnep. 或爪哇白豆蔻 *A. compactum* Soland ex Maton 的干燥成熟果实。按产地不同分为“原豆蔻”和“印尼白蔻”。

【植物形态】白豆蔻　多年生草本，高 2~3m；根状茎匍匐；茎直立。叶 2 列，叶片披针形，长 40~60cm，宽 7.5~10cm；先端尾尖，基部窄，边缘近波状；两面光滑无毛；叶舌长约 7mm，先端 2 裂，叶鞘口及叶舌密被长粗毛。穗状花序于近茎基处的根茎上抽出，总花梗不分枝，长 8~11cm，苞片覆瓦状排列；花长 2.5~3cm；花萼管状，3 裂，白色带红，被长柔毛；花冠白色，唇瓣椭圆形，黄色，先端内凹，基部具瓣柄；雄蕊 1，药隔附属物 3 裂，子房下位，3 室，被长柔毛。蒴果近球形，略具三钝棱。种子团 3 瓣。花期 2~5 月，果期 7~8 月。

爪哇白豆蔻与白豆蔻的主要区别：植株较小，高 1~1.7m。叶揉之有松节油香气，叶鞘口无毛，叶舌仅边缘疏被柔毛。苞片小，长 2~2.5cm。蒴果土黄色或带紫红色。

【产地】白豆蔻由柬埔寨、泰国、越南、缅甸等国进口。海南省和云南南部有少量栽培。爪哇白豆蔻多由印度尼西亚进口，海南省和云南南部有栽培。

【采收加工】夏、秋间果实成熟时采收，晒干或低温干燥。

【性状鉴别】原豆蔻　呈类球形，直径 1.2~1.8cm。表面黄白色至淡黄棕色，有 3 条较深的纵向槽纹，顶端有突起的柱基，基部有凹下的果梗痕，两端均具浅棕色绒毛。果皮薄，体轻，质脆，易纵向裂开，内分 3 室，每室含种子约 10 粒；种子呈不规则多面体，背面略隆起，直径 3~4mm，表面暗棕色，有皱纹，并残留假种皮。气芳香，味辛凉略似樟脑。（图 10-75）

印尼白蔻　个略小。表面黄白色，有的微显紫棕色。果皮较薄。种子瘦瘪。气味较弱。

均以个大饱满、果皮薄而洁白、气味浓者为佳。

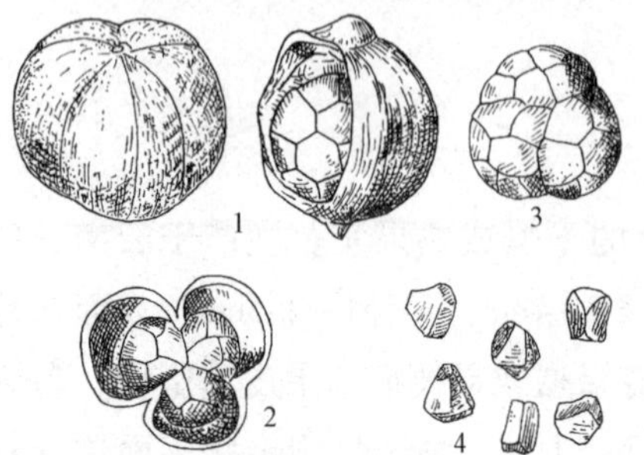

图 10-75　豆蔻（白豆蔻）

1. 果实　2. 果实横剖　3. 种子团　4. 种子

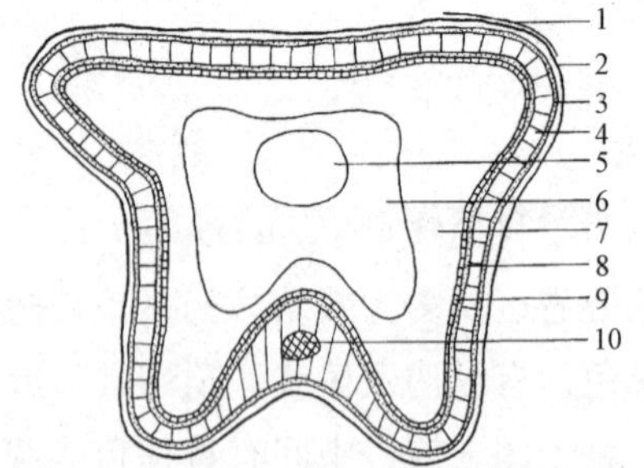

图 10-76　豆蔻（白豆蔻种子）横切面（简）

1. 假种皮　2. 表皮　3. 下皮层　4. 油细胞层　5. 胚　6. 内胚乳　7. 外胚乳　8. 色素层　9. 内种皮　10. 种脊维管束

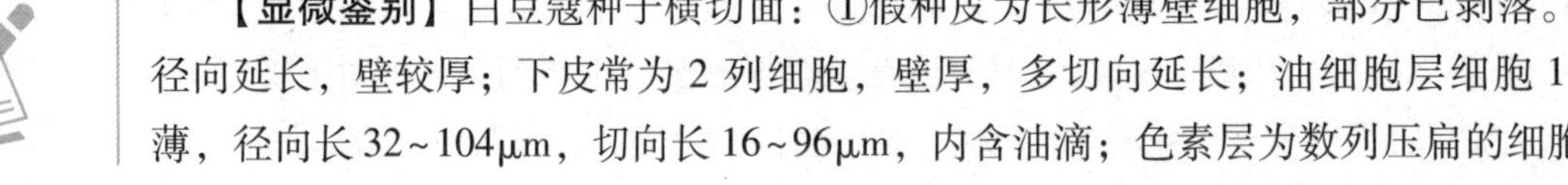

【显微鉴别】白豆蔻种子横切面：①假种皮为长形薄壁细胞，部分已剥落。②种皮表皮细胞径向延长，壁较厚；下皮常为 2 列细胞，壁厚，多切向延长；油细胞层细胞 1 列，类方形，壁薄，径向长 32~104μm，切向长 16~96μm，内含油滴；色素层为数列压扁的细胞，内含红棕色物

质；内种皮为 1 列石细胞，内壁及侧壁极厚，胞腔偏于外侧。种脊维管束位于凹端处。③外胚乳细胞含淀粉粒及少数草酸钙结晶。④内胚乳细胞含糊粉粒。⑤胚位于内胚乳中央。（图 10-76、图 10-77）

白豆蔻种子粉末：淡棕色。①种皮表皮细胞甚长，直径 20~32μm。②下皮细胞长方形，与表皮细胞垂直排列，含红棕色物质。③油细胞略呈方形或长方形，常与表皮及下皮细胞相重叠。④内种皮碎片红棕色，细胞细小，顶面观多角形，壁厚；断面观长方形，胞腔偏于一侧，内含硅质块。⑤外胚乳细胞长多角形，充满细小淀粉粒及少数草酸钙结晶。⑥内胚乳细胞含糊粉粒及油滴。⑦假种皮细胞狭长，壁薄，含细小草酸钙结晶。（图 10-78）

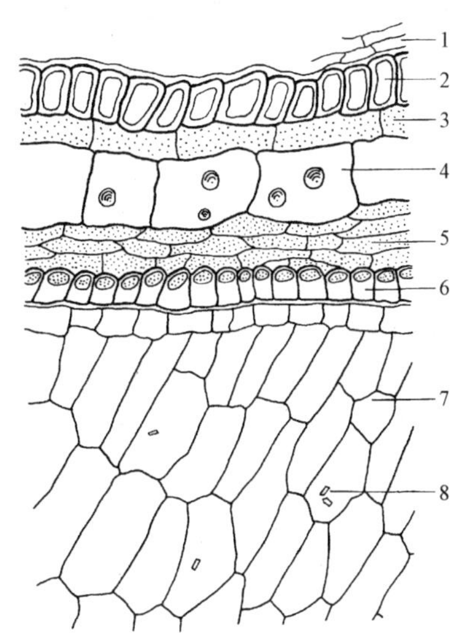

图 10-77　豆蔻（白豆蔻种子）横切面（详）

1. 假种皮　2. 表皮细胞　3. 下皮细胞　4. 油细胞　5. 色素层细胞　6. 内种皮细胞　7. 外胚乳　8. 草酸钙结晶

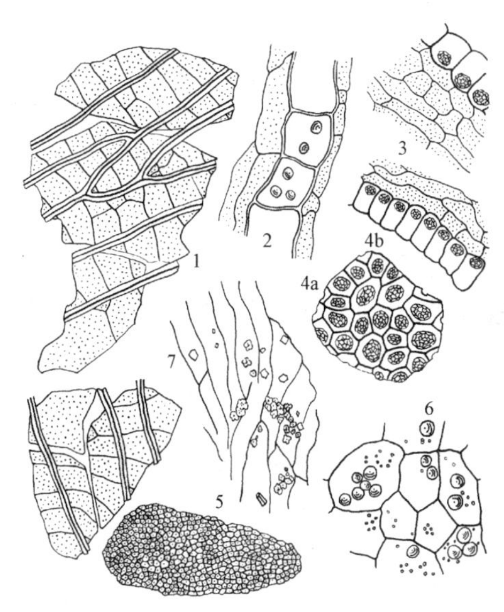

图 10-78　豆蔻（白豆蔻种子）粉末

1. 表皮细胞及下皮细胞　2. 油细胞　3. 色素细胞　4. 内种皮细胞（a. 断面观　b. 表面观）　5. 淀粉团　6. 内胚乳细胞　7. 假种皮及草酸钙结晶

【成分】两种豆蔻均含挥发油。原豆蔻油中主成分为桉油精（cineole）、α-蒎烯及 β-蒎烯、丁香烯等；印尼白蔻油中主成分为桉油精、葛缕酮（carvone）、α-松油醇（α-terpineol）等。还含皂苷、色素及脂肪油等。

【理化鉴别】取种子挥发油作为供试品溶液，以桉油精对照品作对照，分别点于同一硅胶 G 薄层板上，以环己烷-二氯甲烷-乙酸乙酯（15∶5∶0.5）为展开剂，喷以 5%香草醛硫酸溶液，105℃加热至斑点显色清晰。供试品色谱中，在与对照品色谱相应的位置上，显相同颜色的斑点。

【检查】原豆蔻杂质不得过 1%，印尼白蔻不得过 2%。原豆蔻水分不得过 11.0%，印尼白蔻不得过 12.0%。

【含量测定】按《中国药典》采用挥发油测定法测定，原豆蔻仁含挥发油不得少于 5.0%（mL/g），印尼白蔻仁不得少于 4.0%（mL/g）；采用气相色谱法测定，豆蔻仁含桉油精（$C_{10}H_{18}O$）不得少于 3.0%。

【功效】性温，味辛。化湿行气，温中止呕，开胃消食。

红豆蔻

Galangae Fructus

本品为姜科植物大高良姜 *Alpinia galanga* Willd. 的干燥成熟果实。主产于广东、广西、海南、云南等省区。马来西亚、印度等国也有分布。呈长球形，中部略细，长0.7~1.2cm，直径0.5~0.7cm。表面红棕色或暗红色，略皱缩，顶端有黄白色管状宿萼，基部有果梗痕。果皮薄，易破碎。种子6，扁圆形或三角状多面体形，黑棕色或红棕色，外被黄白色膜质假种皮，胚乳灰白色。气香，味辛辣。以果实色红棕、种子粒大饱满、不破碎、气香、味辛辣者为佳。种子横切面：假种皮细胞4~7列，种皮外层为1~5列非木化厚壁纤维，呈圆形或多角形，直径13~45μm，其下为1列扁平的黄棕色或深黄棕色色素细胞；油细胞1列，方形或长方形，直径16~54μm；色素层细胞3~5列，含红棕色物；内种皮为1列栅状厚壁细胞，长约65μm，宽约30μm，黄棕色或红棕色，内壁及靠内方的侧壁极厚，胞腔偏外侧，内含硅胶块。外胚乳细胞充满淀粉粒团。内胚乳细胞含糊粉粒和脂肪油滴。果实含挥发油，油中主成分为1′-乙酰氧基胡椒酚乙酸酯（1′-acetoxychavicol acetate）、十五烷、金合欢醇（farnesol）、β-甜没药烯（β-bisabolene）、乙酸金合欢酯（farnesol acetate）及丁香醇（caryophyllenol）Ⅰ、Ⅱ等。还含槲皮素、山柰酚、槲皮素-3-甲醚、高良姜素等。按《中国药典》采用挥发油测定法测定，种子含挥发油不得少于0.40%（mL/g）。性温，味辛。散寒燥湿，醒脾消食。

草豆蔻

Alpiniae Katsumadai Semen

本品为姜科植物草豆蔻 *Alpinia katsumadai* Hayata 的干燥近成熟种子。主产于广东、广西等省区。种子团类球形，直径1.5~2.7cm。表面灰褐色，略光滑，中间有黄白色的隔膜，将种子团分成3瓣，每瓣有种子多数，粘连紧密。种子为卵圆状多面体形，长3~5mm，直径约3mm，外被淡棕色膜质假种皮，种脊为一条纵沟，一端有种脐；质硬，将种子沿种脊纵剖两瓣，纵断面观呈斜心形，种皮沿种脊向内伸入部分约占整个表面积的1/2；胚乳灰白色。气香，味辛、微苦。以种子团类球形、种子饱满、气味浓者为佳。粉末：种皮表皮细胞表面呈长条形，直径约至30μm，壁稍厚，常与下皮细胞上下层垂直排列；下皮细胞表面观长多角形或类长方形。色素层细胞易破碎成不规则色素块。油细胞散在于色素层细胞间，含黄绿色油状物。内种皮厚壁细胞，表面观多角形，壁厚，非木化，胞腔内含硅质块；断面观细胞1列，栅状，内壁及侧壁极厚，胞腔偏外侧，内含硅质块。种子含挥发油约4%，油中主成分为1,8-桉油精（1,8-cineole）、α-蛇麻烯（α-humulene）、金合欢醇（farnesol）、(E)-β-金合欢烯[(E)-β-farnesene]、顺式-石竹烯等；尚含山姜素（alpinetin）、小豆蔻明（cardamomin）等。按《中国药典》采用挥发油测定法测定，本品含挥发油不得少于1.0%（mL/g）；采用高效液相色谱法测定，本品含山姜素（$C_{16}H_{14}O_4$）、乔松素（$C_{15}H_{12}O_4$）和小豆蔻明（$C_{16}H_{14}O_4$）的总量不得少于1.35%，桤木酮（$C_{19}H_{18}O$）不得少于0.50%。性温，味辛。燥湿行气，温中止呕。

益　智

Alpiniae Oxyphyllae Fructus

本品为姜科植物益智 *Alpinia oxyphylla* Miq. 的干燥成熟果实。主产于海南省山区，广东雷州半岛、广西等地亦产。药材呈椭圆形，两端略尖，长 1.2～2cm，直径 1～1.3cm。表面棕色或灰棕色，有纵向凹凸不平的突起棱线 13～20 条，顶端有花被残基，基部常残留果梗。果皮薄而稍韧，与种子紧贴。种子团中央有隔膜，分为 3 瓣，每瓣有种子 6～11 粒。种子呈不规则扁圆形，略有钝棱，直径约 0.3cm，表面灰褐色或灰黄色，外被淡棕色膜质假种皮；质硬，胚乳白色。具特异香气，味辛、微苦。以粒大饱满、气味浓者为佳。粉末：黄棕色。种皮表皮细胞表面观呈长条形，直径约至 29μm，壁稍厚，常与下皮细胞上下层垂直排列。色素层细胞皱缩，界限不清楚，含红棕色或深棕色物，常碎裂成不规则色素块。油细胞类方形、长方形，或散列于色素层细胞间。内种皮厚壁细胞黄棕色或棕色，表面观多角形，壁厚，非木化，胞腔内含硅质块；断面观细胞 1 列，栅状，内壁和侧壁极厚，胞腔偏外侧，内含硅质块。果实含挥发油约 0.7%，油中主成分为桉油精（cineole）、圆柚酮（nootkatone）、香橙烯（valencene）等。按《中国药典》采用挥发油测定法测定，种子含挥发油不得少于 1.0%（mL/g）。本品性温，味辛。暖肾固精缩尿，温脾止泻摄唾。

第十一章
全草类

扫一扫，查阅本章数字资源，含PPT、音视频、图片等

第一节　概　述

全草（herba）类中药又称草类中药材，是指用植物的全体的一类中药，大多为干燥的草本植物的地上部分，如广藿香、益母草等；亦有少数带有根或根及根茎，如蒲公英等；或小灌木的草质茎，如麻黄等；或常绿寄生小灌木，如槲寄生等，均列入全草类药材。

一、性状鉴别

全草类药材的鉴定，应按所包括的器官，如根、茎、叶、花、果实、种子等分别处理，这些器官的性状鉴别与显微鉴别（草质茎除外）已在前面各章中分别进行了论述，这里不再重复。这类药材主要是由草本植物的全株或地上的某些器官直接干燥而成的，因此，依靠原植物形态与植物分类的鉴定更为重要。原植物的形态特征一般反映了药材性状的特征，但要注意其颜色和形状的改变情况。

二、显微鉴别

双子叶植物草质茎的组织构造从外向内分为表皮、皮层和维管柱三部分。①表皮为一层长方形、扁平、排列整齐、无细胞间隙的细胞组成。观察时应注意有无各式毛茸、气孔、角质层、蜡被等附属物。②皮层主要由薄壁细胞组成，细胞大，壁薄，排列疏松。靠近表皮部分的细胞常具叶绿体，故嫩茎呈绿色。有的具厚角组织（排列成环形，亦有分布在茎的棱角处）。观察时应注意有无纤维、石细胞、分泌组织等。③维管柱占较大比例，大多数草本植物茎维管束之间距离较大，即束间区域较宽，呈环状排列，髓部发达，髓射线较宽。

单子叶植物草质茎的组织构造最外为表皮，向内是基本薄壁组织，其中散布多数有限外韧型维管束，无皮层和髓及髓射线之分；观察时应注意有无厚壁组织、草酸钙晶体及分泌组织等。

进行显微鉴别时，根据药材所含有的药用部位，通常作根、根茎、茎、叶等的横切面，叶的表面制片，以及全药材或某些药用部位的粉末制片等。进行组织观察，应注意药材所含有的药用部位的构造特点，找出鉴别特征。全草类药材的粉末鉴别，通常应注意观察下列特征：茎、叶的保护组织及毛（非腺毛、腺毛）、气孔类型、叶肉组织等，全草中的机械组织、厚壁组织、分泌组织、后含物（草酸钙、碳酸钙晶体、淀粉粒等）或带花药材的花粉粒等情况。

第二节　药材（饮片）鉴定

麻　黄

Ephedrae Herba（附：麻黄根）

本品始见于《神农本草经》，列为中品。《名医别录》载："麻黄生晋地及河东，立秋采茎，阴干令青。"苏颂谓："春生苗，至夏五月则长及一尺以来。梢上有黄花，结实如百合瓣而小，又似皂荚子，味甜，微有麻黄气，外皮红，里仁子黑。根紫赤色。俗说有雌雄二种，雌者于三月四月内开花，六月结子。雄者无花不结子。至立秋后收茎阴干。"古代记述的产地和描述的形态与现代应用的麻黄属植物相符。

【来源】 为麻黄科（Ephedraceae）植物草麻黄 *Ephedra sinica* Stapf、中麻黄 *E. intermedia* Schrenk et C. A. Mey. 或木贼麻黄 *E. equisetina* Bge. 的干燥草质茎。

【植物形态】 草麻黄　为草本状小灌木，茎高20~40cm，分枝较少，木质茎短小，匍匐状，草质茎绿色，长圆柱形，直立。小枝圆，对生或轮生，节间长2.5~6cm，直径约2mm。叶膜质鞘状，上部二裂（稀3裂），裂片锐三角形，反曲。雌雄异株。雄球花有多数密集的雄花，苞片通常4对，雄花有7~8枚雄蕊；雌球花单生枝顶，有苞片4~5对，上面一对苞片内有雌花2朵，雌球花成熟时苞片红色肉质。种子通常2粒。花期5月，种子成熟期7月。（图11-1）

中麻黄　直立灌木，高达1m以上。草质茎分枝多，节间长2~6cm。叶膜质鞘状，上部1/3分裂，裂片3（稀2），钝三角形或三角形。雄球花常数个密集于节上，呈团状；雌球花2~3个生于茎节上，仅先端一轮苞片生有2~3个雌花。种子通常3粒（稀2）。

木贼麻黄　为直立灌木，高达1m。草质茎分枝较多，黄绿色，节间短而纤细，长1.5~3cm。叶膜质鞘状，上部仅1/4分离，裂片2，呈三角形，不反曲。雌花序常着生于节上成对，苞片内有雌花1朵。种子通常1粒。

图11-1　草麻黄
***Ephedra sinica* Stapf**
1. 雌株　2. 雌球花　3. 雄球花

【产地】 主产于内蒙古、山西、陕西、宁夏等省区。

【采收加工】 秋季采割绿色的草质茎，晒干。

【性状鉴别】 草麻黄　呈细长圆柱形，少分枝，直径1~2mm。有的带少量棕色木质茎。表面淡绿色至黄绿色，有细纵脊线，触之微有粗糙感。节明显，节间长2~6cm。节上有膜质鳞叶，长3~4mm；裂片2（稀3），锐三角形，先端灰白色，反曲，基部联合成筒状，红棕色。体轻，质脆，易折断，断面略呈纤维性，周边黄绿色，髓部红棕色，近圆形。气微香，味涩、微苦。

中麻黄　多分枝，直径1.5~3mm，有粗糙感。节间长2~6cm，节上膜质鳞叶长2~3mm，裂片3（稀2），先端锐尖。断面髓部呈三角状圆形。

木贼麻黄　较多分枝，直径1~1.5mm，无粗糙感。节间长1.5~3cm，膜质鳞叶长1~2mm；裂片2（稀3），上部为短三角形，灰白色，先端多不反曲，基部棕红色至棕黑色。

均以干燥、茎粗、淡绿色、内心充实、味苦涩者为佳。

饮片　呈圆柱形的段。表面淡黄绿色至黄绿色，粗糙，有细纵脊线，节上有细小鳞叶。切面中心显红黄色。气微香，味涩、微苦。

【显微鉴别】草麻黄横切面：①表皮细胞外被厚的角质层；脊线较密，有蜡质疣状凸起，两脊线间有下陷气孔。②下皮纤维束位于脊线处，壁厚，非木化。③皮层较宽，纤维成束散在。④中柱鞘纤维束新月形。⑤维管束外韧型，8~10个。⑥形成层环类圆形。⑦木质部呈三角状。⑧髓部薄壁细胞含棕色块，偶有环髓纤维。⑨表皮细胞外壁、皮层薄壁细胞及纤维均有多数微小草酸钙砂晶或方晶。（图11-2）

中麻黄　①维管束12~15个。②形成层环类三角形。③环髓纤维成束或单个散在。

木贼麻黄　①维管束8~10个。②形成层环类圆形。③无环髓纤维。

草麻黄粉末：淡棕色或黄绿色。①表皮组织碎片甚多，细胞呈长方形，外壁布满颗粒状晶体；气孔特异，内陷，保卫细胞侧面观呈哑铃形或顶面观呈电话听筒形。②角质层极厚，呈脊状突起，常破碎呈不规则条块状。③纤维多而壁厚，木化或非木化，狭长，胞腔狭小或不明显，初生壁附有细小众多的砂晶和方晶。④皮层薄壁细胞呈类圆形，壁薄，非木化，含多数细小颗粒状结晶。⑤髓部薄壁细胞壁增厚，内含棕色块，呈棕色或红棕色，形状不规则。⑥导管分子端壁具有数个圆形穿孔，形成麻黄式穿孔板。（图11-3）

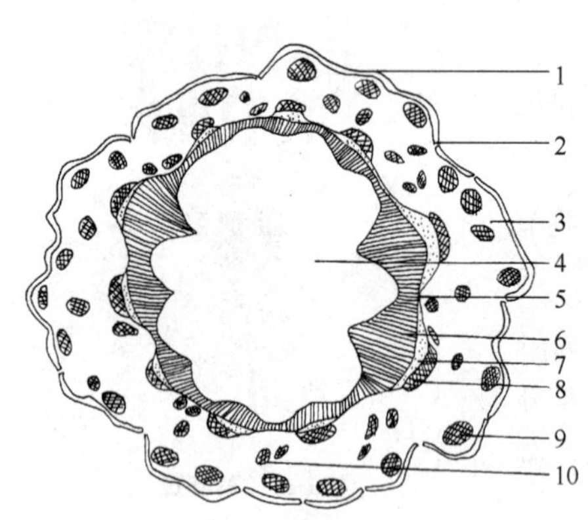

图11-2　麻黄（草麻黄）横切面

1. 表皮　2. 气孔　3. 皮层　4. 髓　5. 形成层
6. 木质部　7. 韧皮部　8. 中柱鞘纤维
9. 下皮纤维　10. 皮层纤维

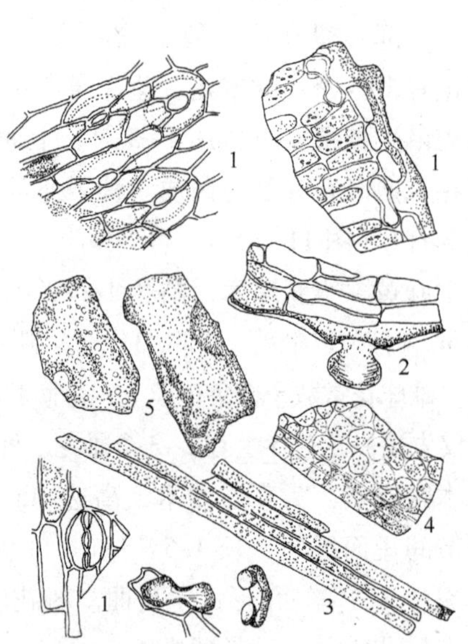

图11-3　麻黄（草麻黄）粉末

1. 表皮细胞及气孔　2. 角质层突起部分
3. 纤维上附小晶体　4. 皮层薄壁细胞　5. 棕色块

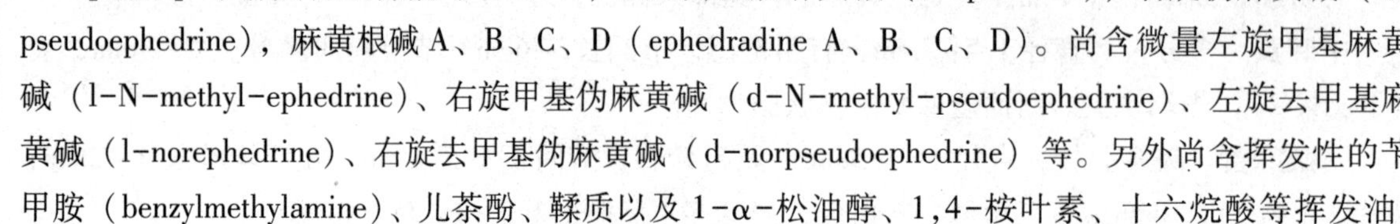

【成分】草麻黄含生物碱约1.315%，主要为左旋麻黄碱（l-ephedrine），右旋伪麻黄碱（d-pseudoephedrine），麻黄根碱A、B、C、D（ephedradine A、B、C、D）。尚含微量左旋甲基麻黄碱（l-N-methyl-ephedrine）、右旋甲基伪麻黄碱（d-N-methyl-pseudoephedrine）、左旋去甲基麻黄碱（l-norephedrine）、右旋去甲基伪麻黄碱（d-norpseudoephedrine）等。另外尚含挥发性的苄甲胺（benzylmethylamine）、儿茶酚、鞣质以及1-α-松油醇、1,4-桉叶素、十六烷酸等挥发油。

其中麻黄碱为主要有效成分。尚分离出2,3,5,6-四甲基吡嗪和l-α萜品烯醇，二者为平喘有效成分。

木贼麻黄含生物碱量最高，1.02%~3.33%，其中麻黄碱占55%~75%，右旋伪麻黄碱占25%~45%，并含甲基麻黄碱等。

中麻黄含生物碱量最低，0.25%~0.89%。据报道，三种麻黄均含有麻黄噁唑烷酮（ephedroxane）。麻黄碱和麻黄噁唑烷酮均有抗炎作用。

生物碱主要存在于麻黄草质茎的髓部，节部生物碱为节间的1/2~1/3，但伪麻黄碱的含量高。

麻黄碱　　　　伪麻黄碱

【理化鉴别】①取本品粉末0.2g，加水5mL与稀盐酸1~2滴，煮沸2~3分钟，滤过。滤液置分液漏斗中，加氨试液数滴使呈碱性，再加三氯甲烷5mL，振摇提取。分取三氯甲烷液，置两支试管中，一管加氨制氯化铜试液与二硫化碳各5滴，振摇，静置，三氯甲烷层显深黄色；另一管为空白，以三氯甲烷5滴代替二硫化碳5滴，振摇后三氯甲烷层无色或显微黄色。

②药材纵剖面置紫外光灯（365nm）下观察，边缘显亮白色荧光，中心显亮棕色荧光。

③取本品加氨试液的三氯甲烷提取液作为供试品溶液，以盐酸麻黄碱对照品作对照，分别点于同一硅胶G薄层板上，以三氯甲烷-甲醇-浓氨试液（20∶5∶0.5）为展开剂，喷以茚三酮试液，105℃加热至斑点显色清晰。供试品色谱中，在与对照品色谱相应的位置上，显相同的红色斑点。

【检查】杂质不得过5%，总灰分不得过10.0%，水分不得过9.0%；饮片总灰分不得过8.0%。

【含量测定】按《中国药典》采用高效液相色谱法测定，本品含盐酸麻黄碱（$C_{10}H_{15}NO \cdot HCl$）和盐酸伪麻黄碱（$C_{10}H_{15}NO \cdot HCl$）的总量不得少于0.80%。

【功效】性温，味辛、微苦。发汗散寒，宣肺平喘，利水消肿。

【附】麻黄根　**Ephedrae Radix et Rhizoma**

为草麻黄或中麻黄的干燥根和根茎。呈圆柱形，略弯曲，长8~25cm，直径0.5~1.5cm。表面红棕色或灰棕色，有纵皱纹及支根痕。外皮粗糙，易成片剥落。根茎具节，节间长0.7~2cm，表面有横长突起的皮孔。体轻，质硬而脆，断面皮部黄白色，木部浅黄色或黄色，射线放射状，中心有髓。气微，味微苦。功效与麻黄相反，有止汗作用。已从麻黄根中分离出呈现弱降压作用的麻黄考宁（maokonine），还分离出呈现显著降压作用的麻黄新碱A、B、C（ephedradine A、B、C）。

槲寄生

Visci Herba（附：桑寄生）

苏恭曰：“本品多生于槲、榉、柳、水杨等树上，叶无阴阳，如细柳叶而厚，茎粗果黄。”李时珍认为寄生在柳树上面的叫做柳寄生，和陶弘景所说各随其树而命名是一致的。

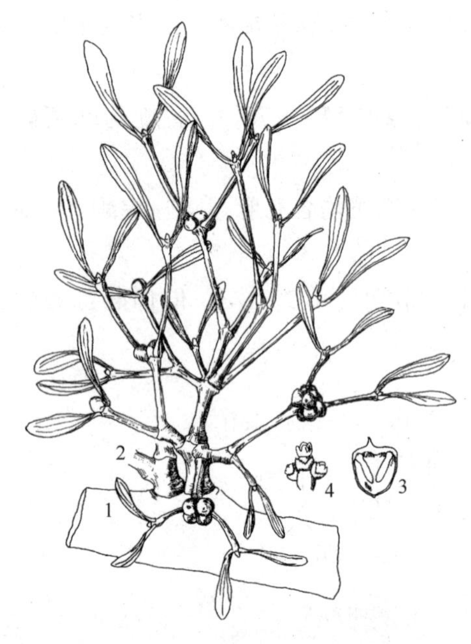

图 11-4 槲寄生 *Viscum coloratum*（Komar.）Nakai

1. 寄主 2. 着果的植株 3. 种子纵剖 4. 雌花

【来源】为桑寄生科（Loranthaceae）植物槲寄生 *Viscum coloratum*（Komar.）Nakai 的干燥带叶茎枝。

【植物形态】常绿半寄生小灌木，高 30～60cm。茎黄绿色或绿色，稍肉质，常 2～5 叉分枝，节部膨大，节间圆柱形，长 5～10cm。叶对生于枝端，稍肉质，黄绿色或绿色，长圆状披针形或倒披针形，长 3～8cm，宽 7～15cm，顶部钝圆或圆，基部楔形，全缘，两面无毛，主脉 3～5 条，不甚明显。花小，单性，雌雄异株，生于两叶之间，无梗，黄绿色；雄花序聚伞状，通常有花 3 朵，苞片杯形，长约 2mm；花被钟形，顶端 4 裂；雄蕊 4 枚，贴生于裂片上，无花丝，花药多室；雌花 1～3 朵簇生，花被钟形，顶端 4 裂；子房下位，1 室，1 胚珠，与子房壁合生，柱头头状。浆果球形，半透明，直径6～8mm，成熟时淡黄色或橙红色，具黏液质。花期 4～5 月，果期 9～11 月。常寄生于梨、榆、杨、山楂等树上。（图 11-4）

【产地】主产于东北、华北各省。陕西、甘肃、山东等省亦产。

【采收加工】冬季至次春采割，除去粗茎，切段，干燥，或蒸后干燥。

【性状鉴别】本品茎枝呈圆柱形，2～5 叉状分枝，长约 30cm，直径 0.3～1cm；表面黄绿色、金黄色或黄棕色，有纵皱纹；节膨大，节上有分枝或枝痕。体轻，质脆，易折断，断面不平坦，皮部黄色，木部色较浅，射线放射状，髓部常偏向一边。叶对生于枝梢，易脱落，无柄；叶片呈长椭圆状披针形，长 2～7cm，宽 0.5～1.5cm；先端钝圆，基部楔形，全缘；表面黄绿色，有细皱纹，主脉 5 出，中间 3 条明显；革质。气微，味微苦，嚼之有黏性。

以枝嫩、色黄绿、叶多者为佳。

饮片 呈不规则的厚片。茎外皮黄绿色、黄棕色或棕褐色。切面皮部黄色，木部浅黄色，有放射状纹理，髓部常偏向一边。叶片黄绿色或黄棕色，全缘，有细皱纹；革质。气微，味微苦，嚼之有黏性。

【显微鉴别】茎横切面：①表皮细胞长方形，外被黄绿色角质层，厚 19～80μm。②皮层较宽广，纤维数十个成束，微木化。③老茎石细胞甚多，单个散在或数个成群。④韧皮部较窄，老茎散有石细胞。⑤形成层不明显。⑥木质部散有纤维束；导管周围纤维甚多，并有少数异形细胞。⑦髓明显。⑧薄壁细胞含草酸钙簇晶及少数方晶。（图 11-5）

茎粉末：淡黄色。①表皮碎片黄绿色，细胞类长方形，可见气孔。②纤维成束，直径 10～34μm，壁较厚，略成波状，微木化。③异形细胞形状不规则，壁较厚，微木化，胞腔大。④草酸钙簇晶直径17～45μm。⑤方晶较少，直径 8～30μm。⑥石细胞类方形、类多角形或不规则形，直径 42～102μm。（图 11-6）

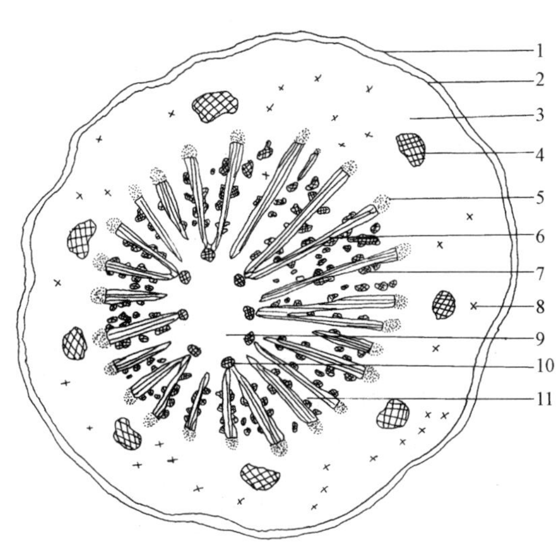

图 11-5　槲寄生（茎）横切面

1. 角质层　2. 表皮　3. 皮层　4. 纤维束　5. 韧皮部　6. 木质部　7. 木纤维　8. 草酸钙簇晶　9. 髓部　10. 环髓纤维　11. 髓射线

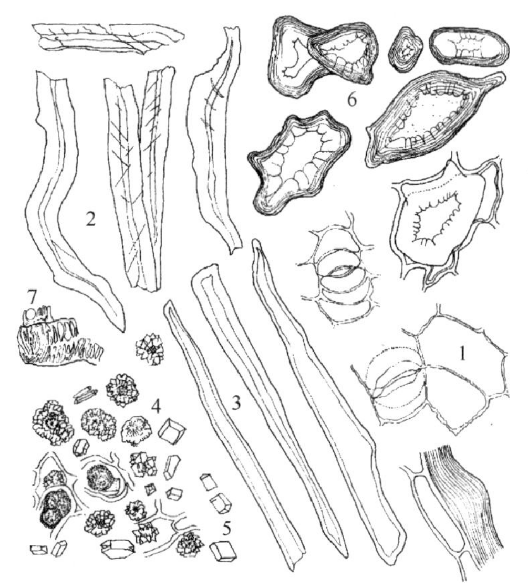

图 11-6　槲寄生（茎）粉末

1. 表皮碎片　2. 纤维　3. 异形细胞　4. 草酸钙簇晶　5. 方晶　6. 石细胞　7. 导管

【成分】 含三萜类化合物齐墩果酸（oleanolic acid）、丝石竹酸（gypsogenic acid）、马斯里酸（maslinic acid）、β-香树脂醇（β-amyrin）、β-乙酰香树脂醇（β-acetylamyrin）；含黄酮类化合物槲寄生新苷（viscumneoside）Ⅰ～Ⅶ、鼠李秦素（rhamnazine）等；含苷类化合物紫丁香苷（syringin）、五加苷（eleatheroside）、丁香苷（syringin）。尚含生物碱、丁香脂素（syringaresinol）、多糖及甾醇等。槲寄生总苷具有抗血小板聚集作用。槲寄生多糖、槲寄生总生物碱具有抗肿瘤活性。

【理化鉴别】 取本品无水乙醇提取液，作为供试品溶液，以槲寄生对照药材、齐墩果酸对照品作对照，分别点于同一硅胶 G 薄层板上，以环己烷-乙酸乙酯-冰醋酸（20：6：1）为展开剂，喷以 10%硫酸乙醇溶液，在 80℃加热至斑点显色清晰。供试品色谱中，在与对照药材色谱及对照品色谱相应的位置上，显相同颜色的斑点；再置紫外灯（365nm）下检视，显相同颜色的荧光斑点。

【检查】 杂质不得过 2%，总灰分不得过 9.0%，酸不溶性成分不得过 2.5%，水分不得过 12.0%。

【浸出物】 按醇溶性浸出物热浸法测定，乙醇浸出物不得少于 20.0%

【含量测定】 按《中国药典》采用高效液相色谱法测定，本品含紫丁香苷（$C_{17}H_{24}O_9$）不得少于 0.040%；饮片不得少于 0.025%。

【功效】 性平，味苦。祛风湿，补肝肾，强筋骨，安胎元。

【附】桑寄生　Taxilli Herba

本品为桑寄生科植物桑寄生 *Taxillus sutchuenensis*（Lecomte）Danser var. *sutchuenensis* 的干燥带叶茎枝。主产于福建、广东、广西等省区。茎枝圆柱形，长 3～4cm，直径 0.2～1cm；表面灰褐色或红褐色，具细纵纹，棕色点状皮孔，嫩枝有的可见棕褐色茸毛；质坚硬，断面不整齐，皮部红棕色，木部色较浅。叶片多卷缩，具短柄，展平后卵形或椭圆形，长 3～8cm，宽 2～5cm，表面黄褐色，幼叶被细茸毛，先端钝圆，基部圆形或宽楔形，全

缘，革质。气微，味涩。茎横切面：①表皮有时残存，木栓层10余列细胞，有的含有棕色物质。②皮层窄，老茎有石细胞群，薄壁细胞含棕色物质。③中柱鞘部位有石细胞和纤维束，断续环列。④韧皮部甚窄，射线散有石细胞。束内形成层明显。⑤木质部射线宽1~4列细胞，近髓部也可见石细胞；导管单个散列或2~3个相聚。⑥髓部有石细胞群，薄壁细胞含棕色物质。有的石细胞含草酸钙方晶或棕色物。含槲皮素（quercetin）及萹蓄苷（广寄生苷 avicularin）。性平，味苦、甘。功效同槲寄生。

仙鹤草

Agrimoniae Herba

本品为蔷薇科（Rosaceae）植物龙芽草 *Agrimonia pilosa* Ledeb. 的干燥地上部分。主产于浙江、江苏、湖北，销全国并出口。全国大部分地区亦产。本品长50~100cm，全体被白色柔毛。茎下部圆柱形，直径4~6mm，红棕色，上部方柱形，四面略凹陷，绿褐色，有纵沟及棱线，节明显；体轻，质硬，易折断，断面中空。单数羽状复叶互生，暗绿色，皱缩卷曲；质脆，易碎；叶片有大小2种，相间生于叶轴上，顶端小叶较大，完整小叶展平后呈卵形或长椭圆形，先端尖，基部楔形，边缘有锯齿；托叶2，抱茎，斜卵形。总状花序细长，花萼下部呈筒状，萼筒上部有钩刺，先端5裂，花瓣黄色。气微，味微苦。以质嫩、叶多而完整、色青绿者为佳。叶横切面：中脉向下突出，维管束外韧型，呈新月状。上表皮有非腺毛；下表皮有非腺毛、腺毛和气孔。叶肉栅栏组织2列，不通过中脉。栅栏组织及叶脉薄壁组织中散有草酸钙簇晶。粉末：上表皮细胞多角形。下表皮细胞壁波状弯曲，气孔不定式或不等式。非腺毛单细胞，长短不一，壁厚，木化，具疣状突起，少数有螺旋纹理。小腺毛头部1~4细胞，卵圆形，柄1~2细胞；另有少数腺鳞，头部单细胞，直径约至68μm，含油滴，柄单细胞。草酸钙簇晶甚多，直径9~50μm。全草含间苯三酚缩合体类化合物仙鹤草酚（agrimophol）A、B、C、D、E、F、G，黄酮类化合物如木犀草素-7-葡萄糖苷、芹菜素-7-葡萄糖苷、槲皮素等，鞣质，仙鹤草内酯，香豆素，鹤草酚（agrimophol），仙鹤草素甲、乙、丙（agrimonin A、B、C）及挥发油等。性平，味苦、涩。收敛止血，截疟，止痢，解毒，补虚。鹤草芽为秋末春初挖取仙鹤草鲜根茎上带短小根茎呈圆锥形的芽。洗净，晒干或于50℃以下烘干。杀虫，驱绦虫。含鹤草酚，为驱绦虫的有效成分。用于绦虫感染，对头节、体节均有致死性痉挛作用。本品有导泻作用，驱虫时不必再服泻药。本品遇热失效，不宜煎服，宜用粉末冲服。

紫花地丁

Violae Herba（附：甜地丁、苦地丁）

最早见于《千金方》。李时珍谓："处处有之。其叶似柳而微细，夏开紫花结角，平地生者起茎，沟壑生者起蔓。"《植物名实图考》载有"堇堇菜"，一名箭头草，是紫花地丁的一种，载曰："按此草江西、湖南平隰多有之，或呼紫花地丁。"古代本草所载有多种。《植物名实图考》的文字描述和附图与堇菜科堇菜属植物相似。

【来源】为堇菜科（Violaceae）植物紫花地丁 *Viola yedoensis* Makino 的干燥全草。

【植物形态】为多年生草本，无地上茎，花期高4~10cm，果期达20cm。全株有短白毛，主根较粗，长约1cm，根细长黄白色。叶基生，狭披针形或卵状披针形，长2~6cm，顶端圆或钝，基部截形、宽楔形或微心形，稍下延于叶柄成翅状，边缘具浅圆齿，托叶膜质，离生部分钻状三角形，有睫毛。花期后叶通常增大成三角状披针形。花两侧对称，具长梗，萼片5，卵状披针形，基部附器矩形或半圆形，顶部截形、圆形或有小齿；花瓣5，紫堇色，侧瓣无毛，最下面一片有距，距细管状。雄蕊5，花药结合，包围子房，子房无毛，花柱棍棒状，基部弯曲，向上略粗，柱头3裂。蒴果椭圆形，熟时3裂。花期3~4月，果期5~8月。（图11-7）

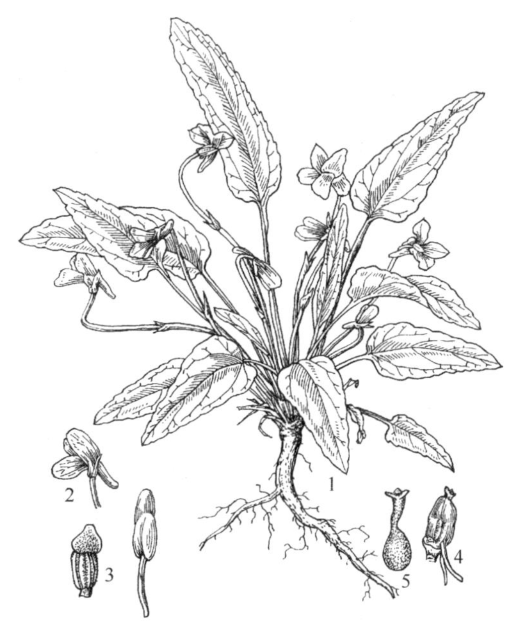

图11-7　紫花地丁 *Viola yedoensis* Makino

1. 植株全形　2. 花　3. 不同类型的雄蕊　4. 雄蕊围着雌蕊　5. 雌蕊

【产地】 主产于江苏、浙江、西北及东北等地。

【采收加工】 春、秋二季采收，除去杂质，晒干。

【性状鉴别】 多皱缩成团。主根长圆锥形，直径1~3mm；淡黄棕色，有细纵皱纹。叶基生，灰绿色，展平后叶片呈披针形或卵状披针形，长1.5~6cm，宽1~2cm；先端钝，基部截形或稍心形，边缘具钝锯齿，两面有毛；叶柄细，长2~6cm，上部具明显狭翅。花茎纤细；花瓣5，紫堇色或淡棕色；花距细管状，蒴果椭圆形或3裂。种子多数；淡棕色。气微，味微苦而稍黏。

以根、花、叶、果齐全，叶灰绿色，花紫色，根黄，味微苦者为佳。

【显微鉴别】 叶横切面：①上表皮细胞较大，切向延长，外壁较厚，内壁黏液化，常膨胀呈半圆形。②下表皮细胞较小，偶有黏液细胞；上、下表皮有单细胞非腺毛，长32~240μm，直径24~32μm，具角质短线纹。③栅栏细胞2~3列。④海绵细胞类圆形，含草酸钙簇晶，直径11~40μm。⑤主脉维管束外韧型，上下表皮内方有厚角细胞1~2列。（图11-8）

叶表面制片：①上表皮细胞垂周壁平直，有串珠状增厚，表面有明显角质纹理。②气孔为不等式。下表皮细胞垂周壁略弯曲，增厚现象不明显，表面亦有角质纹理。③上下表皮均有单细胞非腺毛。一种稍短，呈圆锥形，壁厚，有明显疣状突起；另一种长，略弯曲，壁有短线纹。叶肉组织中可见草酸钙簇晶，直径15~40μm。（图11-9）

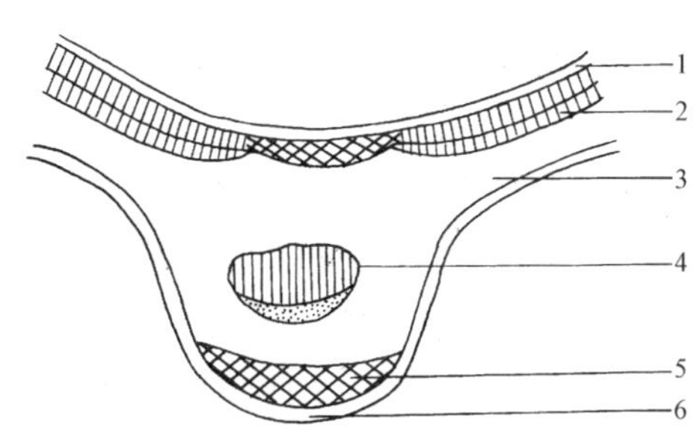

图11-8　紫花地丁（叶）横切面

1. 上表皮　2. 栅栏组织　3. 海绵组织　4. 维管束　5. 厚角组织　6. 下表皮

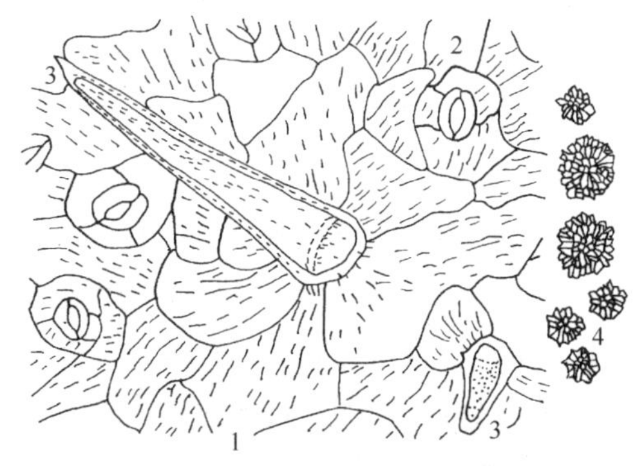

图11-9　紫花地丁（叶）表面及簇晶

1. 表皮细胞　2. 气孔　3. 非腺毛　4. 草酸钙簇晶

【成分】全草含苷类、黄酮类、黏液质及蜡。黄酮类：芥菜素和木犀草素及其苷类；香豆素类：七叶内酯（esculetin）、6,7-二甲氧基香豆素等。尚从全草中分离得到软脂酸、对羟基苯甲酸、反式对羟基桂皮酸等。

【理化鉴别】取本品甲醇提取液作为供试品溶液，以紫花地丁对照药材、秦皮乙素对照品作对照，分别点于同一硅胶 G 薄层板上，以甲苯-乙酸乙酯-甲酸（5∶3∶1）的上层溶液为展开剂，置紫外光灯（365nm）下检视。供试品色谱中，在与对照药材色谱和对照品色谱相应的位置上，显相同颜色的荧光斑点。

【浸出物】照醇溶性浸出物冷浸法测定，95%乙醇浸出物不得少于 5.0%。

【检查】总灰分不得过 18.0%，酸不溶性灰分不得过 4.0%，水分不得过 13.0%。

【含量测定】按照《中国药典》采用高效液相色谱法测定，本品含秦皮乙素（$C_9H_6O_4$）不得少于 0.20%。

【功效】性寒，味辛、苦。清热解毒，凉血消肿。

【附】甜地丁　Gueldenstaedtiae Herba

本品为豆科植物米口袋 *Gueldenstaedtia verna*（Georgi）Bor. 的干燥全草。主产于内蒙古、东北、湖北等地。根呈长圆锥形，向一边扭转，长约 20cm，茎短，单数羽状复叶成丛，小叶多数脱落，完整者呈椭圆形，长 0.6~2.2cm，花紫色。荚果棕色，圆筒形，长 1.5cm。性寒，味甘、微苦。清热解毒，消肿止痛。

苦地丁　Corydalis Bungeanae Herba

本品为罂粟科植物地丁草 *Corydalis bungeana* Turcz. 的干燥全草。皱缩成团，主根圆锥形。表面棕黄色。茎细，多分枝，表面灰绿色或黄绿色，具 5 纵棱，质软，断面中空。叶多皱缩破碎，暗绿色或灰绿色，有长柄，2~3回羽状全裂，裂片纤细柔软。花少见，淡紫色，花冠唇形。蒴果灰绿色，扁平，长椭圆形，呈荚果状。种子黑而发亮，扁心形。气微，味苦。全草含多种生物碱，主要为消旋和右旋紫堇灵（Corynoline）、乙酰紫堇碱、四氢黄连碱和普罗托品等。性寒，味苦。清热解毒，散结消肿。

金钱草

Lysimachiae Herba（附：广金钱草）

本品始载于《百草镜》，原名神仙对坐草，云：“此草清明时发苗，高尺许，生山湿阴处。叶似鹅肠草，对节，立夏时开小花，三月采，过时无。”《本草纲目拾遗》中亦载有“神仙对坐草”，曰：“一名蜈蚣草，山中道旁皆有之，蔓生，两叶相对，青圆似佛耳草，夏开小黄花，每节间有两朵，故名。”《植物名实图考》名为过路黄，载：“铺地拖蔓，叶似豆叶，对生附茎。叶间春开五尖瓣黄花，绿跗尖长，与叶并茁。”以上记载均与今金钱草的原植物相符。

【来源】为报春花科（Primulaceae）植物过路黄 *Lysimachia christinae* Hance 的干燥全草。

【植物形态】多年生草本，无毛或微被毛；茎细长，绿色或带紫红色，匍匐地面生长。单叶对生，叶片心脏形或宽卵形，长 1~4cm，宽1~5cm，先端钝尖，基部截形或浅心形，全缘，仅主脉 1 条明显；鲜时透光，可见密布透明腺条，干时变为紫黑色；叶柄长 1~4cm。花单生于叶腋，每节上生花 2 朵，花梗长达叶端；花萼 5 深裂，裂片披针形，长约 4mm；花冠黄色，5 深裂，基部合生，裂片椭圆形，长约为萼片的两倍；雄蕊 5 枚，与花瓣对生，不等长，均短于花冠，花丝基部连合成筒。蒴果球形；种子小而多，边缘稍具膜翅。叶片、萼片、花冠及果实背面均具有条纹，干时变为紫黑色。花期 4~5 月。（图 11-10）

【产地】主产于四川省，长江流域及山西、陕西、云南、贵州等省亦产。

【采收加工】夏、秋二季采收，除去杂质，晒干。

【性状鉴别】常缠结成团，无毛或被疏柔毛。茎扭曲，表面棕色或暗棕红色，有纵纹，下部茎节上有时具须根，断面实心。叶对生，多皱缩，展平后呈宽卵形或心形，长 1~4cm，宽 1~5cm，基部微凹，全缘；上表面灰绿色或棕褐色，下表面色较浅，主脉明显突起，用水浸后，对光透视可见黑色或褐色条纹；叶柄长 1~4cm。有的带花，花黄色，单生叶腋，具长梗。蒴果球形。气微，味淡。

以色绿、叶完整、气清香者为佳。

饮片　呈不规则的段。茎棕色或暗棕红色，有纵纹，实心。叶对生，展开后呈宽卵形或心形，上表面灰绿色或棕褐色，下表面色较浅，主脉明显突出，用水浸后，对光透视可见黑色或褐色的条纹。偶见黄色花，单生叶腋。气微，味淡。

【显微鉴别】茎横切面：①表皮细胞外被角质层，有时可见腺毛，头部单细胞，柄 1~2 细胞。②栓内层宽广，细胞中有的含红棕色分泌物；分泌道散在，周围分泌细胞5~10 个，内含红棕色块状分泌物；内皮层明显。③中柱鞘部位纤维断续排列成环，壁微木化。④形成层不明显。⑤韧皮部狭窄，木质部连接成环。⑥髓常成空腔。薄壁细胞含淀粉粒。(图11-11)

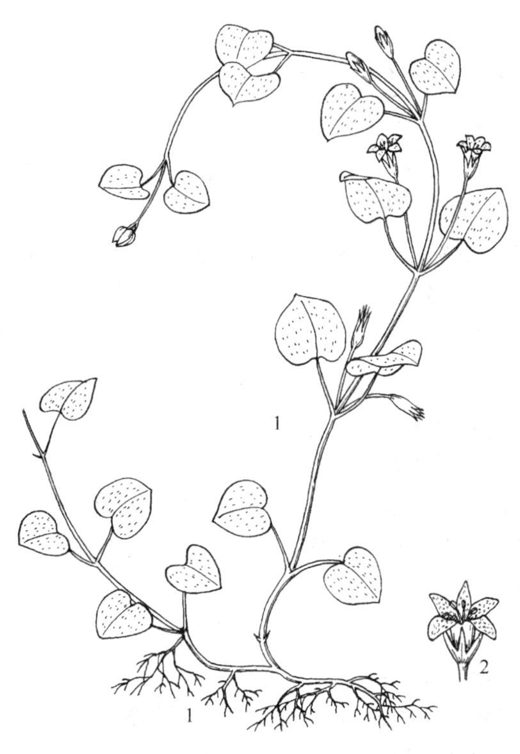

图 11-10　过路黄 *Lysimachia christinae* Hance

1. 植株全形　2. 花

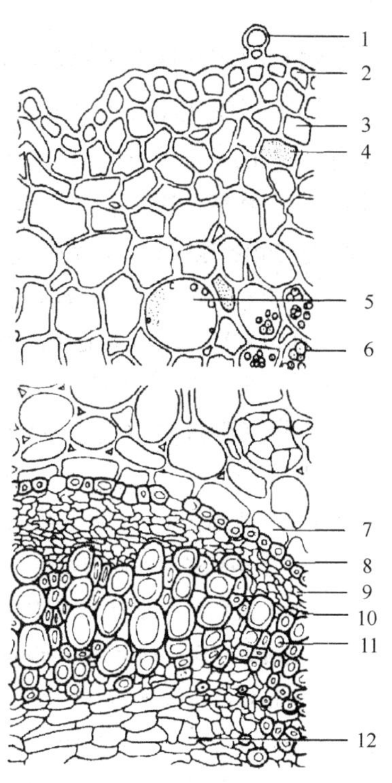

图 11-11　金钱草（茎）横切面

1. 腺毛　2. 表皮细胞　3. 皮层　4. 棕色块　5. 分泌道　6. 薄壁细胞含淀粉粒　7. 内皮层　8. 中柱鞘纤维　9. 韧皮部　10. 形成层　11. 木质部　12. 髓

叶表面观：①腺毛红棕色，头部单细胞，类圆形，直径 25μm，柄单细胞。②分泌道散在于叶肉组织内，直径 45μm，含红棕色分泌物。③被疏毛者茎、叶表面可见非腺毛，1~17 细胞，平直或弯曲，有的细胞呈缢缩状，长 59~1070μm，基部直径 13~53μm，表面可见细条纹，胞腔内含黄棕色物。

粉末：灰黄色。①淀粉粒众多，单粒类圆形、半圆形盔帽状，直径 4~13μm，脐点裂隙状，少数点状，复粒少数，多为 2~3 单粒组成。②腺毛常破碎，只有一个细胞头，或带有柄细胞的

断片，细胞头中常充满红黄色分泌物，直径 18~42μm，偶可见非腺毛碎片。③表皮细胞垂周壁弯曲，可见角质纹理和腺毛脱落后的圆形痕，含有红棕色物质。下表皮细胞垂周壁波状弯曲，气孔为不等式或不定式。④薄壁细胞碎片中有的含有红棕色块状或长条状物质。⑤纤维甚长，腔大，木化。⑥导管多为螺纹、网纹或孔纹，直径 15~28μm。

【成分】 含酚性成分、甾醇、黄酮类等。黄酮类：槲皮素、山柰素、槲皮素-3-O-葡萄糖苷（quercetin-3-O-glucoside）、山柰酚（kaempferol）、山柰素-3-O-半乳糖苷（kaempferol-3-O-galactoside）和3,2′,4′,6′-四羟基-4,3′-二甲氧基查尔酮（3,2′,4′,6′-tetrahydroxy-4,3′-dimethoxychalcone）、槲皮素-3,3′-二-O-a-L-鼠李糖苷、杨梅素-3,3′-二-O-a-L-鼠李糖苷。

【理化鉴别】 取本品 80%甲醇提取液作为供试品溶液，以槲皮素、山奈酚对照品作对照，分别点于同一硅胶 G 薄层板上，以甲苯-甲酸乙酯-甲酸（10∶8∶1）为展开剂，喷以 3%三氯化铝乙醇溶液，105℃加热数分钟，置紫外光灯（365nm）下检视。供试品色谱中，在与对照品色谱相应的位置上，显相同颜色的荧光斑点。

【检查】 杂质不得过 8%，总灰分不得超过 13.0%，酸不溶性灰分不得过 5.0%，水分不得过 13.0%。

【浸出物】 按醇溶性浸出物热浸法测定，75%乙醇浸出物不得少于 8.0%。

【含量测定】 按《中国药典》采用高效液相色谱法测定，本品含槲皮素（$C_{15}H_{10}O_7$）和山柰素（$C_{15}H_{10}O_6$）的总量不得少于 0.10%。

【功效】 性微寒，味甘、咸。利湿退黄，利尿通淋，解毒消肿。

【附注】 ①全国各地以金钱草名入药的药材种类繁多，应注意鉴别。主要有：江苏金钱草，又称“连钱草”，为唇形科植物活血丹 *Glechoma longituba*（Nakai）Kupr. 的全草；广金钱草，为豆科植物广金钱草 *Desmodium styracifolium*（Osb.）Merr. 的干燥地上部分；江西金钱草，为伞形科植物天胡荽 *Hydrocotyle sibthorpioides* Lam. 的全草。前 2 种《中国药典》均已单独收载。

②同科植物点腺过路黄 *Lysimachia hemsleyana* Maxim.、临时救 *L. congestiflora* Hemsl. 和巴东过路黄 *L. patungensis* Hand. -Mazz. 的全草在部分地区有作金钱草收购或混用现象，应注意鉴别。点腺过路黄与过路黄近似，唯枝端延伸成细长鞭状，叶片具淡黄色或橘红色颗粒状的腺点。临时救与过路黄的主要区别为：花聚生于茎端的叶腋；全体被多节卷曲的长柔毛。叶片卵形至宽卵形，具红色或黑色颗粒状的腺点。巴东过路黄与临时救近似，唯叶片宽卵形至近圆形，具透明或带淡红色短线状的条纹。

【附】广金钱草　Desmodii Styracifolii Herba

本品为豆科植物广金钱草 *Desmodium styracifolium*（Osb.）Merr. 的干燥地上部分。主产于广东。野生或栽培。夏、秋二季采割，除去杂质，晒干。茎呈圆柱形，长可达 1m；密被黄色伸展的短柔毛；质稍脆，断面中部有髓。叶互生，小叶 1 或 3，圆形或矩圆形，直径 2~4cm；先端微凹，基部心形或钝圆，全缘；上表面黄绿色或灰绿色，无毛，下表面具灰白色紧贴的绒毛，侧脉羽状；叶柄长 1~2cm，托叶 1 对，披针形，长约 0.8cm。气微香，味微甘。全草显生物碱、黄酮苷、酚类、鞣质反应。另据报道，含木犀草素（luteolin）。按水溶性浸出物冷浸法测定，浸出物不得少于 5.0%。本品性凉，味甘、淡。利湿退黄，利尿通淋。

广藿香

Pogostemonis Herba

藿香始载于《异物志》，曰：“藿香交趾有之。”其后《交州记》《广志》《南州异物志》等均有记载。《嘉祐本草》收录了《南州异物志》“藿香出海边国”的记述。苏颂谓：“藿香岭南多有之。”李时珍谓：“藿香方茎有节中虚，叶微似茄叶……唐史云顿逊国（Tenasserim 指马来半岛）出藿香，插枝便生，叶如都梁者，是也。”以上史志收载的藿香，与现在商品广藿香相符。

【来源】 为唇形科（Lamiaceae）植物广藿香 *Pogostemon cablin*（Blanco）Benth. 的干燥地上部分。按产地不同分为石牌广藿香及海南广藿香。

【植物形态】 一年生草本，高达 1m，茎直立，上部多分枝，老枝粗壮，近圆形，外表木栓化。幼枝方形，密被灰黄色毛茸。叶对生，有柄，揉之，有清淡的特异香气。叶片阔卵形、卵形或卵状椭圆形，长 5~10cm，宽 2~7cm，先端短尖或钝，基部阔楔形或近心形，边缘具不整齐钝锯齿，两面均被灰白色茸毛；沿叶脉处及背面尤甚，叶柄长 2~5cm，轮伞花序密集成穗状，密被短柔毛，顶生或腋生，花萼筒状 5 齿裂；花冠唇形，淡紫红色；雄蕊 4，突出冠外，花丝中部有髯毛；子房上位，柱头两裂。小坚果 4，近球形或椭圆形，稍压扁。我国栽培的稀见开花。（图 11-12）

【产地】 主产于广东省广州市的石牌，海南、台湾、广西、云南等省区亦有栽培。

【采收加工】 枝叶茂盛时采割，日晒夜闷，反复至干。

【性状鉴别】 本品茎略呈方柱形，多分枝，枝条稍曲折，长 30~60cm，直径 0.2~0.7cm。表面被柔毛；质脆，易折断，断面中部有髓；老茎类圆柱形，直径 1~1.2cm，被灰褐色栓皮。叶对生，皱缩成团，展平后叶片呈卵形或椭圆形，长 4~9cm，宽 3~7cm，两面均被灰白色茸毛；先端短尖或钝圆。基部楔形或钝圆，边缘具大小不规则的钝锯齿；叶柄细，长 2~5cm，被柔毛。气香特异，味微苦。

石牌广藿香枝条较瘦小，表面较皱缩，灰黄色或灰褐色，节间长 3~7cm，叶痕较大而凸出，中部以下被栓皮，纵皱较深，断面呈类圆形，髓部较小。叶片较小而厚，暗绿褐色或灰棕色。

海南广藿香枝条较粗壮，表面较平坦，灰棕色或浅紫棕色，节间长 5~13cm，叶痕较小，不明显凸出，枝条近下部始有栓皮，纵皱较浅，断面呈钝方形。叶片较大而薄，浅棕褐色或浅黄棕色。

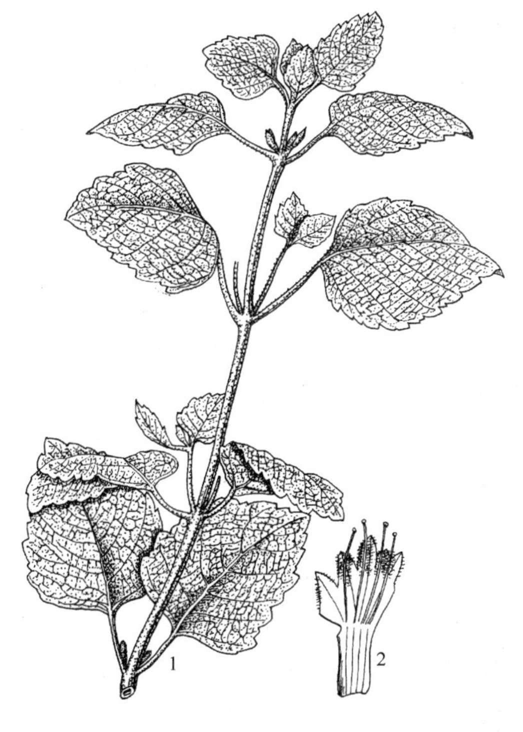

图 11-12 广藿香 *Pogostemon cablin* (Blanco.) Benth.

1. 枝叶 2. 花冠及雄蕊

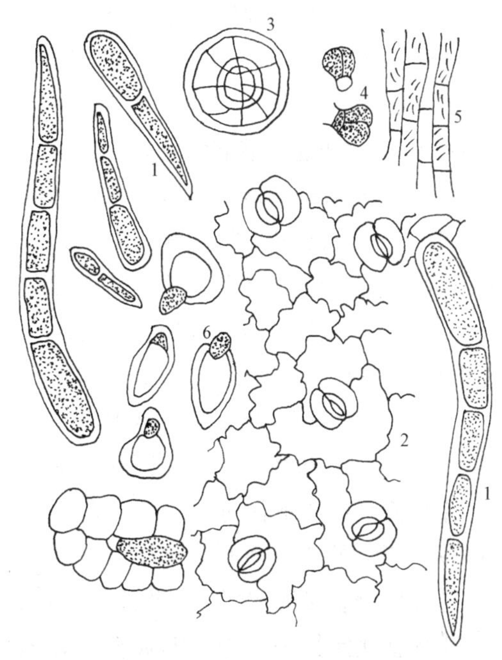

图 11-13 广藿香（叶）粉末

1. 非腺毛 2. 表皮细胞及气孔 3. 腺鳞 4. 小腺毛 5. 针晶 6. 间隙腺毛

均以茎叶粗壮、不带须根、香气浓郁者为佳。

饮片　呈不规则的段。茎略呈方柱形，表面灰褐色、灰黄色或带红棕色，被柔毛。切面有白色髓。叶破碎或皱缩成团，完整者展平后呈卵形或椭圆形，两面均被灰白色绒毛；基部楔形或钝圆，边缘具大小不规则的钝齿；叶柄细，被柔毛。气香特异，味微苦。

【显微鉴别】叶片粉末：淡棕色。①非腺毛 1~6 细胞，平直或先端弯曲，长约至 590μm，壁具刺状突起，有的胞腔含黄棕色物质。②叶表皮细胞不规则形，气孔直轴式。③腺鳞头部由 8 个细胞组成，直径 37~70μm，柄单细胞，极短。④小腺毛头部 2 细胞，柄 1~3 细胞，甚短。⑤草酸钙针晶细小，散在于叶肉细胞中，长约至 27μm。⑥间隙腺毛存在于栅栏组织或薄壁组织的细胞间隙中，头部单细胞，呈不规则囊状，直径 13~50μm，长约至 113μm，柄短，单细胞。（图 11-13）

【成分】全草含挥发油，油中主要成分为百秋李醇（patchouli alcohol），占 52%~57%。主要抗真菌成分为广藿香酮（pogostone）。另含少量苯甲醛、丁香酚、桂皮醛、α-广藿香萜烯及 β-广藿香萜烯、丁香烯、β-榄香烯、α-桉树烯、β-龙脑胶萜烯、γ-杜松烯、菖蒲烯。

百秋李醇　　广藿香酮

从广藿香油中分离出两种生物碱：广藿香吡啶碱（patchoulipyridin）及表瓜亚吡啶碱（epiguaipyridine）。不同产地的广藿香含油量及油中组分比率明显不同，海南广藿香挥发油含量（叶含挥发油 3%~6%，茎 0.5%~0.7%）比石牌产的含量（叶含挥发油 0.3%~0.4%，茎 0.1%~0.15%）高。广藿香酮为石牌产广藿香油中的主要成分，但在海南产的广藿香油中含量甚微。

【理化鉴别】取本品粗粉适量，提取挥发油，进行如下实验：

①取挥发油 1 滴，加氯仿 0.5mL，滴加 5%溴的氯仿液数滴。石牌广藿香先褪色，继显绿色；海南广藿香先褪色，继显紫色。

②另取挥发油 1 滴，加苯 0.5mL，再加 5%醋酸铜溶液少量，充分混合，放置分层，吸取上层苯液，点于载玻片上，待苯挥发后，于残渣上加乙醇 1~2 滴，放置后，置显微镜下观察：石牌广藿香可见众多灰蓝色针状结晶；海南广藿香可见少量灰蓝色针状结晶及绿色无定形物。

③取含挥发油的乙酸乙酯溶解液作为供试品溶液，以百秋李醇对照品作对照，分别点于同一硅胶 G 薄层板上，以石油醚（30~60℃）-乙酸乙酯-冰醋酸（95∶5∶0.2）为展开剂，喷以 5%三氯化铁乙醇溶液，供试品色谱中显一黄色斑点；加热至斑点显色清晰。供试品色谱中，在与对照品色谱相应的位置上，显相同的紫蓝色斑点。

【检查】杂质不得过 2%，总灰分不得过 11.0%，酸不溶性成分不得过 4.0%，水分不得过 14.0%，叶不得少于 20%。

【浸出物】按醇溶性浸出物冷浸法测定，乙醇浸出物不得少于 2.5%。

【含量测定】按《中国药典》采用气相色谱法测定，本品含百秋李醇（$C_{15}H_{26}O$）不得少于 0.10%。

【功效】性微温，味辛。芳香化浊，和中止呕，发表解暑。

半枝莲

Scutellariae Barbatae Herba

【来源】本品为唇形科植物半枝莲 *Scutellaria barbata* D. Don 的干燥全草。

【产地】主产于河北、河南、山西、陕西等地。

【采收加工】夏、秋二季茎叶茂盛时采挖，洗净，晒干。

【性状鉴别】全长15~35cm，无毛或花轴上疏被毛。根纤细。茎丛生，较细，四棱形，表面暗紫色或棕绿色。叶对生，有短柄；叶片皱缩，展平后呈三角状卵形或披针形，长1.5~3cm，宽0.5~1cm，先端钝，基部宽楔形，全缘或有少数不明显的钝齿，上表面暗绿色，下表面灰绿色。花单生于枝上端叶腋，花冠二唇形，棕黄色或浅蓝紫色；长约1.2cm，被毛。果实扁球形，浅棕色。气微，味微苦。

以色绿、味苦者为佳。

饮片　呈不规则的段。茎方柱形，中空，表面暗紫色或棕绿色。叶对生，多破碎，上表面暗绿色，下表面灰绿色。花萼下唇裂片钝或较圆；花冠唇形，棕黄色或浅蓝紫色，被毛。果实扁球形，浅棕色。气微，味微苦。

【显微鉴别】叶表面制片：①上下表皮细胞呈长多角形，垂周壁波状弯曲，上表皮细胞较大。②非腺毛由1~2细胞组成，圆锥形，壁具疣状突起，基部细胞具放射状角质层纹理，近叶缘处非腺毛较大，由1~3细胞组成。③腺鳞上表面较少，下表面较多，腺头圆球形、扁圆球形，由7~8细胞组成，腺柄单细胞。④气孔存在于下表皮，直轴式。（图11-14）

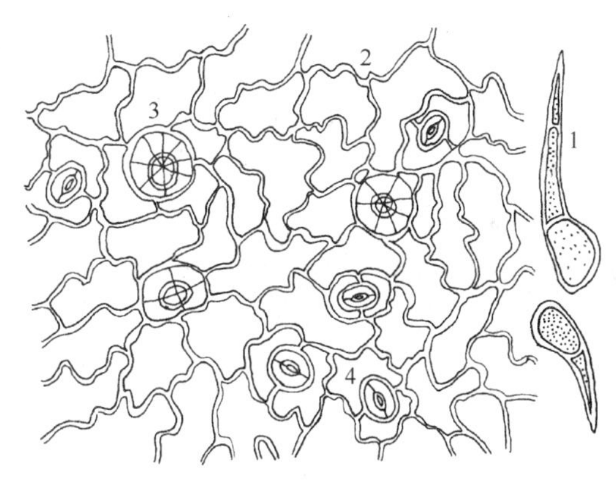

图11-14　半枝莲（叶）表面

1. 非腺毛　2. 表皮细胞　3. 腺鳞　4. 气孔

【成分】全草含黄酮类成分，有黄芩素（scutellarein）、野黄芩苷（scutellarin）、红花素及异红花素（isocarthamidin）。尚含生物碱、β-谷甾醇和硬脂酸等。近年研究分离得到：齐墩果酸、反式-4-甲基肉桂酸、5-羟基-7,3′,4′,5′-四甲氧基黄酮熊果酸、金色酰胺醇酯、对羟基苯甲醛、对羟基苯乙酮、芹菜素、5,7,4′-三羟基-8-甲氧基黄酮、5,7,4′-三羟基-6-甲氧基黄酮类物质。

【理化鉴别】取本品甲醇提取液作为供试品溶液，以半枝莲对照药材，木犀草素、芹菜素对照品作对照，分别点于同一硅胶G薄层板上，以甲苯-甲酸乙酯-甲酸（3∶3∶1）为展开剂，喷以1%三氯化铝乙醇溶液，在105℃加热数分钟，置紫外光灯（365nm）下检视。供试品色谱中，在与对照品药材色谱和对照品色谱相应的位置上，显相同颜色的荧光斑点。

【检查】杂质不得过2.0%，总灰分不得过10.0%，酸不溶性灰分不得过3.0%，水分不得过12.0%。

【浸出物】按水溶性浸出物热浸法测定，水溶性浸出物不得少于18.0%。

【含量测定】按《中国药典》采用紫外-可见分光光度法测定，本品含总黄酮以野黄芩苷（$C_{21}H_{18}O_{12}$）计，不得少于1.50%；采用高效液相色谱法测定，含野黄芩苷不得少于0.20%。

【功效】性寒，味辛、苦。清热解毒，化瘀利尿。

荆 芥

Schizonepetae Herba（附：荆芥穗）

【来源】本品为唇形科植物荆芥 *Schizonepeta tenuifolia* Briq. 的干燥地上部分。

【产地】主产于江苏、浙江、河南、河北等省。多为栽培。

【采收加工】夏、秋季花开到顶、花穗绿色时采割，除去杂质晒干，为荆芥。北方将穗与梗分开，称为荆芥穗与荆芥梗。

【性状鉴别】茎呈方柱形，上部有分枝，长 50~80cm，直径 0.2~0.4cm；表面淡黄绿色或淡紫红色，被短柔毛；体轻，质脆，断面类白色。叶对生，多已脱落，叶片 3~5 羽状分裂，裂片细长。穗状轮伞花序顶生，长 2~9cm，直径约 0.7cm。花冠多脱落，宿萼钟状，先端 5 齿裂，淡棕色或黄绿色，被短柔毛。小坚果棕黑色。气芳香，味微涩而辛凉。

以色淡黄绿、穗长而密、香气浓者为佳。

饮片　呈不规则的段。茎呈方柱形，表面淡黄绿色或淡紫红色，被短柔毛。切面类白色。叶多已脱落。穗状轮伞花序。气芳香，味微涩而辛凉。

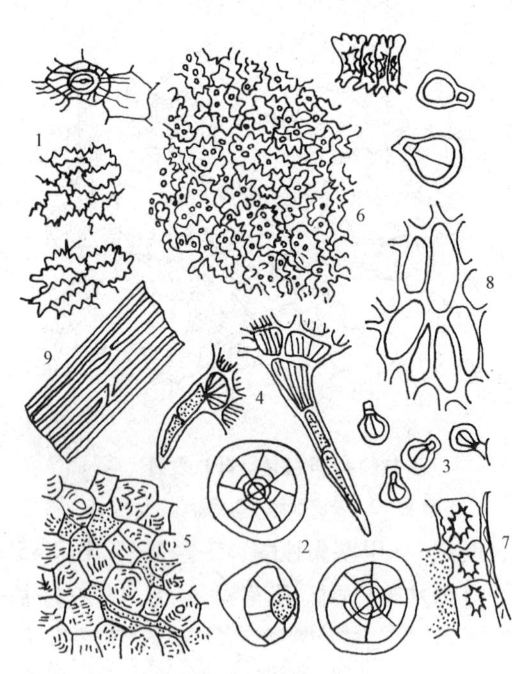

图 11-15　荆芥（叶）粉末

1. 宿萼表皮细胞　2. 腺鳞　3. 小腺毛　4. 非腺毛　5. 外果皮细胞　6. 内果皮石细胞（表面观）　7. 果皮石细胞　8. 叶表皮　9. 纤维束

【显微鉴别】粉末：黄棕色。①宿萼表皮细胞垂周壁深波状弯曲。②腺鳞头部 8 细胞，直径 96~112μm，柄单细胞，棕黄色。③小腺毛头部 1~2细胞，柄单细胞。④非腺毛由 1~6 细胞组成，大多具壁疣。⑤外果皮细胞表面观多角形，壁黏液化，胞腔含棕色物质；断面观细胞类方形或类长方形，胞腔小。⑥内果皮石细胞淡棕色，表面观垂周壁深波状弯曲，密具纹孔。⑦果皮石细胞无色或淡棕色，断面观细胞 1 列，呈类方形或类长方形，壁厚，胞腔呈星状，表面观呈类多角形。⑧叶表皮淡黄绿色，壁薄，类多角形，有气孔及毛茸。⑨纤维直径 14~43μm，壁平直或微波状。（图 11-15）

【成分】全草含挥发油 1%~2%，穗含挥发油约 4.11%，油中主要成分为右旋薄荷酮（d-menthone，约 42.9%）、消旋薄荷酮、胡薄荷酮（pulegone）、薄荷酮（menthone）、左旋胡薄荷酮（l-pulegone，约 33.9%）。另含少量右旋柠檬烯。油中还含有 α-蒎烯、莰烯、β-蒎烯、3-辛酮、对聚伞花烯（p-cymene）等。

从荆芥穗中分离出单萜苷，荆芥苷（schizonepetoside）A、B、C、D、E 和荆芥醇（schizonol）；还分离出芹黄素-7-O-葡萄糖苷（apigenin-7-O-glucoside）、黄色黄素-7-O-葡萄糖苷（luteolin-7-O-glucoside）、橙皮苷、香叶木素（diosmetin）、橙皮素和黄色黄素（luteolin）。

还含有荆芥内酯（schizonepetin）。

【理化鉴别】取本品石油醚提取液作为供试品溶液，以荆芥对照药材作对照，分别点于同一硅胶 H 薄层板上，以正己烷-乙酸乙酯（17∶3）为展开剂，喷以 5%香草醛的 5%硫酸乙醇溶液，105℃加热至斑点显色清晰。供试品色谱中，在与对照药材色谱相应的位置上，显相同颜色的斑点。

【检查】总灰分不得过 10.0%，酸不溶性灰分不得过 3.0%，水分不得过 12.0%。

【含量测定】按《中国药典》采用挥发油测定法测定，本品含挥发油不得少于 0.60%（mL/g）。采用高效液相色谱法测定，本品含胡薄荷酮（$C_{10}H_{16}O$）不得少于 0.020%；饮片含挥发油不得少于 0.30%（mL/g），含胡薄荷酮不得少于 0.020%。

【功效】性微温，味辛。解表散风，透疹，消疮。

【附】荆芥穗　Schizonepetae Spica

本品为唇形科植物荆芥的干燥花穗。药材穗状轮伞花序呈圆柱形，长 3~15cm，直径约 0.7mm。花冠多脱落，宿萼黄绿色，钟形，质脆易碎，内有棕黑色小坚果。气芳香，味微涩而辛凉。性微温，味辛。解表散风，透疹，消疮。

益母草

Leonuri Herba（附：茺蔚子）

【来源】本品为唇形科植物益母草 *Leonurus japonicus* Houtt. 的新鲜或干燥地上部分。

【产地】全国各地均有野生或栽培。

【采收加工】鲜品春季幼苗期至初夏花前期采割；干品夏季当茎叶茂盛，花未开或初开时采割，晒干或切段晒干。

【性状鉴别】鲜益母草　幼苗期无茎，基生叶圆心形，边缘 5~9 浅裂，每裂片有 2~3 钝齿。花前期茎呈方柱形，上部多分枝，四面凹下成纵沟，长 30~60cm，直径 0.2~0.5cm；表面青绿色；断面中部有髓。叶交互对生，有柄；叶片青绿色，质鲜嫩，揉之有汁；下部茎生叶掌状 3 裂，上部叶羽状深裂或浅裂成 3 片，裂片全缘或具少数锯齿。气微，味微苦。

干益母草　茎表面灰绿色或黄绿色；体轻，质韧，断面中部有髓。叶片灰绿色，多皱缩，破碎，易脱落。轮伞花序腋生，小花淡紫色，花萼筒状，花冠二唇形。切段者长约 2cm。

以质嫩、叶多、色灰绿者为佳；质老、枯黄、无叶者不可供药用。

饮片　呈不规则的段。茎方形，四面凹下成纵沟，灰绿色或黄绿色。切面中部有白髓。叶片灰绿色，多皱缩、破碎。轮伞花序腋生，花黄棕色，花萼筒状，花冠二唇形。气微，味微苦。

【显微鉴别】茎横切面：①表皮细胞外被角质层，有毛茸；腺鳞头部 4、6 或 8 细胞，柄单细胞；非腺毛 1~4 细胞。下皮厚角细胞在棱角处较多。②皮层为数列薄壁细胞。③内皮层明显。中柱鞘纤维束微木化。④韧皮部较窄。⑤木质部在棱角处较发达。⑥髓部薄壁细胞较大。⑦薄壁细胞含细小草酸钙针晶及小方晶。鲜品近表皮部分皮层薄壁细胞含叶绿体。（图 11-16）

叶表面制片：①上下表皮均具与茎相同的腺毛和非腺毛。②下表皮可见小型气孔，多为直轴式，少数为不定式。③叶肉组织中亦含有小棱晶和小针晶。

粉末：灰黄色。①淀粉粒众多，单粒类圆形、半圆形盔帽状，直径 4~13~22μm，脐点裂隙状，少数点状，复粒少数，多为 2~3 单粒组成。②腺毛常破碎，只有一个细胞头，或带有柄细胞的断片，细胞头中常充满红黄色分泌物，直径 18~42μm，偶可见非腺毛碎片。③表皮细胞垂

周壁弯曲，可见角质纹理和腺毛脱落后的圆形痕，含有红棕色物质。下表皮细胞垂周壁波状弯曲，气孔为不等式或不定式。④薄壁细胞碎片中有的含有红棕色块状或长条状物质。⑤纤维甚长，腔大，木化。⑥导管多为螺纹、网纹或孔纹，直径 15~28μm。

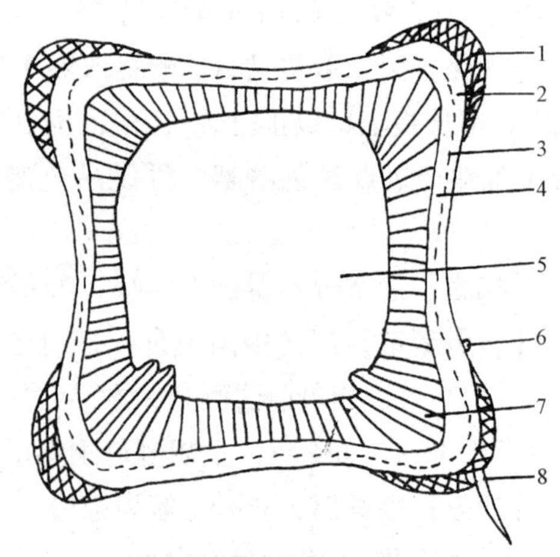

图 11-16 益母草（茎）横切面

1. 厚角组织 2. 皮层 3. 内皮层 4. 韧皮部 5. 髓部 6. 腺毛 7. 木质部 8. 非腺毛

【成分】 全草含益母草碱（leonurine，约 0.05%，开花初期仅含微量，中期逐渐增高）、益母草啶（leonuridine）、益母草宁（leonurinine）、汉黄芩素（wogonin）、大豆素（daidzein）、水苏碱（stachydrine）、芸香碱、延胡索酸、亚麻酸、p-亚油酸、月桂酸、苯甲酸等。尚含挥发油、黄酮类成分。

【理化鉴别】 取 70%乙醇提取液作为供试品溶液，以盐酸水苏碱对照品作对照，分别点于同一硅胶 G 薄层板上，以丙酮-无水乙醇-盐酸（10：6：1）为展开剂，在 105℃加热 15 分钟，喷以稀碘化铋钾试液-三氯化铁试液（10：1）混合溶液至斑点显色清晰。供试品色谱中，在与对照品色谱相应的位置上，显相同颜色的斑点。

【检查】 干益母草总灰分不得过 11.0%，水分不得过 13.0%。

【浸出物】 按水溶性浸出物热浸法测定，干益母草水溶性浸出物不得少于 15.0%；饮片不得少于 12.0%。

【含量测定】 按《中国药典》采用高效液相色谱法测定，本品含盐酸水苏碱（$C_7H_{13}NO_2 \cdot HCl$）不得少于 0.50%，饮片不得少于 0.40%；含盐酸益母草碱（$C_{14}H_{21}O_5N_3 \cdot HCl$）不得少于 0.05%，饮片不得少于 0.040%。

【功效】 性微寒，味苦、辛。活血调经，利尿消肿，清热解毒。

【附】茺蔚子 Leonuri Fructus

本品为益母草干燥成熟的果实。本品矩圆形，具三棱，长 2~3mm，直径 1~1.5mm，上端平截，下端渐窄，有凹入的果柄痕。表面灰棕色至灰褐色，有深色斑点，果皮薄，切面果皮褐色，胚乳、子叶白色。富油性，气微，味微苦。以粒大、饱满者为佳。果实横切面：①外果皮为 1 列浅黄色径向延长的细胞。②中果皮为 2~3 列类方形薄壁细胞，近内果皮的细胞中含草酸钙方晶。③内果皮坚硬，为 1 列径向延长的石细胞，木化。④种皮为 1 列切向延长的棕色色素细胞。⑤胚乳和子叶细胞含糊粉粒及脂肪油。主含益母草次碱（leonurinine）等生物碱及脂肪油（约 37%），油中主要成分为油酸及亚麻酸。另含有维生素 A 样物质。本品性微寒，味辛、甘。活血调经，清肝明目。

薄荷

Menthae Haplocalycis Herba

本品早在三国时代华佗《丹方大全》一书的鼻病方中多处提及，其后见于《唐本草》。苏颂曰："薄荷处处有之。茎叶似荏而尖长，经冬根不死，夏秋采茎叶曝干。"李时珍谓："薄荷，人多栽莳。二月宿根生苗，清明前后分之。方茎赤色，其叶对生，初时形长而头圆，及长则尖。……苏州所莳者，茎小而气芳，江西者较粗，川蜀者更粗，入药以苏产为胜。"可知明代苏、赣、蜀

已栽培薄荷，迄今该三省仍为我国主要薄荷产地。说明古今薄荷品种一致。

【来源】 为唇形科植物薄荷 *Mentha haplocalyx* Briq. 的干燥地上部分。

【植物形态】 多年生芳香草本，茎直立，高 20~80cm，方形，具分枝，被逆生的长柔毛及腺点。单叶对生，叶片宽披针形、长椭圆形或卵形，长 3~7cm，宽1~3cm，两面被有疏柔毛及黄色腺点；叶柄长 2~15mm。轮伞花序腋生，萼钟形，外被白色柔毛及腺点，10 脉，5 齿；花冠淡紫色，4 裂，上裂片顶端 2 裂；雄蕊 4，前对较长，均伸出花冠外。小坚果卵圆形，黄褐色。花期 7~9月，果期 10 月。(图 11-17)

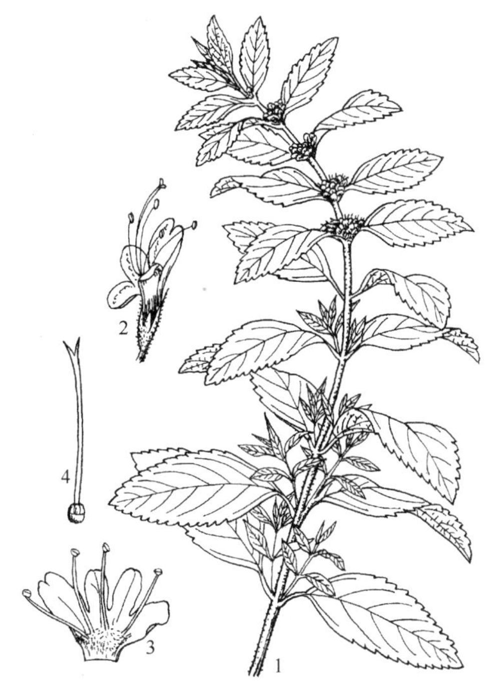

图 11-17　薄荷 *Mentha haplocalyx* Briq.

1. 植株上部　2. 花　3. 花展开示雄蕊　4. 雌蕊

【产地】 主产于江苏的太仓及浙江、湖南等省。江苏省为薄荷的主产区。

【采收加工】 夏、秋二季茎叶茂盛或花开至三轮时，选晴天，分次采割，晒干或阴干。

【性状鉴别】 茎方柱形，有对生分枝，长15~40 cm，直径 0.2~0.4cm；表面紫棕色或淡绿色，棱角处具茸毛，节间长 2~5cm；质脆，断面白色，髓部中空。叶对生，有短柄；叶片皱缩卷曲，完整者展平后呈宽披针形、长椭圆形或卵形，长 2~7cm，宽 1~3cm；上表面深绿色，下表面灰绿色，稀被茸毛，有凹陷点状腺鳞。轮伞花序腋生，花萼钟状，先端 5 齿裂，花冠淡紫色，揉搓后有特殊的清凉香气，味辛凉。

以叶多、色绿深、气味浓者为佳。

饮片　呈不规则的段。茎方柱形，表面紫棕色或淡绿色，具纵棱线，棱角处具茸毛。切面白色，中空。叶多破碎，上表面深绿色，下表面灰绿色，稀被茸毛。轮伞花序腋生，花萼钟状，先端 5 齿裂，花冠淡紫色。揉搓后有特殊清凉香气，味辛凉。

【显微鉴别】 叶横切面：①上表皮细胞呈方形，下表皮细胞细小扁平，均被角质层，有气孔；上下表皮凹陷处有腺鳞。②栅栏组织通常为 1 列细胞。③海绵组织为 4~5 列细胞。主脉上下表皮内方有厚角组织及薄壁组织。④主脉维管束外韧型，木质部导管常 2~6 个排列成行，韧皮部细胞细小。⑤表皮细胞、叶肉细胞、薄壁细胞及导管中有时含有橙皮苷结晶（hesperidin）。

薄荷茎横切面：切面呈四方形。①表皮细胞 1 列，外被角质层，有扁球形腺鳞、单细胞头的腺毛和非腺毛。②皮层为数列薄壁细胞，排列疏松。③四角有明显的棱脊，向内有 10 数列厚角细胞。④内皮层 1 列，凯氏点清晰可见。⑤维管束于四角处较发达，于相邻两角间具数个小维管束。韧皮部狭窄；木质部于四角处较发达，由导管、木薄壁细胞及木纤维等组成；髓部由薄壁细胞组成，中心常有空隙。⑥茎各部细胞内有时含有针簇状橙皮苷结晶。(图 11-18)

叶表面制片或粉末：①腺鳞的腺头呈扁圆球形，由 8 个分泌细胞排列成辐射状，直径约 90μm，腺头外围有角质层，与分泌细胞的间隙处有浅黄色油质，腺柄单细胞，极短，四周表皮细胞做放射状排列。②表皮细胞壁薄，呈微波状，下表皮气孔多见，直轴式。③小腺毛为单细胞头，单细胞柄。④非腺毛由 1~8 个细胞组成，常略弯曲，壁厚，有疣状突起。(图 11-19)

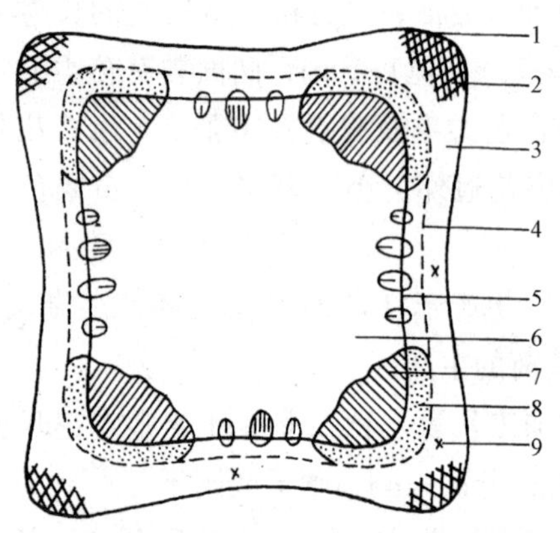

图 11-18 薄荷（茎）横切面

1. 表皮 2. 厚角组织 3. 皮层
4. 内皮层 5. 形成层 6. 髓部
7. 木质部 8. 韧皮部 9. 橙皮苷结晶

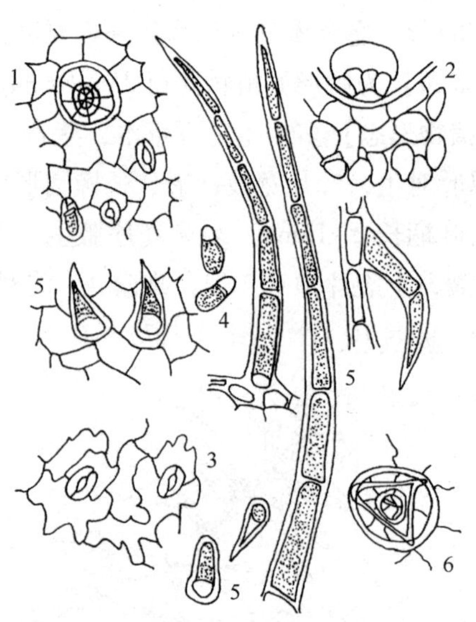

图 11-19 薄荷（叶）粉末

1. 腺鳞顶面观 2. 腺鳞侧面观 3. 气孔
4. 小腺毛 5. 非腺毛 6. 腺鳞

【成分】 茎和叶含挥发油 1.3%~2.0%，称薄荷油，油中主要含 l-薄荷脑（l-menthol），含量为 62.3%~87.2%，其次为 l-薄荷酮（l-menthone，约 12%）、异薄荷酮、胡薄荷酮（pulegone）及薄荷酯（3%~6%）、薄荷木酚素等。温度稍低时即析出大量无色薄荷脑结晶体。叶尚含苏氨酸、丙氨酸、谷氨酸、天冬酰胺等多种游离氨基酸及黄酮类化合物。对薄荷不同生长期鲜叶含油及薄荷脑含量研究结果表明：叶片中含油量以盛蕾期为最高，而原油含薄荷脑量则以盛花期最高。

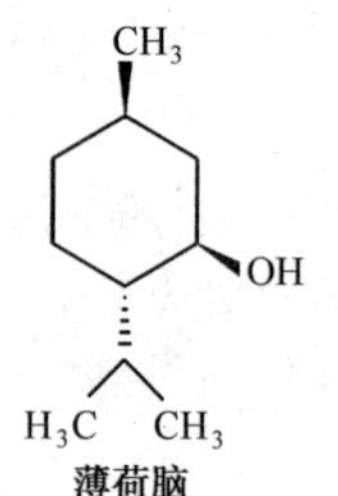

薄荷脑

【理化鉴别】 ①取本品叶的粉末少量，经微量升华得油状物，加硫酸 2 滴及香草醛结晶少量，初显黄色至橙黄色，再加水 1 滴，即变紫红色。

②取本品无水乙醇提取液作为供试品溶液，以薄荷对照药材、薄荷脑对照品作对照，分别点于同一硅胶 G 薄层板上，以甲苯-乙酸乙酯（9：1）为展开剂，喷以 2%对二甲氨基苯甲醛的 40%硫酸乙醇溶液，在 80℃加热至斑点显色清晰，置紫外光灯（365mn）下检视。供试品色谱中，在与对照药材色谱和对照品色谱相应的位置上，显相同颜色的荧光斑点。

【检查】 总灰分不得过 11.0%，酸不溶性成分不得过 3.0%，水分不得过 15.0%，叶不得少于 30%；饮片水分不得过 13.0%。

【含量测定】 按《中国药典》采用挥发油测定法测定，本品含挥发油不得少于 0.80%（mL/g），饮片不得少于 0.40%（mL/g）。

【功效】 性凉，味辛。疏散风热，清利头目，利咽，透疹，疏肝行气。

泽 兰

Lycopi Herba

本品为唇形科植物毛叶地瓜儿苗 *Lycopus lucidus* Turcz. var. *hirtus* Regel 的干燥地上部分。全国大部分地区均产。药材茎呈方柱形，少分枝，四面均有浅纵沟，长 50~100cm，直径 0.2~0.6cm；表面黄绿色或带紫色。节处紫色明显，有白色茸毛；质脆，断面黄白色，髓部中空。叶对生，有短柄或近无柄；叶片多皱缩，展平后呈披针形或长圆形，长 5~10cm；上表面黑绿色或暗绿色，下表面灰绿色，密具腺点，两面均具有短毛；先端尖，基部渐狭，边缘有锯齿。轮伞花序腋生，花冠多脱落，苞片及花萼宿存，小苞片披针形，有缘毛，花萼钟形，5 齿。气微，味淡。以质嫩、叶多、色绿者为佳。叶表面观：上表皮细胞垂周壁近平直，非腺毛较多，由 1 ~5 细胞组成，表面有疣状突起。下表皮细胞垂周壁波状弯曲，角质线纹明显，气孔直轴式，主脉和侧脉上非腺毛较多，由 3 ~6 细胞组成，表面有疣状突起。腺鳞头部类圆形，8 细胞，直径 66 ~ 83μm。主要含挥发油、葡萄糖苷、鞣质和树脂、黄酮苷、酚类、氨基酸及糖类。本品性微温，味苦、辛。活血调经，祛瘀消痈，利水消肿。

香　薷

Moslae Herba

本品为唇形科植物石香薷 *Mosla chinensis* Maxim. 或江香薷 *M. chinensis*‘Jiangxiangru’的干燥地上部分。前者习称“青香薷”，后者习称“江香薷”。青香薷主产于广东、广西、福建、湖南等地；江香薷主产于江西、浙江。青香薷长 30~50cm，基部紫红色，上部黄绿色或淡黄色，全体密被白色茸毛。茎方柱形，直径 1~2mm，节明显，节间长 4~7cm；质脆，易折断。叶对生，多皱缩或脱落，叶片展平后呈长卵形或披针形，暗绿色或黄绿色，边缘有 3~5 疏浅锯齿。穗状花序顶生及腋生，苞片圆卵形或圆倒卵形，脱落或残存；花萼宿存，钟状，淡紫红色或灰绿色，先端 5 裂，密被茸毛。小坚果 4，直径 0.7~1.1mm，近圆球形，具网纹。气清香而浓，味微辛而凉。江香薷长 55~66cm，表面黄绿色，质较柔软。叶边缘有 5~9 疏浅锯齿。果实直径 0.9~1.4mm，表面具疏网纹。以枝嫩、穗多、香气浓者为佳。叶表面观：青香薷上表皮细胞多角形，垂周壁波状弯曲，略增厚；下表皮细胞壁不增厚。腺鳞头部 8 细胞，柄单细胞，直径 36~80μm。气孔直轴式，以下表皮为多。上下表皮具非腺毛，疣突较明显。江香薷上表皮腺鳞直径 90μm，非腺毛多由 2~3 个细胞组成，疣突不明显，非腺毛基足细胞 5~6 个，垂周壁连珠状增厚。青香薷含挥发油约 2%，油中主含香荆芥酚（carvacrol，约 72%）、麝香草酚（thymol）以及对-聚伞花素（p-cymene）等。江香薷含挥发油 0.10%，油中含香荆芥酚 10.15%，麝香草酚 9.82%等。香荆芥酚、麝香草酚是抗菌抗病毒的主要成分。按《中国药典》采用气相色谱法测定，本品含麝香草酚和香荆芥酚的总含量不得少于 0.16%。本品性微温，味辛。发汗解表，化湿和中。

肉苁蓉

Cistanches Herba

【来源】 本品为列当科（Orobanchaceae）植物肉苁蓉 *Cistanche deserticola* Y. C. Ma 或管花肉苁蓉 *C. tubulosa*（Schenk）Wight 干燥带鳞叶的肉质茎。

【植物形态】 肉苁蓉　多年生寄生草本，高 80~160cm。茎肉质肥厚，扁平，不分枝。鳞片状叶多数，螺旋状排列，淡黄白色，无柄，下部叶排列紧密，宽卵形或三角状卵形。上部叶稀疏，渐窄穗状花序粗大顶生，每花下有大苞片 1，与叶同形，小苞片 2，卵状披针形。花萼 5 裂，花冠钟状，雄蕊 2 对，花丝基部有毛，花药箭形，被长柔毛，子房基部有黄色蜜腺。蒴果 2 裂，种子多数，微小。花期 5~6 月，果期 6~7 月。常寄生于梭梭属 Haloxylon 植物根部。（图 11-20）

管花肉苁蓉　花萼 5 裂至近中部，花药基部钝圆。常寄生于柽柳属 Tamarix 植物根部。

【产地】肉苁蓉　主产于内蒙古、新疆、陕西、甘肃等省区。以内蒙古产量最大。管花肉苁蓉主产于新疆。

【采收加工】春季苗刚出土时采挖，除去茎尖，切段，晒干。通常将鲜品置沙土中半埋半露，较全部曝晒干得快，干后即为甜大芸（淡大芸），质佳。秋季冻土前采收者因水分大，不易干燥，故将肥大者投入盐湖中腌1~3年（盐大芸），质量较次，药用时须洗去盐分。

【性状鉴别】肉苁蓉　呈扁圆柱形，稍弯曲，长3~15cm，直径2~8cm。表面棕褐色或灰棕色，密被覆瓦状排列的肉质鳞叶，通常鳞叶先端已断。体重，质硬，微有柔性，不易折断，断面棕褐色，有淡棕色点状维管束，排列成波状环纹。气微，味甜、微苦。

管花肉苁蓉　呈扁纺锤形或纺锤形，稍弯曲，长5~25cm，宽2.5~9cm。表面棕褐色至黑褐色。质坚硬，难折断，断面颗粒状，灰棕色至灰褐色，散生点状维管束。（图11-21）

以条粗壮、密被鳞片、色棕褐、质柔润者为佳。

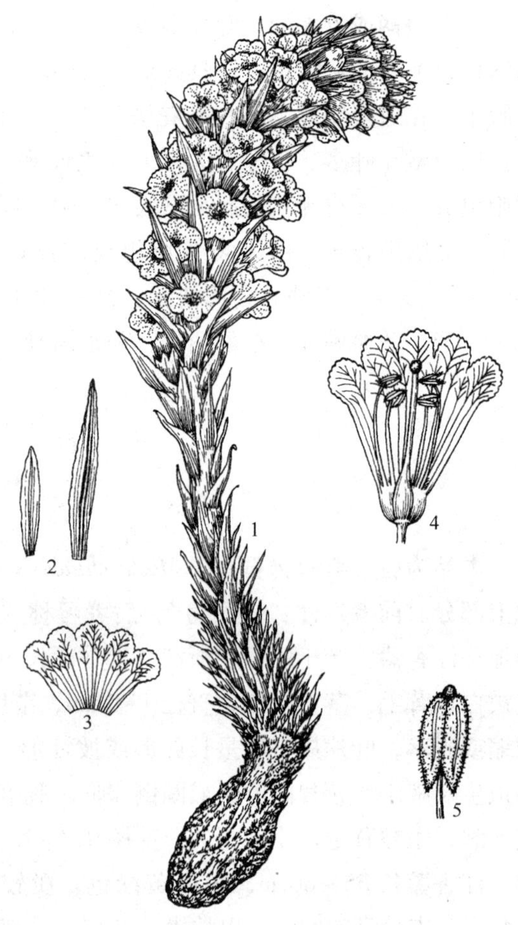

图11-20　肉苁蓉 *Cistanche deserticola* Y. C. Ma

1. 植物全株　2. 苞片　3. 花萼剖开　4. 花冠剖开示雄蕊及雌蕊　5. 雄蕊放大

饮片　肉苁蓉片　呈不规则形的厚片。表面棕褐色或灰棕色。有的可见肉质鳞叶。切面有淡棕色或棕黄色点状维管束，排列成波状环纹。气微，味甜、微苦。

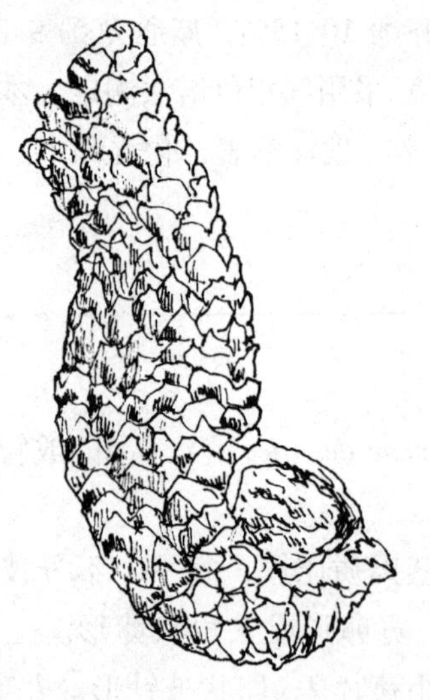
图11-21　肉苁蓉

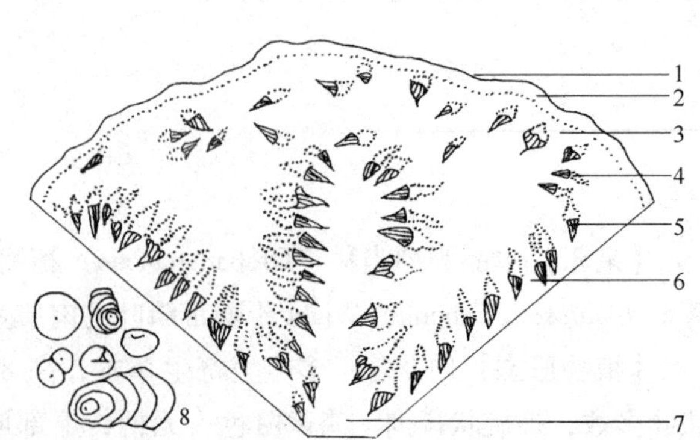

图11-22　肉苁蓉横切面

1. 表皮　2. 含色素细胞　3. 皮层　4. 韧皮部　5. 木质部　6. 射线　7. 髓　8. 示淀粉粒

管花肉苁蓉片　切面散生点状维管束。

【显微鉴别】横切面：肉苁蓉　①表皮为1列扁平细胞，外被有角质层。②外侧细胞含黄色或淡黄棕色色素。③皮层由数十层薄壁细胞组成。④中柱维管束排列成波状弯曲的环。⑤木质部导管多数成群。⑥髓射线明显，髓部呈星状。⑦薄壁细胞中充满淀粉粒。（图11-22）

管花肉苁蓉　横切面维管束散生，中心无髓。

【成分】主要含苯乙基苷类，其中有：肉苁蓉苷（cistanoside）A、B、C、H和松果菊苷（echinacoside）、类叶升麻苷（acteoside）、新疆肉苁蓉苷（tubuloside）、2′-乙酰基类叶升麻苷（又名洋丁香酚苷，2′-O-acetylacteoside）及类叶升麻苷异构体（acteoside isomer）、毛蕊花糖苷。此外，还含鹅掌楸苷（liriodendrin）、胡萝卜苷（daucosterol）、甜菜碱（betaine）、β-谷甾醇（β-sitosterol）和甘露醇（mannitol）。还得到水溶性的N，N-二甲基甘氨酸甲酯（N，N-dimethyl glycinemethyl ester）。尚含苯丙氨酸（phenylalanine）、缬氨酸（valine）、亮氨酸（leucine）、异亮氨酸（isoleucine）、赖氨酸（lysine）和苏氨酸（serine）等15种氨基酸，以及琥珀酸（succinic acid）、三十六烷醇（triacontanol）和多糖类等。

【理化鉴别】取本品甲醇提取液作为供试品溶液，以松果菊苷、毛蕊花糖苷对照品作对照，分别点于同一聚酰胺薄层扳上，以甲醇-醋酸-水（2∶1∶7）为展开剂，置紫外光灯（365nm）下检视。供试品色谱中，在与对照品色谱相应的位置上，显相同颜色的荧光斑点。

【检查】总灰分不得过8.0%，水分不得过10.0%。

【浸出物】按醇溶性浸出物冷浸法测定，肉苁蓉稀乙醇浸出物不得少于35.0%，管花肉苁蓉不得少于25.0%。

【含量测定】按《中国药典》采用高效液相色谱法测定，肉苁蓉含松果菊苷（$C_{35}H_{46}O_{20}$）和毛蕊花糖苷（$C_{29}H_{36}O_{15}$）的总量不得少于0.30%；管花肉苁蓉不得少于1.5%。

【功效】性温，味甘、咸。补肾阳，益精血，润肠通便。

【附注】除上述肉苁蓉外，尚有下列同科植物带鳞叶的肉质茎作药用：①盐生肉苁蓉 *Cistanche salsa*（C. A. Mey.）G. Beck，产于内蒙古、甘肃、青海等地，新疆、陕西、宁夏也有分布。茎细小圆柱形，鳞叶卵形至矩圆状披针形。横切面中柱维管束排列成深波状。只在当地作肉苁蓉药用。②沙苁蓉 *C. sinensis* G. Beck，产于内蒙古、宁夏、甘肃。在内蒙古作肉苁蓉药用，其鳞叶狭窄，中柱维管束排列成浅波状，韧皮部周围有木化孔纹细胞。③草苁蓉 *Boschniakia rossica*（Cham. et Schlecht.）Fedtsch.，在内蒙古作肉苁蓉药用。以上均非正品。

伪品有两种：①蛇菰科植物红冬蛇菰 *Balanophora harlandii* Hook. f. 的全草。块状根茎多聚成一团，单个块状根茎近卵球形，直径2~2.5cm。表面不平坦，似荔枝壳状，红褐色。花茎自根茎顶端生出，长10~15cm，直径约1cm，花序长约3.5cm。叶呈鳞片状，交互对生。质硬，味微苦涩。②多蕊蛇菰 *Balanophora polyandra* Griff. 的全草。与上种主要区别是块状根茎表面有疣状突起，花茎较短，长5~8cm，花序长约5cm，宽约1cm。质硬，味苦涩。

锁　阳

Cynomorii Herba

本品为锁阳科（Cynomoriaceae）植物锁阳 *Cynomorium songaricum* Rupr. 的干燥肉质茎。主产于内蒙古、宁夏、新疆、甘肃等省区。药材呈扁圆柱形，微弯曲，长5~15cm，直径1.5~5cm。表面棕色至棕褐色，粗糙，具明显纵沟及不规则凹陷，有的残存三角形的黑棕色鳞片。体重，质硬，难折断，断面浅棕色或棕褐色，有黄色三角状维管束。气微，味甘而涩。以体肥大、色红、坚实、断面粉性、不显筋脉者为佳。茎横切面：表皮多脱落，偶有残存。皮层狭窄，细胞中含有

棕色物质。中柱宽广，其中维管束众多，排列极不规则，往往可见数个维管束排成扇形、半圆形等。导管木化，以网纹或螺纹多见。薄壁细胞均含有众多淀粉粒及棕色物质。淀粉粒的脐点多为十字状、裂缝状或点状。茎主含三萜类成分如锁阳萜、熊果酸等；还含挥发油，花色苷，鞣质，脯氨酸等多种氨基酸及糖类。本品性温，味甘。补肾阳，益精血，润肠通便。

穿心莲

Andrographis Herba

本品载于1954年《印度药典》。我国20世纪50年代在广东、福建民间有引种栽培。现已收载于《中国药典》。

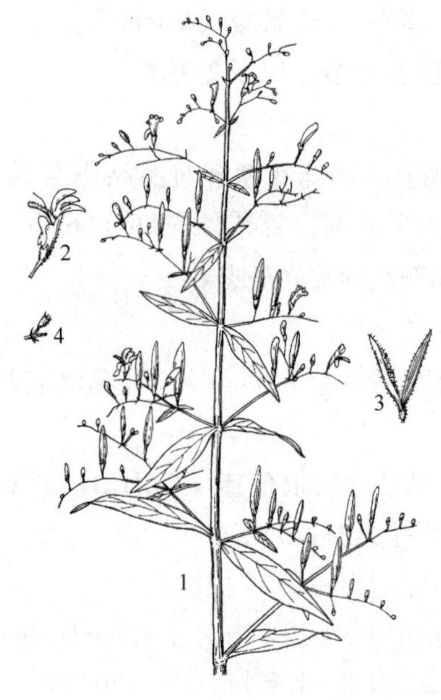

图11-23　穿心莲*Andrographis paniculata*（Burm. f.）Nees

1. 植株　2. 花　3. 果实开裂　4. 小托叶

【来源】 为爵床科（Acanthaceae）植物穿心莲*Andrographis paniculata*（Burm. f.）Nees的干燥地上部分。

【植物形态】 一年生草本。茎4棱，下部多分枝，节膨大。叶卵状矩圆形至矩圆状披针形，顶端略钝。总状花序顶生和腋生，集成大型圆锥花序；花萼裂片三角状披针形；花冠白色，2唇形，上唇微2裂，下唇3深裂并带紫色斑纹，外有腺毛和短柔毛；雄蕊2，花药2室，一室基部和花丝一侧有柔毛。蒴果扁，中有一沟，种子12粒，四方形，有皱纹。（图11-23）

【产地】 主要栽培于广东、广西、福建等省区。现云南、四川等省也有栽培。

【采收加工】 秋初茎叶茂盛时采割，晒干。

【性状鉴别】 茎呈方柱形，多分枝，长50~70cm，节稍膨大；质脆，易折断。单叶对生，叶柄短或近无柄；叶片皱缩、易碎，完整者展平后呈披针形或卵状披针形，长3~12cm，宽2~5cm，先端渐尖，基部楔形下延，全缘或波状；上表面绿色，下表面灰绿色，两面光滑。气微，味极苦。

以色绿、叶多者为佳。

饮片　呈不规则的段。茎方柱形，节稍膨大。切面不平坦，具类白色髓。叶片多皱缩或破碎，完整者展平后呈披针形或卵状披针形，先端渐尖，基部楔形下延，全缘或波状；上表面绿色，下表面灰绿色，两面光滑。气微，味极苦。

【显微鉴别】 叶横切面：①上表皮细胞类方形或长方形，下表皮细胞较小，上、下表皮均有含圆形、长椭圆形或棒状钟乳体的晶细胞；并有腺鳞，有的可见非腺毛。②栅栏组织为1~2列细胞，贯穿于主脉上方；海绵组织排列疏松。③主脉维管束外韧型，呈凹槽状，木质部上方薄壁组织内亦有晶细胞。（图11-24）

叶粉末：鲜绿色。①上下表皮均有增大的晶细胞，内含大型螺状钟乳体，直径约至32μm，长约至180μm，较大端有脐样点痕，层纹波状。②下表皮气孔直轴式，副卫细胞大小悬殊，少数为不定式。③腺鳞头部扁球形，4、6或8细胞，直径27~33μm，柄仅3μm。④非腺毛1~4细胞，长至160μm，基部直径至40μm，表面有角质线纹。（图11-25）

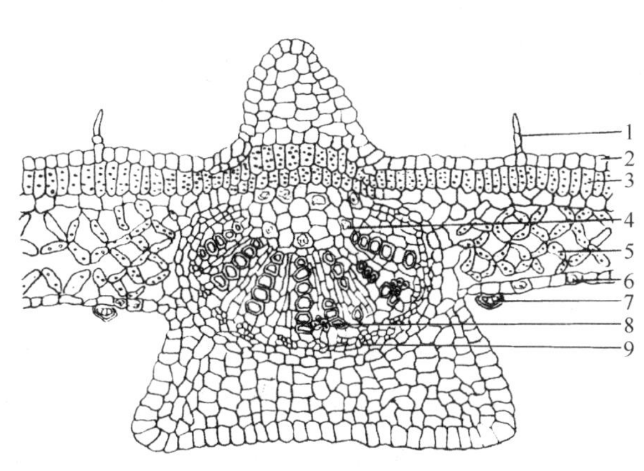

图 11-24　穿心莲（叶）横切面

1. 非腺毛　2. 上表皮细胞　3. 栅栏组织　4、6. 钟乳体　5. 海绵组织　7. 腺鳞　8. 木质部导管　9. 韧皮部

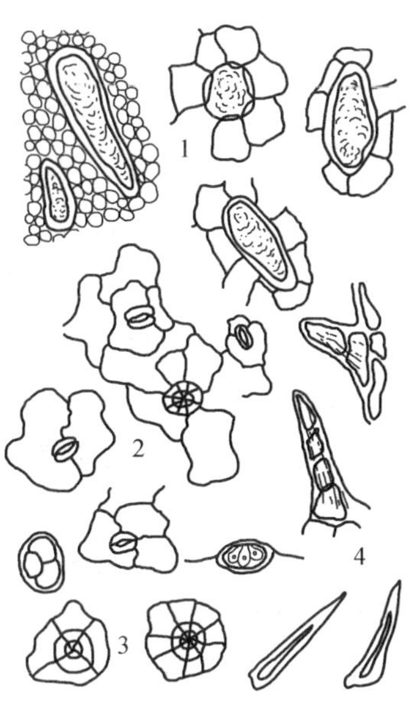

图 11-25　穿心莲（叶）粉末

1. 晶细胞　2. 下表皮的气孔　3. 腺鳞　4. 非腺毛

【成分】 全草含大量苦味素，为二萜内酯类化合物：主要为穿心莲内酯（andrographolide），含 1.5%以上，其次为新穿心莲内酯（neoandrographolide，为一种苷类）和脱水穿心莲内酯（deoxyandrographolide）。此外尚含有高穿心莲内酯（homoandrographolide）、穿心莲酮（andrographon）、5-咖啡酰基奎宁酸（5-dicaffedquinic acid）等。

据报道，本品尚含穿心莲内酯苷（andrographoside）、14-去氧穿心莲内酯苷（14-deoxyandrographoside）及 19-葡萄糖基脱氧穿心莲内酯（19-glucosyl-deoxyandrographolide），命名为宁穿心莲内酯（ninandrographolide）。从根、茎中分出黄酮类化合物（andrographin）和 5-羟基-7,8,2,3-四甲氧基黄酮（5-hydroxy-7,8,2,3-tetramethoxyflavone）。又从叶中分离出汉黄芩素、异高黄芩素、千层纸黄素 A。

穿心莲内酯

穿心莲内酯等苦味素是抗菌和抗钩端螺旋体的有效成分。穿心莲内酯在叶中的含量达2%~5%。10~11 月开花前采收，若迟到来年 1 月，其含量降至 0.5%。

【理化鉴别】 取本品 40%甲醇提取液作为供试品溶液，以穿心莲对照药材作对照，分别点于同一硅胶 G 薄层板上，以三氯甲烷-甲苯-甲醇（8∶1∶1）为展开剂，喷以 10%硫酸乙醇溶液，在 105℃加热至斑点显色清晰，置紫外光灯（365nm）下检视。供试品色谱中，在与对照药材色谱相应的位置上，显相同颜色的荧光斑点。

【检查】 叶不得少于 30%，饮片叶不得少于 25%。

【浸出物】 按醇溶性浸出物热浸法测定，乙醇浸出物不得少于 8.0%。

【含量测定】 按《中国药典》采用高效液相色谱法测定，本品含穿心莲内酯（$C_{20}H_{30}O_5$）、新穿心莲内酯（$C_{26}H_{40}O_8$）、14-去氧穿心莲内酯（$C_{20}H_{30}O_4$）和脱水穿心莲内酯（$C_{20}H_{28}O_4$）的总量不得少于 1.5%，饮片不得少于 1.2%。

【功效】 性寒，味苦。清热解毒，凉血，消肿。

白花蛇舌草

Hedyotidis Diffusae Herba

本品为茜草科（Rubiaceae）植物白花蛇舌草 *Hedyotis diffusa* Willd. 的干燥全草。主产于广东、广西、福建，长江以南其他各省亦产。药材全草扭缠成团状，灰绿色或灰棕色。主根 1 条，须根纤细。茎细而卷曲，具纵棱。叶对生，多破碎，极皱缩，易脱落，完整叶片线形；有托叶，长 1~2mm，膜质，下部联合，顶端有细齿。花 4 数，单生或双生于叶腋，花梗长 2~5mm。蒴果扁球形，顶端具 4 枚宿存的萼齿。气微，味淡。以茎叶完整、色灰绿、带果实、无杂质者为佳。茎横切面：表皮细胞 1 列，常有单个细胞向外强烈突起。皮层细胞含有少量小油滴，个别细胞内含草酸钙针晶束；内皮层细胞 1 列。韧皮部狭窄。木质部呈环。髓部宽阔，薄壁细胞中可见草酸钙针晶束及稀少的淀粉粒。全草含齐墩果酸，熊果酸，对-香豆酸，豆甾醇，β-谷甾醇-D-葡萄糖苷等。白花蛇舌草的多糖具有明显的增强免疫活性和抗肿瘤作用。本品性凉，味甘、淡。清热解毒，利尿消肿，活血止痛。同属植物水线草（伞房花耳草）*H. corymbosa*（L.）Lam.，曾作白花蛇舌草入药。商品药材中，曾有同属植物纤花耳草 *H. tenelliflora* Bl.、石竹科植物漆姑草 *Sagina japonica*（Sw.）Ohwi 在个别省区亦作白花蛇舌草使用或混入白花蛇舌草入药，应注意鉴别。它们的主要区别特征有：有无托叶及托叶的形状；花的着生方式，花梗有无等。

佩　兰

Eupatorii Herba

本品为菊科（Compositae）植物佩兰 *Eupatorium fortunei* Turcz. 的干燥地上部分。主产于河北、山东、江苏、浙江等省。茎呈圆柱形，长 30~100cm，直径 0.2~0.5cm；表面黄棕色或黄绿色，有的带紫色，有明显的节及纵棱线；质脆，断面髓部白色或中空。叶对生，有柄，叶片多皱缩、破碎，绿褐色；完整叶片 3 裂或不分裂，分裂者中间裂片较大，展平后呈披针形或长圆状披针形，基部狭窄，边缘有锯齿；不分裂者展平后呈卵圆形、卵状披针形或椭圆形。气芳香，味微苦。以质嫩、叶多、色绿、香气浓者为佳。叶表面观：上表皮细胞垂周壁略弯曲，下表皮细胞垂周壁波状弯曲。偶见非腺毛，由3~6 细胞组成，长可达 105μm；叶脉上非腺毛较长，由 7~8 细胞组成，长 120~160μm。气孔不定式。全草含挥发油 1.5%~2%，油中含对-聚伞花素（约 20%），橙花醇乙酸酯（neryl acetate）（约 10%），5-甲基麝香草醚（5-methyl thymolether）（约 5%），延胡索酸（fumaric acid），琥珀酸（succinic acid）及甘露醇等。前两者对流感病毒有直接抑制作用。叶含香豆精，邻香豆酸及麝香草氢醌（thymohydroquinone）；叶及花中含蒲公英甾醇棕榈酸酯，蒲公英甾醇乙酸酯，蒲公英甾醇等，地上部分尚含宁德洛非碱（lindelofine）。根含宁德洛非碱，仰卧天芥菜碱（lindelofin）和兰草素（euparin）。性平，味辛。芳香化湿，醒脾开胃，发表解暑。①湖北、湖南、北京、安徽、陕西等省市曾以同属植物泽兰（山佩兰）*E. japonicum* Thunb. 的地上部分作佩兰用。②广州、黑龙江有以唇形科植物地瓜儿苗 *Lycopus lucidus* Turcz.，江苏、山东部分地区有以唇形科植物罗勒 *Ocimum basilicum* L. 混称佩兰的现象。③在药材市场上还有混淆品，常见的品种有同科植物三裂叶白头婆 *E. japonicum* Thunb.、华泽兰 *E. chinense* L. 等，应注意区别。与佩兰不同点主要为：三裂叶白头婆全株有毛，叶片基部 3 全裂，叶片下面散生淡黄色透明腺点；华泽兰与泽兰形态形似，唯叶边缘锯齿圆钝。

豨莶草

Siegesbeckiae Herba

【来源】本品为菊科植物豨莶 *Siegesbeckia orientalis* L.、腺梗豨莶 *S. pubescens* Makino 或毛梗豨莶 *S. glabrescens* Makino 的干燥地上部分。

【产地】全国大部分地区有产，主产于湖南、福建、湖北、江苏等省。

【采收加工】夏秋季花前期及花期均可采收，除去杂质，晒干。

【性状鉴别】茎略呈方柱形，多分枝，长 30~110cm，直径 0.3~1cm；表面灰绿色、黄棕色或紫棕色，有纵沟及细纵纹，被灰色柔毛；节明显，略膨大；质脆，易折断，断面黄白色或略带绿色，髓部宽广，类白色，中空。叶对生，叶片多皱缩、卷曲，展平后呈卵圆形，灰绿色，边缘有钝锯齿，两面皆有白色柔毛，主脉 3 出。有的可见黄色头状花序，总苞片匙形。气微，味微苦。

以叶多、枝嫩、色深绿者为佳。

饮片　呈不规则的段。茎略呈方柱形，表面灰绿色、黄棕色或紫棕色，有纵沟和细纵纹，被灰色柔毛。切面髓部类白色。叶多破碎，灰绿色，边缘有钝锯齿，两面皆具白色柔毛。有时可见黄色头状花序。气微，味微苦。

【显微鉴别】腺梗豨莶叶及花梗表面制片：①上表皮细胞较规则，下表皮细胞垂周壁呈波状弯曲，气孔不定式。②花梗表皮着生有两种腺毛，一种具多细胞柄及多细胞头；另一种具单细胞头及多细胞柄，两种腺毛的柄部细胞均排列成 2 行。③非腺毛，一种较长，长 900~1500μm；另一种较短，长 160~450μm。④花粉粒圆形，直径 18~32μm，表面具有较密的刺状突起，具萌发孔 3 个。（图 11-26）

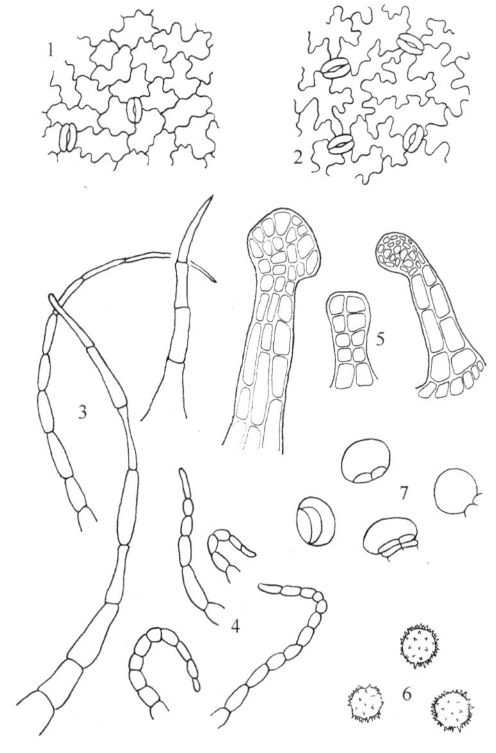

图 11-26　豨莶草（腺梗豨莶叶及花梗）表面

1. 上表皮细胞　2. 下表皮细胞　3. 长非腺毛　4. 短非腺毛　5. 多细胞头腺毛　6. 花粉粒　7. 单细胞头腺毛

豨莶和毛梗豨莶花梗无腺毛；毛梗豨莶的非腺毛较小而短。

【成分】均含有豨莶苦味苷（darutoside）。腺梗豨莶全草含腺梗豨莶苷（siegesbeckioside）、腺梗豨莶醇（siegesbeckiol）、腺梗豨莶酸（siegesbeckic acid）、对-16β,17,18-贝壳杉三醇（ent-kauran-16β,17,18-tcmlibiol）、右松脂 8（14）烯-6β,15,16,18-四醇［pimar-8(14)-ene-6β,15,16,18-tetraol］、16,17-二羟基-16β-贝壳松-19 酸（16,17-dihydroxy-16β-kauran-19-oic acid）、苦味质、生物碱等。叶中挥发油的主要成分为吉马烷 D（germacene D）和 α-杜松烯（α-adinene）。

豨莶茎中含 9β-羟基-8β-异丁酰氧基木香烯内酯（9β-hydroxy-8β-isobutyryloxycostunolide）、8β-异丁酰氧基-14-醛基-木香烯内酯（8β-isobutyryloxy-14-al-costunolide）、14-羟基-8β-异丁酰氧基木香烯内酯（14-hydroxy-8β-isobutyryloxycostunolide）等。尚含豨莶苦味四醇。

毛梗豨莶全草含豨莶精醇（darutigenol）、豨莶新苷（neodarutoside）。茎中含奇壬醇（kirenol）、16-乙酰基奇壬醇（16-acetylkirenol）、异亚丙基奇壬醇（isopropylidenekirenol）等。

【理化鉴别】 取本品甲醇提取液作为供试品溶液，以奇壬醇对照品作对照，分别点于同一硅胶 G 薄层板上，以三氯甲烷-甲醇（4∶1）为展开剂，喷以 5%香草醛硫酸溶液，加热至斑点显色清晰。供试品色谱中，在与对照品色谱相应的位置上，显相同颜色的斑点。

【检查】 总灰分不得过 12.0%，水分不得过 15.0%。

【含量测定】 按《中国药典》采用高效液相色谱法测定，本品含奇壬醇（$C_{20}H_{34}O_4$）不得少于 0.050%。

【功效】 性寒，味辛、苦。祛风湿，利关节，解毒。

【附注】 在广东、福建、广西大部分地区曾以唇形科植物防风草 *Anisomeles indica*（L.）O. Ktze. 的全草作豨莶草用。防风草的功效是祛风解表，理气止痛，与豨莶草不同。

茵　陈

Artemisiae Scopariae Herba

本品原名茵陈蒿，始载于《神农本草经》，列为上品。《名医别录》载：“茵陈生太山及丘陵坂岸上。”陶弘景谓：“似蓬蒿而叶紧细。秋后茎枯，经冬不死，至春又生。”苏颂谓：“春初生苗，高三五寸，似蓬蒿而叶紧细，无花实，五月七月采茎叶阴干，今谓之茵陈。”李时珍谓：“今山茵陈二月生苗，其茎如艾。其叶如淡色青蒿而背白，叶歧紧细而扁整。九月开细花黄色，结实大如艾子……”以上所述的特征，与现今应用的茵陈蒿和滨蒿相似。可谓古今用药品种一致。

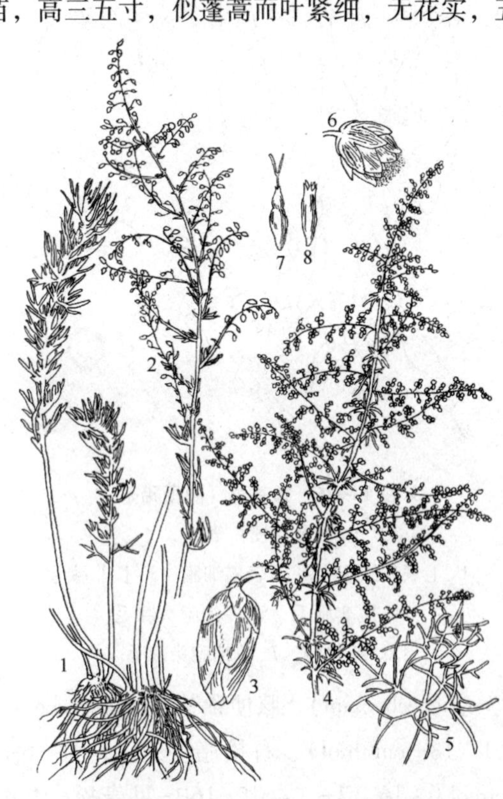

图 11-27　茵陈蒿 *Artemisia capillaria* Thunb.

1. 植株下部　2. 花序枝　3. 头状花序

滨蒿 *Artemisia scoparia* Waldst. et Kit.

4. 花序枝　5. 茎生叶（放大）

6. 头状花序　7. 雌花　8. 两性花

【来源】 为菊科植物滨蒿 *Artemisia scoparia* Waldst. et Kit. 或茵陈蒿 *A. capillaris* Thunb. 的干燥地上部分。春季采收的习称“绵茵陈”，秋季采收的习称“花茵陈”。

【植物形态】 滨蒿　一至二年生草本，根多垂直。茎直立，高 40～100cm，多分枝，嫩枝被灰白色绢毛，老枝近无毛，不育枝上部叶较大，密集，下部叶有长柄，叶片长圆形，2 或 3 回羽状全裂，最终裂片倒披针形或线形，顶端尖，常被绢毛；中部叶 2 回羽状全裂，基部抱茎，裂片线形；上部叶无柄，3 裂或不裂，裂片短。头状花序多数，直径 1mm，有梗，排列成总状花序；总苞片 4～5 层，覆瓦状排列，先端钝圆，边缘宽膜质，近无毛；花杂性，全为管状花，外层雌花 5～15，内层两性花 2～10 个。柱头 2 裂，叉状，伸出花冠外；瘦果小，长圆形或倒卵形，长约 0.7mm。花期8～9 月，果期 9～10 月。

茵陈蒿　与滨蒿的不同点：茵陈蒿为多年生

草本，基生叶有柄，2~3 回羽状全裂或掌状分裂，最终裂片线形，花枝的叶无柄，羽状全裂成丝状。花序直径 1.5~2mm；总苞片 3~4 层。每一花托上着生两性花和雌花各 5 朵。(图 11-27)

【产地】 滨蒿主产于东北地区及河北、山东等省，茵陈蒿主产于陕西、山西、安徽等省，以陕西产者（名西茵陈）质量最佳。

【采收加工】 春季幼苗高 6~10cm 时采收或秋季花蕾长成至花初开时采割，除去杂质和老茎，晒干。

【性状鉴别】 绵茵陈　多卷曲成团状，灰白色或灰绿色，全体密被白色茸毛，绵软如绒。茎细小，长 1.5~2.5cm，直径 0.1~0.2cm，除去表面白色茸毛后可见明显纵纹；质脆，易折断；叶具柄，展平后叶片呈一至三回羽状分裂，叶片长 1~3cm，宽约 1cm，小裂片卵形或稍呈倒披针形、条形，先端锐尖。气清香，味微苦。

花茵陈　茎呈圆柱形，多分枝，长 30~100cm，直径 2~8mm；表面淡紫色或紫色，有纵条纹，被短柔毛；体轻，质脆，断面类白色。叶密集或脱落，下部叶二至三回羽状深裂，裂片条形或细条形，两面密被白色柔毛；茎生叶一至二回羽状全裂，基部抱茎，裂片细丝状。头状花序卵形，多数集成圆锥状，长 1.2~1.5mm，直径 1~1.2mm，有短梗；总苞片 3~4 层，卵形，苞片 3 裂；外层雌花 6~10 个，可多达 15 个，内层两性花 2~10 个，瘦果长圆形，黄棕色。气芳香，味微苦。

以质嫩、绵软、色灰白、香气浓者为佳。

【显微鉴别】 绵茵陈粉末：灰绿色。①叶上表皮细胞较平直，下表皮细胞垂周壁波状弯曲，气孔不定式，副卫细胞 3~5 个。②腺毛较小，顶面观呈椭圆形或鞋底状，细胞成对叠生。③非腺毛“T”字形，长 600~1700μm，中部略折成“V”字形，两臂不等长，细胞壁极厚，胞腔多呈细缝状，柄 1-2 细胞。

【成分】 滨蒿含具有利胆作用的有效成分滨蒿内酯（scoparone），即6,7-二甲氧基香豆素（6,7-dimethoxycoumarin），含量因部位和季节而异，花蕾中含 0.5%，花头和瘦果含 2%，花期全草含 0.46%，花前期的花头中含 1.52%。但幼苗不含6,7-二甲氧基香豆素而含绿原酸及对羟基苯乙酮（4-hydroxyacestophenone）。挥发油在花期高达 0.95%，油中主要成分为侧柏醇，正丁醛，α-蒎烯，糠醛，甲庚烯酮等。花头及种子含滨蒿素 0.92%~2%，从全草中分得对羟基苯乙酮及少量水杨酸、壬二酸、7-羟基香豆素、5,7-二甲基香豆素、7-羟基-8-甲基香豆素、7,8-二甲基香豆素等。

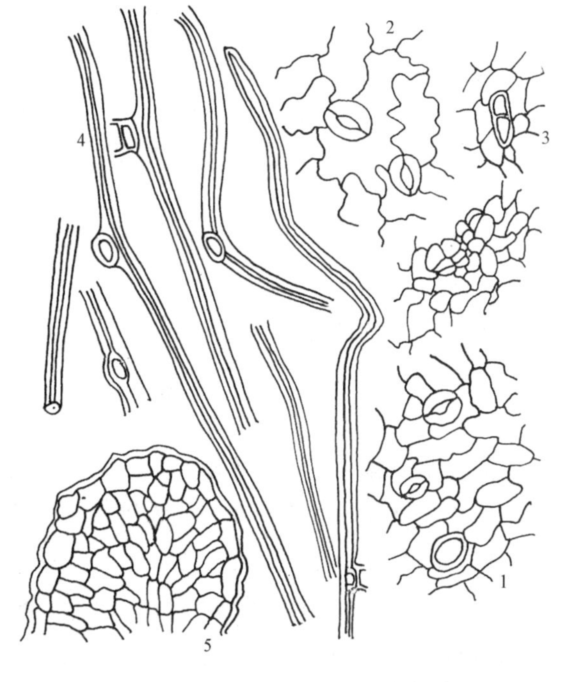

图 11-28　绵茵陈粉末

1. 上表皮　2. 下表皮　3. 腺毛
4. 非腺毛　5. 叶裂片顶端碎片

茵陈蒿亦含蒿属香豆素（开花期含量最高，达 1.98%，花蕾中含 2%~2.6%）、绿原酸（水解后产生咖啡酸）。全草含挥发油约 0.27%，果穗较多，达 1%。油中主要成分为茵陈二炔酮（capillin）、茵陈二炔（capillene）、茵陈炔醇（capillanol）、茵陈素（capillarin）、β-蒎烯等。又据报道，分离到有利胆作用的茵陈色酮（capillarisin）、4′-甲基茵陈色酮、7-甲基茵陈色酮、6-去甲氧基-4′

-甲基茵陈色酮和6-去甲氧基茵陈色酮等。并含黄酮类成分茵陈黄酮（arcapillin）、蓟黄素（cirsimaritin）、芫花黄素（genkwanin）等。

【理化鉴别】①取滨蒿、茵陈蒿各2g，加水30mL温浸4小时，冷后过滤，取滤液20mL，以等量三氯甲烷萃取3次，合并萃取液，用无水硫酸钠脱水后，蒸去溶剂，分别得到黄色油状物。将上述黄色油状物的一半以乙醇0.5mL溶解，加入0.5%2,4-二硝基苯肼2mol/L盐酸溶液4滴，振摇，滨蒿溶液即呈橘红色且同时析出颗粒状沉淀；茵陈蒿溶液呈淡橘红色，且沉淀极少，或无沉淀。（检查对羟基苯乙酮）

②绵茵陈 取本品50%甲醇提取液作为供试品溶液，以绿原酸对照品作对照，分别点于同一硅胶G薄层板上，以乙酸丁酯-甲酸-水（7∶2.5∶2.5）上层溶液为展开剂，置紫外光灯（365nm）下检视。供试品色谱中，在与对照品色谱相应的位置上，显相同颜色的荧光斑点。

③花茵陈 取本品甲醇提取液作为供试品溶液，以滨蒿内酯对照品作对照，分别点于同一硅胶G薄层板上，以石油醚（60~90℃）-乙酸乙酯-丙酮（6∶3∶0.5）为展开剂，置紫外光灯（365nm）下检视。供试品色谱中，在与对照品色谱相应的位置上，显相同颜色的荧光斑点。

【检查】水分不得过12.0%。

【浸出物】按水溶性浸出物热浸法测定，绵茵陈水溶性浸出物不得少于25.0%。

【含量测定】按《中国药典》采用高效液相色谱法测定，绵茵陈含绿原酸（$C_{16}H_{18}O_9$）不得少于0.50%，花茵陈含滨蒿内酯（$C_{11}H_{10}O_4$）不得少于0.20%。

【功效】性微寒，味苦、辛。清利湿热，利胆退黄。

【附注】玄参科植物阴行草 *Siphonostegia chinensis* Benth.、腺毛阴行草 *S. laeta* S. Moore、松蒿 *Phtheirospermum japonicum*（Thunb.）Kanitz 及唇形科植物牛至 *Origanum vulgare* L. 的全草，在江苏、浙江、江西、广西等部分地区曾作土茵陈或草茵陈入药。其功效与茵陈不同，应注意鉴别。

青　蒿

Artemisiae Annuae Herba

《神农本草经》中青蒿为草蒿之别名，列为下品。沈括《梦溪笔谈》谓："青蒿一类，自有二种，一种黄色，一种青色。"李时珍谓："青蒿二月生苗，茎粗如指而肥软，茎叶色并深青，其叶嫩似茵陈，而背面俱青……七八月开细黄花，颇香，结实如麻子，中有细子。"《本草纲目》另载黄花蒿，谓："此蒿与青蒿相似，但此蒿色绿带淡黄，气辛臭。"现在全国大部分地区药用的青蒿为黄花蒿，少数地区使用青蒿。

【来源】为菊科植物黄花蒿 *Artemisia annua* L. 的干燥地上部分。

【植物形态】黄花蒿为一年生草本，高达40~150cm。全株黄绿色。茎直立，多分枝。茎基部及下部的叶在花期枯萎，中部叶卵形，三回羽状深裂，上面绿色，下面色较浅，两面被短微毛，上部叶小，常一次羽状细裂。头状花序多数，球形，直径1.5~2mm，有短梗，下垂，总苞球形，苞片2~3层，无毛，小花均为管状，黄色。雌花较少围于外层，雌蕊1，柱头2裂，呈长叉状开展，内为两性花，花冠长约1mm，先端分裂，雄蕊5，聚药。瘦果椭圆形，长约0.7mm，无毛。花期7~10月，果期9~11月。（图11-29）

【产地】分布于全国各地。

【采收加工】秋季花盛开时割取地上部分，除去老茎，阴干。

【性状鉴别】茎呈圆柱形，上部多分枝，长30~80cm，直径0.2~0.6cm。表面黄绿色或棕黄色，具纵棱线。质略硬，易折断，断面中部有髓。叶互生，暗绿色或棕绿色，卷缩易碎，完整者展平后为三回羽状深裂，裂片及小裂片矩圆形或长椭圆形，两面被短毛。气香特异，味微苦。

以色绿、叶多、香气浓者为佳。

饮片 呈不规则的段，长0.5~1.5cm。茎呈圆柱形，表面黄绿色或棕黄色，具纵棱线，质略硬，切面黄白色，髓白色。叶片多皱缩或破碎，暗绿色或棕绿色，完整者展平后为三回羽状深裂，裂片及小裂片矩圆形或长椭圆形，两面被短毛。花黄色，气香特异，味微苦。

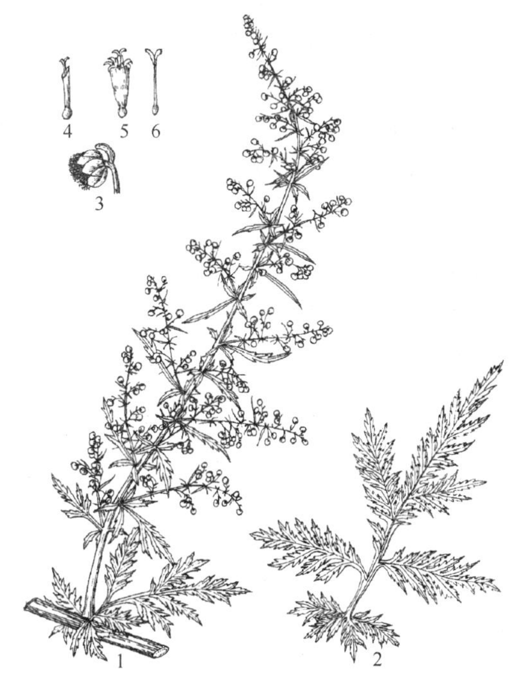

图11-29 黄花蒿 *Artemisia annua* L.

1. 花枝 2. 叶 3. 头状花序 4. 雌花 5. 两性花 6. 雌蕊

【显微鉴别】叶表面制片：①上下表皮细胞不规则，垂周壁波状弯曲，脉脊上的表皮细胞为窄长方形。②不定式气孔微突于表面，保卫细胞肾形。③腺毛呈椭圆形，常充满黄色挥发油，其两个半圆形分泌细胞的排列方向一般与最终裂片的中脉平行。④表面密布丁字形非腺毛，其壁横向延伸或在柄部着生处折成V字形，长240~480(816)μm，柄细胞细小，单列，3~8个，在中脉附近可见只具柄细胞的毛。(图11-30)

通过最终裂片的中脉横切面：①表皮细胞1列，长椭圆形，排列紧密，可见有气孔、丁字毛及腺毛。②叶肉组织等面型。③上面栅栏组织细胞延续至中脉，下面于中脉处中断。④维管束位于中心。(图11-31)

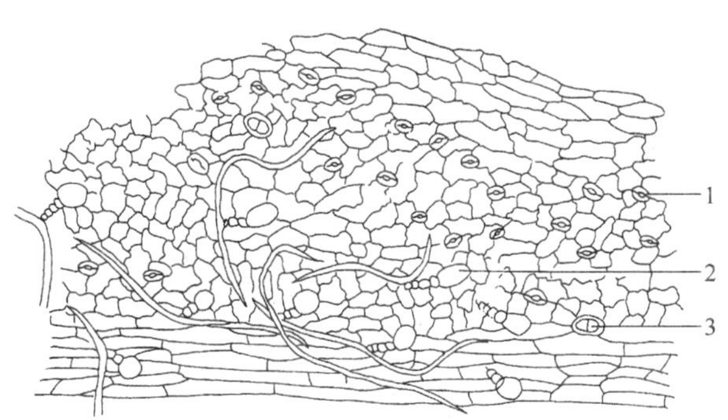

图11-30 青蒿（叶）表面

1. 气孔 2. 丁字毛 3. 腺毛

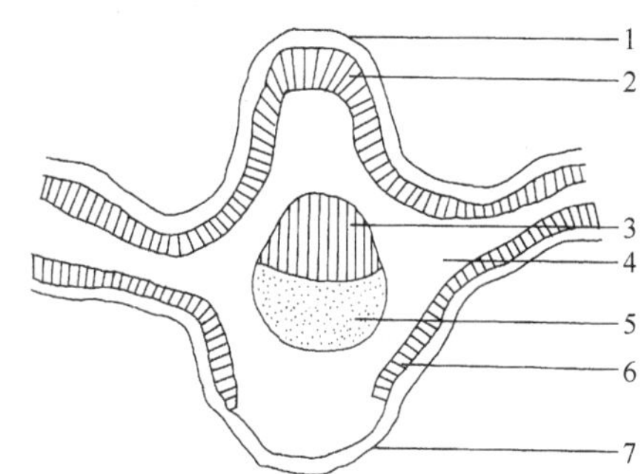

图11-31 青蒿（叶）横切面

1. 上表皮 2、6. 栅栏组织 3. 木质部 4. 叶肉组织 5. 韧皮部 7. 下表皮

【成分】全草含挥发油0.3%~0.5%，油中主含莰烯（camphene）、异蒿酮（isoartemisia ketone）、L-樟脑、β-蒎烯、β-丁香烯等。黄花蒿中含多种倍半萜内酯，为抗疟有效成分青蒿素（artemisinin）及青蒿甲素、乙素、丙素、丁素和戊素等。另含青蒿酸（artemisic acid）、青蒿内酯（artemisilactone）、青蒿醇（artemisinol）、3,5-O-双咖啡酰基奎宁酸甲酯、猫眼草黄素等。黄酮类主要为3,5-二羟基-6,7,3′,4′-四甲氧基黄酮醇（3,5-dihydroxy-6,7,3′,4′-tetramethoxyflavonol），3,5,3′-三羟基-6,7,4′-三甲氧基黄酮（3,5,3′-trihydroxy-6,7,4′-trimethoxyflavonol），泽兰黄素（eupatorin），鼠李黄素（rhamnetin）等。香豆精类主要有香豆素（cou-

marin)，6-甲氧基香豆素，东莨菪内酯（scopoletin）及6,8-二甲基-7-羟基香豆素等。

【理化鉴别】取本品石油醚（60~90℃）提取液作为供试品溶液，以青蒿素对照品作对照，分别点于同一硅胶 G 薄层板上，以石油醚（60~90℃）-乙醚（4∶5）为展开剂，喷以 2%香草醛的 10%硫酸乙醇溶液，在 105℃加热至斑点显色清晰，置紫外灯（365nm）下检视。供试品色谱中，在与对照品色谱相应的位置上，显相同颜色的荧光斑点。

青蒿素

【检查】总灰分不得过 8.0%，水分不得过 14.0%。

【浸出物】按醇溶性浸出物冷浸法测定，无水乙醇浸出物不得少于 1.9%。

【功效】性寒，味苦、辛。清虚热，除骨蒸，解暑热，截疟，退黄。

【附注】在河北、江苏、江西等地曾有同属植物青蒿 *A. carvifolia* Buch.-Ham. ex Roxb 的全草作青蒿药用，其叶二回羽状深裂，最终小裂片长而尖；头状花序较大，直径 5mm。丁字毛臂短，长 93~300μm。本品不含青蒿素，应注意区分。

大　蓟

Cirsii Japonici Herba（附：小蓟）

本品为菊科植物蓟 *Cirsium japonicum* Fisch. ex DC. 的干燥地上部分。主产于江苏、浙江、四川等省。药材茎呈圆柱形，基部直径可达 1.2cm；表面绿褐色或棕褐色，有数条纵棱，被丝状毛；断面灰白色，髓部疏松或中空。叶皱缩，多破碎，完整叶片展平后呈倒披针形或倒卵状椭圆形，羽状深裂，边缘具不等长的针刺；上表面灰绿色或黄棕色，下表面色较浅，两面均具灰白色丝状毛。头状花序顶生，球形或椭圆形，总苞黄褐色，羽状冠毛灰白色。气微，味淡。以色灰绿、叶多者为佳。叶表面观：上表皮细胞多角形，下表皮细胞类长方形，垂周壁波状弯曲；气孔不定式或不等式，副卫细胞 3~5 个。非腺毛 4~18 个细胞，顶端细胞细长而扭曲，直径约 7μm，壁具交错的角质纹理。全草含柳穿鱼叶苷（pectolinarin），为止血的活性成分；尚含蒙花苷（linarin）及 β-谷甾醇（对 U_{14}瘤和 Hela 细胞有抑制作用）。根含挥发油。本品性凉，味甘、苦。凉血止血，散瘀解毒消痈。

【附】小蓟　Cirsii Herba

本品为菊科植物刺儿菜 *Cirsium setosum*（Willd.）MB. 的干燥地上部分。药材茎呈圆柱形，有的上部分枝，长 5~30cm，直径 0.2~0.5cm，表面灰绿色或带紫色，具纵棱及白色柔毛；质脆，易折断，断面中空。叶互生，无柄或有短柄；叶片皱缩或破碎，完整者展平后呈长椭圆形或长圆状披针形，长 3~12cm，宽 0.5~3cm；全缘或微齿裂至羽状深裂，齿尖具针刺；上表面绿褐色，下表面灰绿色，两面均具白色柔毛。头状花序单个或数个顶生；总苞钟状，苞片 5~8 层，黄绿色；花紫红色。气微，味微苦。叶表面观：上表皮细胞多角形，垂周壁平直，表面角质纹理明显；下表皮细胞垂周壁波状弯曲，上下表皮均有气孔及非腺毛。气孔不定式或不等式。非腺毛 3~10余个细胞，顶端细胞细长呈鞭状，皱缩扭曲。叶肉细胞中含草酸钙结晶，多呈针簇状。全草含芦丁、蒙花苷、原儿茶酸、咖啡酸及绿原酸等。芦丁为止血的主要有效成分。咖啡酸和绿原酸具缩短血凝及出血时间的作用，亦为止血有效成分之一。儿茶酚胺类物质是小蓟升压的活性成分。酪胺是小蓟的降压成分，总黄酮提取物对金黄色葡萄球菌有较强的抑制作用。本品性凉，味甘、苦。凉血止血，散瘀解毒消痈。

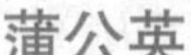

蒲公英

Taraxaci Herba

本品为菊科植物蒲公英 *Taraxacum mongolicum* Hand.-Mazz.、碱地蒲公英 *T. borealisinense* Kitam. 或同属数种植物的干燥全草。全国大部分地区均产，主产于山西、河北、山东及东北各地。药材呈皱缩卷曲的团块。根呈圆锥状，多弯曲，长3~7cm；表面棕褐色，抽皱；根头部有棕褐色或黄白色的茸毛，有的已脱落。叶基生，多皱缩破碎，完整叶片呈倒披针形，绿褐色或暗灰绿色，先端尖或钝，边缘浅裂或羽状分裂，基部渐狭，下延呈柄状，下表面主脉明显。花茎1至数条，每条顶生头状花序，总苞片多层，内面一层较长，花冠黄褐色或淡黄白色。有的可见多数具白色冠毛的长椭圆形瘦果。气微，味微苦。以叶多、色绿、根完整者为佳。叶表面观：上下表皮细胞垂周壁波状弯曲，表面角质纹理明显或稀疏可见。上下表皮均有非腺毛，3~9个细胞，直径17~34μm，顶端细胞甚长，皱缩呈鞭状或脱落。下表皮气孔较多，不定式或不等式，副卫细胞3~6个。叶肉细胞含细小草酸钙结晶。叶脉旁可见乳汁管。根横切面：木栓细胞数列，棕色。韧皮部宽广，乳管群断续排列成数轮。形成层成环。木质部较小，射线不明显；导管较大，散列。根含蒲公英甾醇、蒲公英赛醇、蒲公英苦素及咖啡酸。全草含菊苣酸（cichoric acid）、蒲公英甾醇、胆碱、菊糖、果胶等。本品性寒，味苦、甘。清热解毒，消肿散结，利尿通淋。

淡竹叶
Lophatheri Herba

本品始载于《滇南本草》。《本草纲目》云："处处原野有之。春生苗，高数寸，细茎绿叶，俨如竹米落地所生细竹之茎叶。其根一窠数十须，须上结子，与麦门冬一样，但坚硬尔。随时采之。八九月抽茎，结小长穗。"以上所述及《植物名实图考》所附淡竹叶图均与现今药用的淡竹叶原植物相一致。

【来源】 本品为禾本科（Poaceae）植物淡竹叶 *Lophatherum gracile* Brongn. 的干燥茎叶。

【植物形态】 多年生草本，须根黄白色，中部常膨大形似纺锤块根。杆高40~100 cm，尖端渐尖，基部圆形或楔形，无柄或有短柄。叶脉平行，小横脉明显。圆锥花序，分枝稀疏，小穗条状披针形，具极短的柄，排列稍偏于穗轴的一侧，颖片矩圆形，边缘呈膜质，第一颖短于第二颖；外稃较颖片长，先端呈短芒，内稃较外稃短。颖果纺锤形。花期7~9月，果期10月。（图11-32）

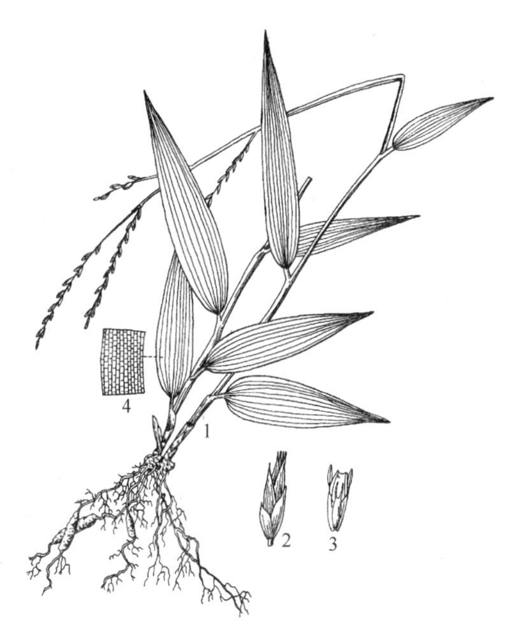

图11-32　淡竹叶 *Lophatherum gracile* Brongn.
1. 植物全形　2. 小穗
3. 内稃和雌雄蕊　4. 叶片放大（示方格网纹）

【产地】 产于浙江、江苏、湖南、湖北等省。

【采收加工】 夏季未抽花穗前采割，晒干。

【性状鉴别】 长25~75cm，茎呈圆柱形，有节，表面淡黄绿色，断面中空。叶鞘开裂。叶片披针形，有的皱缩卷曲，长5~20cm，宽1~3.5cm；表面浅绿色或黄绿色。叶脉平行，具横行小脉，形成长方形的网格状，下表面尤为明显。体轻，质柔韧。气微，味淡。

以叶多、长大、质软、色青绿、不带根及花穗者为佳。

饮片　呈不规则的段、片，可见茎碎片、节和开裂的叶鞘。叶碎片浅绿色或黄绿色，有的皱

缩卷曲，叶脉平行，具横行小脉，形成长方形的网格状，下表面尤为明显。体轻，质柔韧。气微，味淡。

【显微鉴别】叶横切面：①上表皮主要为大型运动细胞组成，细胞长方形，径向延长；下表皮细胞较小，椭圆形，切向延长；上下表皮均有气孔及长形和短形二种非腺毛，以下表皮气孔为多。②叶肉栅栏组织为1列圆柱形的细胞，海绵组织由1~2(3) 列排列较疏松的不规则圆形细胞组成。③主脉中有一个较大圆形盾状有限外韧型的维管束，四周由1~2列纤维包围成维管束鞘，木质部排列成V形，其下部为韧皮部，韧皮部与木质部之间有1~3层纤维间隔，纤维壁木化，在维管束的上下方与表皮相接处，有多列小型厚壁纤维，其余均为大型薄壁细胞。(图11-33)

叶表面观：①上表皮细胞长方形或类方形，垂周壁波状弯曲，其下可见圆形栅栏细胞。②下表皮长细胞与短细胞交替排列或数个相连，长细胞长方形，垂周壁波状弯曲；短细胞为哑铃形的硅质细胞和类方形的栓质细胞，于叶脉处短细胞成串；气孔较多，保卫细胞哑铃形，副卫细胞近圆三角形，非腺毛有三种：一种为单细胞长非腺毛；一种为单细胞短非腺毛，呈短圆锥形；另一种为双细胞短小毛茸，偶见。(图11-34)

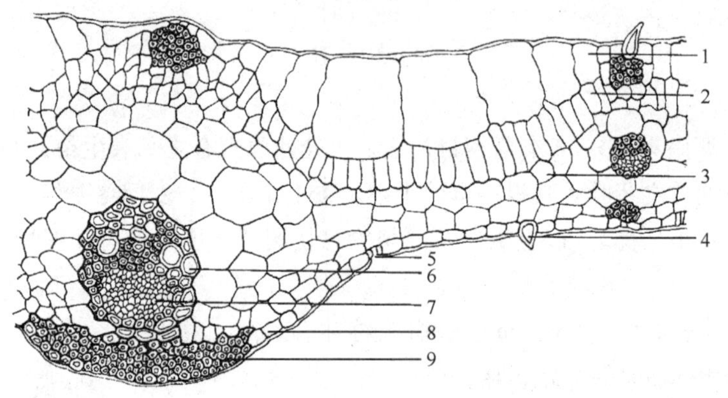

图11-33 淡竹叶（叶主脉）横切面

1. 运动细胞 2. 栅栏组织 3. 海绵组织 4. 非腺毛
5. 气孔 6. 木质部 7. 韧皮部 8. 下表皮 9. 纤维层

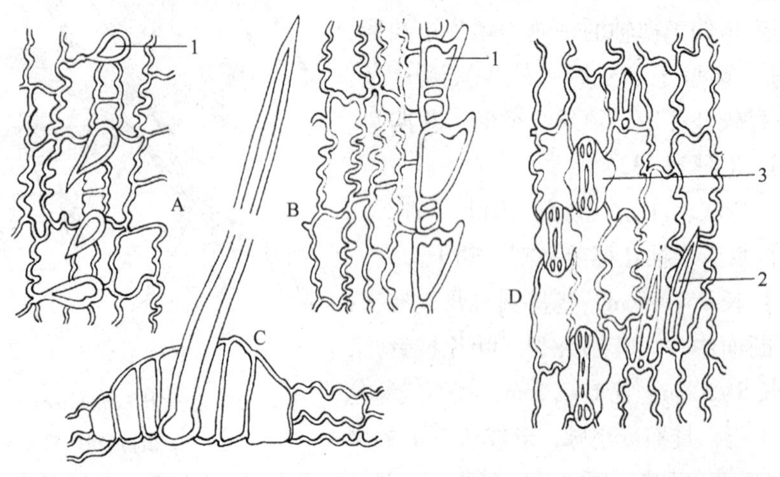

图11-34 淡竹叶（叶）表面

A. 上表皮叶脉处 B. 叶边缘部分表皮 C. 下表皮示单细胞非腺毛 D. 下表皮
1. 单细胞短非腺毛 2. 双细胞小毛茸 3. 气孔

【成分】茎、叶含三萜化合物：芦竹素（arundoin）、白茅素（cylindrin）、蒲公英萜醇（taraxerol）、无羁萜（friedelin）。地上部分含酚性成分、氨基酸、有机酸、糖类。

【检查】总灰分不得过 11.0%，酸不溶性灰分不得过 5.0，水分不得过 13.0%。

【功效】性寒，味甘、淡。清热泻火，除烦止渴，利尿通淋。

石　斛

Dendrobii Caulis（附：铁皮石斛）

【来源】本品为兰科（Orchidaceae）植物金钗石斛 *Dendrobium nobile* Lindl.、霍山石斛 *D. huoshanense* C. Z. Tang et S. J. Cheng、鼓槌石斛 *D. chrysotoxum* Lindl. 或流苏石斛 *D. fimbriatum* Hook. 的栽培品及其同属植物近似种的新鲜或干燥茎。

【产地】以上各种石斛主产于广西、贵州、广东、云南、安徽等省区。

【采收加工】全年均可采收，鲜用者除去根及泥沙；干用者采收后，除去杂质，用开水略烫或烘软，再边搓边烘晒，至叶鞘搓净，干燥。霍山石斛 11 月至翌年 3 月采收，除去叶、根须及泥沙杂质，洗净，鲜用；或加热除去叶鞘制成干条；或边加热边扭成螺旋状或弹簧状，干燥，称霍山石斛枫斗。

【性状鉴别】鲜石斛　呈圆柱形或扁圆柱形，长约 30cm，直径 0.4~1.2cm。表面黄绿色，光滑或有纵纹，节明显，色较深，节上有膜质叶鞘。肉质多汁，易折断。气微，味微苦而回甜，嚼之有黏性。

金钗石斛　呈扁圆柱形，长 20~40cm，直径 0.4~0.6cm，节间长 2.5~3cm。表面金黄色或黄中带绿色，有深纵沟。质硬而脆，断面较平坦而疏松。气微，味苦。

霍山石斛　呈直条状或不规则弯曲形，长 2~8cm，直径 1~4mm。表面淡黄绿色至黄绿色，有细纵纹。质硬而脆，断面平坦，略呈角质状。味淡，嚼之有黏性。枫斗呈螺旋形或弹簧状，通常为 2~5 个旋纹，茎拉直后性状同干条。

鼓槌石斛　呈粗纺锤形，中部直径 1~3cm，具 3~7 节。表面光滑，金黄色，有明显凸起的棱。质轻而松脆，断面海绵状。气微，味淡，嚼之有黏性。

流苏石斛等　呈长圆柱形，长 20~150cm，直径 0.4~1.2cm，节间长 2~6cm。表面黄色至暗黄色，有深纵槽。质疏松，断面平坦或呈纤维性。味淡或微苦，嚼之有黏性。

干品以色金黄、有光泽、质柔韧者为佳。

饮片　干石斛　呈扁圆柱形或圆柱形的段。表面金黄色、绿黄色或棕黄色，有光泽，有深纵沟或纵棱，有的可见棕褐色的节。切面黄白色至黄褐色，有多数散在的筋脉点。气微，味淡或微苦，嚼之有黏性。

鲜石斛　呈圆柱形或扁圆柱形的段。直径 0.4~1.2cm。表面黄绿色，光滑或有纵纹，肉质多汁。气微，味微苦而回甜，嚼之有黏性。

【显微鉴别】横切面：金钗石斛　①表皮细胞 1 列，扁平，外被鲜黄色角质层。②基本组织细胞大小较悬殊，有壁孔，散在多数外韧型维管束，排成 7~8 圈。③维管束外侧纤维束新月形或半圆形，其外侧薄壁细胞有的含类圆形硅质块，木质部有 1~3 个导管直径较大。④含草酸钙针晶细胞多见于维管束旁。（图 11-35）

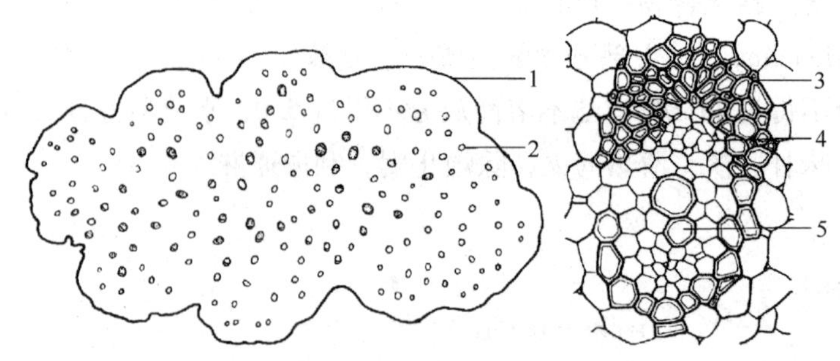

图 11-35 石斛（金钗石斛）横切面

（图右示维管束详图）

1. 表皮 2. 维管束 3. 纤维束 4. 韧皮部 5. 木质部

霍山石斛 ①表皮细胞 1 列，扁平，外壁及侧壁稍增厚，微木化，外被黄色或橘黄色角质层，有的外层可见叶鞘层。②薄壁组织细胞多角形，大小相似，其间散在 9~47 个维管束，近维管束处薄壁细胞较小。③维管束为有限外韧型，维管束鞘纤维群呈单帽状，偶成双帽状，纤维 1~2列，外侧纤维直径通常小于内侧纤维，有的外侧小型薄壁细胞中含有硅质块。④草酸钙针晶束多见于近表皮处薄壁细胞或近表皮处维管束旁的薄壁细胞中。

鼓槌石斛 ①表皮细胞扁平，外壁及侧壁增厚，胞腔狭长形；角质层淡黄色。②基本组织细胞大小差异较显著。多数外韧型维管束略排成 10~12 圈。③木质部导管大小近似。④有的可见含草酸钙针晶束细胞。

流苏石斛等 ①表皮细胞扁圆形或类方形，壁增厚或不增厚。②基本组织细胞大小相近或有差异，散列多数外韧型维管束，略排成数圈。③维管束外侧纤维束新月形或呈帽状，其外缘小细胞有的含硅质块；内侧纤维束无或有，有的内外侧纤维束连接成鞘。④有的薄壁细胞中含草酸钙针晶束和淀粉粒。

粉末：灰绿色或灰黄色。①角质层碎片黄色；表皮细胞表面观呈长多角形或类多角形，垂周壁连珠状增厚。②束鞘纤维成束或离散，长梭形或细长，壁较厚，纹孔稀少，周围具排成纵行的含硅质块的小细胞。③木纤维细长，末端尖或钝圆，壁稍厚。④网纹导管、梯纹导管或具缘纹孔导管直径 12~50μm。⑤草酸钙针晶成束或散在。

【成分】金钗石斛茎含生物碱 0.3%，主要为石斛碱（dendrobine）、石斛次碱（nobilonine）、6-羟基石斛碱（6-hydroxydendrobine）、石斛醚碱（dendroxine）、6-羟基石斛醚碱、4-羟基石斛醚碱、石斛酯碱（dendrine）及次甲基石斛碱（nobilmethylene）等。鲜茎含挥发油，主要成分为柏泪醇（manool），占 50.46%，另有单萜、倍半萜及其衍生物。霍山石斛除含多糖外，还含有黄酮类化合物，如夏佛塔苷（schaftoside）、异夏佛塔苷（isoschaftoside）等。此外，尚含毛兰素（erianin），具有抗肿瘤作用。

【理化鉴别】①金钗石斛 取本品甲醇提取液作为供试品溶液，石斛碱对照品作对照，分别点于同一硅胶 G 薄层板上，以石油醚（60~90℃）-丙酮（7∶3）为展开剂，喷以碘化铋钾试液。供试品色谱中，在与对照品色谱相应的位置上，显相同颜色的斑点。

②霍山石斛 取本品无水甲醇提取液，经石油醚（60~90℃）、乙酸乙酯洗涤，水饱和正丁醇萃取后作为供试品溶液，以霍山石斛对照药材、夏佛塔苷对照品作对照，分别点于同一聚酰胺薄膜上，以乙醇-丁酮-乙酰丙酮-水（4∶4∶1∶17）为展开剂，喷以 5%三氯化铝乙醇溶液，在 105℃加热后置紫外光灯（365nm）下检视。供试品色谱中，在与对照药材和对照品色谱相应的

位置上，显相同颜色的荧光斑点。

③鼓槌石斛　取本品甲醇提取液作为供试品溶液，以毛兰素对照品作对照，分别点于同一高效硅胶G薄层板上，以石油醚（60~90℃）-乙酸乙酯（3∶2）为展开剂，喷以10%硫酸乙醇溶液，在105℃加热至斑点显色清晰。供试品色谱中，在与对照品色谱相应的位置上，显相同颜色的斑点。

④流苏石斛等　取本品甲醇提取液作为供试品溶液，以石斛酚对照品作对照，分别点于同一高效硅胶G薄层板上，以石油醚（60~90℃）-乙酸乙酯（3∶2）为展开剂，喷以10%硫酸乙醇溶液，在105℃加热至斑点显色清晰。供试品色谱中，在与对照品色谱相应的位置上，显相同颜色的斑点。

【生物鉴别】霍山石斛　按《中国药典》采用聚合酶链式反应-限制性内切酶长度多态性方法。分别提取本品及对照药材DNA，制成供试品溶液和对照药材模板DNA溶液，分别取上述两种溶液进行PCR扩增和酶切反应，采用琼脂糖凝胶电泳法电泳，在凝胶成像仪上或紫外透射仪上检视。供试品凝胶电泳图谱中，在与对照药材凝胶电泳图谱相应位置上，在100~200bp间应有单一DNA条带，且PCR产物与酶切产物条带位置一致。

【检查】干石斛总灰分不得过5.0%，霍山石斛总灰分不得过7.0%；水分不得过12.0%。

【浸出物】按醇溶性浸出物热浸法测定，霍山石斛乙醇浸出物干品不得少于8.0%。

【含量测定】按《中国药典》采用气相色谱法测定，金钗石斛含石斛碱（$C_{16}H_{25}NO_2$）不得少于0.40%；采用高效液相色谱法测定，鼓槌石斛含毛兰素（$C_{18}H_{22}O_5$）不得少于0.030%；采用紫外-可见分光光度法测定，霍山石斛含无水葡萄糖（$C_6H_{12}O_6$）不得少于17.0%。

【功效】性微寒，味甘。益胃生津，滋阴清热。

【附】铁皮石斛　Dendrobii Officinalis Caulis

本品为兰科植物铁皮石斛 *Dendrobium Officinale* Kimura et Migo 的干燥茎。11月至翌年3月采收，除去杂质，剪去部分须根，边加热边扭成螺旋形或弹簧状，烘干；或切成段，干燥或低温烘干，前者习称"铁皮枫斗"（耳环石斛）；后者习称"铁皮石斛"。铁皮枫斗呈螺旋形或弹簧状，通常为2~6个旋纹，茎拉直后长3.5~8cm，直径0.2~0.4cm。表面黄绿色或略带金黄色，有细纵皱纹，节明显，节上有时可见残留的灰白色叶鞘；一端可见茎基部留下的短须根。质坚实，易折断，断面平坦，灰白色至灰绿色，略角质状。气微，味淡，嚼之有黏性。铁皮石斛呈圆柱形的段，长短不等。性微寒，味甘。益胃生津，滋阴清热。

第十二章
藻、菌、地衣类

扫一扫，查阅本章数字资源，含PPT、音视频、图片等

第一节　概　述

藻类（algae）、菌类（fungi）和地衣类（lichenes）合称为低等植物（lower plant）或无胚植物。它们的共同特征是：在形态上无根、茎、叶的分化，是单细胞或多细胞的叶状体或菌丝体，在构造上一般无组织分化，无中柱和胚胎。

一、藻类

藻类植物是植物界中最原始的低等类群，在植物学上常把藻类植物称为原植体植物（thallophytes）。藻类植物的细胞内具有叶绿素、胡萝卜素、叶黄素及藻蓝素、藻红素、藻褐素等色素，不同藻类含不同的色素，因此，不同种类的藻体显不同的颜色。由于藻类含有各种不同的光合色素，能进行光合作用，是能独立生活的一类自养原植体植物（autotrophic thallophytes）。各种藻类的光合作用产物及贮藏养分不同。藻类常含多聚糖、糖醇及糖醛酸、氨基酸及其衍生物、胆碱、蛋白质、甾醇、叶绿素、胡萝卜素，以及碘、钾、钙、铁等无机元素。

藻类植物约有3万种，在自然界均有分布，主要生长在水中（海水或淡水）。植物体在形态上千差万别，小的直径只有几微米，在显微镜下才能见到；大的体长可达60m以上，如太平洋的巨藻。根据藻类细胞内所含不同的色素、不同的储藏物、植物体的形态构造、繁殖方式、鞭毛的数目及着生位置、细胞壁成分等的差异，一般将藻类分为八个门，与药用关系密切的藻类主要在褐藻门、红藻门，少数在绿藻门。

绿藻多数生活在淡水中，极少数在海水中。植物体蓝绿色。贮存的养分主要是淀粉，其次是油类。细胞壁内层为纤维素，外层为果胶质，少数具有膜质鞘。药用的绿藻有石莼 *Ulva lactuca* L. 及孔石莼 *U. pertusa* Kjellm. 等。

红藻绝大多数生长在海水中。多数种类呈红色至紫色。贮存的养分通常为红藻淀粉（floridean starch），是一种肝糖类多糖，以小颗粒状存在于细胞质中，遇碘试液不呈蓝紫色，而是变成葡萄红色至紫色。有的贮存养分是可溶性的红藻糖（floridoside）。细胞壁内层为纤维素，外层为果胶质，在热水中果胶可溶解成琼脂糖溶液，稀酸中可分解成半乳糖。植物体少数为简单的丝状体，多数为假薄壁组织体。药用的红藻有鹧鸪菜 *Caloglossa leprieurii*（Mont.）J. Ag.、海人草 *Digenea simplex*（Wulf.）C. Ag. 等。

褐藻是藻类中比较高级的一大类群，绝大多数生活在海水中。植物体常呈褐色。贮存的养分主要是可溶性的褐藻淀粉（laminarin）和甘露醇（mannitol），还有油类和还原糖，细胞中常含碘，如海带中含碘量高达0.34%，而海水中含碘仅有0.0002%。细胞壁内层为纤维素，外层为褐藻胶。药用的褐藻有海带 *Laminaria japonica* Aresch、海蒿子 *Sargassum pallidum*（Turn.）C. Ag.、羊栖菜 *S. fusiforme*（Harv.）Setch.、昆布等。

藻类植物种类繁多，资源丰富，我国对藻类的应用（食用和药用）历史悠久，近年来开展的从海藻中寻找抗肿瘤、抗菌、抗病毒等多种功效的药物研究，表明藻类的研究和药用具有广阔前景。

二、菌类

菌类植物一般不含光合色素，不能进行光合作用和独立生活，是一类异养原植体植物（heterotrophic thallophytes）。与药用关系密切的是细菌门和真菌门。

细菌（bacteria）是微小的单细胞有机体（植物），有细胞壁，无细胞核，细胞壁主要由蛋白质、类脂质和多糖复合物组成，一般不具纤维素壁。放线菌是抗生素的主要产生菌，迄今已知的抗生素中，有2/3是由放线菌产生的，如氯霉素、链霉素、金霉素、土霉素、四环素等。

真菌（fungi）是有细胞核、细胞壁的典型异养植物。细胞壁的成分大多为几丁质，少数的为纤维素。真菌的营养体除少数原始种类是单细胞外，一般都是由多数分枝或不分枝，分隔或不分隔的菌丝交织在一起，组成菌丝体。储藏的营养物质是肝糖、油脂和菌蛋白，而不含淀粉粒。活跃地进行营养功能的菌丝或菌丝体是疏松的，当环境条件不良或繁殖时，菌丝互相密结，菌丝体变态成菌丝组织体。常见的有：根状菌索（rhizomorph），是密结成绳索状，外形似根的菌丝体。子座（stroma），是容纳子实体的褥座，是从营养阶段到繁殖阶段的一种过渡的菌丝组织体。子座形成后，常在其上或其内产生子实体。子实体是真菌（多是高等真菌）在生殖时期，形成一定形状和结构，能产生孢子的菌丝体结构，如灵芝。菌核（sclerotium），是菌丝密结成的颜色深、质地坚硬的核状体，是菌丝抵抗外界不良环境的休眠体，当条件良好时能萌发产生子实体，如茯苓。

真菌是生物界中很大的一个类群，约10万种，通常分为四纲，即藻菌纲、子囊菌纲、担子菌纲、半知菌纲。与药用关系密切的是子囊菌纲和担子菌纲。

子囊菌的主要特征是有性生殖产生子囊，子囊中形成子囊孢子，绝大多数子囊包于子实体内。如冬虫夏草、蝉花、竹黄等药用真菌。担子菌的主要特征是不形成子囊，而依靠担子形成担孢子来繁殖。药用的部分主要是子实体（如马勃、灵芝等）和菌核（如猪苓、茯苓、雷丸等）。

真菌类常含多糖、氨基酸、生物碱、蛋白质、蛋白酶、甾醇和抗生素等成分。其中多糖类如灵芝多糖、茯苓多糖、猪苓多糖、银耳多糖、云芝多糖等有增强免疫及抗肿瘤作用。

三、地衣类

地衣是由一种藻类和一种真菌高度结合的共生复合体，它们在形态、构造、生理和遗传上都已经形成了一类单独的生物类型。组成地衣的真菌绝大多数为子囊菌，少数为担子菌。组成地衣的藻类是蓝藻及绿藻。

地衣类按形态可分为三种类型：壳状地衣，地衣体是壳状物，菌丝与基质紧密相连；叶状地衣，地衣体呈叶片状，叶片下有假根或脐附着于基质上，易与基质分离；枝状地衣，地衣体呈分枝状，其基部附着于基质上。

地衣的解剖面构造可分为：上、下皮层，由致密交织的菌丝构成；髓层，界于上、下皮层之间，由疏松的菌丝和藻类细胞构成。藻细胞成层排列，分布于上皮层之下，称异层地衣；散乱分

布的，称同层地衣。枝状地衣内部构造呈辐射状，具有致密的外皮层、薄的藻胞层及中轴型的髓，如松萝科。

地衣类含特有的地衣酸、地衣色素、地衣多糖、地衣淀粉，以及蒽醌类等。地衣酸有的只存在于地衣体中。据报道，大约有50%地衣类含有抗菌活性物质，如抗菌消炎的松萝酸。

第二节　药材（饮片）鉴定

海　藻

Sargassum

本品始载于《神农本草经》，列为中品。陈藏器谓："此有二种：马尾藻生咸水中，如短马尾细，黑色，用之当浸出咸味；大叶藻生深海中及新罗（今朝鲜南部），叶如水藻而大。"说明唐代已知海藻有两种。《本草纲目》《植物名实图考》收入水草类的海藻，结合附图判断即今之羊栖菜。

【来源】为马尾藻科（Sargassaceae）植物羊栖菜 *Sargassum fusiforme*（Harv.）Setch. 或海蒿子 *S. pallidum*（Turn.）C. Ag. 的干燥藻体。前者习称"小叶海藻"，后者习称"大叶海藻"。

【植物形态】羊栖菜　多年生褐藻，高15~40cm，最高可达2m以上。藻体黄褐色，肥厚多汁，干后变黑。固着器由圆柱形假根组成。主干圆柱形，直立，直径1~3mm，四周互生侧枝和叶。叶棒状，全缘，长2~3cm，直径2~4mm，先端常膨大中空。气囊腋生，纺锤形，长5~10mm。雌雄异株，生殖托腋生。（图12-1）

海蒿子　多年生褐藻，褐色。固着器盘状。主干圆柱形，单生，直径2~7mm，小枝互生，凋落后于主干上残留圆锥形痕迹。单叶，互生，叶形变化甚大，初生叶革质，倒卵形、披针形，长2~7cm，直径3~12mm，全缘，具中肋；次生叶较狭小，线形至披针形，中肋不明显。小枝末端常有气囊，圆球形，直径2~5mm。雌雄同株，生殖托单生或成总状排列于生殖小枝上。（图12-2）均生于低潮线下海水激荡处的岩石上。

【产地】羊栖菜主产于浙江、福建、广东、海南沿海各省，海蒿子主产于山东、辽宁等沿海各省。

【采收加工】夏秋二季采捞，用淡水洗净，晒干。

【性状鉴别】小叶海藻　全体皱缩卷曲成团块状，黑褐色，有的表面被白色盐霜，长15~40cm。主干粗糙，分枝互生，无刺状突起。叶条形或细匙形，先端常膨大，中空。气囊腋生，纺锤形或球形，囊柄较长多脱落。生殖托圆柱形或长椭圆形，有柄，丛生于小枝和叶腋间。固着器须根状。质较硬，用水浸软后膨胀，黏滑柔韧。气腥，味咸。

大叶海藻　较大，皱缩卷曲，黑褐色，有的被白霜，长30~60cm。主干呈圆柱状，具圆锥形突起，主枝自主干两侧生出，侧枝由主枝叶腋生出，具细小的刺状突起。初生叶长5~7cm，宽约1cm，披针形或倒卵形，全缘或具粗锯齿。次生叶条形或披针形，叶腋间有着生条状叶的小枝。气囊黑褐色，球形或卵球形，有的有柄，顶端钝圆，有的具细短尖。固着器盘状（常除去）。质脆，潮润时柔软，水浸后膨胀，肉质黏滑。气腥，味微咸。

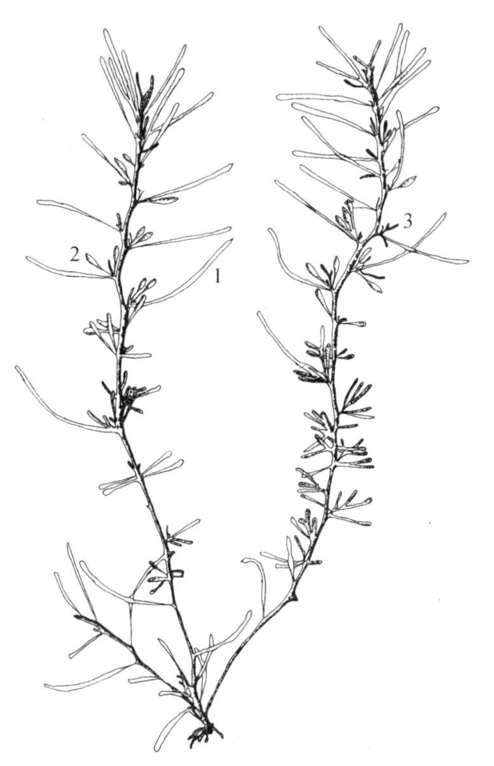

图 12-1　羊栖菜 *Sargassum fusiforme* (Harv.) Setch.

1. 叶　2. 气囊　3. 生殖托

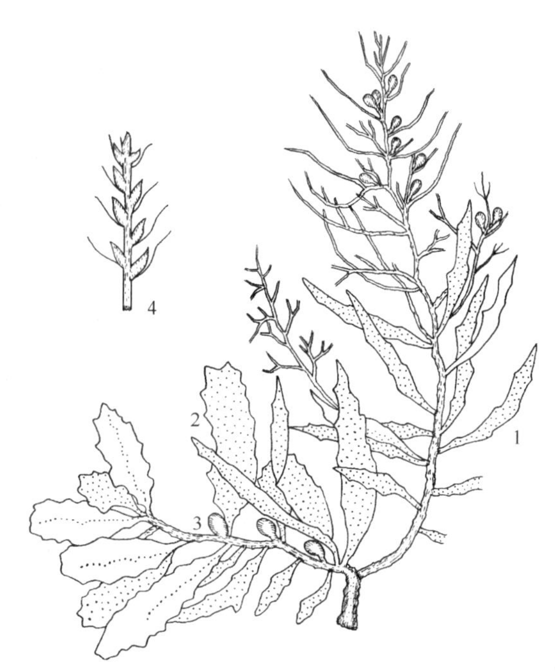

图 12-2　海蒿子 *Sargassum pallidum* (Turn.) C. Ag.

1. 初生叶　2. 次生叶　3. 气囊　4. 生殖小枝和生殖托

均以身干、色黑褐、盐霜少、枝嫩、无砂石者为佳。

【成分】 羊栖菜含藻胶酸（alginic acid）20.8%，粗蛋白 7.95%，甘露醇 10.25%，钾 12.82%，碘 0.03%，马尾藻多糖（sargassan），ATP-硫酸化酶等。多糖为主要成分，占干重的 16%～70%，其中岩藻糖（fucose）具有显著的免疫调节、抗肿瘤、抗病毒、抗凝血、抗炎等作用。

海蒿子含藻胶酸 19.0%，粗蛋白 6.96%，甘露醇 9.07%，钾 5.99%，碘 0.017%。另含磷酯酰乙醇胺，马尾藻多糖，抗坏血酸［34.2mg/100g（鲜重）］和多肽等。

藻胶酸的含量以冬季为高，夏季低。藻胶酸钠盐有压迫止血作用；甘露醇经硝化成六硝酸甘露醇后，内服有舒张血管及支气管平滑肌作用。

【理化鉴别】 取粉末 1g，加水 20mL，冷浸数小时，滤过，滤液浓缩至 3～5mL，加三氯化铁试液 3 滴，生成棕色沉淀。

【检查】 水分不得过 19.0%。

重金属及有害元素　铅不得过 5mg/kg，镉不得过 4mg/kg，汞不得过 0.1mg/kg，铜不得过 20mg/kg。

【浸出物】 按醇溶性浸出物热浸法测定，乙醇浸出物不得少于 6.5%。

【含量测定】 按《中国药典》采用紫外-可见分光光度法测定，本品含海藻多糖以岩藻糖（$C_6H_{12}O_5$）计，不得少于 1.70%。

【功效】 性寒，味苦、咸。消痰，软坚散结，利水消肿。

【附注】 同属植物闽粤马尾藻 *Sargassum vachellianum* Grev.、鼠尾藻 *S. thunbergii*（Mert.）O. Kuntze、海黍子

S. kjellmanianum Yendo 等的干燥藻体，药材称“野海藻”，有的地区混充海藻用。闽粤马尾藻藻体长达 90cm。枝纤细，无刺，无钩，叶长披针形，具疏齿，气囊球形。固着器圆盘状。鼠尾藻藻体主枝长 50～70cm，直径约 0.3cm，生有多数短分枝，棕褐色。叶鳞片状或丝状，气囊很小。固着器扁平，盘状。质柔软，用水浸后略膨胀，有黏滑性。气腥，味咸。以上均非正品。

冬虫夏草
Cordyceps

本品始载于《本草从新》。据载：“冬虫夏草，四川嘉定府所产者最佳，云南、贵州所产者次之。冬在土中，身活如老蚕，有毛能动，至夏则毛出土上，连身俱化为草。”《本草纲目拾遗》载：“出四川江油县化林坪，夏为草，冬为虫。”以上所述，均指现今药用商品冬虫夏草。

【来源】为麦角菌科（Clavicipitaceae）真菌冬虫夏草菌 *Cordyceps sinensis*（BerK.）Sacc. 寄生在蝙蝠蛾科昆虫幼虫上的子座及幼虫尸体的干燥复合体。

【植物形态】子座出自寄主幼虫的头部，单生，细长棒状，长 4～11cm，不育，顶端长 3～8mm。上部为子座头部，稍膨大，呈圆柱形，长 1.5～4cm，褐色，密生多数子囊壳。子囊壳大部分陷入子座中，先端突出于子座之外，卵形或椭圆形，长 273～550μm，直径 140～245μm；每一子囊壳内有多数细长的子囊，每一子囊内具有横隔的线性子囊孢子 2～8 个。分布于海拔 3000～4500m 的高山草甸区。（图 12-3）

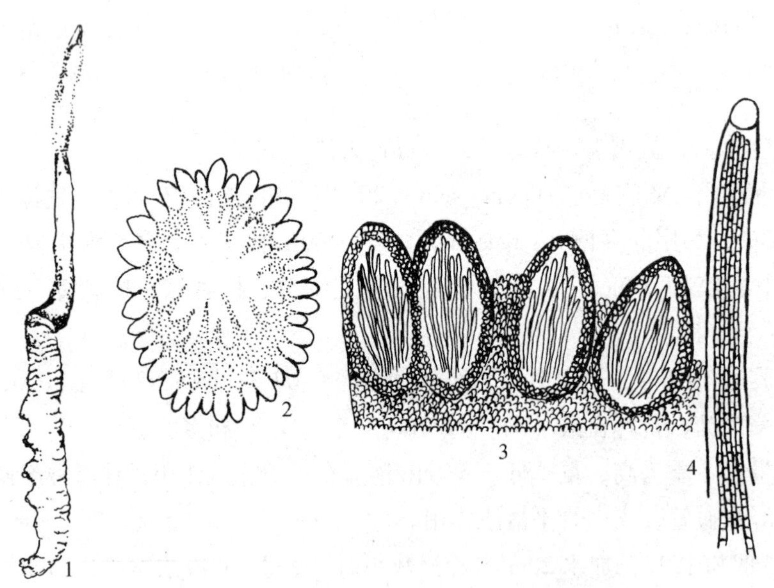

图 12-3　冬虫夏草 *Cordyceps sinensis*（Berk.）Sacc.

1. 全形（上部为子座，下部为已毙幼虫）　2. 子座横切面，示子囊壳
3. 子囊壳放大，示子囊　4. 子囊放大，示子囊孢子

冬虫夏草的形成：夏季，子囊孢子从子囊内射出后，产生芽管（或从分生孢子产生芽管），穿入寄主幼虫体内生长，染病幼虫钻入土中，冬季形成菌核，菌核破坏了幼虫的内部器官，但虫体的角皮仍完整无损。翌年夏季，从幼虫尸体的前端生出子座。

【产地】主产于四川、青海、西藏、云南、甘肃等省区。

【采收加工】夏初子座出土、孢子未发散时挖取。晒至 6~7 成干，除去似纤维状的附着物及杂质，晒干或低温干燥。

【性状鉴别】本品由虫体及从虫头部长出的真菌子座相连而成。虫体似蚕，长3～5cm，粗0.3～0.8cm。外表深黄色至黄棕色，环纹明显，20～30条，近头部环纹较细。头部红棕色，足8对，近头部3对，中部4对，近尾部1对，中部4对明显。质脆，易折断，断面略平坦，淡黄白色。子座深棕色至棕褐色，细长圆柱形，一般比虫体长，长4～7cm，直径约0.3cm，表面有细小纵向皱纹，上部稍膨大，尖端有不育顶端。质柔韧，断面类白色。气微腥，味微苦。（图12－4）

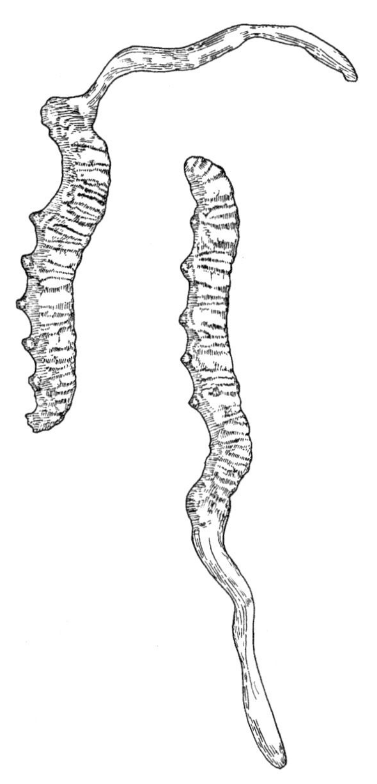

图12－4 冬虫夏草

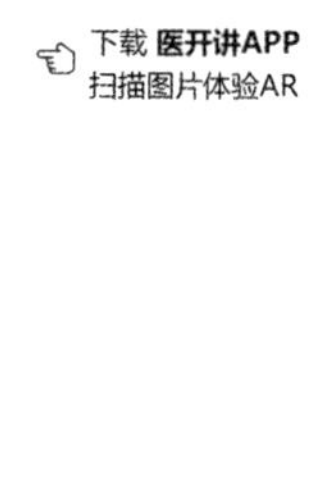

以完整、虫体丰满肥大、外色黄亮、内部色白、子座短者为佳。

【显微鉴别】子座头部横切面：①子座周围1列子囊壳，子囊壳卵形至椭圆形，下半部埋于凹陷的子座内。②子囊壳内有多数线形子囊，每个子囊内有2～8个线形的子囊孢子。③子座中央充满菌丝，其间有裂隙。④子座先端无子囊壳。

虫体横切面：不规则形，四周为虫体的躯壳，其上着生长短不一的锐利毛和长绒毛，有的似分枝状。躯壳内为大量菌丝，其间有裂隙。

【成分】含粗蛋白（25%～30%），氨基酸，脂肪（约8.45%），D－甘露醇（又名虫草酸，cordycepic acid），腺苷（adenosine），虫草素［cordycepin，即3′－脱氧腺苷（3′－deoxyadenosine）］，麦角甾醇，虫草多糖，生物碱，尿嘧啶，腺嘌呤，多种微量元素，维生素B_{12}等。腺苷、虫草酸和虫草素是冬虫夏草的主要活性物质。

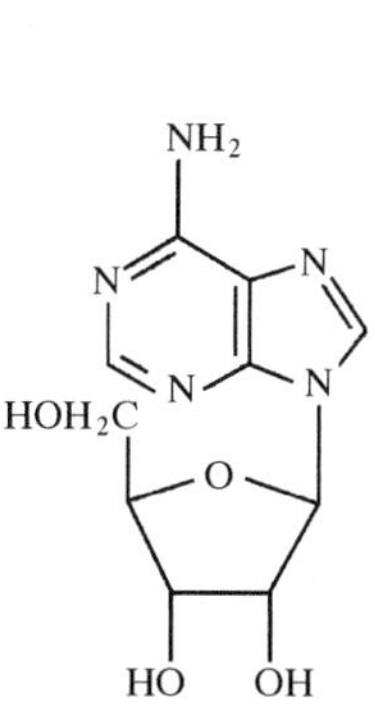

腺苷 (adenosine)

【检查】重金属及有害元素 铅不得过50mg/kg；镉不得过1mg/kg；汞不得过0.2mg/kg；铜不得过20mg/kg。

【含量测定】按《中国药典》采用高效液相色谱法测定，本品含腺苷（$C_{10}H_{13}N_5O_4$）不得少于0.01%。

【功效】性平，味甘。补肾益肺，止血化痰。

【附注】①人工发酵虫草菌经化学、药理研究证明，它与天然冬虫夏草一致，水解后的氨基酸含量，菌丝体中比天然品中高1倍，菌丝体总氮量为5%～7%。对高血脂、气管炎、性功能低下等治疗效果较好。通过采用深层发酵工艺，可实现工业化生产。在低海拔室内进行了寄主昆虫的引种驯化，完成了世代繁衍。

②常见伪品：蛹草 *C. militaris*（L.）Link. 寄生在夜蛾科昆虫的蛹上的子座及虫体，习称“北虫草”。本品子座头部椭圆形，顶端钝圆，橙黄或橙红色，柄细长，圆柱形。寄主为夜蛾科幼虫，常发育成蛹后死亡，故虫体呈椭圆形蛹状。

亚香棒虫草 *C. hawkesii* Gray 寄生在鳞翅目昆虫的子座及虫体。本品虫体蚕状，表面有类白色的菌膜，除去菌膜显褐色，可见黑点状气门。子座单生或有分枝，柄多弯曲，黑色，有纵皱或棱。

新疆虫草 *C. ssp.* 寄生在鳞翅目昆虫幼虫上的子座及虫体。虫体呈蚕状，较细。表面土黄色至紫褐色，环纹

20~40 个。子座少见，质脆。气微腥，味较苦。

凉山虫草 *C. liangshanensis* Zang，Hu et Liu 寄生在鳞翅目昆虫幼虫的子座及虫体。虫体似蚕，较粗。表面被棕褐色菌膜，菌膜脱落处暗红棕色，环纹 9~12 个，足不明显。质脆。子座呈线形，纤细而长。表面黄棕色或黄褐色，不育顶端延长。质柔韧。

唇形科植物地蚕 *Stachys geobombycis* C. Y. Wu 及草石蚕 *S. sieboldii* Miq. 的块茎伪充冬虫夏草。块茎呈梭形，略弯曲，有 3~15 环节；外表淡黄色。

其他掺假品：还发现有用面粉、玉米粉、石膏等加工品伪充虫草。其外表显黄白色，虫体光滑，环纹明显，断面整齐，淡白色，体重，久嚼粘牙。遇碘液显蓝色。此外还有加入竹签、铁线把断节作全枝，虫体中注射水银，以虫节部分浸入泥水、明矾水，子座头部刷泥土，虫体表面刷重金属粉等方法令重量增加。

灵 芝

Ganoderma

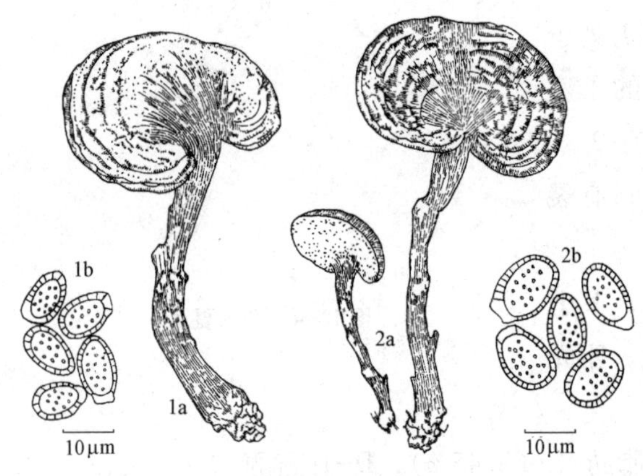

图 12-5 灵芝

1. 赤芝 2. 紫芝

a. 子实体 b. 孢子（放大）

【来源】 本品为多孔菌科（Polyporaceae）真菌赤芝 *Ganoderma lucidum*（Leyss. ex Fr.）Karst. 或紫芝 *G. sinense* Zhao，Xu et Zhang 的干燥子实体。

【产地】 赤芝产于华东、西南及河北、山西、江西、广西等省区。紫芝产于浙江、江西、湖南、广西等省区。两者现有人工繁殖，但野生及栽培紫芝均较赤芝数量少。

【采收加工】 全年采收，去杂质，阴干或 40~50℃ 烘干。

【性状鉴别】 赤芝　外形呈伞状，菌盖半圆形、肾形或近圆形，直径 10~18cm，厚 1~2cm。皮壳坚硬，黄褐色至红褐色，有光泽，具环状棱纹和辐射状皱纹，边缘薄而平截，常稍内卷。菌盖下菌肉白色至浅棕色，由无数菌管构成。菌柄圆柱形，侧生，少偏生，长 7~15cm，直径 1~3.5cm，红褐色至紫褐色，光亮。菌管内有多数孢子，孢子细小，黄褐色。气微香，味苦涩。（图 12-5）

紫芝　皮壳紫黑色，有漆样光泽。菌肉锈褐色。菌柄较长，17~23cm。

栽培品　子实体较粗壮、肥厚，直径 12~22cm，厚 1.5~4cm。皮壳外有时被有大量粉尘样黄褐色孢子。

以个大、厚实，具光泽、色赤褐、菌柄短者为佳。

【显微鉴别】 粉末：浅棕色、棕褐色至紫褐色。菌丝散在或黏结成团，无色或淡棕色，细长，稍弯曲，有分枝，直径 2.5~6.5μm。孢子褐色，卵形，顶端平截，外壁无色，内壁有疣状突起，长 8~12μm，宽 5~8μm。

【成分】 赤芝含麦角甾醇（ergosterol）0.3%~0.4%、真菌溶菌酶及酸性蛋白酶，在水提液中含有水溶性蛋白质、氨基酸、多肽、生物碱、多种多糖类；多种苦味的三萜化合物：灵芝酸（ganoderic acid）、赤芝酸（lucidenic acid）、灵赤酸（ganolucidic acid）等。两类水溶性成分灵芝多糖（BN_3C_1、BN_3C_2、BN_3C_3 及 BN_3C_4）和灵芝多肽（GPC_1、GPC_2），具有明显的抗衰老作用。本品孢子中除含有多种氨基酸外，并含有甘露醇、海藻糖（trehalose）等。

紫芝含麦角甾醇（约0.03%）、海藻糖、有机酸（顺蓖麻酸、延胡索酸等）、氨基葡萄糖、甘露醇、树脂、多糖等。

从野生紫芝中分离出多种生物碱，如甜菜碱（betaine）、γ-三甲胺基丁酸等。

【理化鉴别】取本品水提醇沉后的沉淀物，加4mol/L三氟乙酸在120℃水解液作为供试品溶液。以半乳糖、葡萄糖、甘露糖和木糖对照品作对照，分别点于同一高效硅胶G薄层板上，以正丁醇-丙酮-水（5∶1∶1）为展开剂，喷以对氨基苯甲酸溶液，在105℃加热约10分钟，在紫外光灯（365nm）下检视。供试品色谱中，在与对照品色谱相应的位置上，显相同颜色的荧光斑点。

【检查】总灰分不得过3.2%，水分不得过17.0%。

【浸出物】按水溶性浸出物热浸法测定，水溶性浸出物不得少于3.0%。

【含量测定】按《中国药典》采用紫外-可见分光光度法测定，本品含灵芝多糖以无水葡萄糖（$C_6H_{12}O_6$）计，不得少于0.90%；含三萜及甾醇以齐墩果酸（$C_{30}H_{48}O_3$）计，不得少于0.50%。

【功效】性平，味甘。补气安神，止咳平喘。

【附注】①密纹薄芝 *Ganoderma tenue* Zhao，Xu et Zhang 和薄树芝 *G. capense*（Lloyd）Teng 的子实体，野生于广东、海南、云南等省区，产量小。密纹薄芝多为人工培育，主产北京。菌盖近扇形或半圆形；皮壳紫褐色至黑褐色，边沿棕黄色至红棕色，有光泽，轮纹明显，靠近边沿处更密，近菌柄处纵纹明显，边缘薄而锐，厚0.2~0.5cm，菌盖下面灰色。菌柄有或无，横切面靠皮壳处有棕色环。薄树芝菌盖表面无轮纹，菌肉有明显的轮纹，无菌柄，或菌柄粗短。

②同科采绒革盖菌 *Coriolus versicolor*（L. ex Fr.）Quél 的干燥子实体。药材称“云芝”。野生于我国黑龙江、吉林、辽宁等地，主要生长于多种阔叶树木桩、倒木和枝上。子实体一般较小，无柄，平伏面反卷，或呈扇形、贝壳状，呈覆瓦状排列。菌盖宽1~8cm，厚0.1~0.3cm，皮壳表面有细长绒毛和多种颜色组成的狭窄的同心环带，绒毛常有丝绢光彩，边缘薄，波浪状。菌肉白色。管孔面白色，淡黄色，每毫米具菌管3~5个。

茯　苓

Poria（附：茯苓皮）

本品始载于《神农本草经》，列为上品。陶弘景谓：“今出郁州。大者如三四升器，外皮黑而细皱，内坚白。”苏颂谓：“今太华、嵩山皆有之。出大松下，附根而生，无苗、叶、花、实，作块如拳在土底，大者至数斤，有赤、白二种。”据历代本草所载和《图经本草》《本草纲目》的附图，说明茯苓古今药用品种相同。

【来源】为多孔菌科真菌茯苓 *Poria cocos*（Schw.）Wolf 的干燥菌核。

【植物形态】菌核多呈球状、不规则块状或长椭圆形，大小不等，小者如拳，大者直径达20~30cm。表面凹凸不平，有皱纹及瘤状突起，淡灰棕色或黑褐色，断面近外皮处带粉红色，内部白色。子实体平伏，伞形，直径0.5~2mm，生长于菌核表面成一薄层，幼时白色，老时变浅褐色。菌管单层，孔为多角形。担子棒状，担孢子椭圆形至圆柱形，一端尖，平滑，无色。有特殊臭气。

寄生于松科植物马尾松、赤松等树的根上。

【产地】主产于湖北、安徽、云南和贵州等省。栽培或野生，栽培者以湖北、安徽产量大，野生者以云南产者质优，称“云苓”。

【采收加工】野生茯苓常在7月至次年3月到松林中采挖。人工栽培茯苓于接种后第二年7~

8月采挖。将鲜茯苓堆放在不通风处，用稻草围盖，进行“发汗”，使水分析出，取出放阴凉处，待表面干燥后，再行“发汗”。反复发汗数次至外现皱纹，内部水分大部分散失后，阴干，称为“茯苓个”；鲜茯苓去皮后切片，为“茯苓片”；切成方形或长方形块者为“茯苓块”；皮为“茯苓皮”；去茯苓皮后，内部显淡红色者为“赤茯苓”；切去赤茯苓后的白色部分为“白茯苓”；中有松根者为“茯神”。

【性状鉴别】 茯苓个　呈类球形、椭圆形或不规则的块状，大小不一。外皮薄而粗糙，棕褐色至黑褐色，有明显隆起的皱纹。体重，质坚实，断面不平坦，显颗粒性，外层淡棕色，内部白色，少数淡红色，有的中间抱有松根。气微，味淡，嚼之黏牙。(图12-6)

以体重，质坚实，外皮色棕褐、纹细、无裂隙，断面白色细腻，黏牙力强者为佳。

茯苓块　为去皮后切制的茯苓，呈立方块状或方块状厚片，大小不一。白色、淡红色或淡棕色。(图12-6)

茯神　呈方块状，附有切断的一块茯神木，质坚实，色白。(图12-6)

【显微鉴别】 粉末：灰白色。①用水或稀甘油装片，可见无色不规则颗粒状团块或末端钝圆的分枝状团块；用水合氯醛液或5%氢氧化钾液装片，则团块溶化露出菌丝。②菌丝细长，稍弯曲，有分枝，无色或带棕色（外层菌丝），直径3~8μm，稀至16μm，横壁偶可察见。(图12-7)

本品不含淀粉粒及草酸钙晶体。

粉末加α-萘酚及浓硫酸，团块物即溶解，可显橙红色至深红色。

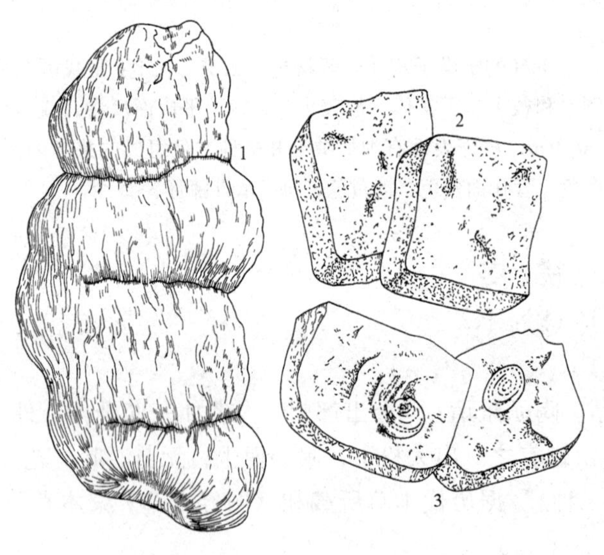

图12-6　茯苓

1. 茯苓个　2. 茯苓块　3. 茯神

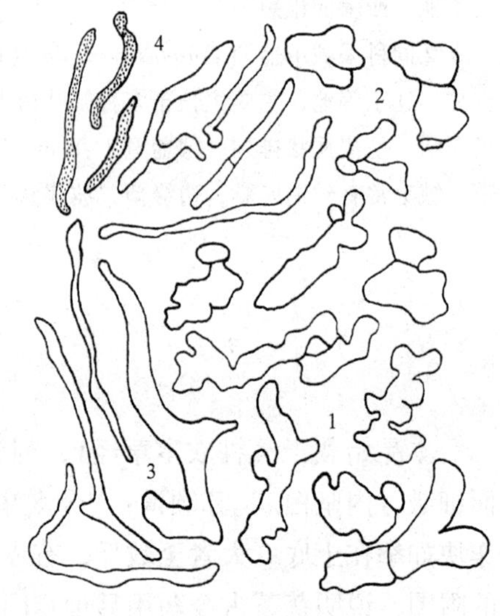

图12-7　茯苓粉末

1. 分枝状团块　2. 颗粒状团块　3. 无色菌丝　4. 有色菌丝

【成分】 含β-茯苓聚糖（β-pachyman），为具有β-(1→6)吡喃葡萄糖支链的β-(1→3)葡萄糖聚糖，含量可高达75%。含多种四环三萜酸类化合物，如茯苓酸（pachymic acid）、齿孔酸（eburicoic acid）、块苓酸（tumulosic acid）、猪苓酸C（polyporenic acid C）、松苓酸（pinicolic acid）、乙酰依布里酸（acetyl eburicoic acid）等，以及麦角甾醇、胆碱、腺嘌呤、卵磷脂、蛋白质、氨基酸、β-茯苓聚糖分解酶、蛋白酶等。

茯苓聚糖无抗肿瘤活性，若切断其支链，成为单纯的β-(1→3)葡萄糖聚糖，称为茯苓次聚糖（pachymaran），具抗肿瘤活性。

【理化鉴别】①取茯苓片或粉末少许，加碘化钾碘试液 1 滴，显深红色。（多糖类的显色反应）

②取本品乙醚提取物作为供试品溶液，以茯苓对照药材作对照，分别点于同一硅胶 G 薄层板上，以甲苯-乙酸乙酯-甲酸（20∶5∶0.5）为展开剂，喷以 2%香草醛硫酸溶液-乙醇（4∶1）溶液，在 105℃加热至斑点显色清晰。供试品色谱中，在与对照药材色谱相应的位置上，显相同颜色的主斑点。

【检查】总灰分不得过 2.0%，水分不得过 18.0%。

【浸出物】按醇溶性浸出物热浸法测定，稀乙醇浸出物不得少于 2.5%。

【功效】性平，味甘、淡。利水渗湿，健脾，宁心。

【附注】据报道，有用茯苓粉末加黏合剂包埋松木块或趁茯苓菌核生长初期人为插入松根而充“茯神”出售者。在调查中尚发现用淀粉加工伪制的茯苓片，其切面白色，细腻，无颗粒感，遇稀碘液变蓝色。应注意鉴别。

【附】茯苓皮　Poriae Cutis

本品为茯苓菌核的干燥外皮。药材呈长条形或不规则块片，大小不一。外表面棕褐色至黑褐色，有疣状突起，内表面淡棕色并常带有白色或淡红色的皮下部分。质较松软，略具弹性。气微，味淡，嚼之黏牙。性平，味甘、淡。利水消肿。

猪　苓

Polyporus

【来源】本品为多孔菌科真菌猪苓 *Polyporus umbellatus*（Pers.）Fries 的干燥菌核。

【产地】主产于陕西、云南、河南、山西等省。野生，人工栽培已获成功。

【采收加工】春、秋两季采挖，去净泥沙，干燥。

【性状鉴别】呈不规则的条块状、类圆形或扁块状，有的有分枝，长 5~25cm，直径 2~6cm。表面皱缩或有瘤状突起，黑色、灰黑色或棕黑色。质致密而体轻，能浮于水面，断面类白色或黄白色，略呈颗粒状，按之较软。气微，味淡。（图 12-8）

以个大、皮黑、肉白、体较重者为佳。

饮片　呈类圆形或不规则的厚片。外表皮黑色或棕黑色，皱缩。切面类白色或黄白色，略呈颗粒状。气微，味淡。

【显微鉴别】粉末：灰黄白色。①菌丝团大多无色（内部菌丝），少数棕色（外层菌丝）。散在的菌丝细长、弯曲，直径 2~10μm，有的可见横隔，有分枝及结节状膨大部分。②草酸钙结晶呈正八面体形、规则的双锥八面体形或不规则多面体，直径 3~32(60)μm，长至 68μm，有时数个结晶集合。（图 12-9）

【成分】含水溶性多聚糖化合物猪苓聚糖 I（0.12%~0.61%），粗蛋白（约 7.8%），麦角甾醇（ergosterol），α-羟基二十四碳酸，生物素（维生素 H），猪苓酮（polyporusterone A~G）等。猪苓多糖有抗肿瘤作用，对细胞免疫功能的恢复有明显的促进作用。

【理化鉴别】①取本品粉末 1g，加稀盐酸 10mL，水浴煮沸 15 分钟，搅拌，呈黏胶状。另取粉末少量，加氢氧化钠溶液（1→5）适量，搅拌，呈悬浮状，不溶成黏胶状（与茯苓区别）。

②取本品甲醇提取液作为供试品溶液，以麦角甾醇对照品作对照，分别点于同一硅胶 G 薄层板上，以石油醚（60~90°C）-乙酸乙酯（3∶1）为展开剂，喷以 2%香草醛硫酸溶液，在 105°C 加热至斑点显色清晰。供试品色谱中，在与对照品色谱相应的位置上，显相同颜色的斑点。

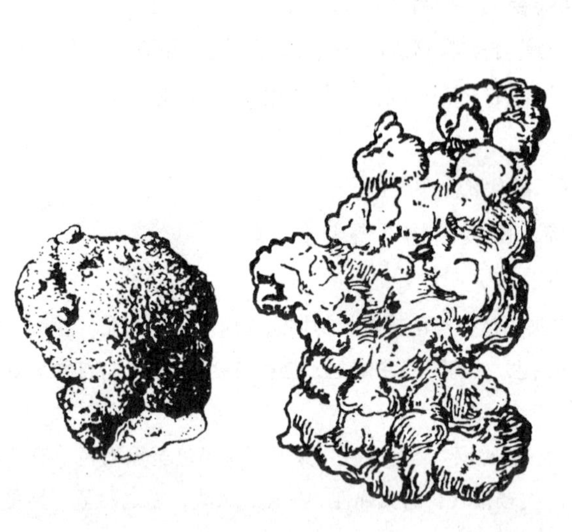

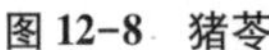
图 12-8 猪苓

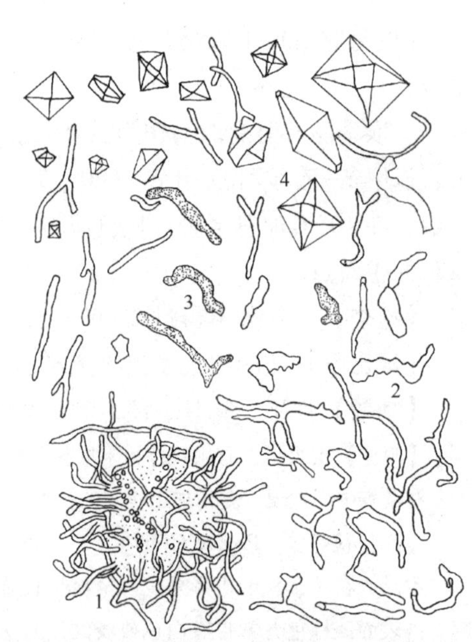

图 12-9 猪苓粉末
1. 菌丝粘结成团 2. 无色菌丝
3. 棕色菌丝 4. 草酸钙晶体

【检查】 总灰分不得过 12.0%，酸不溶性灰分不得过 5.0%，水分不得过 14.0%；饮片总灰分不得过 10.0%，水分不得过 13.0%。

【含量测定】 按《中国药典》采用高效液相色谱法测定，本品含麦角甾醇（$C_{28}H_{44}O$）不得少于 0.070%；饮片不得少于 0.050%。

【功效】 性平，味甘、淡。利水渗湿。

【附注】 猪苓隐生于地下，地上无苗，寻找困难。据河北经验，凡生长猪苓的地方，其土壤肥沃，发黑，雨水渗透快，小雨后地面仍显干燥。

雷 丸

Omphalia

本品为白蘑科（Tricholomataceae）真菌雷丸 *Omphalia lapidescens* Schroet. 的干燥菌核。主产于四川、云南、广西、陕西等省区。药材呈不规则块状或类球形，直径 1~3cm。表面棕褐色或黑褐色，有稍隆起的网状皱纹。质坚实，不易破裂，断面不平坦，白色或浅灰黄色，呈颗粒状或粉状，常有黄棕色大理石样纹理（半透明与不透明部分相互交错而成）。气微，味微苦，嚼之初有颗粒感，微带黏性，久嚼无渣。以个大，断面色白、粉状者为佳。断面色褐呈角质样者（系加工时加热所致），不可供药用。粉末：淡灰色。菌丝粘结成大小不一的不规则团块，无色，少数黄棕色或棕红色。散在的菌丝较短，有分枝，直径约 4μm。草酸钙方晶细小，直径约至 8μm，有的聚集成群。主要含一种蛋白酶（雷丸素），约含 3%，系驱绦虫的有效成分，溶于水，不溶于乙醇、氯仿、乙醚，在 pH=8 的溶液中作用最强，有分解蛋白质的作用，能破坏绦虫的头节，蒸煮、高温烘烤或在酸性溶液中失效。并含麦角甾醇、多糖、氨基酸、钙、铝、镁等。刮取本品外层黑褐色菌丝体少量，加氢氧化钠试液 1 滴，即显樱红色。按《中国药典》采用紫外-可见分光光度法测定，本品含雷丸素以牛血清白蛋白计，不得少于 0.60%。本品性寒，味微苦。杀虫消积。

马　勃

Lasiosphaera/Calvatia

【来源】 本品为灰包科（Lycoperdaceae）真菌脱皮马勃 *Lasiosphaera fenzlii* Reich.、大马勃 *Calvatia gigantea*（Batsch ex Pers.）Lloyd 或紫色马勃 *C. lilacina*（Mont. et Berk.）Lloyd 的干燥子实体。

【产地】 脱皮马勃主产于辽宁、甘肃、江苏、安徽等省。大马勃主产于内蒙古、青海、河北、甘肃等省区。紫色马勃主产于广东、广西、江苏、湖北等省区。

【采收加工】 夏、秋二季子实体成熟时及时采收，除去泥沙，晒干。

【性状鉴别】 脱皮马勃　扁球形或类球形，无不孕基部，直径 15~20cm。包被呈灰棕色至黄褐色，纸质，常破碎成块片状，或已全部脱落。孢体呈灰褐色或浅褐色，紧密，有弹性，用手撕之，内有灰褐色似棉絮状的丝状物。触之则孢子呈尘土样飞扬，手捻有细腻感。气似尘土，无味。(图 12-10)

大马勃　呈扁球形或已压扁呈不规则块状物，直径 15cm 以上，不孕基部小或无。残留的包被由黄棕色的膜状外包被和较厚的灰黄色的内包被所组成，光滑，质硬而脆，成块脱落。孢体浅青褐色，手捻有润滑感。(图 12-10)

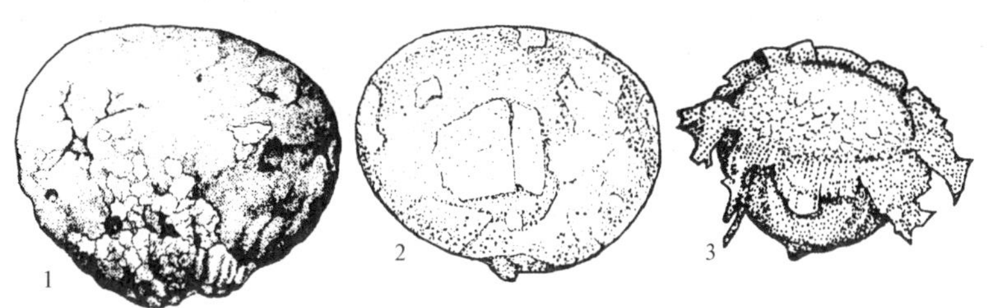

图 12-10　马勃

1. 脱皮马勃　2. 大马勃　3. 紫色马勃

紫色马勃　呈陀螺形，或压成扁圆形，直径 5~12cm，不孕基部发达。包被薄，两层，紫褐色，粗皱，有圆形凹陷，外翻，上部常裂成小块或已部分脱落。孢体紫色。(图 12-10)

取本品置火焰上，轻轻抖动，即可见微细的火星飞扬，熄灭后，发生大量白色浓烟。

均以个大、皮薄、饱满、松泡有弹性者为佳。

【显微鉴别】 脱皮马勃粉末：灰褐色。①孢丝长，淡褐色，有分枝，相互交织，直径 2~4.5μm，壁厚。②孢子褐色，球形，直径 4.5~5μm，有小刺，长 1.5~3μm。(图 12-11)

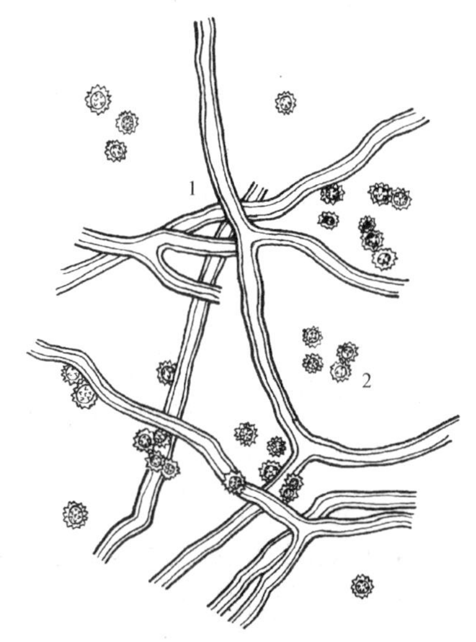

图 12-11　马勃（脱皮马勃）粉末

1. 孢丝　2. 孢子

大马勃粉末：淡青褐色。①孢丝稍分枝，有稀少横隔，直径 2.5~6μm。②孢子淡青黄色，光滑或具微细疣点，直径 3.5~5μm。

紫色马勃粉末：灰紫色。①孢丝分枝，有横隔，直径

2~5μm，壁厚。②孢子紫色，直径4~5.5μm，有小刺。

【成分】 脱皮马勃含亮氨酸（leucine）、酪氨酸（tyrosine）、尿素（urea）、麦角甾醇、类脂质、马勃素（gemmatein）及磷酸钠、多糖、铝、镁，矽酸等。

大马勃子实体内含有一种秃马勃素（calvacin），是一种抗癌物质。尚含氨基酸、磷酸盐。

紫色马勃含有马勃酸（calvatia acid），尚含氨基酸、磷酸盐。

【理化鉴别】 ①取本品碎块1.0g，加乙醇与0.1mol/L氢氧化钠溶液各8mL，浸湿，低温烘干，缓缓炽灼，于700℃使完全灰化，放冷，残渣加水10mL使溶解，滤过，滤液显磷酸盐的鉴别反应。

②取本品二氯甲烷提取液作为供试品溶液，以马勃对照药材作对照，分别点于同一硅胶G薄层板上，以环己烷-丙酮-乙醚（10∶1∶2）为展开剂，置紫外光灯（365nm）下检视。供试品色谱中，在与对照药材色谱相应的位置上，显相同颜色的荧光主斑点。

【检查】 总灰分不得过15.0%，酸不溶性灰分不得过10.0%，水分不得过15.0%。

【浸出物】 按醇溶性浸出物热浸法测定，稀乙醇浸出物不得少于8.0%。

【功效】 性平，味辛。清肺利咽，止血。

【附注】 一些同属植物在某些地区充马勃商品：①灰包科真菌大口静灰球 *Bovistella sinensis* Lloyd 的子实体，主产于吉林、河北、广东等省。子实体呈扁球形或陀螺形，长6~12cm，柄（不孕基部）小；包被纸质，易撕裂；上部开裂成不规则的大口，内部紫褐色或黄褐色，絮状，柔软，有弹性。②灰包科真菌长根静灰球 *B. radicata*（Mont.）Pat. 的子实体，主产于吉林、四川、甘肃等省。子实体球形或扁球形，柄长，占全体1/3，顶端开裂口较小。③灰包科真菌栓皮马勃 *Mycenastrum corium*（Guers.）Desv. 的子实体，主产于甘肃、青海、河北等省。子实体近球形或不规则球形，直径5~15cm，基部较窄，有皱褶。外包被膜质，常脱落，内包被木栓质，浅黄棕色，厚2~3mm。成熟后上部呈不规则星状开裂。以上均非正品。

松　萝

Usnea

【来源】 本品为松萝科（Usneaceae）植物松萝 *Usnea diffracta* Vain. 和长松萝 *U. longissima* Ach. 的干燥地衣体。

【植物形态】 松萝　全体淡灰绿色，长丝状，全长10~40cm，二叉状分枝，基部较粗，直径1~1.5mm。前端分枝多而细。枝体平滑，粗枝表面有明显的环节状裂沟，故称"节松萝"。横断面可见中央有线状强韧的中轴，由菌丝组成，其外为藻环，菌丝产少数子囊果。子囊果盘状，褐色，子囊棒状，内生8个椭圆形子囊孢子。（图12-12）

长松萝　全体呈线状，长可达1.3m，不呈二叉状分枝，主轴单一，两侧密生细小而短的侧枝，长约1cm，似蜈蚣脚状，故名"蜈蚣松萝"。子囊果稀少，生于枝的先端。

生于高山老树枝上或沟谷岩壁上，呈悬垂条丝状。（图12-13）

【产地】 松萝主产于湖北、湖南、贵州、四川等省；长松萝主产于广西、四川、云南等省区。

【采收加工】 全年可采，去杂质，晒干。

【性状鉴别】 松萝　地衣体长10~40cm，呈二叉状分枝，基部直径0.8~1.5mm。表面灰绿色或黄绿色，粗枝表面有明显的环状裂纹。质柔韧，略有弹性，不易折断，断面可见中央有线状强韧的中轴。气微，味酸。

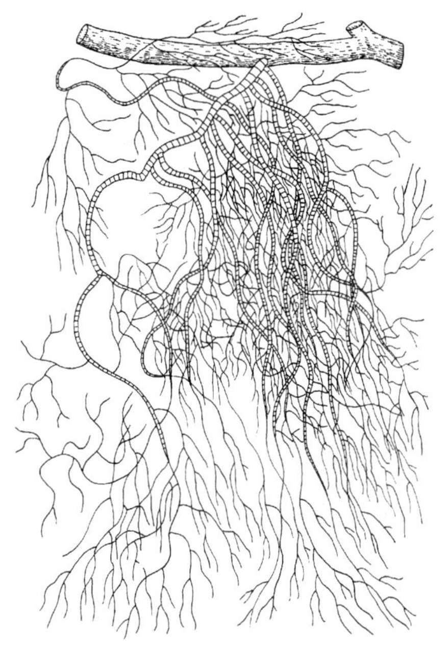

图 12-12　松萝 *Usnea diffracta* Vain.

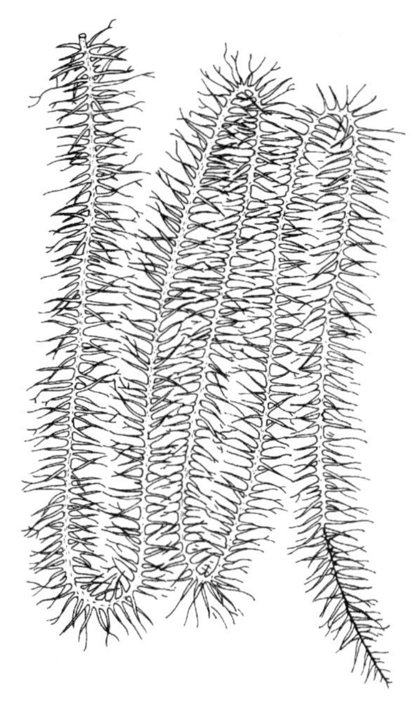

图 12-13　长松萝 *Usnea longissima* Ach.

长松萝　地衣体呈丝状，长可达 1.3m，主轴单一，两侧侧枝密生，侧枝长 0.3~1.5cm，似蜈蚣足状。

均以身干、色灰绿、拉之有弹性、无杂质者为佳。

【成分】 两者均含松萝酸（usnic acid）、巴尔巴地衣酸（barbatic acid）、地衣酸（diffractic acid）等，其中松萝酸是主要成分，抗菌作用明显。长松萝尚含拉马酸（ramalic acid）、地衣聚糖（lichenin）等。

【功效】 性平，味甘、苦。止咳平喘，活血通络，清热解毒。

第十三章
树脂类

扫一扫，查阅本章数字资源，含PPT、音视频、图片等

第一节 概 述

树脂（resina）类中药系指从植物体内得到的正常代谢产物或割伤后的分泌产物，因为它们具有芳香开窍、活血祛瘀、抗菌消炎、防腐、消肿止痛、生肌、消积杀虫、祛痰等功效，常用于冠心病、心绞痛、中风、癫痫、跌打伤痛等，并有显著疗效。中成药中应用树脂类中药较多，如苏合香丸等。有的树脂类中药还可作为填齿料及硬膏制剂的原料。

一、树脂的形成、分布和采取

一般认为树脂是由植物体内的挥发油成分如萜类，经过复杂的化学变化如氧化、聚合、缩合等作用形成的，因此，树脂和挥发油常并存于植物的树脂道或分泌细胞中。

树脂广泛存在于植物界，特别是种子植物。如松科（松油脂、松香、加拿大油树脂）、豆科（秘鲁香、吐鲁香）、金缕梅科（苏合香、枫香脂）、橄榄科（乳香、没药）、漆树科［洋乳香（mastix）］、伞形科（阿魏）、安息香科（安息香）、藤黄科（藤黄）、棕榈科（血竭）等。树脂在植物中被认为是植物组织的正常代谢产物或分泌产物，它亦可因植物受机械损伤如割伤后分泌物逐渐增加，如松树中的松油脂；但有些植物原来组织中并无分泌组织，只有损伤后才产生新的木质部或新的韧皮部，并形成分泌组织或树脂道而渗出树脂，如吐鲁香树、安息香树、苏合香树等。

树脂的采取，通常是将植物的某些部分经过简单的切割或加工而得到的。如刀切割树皮，树脂便从伤口流出。有的植物经一次切割后，可持续流出树脂的时间长达数日乃至数月之久，有的则需经常切割才能继续流出。切割的方法随着植株的大小而定，最常用的方法是自下而上作等距离的切口，在切口处的下端放接受树脂的容器，必要时插竹片或引流物使树脂流出。

有的树脂存在于植物体的叶、种子或根及根茎中，而与其他成分结合形成树脂苷类或木脂类，如大麻科的大麻树脂、木兰科的五味子脂、小檗科的鬼臼脂、旋花科的牵牛子脂等。它们都具有生理活性，但因它们的形成机理和理化性质与树脂类不相同，故不列入本章讨论。

二、树脂的化学组成和通性

1. 树脂的化学组成 树脂是由多种化学成分混合而成。但多数是二萜烯和三萜烯的衍生物（除真菌、致病霉菌及海绵动物中的二倍半萜类衍生物以外）。因此，树脂类中药的含义不是作为单一类型的化学成分来研究它，而是从其来源和组成上来认识和分类鉴别的。组成树脂的化学成分主要有以下四类：

（1）树脂酸（resin acids）　分子量大、结构复杂的不挥发性成分，常具有 1 个或几个羟基及羧基，能溶于碱性水溶液形成肥皂样的乳液，它们大多游离存在，如松香中含有 90%以上的树脂酸（松香酸），是二萜烯的酸类；乳香中含有大量乳香酸，是三萜烯酸类。过去树脂酸是制造肥皂、油漆的重要原料。

（2）树脂醇（resin alcohols）　可分为树脂醇和树脂鞣醇二类。树脂醇（resinols）是无色物质，含醇性羟基，遇三氯化铁试液不显颜色反应；树脂鞣醇（resinotannols）分子量较大，含酚性羟基，遇三氯化铁试液则显鞣质样蓝黑色反应。它们在树脂中呈游离状态，或与芳香酸结合成酯存在。

（3）树脂酯（resin esters）　是树脂醇或鞣醇与树脂酸或芳香酸如桂皮酸、苯甲酸、水杨酸、阿魏酸等化合而成的酯。芳香酸在树脂中亦有游离存在的，这些存在于树脂中的芳香酸，通称为香脂酸，它们多数是香树脂中的主要成分，有能与氢氧化钾的醇溶液共煮则皂化的性质，常是代表树脂生理活性的成分。

（4）树脂烃（resenes）　是一类化学性质比较稳定，不溶于碱，不被水解和氧化，不导电的物质，是与光线、空气、水分或一般化学试剂长久接触均不起变化的一类更高分子的环状化合物。其化学组成可能是倍半萜烯及多萜烯的衍生物或其氧化产物。树脂中如含有较多的树脂烃时，在药剂上多用作丸剂或硬膏的原料，工业上因其能形成坚固的薄膜而多用作油漆、涂料等。

2. 树脂的通性　树脂是由树脂烃、树脂酸、高级醇及酯等多种成分所组成的混合物。大多为无定形的固体或半固体，极少数是液体。表面微有光泽，质硬而脆。不溶于水，也不吸水膨胀，易溶于醇、乙醚、氯仿等大多数有机溶剂中，在碱性溶液中能部分或完全溶解，加酸酸化后又产生沉淀。加热后则软化，最后熔融，冷却后又变硬。燃烧时有浓烟，并有特殊的香气或臭气。将树脂的乙醇溶液蒸干，则形成薄膜状物质。值得注意的是，树脂的商品名称，常易和树胶混称，如“加拿大油树脂”，进口商品名称写为“Canada balsam”（加拿大香脂），而习惯上却误称为“加拿大树胶”。实际上树胶和树脂是化学组成完全不同的两类化合物。树胶属于碳水化合物，为多糖类。能溶于水或吸水膨胀，或能在水中成为混悬液，不溶于有机溶剂。加热至最后则焦炭化而分解，发出焦糖样臭气，无一定的熔点。

三、树脂类中药的分类和鉴定

1. 树脂类中药的分类　树脂中常混有挥发油、树胶及游离的芳香酸等成分。树脂类中药的分类通常根据其中所含的主要化学成分而分为以下几类：

（1）单树脂类（resina）　一般不含或很少含挥发油及树胶的树脂。通常又可分为：

①酸树脂：主成分为树脂酸，如松香。

②酯树脂：主成分为树脂酯，如枫香脂、血竭等。

③混合树脂：无明显的主成分，如洋乳香。

（2）胶树脂类（gummi-resina）　主要组成为树脂和树胶，如藤黄。

（3）油胶树脂（oleo-gummi resina）　为胶树脂中含有较多挥发油者，如乳香、没药、阿魏等。

（4）油树脂（oleo-resina）　主要组成为树脂与挥发油，如松油脂、加拿大油树脂等。

（5）香树脂（balsamun）　树脂中含有多量的游离芳香酸，如苏合香、安息香等。

2. 树脂类中药的鉴定　商品树脂常带有杂质，如树皮、木片、泥土、砂石、色素以及无机

物等。因此，除了依靠树脂的性状鉴别和化学定性反应来鉴定其真实性外，常采用物理的、化学的测定方法判断其品质的优良度并测定树脂的酸值、皂化值、碘值、醇不溶物及香脂酸的含量等。其中酸价对于树脂的真伪和掺假具有一定的鉴定意义，但同一种树脂，其理化常数也可能因样品的纯度不同而有幅度差异。

醇中不溶物的含量测定　精密称取样品粉末 2.0~2.5g，置索氏提取器内加乙醇回流提取至提取液无色，残渣在 105℃干燥，精密称定，计算供试品中所含乙醇中不溶物的含量。

第二节　药材（饮片）鉴定

苏合香
Styrax

【来源】为金缕梅科（Hamamelidaceae）植物苏合香树 *Liquidambar orientalis* Mill. 树干渗出的香树脂经加工精制而成。

【产地】主产于土耳其南部以及叙利亚、埃及、索马里等国。现我国广西、云南有引种。

【采收加工】初夏将有 3~4 年树龄的树皮击伤或割破至木部，使产生香树脂，渗入树皮内，秋季割下树皮和边材外层，加水煮后，用布袋压榨过滤，除去水分，即成天然品；再将其溶解于 95%的乙醇中，滤过，滤液蒸去乙醇，则成精制苏合香。通常应贮于铁桶中，并灌以清水浸之，以防香气走失。置于阴凉处。

【性状鉴别】呈半流动性的浓稠液体，棕黄色或暗棕色，半透明。质黏稠，挑起时则呈胶样，连绵不断。较水重。气芳香，味苦、辣，嚼之粘牙。本品在 90%乙醇、二硫化碳、三氯甲烷或冰醋酸中溶解，在乙醚中微溶。

以黏稠似饴糖、质细腻、半透明、挑之成丝、无杂质、香气浓者为佳。

【成分】粗制品含树脂约 36%，其余为油样液体。树脂中含苏合香树脂醇、齐墩果酮酸等，一部分游离，一部分与肉桂酸相结合。油状液体中含有苯乙烯、乙酸桂皮酯、海松酸、异海松酸、脱氢松香酸、松香三烯-3β-醇、齐墩果酸、对羟基桂皮酸、香草醛、香草酸、5-羟甲基糠醛、肉桂酸、桂皮醛、桂皮醇酯、肉桂酸苯丙酯、香荚兰醛及游离桂皮酸等。

【理化鉴别】①取本品少许置载玻片上，微温（或微量升华），冷却后镜检，有肉桂酸片状或小棒状结晶析出。

②取本品 1g，细砂 3g，混合后，置试管中，加 5mL 高锰酸钾溶液，微热，则有苯甲醛香气产生。

③取本品乙醚提取液作为供试品溶液，以桂皮醛、肉桂酸对照品作对照，分别点于同一硅胶 GF_{254} 薄层板上，以石油醚（30~60℃）-正己烷-甲酸乙酯-甲酸（10：30：15：1）为展开剂，在 10~15℃展开，置紫外光灯（254nm）下检视。供试品色谱中，在与对照品色谱相应的位置上，显相同颜色的斑点。

【检查】酸值应为 52~76，皂化值应为 160~190。

【含量测定】按《中国药典》采用高效液相色谱法测定，本品含肉桂酸（$C_9H_8O_2$）不得少于 5.0%。

【功效】性温，味辛。开窍，辟秽，止痛。

【附注】本品有二种商品规格，一种为天然苏合香，灰黄色至棕灰色的黏稠半流体，具浓郁的香气。另一种为精制苏合香，棕黄色至暗棕色半透明状半流体，具吐鲁脂样的愉快香气。过去中国习用的苏合香商品名苏合油，为灰棕色至深棕色、不透明、极黏稠的半固体团块，内有蜡样颗粒性物质，具臭气，贮于水中，加热则软化，总脂酸含量极低，此乃误用，自1977年不再进口此品，改进口精制苏合香。

乳　香
Olibanum

乳香载于《名医别录》，称为薰陆香。寇宗奭谓："薰陆即乳香，为其垂滴如乳头也。熔塌在地者为塌香。"李时珍谓："按叶廷珪香录云：乳香一名薰陆香，出大食国南，其树类松。以斧斫树，脂溢于外，结而成香，聚而成块。上品为拣香，圆大为乳头，透明，俗称滴乳。次曰明乳，其色亚于拣香。又次为瓶香，以瓶收者。又次曰袋香，言收时只置袋中。次为乳塌，杂沙石者。次为黑塌，色黑。次为水湿塌，水渍色败气变者。次为斫削，杂碎不堪。次为缠末，播扬为尘者。观此则乳有自流出者，有斫树溢出者。"此记载与目前所用乳香基本相符。

【来源】为橄榄科（Burseraceae）植物乳香树 *Boswellia carterii* Birdw. 及同属植物鲍达乳香树 *B. bhaw-dajiana* Birdw. 树皮渗出的树脂。分为索马里乳香和埃塞俄比亚乳香，每种乳香又分乳香珠和原乳香。

【植物形态】矮小乔木，高4～5m。树干粗壮，树皮光滑。叶互生，密集形成叶簇，单数羽状复叶，小叶7～10对，小叶片长卵形，基部最小，向上渐大，边缘具不规则的圆齿裂；无柄。总状花序稀疏，花小，淡黄色。核果小，长约1cm，倒卵形，有三棱，果皮肉质肥厚，折生成3～4瓣膜，每室具种子1粒。（图13-1）

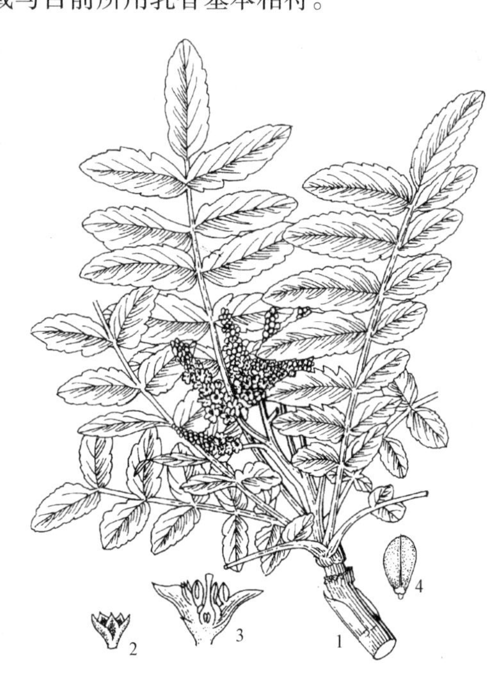

图13-1　乳香树 *Boswellia carterii* Birdw.

1. 花枝　2. 花萼

3. 花纵切示雄蕊腺体及雌蕊　4. 果实

【产地】主产于索马里、埃塞俄比亚及阿拉伯半岛南部。

【采收加工】乳香树干的皮部有离生树脂道，通常以春季为盛产期。采收时，于树干的皮部由下向上顺序切伤，开一狭沟，使树脂从伤口渗出，流入沟中，数天后凝成硬块，即可采取。落于地面者常黏附砂土杂质，品质较次。宜密闭防尘。遇热易软化变色，宜贮于阴凉处。

【性状鉴别】呈长卵形滴乳状、类圆形颗粒或黏合成大小不等的不规则块状物。大者长达2cm（乳香珠）或5cm（原乳香）。表面黄白色，半透明，被有黄白色粉末，久存则颜色加深。质脆，遇热软化。破碎面有玻璃样或蜡样光泽。具特异香气，味微苦，嚼时开始碎成小块，迅即软化成胶块样，黏附牙齿，唾液成乳白色，并微有香辣感。

本品燃烧时显油性，冒黑烟，有香气；加水研磨成白色或黄白色乳状液。

以色淡黄、颗粒状、半透明、无杂质、气芳香者为佳。

【成分】含树脂60%～70%、树胶27%～35%、挥发油3%～8%。树脂的酸性部分主要含α-、β-乳香酸（boswellic acid）及其衍生物约33%；中性部分含α-、β-香树脂素（amyrin）的衍生

物，如α-香树脂酮（α-amyrenone）等；乳香树脂烃33%。树脂尚含绿花白千醇（viridiflorol）、乳香萜烯（insensole）、α-香树素、9,11-去氧-α-乳香酸及氧化乳香萜烯（insensoleoxide）。埃塞俄比亚乳香还含有乙酸辛酯（octylacetate）。

树胶主要含多聚糖，分离得多聚糖Ⅰ［polysaccharide Ⅰ，平均分子量为4400，水解得阿拉伯糖、半乳糖及糖醛酸（uronic acid）］、多聚糖Ⅱ（polysaccharide Ⅱ，平均分子量为5500，水解得糖醛酸及半乳糖）。此外，含西黄芪胶黏素（bassorin）6%及苦味质等。挥发油中含α-蒎烯（α-pinene）、α-水芹烯（α-phellandrene）、二戊烯。树脂挥发油有α-樟脑烯醛（α-camphorenealdehyde）、d-马鞭草烯醇（d-verbenol）及马鞭草烯酮（verbenone）等。

【理化鉴别】索马里乳香　取本品挥发油加无水乙醇制成供试品溶液，以α-蒎烯对照品作对照，按《中国药典》采用气相色谱法测定。供试品溶液色谱中应呈现与对照品溶液色谱峰保留时间相一致的色谱峰。

埃塞俄比亚乳香　取乙酸辛酯对照品适量，加无水乙醇制成对照品溶液。同索马里乳香鉴别方法试验，供试品溶液色谱中，应呈现与对照品溶液色谱保留时间相一致的色谱峰。

【检查】乳香珠杂质不得过2%，原乳香不得过10%。

【含量测定】按《中国药典》采用挥发油测定法测定，索马里乳香含挥发油不得少于6.0%（mL/g），埃塞俄比亚乳香含挥发油不得少于2.0%（mL/g）。

【功效】性温，味苦、辛。活血定痛，消肿生肌。

【附注】洋乳香（mastix）为漆树科植物粘胶乳香树 *Pistacia lentiscus* L. 的树干或树枝切伤后流出并干燥的树脂。主产于希腊，与乳香相似，但颗粒较小而圆，直径3~8mm。新鲜品表面有光泽，半透明。质脆，断面透明，玻璃样。气微芳香，味苦。咀嚼时先碎成砂样粉末，后软化成可塑性团，不粘牙齿。与水共研，不形成乳状液体。本品含树脂酸约43%、树脂烃约50%，挥发油约2%。从树脂中曾分离出薰陆香二烯酮酸（masticadienonic acid）和异薰陆香二烯酮酸（isomasticadienonic acid）。可用作制硬膏原料和填齿料。

没　药
Myrrha

本品始载于《药性本草》，云："凡金刃所伤，打损踠跌，坠马，筋骨疼痛，心腹血瘀者，并宜研烂，热酒调服，推陈致新，能生好血。"《开宝本草》载："没药生波斯国，其块大小不定，黑色似安息香。"《图经本草》云："木之根皆如橄榄，叶青而密。宕久者，则有脂液流滴在地下，凝结成块。"李时珍曰："按一统志云：没药树高大如松，皮厚一二寸……"古人所描述没药树的特征与现今没药树有所不同。

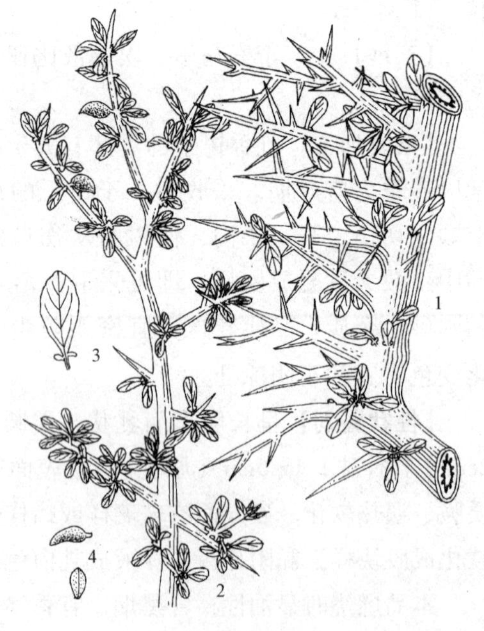

图13-2　地丁树 *Commiphora myrrha* Engl.

1. 枝叶　2. 果枝　3. 叶　4. 果实

【来源】本品为橄榄科植物地丁树 *Commiphora myrrha* Engl. 或哈地丁树 *C. molmol* Engl. 的干燥树脂。分为天然没药和胶质没药。

【植物形态】灌木或矮乔木，高3m。树干粗，具多数不规则尖刺状粗枝；树皮薄，光滑，常有片状剥落，淡棕色至灰色。叶单生或丛生，多为三出复叶；

小叶倒长卵形或倒披针形，中央1片较大；叶柄短。总状花序腋生或丛生于短枝上，具雄花、雌花或两性花；花萼杯状，宿存；花冠4瓣，白色；雄蕊8；子房3室。核果卵形，棕色。种子1~3枚。花期夏季。（图13-2）

【产地】主产于非洲东北部的索马里、埃塞俄比亚、阿拉伯半岛南部及印度等地。以索马里所产没药最佳，销世界各地。

【采收加工】11月至次年2月间将树刺伤，树脂由伤口或裂缝口自然渗出（没药树干的韧皮部有多数离生的树脂道，受伤后，附近的细胞逐渐破坏，形成大型溶生树脂腔，内含油胶树脂）。初为淡黄白色液体，在空气中渐变为红棕色硬块。采后拣去杂质。

【性状鉴别】天然没药　呈不规则颗粒性团块状，大小不等，大者直径长达6cm以上。表面黄棕色或红棕色，近半透明部分呈棕黑色，被有黄色粉尘。质坚脆，破碎面不整齐，无光泽。有特异香气，味苦而微辛。

胶质没药　不规则块状及颗粒，多黏结成大小不等的团块，大者直径长达6cm以上。表面棕黄色至棕褐色，不透明。质坚实或疏松。有特异香气，味苦而有黏性。

本品与水共研形成黄棕色乳状液。

以块大、色红棕、半透明、微黏手、香气浓而持久、杂质少者为佳。

【成分】因来源不同而常有差异，一般商品含树脂25%~35%、树胶57%~61%、挥发油7%~17%。尚含少量苦味质、蛋白质、甾体、没药酸（myrrholic acid）、甲酸、乙酸及氧化酶等。

没药树脂为α-没药脂酸、β-没药脂酸、γ-没药脂酸（commiphoric acid），次没药脂酸（commiphorinic acid）及二种酚性树脂α-罕没药脂酚及β-罕没药脂酚（heerabomyrrhol）、乙酸异芳香脂（isolinalyl acetate）、β-乙酸异芳香脂、没药萜醇（commiferin）、罕没药树脂（heerabor-esene）、3-表羽扇醇乙酯（3-epilupeol acetate）、羽扇酮（lupenone）、3-表-α-香树脂醇（3-epi-α-amyrin）和香树脂酮（α-amyrenone）。

挥发油为黄色或黄绿色浓稠液体，具有特殊气味，暴露在空气中易树脂化，油中含丁香油酚、间苯甲基酚（m-cresol）、枯茗醛（cuminaldehyde）、桂皮醛、甲酸酯、乙酸酯等。

树胶类似阿拉伯树胶，水解后得阿拉伯糖、木糖、半乳糖等。

【理化鉴别】①取本品粉末0.1g，加乙醚3mL，振摇，滤过，滤液置蒸发皿中，挥尽乙醚，残留的黄色液体滴加硝酸，显褐紫色。

②取本品粉末少量，加香草醛试液数滴，天然没药立即显红色，继而变为红紫色，胶质没药立即显紫红色，继而变为蓝紫色。

③取本品挥发油加环己烷制成供试品溶液，以天然没药或胶质没药对照药材提取的挥发油作对照，分别点于同一硅胶G薄层板上，以环己烷-乙醚（4∶1）为展开剂，喷以10%硫酸乙醇溶液，在105℃加热至斑点显色清晰。供试品色谱中，在与对照药材色谱相应的位置上，显相同颜色的斑点。

【检查】天然没药杂质不得过10%，胶质没药不得过15%；总灰分不得过15.0%；酸不溶性灰分不得过10.0%，饮片的酸不溶性灰分不得过8.0%。

【含量测定】按《中国药典》采用挥发油测定法测定，天然没药含挥发油不得少于4.0%（mL/g），胶质没药不得少于2.0%（mL/g）。

【功效】性平，味辛、苦。散瘀定痛，消肿生肌。

阿 魏

Ferulae Resina

【来源】 为伞形科（Umbelliferae）植物新疆阿魏 *Ferula sinkiangensis* K. M. Shen 或阜康阿魏 *F. fukanensis* K. M. Shen 的树脂。

【产地】 主产于新疆伊犁州、阜康等地。

【采收加工】 春末夏初，盛花期至初果期，分次由茎上部往下斜割，每次待树脂流尽后再割下一刀，一般割3~5次，将收集渗出的乳状树脂放入容器中，置通风干燥处阴干。

【性状鉴别】 呈不规则块状和脂膏状物。颜色深浅不一，表面蜡黄色至棕黄色。块状物硬似白蜡。质轻。断面稍现孔隙，新鲜切面色较浅，放置颜色渐深。脂膏状者黏稠，灰白色，久贮色泽渐深。具强烈持久的蒜样特异臭气，味辛辣如蒜，嚼之有烧灼感。本品纯净而无杂质。加水研磨则成白色乳状液。

以块状、蒜气强烈、断面乳白或稍带微红色、无杂质者为佳。

【成分】 含挥发油、树脂及树胶等。质优的阿魏树脂的含量约24.4%，醇溶性物约51%，挥发油3%~19.5%，树胶25%，游离阿魏酸1.28%。挥发油为无色或淡黄色澄明液，具强烈蒜臭，主成分为萜烯及多种二硫化物。硫化物含量约16.37%，其中仲丁基丙烯基二硫化物是本品具特殊蒜臭的原因。树脂中主含阿魏树脂鞣醇（asaresinotannol），阿魏酸，阿魏内酯（farnesiferol）A、B、C，水解产生伞形花内酯（umbelliferone）。

【理化鉴别】 ①取本品无水乙醇提取液作为供试品溶液，照紫外-可见分光光度法测定，在323nm波长处应有最大吸收。

②取本品先后用稀盐酸、乙醚、无水乙醇提取后，制成供试品溶液。以阿魏酸对照品作对照，分别点于同一硅胶G薄层板上，以环已烷-二氯甲烷-冰醋酸（8：8：1）为展开剂，喷以1%三氯化铁乙醇溶液-1%铁氰化钾溶液（1：1）混合溶液（临用配制）。供试品色谱中，在与对照品色谱相应的位置上，显相同颜色的斑点。

【检查】 总灰分不得过5.0%，水分不得过8.0%。

【浸出物】 按醇溶性浸出物热浸法测定，乙醇浸出物不得少于20.0%。

【功效】 性温，味苦、辛。消积，化癥，散痞，杀虫。

【含量测定】 按《中国药典》挥发油测定法测定，本品含挥发油不得少于10.0%（mL/g）。

【附注】 进口阿魏系同属植物胶阿魏草 *Ferula assafoetida* L. 的油胶树脂。产于伊朗、阿富汗及印度等国。商品药材呈卵圆形颗粒，直径0.5~4cm，但大多凝聚成不规则团块，大小不等。表面灰白色至棕黄色，陈久者则变成红棕色。质坚硬或稍软略有黏性，加温则软化。新鲜切面类黄色或乳白色而带浑浊，逐渐变为粉红色或红色，很少保持白色不变的。加水研磨呈白色乳状液。具强烈而持久的蒜样臭气，味苦辣而有刺激性。油胶树脂中含挥发油5.8%~20%，油中亦含多量有机硫化物，是挥发油的主要成分，是阿魏的特臭成分。树脂含量9.35%~65.12%，其中主要含阿魏树脂鞣醇，除部分游离外，大部分与阿魏酸结合成酯。树胶含量12%~48%。功用同新疆阿魏。

安息香

Benzoinum

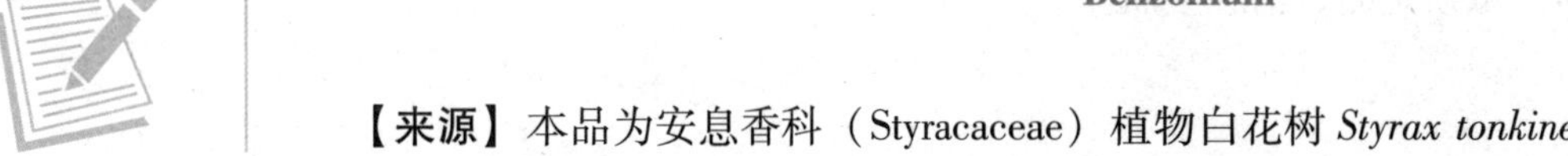

【来源】 本品为安息香科（Styracaceae）植物白花树 *Styrax tonkinensis*（Pierre）Craib ex Hart.

的干燥树脂。

【产地】 主产于广西、云南、广东等省区。进口安息香主产于印度尼西亚、泰国。

【采收加工】 4~9月选择5~10年的树干，在距地面40cm处，用刀在树干周围割数个三角形的切口，深度以达木质部为止，通常割后7~10天才开始小量出黄色树脂，取下后流出白色树脂，干后收集，以后每隔一月至一个半月在上次割脂上方的4cm处再同样割数个切口，并继续前后左右割采，收集凝成乳白色的固体安息香。通常最先渗出的香树脂质量较好，一般每树年产安息香可达10kg，每树可采割7~10年。

据报道，安息香树必须割伤或昆虫啃蚀受伤后才能出脂。从自然出脂的树皮中分离出镰刀菌，是引起安息香树皮多出脂的病理原因。在割脂期间，在树干基部浅刮树皮处刷以10%乙烯利油剂，则在10~12天后进行割脂，可增产8~17倍，其原理可能是促使树脂道发育而达到丰产。

【性状鉴别】 呈不规则的小块，稍扁平，常黏结成团块，表面橙黄色，具蜡样光泽（自然出脂者）；或为不规则的圆柱状、扁平块状，表面灰白色至淡黄白色（人工割脂者）。质脆，易碎，断面平坦，乳白色，放置后，渐变为淡黄棕色至红棕色。加热后则软化熔融。气芳香，味微辛。嚼之带沙粒感。

【成分】 含树脂70%~80%，其中总香脂酸28%，游离香脂酸15.8%。主成分为泰国树脂酸、苯甲酸松柏醇酯，并含苯甲酸（11.7%）、苯甲酸桂皮醇脂（2.3%）、香荚兰醛（0.3%）、19α-羟基-3-氧代齐墩果-12-烯-28-酸、β-羟基-3-氧代齐墩果-12-烯-28-酸、苏门答腊树脂酸、泰国树脂酸、齐墩果酸、4-[（E）-3-乙氧基丙-1-烯基]-2-甲氧基苯酚、香草醛、香草酸、松柏醛、去氢双香草醛，不含肉桂酸。

【理化鉴别】 ①取粉末约0.25g，置干燥试管中缓缓加热，即产生刺激性香气，并产生多数棱柱状细小结晶的升华物。

②取本品约0.1g，加乙醇5mL，研磨，滤过，滤液加5%三氯化铁乙醇溶液0.5mL，即显亮绿色，后变为黄绿色。

③取本品甲醇提取液作为供试品溶液，以安息香对照药材、苯甲酸对照品作对照，分别点于同一硅胶GF_{254}薄层板上，以石油醚（60~90℃）-正已烷-乙酸乙酯-冰醋酸（6：4：3：0.5）为展开剂，置紫外光灯（254nm）下检视。供试品色谱中，在与对照药材色谱和对照品色谱相应的位置上，显相同颜色的斑点。

【检查】 总灰分不得过0.50%，干燥失重不得过2.0%。

醇中不溶物　取本品细粉约2.5g精密称定，置索氏提取器中，加乙醇适量，加热回流提取至提取液无色，弃去乙醇液，残渣挥干，在105℃干燥4小时精密称定，计算供试品中所含的乙醇不溶物不得过2.0%。

【含量测定】 按《中国药典》采用高效液相色谱法测定，本品含总香脂酸以苯甲酸（$C_7H_6O_2$）计，不得少于27.0%。

【功效】 性平，味苦、辛。开窍醒神，行气活血，止痛。

【附注】 安息香有部分进口，主要来源为：①泰国安息香，主要由泰国、越南、老挝等国进口，商品为扁球状颗粒或黏结成团块，颗粒直径1~5cm；表面黄棕色，内面乳白色。主含树脂70%~80%，为泰国树脂酸松柏醇的苯甲酸酯，其次含游离苯甲酸20%、香荚醛等。本品的总香脂酸约39%，其中绝大部分为苯甲酸，肉桂酸含量极少。②苏门答腊安息香（原植物为安息香科安息香树 *Styrax benzoin* Dryand.），分布于印度尼西亚苏门答腊。商品呈球状颗粒，黏结成团块，表面不平坦，红棕色或灰棕色，嵌有黄白色不透明的杏仁样碎粒。常温时质脆，加热则软化。有香气，嚼之带沙性。含树脂90%，其次含肉桂酸肉桂酯2%~3%、香荚醛1%、肉

桂酸苯基丙酯1%，以及游离苯甲酸和肉桂酸等。总的苯甲酸含量为10%~20%，总的肉桂酸含量为10%~30%。本品含总香脂酸26%~35%，其中大部分为肉桂酸。

血　竭

Draconis Sanguis

本品原名麒麟竭，始载于《唐本草》。苏颂曰："今南番诸国及广州皆出之。木高数丈，婆娑可爱。叶似樱桃而有三角。其脂液从木中流出，滴下如胶饴状，久而坚凝，乃成竭，赤作血色。采无时。"李时珍曰："此物如干血，故谓之血竭。"又曰："采法亦于树下掘坎，斧伐其树，脂流于坎，旬日取之。"以上描述的原植物及其附图与现代药用血竭有所不同。

【来源】 为棕榈科（Palmae）植物麒麟竭 *Daemonorops draco* Bl. 果实中渗出的树脂经加工制成。

【植物形态】 麒麟竭为高大藤本。羽状复叶在枝梢互生，基部有时近于对生；叶柄和叶轴均被稀疏小刺，小叶片多数，互生，条形至披针形，长达30cm，宽1~2cm。花单性，雌雄异株；肉穗花序大型，具有圆锥状分枝；基部外被长形蓖苞；花黄色，花被片6，排成2轮。果实核果状，阔卵形或近球形，果皮猩红色，密被覆瓦状鳞片，成熟时鳞片缝中流出红色树脂。（图13-3）

图13-3　麒麟竭 *Daemonorops draco* Bl.

1. 叶　2. 花序　3. 雄花　4. 雄花剖开（示雄蕊）　5. 雄蕊　6. 果序　7. 雌花

【产地】 麒麟竭主产于印度尼西亚的加里曼丹和苏门答腊及印度、马来西亚等国。

【采收加工】 采集麒麟竭成熟果实，其外密被硬质小鳞片，由鳞片间分泌的红色树脂，几将鳞片全部遮蔽，充分晒干，加贝壳同入笼中强力振摇，松脆的树脂块即脱落，筛去果实鳞片杂质，用布包起，入热水中使软化成团，取出放冷，即为原装血竭；加入辅料如达玛树脂、原白树脂等，称加工血竭。

【性状鉴别】 原装血竭　呈四方形或不定形块状，大小不等，表面铁黑色或红色，常附有因摩擦而成的红粉。断面有光泽或粗糙而无光泽，黑红色，研成粉末血红色。气微，味淡。

加工血竭（手牌、皇冠牌）　略呈扁圆四方形，直径6~8cm，厚约4cm，重250~280g。表面暗红色或黑红色，有光泽，底部平圆，顶端有包扎成型时所成的纵折纹。质硬而脆，破碎面红色而粉末呈砖红色。

本品粉末置白纸上，用火隔纸烘烤即熔化，但无扩散的油迹，对光照视呈鲜艳的红色。以火燃烧则产生呛鼻的烟气。

本品不溶于水，在热水中软化，易溶于乙醇、二硫化碳、三氯甲烷及碱液中。均以外色黑似铁、研粉红似血、火燃呛鼻、有苯甲酸样香气者为佳。如呈红色或灰土色、粉末发黄、杂质多者为次。

【成分】 麒麟竭中含红色树脂酯约57%，从中分离出结晶形红色素：血竭红素（dracorubin）和血竭素（dracorhodin）、去甲基血竭红素（nordracorubin）、去甲基血竭素（nordracorhodin）、(2S)-5-甲氧基-6-甲基黄烷-7-醇[(2S)-5-methoxy-6-methylflavan-7-ol，简称黄烷素]、(2S)-5-甲氧基黄烷-7-醇[(2S)-5-methoxyflavan-7-ol]。另含松脂酸（pimaric acid）、异松脂酸（isopimaric acid）、去氢松香酸（dehydroabietic acid）、山答腊松脂酸（sandaracopimaric acid）等。红色树脂为血竭树脂鞣醇（dracoresino tannol）与苯甲酸及苯甲酰乙酸的化合物。

血竭红素　R=CH_3
去甲基血竭红素　R=H

血竭素　R=CH_3
去甲基血竭素　R=H

【理化鉴别】 ①取本品乙醚提取液作为供试品溶液，以血竭对照药材、血竭素高氯酸盐对照品作对照，分别点于同一硅胶G薄层板上，以三氯甲烷-甲醇（19∶1）为展开剂，置日光下检视。供试品色谱中，在与对照药材色谱和对照品色谱相应的位置上，显相同的橙色斑点。

②取本品先后加乙醇、稀盐酸提取，析出棕黄色沉淀，放置后逐渐凝成棕黑色的树脂状物，用稀盐酸洗涤，加20%氢氧化钾溶液研磨后，加三氯甲烷提取，取显红色的三氯甲烷液作为供试品溶液。以血竭对照药材作对照，分别点于同一硅胶G薄层板上，以三氯甲烷-甲醇（19∶1）为展开剂，置日光下检视。供试品色谱中，在与对照药材色谱相应的位置上，显相同的橙色斑点。

【检查】 总灰分不得过6.0%，醇不溶物不得过25.0%。

松香　取本品乙醇提取液作为供试品溶液，以松香酸对照品作对照，分别点于同一硅胶GF_{254}薄层板上，以石油醚（60~90℃）-乙酸乙酯-冰醋酸（9∶1∶0.1）为展开剂，置紫外光灯（254nm）下检视。供试品色谱中，在与对照品色谱相应的位置上，不得显相同颜色的斑点；再喷以10%硫酸乙醇溶液，在105℃加热至斑点显色清晰，置紫外光灯（365nm）下检视，不得显相同的蓝白色荧光斑点。

醇不溶物　取本品粉末2g，精密称定，置于已知重量的滤纸筒中，置索氏提取器内，加乙醇200~400mL，回流提取至提取液无色，取出滤纸筒，挥去乙醇，于105℃干燥4小时，精密称定，计算，不得过25.0%。

【含量测定】 按《中国药典》采用高效液相色谱法测定，本品含血竭素（$C_{17}H_{14}O_3$）不得少于1.0%。

【功效】 性平，味甘、咸。活血定痛，化瘀止血，生肌敛疮。

【附注】 ①杂牌血竭有AA牌、三A牌、鸡牌、金鱼牌、手牌A等进口，因质量低劣均不准订购。曾进口太阳牌及金星牌，质量较优。

②国产血竭为百合科植物海南龙血树 *Dracaena cambodiana* Pierre ex Gagnep. 含脂木质部提取的树脂。

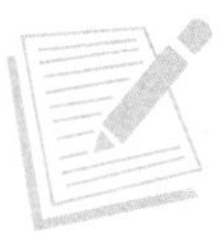

第十四章
其他类中药

扫一扫，查阅本章数字资源，含PPT、音视频、图片等

第一节 概 述

其他类中药是指本教材上述各章中未能收载的中药。包括：①以植物体的某一部分或间接使用植物的某些制品为原料，经过不同的加工处理所得到的产品，如冰片、芦荟、青黛等。②蕨类植物的成熟孢子，如海金沙。③植物器官因昆虫的寄生而形成的虫瘿，如五倍子。④植物体分泌或渗出的非树脂类混合物，如天竺黄。

其他类中药一般采用性状鉴别法。少数中药可采用显微鉴别法，如海金沙、五倍子等。理化鉴别法较为常用，尤其对一些加工品，如青黛、芦荟、冰片等，可依据其主要成分或有效成分的性质进行定性鉴别和质量评价。

第二节 药材（饮片）鉴定

海金沙
Lygodii Spora

本品始载于《嘉祐本草》。《本草纲目》谓："生山林下，茎细如线，引于竹木上，高尺许，其叶细如芫荽叶而甚薄，叶背皆青，上多皱纹，皱处有沙子，状如蒲黄粉，黄赤色，不开花，细根坚强，其沙及草皆可入药。"所述与现今所用海金沙相符。

【来源】为海金沙科（Lygodiaceae）植物海金沙 *Lygodium japonicum*（Thunb.）Sw. 的干燥成熟孢子。

【植物形态】多年生攀援草本，根状茎细长匍匐，被细柔毛。叶多数，对生于茎的短枝两侧，二型；营养叶尖三角形，二回羽状，小羽片三角形，边缘有浅圆齿。孢子叶卵状三角形，1~2 回羽状，羽片边缘有锯齿或不规则分裂，上部羽片几无柄，羽状或戟状，下部羽片有柄，其背面边缘生有穗状排列的孢子囊群。孢子囊盖鳞片状，卵形，每盖下生有一梨形孢子囊；孢子囊环带横生，位于小端。孢子囊多于夏、秋两季产生，9~11 月成熟。（图 14-1）

【产地】主产于广东、浙江、江苏、湖北、湖南等省。

【采收加工】秋季孢子未脱落时采割藤叶，晒干，搓揉或打下孢子，除去藤叶。

【性状鉴别】呈粉末状，棕黄色或浅棕黄色。体轻，手捻有光滑感，置手中易由指缝滑落。

气微，味淡。撒在水中则浮于水面，加热逐渐下沉。撒于火上易燃烧发出爆鸣声且有闪光，无残留灰渣。

以质轻、色棕黄、有光滑感、无杂质者为佳。

【显微鉴别】 粉末：棕黄色或浅棕黄色。孢子为四面体形、三角状圆锥形，顶面观呈三面锥形，可见三叉状裂隙，侧面观类三角形，底面观类圆形，直径 60~85μm，外壁有颗粒状雕纹。有时可见多细胞非腺毛。(图 14-2)

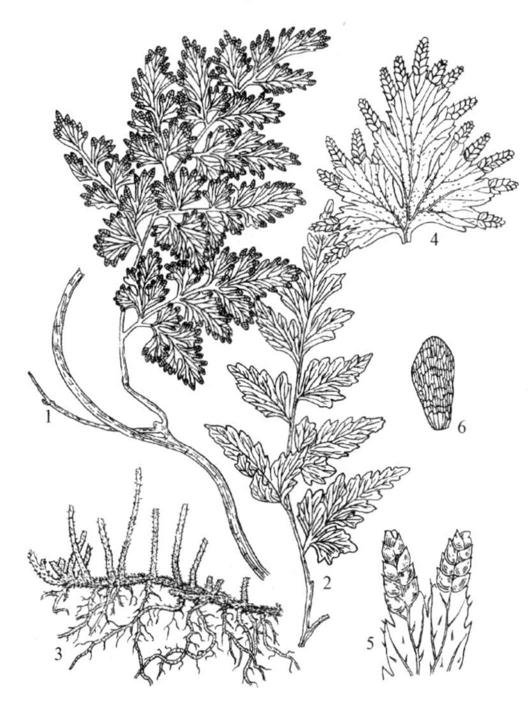

图 14-1　海金沙 *Lygodium japonicum*（Thunb.）Sw.

1. 植株及能育叶　2. 营养叶　3. 地下茎　4. 孢子叶　5. 孢子叶放大　6. 孢子囊

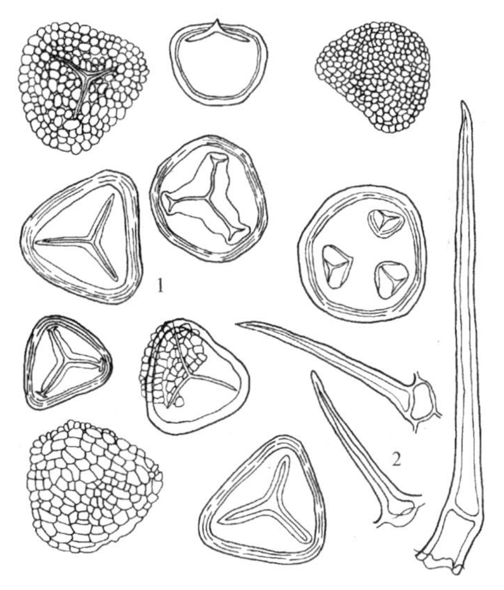

图 14-2　海金沙粉末

1. 孢子　2. 非腺毛

【成分】 孢子含水溶性成分海金沙素（lygodin），又含脂肪油，其主要脂肪酸为油酸、亚油酸、棕榈酸和肉豆蔻酸等。还含反式-对-香豆酸（trans-p-coumaric acid）和咖啡酸（caffeic acid）等利胆成分。

【理化鉴别】 取本品甲醇提取液作为供试品溶液，以海金沙对照药材作对照，分别点于同一聚酰胺薄膜上，以甲醇-冰醋酸-水（4：1：5）为展开剂，喷以三氯化铝试液，晾干，置紫外光灯（365nm）下检视。供试品色谱中，在与对照药材色谱相应的位置上，显相同颜色的荧光斑点。

【检查】 总灰分不得过 16.0%。

【功效】 性寒，味甘、咸。清利湿热，通淋止痛。

【附注】 全草为“海金沙藤”。功效同海金沙。

青　黛

Indigo Naturalis

【来源】 本品为爵床科（Acanthaceae）植物马蓝 *Baphicacanthus cusia*（Nees）Bremek.、蓼科

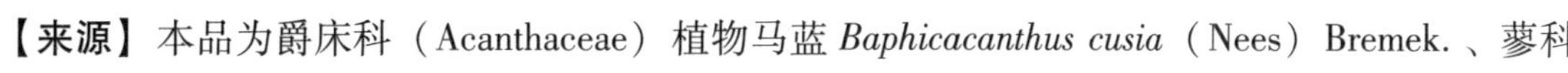

(Polygonaceae) 植物蓼蓝 *Polygonum tinctorium* Ait. 或十字花科 (Cruciferae) 植物菘蓝 *Isatis indigotica Fort.* 的叶或茎叶经加工制得的干燥粉末、团块或颗粒。

【产地】 主产于福建、河北、江苏、云南、安徽等省。

【采收加工】 夏、秋二季采收茎叶，置大缸或木桶内，加水浸泡 2~3 昼夜，至叶腐烂，茎脱皮时，捞去枝叶残渣，每 5kg 茎叶加石灰 0.5kg，充分搅拌，待浸液由乌绿色变为紫红色时，捞取液面产生的蓝色泡沫状物，晒干。

【性状鉴别】 为深蓝色粉末，体轻，易飞扬；或呈不规则多孔性团块、颗粒，手搓捻即成细末。微有草腥气，味淡。取本品少量，用微火灼烧，有紫红色烟雾产生。

以蓝色均匀、体轻能浮于水面、火烧产生紫红色烟雾时间长者为佳。

【成分】 马蓝制成的青黛含靛玉红 (indirubin)、靛蓝 (indigo)、异靛蓝 (isoindigo)、靛黄 (indo-yellow)、靛棕 (indo-brown) 等。蓼蓝制成的青黛尚含靛苷 (indican)、菘蓝苷 (isatan B)、色氨酮 (tryptatrin)、青黛酮 (qingdainone) 等。菘蓝制成的青黛尚含靛红 (isatin)。

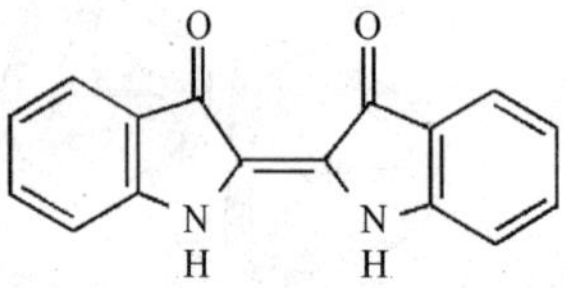

靛蓝 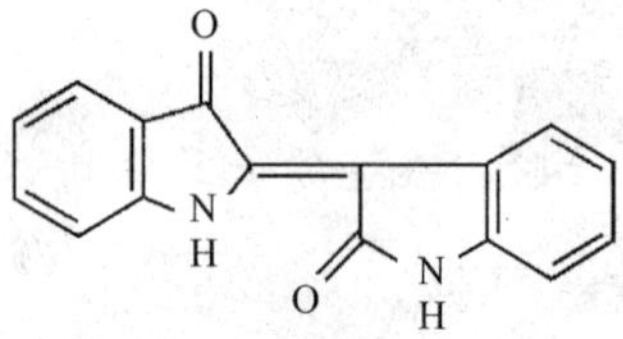　　靛玉红

【理化鉴别】 ①取本品少量，滴加硝酸，产生气泡，并显棕红色或黄棕色。

②取本品三氯甲烷提取液作为供试品溶液，以靛蓝、靛玉红对照品作对照，分别点于同一硅胶 G 薄层板上，以甲苯-三氯甲烷-丙酮 (5∶4∶1) 为展开剂。供试品色谱中，在与对照品色谱相应的位置上，显相同蓝色和浅紫红色的斑点。

【检查】 水分不得过 7.0%。

水溶性色素　取本品 0.5g，加水 10mL，振摇后放置片刻，水层不得显深蓝色。

【含量测定】 按《中国药典》采用高效液相色谱法测定，本品含靛蓝 ($C_{16}H_{10}N_2O_2$) 不得少于 2.0%，含靛玉红 ($C_{16}H_{10}N_2O_2$) 不得少于 0.13%。

【功效】 性寒，味咸。清热解毒，凉血消斑，泻火定惊。

【附注】 生产青黛的原植物在部分地区尚有豆科植物木蓝 *Indigofera tinctoria* L. 和野青树 *I. suffruticosa* Mill.。应注意鉴别。

儿 茶

Catechu

【来源】 本品为豆科 (Leguminosae) 植物儿茶 *Acacia catechu* (L. f.) Willd. 去皮枝、干的干燥煎膏。商品习称“儿茶膏”或“黑儿茶”。

【产地】 主产于云南西双版纳傣族自治州一带；广东、广西、福建、海南等省区亦产。

【采收加工】 冬季采收枝、干，除去外皮，砍成大块，加水煎煮，浓缩，干燥。

【性状鉴别】 呈方块形或不规则块状，大小不一。表面棕褐色或黑褐色，光滑而稍有光泽。质硬，易碎，断面不整齐，具光泽，有细孔，遇潮有黏性。气微，味涩、苦，略回甜。

以黑色略带棕、不糊不碎、尝之收涩性强者为佳。

【显微鉴别】粉末棕褐色。水装片可见针状结晶及黄棕色块状物。

【成分】含儿茶鞣质 20%~50%，儿茶素（d-catechin）2%~20%。还含表儿茶素（epicatechin）、儿茶鞣红（catachu red）、槲皮素、树胶、低聚糖等。

儿茶素

【理化鉴别】①取火柴杆浸于本品水浸液中，使轻微着色，待干燥后，再浸入盐酸中立即取出，置火焰附近烘烤，杆上即显深红色。

②取本品的乙醚提取液作为供试品溶液，以儿茶素、表儿茶素对照品作对照，分别点于同一纤维素预制板上，以正丁醇-醋酸-水（3：2：1）为展开剂，喷以 10%硫酸乙醇溶液，加热至斑点显色清晰。供试品色谱中，在与对照品色谱相应的位置上，显相同的红色斑点。

【检查】水分不得过 17.0%。

【含量测定】按《中国药典》采用高效液相色谱法测定，本品含儿茶素（$C_{15}H_{14}O_6$）和表儿茶素（$C_{15}H_{14}O_6$）的总量不得少于 21.0%。

【功效】性微寒，味苦、涩。活血止痛，止血生肌，收湿敛疮，清肺化痰。

【附注】茜草科（Rubiaceae）植物儿茶钩藤 *Uncaria gambier* Roxb. 带叶嫩枝的干燥煎膏，商品习称“方儿茶”或“棕儿茶”。儿茶钩藤为常绿木质藤本。单叶对生，有柄；叶片革质，卵形或短椭圆形，具大型托叶 2 片。叶腋具钩。头状花序腋生，花白色。蒴果棕色。主产于缅甸、印度、马来西亚等国。割取带叶小枝放于铜锅中，加水煮沸 6~8 小时，待叶变黄时，取出枝叶，药液浓缩成糖浆状，倒入木盘中冷却，凝固后，切成方块，干燥。本品呈方块形，边长约 2cm，每边均凹缩，棱角多偏斜或破碎，表面棕色至黑褐色，多平坦、无光泽，有时可见裂纹。质坚实或较松脆。断面浅棕红色。无臭，味苦、涩。含儿茶鞣质约 24%，儿茶素 30%~35%。还含儿茶荧光素（gambir fluorescein）、棕儿茶碱（gambirine）及槲皮素等。

冰片（合成龙脑）

Borneolum Syntheticum

本品为樟脑、松节油等经化学方法合成的结晶。又名“机制冰片”。药材为无色透明或白色半透明片状结晶，直径 0.5~1.5cm，厚 2~3mm。表面有冰样裂纹。质松脆，可剥离成薄片，手捻即粉碎。气清香，味辛、凉；具挥发性。点燃可发生浓烟，并有带光的火焰。以片大而薄、色洁白、质松脆、清香气浓者为佳。本品在乙醇、三氯甲烷或乙醚中易溶，在水中几乎不溶。熔点 205~210℃。主要成分为消旋龙脑（dl-borneol）。本品 10mg，加乙醇数滴使溶解，加新制的 1%香草醛硫酸溶液 1~2 滴，即显紫色。pH 值和水分检查应符合要求；不挥发物含量不得过 0.035%；重金属不得过 5mg/kg；砷盐不得过 2mg/kg；按《中国药典》采用气相色谱法测定，本品含龙脑（$C_{10}H_{18}O$）不得少于 55.0%，含樟脑（$C_{10}H_{16}O$）不得过 0.5%。本品性微寒，味辛、苦。开窍醒神，清热止痛。中药冰片曾有艾片、龙脑冰片、天然冰片。艾片为菊科植物艾纳香 *Blumea balsamifera* DC. 叶中提取的结晶，主产于广东、广西、云南等省区。主成分为左旋龙脑（l-borneol）。龙脑冰片为龙脑香科（Dipterocarpaceae）植物龙脑树 *Dryobalanops aromatica*

Gaertn. f. 树干经水蒸气蒸馏所得的结晶，习称“龙脑片”或“梅片”。主产于印度尼西亚。为类白色至淡灰棕色半透明块状或颗粒状结晶，直径 1~7mm，厚约 1mm。质松脆，手捻易碎并挥散。气清香，味清凉，嚼之慢慢溶化。燃烧时几无黑烟。主成分为右旋龙脑（d-borneol）。天然冰片为樟科（Lauraceae）植物樟 *Cinnamomum camphora*（L.）Presl 的新鲜枝、叶经提取加工制成的结晶，习称“右旋龙脑”。为白色结晶性粉末或片状结晶。气清香，味辛、凉，具挥发性。点燃时有浓烟，火焰呈黄色。熔点为 204~209℃。本品含右旋龙脑（$C_{10}H_{18}O$）不得少于 96.0%。

五倍子
Galla Chinensis

本品始载于《本草拾遗》。《开宝本草》名文蛤。马志谓：“其子色青，大者如拳，内多虫。”《本草图经》谓：“以蜀中者为胜，生肤木叶上。”《本草纲目》曰：“此木生丛林处者，五六月有小虫如蚁，食其汁，老则遗种，结小球于叶间……初起甚小，渐渐长坚，其大如拳，或小如菱，形状圆长不等，初时青绿，久则细黄，缀于枝叶，宛若结成，其壳坚脆，其中空虚，有细虫如蠛蠓。山人霜降前取，蒸杀货之，否则虫必穿坏，而壳薄且腐矣，皮工造为百药煎，以染皂色，大为时用。”以上所述与现今所用五倍子相符。

【来源】本品为漆树科（Anacardiaceae）植物盐肤木 *Rhus chinensis* Mill.、青麸杨 *R. potaninii* Maxim. 或红麸杨 *R. punjabensis* Stew. var. *sinica*（Diels）Rehd. et Wils. 叶上的虫瘿，主要由五倍子蚜 *Melaphis chinensis*（Bell）Baker 寄生而形成。按外形不同分为“肚倍”和“角倍”。

【植物形态】盐肤木　为落叶灌木或小乔木，高 3~8m，小枝、叶柄及花序均密生褐色柔毛。奇数羽状复叶，互生，小叶 7~13 片；叶轴及叶柄常有翅；小叶片无柄，卵状椭圆形或长卵形，长 5~14cm，宽 2.5~9cm，边缘具粗锯齿，下面密生灰褐色柔毛。圆锥花序顶生；花小，杂性，黄白色；雄花较两性花为小，萼片和花瓣均 5~6。果序直立，核果近扁圆形，成熟时红色。花期 8~9 月，果期 10 月。

青麸杨　与盐肤木的主要区别是：小枝平滑或有微柔毛；叶轴无翅或仅上部有狭翅；小叶 7~9片，全缘，具极短而明显的柄，背面仅脉上被短柔毛或几无毛；果序下垂。

红麸杨　极似青麸杨，但小枝被短柔毛，小叶 7~13 片，近无柄，叶背面脉上有短柔毛。

【产地】主产于四川、贵州、云南、陕西等省。

【采收加工】秋季采摘，置沸水中略煮或蒸至表面呈灰色，杀死蚜虫，取出，晒干。

【性状鉴别】肚倍　呈长圆形或纺锤形囊状，长 2.5~9cm，直径 1.5~4cm。表面灰褐色或灰棕色，微有柔毛。质硬脆，易破碎，断面角质样，有光泽，壁厚 2~3mm，内壁平滑，有黑褐色死蚜虫及灰色粉末状排泄物。气特异，味涩。（图 14-3）

角倍　呈菱形，具不规则的角状分枝，柔毛较明显，壁较薄。（图 14-3）

均以个大、完整、色灰褐、壁厚者为佳。

【显微鉴别】横切面：①表皮细胞 1 列，往往分化成 1~3(6) 细胞的非腺毛，长 70~140(350) μm。②内侧薄壁组织中散有多数外韧型维管束，维管束外侧有大型的树脂道，直径达 270μm。③薄壁细胞含糊化淀粉粒及少数草酸钙结晶。（图 14-4）

【成分】含五倍子鞣质（gallotannin），习称五倍子鞣酸（gallotannic acid），含量 50%~70%，有的达 78%。另含没食子酸 2%~4%、白果酚、月桂酸、脂肪、树脂及蜡质等。

【理化鉴别】取本品甲醇提取液作为供试品溶液，以五倍子对照药材、没食子酸对照品作对照，分别点于同一硅胶 GF_{254} 薄层板上，以三氯甲烷-甲酸乙酯-甲酸（5∶5∶1）为展开剂，置紫外光灯（254nm）下检视。供试品色谱中，在与对照药材色谱和对照品色谱相应的位置上，显相同颜色的斑点。

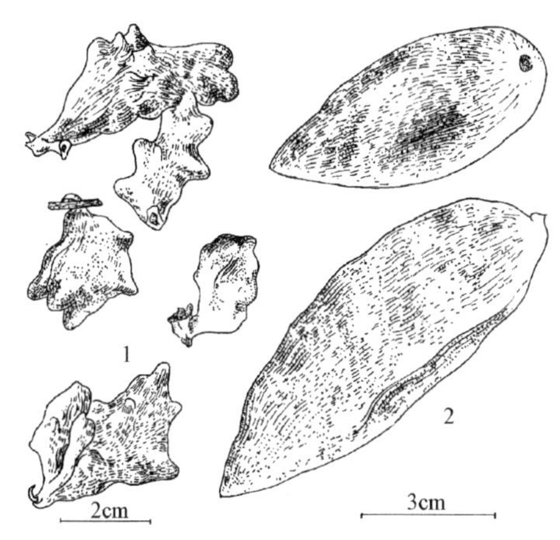

图 14-3　五倍子

1. 角倍　2. 肚倍

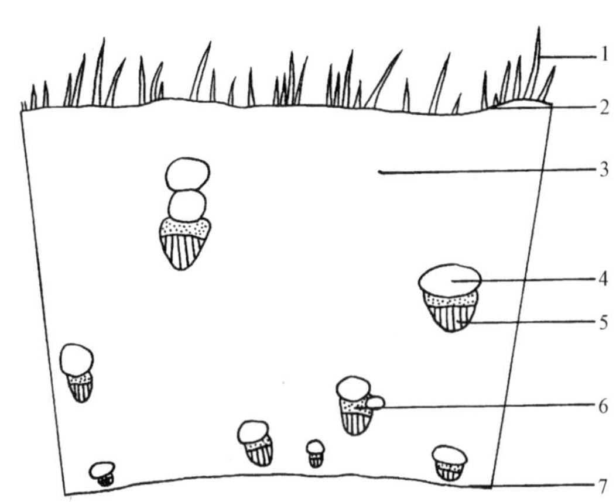

图 14-4　五倍子横切面

1. 表皮毛　2. 外表皮　3. 基本组织
4. 树脂道　5. 木质部　6. 韧皮部　7. 内表皮

【检查】 总灰分不得过 3.5%，水分不得过 12.0%。

【含量测定】 ①鞣质　取本品粉末（过四号筛）0.2g，精密称定，按《中国药典》对鞣质进行测定，含鞣质不得少于 50.0%。

②没食子酸　按《中国药典》采用高效液相色谱法测定，本品含鞣质以没食子酸（$C_7H_6O_5$）计，不得少于 50.0%。

【功效】 性寒，味酸、涩。敛肺降火，涩肠止泻，敛汗，止血，收湿敛疮。

【附注】 五倍子蚜生活史与五倍子的形成：五倍子蚜的有翅胎生雌虫（秋季迁移蚜），于 9 月中旬至 10 月中旬自虫瘿穿孔飞出，寄生于中间寄主提灯藓科提灯藓属（Mnium）多种植物上，进行孤雌生殖产生幼蚜，并吸取藓类营养，作白色蜡质茧越冬，至次年春季再羽化成有翅胎生雌虫（春季迁移蚜），飞散至盐肤木等植物上，产生雌、雄无翅幼虫，经交尾后产生无翅雌虫（干母）。无翅雌虫在吸取盐肤木等嫩叶汁时，叶部组织受到刺激，逐渐膨大，开始形成虫瘿（即五倍子）。在形成虫瘿期间，雌虫旺盛地营孤雌生殖，至 9 月下旬，每个虫瘿内平均有蚜虫约 4000 只，并生成有翅胎生雌虫，于 9 月中旬后破虫瘿飞出。因此，产生五倍子必须具备三要素，即寄主盐肤木类植物、五倍子蚜虫和过冬寄主提灯藓类植物。由于五倍子蚜虫种类的不同及其营瘿部位习性的不同，形成的五倍子外形各异。

芦　荟

Aloe

始载于《海药本草》，原名卢荟，李珣谓：“卢荟生波斯国，状如黑锡，乃树脂也。”《开宝本草》始称芦荟，曰：“今惟广州有来者，其木生山野中，滴脂泪而成，采之不拘时月。”《本草纲目》云：“芦荟原在草部，药谱及图经所状，皆言是木脂，而《一统志》云，爪哇、三佛齐诸国所出者，乃草属，状如鲨尾，采之以玉器捣成膏……岂亦木质草形乎。”所述皆来源于芦荟属植物，与现今所用基本相符。

【来源】 为百合科（Liliaceae）植物库拉索芦荟 *Aloe barbadensis* Miller、好望角芦荟 *A. ferox*

Miller 或其他同属近缘植物叶的汁液浓缩干燥物。前者习称“老芦荟”，后者习称“新芦荟”。

【植物形态】 库拉索芦荟为多年生肉质草本。茎极短，高 30~60cm。叶簇生于茎端呈莲座状，近直立；叶肥厚多汁，叶片狭披针形，长 15~36cm，宽 2~6cm，先端长渐尖，基部宽阔，边缘有齿状尖刺，表面蓝绿色，幼时被白粉。花茎圆柱状，总状花序顶生，长 60~90cm，花黄色，有赤色斑点。蒴果三角形。花期 2~3 月。(图 14-5)

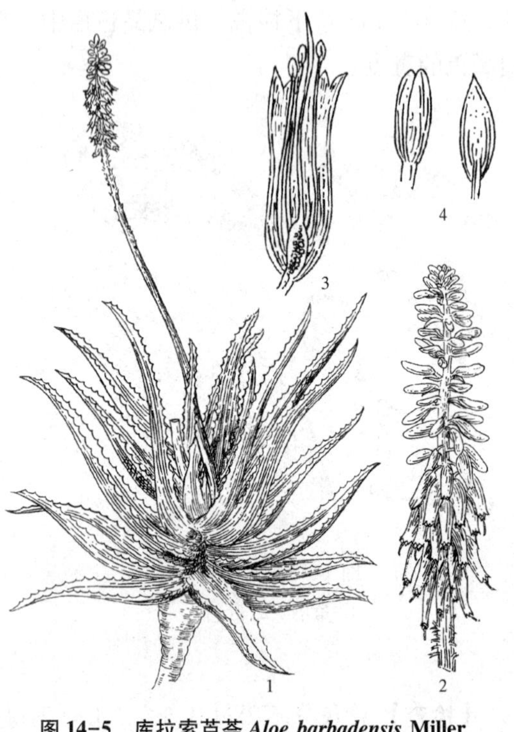

图 14-5　库拉索芦荟 *Aloe barbadensis* Miller

1. 植株　2. 花序　3. 花纵剖面　4. 雄蕊

【产地】 主产于南美洲的库拉索、阿律巴、博内耳等小岛及西印度群岛，我国南方部分省区有引种。

【采收加工】 全年可采。将割取的叶片，切口向下直放入容器中，取其流出的汁液，蒸发浓缩至适当的浓度，任其逐渐冷却凝固，得“老芦荟”，或称“肝色芦荟”。

【性状鉴别】 库拉索芦荟　呈不规则块状，常破裂为多角形，大小不一。表面暗红褐色或深褐色，无光泽。体轻，质硬，不易破碎，断面粗糙或显麻纹，富吸湿性。有特殊臭气，味极苦。

好望角芦荟　表面呈暗褐色，略显绿色，有光泽。体轻，质脆，易碎，断面玻璃样而有层纹。

以色黑绿或棕黑、质脆、有光泽、气味浓者为佳。

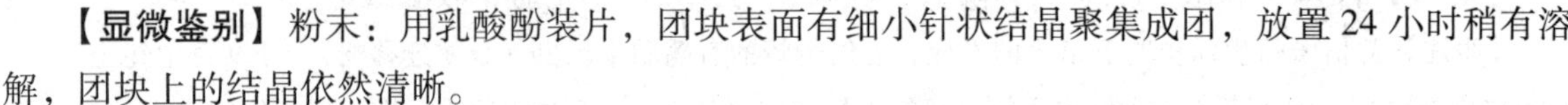

【显微鉴别】 粉末：用乳酸酚装片，团块表面有细小针状结晶聚集成团，放置 24 小时稍有溶解，团块上的结晶依然清晰。

【成分】 含芦荟总苷约 25%，以芦荟苷（barbaloin）为主；还含异芦荟苷（isobarbaloin），芦荟大黄素（aloeemodin）、芦荟色酮、萘类衍生物。含树脂约 12%，为芦荟树脂鞣酚（aloeresitannol）与桂皮酸结合的酯。另含多糖混合物以及芦荟多糖（aloeferan）等。

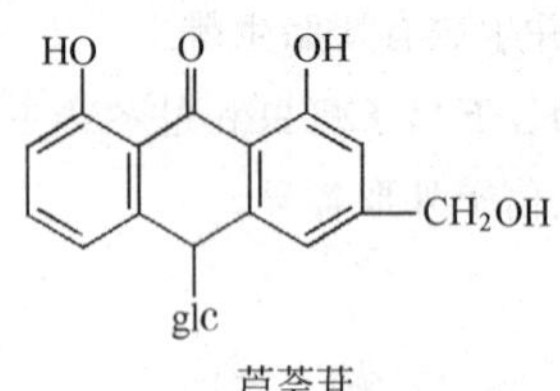

芦荟苷

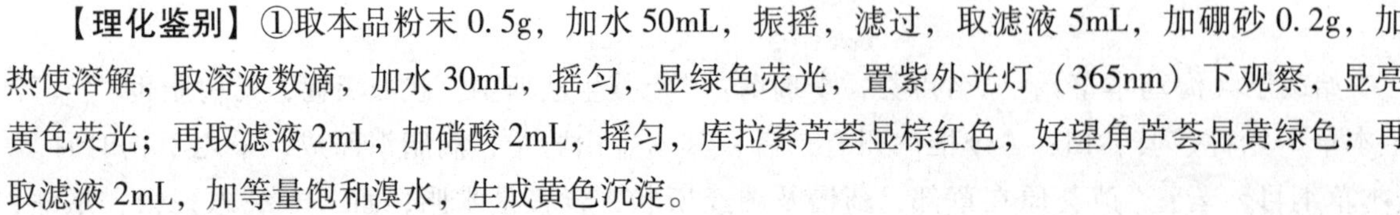

【理化鉴别】 ①取本品粉末 0.5g，加水 50mL，振摇，滤过，取滤液 5mL，加硼砂 0.2g，加热使溶解，取溶液数滴，加水 30mL，摇匀，显绿色荧光，置紫外光灯（365nm）下观察，显亮黄色荧光；再取滤液 2mL，加硝酸 2mL，摇匀，库拉索芦荟显棕红色，好望角芦荟显黄绿色；再取滤液 2mL，加等量饱和溴水，生成黄色沉淀。

②取本品甲醇提取液作为供试品溶液，以芦荟苷对照品作对照，分别点于同一硅胶 G 薄层板上，以乙酸乙酯-甲醇-水（100∶17∶13）为展开剂，喷以 10%氢氧化钾甲醇溶液，置紫外光灯（365nm）下检视。供试品色谱中，在与对照品色谱相应的位置上，显相同颜色的荧光斑点。

【检查】总灰分不得过4.0%，水分不得过12.0%。

【含量测定】按《中国药典》采用高效液相色谱法测定，库拉索芦荟含芦荟苷（$C_{21}H_{22}O_9$）不得少于16.0%，好望角芦荟不得少于6.0%。

【功效】性寒，味苦。泻下通便，清肝泻火，杀虫疗疳。

【附注】①我国广东、海南、广西、福建、四川等地栽培的芦荟 *Aloe vera* L. var. *chinensis*（Haw.）Berger，又名斑纹芦荟。叶背面有斑纹。叶含芦荟苷、芦荟苦素、芦荟宁（aloenin）、月桂酸等；还含芦荟多糖以及代号为A_{60}、A_{90a}、A_{90b}的三种多糖。②芦荟叶：为各种芦荟的新鲜叶片。凉、苦，清热消肿、通便。临床用于肝火目赤、便秘、疔疮疖肿、百日咳、烧烫伤、放射性皮肤烧伤等。民间用于美容、饮料和食用等。

天竺黄

Bambusae Concretio Silicea

本品为禾本科（Gramineae）植物青皮竹 *Bambusa textilis* McClure 或华思劳竹 *Schizostachyum chinense* Rendle 等秆内的分泌液干燥后的块状物。主产于云南省，广东、广西等省区亦产。呈不规则片块或颗粒，大小不一。表面灰蓝色、灰黄色或灰白色，有的洁白，半透明，略带光泽。体轻，质硬脆，易破碎，吸湿性强。气微，味淡。置于水中产生气泡，原为洁白色的逐渐变为淡绿色或天蓝色。以片大、色灰白、体轻、质细、吸湿性强者为佳。含二氧化硅约90%，另含微量胆碱、甜菜碱、氰苷、核酸酶、尿囊酶、解朊酶、糖化酶、乳化酶以及氧化铅、氢氧化钾、氧化铁、氧化钙等。取本品适量，炽灼灰化后，残渣加醋酸2滴使湿润，滴加钼酸铵试液1滴与硫酸亚铁试液1滴，残渣即显蓝色。取滤纸1片，加亚铁氰化钾试液1滴，待干后，再加本品盐酸溶液1滴、水10滴与0.1%茜素红的乙醇溶液1滴，置氨蒸气中熏后，滤纸上可见紫色斑中有红色的环。体积比：本品粉末10g，体积不得少于24mL。吸水量：取本品5g，加水50mL，所得滤液不得过44mL。本品性寒，味甘。清热豁痰，凉心定惊。人工合成天竺黄为结晶状颗粒，表面玉石样，无尘粉，色泽一致。质坚而重，不易碎，断面洁亮有光泽，手搓有响声，吸水性稍差。水浸液加酚酞试液显红色。

第二篇　动物类

第十五章
动物药概述

动物类中药是指用动物的整体或动物体的某一部分、动物体的生理或病理产物、动物体的加工品等供药用的一类中药。

第一节　动物类中药的应用与研究

一、动物类中药的应用

动物类中药的应用在我国有着悠久的历史。早在3000多年前，我国就开始了蜂蜜的使用，鹿茸、麝香、阿胶、蕲蛇等的药用和珍珠、牡蛎的养殖等在我国也有两三千年之久。从本草的记载来看，历代本草共计载有动物药600余种，其中《神农本草经》载有动物药65种，《新修本草》载有动物药128种，《本草纲目》载有动物药461种，《本草纲目拾遗》又补充动物药160种。动物药的种类增长很快，1995年在对全国中药资源普查的基础上出版的《中国中药资源志要》一书，收载我国现有药用动物414科，1574种。2007年出版的《中国动物药资源》收载我国现有药用动物454科，2215种。2013年出版的《精编中国动物药》收载药用动物2603种，动物药1787种。

动物药也是祖国医药学遗产中的重要组成部分。中医学历来认为动物药属“血肉有情之品”，具有疗效确切、历史悠久等特点而备受重视。现代科学研究证实，动物药和同体积、同重量的植物药相比，大都具有极强的生物活性，尤其对某些顽症、重病，更显示了其独特的生物活性，因此动物药在临床应用上也在不断发展。斑蝥在历代本草均有记载，《神农本草经》中列为下品，具有攻毒、破血、引赤、发泡的功能；现代研究表明，斑蝥中含有的斑蝥素为抗癌有效成分，临床治疗肝癌和膀胱癌有效，同时还具有刺激骨髓产生白细胞的作用。鹿茸是一味著名的中药材，但除鹿茸外，鹿的全身也都是宝，很多部位皆可供药用，如鹿鞭、鹿胎、鹿茸血、鹿角胶等，利用这些鹿身上其他部位研制的产品，深受人们的喜爱。此外，由于动物类中药具有天然的特性，

为我国丰富的动物药资源开发提供了广阔的天地，目前已开发出来的很多保健产品都深受消费者欢迎。

二、动物类中药的研究

我国的药用动物资源研究初期的工作大都放在区域性药用动物资源调查，收集整理药用动物和动物药标本，在出版了一些地方性动物药资源专著的基础上，一批具有标志性的药用动物资源方面的著作陆续出版。《中药大辞典》（1977 年）收载动物药 740 种，《中国药用动物志》（1979~1982 年，一、二卷）共收载药用动物 832 种，《中国动物药》（1981 年）收载动物药 564 种，《中国药用动物名录》（1987 年）共收载药用动物 1157 种，《中国动物药志》（1995 年）收载动物药 975 种和药用动物 1546 种，《中华本草》（第 9 册，1999 年）收载动物药 1050 种，《动物本草》（2001 年）收载动物药 1731 种和药用动物 1567 种。随着动物药研究的不断深入，一些新的研究专著不断出版。《中国药用动物原色图鉴》（2010 年）收载药用动物约 665 种，并配有生态原色照片和药材原色照片；《动物药》（2003 年）收录临床常用的动物药 60 种，详尽收录了每味药物的现代研究成果及临床应用，较为全面地总结了临床常用动物药的研究概况；《中国动物药现代研究》（2010 年）共收录药用动物 110 种，涉及药材 238 种，对其化学成分、药理作用、现代临床研究、毒副作用等方面的现代研究内容进行了总结和概括。

加强动物药资源的研究是当前一项十分重要的任务，而寻找代用品又是解决某些动物药尤其是名贵动物药因资源少而紧缺的重要措施之一。寻找和扩大新的动物药资源的途径有多种。世界上动物的数量远远大于植物，而已被利用的却很少，可以从丰富的动物资源中寻找，如蚂蚁、雄蚕蛾、动物脑组织等；对于一些名贵、紧俏或受到保护的动物药，从动物亲缘关系和相同的药用部位中寻找，如人工牛黄、水牛角、珍珠层、灵猫香等；从历代本草中寻找，如龟之上甲的重新药用；从民族药、民间药中寻找，如藏族民间药塞隆骨的发现；利用科学技术进行人工培植或合成，如人工培植牛黄。

由于药用动物大多为野生，而变野生为家养是防止野生药用动物资源减少的一个重要方面。据不完全统计，现已人工养殖的动物药材有 30 多种，其中多数已成为商品药材的重要来源。如鹿的驯化和鹿茸的生产、河蚌的人工育珠、人工培植牛黄以及蛤蚧、金钱白花蛇、蕲蛇、全蝎、刺猬、复齿鼯鼠等的养殖等。此外，对动物药的化学成分进行人工合成的研究也在大力进行，如麝香的主要成分麝香酮已人工合成，研究的比较深入；斑蝥的抗癌成分斑蝥素的半合成品羟基斑蝥胺其作用与斑蝥素类似，而毒性却比斑蝥素轻。特别是动物药工程化生产工艺的发展可以大幅度地提高产量，如从珍珠、僵蚕、冬虫夏草的人工培养到蝎、蜈蚣、蛇类的电刺激采毒；从鹿的控光增茸到麝的激素增香，特别是活麝取香及培植牛黄等工艺的发展使产量提高了许多倍。鹿茸细胞和麝香腺细胞的组织培养，使动物药生产进入了生物工程时期。

动物药，尤其是某些来源于高等动物的中药，所含的化学成分常与人体中某些物质相似，因此可用于改善和调节人体的生理功能，具有较强的生理活性，如常用动物药中的牛黄、麝香、鹿茸等均有独特的疗效。陆续从药用动物中发现了一些疗效显著的物质，如蝮蛇毒中的抗栓酶已用于脑血管疾病；蟾酥中的脂蟾毒配基（蟾力苏）兼有升压、强心、兴奋呼吸作用，已用于呼吸、循环衰竭和失血性低血压休克；甲壳纲动物及昆虫中含丰富的甲壳质（chitin），可作为药物的良好载体，并有降低胆固醇、降血脂作用；鹿茸中多胺类化合物是刺激核酸和蛋白质合成的有效成分；麝香中的麝香酮有明显的抗凝血、抗肿瘤、抗炎、抗氧化、抗真菌、强心等生理活性；地龙的解热作用与其游离氨基酸含量成正比；中华大蟾蜍的糖蛋白具有强心、利尿作用；乌贼墨主要

成分黑色素蛋白是吲哚-5,6-醌与2-羧基-吲哚-5,6-醌（4∶1）的共聚物，有止血作用等。

动物药活性成分比较常见的有：①蛋白质及其水解产物，包括蛋白质、动物毒肽、酶及糖蛋白，如蛇毒、蜂毒、水蛭素等；②生物碱类，如乌贼墨的主要成分黑色素蛋白中的黑色素、地龙中的次黄嘌呤、麝香中的麝香吡啶等；③甾体化合物，这类成分在动物界中广泛存在，具有生物活性的较多，如性激素、胆汁酸、蟾毒、蜕皮激素及甾体皂苷等；④酮类和酸类成分，如麝香中的麝香酮、广地龙中的琥珀酸、蜂王浆中的王浆酸等。

随着海洋及海洋生物可接触范围的扩大和科学手段的进步，开发和利用海洋，向海洋要药，已成为沿海国家药学事业发展的方向之一。海洋动物药除了品种不断增加外，在药化、药理、临床实践等方面都有较大的突破。现代研究证明，海洋动物药多具有不同程度的抗肿瘤、抗真菌、抗病毒作用，并在防治心血管疾病方面有确切疗效。如从棘皮动物的刺参中分离出的刺参黏多糖（SJAMP），经十多年的临床研究证明，具有抗凝血、抗肿瘤、抗氧化作用；海参的活性成分除黏多糖外，主要是海参皂苷类，如海参素 A、B、C（holothurin A、B、C）能抑制癌细胞生长，并有抗真菌、增强白细胞吞噬功能等作用。此外对海洋动物海星、南海软珊瑚、海葵、合浦珠母贝等的研究都比较深入，成绩巨大，前景喜人。

第二节　药用动物的分类

地球上生存的动物达 150 万种以上。动物分类学的任务，就是对种类繁杂的动物进行鉴定、命名，以便正确区分物种，了解各种动物在动物界的地位；同时研究它们之间的相互关系，并按系统排列起来，反映动物在进化过程中的亲缘关系，有利于对动物进行认识、研究与利用。

动物学的自然分类系统通常是以动物形态上或解剖上的相似程度为基础的，并结合其生态习性和地理分布来进行，基本上能反映各种动物在动物界的地位，各类群之间的亲缘关系及动物进化的途径。和植物界一样，动物界也划分为若干个等级，如门、纲、目、科、属、种，而以种为分类的基本单位。动物的分类主要是根据动物细胞的分化、胚层的形成、体腔的有无、对称的形式、体节的分化、骨骼的性质、附肢的特点及器官系统的发生、发展等基本特征而划分为若干动物类群。在动物分类系统中与药用动物有关的有 10 门，它们是（由低等到高等）：原生动物门（Protozoa），多孔动物门（Porifera），腔肠动物门（Coelenterata），扁形动物门（Platyhelminthes），线形动物门（Nematomorpha），环节动物门（Annelida），软体动物门（Mollusca），节肢动物门（Arthropoda），棘皮动物门（Echinodermata），脊索动物门（Chordata）。

以上自原生动物门至棘皮动物门的各类动物都没有脊索（或脊椎），故统称无脊索动物（或无脊椎动物）。

药用动物种类较多的有脊索动物门、节肢动物门和软体动物门，其次是环节动物门和棘皮动物门。现将几个动物门的主要特征简介如下：

一、多孔动物门（Porifera）

又称海绵动物门（Spongia），是最原始、最低等的多细胞动物。体形多数不对称或辐射对称，体表多孔。体壁由钙质或硅质的骨针或类蛋白质海绵丝所支持，无器官系统和明确的组织分化，具特有的水沟系。全为水生，营固着生活，主要生活在海水中。药用动物有脆针海绵。

二、腔肠动物门（Coelenterata）

为低等后生动物。体形辐射对称，具内外两胚层，有原始的消化腔，有口无肛门，可以行细胞外及细胞内消化。有组织分化，具原始的肌肉结构和原始的神经系统（神经网），有刺细胞。有骨骼时，为钙质或角质。全为水生，营固着或漂浮生活。药用动物有水蛭、珊瑚等。

三、环节动物门（Annelida）

为真体腔动物，是高等无脊椎动物开端。体圆柱形或扁平形，两侧对称，身体分节（由相似的体节组成），具三胚层。除蛭纲外有真体腔及闭管式循环系统，多数具运动器官刚毛或疣足，消化道发达，有口和肛门，具有排泄器官后肾管，有索氏神经系统。多为自由生活。药用动物有参环毛蚓（地龙）、水蛭等。

四、软体动物门（Mollusca）

为动物界第二大门。身体柔软，不分节，除腹足纲外为左右对称，由头、足及内脏团三部分组成，次生体腔极度退化，仅残留围心腔及生殖腺和排泄器官的内脏。外套膜和贝壳是软体动物的显著特征。外套膜由躯干背侧皮肤褶壁向下延伸而成，并由它分泌出 1、2 或多个覆盖柔软体部的石灰质贝壳。消化道完全，有心脏及血管，除头足纲外为开管式循环，有栉鳃或瓣鳃、丝感的构造。多为水生，少数陆生。药用动物有杂色鲍、牡蛎、乌贼等。

五、节肢动物门（Arthropoda）

为动物界种类最多的一门，现存种类已达 100 余万种，占已知动物种类的 85%。它们分布极广，具有高度的适应性。身体多由头部、胸部、腹部组成，附肢常分节。体外被几丁质外骨骼，生长发育过程需蜕皮。外骨骼的最外一层是很薄的蜡质，水不能渗透；其下是较厚的几丁质层，生长发育过程需蜕皮；再其下是分泌外骨骼的表皮细胞。肌肉为横纹肌，常成束，消化系统完整，口器适于咀嚼或吸吮，形式多样。体腔为混合腔，内部充满血液，又称血体腔，循环系统为开管式。用鳃、气管呼吸。水生或陆生。

节肢动物门分为 3 个亚门，7 个纲。现将其药用价值较大的 4 个纲的形态特征区别比较如表 15-1：

表 15-1　节肢动物门四个纲的特征比较

	甲壳纲	蛛形纲	多足纲	昆虫纲
躯体	分头胸及腹部	分头胸部及腹部	分头部及躯干部	分头、胸、腹三部分
触角	2 对	无	1 对	1 对
口器	大颚 1 对，小颚 2 对	螯肢 1 对，脚须 1 对	大颚 1 对，小颚 1～2 对	大颚 1 对，小颚 1 对，下唇 1 片
步足	8 对胸肢中前几对为颚足，其余为步足	共 4 对，在头胸部	每体节 1 对	共 3 对，在胸部
呼吸器	鳃和体壁	书肺或气管	气管	气管

续表

	甲壳纲	蛛形纲	多足纲	昆虫纲
生殖孔	2个，在胸部后端	1个，在腹部前端	1个，在腹部末端	1个，在腹部末端
发生	一般有幼虫期	一般直接发生	直接发生	大多有幼虫期
主要习性	海产或淡水产，少数陆生	多为陆生	全部陆生	多为陆生
药用动物	虾、蟹	蜘蛛、蝎	蜈蚣	地鳖、家蚕

以上4纲中，又以昆虫纲种类最多，有近一百万种，药用种类也最多。本纲根据昆虫翅的有无及其特征、变态的类型、口器的形式、触角及附肢等构造，可分为30余目，其中与药用动物关系密切的有8个目，现列表15-2简介如下：(图15-1～图15-3)

表15-2　昆虫纲八个目的比较

目类	变态类型	口器式	翅及其他	药用动物
螳螂目	不完全变态	咀嚼式	前翅革质，后翅膜质。前胸发达，长于中胸和后胸之和。前足适于捕捉，卵产于卵鞘中	大刀螂
直翅目	不完全变态	咀嚼式	前翅革质，后翅膜质而宽大，休息时折叠在前翅下。后足适于跳跃。或前足为开掘足。具发声器及听器	蟋蟀、蝼蛄
半翅目	不完全变态	刺吸式	多数具翅，少数无翅。前翅基部革质，头部膜质；后翅膜质。腹面有臭腺开口	九香虫
同翅目	不完全变态	刺吸式	多数具翅2对，少数无翅，前翅革质或为均匀的膜质，静止时呈屋脊状覆盖于体表。体部常有分泌腺	蝉蜕
鞘翅目	完全变态	咀嚼式	前翅角质，厚而坚硬，后翅膜质，脉纹稀少，折叠在前翅下。前胸大，中胸小	南方大斑蝥
鳞翅目	完全变态	吮吸式	膜质翅及体表均有鳞毛及鳞毛覆盖	家蚕
双翅目	完全变态	刺吸式 舐吸式	前翅发达，膜质；后翅退化平衡棒。复眼很大，几乎占头的大部分	牛虻
膜翅目	完全变态	嚼吸式	前翅大，后翅小，均为膜质。雌虫腹部末端有刺。有些种类为社会性昆虫	中华蜜蜂、蚂蚁

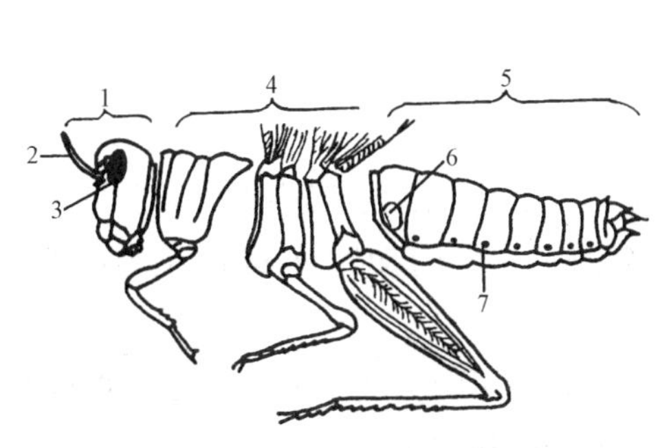

图15-1　昆虫外形

1. 头部　2. 触角　3. 复眼　4. 胸部　5. 腹部　6. 听器　7. 气门

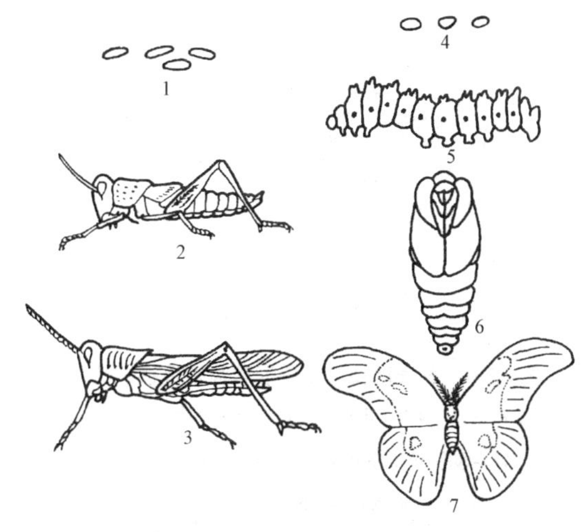

图15-2　昆虫的变态

1～3. 不完全变态　4～7. 完全变态

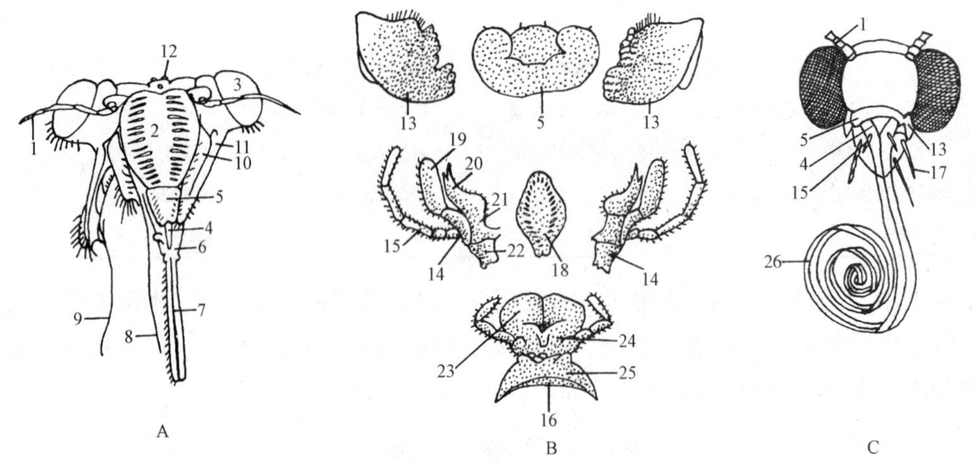

图 15-3 昆虫口器

A. 刺吸式口器（蝉） B. 咀嚼式口器（蝗虫） C. 吮吸式口器（蝶）

1. 触角 2. 唇基 3. 复眼 4. 内唇 5. 上唇 6、7. 下唇及第 2、3 节 8. 上颚刺 9. 下颚刺 10. 颧 11. 下颚基部骨片 12. 单眼 13. 大颚 14. 小颚 15. 小颚的触须 16. 下唇 17. 下唇的触须 18. 舌 19、20. 小颚触须的外叶及内叶 21. 基节 22. 底节 23. 下唇内叶 24. 颐节 25. 颐下节 26. 喙

六、棘皮动物门（Echinodermata）

形态多种多样，有星形、球形、圆柱形、树枝形等。成体为辐射对称，幼体则两侧对称。体表有许多棘状突起，故称棘皮动物。体腔发达，体腔的一部分形成独有的水管系统，另一部分形成围血系统。在发育过程中有原口（肛门）及后口（口），故属无脊索动物中后口动物类群。药用动物有海参、海胆等。

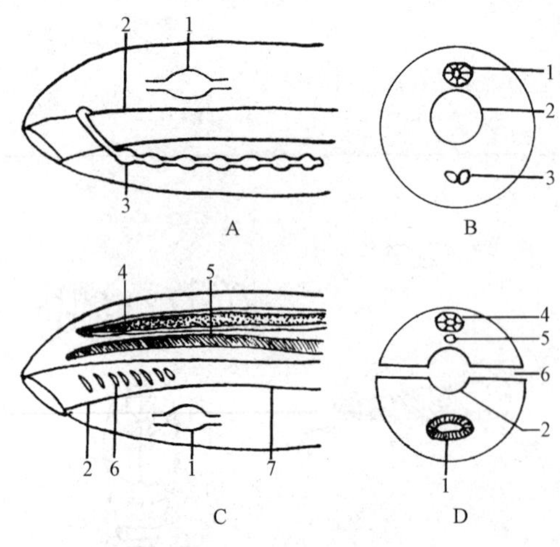

图 15-4 脊索动物与无脊索动物构造模式比较

A. 无脊索动物体的纵断面 B. 无脊索动物体的横断面 C. 脊索动物体的纵断面 D. 脊索动物体的横断面

1. 心 2. 咽 3. 神经索 4. 神经管 5. 脊索 6. 鳃裂 7. 消化管

七、脊索动物门（Chordata）

脊索动物门在动物进化系统中是最高等的类群，主要特征为有脊索，它是位于背部的一条支持身体纵轴的棒状结构。低等脊索动物终生存在或仅见于幼体时期，高等脊索动物只在胚胎期间有脊索，成长时即由分节的骨质脊柱取代。中枢神经系统呈管状，位于脊索的背面，在高等种类中神经管分化为脑和脊髓两部分。消化管前端咽部的两侧有咽鳃裂，在低等水生种类中终生存在，在高等种类中只见于某些幼体和胚胎时期，随后完全消失。本门动物亦属后口动物类群。（图 15-4）

脊索动物门可分为 3 个亚门：尾索动物亚门（Subphylum Urochordata）、头索动物亚门（Subphylum Cephalochordata）和脊椎动物亚门（Subphylum Vertebrata）。其中与药用关系密切的是脊椎动物亚门，本亚门是动物界中最高级的类群，分为圆口纲、鱼纲、两栖纲、爬行纲、鸟纲及哺乳纲 6 个纲。现将药用价值较大的 5 个纲的主要

特征简介如下：

1. 鱼纲（Pisces）　全为水生，以鳃呼吸，体表被鳞。以鳍运动，除有奇鳍外，并具成对的附肢（偶鳍，即 1 对胸鳍和 1 对腹鳍）。头不能活动。心脏有一心房一心室，为单循环。药用动物有海马、海龙等。

2. 两栖纲（Amphibia）　是脊椎动物从水生开始向陆生过渡的一个类群。水陆两栖，体表皮肤裸露无鳞，但富于腺体，能使皮肤湿润，具五趾型的四肢。幼体水中生活，用鳃呼吸；幼体经过变态发育成成体，成体以肺和皮肤呼吸。心脏具两心房一心室，为不完全的双循环（肺循环与体循环）。体温不恒定，为变温动物。药用动物有林蛙、蟾蜍等。

3. 爬行纲（Reptilia）　是真正的陆栖动物。皮肤干燥，体表有角质鳞或骨板。脊柱有颈椎、胸椎、腰椎、荐椎和尾椎。四肢强大，趾端具爪。心脏有二心房、一心室或近于二心室，以肺呼吸。在胚胎时期有羊膜结构。为变温动物。药用动物有乌龟、蛇类、蛤蚧等。（图 15-5、图 15-6）

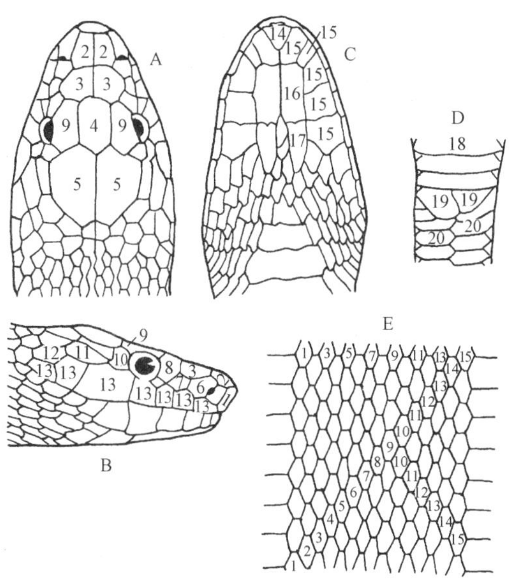

图 15-5　蛇类各部鳞片

A. 头背面鳞片　B. 头侧面鳞片　C. 头腹面鳞片
D. 蛇体后端腹鳞　E. 蛇背鳞的计数方法
1. 吻鳞　2. 鼻间鳞　3. 前额鳞　4. 额鳞
5. 顶鳞　6. 鼻鳞　7. 颊鳞　8. 眶前鳞　9. 眶上鳞
10. 眶后鳞　11. 前颞鳞　12. 后颞鳞　13. 上唇鳞
14. 颏鳞　15. 下唇鳞　16. 前颏鳞　17. 后颏鳞
18. 腹鳞　19. 肛鳞　20. 尾下鳞

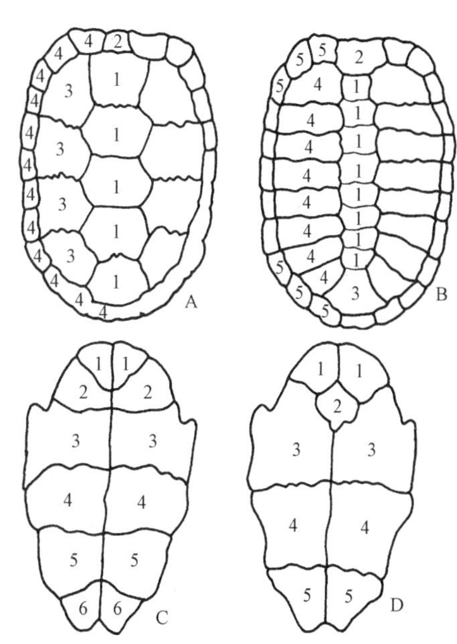

图 15-6　龟背甲、腹甲的盾片和骨板

A. 背甲的盾片　1. 椎盾　2. 颈盾　3. 肋盾　4. 缘盾
B. 背甲的骨板　1. 椎板　2. 颈板　3. 臂板　4. 肋板　5. 缘板
C. 腹甲的盾片　1. 喉盾　2. 肱盾　3. 胸盾　4. 腹盾　5. 股盾　6. 肛盾
D. 腹甲的骨板　1. 上板　2. 内板　3. 舌板　4. 下板　5. 剑板

4. 鸟纲（Aves）　由古爬行类进化而来的适应飞翔生活的高等脊椎动物。体被羽毛，前肢特化为翼，适于飞翔生活。骨骼轻而坚固。心脏分为四腔，心房与心室已完全分隔，为完全的双循环。有肺与发达的气囊，行双重呼吸。卵生，体温恒定。药用动物有鸡等。

5. 哺乳纲（Mammalia）　哺乳动物是动物发展史上最高级的阶段。全身被毛，皮肤腺发达。心脏四腔，具完全的双循环，恒温，肺具肺泡。有横膈膜将体腔分为胸腔和腹腔。双平行椎骨，头骨具次生腭。具两个枕骨。大脑皮层发达，小脑结构复杂，嗅觉及听觉敏锐。具肉质唇，异型齿，唾液腺发达。后肾，无泄殖腔，具外生殖器。胎生，哺乳。药用动物有熊、梅花鹿、林

麝等。

本纲可分为三个亚纲：原兽亚纲（Prototheria）、后兽亚纲（Metatheria）和真兽亚纲（Eutheria）。其中与药用有关的是真兽亚纲。

真兽亚纲是高等哺乳动物类群，具有真正的胎盘，胎儿发育完善后再产出，体温一般恒定在37℃左右。现存种类可分为17个目，其中13个目在我国有分布，现将这13个目的特征列检索表如下：

真兽亚纲目的检索表

1（2）身体表面被有鳞片 …………………… 鳞甲目（Pholidota）（如穿山甲）
2（1）身体表面无鳞片 …………………… 3
3（4）仅具前肢，后肢退化 …………………… 5
4（3）具前肢及后肢 …………………… 7
5（6）体呈鱼形，尾扁平，有缺刻，两眼在头侧面 …………………… 鲸目（Cetacea）（如抹香鲸）
6（5）体纺锤形，尾圆形，无缺刻，两眼在头的颜面部 …………………… 海牛目（Sirenia）（如海牛）
7（8）前肢变为翼状，指骨延长，有翼膜 …………………… 翼手目（Chiroptera）（如蝙蝠）
8（7）前肢正常，不变为翼状 …………………… 9
9（10）指趾具甲或变形的爪，拇指多与其他各指相对 …………………… 灵长目（Primates）（如猴）
10（9）指趾具爪或蹄，拇指不与其他各指相对 …………………… 11
11（12）趾端有蹄 …………………… 13
12（11）趾端有爪 …………………… 17
13（14）蹄成偶数 …………………… 偶蹄目（Artiodactyla）（如梅花鹿）
14（13）蹄成奇数 …………………… 15
15（16）仅具一趾（第三趾），鼻唇不变形 …………………… 奇蹄目（Perissodactyla）（如印度犀）
16（15）一般具五趾，鼻和上唇延长成象鼻 …………………… 长鼻目（Proboscidea）（如亚洲象）
17（20）无犬齿 …………………… 18
18（19）上颌有四个门齿 …………………… 兔形目（Lagomorpha）（如兔）
19（18）上颌只有二个门齿 …………………… 啮齿目（Rodentia）（如复齿鼯鼠）
20（23）具犬齿，犬齿发达，躯干大 …………………… 21
21（22）四肢正常，一般栖居于陆上 …………………… 食肉目（Carnivora）（如豹）
22（21）四肢成鳍状，除生殖季节外，生活在水边或水中 …………………… 鳍脚目（Pinnipedia）（如海豹）
23（20）具犬齿，犬齿正常或不发达，躯干小 …………………… 食虫目（Insectivora）（如刺猬）

动物的命名大多数也和植物命名一样，采用林奈首创的双名法。两个拉丁字或拉丁化的文字分别表示动物学名的属名和种名，在学名后附加定名人的姓氏，如意大利蜂 *Apis mellifera* Linn.。动物与植物命名不同之处，在于种内如有亚种或亚属时则采用三名法，亚种名紧接在种名的后面，如中华大蟾蜍 *Bufo bufo gargarizans* Cantor；如有亚属，则亚属名在属名和种名之间，并外加括号（现在亚属名使用较少）；若属名改变，则在原定名人氏外加括号，如马氏珍珠贝 *Pteria martensii*（Dunker），这表示该学名的属名已由原来的属名改为现在的属名，但仍保留了原种名；一般不用变种、变型。拉丁学名中的属名、亚属名及命名人的第1个拉丁字母必须大写，其余均小写。

第三节 动物类中药的分类

在古代，动物类中药的分类是根据动物的不同类别或药用部位、动物的习性或药材特征来进行分类的，如《唐本草》把动物药分为人、兽、禽、虫、鱼五部；在《本草纲目》中将动物药由低等动物到高等动物，从无脊椎动物到脊椎动物，由虫到兽到人分为虫、鳞、介、禽、兽、人六部，每部之中又再进一步细分，这种分类方法和排列次序，已具有初步的进化论思想。

现代动物类中药的分类有多种方法。有的根据药用动物在自然界的分类地位，按动物类中药在各门中的分布情况，由低等动物到高等动物进行分类；有的按药用部位进行分类；有的按动物药所含不同的化学成分分类；有的按药理作用进行分类或按不同的功效进行分类等。本教材的动物类中药是按药用动物的自然分类系统进行分类排列的。

按药用部位分类的常用动物类中药，如：

1. 动物的干燥全体　如水蛭、全蝎、蜈蚣、斑蝥、土鳖虫、虻虫、九香虫等。

2. 除去内脏的动物体　如蚯蚓、蛤蚧、乌梢蛇、蕲蛇、金钱白花蛇等。

3. 动物体的某一部分　角类如鹿茸、鹿角、羚羊角、水牛角等，鳞、甲类如穿山甲、龟甲、鳖甲等，骨类如豹骨、狗骨、猴骨等，贝壳类如石决明、牡蛎、珍珠母、海螵蛸、蛤壳、瓦楞子等，脏器类如哈蟆油、鸡内金、紫河车、鹿鞭、海狗肾、水獭肝、刺猬皮等。

4. 动物的生理产物　分泌物如麝香、蟾酥、熊胆粉、虫白蜡、蜂蜡等，动物的排泄物如五灵脂、蚕砂、夜明砂等，以及其他生理产物如蝉蜕、蛇蜕、蜂蜜、蜂房等。

5. 动物的病理产物　如珍珠、僵蚕、牛黄、马宝、猴枣、狗宝等。

6. 动物体某一部分的加工品　如阿胶、鹿角胶、鹿角霜、龟甲胶、血余炭、水牛角浓缩粉等。

第四节　动物类中药鉴定

一、来源鉴定

对动物类中药进行来源鉴定，应具有动物的分类学知识和解剖学的基础知识，通常以完整动物体入药的，可根据其形态及解剖特征进行动物分类学鉴定，必要时结合 DNA 分子鉴定等以确定其品种来源。

二、性状鉴定

性状鉴别是动物类中药鉴定常用的方法，可采用观、尝、嗅、试（手试、火试、水试）等方法，从动物药的表面特征（形状、颜色、纹路、突起、裂缝、附属物等），到药材断面特征（颜色、纹理等）、质地（光滑、粗糙、角质性等），找出其具有专属性的性状特征。由于多数动物类中药的来源及药用部位差异较大，因此，在进行性状鉴定时首先要注意动物药的类别、药用部位，其次要仔细观察动物药材的形态、大小、颜色、表面特征等，如果是完整的动物体（主要为昆虫、蛇类及鱼类等），则可根据其形态特征进行动物分类学鉴定，确定其品种。昆虫类主要注意其形状、大小、虫体各部位的颜色和特征、气味等；蛇类还要注意其鳞片的特征；角类应注意其类型，角质角还是骨质角，洞角还是实角，有无骨环等；骨类应注意骨的解剖面特点；分泌物类应注意其气味、颜色；排泄物主要注意其形态和大小；贝壳类应注意其形状、大小、外表面的纹理颜色。

此外，一些传统的鉴别经验方法仍然是鉴定动物药的真伪优劣、保证其质量的重要而有效的手段。口尝识别药材，如牛黄味先苦而后回甜，有清凉感等；利用药材的特殊气味识别，如麝香的特异香气等；手试如麝香手握成团，轻揉即散，不沾手，不染手等；水试如哈蟆油用水浸泡后

可膨胀10~15倍，以及牛黄水液可使指甲染黄（挂甲）等；火试如马宝粉置于锡纸上加热，其粉聚集，发出马尿臭等。

三、显微鉴定

在进行动物药显微鉴定时，常要根据不同的鉴别对象，制作显微片，包括粉末片、动物的组织切片和磨片等。动物药材粉末中常见的显微特征主要有：①横纹肌横断面观可见单个肌纤维或纤维束的断面，纵断面观可见肌纤维的的宽度、肌原纤维上明带和暗带的宽度；②骨碎片断面可观察到哈弗氏管的形状和直径、骨板的层次、骨间板的多少、骨陷窝的形状及大小、骨小管的多少等，而纵断面主要注意观察哈弗氏管的纵列情况，骨陷窝多呈梭形，骨小管明显等；③皮肤粉末主要注意有无色素颗粒及其排列方式；④毛发的特征是鉴别不同动物时常常作为重要的参考，因为不同种动物的毛髓质大小及网纹不同，并要注意皮质梭形细胞的大小、有无色素颗粒及其颜色、分布方式等；⑤角碎片的横断面特征可以区别骨质角还是角质角，有无同心纹理或波状纹理及色素颗粒等。

四、理化鉴定

通常一般的理化鉴定方法都适用于动物药材，包括一般理化鉴别、常规理化检查、色谱法、光谱法等。如哈蟆油的一般理化鉴别中采用荧光法可将哈蟆油与蟾蜍输卵管有效地区分。蜂蜜的常规理化检查中，可测定其相对密度，蜂蜡和虫白蜡等可测定其熔点、溶解度或酸值、皂化值等物理常数，以控制其质量。色谱法在动物药材中广泛应用，如采用薄层色谱法以脂蟾毒配基及华蟾酥毒基作对照鉴别蟾酥药材，高效液相色谱法测定斑蝥中的有效成分斑蝥素，气相色谱法测定麝香中麝香酮的含量等。尤其是利用动物药材所含蛋白质、氨基酸的组成和性质不同，采用凝胶电泳系列技术可成功区别动物药材与其混淆品、伪品。如不同来源的蛇类、胶类、角类、昆虫类中药的电泳图谱存在显著差异，可根据谱带的位置、数目、着色程度对其品种进行鉴别；应用高效毛细管电泳对牛黄、人工牛黄、人胆结石及其伪品，以及熊胆与几种动物的胆汁分别进行检测，并获得特征性电泳图谱，可用于牛黄类和熊胆类等中药的有效鉴别等。此外，应用近红外光谱法结合模式识别技术成功地鉴别了天然牛黄、人工牛黄及体外培育牛黄。

五、DNA分子鉴定

随着分子生物技术的迅猛发展，目前DNA分子鉴定已广泛应用于生命科学的各个领域。DNA分子鉴定技术已越来越多地应用于中药的鉴别，它可以用于解决中药特别是动物类中药鉴定的某些难题，有准确性高、重复性好的特点。由于该项技术是利用遗传信息直接载体的DNA分子作为鉴定依据，因此对中药品种的鉴定研究更深入和客观。如对龟甲、鳖甲、蛇类、鹿类、蛤蚧等药材进行的鉴定研究，在一定程度上克服了目前仅依据形态、显微特征及理化方法进行此类药材鉴别的不足。蛇类药材如乌梢蛇、蕲蛇等的DNA分子鉴定已收载于2020版《中国药典》中。

除DNA分子鉴定外，尚有应用生物免疫印记技术鉴别动物类中药，主要是利用不同种动物都含有各自的特异性蛋白质。

第十六章
动物药材（饮片）鉴定

扫一扫，查阅本章数字资源，含PPT、音视频、图片等

地　龙
Pheretima

【来源】 本品为钜蚓科（Megascolecidae）动物参环毛蚓 *Pheretima aspergillum*（E. Perrier）、通俗环毛蚓 *P. vulgaris* Chen、威廉环毛蚓 *P. guillelmi*（Michaelsen）或栉盲环毛蚓 *P. pectinifera* Michaelsen 的干燥体。前一种习称“广地龙”，后三种习称“沪地龙”。

【产地】 广地龙主产于广东、广西、福建。沪地龙主产于上海、浙江、江苏。现在商品为野生与人工养殖。

【采收加工】 广地龙春季至秋季捕捉，沪地龙夏季捕捉，及时剖开腹部，除去内脏及泥沙，洗净，晒干或低温干燥。

【性状鉴别】 广地龙　呈长条状薄片，弯曲，边缘略卷，长 15~20cm，宽 1~2cm。全体具环节，背部棕褐色至紫灰色，腹部浅黄棕色；第 14~16 环节为生殖带，习称“白颈”，较光亮。体前端稍尖，尾端钝圆，刚毛圈粗糙而硬，色稍浅。雄生殖孔在第 18 环节腹侧刚毛圈一小孔突上，雄交配腔不翻出，外缘有数个环绕的浅皮褶，内侧刚毛圈隆起，前面两边有横排（一排或二排）小乳突，每边 10~20 个不等。受精囊孔 2 对，位于 7/8~8/9 环节间一椭圆形突起上，约占节周 5/11。体轻，略呈革质，不易折断。气腥，味微咸。（图 16-1、图 16-2）

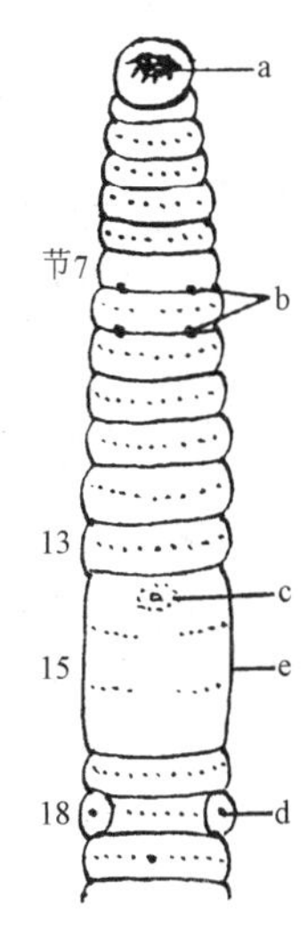

图 16-1　参环毛蚓 *Pheretima aspergillum*（E. Perrier）

a. 口　b. 受精囊孔　c. 雌性生殖孔　d. 雄性生殖孔　e. 生殖环带

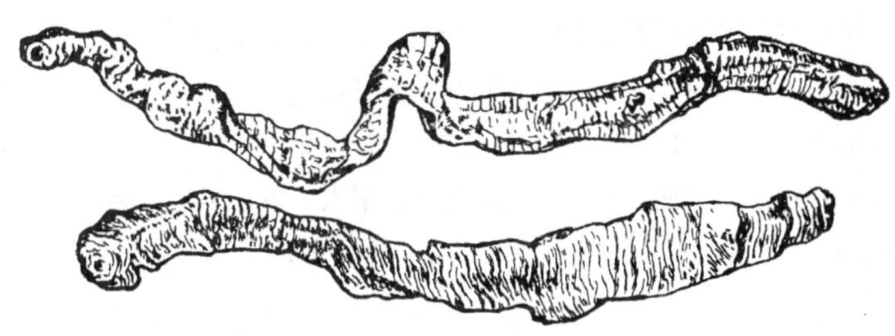

图 16-2　地龙（广地龙）

沪地龙　长8~15cm，宽0.5~1.5cm。全体具环节，背部棕褐色至黄褐色，腹部浅黄棕色；第14~16环节为生殖带，较光亮。第18环节有一对雄生殖孔。通俗环毛蚓的雄交配腔能全部翻出，呈花菜状或阴茎状；威廉环毛蚓的雄交配腔孔呈纵向裂缝状；栉盲环毛蚓的雄生殖孔内侧有1个或多个小乳突。受精囊孔3对，在6/7~8/9环节间。

以条大、肥厚、不碎、无泥土者为佳。

【显微鉴别】 粉末：淡灰色或灰黄色。①表皮黄棕色。细胞界限不明显，暗棕色色素颗粒散在或聚集成条状、网状。②斜纹肌纤维无色或淡棕色。散在或相互绞结成片状，弯曲或稍平直，直径4~26μm，边缘常不平整。③刚毛少见，常破碎散在，淡棕色或黄棕色。直径24~32μm，先端多钝圆，有的表面可见纵裂纹。（图16-3）

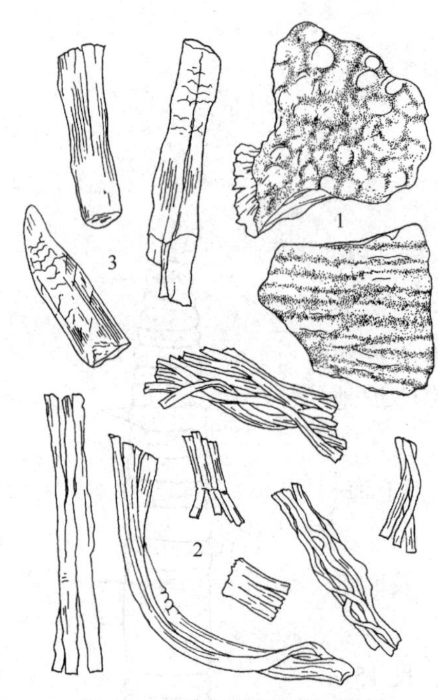

图16-3　地龙（广地龙）粉末

1. 表皮　2. 斜纹肌纤维　3. 刚毛

【成分】 主含蛋白质，其组成中含18~20种氨基酸；脂类成分，均含有18种脂肪酸，其中油酸、硬脂酸和花生烯酸的含量最高，占总脂肪酸量的50%左右，品种间各组分含量有显著差异。另含琥珀酸（amber acid），具平喘、利尿作用；次黄嘌呤（hypoxanthine），具平喘、降压作用；蚯蚓解热碱（lumbrofebrine），具解热作用；蚯蚓素（lumbritin），具溶血作用；地龙毒素（terrestrolumbrolysin），有毒性；微量元素Zn、Fe、Ca、Mg、Cu等。又从地龙中提取分离出有溶栓作用的蚓激酶、纤溶酶、地龙溶栓酶、胆碱酯酶及过氧化氢酶。

【理化鉴别】 ①取本品水提取液作为供试品溶液，以赖氨酸、亮氨酸、缬氨酸对照品作对照，分别点于同一硅胶G薄层板上，以正丁醇-冰醋酸-水（4：1：1）为展开剂，喷以茚三酮溶液，在105℃加热至斑点显色清晰。供试品色谱中，在与对照品色谱相应的位置上，显相同颜色的斑点。

②取本品三氯甲烷提取液作为供试品溶液，以地龙对照药材作对照，分别点于同一硅胶G薄层板上，以甲苯—丙酮（9：1）为展开剂，置紫外光灯（365nm）下检视。供试品色谱中，在与对照药材色谱相应的位置上，显相同颜色的荧光斑点。

【检查】 杂质不得过6.0%，总灰分不得过10.0%，酸不溶性灰分不得过5.0%，水分不得过12.0%，重金属不得过30mg/kg。

黄曲霉毒素　本品每1000g含黄曲霉毒素B_1不得过5μg，黄曲霉毒素G_2、黄曲霉毒素G_1、黄曲霉毒素B_2和黄曲霉毒素B_1的总量不得过10μg。

【浸出物】 按水溶性浸出物热浸法测定，水溶性浸出物不得少于16.0%。

【功效】 性寒，味咸。清热定惊，通络，平喘，利尿。

【附注】 土地龙　主要为正蚓科（Lumbricide）动物背暗异唇蚓（缟蚯蚓）*Allolobophora caliginosa trapezoides*（Duges）的干燥全体。主产于山东、河南、安徽、江苏等省。不去内脏，呈弯曲圆柱形，长5~10cm，直径0.3~0.7cm。表面土黄色或灰棕色，多皱缩不平，环带多不明显，为马鞍形，不闭合。体轻，质脆，易折断，体腔内含泥土，皮薄肉少。

水　蛭
Hirudo

本品始载于《神农本草经》，列为下品。陶弘景谓：“处处河池有之。蚑有数种，以水中马蜞得啮人，腹中有血者，干之为佳。”苏恭谓：“有水蛭、草蛭，大者长尺许，并能咂牛、马、人血。今俗多取水中小者，用之大效。”据考证，认为古代药用水蛭的原动物应该是水蛭科水蛭 *Hirudo nipponica* Whitman 和丽医蛭 *H. pulchra Song* Whitman，并以此两种为主流。

【来源】 本品为水蛭科（Hirudinidae）动物蚂蟥 *Whitmania pigra* Whitman、水蛭 *Hirudo nipponica* Whitman 或柳叶蚂蟥 *W. acranulata* Whitman 的干燥全体。

【动物形态】 蚂蟥　为一种大型水蛭。身体扁平，略呈纺锤形，头区突然显著变细，眼 5 对，弧形排列，长 6~13(25)cm，体宽 1.3~2cm。体背暗绿色，具 5 条由细密的黄黑斑点组成的纵线，中央 1 条色较深而明显；腹面淡黄色，有 7 条断续纵行的茶褐色斑纹。体环数 107。雄、雌生殖孔各位于 33~34、38~39 环沟间。前吸盘小，后吸盘大，腭齿不发达。不吸血，以水中软体动物、浮游生物或水生昆虫为食。(图 16-4)

水蛭　体狭长稍扁，略呈圆柱形，长 3~5cm，宽 4~6mm。背部黄绿色或黄褐色，有 5 条黄白色纵纹，背中线的一条纵纹延伸至后吸盘上。腹面暗灰色，无斑纹。体环数 103。前吸盘较大，腭脊上有一列细齿，后吸盘呈碗状，朝向腹面。雄、雌生殖孔各位于 31~32、36~37 环沟内。以人或其他脊椎动物的血液为食。(图 16-4) 柳叶蚂蟥　体较蚂蟥略小，呈柳叶形，扁平。背面茶褐色，5 条纵线以中间 1 条最宽，两侧的黑色素斑点呈新月形，前后连接成两条波浪形斑纹。余同蚂蟥。食性较杂，但喜食牛血。(图 16-4)

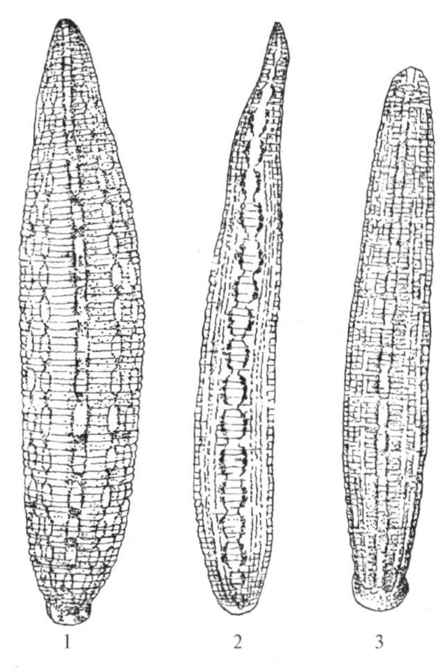

图 16-4　水蛭原动物

1. 蚂蟥 *Whitmania pigra* Whitman
2. 柳叶蚂蟥 *W. acranulata* Whitman
3. 水蛭 *Hirudo nipponica* Whitman

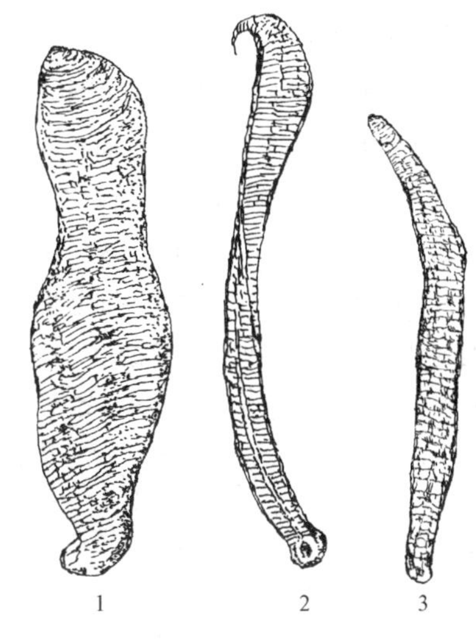

图 16-5　水蛭

1. 蚂蟥　2. 柳叶蚂蟥　3. 水蛭

【产地】蚂蟥及水蛭产于全国各地；柳叶蚂蟥产于河北、安徽、江苏、福建等省。

【采收加工】夏、秋二季捕捉，洗净，沸水烫死或用石灰、草木灰闷死，晒干或低温干燥。

【性状鉴别】蚂蝗　呈扁平纺锤形，有多数环节，体长4~10cm，宽0. 5~2cm。背部黑褐色或黑棕色，稍隆起，用水浸后，可见黑色斑点排成5条纵纹；腹面平坦，棕黄色。两侧棕黄色，前端略尖，后端钝圆，两端各具1吸盘，前吸盘不显著，后吸盘较大。质脆，易折断，断面胶质状。气微腥。（图16-5）

水蛭　呈扁长圆柱形，体多弯曲扭转，体长2~5cm，宽2~3mm。黑棕色。（图16-5）

柳叶蚂蟥　体狭长而扁，长5~12cm，宽1~5mm。（图16-5）

以体小、条整齐、黑褐色、无杂质者为佳。

【成分】含蛋白质。活水蛭唾液腺中含有一种抗凝血的物质水蛭素（hirudin），系65个氨基酸组成的多肽，在70℃以下可保持活性，干燥药材中水蛭素已被破坏。此外，尚含肝素（heparin），抗凝血酶（antithrombin Ⅱ）等抗凝血物质。

【理化鉴别】取本品乙醇提取液作为供试品液，以水蛭对照药材作对照，分别点于同一硅胶G薄层板上，以环已烷-乙酸乙酯（4∶1）为展开剂，喷以10%硫酸乙醇溶液，在105℃加热至斑点显色清晰。供试品色谱中，在与对照药材色谱相应的位置上，显相同的紫红色斑点；紫外光灯（365nm）下显相同的橙红色荧光斑点。

【检查】总灰分不得过8. 0%，酸不溶性灰分不得过2. 0%，水分不得过18. 0%。

酸碱度　取本品粉末约1g，加入0. 9%氯化钠溶液10mL，充分搅拌，浸提30分钟，振摇，离心，取上清液，按pH值测定法测定，应为5. 0~7. 5。

重金属及有害元素　铅不得过10mg/kg、镉不得过1mg/kg、砷不得过5mg/kg、汞不得过1mg/kg。

黄曲霉毒素　本品每1000g含黄曲霉毒素B_1不得过5μg，黄曲霉毒素G_2、黄曲霉毒素G_1、黄曲霉毒素B_2和黄曲霉毒素B_1的总量不得过10μg。

【含量测定】按《中国药典》方法测定，本品每1g含抗凝血酶活性，水蛭应不低于16. 0U；蚂蟥、柳叶蚂蟥应不低于3. 0U。

【功效】性平，味咸、苦；有小毒。破血通经，逐瘀消癥。

【附注】①已知Hirudo属与Whitmania属动物的食性完全不同，前者以吮吸动物血液为生，其体内含抗凝血物质如水蛭素、肝素及抗凝血酶；后者以食螺、蚌等软体动物为生，不吮吸动物血液，未见动物体内含抗凝血物质的报道。将蚂蟥、柳叶蚂蟥作水蛭的动物来源，与本草记载不符，值得进一步研究。

②水蛭素与凝血酶结合，形成一种非共价复合物，这种复合物极其稳定，且反应速度极快。1μg水蛭素可以中和5μg凝血酶。水蛭素不但可以抗凝血，而且对各种血栓病都有效，尤其是对静脉血栓和弥漫性血管内凝血。水蛭治疗脑血管疾病、高脂血症病等均有显效。

石决明

Haliotidis Concha

【来源】本品为鲍科（Haliotidae）动物杂色鲍 *Haliotis diversicolor* Reeve、皱纹盘鲍 *H. discus hannai* Ino、羊鲍 *H. ovina* Gmelin、澳洲鲍 *H. ruber*（Leach）、耳鲍 *H. asinina* Linnaeus 或白鲍 *H. laevigata*（Donovan）的贝壳。

【产地】杂色鲍产于我国福建以南沿海，越南、印度尼西亚、菲律宾等国均有分布。皱纹盘

鲍产于我国辽宁、山东、江苏等沿海，朝鲜、日本均有分布。羊鲍、耳鲍产于我国台湾、海南、西沙群岛，澳大利亚、印度尼西亚等国均有分布。澳洲鲍产于澳洲、新西兰。白鲍多混在澳洲鲍中，具体产地不详。

【采收加工】 夏、秋二季捕捉，去肉，洗净，干燥。

【性状鉴别】 杂色鲍　呈长卵圆形，内面观略呈耳形，长 7~9cm，宽 5~6cm，高约 2cm。表面暗红色，有多数不规则的螺肋和细密生长线，螺旋部小，体螺部大，从螺旋部顶处开始向右排列有 20 余个疣状突起，末端 6~9 个开孔，孔口与壳面平。内面光滑，具珍珠样彩色光泽。壳较厚。质坚硬，不易破碎。气微，味微咸。（图 16-6、图 16-7）

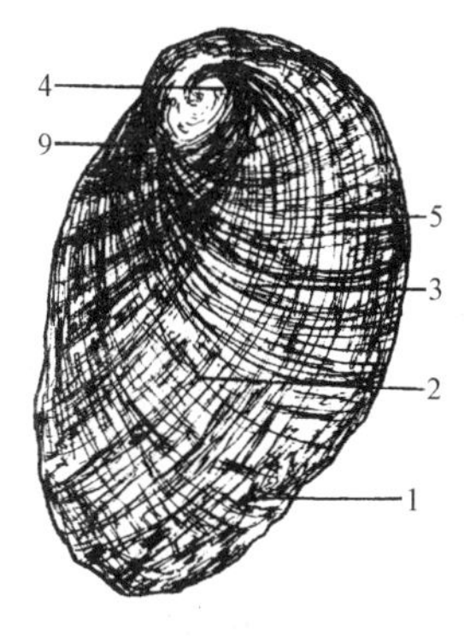

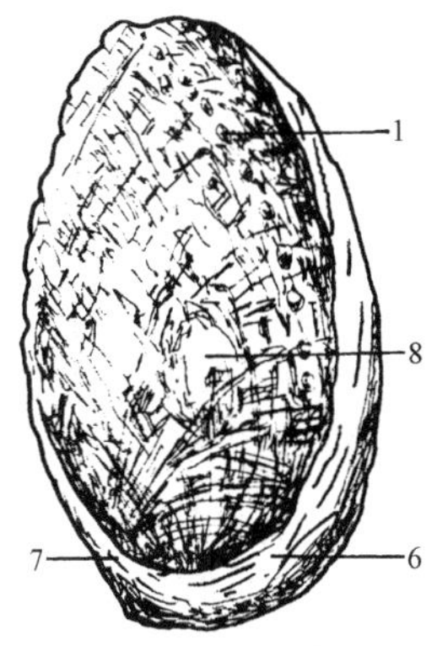

图 16-6　石决明模式

1. 呼水孔　2. 体螺部　3. 生长线　4. 螺旋部
5. 螺肋　6. 内唇　7. 外唇　8. 闭壳肌痕　9. 缝合线

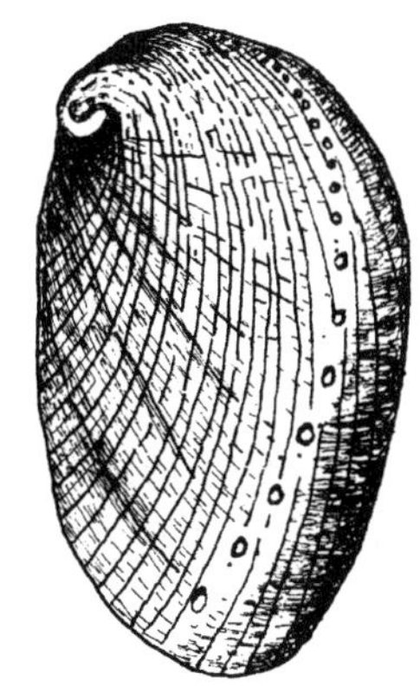

图 16-7　石决明（杂色鲍）

皱纹盘鲍　呈长椭圆形，长 8~12cm，宽 6~8cm，高 2~3cm。表面灰棕色，有多数粗糙而不规则的皱纹，生长线明显，常有苔藓类或石灰虫等附着物，末端 4~5 个开孔，孔口突出壳面。壳较薄。

羊鲍　近圆形，长 4~8cm，宽 2.5~6cm，高 0.8~2cm。壳顶位于近中部而高于壳面，螺旋部与体螺部各占 1/2，在螺旋部边缘有 2 行整齐的突起，尤以上部较为明显，末端 4~5 个开孔，呈管状。

澳洲鲍　呈扁平卵圆形，长 13~17cm，宽 11~14cm，高 3.5~6cm。表面砖红色，螺旋部约为壳面的 1/2，螺肋和生长线呈波状隆起，疣状突起 30 余个，末端 7~9 个开孔，孔口突出壳面。

耳鲍　狭长，略扭曲，呈耳状，长 5~8cm，宽 2.5~3.5cm，高约 1cm。表面光滑，具翠绿色、紫色及褐色等多种颜色形成的斑纹，螺旋部小，体螺部大，末端 5~7 个开孔，孔口与壳平，多为椭圆形。壳薄，质较脆。

白鲍　呈卵圆形，长 11~14cm，宽 8.5~11cm，高 3~6.5cm。表面砖红色，光滑，壳顶高于壳面，生长线颇为明显，螺旋部约为壳面的 1/3，疣状突起 30 余个，末端 9 个开孔，孔口与壳面平。

以壳厚、内面光彩鲜艳者为佳。

饮片　呈不规则的碎块。灰白色，有珍珠样彩色光泽。质坚硬。气微，味微咸。

【显微鉴别】 磨片（皱纹盘鲍）：将贝壳按与生长线相垂直的方向锯开磨制成纵断面，与生长线相平行的方向锯开磨制成横断面。纵、横断面分为三层：①外层为角质层，极薄，呈黑褐色，粗糙并呈角质状。②中层为棱柱层，厚，白色，长条的棱柱垂直排列于内、外层间。③内层

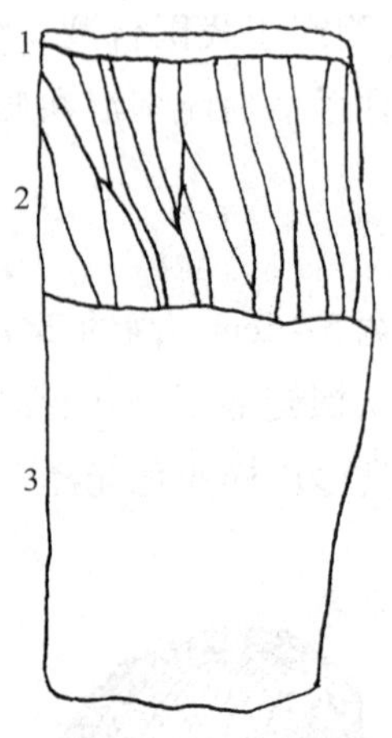

图 16-8 石决明（皱纹盘鲍）断面

1. 角质层 2. 棱柱层 3. 珍珠层

为珍珠层，较厚，银白色，并具紫、粉红、绿等五彩光泽。（图 16-8）

粉末：类白色。珍珠层碎块不规则形，表面多不平整，或呈明显的颗粒型，边缘多不整齐，有的呈层状结构；棱柱层碎块少见，断面观呈棱柱状，多有明显的平行条纹。

【成分】 主含碳酸钙及多种氨基酸、壳角质、胆素、微量元素等。尚含少量镁、铁、磷酸根、硅酸根、氯离子及微量碘。内层珍珠层的角壳蛋白，经盐酸水解得 16 种氨基酸，如甘氨酸、门冬氨酸、丙氨酸、丝氨酸等。尚含磷、钛、钠、锰、铁、镁、铬等微量元素。

【含量测定】 按《中国药典》采用滴定法测定，本品含碳酸钙（$CaCO_3$）不得少于 93.0%。

【功效】 性寒，味咸。平肝潜阳，清肝明目。

【附注】 ①过去药材商品通常分为光底石决明（杂色鲍，俗称九孔鲍）、毛底石决明（皱纹盘鲍和羊鲍），一般认为光底石决明质量较好。

②我国海南陵水产有一种半纹鲍 *Haliotis semistriata* Reeve，往往与杂色鲍同用。其外形类似后者，唯壳呈宽卵形，面粗糙，边缘 4~5 个开孔。壳表面暗绿色、棕色，并有白色的云斑。壳口粗糙，有不整齐的隆起。

珍 珠

Margarita（附：珍珠母）

《开宝本草》载有真珠，别名珍珠。李珣谓："真珠出海南，石决明产也。蜀中西路女瓜出者是蚌蛤产，光白甚好。不及舶上采耀。""凡用，以新完未经钻缀者研如粉，方堪服食，不细则伤人脏腑。"苏颂谓："今出廉州，北海亦有之。生于珠牡（亦曰珠母），蚌类也。"李时珍谓："今南珠色红，西洋珠色白，北海珠色微青，各随方色也。"以上海南、北海产的珍珠，当指海水珍珠。

【来源】 为珍珠贝科（Pteriidae）动物马氏珍珠贝 *Pteria martensii*（Dunker）、蚌科（Unionidae）动物三角帆蚌 *Hyriopsis cumingii*（Lea）或褶纹冠蚌 *Cristaria plicata*（Leach）等双壳类动物受刺激形成的珍珠。

【动物形态】 马氏珍珠贝　贝壳斜四方形，二壳不等，左壳较右壳稍突。壳质薄而脆，壳顶位于前方，两侧有耳，前耳小，后耳大。背缘平直，腹缘圆，壳面淡黄色至黄褐色，具舌状稍作游离的同心鳞片层，鳞片薄而脆，极易脱落，边缘鳞片层紧密，末端稍翘起，延伸呈小舌状。壳内面珍珠层厚，富有珍珠光泽，边缘淡黄色，无珍珠层。（图 16-9）

三角帆蚌　贝壳大而扁平，两壳相等，外形略呈四角形。壳质坚硬，壳面不平滑，有的呈同心环状排列的纹理。后背缘向上突起，形成大的三角形帆状后翼。左壳有拟主齿和侧齿各 2 枚，右壳有 2 枚拟主齿和 1 枚大的侧齿。壳内面平滑，珍珠层乳白色。（图16-9）

褶纹冠蚌　贝壳厚大，略呈不等边四角形，后背缘向上伸展成大型的冠。壳的后背部自壳顶起向后有一系列逐渐粗大的纵肋。腹缘长，近直线。壳表面深黄绿色至黑褐色。壳内珍珠层有光泽。（图 16-9）

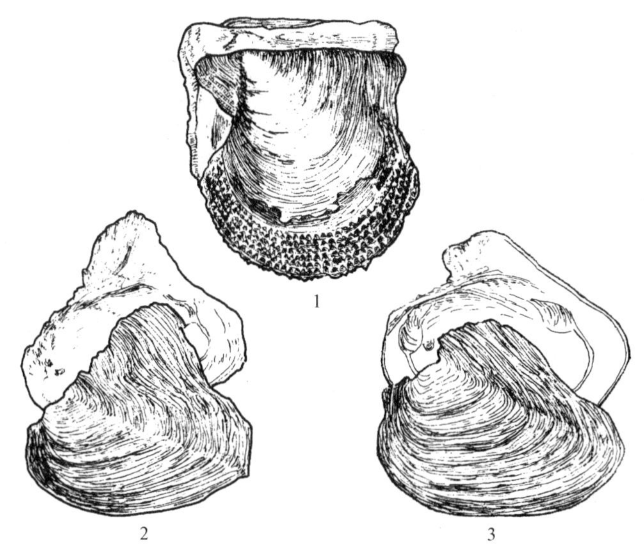

图 16-9 珍珠原动物

1. 马氏珍珠贝 *Pteria martensii*（Dunker） 2. 三角帆蚌 *Hyriopsis cumingii*（Lea）
3. 褶纹冠蚌 *Cristaria plicata*（Leach）

【产地】马氏珍珠贝所产的珍珠称海珠，天然和人工培养均有；主产于广东廉江，广西合浦、北海，海南及台湾；销全国并出口，其产量仅次于日本而居世界第二位。三角帆蚌和褶纹冠蚌所产的珍珠称淡水珠，多为人工培养；主产于浙江、江苏、江西、湖南等省；销全国并出口，占世界珍珠产量的95%以上，居世界首位。

养殖珍珠根据珍珠形成的原理，通常将外套膜做成小切片，插入贝体外套膜内外表皮之间的结缔组织中，然后将贝体放入水域中养殖，促使形成珍珠。三角帆蚌手术操作方便，产珠质量较好；褶纹冠蚌产珠质量稍差，但产珠量较大。

【采收加工】自动物体内取出珍珠，洗净，干燥。

【性状鉴别】呈类球形、长圆形、卵圆形或棒形，直径 1.5~8mm。表面类白色、浅粉红色、浅黄绿色或浅蓝色，半透明，光滑或微有凹凸，具特有的彩色光泽。质地坚硬，破碎面可见层纹。气微，味淡。（图 16-10）

以纯净、质坚、有彩光者为佳。

【显微鉴别】磨片：呈类圆形，可见同心性环状层纹，称为“珍珠结构环”，粗层纹较明显，连续成环或断续成环，层纹间距不等，在 60~500μm 间；粗层纹间有细层纹，细层纹在有些部位较明显，多数不甚明显，少数不明显，间距小于 32μm。中心部有的有类圆形腔，内有黄色物或细小砂粒，有的实心，无特异结构。多数磨片在暗视野中可见珍珠特有彩光，一圈圈的具有红、橙、黄、绿、青、蓝、紫色虹彩般的光泽，将其定名为“珍珠虹光环”。“珍珠结构环”和“珍珠虹光环”为珍珠独具的特征，可与任何伪品相区别。（图 16-11）

粉末（马氏珍珠贝）：类白色。为不规则碎块，半透明，具彩虹样光泽。表面显颗粒性，由数层至十数薄层重叠，片层结构排列紧密，可见致密的成层线条或极细密的微波状纹理。（图 16-12）

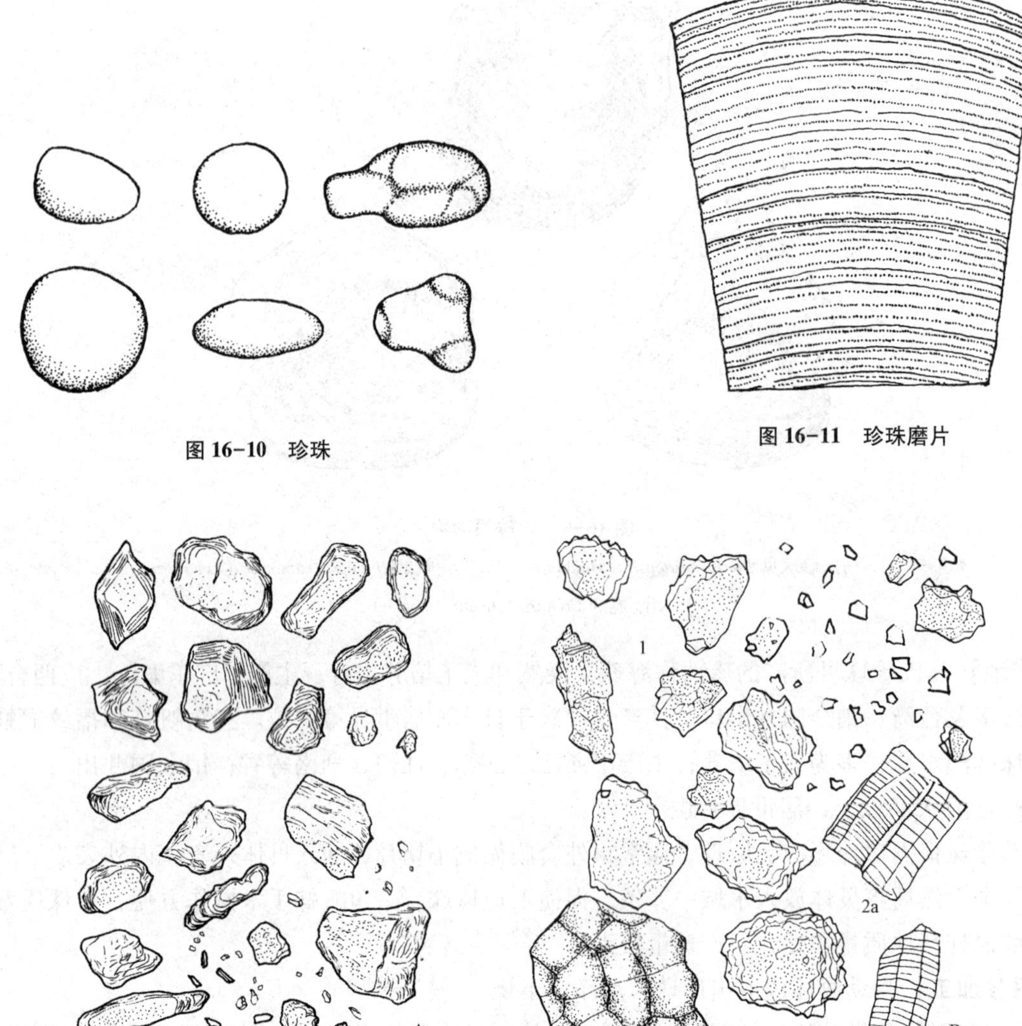

图 16-10　珍珠

图 16-11　珍珠磨片

图 16-12　珍珠及珍珠母粉末

A. 珍珠（马氏珍珠贝）粉末　B. 珍珠母（马氏珍珠贝）粉末

1. 珍珠层碎块　2. 棱柱层碎块（a. 断面观　b. 顶面观）

【成分】 主含碳酸钙、壳角蛋白，少量的卟啉和色素以及无机元素 Mg、Mn、Sr、Cu、Al、Na、Zn 等。壳角蛋白水解后得 17 种以上氨基酸，主要为甘氨酸（24.8%）、丙氨酸（16.4%）及亮氨酸、丝氨酸、精氨酸、黄嘌呤、牛磺酸等。

【理化鉴别】 ①珍珠置紫外光灯（365nm）下观察，有浅蓝紫色或亮黄绿色荧光，通常环周部分较明亮。

②取本品粉末，加稀盐酸，即产生大量气泡，滤过，滤液显下列钙盐鉴别反应：a. 取铂丝，用盐酸润湿后，蘸取滤液，在无色火焰中燃烧，火焰即显砖红色。b. 取滤液（1→20），加甲基红指示剂 2 滴，用氨试液中和，再滴加盐酸至恰呈酸性，加草酸铵试液，即生成白色沉淀；分离，沉淀不溶于醋酸，但可溶于稀盐酸。

③灼烧试验：取本品数粒，置石棉网上，用烧杯罩住，用火烧之，有爆裂声，呈层片状破碎，碎片内外均呈银灰色，略具光泽，质较松脆。

④弹性试验：将珍珠放在 60cm 高处，使之自由下落到平放的玻璃板上，海产天然珍珠弹跳

的高度为15～25cm，淡水珍珠弹跳5～10cm高，珍珠层越厚弹跳越高。

【检查】 酸不溶性灰分不得过4.0%。

重金属及有害金属 铅不得过5mg/kg，镉不得过0.3mg/kg，砷不得过2mg/kg，汞不得过0.2mg/kg，铜不得过20mg/kg。

【功效】 性寒，味甘、咸。安神定惊，明目消翳，解毒生肌，润肤祛斑。

【附注】 伪品珍珠：有的地区在收购中曾发现用珍珠母或矿石打碎后磨圆加工制成的伪品珍珠。呈类球形、长圆形、扁圆片状或不规则多面体，直径1～2(3)mm。珠光层为有毒的铅类化合物，珠核系用贝壳粉碎后打磨而成。伪品的弹性差，仅在5cm以下；用丙酮可洗脱光泽（正品不能洗脱）；火烧后表面不呈黑色，无爆裂声，破碎面白色，无光泽；显微观察无“珍珠结构环”（同心性层纹）和“珍珠虹光环”；荧光黄绿色。

【附】珍珠母 Margaritifera Concha

本品为蚌科动物三角帆蚌 *Hyriopsis cumingii*（Lea）、褶纹冠蚌 *Cristaria plicata*（Leach）或珍珠贝科动物马氏珍珠贝 *Pteria martensii*（Dunker）的贝壳，去肉，洗净，干燥。①三角帆蚌：略呈不等边四角形。壳面生长轮呈同心性环状排列。后背缘向上突起，形成大的三角形帆状后翼。壳内面外套痕明显；前闭壳肌痕呈卵圆形，后闭壳肌痕略呈三角形。左右壳均具两枚拟主齿，左壳具两枚长条形侧齿，右壳具一枚长条形侧齿；具光泽。质坚硬。气微腥，味淡。②褶纹冠蚌：呈不等边三角形。后背缘向上伸展成大型的冠。壳内面外套痕明显；前闭壳肌痕呈楔形，后闭壳肌痕呈不规则卵圆形，在后侧齿下方有与壳面相应的纵肋和凹沟。左、右壳均具一枚短而略粗后侧齿及一枚细弱的前侧齿，均无拟主齿。③马氏珍珠贝：呈斜四方形，后耳大，前耳小，背缘平直，腹缘圆，生长线极细密，成片状。闭壳肌痕大，长圆形，具一凸起的长形主齿。马氏珍珠贝粉末类白色，不规则碎块表面多不平整，呈明显的颗粒性，有的呈层状结构，边缘多数为不规则的锯齿状。棱柱形碎块少见，断面观呈棱柱形，断面大多平截，有明显的横向条纹，少数条纹不明显。（图16-12）。主含碳酸钙（马氏珍珠贝达92%以上），壳角蛋白（水解可得17种以上氨基酸）及Mn、Fe、Mg、Zn、Cu等多种无机元素。本品性寒，味咸。平肝潜阳，安神定惊，明目退翳。

牡 蛎

Ostreae Concha

本品为牡蛎科（Ostreidae）动物长牡蛎 *Ostrea gigas* Thunberg、大连湾牡蛎 *O. talienwhanensis* Crosse 或近江牡蛎 *O. rivularis* Gould 的贝壳。长牡蛎主产于山东以北至东北沿海。大连湾牡蛎主产于辽宁、河北、山东等省沿海。近江牡蛎主产地较广，北起东北，南至广东省、海南省沿海。主为野生品，亦有养殖。长牡蛎呈长片状，背腹缘几平行，长10～50cm，高4～15cm。右壳较小，鳞片坚厚，层状或层纹状排列。壳外面平坦或具数个凹陷，淡紫色、灰白色或黄褐色；内面瓷白色，壳顶二侧无小齿。左壳凹陷深，鳞片较右壳粗大，壳顶附着面小。质硬，断面层状，洁白。气微，味微咸。大连湾牡蛎呈类三角形，背腹缘呈“八”字形，右壳外面淡黄色，具疏松的同心鳞片，鳞片起伏成波浪状，内面白色。左壳同心鳞片坚厚，自壳顶部放射肋数个，明显。内面凹下呈盒状，铰合面小。近江牡蛎呈圆形、卵圆形或三角形等。右壳外面稍不平，有灰、紫、棕、黄等色，环生同心鳞片，幼体者鳞片薄而脆，多年生长后鳞片层层相叠，内面白色，边缘有时淡紫色。均以个大、整齐、质坚、内面光洁、色白者为佳。含碳酸钙（$CaCO_3$）不得少于94.0%。并含磷酸钙、硫酸钙、氧化铁、铝、镁、硅等。本品性微寒，味咸。重镇安神，潜阳补阴，软坚散结。

海螵蛸

Sepiae Endoconcha

本品为乌贼科（Sepiidae）动物无针乌贼 *Sepiella maindroni* de Rochebrune 或金乌贼 *Sepia esculenta Hoyle* 的干燥内壳。无针乌贼产于浙江、江苏和广东等省。金乌贼主产于辽宁、山东等省。无针乌贼呈扁长椭圆形，边缘薄，中间厚，长 9～14cm，宽 2.5～3.5cm，厚约 1.3cm。背面有瓷白色脊状隆起，两侧略显微红色，隐约可见细小疣点状突起；腹面白色，尾端到中部有细密波状横层纹；角质缘半透明，尾部较宽平，无骨针。体轻，质松，易折断，断面粉质，显疏松层纹。气微腥，味微咸。金乌贼长 13～23cm，宽约至 6.5cm。背面疣点明显，略呈层状排列；腹面波状横层纹占全体大部分，中间有纵向浅槽；尾部角质缘渐宽，向腹面翘起，末端有 1 骨针，多已断落。均以色白、洁净者为佳。本品粉末类白色，多数为不规则透明薄片，有的具细条纹；另有不规则碎块，表面显网状或点状纹理。本品含碳酸钙（$CaCO_3$）不得少于 86.0%，并含甲壳质 6%～7%，少量磷酸钙、氯化钠及镁盐等。本品性温，味咸、涩。收敛止血，涩精止带，制酸止痛，收湿敛疮。

全　蝎

Scorpio

蝎，始载于《蜀本草》，名主簿虫。苏颂谓：“今汴洛、河陕州郡皆有之，采无时，以火逼干死收之。”李时珍谓：“蝎形如水黾，八足而长尾，有节色青，今捕者多以盐泥食之……其毒在尾。今入药有全用者，谓之全蝎，有用尾者，谓之蝎梢，其力尤紧。”结合《本草纲目》的蝎图，认为全蝎药用品种古今基本一致。

【来源】 为钳蝎科（Buthidae）动物东亚钳蝎 *Buthus martensii* Karsch 的干燥体。

【产地】 主产于河南、山东等地，河北、辽宁、安徽等省亦产。以河南禹县、鹿邑，山东益都产品质佳，以山东产量最大。野生或饲养。

【采收加工】 春末秋初捕捉，除去泥沙，置沸水或沸盐水中煮至全身僵硬，捞出，置通风处，阴干。

【性状鉴别】 头胸部与前腹部呈扁平长椭圆形，后腹部呈尾状，皱缩弯曲，完整者体长约 6cm。头胸部呈绿褐色，前面有 1 对短小的螯肢及 1 对较长大的钳肢（钳状脚须），形似蟹螯，背面覆有梯形背甲，腹面有足 4 对，均为 7 节，末端各具 2 爪钩；前腹部由 7 节组成，第 7 节色深，背甲上有 5 条隆脊线。背面绿褐色；后腹部棕黄色，6 节，节上均有纵沟，末节有锐钩状毒刺，毒刺下方无距。气微腥，味咸。（图 16-13）

以身干、完整、色绿褐、腹中少杂质者为佳。

【显微鉴别】 粉末：黄棕色或淡黄棕色。①体壁碎片外表皮表面观呈多角形网格样纹理，密布细小颗粒，可见毛窝、细小圆孔和淡棕色或近无色的瘤状突起；断面观内、外表皮纵贯较多微细孔道；未骨化外表皮呈类圆形凸起。②横纹肌纤维侧面观明带较宽，中有一暗线，暗带有致密的短纵纹理。③刚毛体部中段直径 8～40μm，红棕色，多碎断，先端锐尖或钝圆，具纵直纹理，髓腔细窄。此外，具脂肪油滴。（图 16-14）

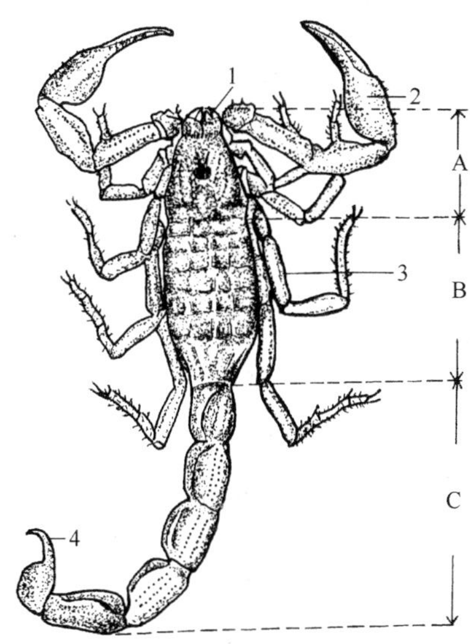

图 16-13　东亚钳蝎 ***Buthus martensii* Karsch**

A. 头胸部　B. 前腹部　C. 后腹部
1. 螯肢　2. 钳肢（钳状脚须）
3. 步足　4. 毒刺

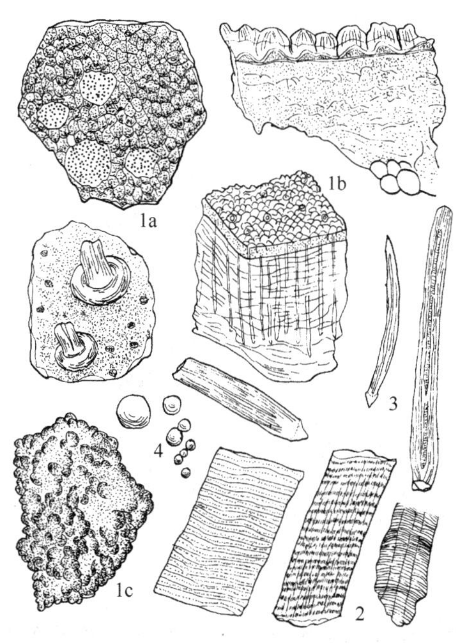

图 16-14　全蝎粉末

1. 体壁碎片（a. 外表皮表面观　b. 断面　c. 未骨化外表皮）　2. 横纹肌纤维　3. 刚毛　4. 脂肪油滴

【成分】含蝎毒素（buthotoxin），为一种含碳、氢、氧、氮、硫等元素的毒性蛋白，与蛇的神经毒素类似，但含硫量较高。此外，尚含三甲胺（trimethylamine）、甜菜碱（betaine）、牛磺酸（taurine）、卵磷脂（lecithin）及铵盐等。

【检查】总灰分不得过 17.0%，酸不溶性灰分不得过 3.0%，水分不得过 20.0%。黄曲霉毒素　本品每 1000g 含黄曲霉毒素 B_1 不得过 5μg，黄曲霉毒素 G_2、黄曲霉毒素 G_1、黄曲霉毒素 B_2 和黄曲霉毒素 B_1 的总量不得过 10μg。

【浸出物】按醇溶性浸出物热浸法测定，乙醇浸出物不得少于 18.0%。

【功效】性平，味辛；有毒。息风镇痉，通络止痛，攻毒散结。

蜈　蚣

Scolopendra

【来源】本品为蜈蚣科（Scolopendridae）动物少棘巨蜈蚣 *Scolopendra subspinipes mutilans* L. Koch 的干燥体。

【产地】主产于浙江、湖北、江苏、安徽等省。野生，现多为家养。

【采收加工】春、夏二季捕捉，用竹片插入头尾，绷直，干燥。

【性状鉴别】呈扁平长条形，长 9~15cm，宽 0.5~1cm。由头部和躯干部组成，全体共 22 个环节。头部暗红色或红褐色，略有光泽，有头板覆盖，头板近圆形，前端稍突出，有触角及颚肢各一对。躯干部第一背板与头板同色，其余 20 个背板为棕绿色或墨绿色，具光泽，自第四背板至第二十背板上常有两条纵沟线；腹部淡黄色或棕黄色，皱缩；自第二节起，每节两侧有步足一对；步足黄色或红褐色，偶有黄白色，呈弯钩形，最末一对步足尾状，故又称尾足，易脱落。质脆，断面有裂隙。气微腥，有特殊刺鼻的臭气，味辛、微咸。（图 16-15、图 16-16）

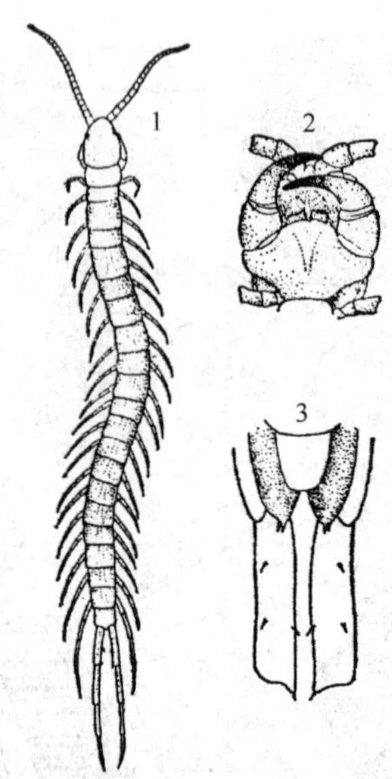

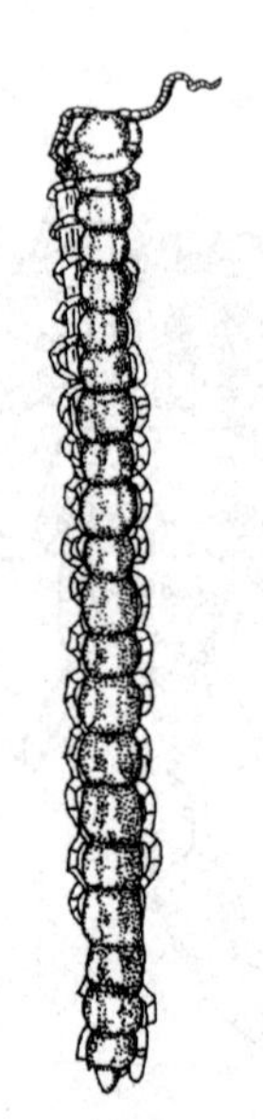

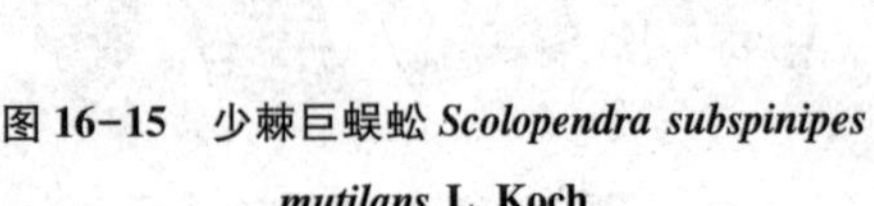

图 16-15 少棘巨蜈蚣 *Scolopendra subspinipes mutilans* L. Koch

1. 虫体外形 2. 头部腹面观 3. 体末端腹面观

图 16-16 蜈蚣

以条大、完整、腹干瘪者为佳。

【成分】含两种类似蜂毒的有毒成分，即组胺（histamine）样物质及溶血蛋白质。此外，尚含酪氨酸（tyrosine）、亮氨酸（leucine）、蚁酸、脂肪油、胆甾酸、半胱氨酸家族毒素等。蜈蚣的外皮含有具硫键的蛋白质及δ-羟基赖氨酸（δ-hydroxylysine）。

【检查】总灰分不得过5.0%，水分不得过15.0%。

黄曲霉毒素 本品每1000g含黄曲霉毒素 B_1 不得过5μg，黄曲霉毒素 G_2、黄曲霉毒素 G_1、黄曲霉毒素 B_2 和黄曲霉毒素 B_1 总量不得过10μg。

【浸出物】按醇溶性浸出物热浸法测定，稀乙醇浸出物不得少于20.0%。

【功效】性温，味辛；有毒。息风镇痉，通络止痛，攻毒散结。

【附注】①蜈蚣的混淆品有多种。在广西、湖北、浙江、海南、云南部分地区，有多棘蜈蚣 *Scolopendra subspinipes multidens*（Newport）在药用，与少棘巨蜈蚣的主要区别是：最末步足腹面内侧棘和背面内侧棘均为2；而后者均为1。成分与少棘巨蜈蚣类似。其他少数地区尚用同属动物哈氏蜈蚣 *S. dehaani* Brandt（广西、云南、海南）和墨江蜈蚣 *S. mojiangica* Zhang et Chi（云南思茅）作蜈蚣用。哈氏蜈蚣呈扁平长条状，唯个体较大，长约18cm左右，宽1.2cm。头板与第1背板为暗红色，其他背板呈红褐色，稍有光泽，余同少棘巨蜈蚣；墨江蜈蚣体形较小，长8.5~11.5cm，宽4~6mm，头板与第1背板及其他背板均呈墨绿色或绿色，余同少棘巨蜈蚣。

②关于"赤足"问题，有专家进行了多年产地调查，指出浙江（岱山）的少棘巨蜈蚣"赤足"者居多，而湖北、湖南的同种动物"黄足"者居多。认为这是产地不同的缘故，也是同一物种不同种群之间的差异问题。

土鳖虫（䗪虫）

Eupolyphaga Steleophaga

【来源】为鳖蠊科（Corydiidae）昆虫地鳖 *Eupolyphaga sinensis* Walker 或冀地鳖 *Steleophaga plancyi*（Boleny）的雌虫干燥体。

【产地】地鳖主产于江苏、安徽、河南、湖北等省。冀地鳖主产于河北、北京、山东、浙江

等省市。野生或饲养。

【采收加工】捕捉后，置沸水中烫死，晒干或烘干。

【性状鉴别】地鳖　呈扁平卵形，长1.3~3cm，宽1.2~2.4cm。前端较窄，后端较宽，背部紫褐色，具光泽，无翅。前胸背板较发达，盖住头部；腹背板9节，呈覆瓦状排列。腹面红棕色，头部较小，有丝状触角1对，常脱落，胸部有足3对，具细毛和刺。腹部有横环节。质松脆，易碎。气腥臭，味微咸。

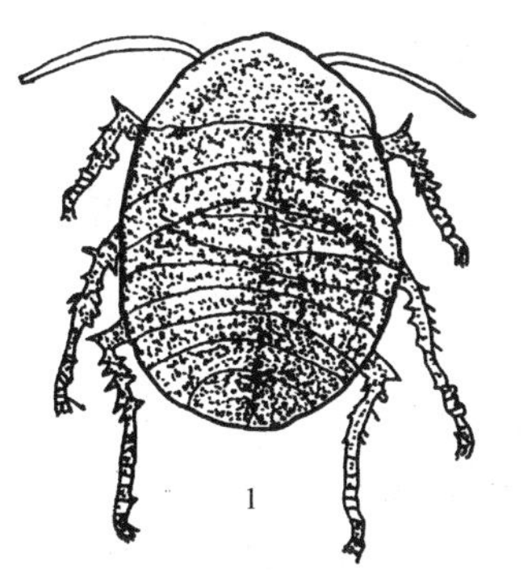

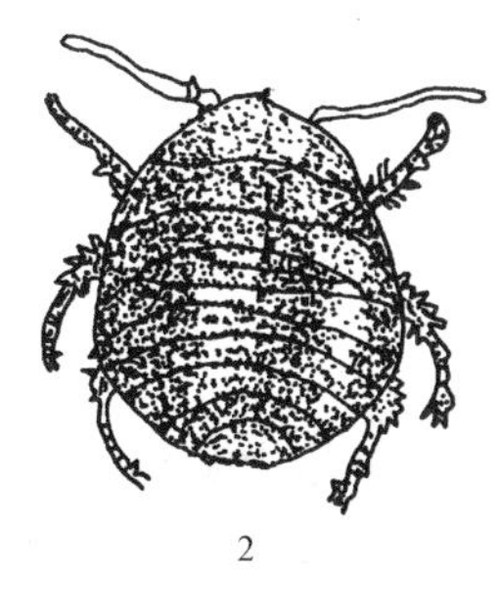

图16-17　土鳖虫

1. 冀地鳖　2. 地鳖

冀地鳖　长2.2~3.7cm，宽1.4~2.5cm。背部黑棕色，通常在边缘带有淡黄褐色斑块及黑色小点。（图16-17）

以完整、色紫褐者为佳。

【显微鉴别】粉末：灰棕色。①体壁碎片深棕色或黄色，表面有不规则纹理，其上着生短粗或细长刚毛，常可见刚毛脱落后的圆形毛窝，直径5~32μm。②刚毛棕黄色或黄色，先端锐尖或钝圆，长12~270μm，直径10~32μm，有的具纵直纹理。③横纹肌纤维无色或淡黄色，常碎断，有细密横纹，平直或呈微波状，明带较暗带为宽。④冀地鳖体壁碎片表面有尖刺状或点簇状凸起，并着生有刚毛。（图16-18）

【成分】主含二十八烷醇、β-谷甾醇、十八烷基甘油醚（鲨肝醇）、尿嘧啶和尿囊素。鲨肝醇具有解毒作用。尿囊素具有镇静作用；外用能促进皮肤溃疡面和伤口愈合，具生肌作用。另含胆甾醇、棕榈酸、油酸、谷氨酸等17种氨基酸。

【检查】杂质不得过5.0%，总灰分不得过13.0%，酸不溶性灰分不得过5.0%，水分不得过10.0%。

黄曲霉毒素　本品每1000g含黄曲霉毒素B_1不得过5μg，含黄曲霉毒素G_2、黄曲霉毒素G_1、黄曲霉毒素B_2和黄曲霉毒素B_1的总量不得过10μg。

【浸出物】按水溶性浸出物热浸法测定，水溶性浸出物不得少于22.0%。

【功效】性寒，味咸；有小毒。破血逐瘀，续筋接骨。

【附注】①姬蠊科（Blattellidae）昆虫东方后片蠊*Opisthoplatia orientalis*（Burm.）的干燥虫体，习称金边土鳖虫，产于福建、湖北、广东等省。在两广一带曾作土鳖虫药用。本品呈长椭圆形，长2.5~3.5cm，宽1.5~2cm，背面黑棕色，腹面红棕色，前胸背板前缘有1黄色镶边。

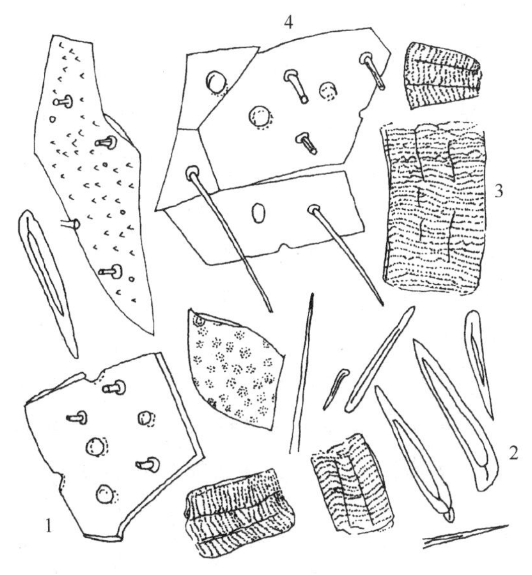

图16-18　土鳖虫（地鳖）粉末

1. 体壁碎片　2. 刚毛　3. 横纹肌纤维　4. 冀地鳖体壁碎片

②龙虱科（Dytiscidae）昆虫东方潜龙虱*Cybister tripunctatus orientalis* Gschew. 的干燥虫体，主产于湖

南、江苏、福建、浙江、广东等省。本品呈长卵形，长2~3cm，宽1~1.5cm，背面黑绿色，有1对较厚鞘翅，边缘有棕黄色狭边，除去鞘翅，可见浅色膜质翅2对。

③土鳖虫已大量人工饲养，有人为了增加体重，捕捉前大量喂精饲料后烫死。据反映，这样可使其腹内容物增加整个体重的30%~60%。而正常腹内容物含量为14.4%~33.8%。应注意鉴别。

桑螵蛸

Mantidis Oötheca

本品为螳螂科（Mantidae）昆虫大刀螂 *Tenodera sinensis* Saussure、小刀螂 *Statilia maculata*（Thunberg）或巨斧螳螂 *Hierodula patellifera*（Serville）的干燥卵鞘。依次习称为“团螵蛸”“长螵蛸”及“黑螵蛸”。全国大部分地区均产。团螵蛸（又称软螵蛸）略呈圆柱形或半球形，由多数膜状薄层叠成，长2.5~4cm，宽2~3cm，厚1.5~3.1cm。表面浅黄褐色，上面带状隆起不明显，底面平坦或有凹沟。体轻，质松而韧，横断面可见外层为海绵状，内层为许多放射状排列的小室，室内各有1细小椭圆形、深棕色、有光泽的卵。气微腥，味淡或微咸。长螵蛸（又称硬螵蛸）略呈长条形，一端较细，长2.5~5cm，宽1~1.5cm。表面灰黄色，上面有一明显的带状隆起，带的两侧各有一条暗棕色浅沟及斜向纹理。质硬而脆。黑螵蛸略呈平行四边形，长2~4cm，宽1.5~2cm。表面灰褐色，上面有1带状隆起，两侧有斜向纹理，近尾端微向上翘。质硬而韧。以个完整、色黄、体轻而带韧性、卵未孵出、无树枝草梗等杂质者为佳。含蛋白质、脂肪、无机元素，以及多种磷脂类物质，如溶血磷脂酰胆碱（LPC）、磷脂酰胆碱（PC）、磷脂酰乙醇胺（PE）等七种，以后二者为主，约占总磷脂的78%；总磷脂含量团螵蛸>长螵蛸>黑螵蛸。游离氨基酸18种，其中含量较高的是酪氨酸（67.98%）、脯氨酸和色氨酸。本品性平，味甘、咸。固精缩尿，补肾助阳。

蝉　蜕

Cicadae Periostracum

本品为蝉科（Cicadidae）昆虫黑蚱 *Cryptotympana pustulata* Fabricius 的若虫羽化时脱落的皮壳。商品习称“土蝉衣”。主产于浙江、山东、江苏、河北等省。药材略呈椭圆形而弯曲，长约3.5cm，宽约2cm。表面黄棕色，半透明，有光泽。头部有丝状触角1对，多已断落，复眼突出。额部先端突出，口吻发达，上唇宽短，下唇伸长成管状。胸部背面呈十字形裂开，裂口向内卷曲，脊背两旁具小翅2对；腹面有足3对，被黄棕色细毛。腹部钝圆，共9节。体轻，中空，易碎。气微，味淡。以体轻、完整、色黄亮者为佳。含大量甲壳质，多种氨基酸。含氮7.86%。本品性寒，味甘。疏散风热，利咽，透疹，明目退翳，解痉。商品中还有一种称“金蝉衣”，来源于同科昆虫山蝉 *Cicada flammata* Dist. 若虫羽化时脱落的皮壳。主产于浙江。体稍细瘦，长4.5~5.3 cm，宽1.5~1.8 cm，亮棕黄色。背部裂口也呈十字形开裂。腹狭长，上端缩窄而呈蜂腰状，从腹部至尾端共7节，环节单线，尾端有长约1mm的小刺。

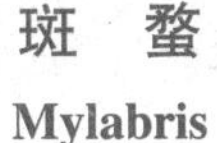

斑　蝥

Mylabris

本品原名斑猫，载于《神农本草经》，列为下品。李时珍曰：“斑言其色，蝥刺言其毒……

俗讹为斑猫。”韩保昇曰：“斑猫所在有之，七八月大豆叶上甲虫也。长五六分，黄黑斑纹，乌腹尖喙。就叶上采取，阴干用。”《大明本草》载：“入药须去翅、足，糯米炒熟，不可生用。”所述古今药用品种一致。

【来源】为芫青科（Meloidae）昆虫南方大斑蝥 *Mylabris phalerata* Pallas 或黄黑小斑蝥 *M. cichorii* Linnaeus 的干燥体。

【产地】全国大部分地区皆产，以河南、广西、安徽、云南为多。群集于大豆、花生、茄子、棉花及瓜类等植物的叶、花、芽上。

【采收加工】夏、秋二季捕捉，闷死或烫死，晒干。

【性状鉴别】南方大斑蝥　呈长圆形，长 1.5~2.5cm，宽 0.5~1cm。头及口器向下垂，有较大的复眼及触角各 1 对，触角多已脱落。背部具革质鞘翅 1 对，黑色，有 3 条黄色或棕黄色的横纹；鞘翅下面有棕褐色薄膜状透明的内翅 2 片。胸腹部乌黑色，胸部有足 3 对。有特殊臭气。（图 16-19）

黄黑小斑蝥　体型较小，长 1~1.5cm。

均以个大、完整、颜色鲜明、无败油气味者为佳。

【显微鉴别】南方大斑蝥粉末：棕褐色，气微臭，刺鼻，有特异腥气。①刚毛极多，黑褐色，分两类，一类细而长，较直，长 50~450μm，毛基直径 8~15μm，有时可见淡黄色毛腔，多碎断；另一类呈短刺状，长 5~10μm，多存在于体表，排列较密。②体壁碎块片状，棕色，表面平或具小瘤突，有时可见短小密集的刺和刚毛脱落后的小凹窝。③板状肌纤维易见，板块状、条状或数条成束，黄白色，微透明，可见顺直纹理及横向环纹。④外翅碎块可见黄白色或黑色斑纹，其上有较大的纽扣状圆环，有的具刚毛。⑤内翅碎块淡黄色，透明，靠近脉纹处可见较密的乳头状短刺。⑥气管壁碎片不规则形，平直或弯曲成管状，具整齐条状增厚。⑦未消化的植物组织随处可见。（图16-20）

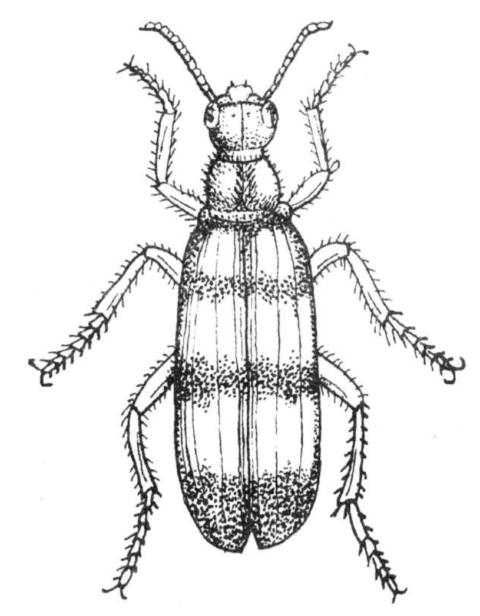

图 16-19　南方大斑蝥
***Mylabris phalerata* Pallas**

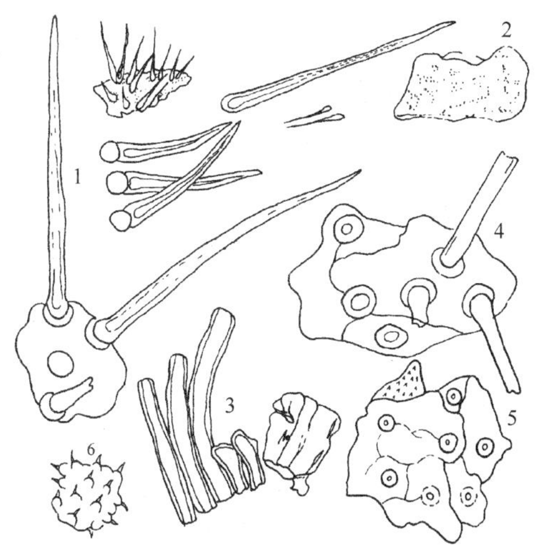

图 16-20　斑蝥（南方大斑蝥）粉末
1. 体表刚毛　2. 体壁碎块　3. 板状肌纤维　4. 外翅黑色斑纹碎块　5. 外翅黄色斑纹碎块　6. 内翅碎块

黄黑小斑蝥粉末基本同南方大斑蝥。不同于上种的主要特征为肌纤维大小不等，边缘不整齐，半透明，表面具细密的网状小方格，或仅见密集的整齐的顺纹。体表刚毛较少见。

【成分】南方大斑蝥主含斑蝥素（斑蝥酸酐 cantharidin $C_{10}H_{12}O_4$）0.43%～1.45%。此外，尚含羟基斑蝥素、脂肪油 12%、树脂、蚁酸、色素等。黄黑小斑蝥含斑蝥素 0.56%～2.16%。两种斑蝥均含无机元素 K、Mg、Ca、Fe、Zn、Cu、Mn、Sr 等，以 K 含量最高。斑蝥素是抗癌有效成分，但毒性大，临床用其半合成品羟基斑蝥胺（hydroxylcantharidine），疗效类似而毒性只有斑蝥素的 1/500。

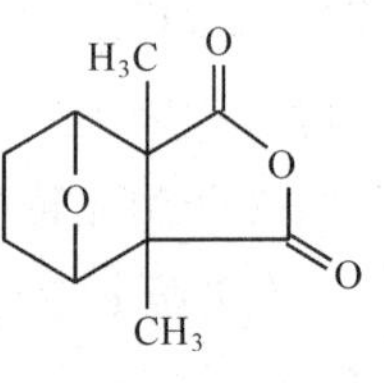

斑蝥素

斑蝥素具强臭及发泡性，一部分游离，一部分以镁盐形式存在，主要分布在生殖腺、血液和内脏中，以胸腹部含量最高，而头、翅、足含量较低，是芫青科动物特有的防御或攻击物质。

【理化鉴别】①取粉末约 0.15g，用微量升华法，所得白色升华物，放置片刻，在显微镜下观察，为柱形、棱形结晶。（斑蝥素）

升华物用石油醚洗 2～3 次，加硫酸 2～3 滴，微热，溶解后转入试管内，用小火加热至发生气泡，立即离火，滴入对二甲氨基苯甲醛硫酸溶液 1 滴，溶液即显樱红色或紫红色。

升华物加硫酸 2～3 滴，微热，溶解后转入试管内，加入间苯二酚粉末少许，小火加热至沸，溶液变红色，在紫外光灯下观察，显绿色荧光。

②取本品三氯甲烷提取液作为供试品溶液，以斑蝥素对照品作对照，以三氯甲烷-丙酮（49：1）为展开剂，喷以 0.1%溴甲酚绿乙醇溶液，加热至斑点显色清晰。供试品色谱中，在与对照品色谱相应的位置上，显相同颜色斑点。

【含量测定】按《中国药典》采用高效液相色谱法测定，本品含斑蝥素（$C_{10}H_{12}O_4$）不得少于 0.35%。

【功效】性热，味辛；有大毒。破血逐瘀，散结消癥，攻毒蚀疮。

【附注】①斑蝥素毒性大，已先后研究出减少毒性的衍生物斑蝥酸钠、羟基斑蝥胺、甲基斑蝥胺和去甲斑蝥素。临床研究结果表明，从斑蝥素到去甲斑蝥素抗肝癌作用依次增强，而泌尿系副作用正好相反。如羟基斑蝥胺的毒性只有斑蝥素的 1/500；去甲斑蝥素几乎无此副作用。但半合成的衍生物所用原料仍靠野生斑蝥虫体资源。因此资源动物的寻找是很重要的。

②同种芫青雄虫比雌虫体内含斑蝥素量多。同种不同栖息地含量不同。不同属间含量有差异。

僵 蚕

Bombyx Batryticatus

【来源】为蚕蛾科（Bombycidae）昆虫家蚕 *Bombyx mori* Linnaeus 4～5 龄的幼虫感染（或人工接种）白僵菌 *Beauveria bassiana*（Bals.）Vuillant 而致死的干燥体。

【产地】主产于江苏、浙江、四川、广东等省。

【采收加工】多于春、秋季生产，将感染白僵菌病死的蚕晒干。

【性状鉴别】呈类圆柱形，多弯曲皱缩。长 2～5cm，直径 0.5～0.7cm。表面灰黄色，被有白色粉霜状的气生菌丝和分生孢子。头部较圆，黄棕色；体腹面有足 8 对，呈突起状，体节明显，尾部略呈二分歧状。质硬而脆，易折断，断面平坦，外层白色，中间有亮棕色或亮黑色的丝腺环 4 个。气微腥，味微咸。（图 16-21）

以条粗、质硬、色白、断面光亮者为佳。表面无白色粉霜、中空者不可入药。

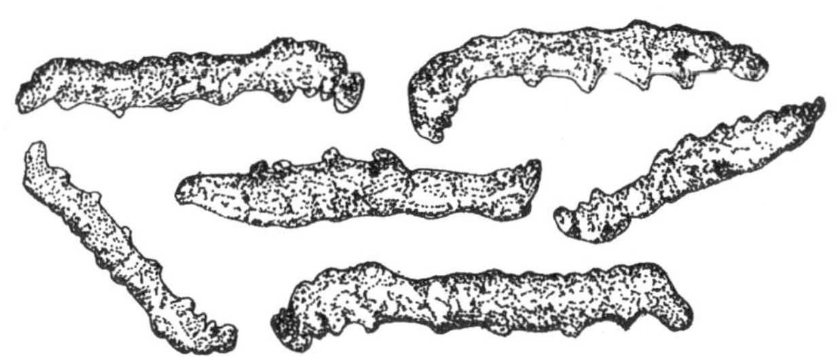

图 16-21　僵蚕

【显微鉴别】粉末：灰棕色或灰褐色。①菌丝体近无色，细长卷曲缠结在体壁中。②气管壁碎片略弯曲或呈弧状，具棕色或深棕色的螺旋丝。③表皮组织表面具网格样皱缩纹理以及纹理突起形成的小尖突，有圆形毛窝，边缘黄色。④刚毛黄色或黄棕色，表面光滑，壁稍厚。⑤未消化的桑叶组织中大多含草酸钙簇晶或方晶及导管。（图16-22）

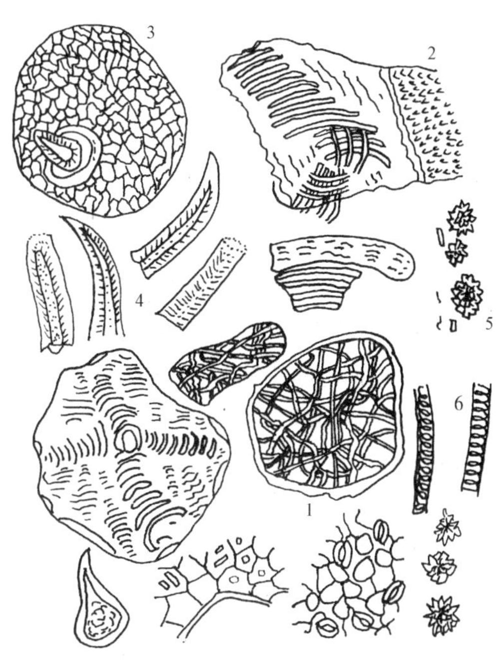

图 16-22　僵蚕粉末

1. 菌丝体　2. 气管壁碎片　3. 表皮　4. 刚毛　5. 草酸钙簇晶方晶　6. 导管

【成分】含蛋白质 67.44%，脂肪 4.38%，此蛋白质有刺激肾上腺皮质的作用。僵蚕体表的白粉中含草酸铵，从白僵菌中分离得到白僵菌黄色素（bassianins）及高分子昆虫毒素、环酯肽类白僵菌素（beauvericin）、甾醇类成分等。此外，蚕体中含羟基促蜕皮甾酮（crustedysone）及色素 3-羟基犬尿氨素（3-hydroxy-kynurenine）。

【检查】杂质不得过 3.0%，总灰分不得过 7.0%，酸不溶性灰分不得过 2.0%，水分不得过 13.0%。

黄曲霉毒素　本品每 1000g 含黄曲霉毒素 B_1 不得过 5μg，含黄曲霉毒素 G_2、黄曲霉毒素 G_1、黄曲霉毒素 B_2 和黄曲霉素 B_1 的总量不得过 10μg。

【浸出物】按醇溶性浸出物热浸法测定，稀乙醇浸出物不得少于 20.0%。

【功效】性平，味咸、辛。息风止痉，祛风止痛，化痰散结。

【附注】①僵蛹：为蚕蛹经白僵菌发酵的制成品。据药理及临床实验，认为僵蛹可以考虑作为僵蚕的代用品。东北有的地区已作僵蚕入药，名“白僵蛹”。

②蚕砂：为上述家蚕的干燥粪便。功能为祛风除湿，活血定痛。本品于 1992 年载入《中华人民共和国卫生部部颁药品标准》。

蜂　蜜

Mel（附：蜂蜡、蜂房、蜂胶）

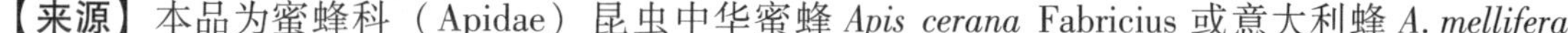

【来源】本品为蜜蜂科（Apidae）昆虫中华蜜蜂 *Apis cerana* Fabricius 或意大利蜂 *A. mellifera*

Linnaeus 所酿的蜜。

【产地】 各地均产，以广东、云南、福建、江苏等省产量较大。均为人工养殖生产。

【采收加工】 春季至秋季采收，滤过。

【性状鉴别】 为半透明、带光泽浓稠的液体，白色至淡黄色或橘黄色至黄褐色。用木棒挑起时蜜汁下流如丝状不断，且盘曲如折叠状。新鲜时半透明，带光泽，贮放稍久或遇冷即变成不透明，并有白色颗粒状结晶析出。气芳香，味极甜。

因产地、气候、潮湿度及蜜源植物的不同，蜂蜜的黏稠度（油性）、色泽和气味也随之而有差异。一般以春蜜中的洋槐花蜜、紫云英蜜、枣花蜜、油菜花蜜等色浅，黏度大，气芳香，味甜，质量较佳。秋蜜如荞麦花蜜、棉花蜜等色深，气微臭，味稍酸，质量较次。

以稠如凝脂、气芳香、味甜而纯正、无异臭杂质者为佳。

【成分】 主含葡萄糖及果糖约70%，两者含量相近，"油性大"、质量好的蜂蜜果糖含量较高。另含少量蔗糖、有机酸、挥发油、维生素（B_1、B_2、B_5、B_6、C、A、D、E、K、H 等）、酶类（转化酶、淀粉酶、葡萄糖氧化酶、过氧化氢酶、酯酶等）、乙酰胆碱、无机元素（镁、硫、磷、钙、钾、钠、碘等）及花粉、蜡质等。另含多酚类及黄酮类。

【理化鉴别】 相对密度应在 1.349 以上。

【检查】 ①水分　按《中国药典》采用折光率测定法，水分不得过 24.0%。

②酸度　取本品 10g，加新沸过的冷水 50mL，混匀，加酚酞指示液 2 滴与 0.1mol/L 氢氧化钠液 4mL，应显粉红色，10 秒内不消失。

③淀粉和糊精　取本品 2g，加水 10mL，煮沸后放冷，加碘试液 1 滴，不得显蓝色、绿色或红褐色。

④寡糖　取本品水溶液加至活性炭固相萃取柱中，以乙醇洗脱液作为供试品溶液，以麦芽五糖对照品作对照，以正丙醇-水-三乙胺（60 ∶ 30 ∶ 0.7）为展开剂，喷以苯胺-二苯胺-磷酸的混合溶液，加热至斑点显色清晰。供试品色谱中，在与对照品相应位置的下方，应不得显斑点。

⑤5-羟甲基糠醛　按《中国药典》采用高效液相色谱法测定，本品含 5-羟甲基糠醛，不得过 0.004%。

⑥蔗糖和麦芽糖　按《中国药典》采用高效液相色谱法测定，本品含蔗糖和麦芽糖分别不得过 5.0%。

【含量测定】 按《中国药典》采用高效液相色谱法测定，本品含果糖（$C_6H_{12}O_6$）和葡萄糖（$C_6H_{12}O_6$）的总量不得少于 60.0%，果糖与葡萄糖含量比值不得小于 1.0。

【功效】 性平，味甘。补中，润燥，止痛，解毒；外用生肌敛疮。

【附注】 ①在我国商业部批准的标准中，对蜂蜜的淀粉酶值（指 1g 蜂蜜所含淀粉酶在 40℃下、1 小时内转化 1%淀粉溶液的毫升数）规定为 8 以上。如果蜂蜜在加工时加热温度过高，时间过长，淀粉酶会受到破坏；贮存时间过长，淀粉酶的活性会降低；如蜂蜜有掺杂或掺假则会导致淀粉酶值降低。世界上许多国家对蜂蜜的淀粉酶值都有相应的规定，以保证蜂蜜的质量。

②有毒蜂蜜，大多有苦、麻、涩的异味，不可药用。检查蜂蜜中花粉粒的形态特征，如发现乌头、雷公藤、羊踯躅或烟草等有毒植物的花粉粒存在，为避免人食中毒，应作蜂蜜毒性试验。据分析，在有毒蜂蜜中，有的含雷公藤碱（wilfordine）。

③蜂王浆，又称"蜂乳"，系 5~15 日龄工蜂咽腺分泌的乳白色或浅黄色浆状物。具特殊香气，微甜，酸涩，辛辣。含蛋白质 45%，转化糖约 20%，脂肪约 14%，以及 B 族维生素、多种氨基酸、多种酶、促性腺样物质和抗生素类物质等。已分析出 60 多种成分。确定 C_8 和 C_{10} 饱和与不饱和的单羟基脂肪酸为蜂王浆的主要

成分，其中10-羟基-2-癸烯酸含量占总脂肪酸的三分之一，按原料计算为1.5%～2%，具多种生理活性，为主要的有效成分。为滋补剂，能作为神经官能症、心血管机能不全、更年期综合征、关节炎等慢性疾病的辅助治疗剂。

④蜂毒，是工蜂毒腺和副腺分泌出的一种浅黄色透明毒液，具有特殊的芳香气味，味苦，呈酸性反应，pH值为5.0～5.5，相对密度1.1313。多肽类物质是蜂毒的主要成分，约占干蜂毒的75%，其中蜂毒肽（melittin，约占干蜂毒的50%）为主要活性成分，蜂毒明肽为神经毒素，MCD-肽有降压作用，还含心脏肽等多种成分。含50多种酶类物质，如透明质酸酶2%～3%，磷脂酶12%，酸性磷酸酯酶等。另外，还含组胺、游离氨基酸、脂类及挥发性物质（乙酸异戊酯）等。蜂毒用于治疗类风湿性关节炎、风湿性关节炎、神经痛、支气管哮喘、面部神经麻痹、体癣等疗效显著。

【附】蜂蜡　Cera Flava

本品为蜜蜂科昆虫中华蜜蜂或意大利蜂分泌的蜡。将蜂巢置水中加热，使蜡质浮于水面，放冷，取上层蜡块于容器内再加热熔化，并保温放置，使其中杂质沉淀，滤取上层蜡液，冷凝即得黄蜂蜡。如经漂白，则为白蜂蜡。黄蜂蜡为黄色或淡棕色硬块。白蜂蜡淡黄白色。表面光滑，不透明或微透明。体轻，能浮于水面。断面砂粒状，用手搓捏能软化。有蜂蜜样香气，味微甘。含软脂酸蜂花酯（myricyl palmitate）约80%，是蜂蜡的主要成分，游离的蜡酸（cerotic acid）约15%，少量的游离醇类。另含一种芳香性有机物质虫蜡素（cerolein）约4%。本品性微温，味甘。解毒，敛疮，生肌，止痛。常作成药物赋形剂及油膏基质。

蜂房　Vespae Nidus

本品为胡蜂科（vespidae）昆虫果马蜂 *Polistes olivaceous*（DeGeer）、日本长脚胡蜂 *P. japonicus* Saussure 或异腹胡蜂 *Parapolybia varia* Fabricius 的巢。秋、冬二季采收，晒干，或略蒸，除去死蜂死蛹，晒干。呈圆盘状或不规则的扁块状，有的似莲房状，大小不一。表面灰白色或灰褐色，腹面有多数整齐的六角形房孔，孔径3～4mm或6～8mm；背面有1个或数个黑色短柄。体轻，质韧，略有弹性。气微，味辛淡。质酥脆或坚硬者不可供药用。本品性平，味甘。攻毒杀虫，祛风止痛。

蜂胶　Propolis

本品为蜜蜂科昆虫意大利蜂的干燥分泌物。多于夏季从蜂箱中收集，除去杂质。呈团块状或不规则碎块，多数呈棕黄色、棕褐色或灰褐色，具光泽。20℃以下质脆，30℃以上逐渐变软，发黏性。气味芳香，味苦，有辛辣味。含树脂50%～55%、蜂蜡30%、挥发油8%～10%，以及少量的维生素、黄酮类、酸类、醇类化合物和多种微量元素。本品性寒，味苦、辛。补虚弱，化浊脂，止消渴；外用解毒消肿，收敛生肌。

海　马

Hippocampus

【来源】 本品为海龙科（Syngnathidae）动物线纹海马 *Hippocampus kelloggi* Jordan et Snyder、刺海马 *H. histrix* Kaup、大海马 *H. kuda* Bleeker、三斑海马 *H. trimaculatus* Leach 或小海马（海蛆）*H. japonicus* Kaup 的干燥体。

【产地】 主产于广东、福建及台湾等省。我国其他沿海省区亦产。马来半岛、菲律宾、印度尼西亚等地均产。有养殖。

【采收加工】 夏、秋二季捕捞，洗净，晒干；或除去皮膜及内脏，晒干。

【性状鉴别】 线纹海马　呈扁长形而弯曲，体长约30cm。表面黄白色。头略似马头，有冠状突起，具管状长吻，口小，无牙，两眼深陷。躯干部七棱形，尾部四棱形，渐细卷曲，体上有瓦楞形的节纹，并具短棘。习称“马头、蛇尾、瓦楞身”。体轻，骨质，坚硬。气微腥，味微咸。（图16-23）

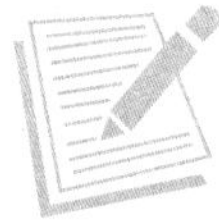

刺海马　体长15～20cm。头部及体上环节间的棘细而尖。（图16-23）

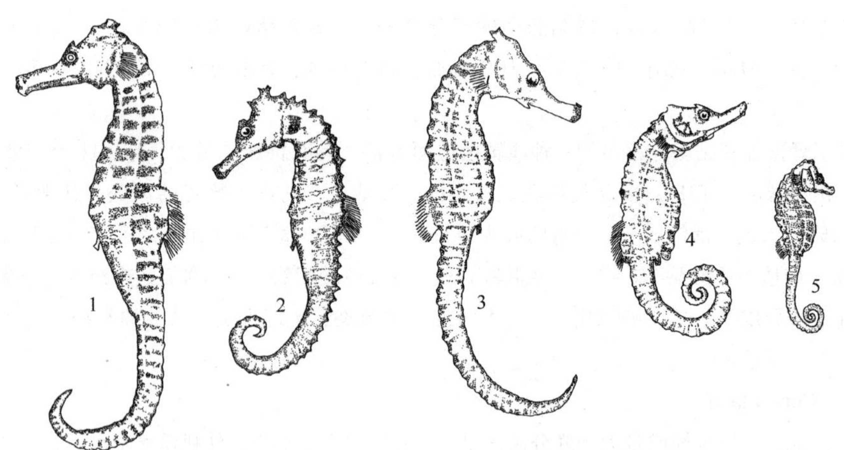

图16-23 海马

1. 线纹海马 2. 刺海马 3. 大海马 4. 三斑海马 5. 小海马

大海马 体长20~30cm。黑褐色。(图16-23)

三斑海马 体侧背部第1、4、7节的短棘基部各有1黑斑。(图16-23)

小海马(海蛆) 体型小，长7~10cm。黑褐色。节纹及短棘均较细小。(图16-23)

以个大、色白、体完整、坚实、洁净者为佳。

【成分】 刺海马含蛋白质、脂肪、多种氨基酸。另含皮肤黄色素(为γ-胡萝卜素)、红色素(为虾青素 astaxanthin 和虾红素 astacene)、黑色素(melanin)。并含乙酰胆碱酯酶、胆碱酯酶、蛋白酶。

【功效】 性温，味甘、咸。温肾壮阳，散结消肿。

【附注】 ①有一种混淆品为海龙科动物冠海马 *Hippocampus coronatus* Temminck et Schlegel 的干燥体。体长10cm左右，体表淡褐色。头冠特别高大，约等于吻长。第1、4、11体环和第4、10、14尾环的背侧脊状突较长。②商品中发现海马的掺伪品，主要是海马腹中或育儿囊内人为填充鱼粉、石蜡或泥沙等物，以增加重量。应注意鉴别。

海 龙
Syngnathus

本品为海龙科动物刁海龙 *Solenognathus hardwickii*(Gray)、拟海龙 *Syngnathoides biaculeatus*(Bloch)或尖海龙 *Syngnathus acus* Linnaeus 的干燥体。刁海龙、拟海龙主产于广东、福建沿海；尖海龙产于我国各沿海省区。刁海龙体狭长侧扁，全长30~50cm。表面黄白色或灰褐色。头部具管状长吻，口小，无牙，两眼圆而深陷，头部与体轴略呈钝角。躯干部宽3cm，五棱形，尾部前方六棱形，后方渐细，四棱形，尾端卷曲。背棱两侧各有1列灰黑色斑点状色带。全体被以具花纹的骨环和细横纹，各骨环内有突起粒状棘。胸鳍短宽，背鳍较长，有的不明显，无尾鳍。骨质，坚硬。气微腥，味微咸。拟海龙体长平扁，躯干部略呈四棱形，全长20~22cm。表面灰黄色。头部常与体轴成一直线。无尾鳍。尖海龙体细长，呈鞭状，全长10~30cm，未去皮膜。表面黄褐色。有的腹面可见育儿囊，有尾鳍。质较脆弱，易撕裂。均以体长、饱满、头尾齐全者为佳。三种海龙除含钙、镁、钠、钾外，尚含磷、硅、铝、锰、铜、锡、铅等无机元素，拟海龙和尖海龙还含有重金属元素钡。三种海龙均含16种氨基酸，其中含量最高的是甘氨酸和谷氨酸。

本品性温，味甘、咸。温肾壮阳，散结消肿。据调查，商品将拟海龙称“海钻”，粗吻海龙 *Trachyrhamphus serratus*（Temminck et Schlegel）称“海蛇”；而尖海龙称“小海蛇”。在药材市场上还有混淆品，如低海龙 *Syngnathus djarong* Bleeker、冠海龙 *Corythoichthys fasciatus*（Gray）及海蠋鱼 *Halicampus koilomatodon*（Bleeker）等，应注意区别。它们的主要区别特征是：吻长与头长的比例；有无尾鳍；背鳍起止的位置；躯干截面的形状等。

蟾 酥

Bufonis Venenum

蟾酥原名蟾蜍眉脂，始见于《药性本草》。蟾酥之名始载于《本草衍义》。寇宗奭谓：“眉间白汁，谓之蟾酥。以油单纸裹眉裂之，酥出纸上，阴干用。”李时珍谓：“取蟾酥不一，或以手控眉棱，取白汁于油纸上及桑叶上，插背阴处，一宿即自干。……或以蒜及胡椒等辣物纳口中，则蟾身白汁出，以竹篦刮下，面和成块，干之。其汁不可入人目，令人赤、肿、盲，或以紫草汁洗点，即消。”本草记载的蟾酥与目前实际情况相符。

【来源】为蟾蜍科（Bufonidae）动物中华大蟾蜍 *Bufo bufo gargarizans* Cantor 或黑眶蟾蜍 *B. melanostictus* Schneider 的干燥分泌物。

【动物形态】中华大蟾蜍　外形如蛙，体粗壮，雄性体长约 9.5cm，雌性体长 10cm 以上。头宽大于长，头顶部光滑，吻端圆厚，吻棱明显，口阔，上下颌均无齿，雄性无声囊，近吻端有小型鼻孔 1 对，眼大凸出，头两侧有耳，鼓膜明显，眼和鼓膜后方有大而长的耳后腺。躯干粗短，皮肤极粗糙，布满大小不等的圆形疣粒，腹部有小疣粒；生殖季节雄性背面呈黑绿色，体侧有浅色的斑纹；雌性背面颜色较浅，疣粒乳黄色，腹面乳黄色，有棕色或黑色的花斑。前肢有指趾 4，指侧微有缘膜而无蹼，指长顺序为 3、1、4、2，雄性内侧三指基部有黑色婚垫；后肢长约为体长的 2 倍，足趾 5，胫跗关节前达耳腺的中位，趾侧有缘膜，蹼较发达。（图 16-24）

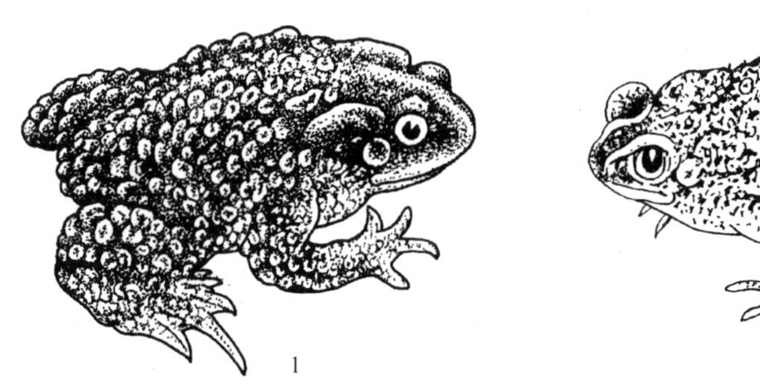

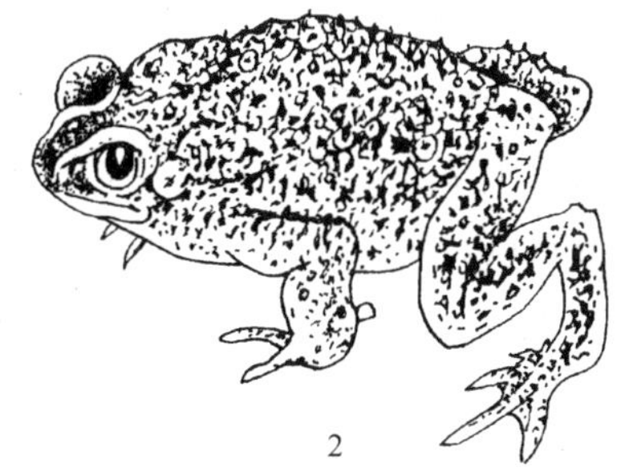

图 16-24　蟾酥原动物

1. 中华大蟾蜍 *Bufo bufo gargarizans* Cantor　2. 黑眶蟾蜍 *Bufo melanostictus* Schneider

黑眶蟾蜍　体长 7~10cm。头部沿吻棱、眼眶上缘、鼓膜前缘及上下颌缘有十分明显的黑色骨质棱或黑色线。背部一般为黄棕色，略带棕红色斑纹，疣粒上有明显的黑点或角质刺，腹面乳黄色，有灰色斑纹。雄性前肢第 1、2 指基部内侧有黑色婚垫。有声囊。（图 16-24）

【产地】主产于江苏、河北、广东、安徽、浙江等省。

【采收加工】多于夏、秋两季捕捉蟾蜍，洗净，挤取耳后腺及皮肤腺的白色浆液，收集白色浆液（忌用铁器，以免变黑），滤去杂质，放入圆模型中晒干或低温干燥，即为团蟾酥；如涂于竹箬叶或玻璃板上晒干或低温干燥，即为片蟾酥。

【性状鉴别】团蟾酥　形状、大小常因产地而异，通常呈扁圆形团块或饼状。棕褐色、红棕色或紫黑色，表面平滑。质坚硬，不易折断，断面棕褐色，角质状，微有光泽。气微腥，味初甜而后有持久的麻辣感，粉末嗅之作嚏。（图16-25）

片蟾酥　呈不规则片状。质脆，易折断，断面红棕色，半透明。（图16-25）

药材断面沾水，即呈乳白色隆起；粉末少许，于锡箔纸上加热即熔成油状。

均以色红棕、断面角质状、半透明、有光泽者为佳。

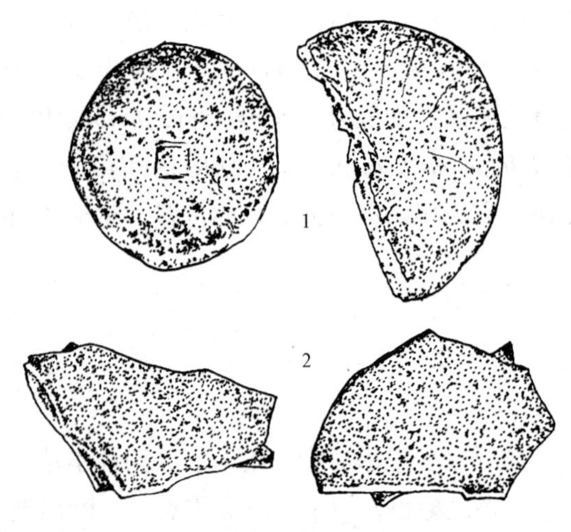

图16-25　蟾酥

1. 团蟾酥　2. 片蟾酥

【显微鉴别】粉末：淡棕色。①甘油水装片观察，呈半透明或淡黄色不规则形碎块，并附有沙粒状固体。②浓硫酸装片观察，显橙黄色或橙红色，碎块四周逐渐缩小而呈透明的类圆形小块，表面显龟裂状纹理，放置稍久渐溶解消失。③水装片加碘试液观察，不应含有淀粉粒。（图16-26）

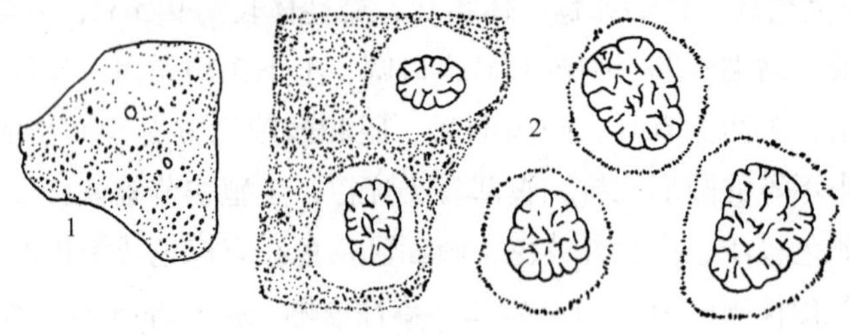

图16-26　蟾酥粉末

1. 甘油水装片　2. 浓硫酸装片，示逐渐溶解状态

【成分】（1）强心甾类化合物：①蟾毒配基类（bufogenins），结构类似强心苷元而有毒性，已知有约20种，大多为蟾酥加工过程中的分解产物，如华蟾酥毒基（cinobufagin）约5.0%，脂蟾毒配基（resibufogenin）约3.4%，蟾毒灵（bufalin）约1.8%，羟基华蟾毒基约1.6%，蟾毒配基（bufotalin）约1.5%，远华蟾毒基（telocinobufagin）约1.4%及海蟾蜍精（marinobufagin）等；另含洋地黄毒苷元（digitoxigenin）、沙门苷元（sarmentogenin）等。②蟾毒类（bufotoxins），上述蟾毒配基类常在C_3-OH与辛二酰精氨酸（suberoylarginine）、庚二酰精氨酸（pimeloylarginine）、丁二酰精氨酸（succinoylarginine）、辛二酸、硫酸等结合成酯类，统称为蟾毒类（bufotoxins），多存在于加工前新鲜的蟾蜍分泌物中。蟾酥中蟾毒配基和蟾毒的种类及含量，可因原动物、产地、采制时间和方法不同而有差异。

脂蟾毒配基、蟾毒灵等具有显著兴奋呼吸和升压作用。蟾酥有局麻作用，其中以蟾毒灵作用最强，较可卡因大30~60倍，且无刺激作用。

（2）吲哚类生物碱：主要有蟾酥碱（bufotenine）、蟾酥甲碱（bufotenidine）、去氢蟾酥碱（dehydrobufotenine）、蟾酥硫碱（bufothionine）及5-羟色胺（serotonin）等。

此外，还含有甾醇类、肾上腺素、多种氨基酸及无机元素（锌、铜、锰、铬、硒等）。据报道，从蟾酥中还分离出吗啡（morphine）。

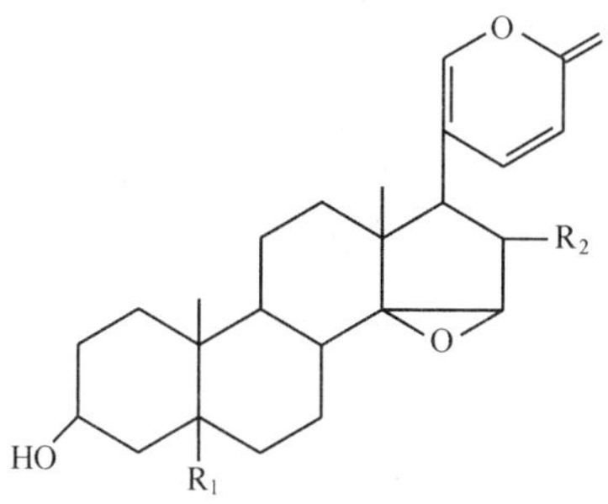

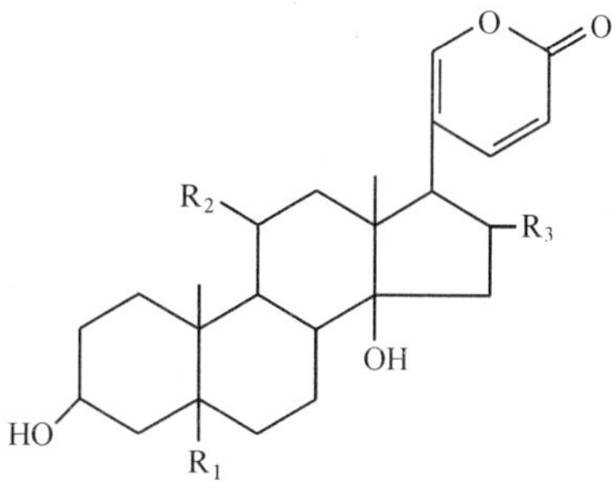

	R_1	R_2
华蟾酥毒基	H	OAC
脂蟾毒配基	H	H
羟基华蟾毒基	OH	OAC
海蟾蜍精	OH	H

	R_1	R_2	R_3
蟾毒灵	H	H	H
蟾毒配基	H	H	OAC
远华蟾毒基	OH	H	H
加蟾毒配基	H	OH	H

【理化鉴别】①取本品粉末约0.1g，加甲醇5mL，浸泡1小时，滤过，滤液加对二甲氨基苯甲醛固体少许，再加硫酸数滴，即显蓝紫色。（检查吲哚类化合物）

②取本品粉末0.1g，加三氯甲烷5mL，浸泡1小时，滤过，将滤液蒸干，残渣加醋酐少量使溶解，滴加硫酸，初显蓝紫色，渐变蓝绿色。（检查甾类化合物）

③取本品甲醇提取液作为供试品溶液，以蟾酥对照药材作对照，以环己烷-三氯甲烷-丙酮（4∶3∶3）为展开剂，喷以10%硫酸乙醇溶液，加热至斑点显色清晰，分别置日光和紫外光灯（365nm）下检视。供试品色谱中，在与对照药材色谱相应的位置上，显相同颜色的斑点或荧光斑点。

【检查】总灰分不得过5.0%，酸不溶性灰分不得过2.0%，水分不得过13.0%。

【含量测定】按《中国药典》采用高效液相色谱法测定，本品含蟾毒灵（$C_{24}H_{34}O_4$）、华蟾酥毒基（$C_{26}H_{34}O_6$）和脂蟾毒配基（$C_{24}H_{32}O_4$）的总量不得少于7.0%。

【功效】性温，味辛；有毒。解毒，止痛，开窍醒神。

【附注】干蟾，为上述动物的干燥全体或除去内脏的干燥体，后者又称蟾蜍皮。因地区用药习惯不同，加工方法亦不同。有的地区蟾蜍皮是在蟾蜍刮浆后剖腹除尽内脏制成。含与蟾酥类似的成分。本品性凉，味甘、辛；有小毒。消肿解毒，止痛，利尿。

哈蟆油

Ranae Oviductus

【来源】本品为蛙科（Ranidae）动物中国林蛙 *Rana temporaria chensinensis* David 雌蛙的干燥输卵管。

【产地】主产于黑龙江、吉林、辽宁等省。

【采收加工】9~10月，以霜降期捕捉最好，选肥大雌蛙，用绳从口部穿过，悬挂风干，阴天及夜晚收入室内，避免受潮，影响品质。剥油前用热水（70℃）浸烫1~2分钟，立即捞出装入麻袋中闷润过夜，次日用刀剖开腹部，轻轻取出输卵管，去尽卵子及其他内脏，通风处阴干。或将雌蛙烫死后，直接剖腹取油，干燥，所得药材色泽、气味较好。

【性状鉴别】呈不规则块状，弯曲而重叠，长1.5~2cm，厚1.5~5mm。表面黄白色，呈脂肪样光泽，偶有带灰白色薄膜状干皮，手摸有滑腻感。在温水中浸泡体积可膨胀10~15倍。气腥，

味微甘，嚼之有黏滑感。(图 16-27)

以色黄白、有光泽、片大肥厚、无皮膜者为佳。

【成分】主含蛋白质、脂肪。另含海因类化合物 1-甲基海因 (1-methylhydantoin)，具有抗炎镇咳作用。甾类成分，如雌酮 (estrone)、17β-雌二醇 (17β-estradiol)、17β-羟甾醇脱氢酶 (17β-hydroxy steroid dehydrogenase)。固醇类成分，如胆甾醇及维生素 A、B、D、E 和磷脂类。

【检查】按《中国药典》采用膨胀度测定法测定，本品膨胀度不得低于 55。

【功效】性平，味甘、咸。补肾益精，养阴润肺。

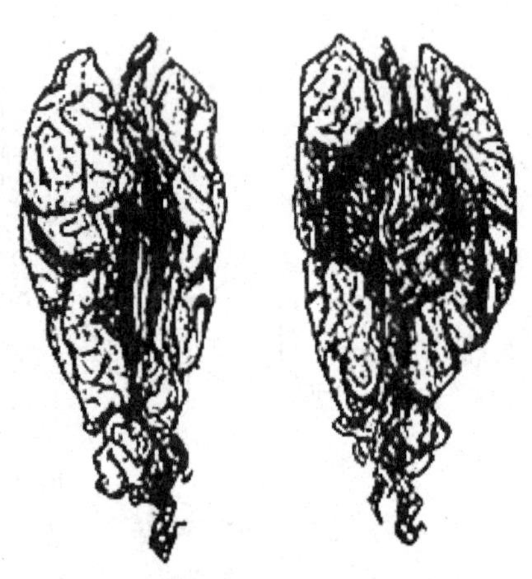

图 16-27 哈蟆油

【附注】伪品：①蟾蜍科动物中华大蟾蜍 *Bufo bufo gargarizans* Cantor 的干燥输卵管。呈扭曲的管状，形似鸡肠，或挤压成块片状，长 2~4cm，厚 0.3~0.5cm，在条之间可见线状白膜相连。表面黄白色或黄棕色，光泽不明显。质稍硬，手摸粗糙，无滑腻感。温水浸后体积膨胀 3~5 倍。味微苦。②鳕科 (Gadidae) 明太鱼 *Theragra chalcogrmma* (Pallas) 的精巢干制品。为不规则块状连接体，长 2~3cm，厚 1.8~4mm。表面黄白色，脂肪样，有的碎块一侧具绿黑色干皮。质坚而脆。手摸有滑腻感。遇水膨胀 0.5~1 倍，呈淡黄色团块，气极腥。

龟 甲

Testudinis Carapax et Plastrum (附：龟甲胶)

龟甲，载于《神农本草经》，列为上品。陶弘景谓："此用水中神龟，长一尺二寸者为善。……壳可入药。"韩保昇谓："湖州、江州、交州者，骨白而厚，其色分明……入药最良。"李时珍谓："陶言壳可入药，则古者上下甲皆用之。至日华始用龟板，而后人遂主之矣。"

【来源】为龟科 (Testudinidae) 动物乌龟 *Chinemys reevesii* (Gray) 的背甲及腹甲。

【产地】主产于浙江、安徽、湖北、湖南等省。野生和家养均有。

【采收加工】全年均可捕捉，以秋、冬二季为多，捕捉后杀死，或用沸水烫死，剥取背甲及腹甲，除去残肉，晒干。两种加工品分别称为"血甲"和"烫 (汤) 甲"。习惯认为血甲质量较佳。

【性状鉴别】背甲及腹甲由甲桥相连，背甲稍长于腹甲，与腹甲常分离。背甲呈长椭圆形拱状，长 7.5~22cm，宽 6~18cm；外表面棕褐色或黑褐色，脊棱 3 条；颈盾 1 块，前窄后宽；椎盾 5 块，第 1 椎盾长大于宽或近相等，第 2~4 椎盾宽大于长；肋盾两侧对称，各 4 块；缘盾每侧 11 块；臀盾 2 块。腹甲呈板片状，近长方椭圆形，长 6.4~21cm，宽 5.5~17cm；外表面淡黄棕色至棕黑色，盾片 12 块，每块常具紫褐色放射状纹理，腹盾、胸盾和股盾中缝均长，喉盾、肛盾次之，肱盾中缝最短；内表面黄白色至灰白色，可见骨板 9 块，呈锯齿状嵌接；前端钝圆或平截，后端具三角形缺刻，两侧残存呈翼状向斜上方弯曲的甲桥，"血甲"不脱皮，有的略带血迹或残肉，"烫甲"色稍深，有脱皮的痕迹。质坚硬。气微腥，味微咸。(图 16-28)

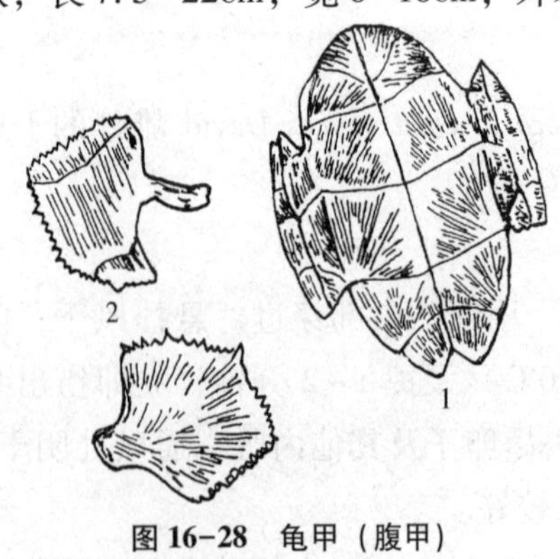

图 16-28 龟甲 (腹甲)

1. 正面观 2. 饮片

以血板块大、完整、洁净、无腐肉者为佳。

【成分】主含蛋白质、碳酸钙（龟甲内钙存在的主要形式）、十八种氨基酸。尚含有胆固醇成分。

【理化鉴别】取本品甲醇提取液作为供试品溶液，以龟甲对照药材与胆固醇对照品作对照，分别点于同一硅胶 G 薄层板上，以甲苯-乙酸乙酯-甲醇-甲酸（15：2：1：0.6）为展开剂，喷以硫酸无水乙醇溶液（1→10），在 105℃加热至斑点显色清晰。供试品色谱中，在与对照药材色谱和对照品色谱相应的位置上，显相同颜色的斑点。

【浸出物】按水溶性浸出物热浸法测定，水溶性浸出物不得少于 4.5%。

【功效】性微寒，味咸、甘。滋阴潜阳，益肾强骨，养血补心，固经止崩。

【附注】龟甲的商品药材中发现许多乌龟的混淆品和伪品，仅从缅甸进口的龟板中就有十余种。其中国产的几种，已做本草考证和成分方面的分析，如黄缘闭壳龟 *Cuora flavomarginata*（Gray）、缅甸陆龟 *Testudo elongata* Blyth、黄喉水龟 *Clemmys mutica*（Cantor）、平胸龟 *Platysternon megacephalum* Gray、凹甲陆龟 *Testudo impressa*（Güenther）等的龟板或龟甲。其他尚有大地龟 *Geoemyda grandis*（Gray）、三线闭壳龟 *Cuora trifasciata*（Bell）、安布闭壳龟 *Cuora amboinensis*（Guenther）、印度棱背龟 *Kachuga tectum*（Gray）、眼斑沼龟 *Morenia ocellata* Boulenger 在商品中混用。

【附】龟甲胶　Testudinis Carapacis et Plastri Colla

本品为龟甲经水煎煮、浓缩制成的固体胶。呈长方形或方形的扁块。深褐色。质硬而脆，断面光亮，对光照视时呈半透明状。气微腥，味淡。重金属不得过 30mg/kg；水不溶物不得过 2.0%。性凉，味咸、甘。滋阴，养血，止血。

鳖　甲

Trionycis Carapax

【来源】本品为鳖科（Trionychidae）动物鳖 *Trionyx sinensis* Wiegmann 的背甲。

【产地】主产于湖北、安徽、江苏、河南、广西等省区。现多人工饲养。

【采收加工】全年均可捕捉，以秋、冬二季为多，捕捉后杀死，置沸水中烫至背甲上的硬皮能剥落时，取出，剥取背甲，除去残肉，晒干。

【性状鉴别】呈椭圆形或卵圆形，背面隆起，长 10～15cm，宽 9～14cm。外表面黑褐色或墨绿色，略有光泽，具细网状皱纹及灰黄色或灰白色斑点，中间有一条纵棱，两侧各有左右对称的横凹纹 8 条，外皮脱落后，可见锯齿状嵌接缝。内表面类白色，中部有突起的脊椎骨，颈骨向内卷曲，两侧各有肋骨 8 条，伸出边缘。质坚硬。气微腥，味淡。（图 16-29）

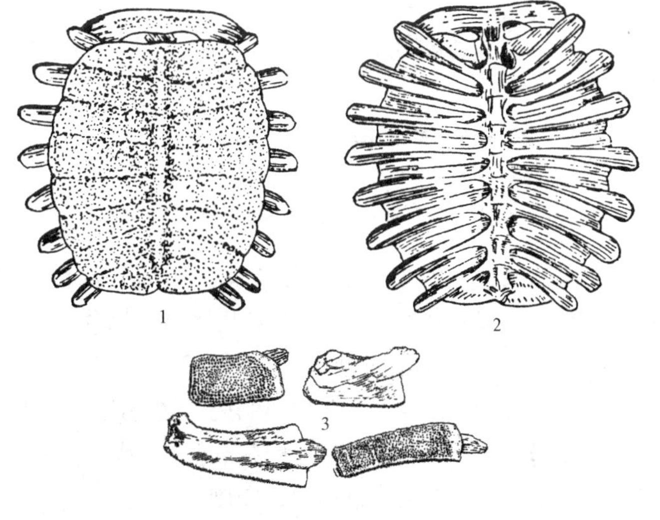

图 16-29　鳖甲

1. 背甲外表面观　2. 背甲内表面观　3. 饮片

以块大、无残肉、无腥臭味者为佳。

【成分】主含骨胶原、碳酸钙、磷

酸钙、碘等。

【检查】 水分不得过12.0%。

【浸出物】 按醇溶性浸出物热浸法测定，稀乙醇浸出物不得少于5.0%。

【功效】 性微寒，味咸。滋阴潜阳，退热除蒸，软坚散结。

【附注】 ①鳖甲胶为鳖甲经煎熬、浓缩制成的固体胶。呈扁方块状，棕褐色，具凹纹，半透明，质坚脆，断面不平坦，具光泽。功能滋阴退热，补血。

②混淆品为缘板鳖 *Lissemys punctata scutata*（Schoepff）和印度缘板鳖 *L. punctata punctata*（Schoepff）的背甲。缘板鳖的主要特征是：倒卵圆形，明显上宽下窄，呈猴脸状；表面密布颗粒状的点状突起；第1后缘板明显小于第2后缘板；腹面肋骨不伸出肋板之外（幼体肋骨亦伸出肋板之外）。印度缘板鳖则第1后缘板明显大于第2后缘板，余同缅甸缘板鳖。另外，分布于广东、广西、贵州、云南等省区的山瑞鳖 *Trionyx steindacheneri* Siebenrock 亦有混作鳖甲用的现象。本品呈椭圆形，形体与鳖相似而较大，全体含黑色素。长7~36cm，宽6~21cm。脊背中部有1条纵向浅凹沟，颈板拱形突起，第1对肋板间具1枚锥板。背甲主含骨胶原、肽类、多种氨基酸及大量钙、磷等。值得指出的是，饭馆、餐厅烹调“甲鱼汤”食后的残骸，实为鳖整体骨架（背甲除外）拆散的各种大小骨骼，有时伪充鳖甲药用，应注意鉴别。

蛤　蚧

Gecko

蛤蚧，远在西汉末杨雄的《方言》一书中就有记载：“桂林之中，守宫能鸣者，俗谓之蛤蚧。”《开宝本草》载：“生岭南山谷，及城墙或大树间。形如大守宫，身长四五寸，尾与身等。最惜其尾，见人取之，多自啮断其尾而去。药力在尾，尾不全者不效。”李时珍谓：“蛤蚧因声而名。”

【来源】 为壁虎科（Gekkonidae）动物蛤蚧 *Gekko gecko* Linnaeus 的干燥体。

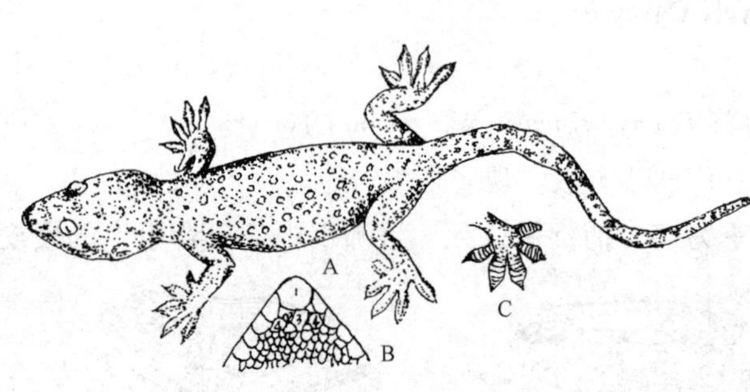

图16-30　蛤蚧 *Gekko gecko* Linnaeus

A. 全形　B. 吻端背面观　C. 指（趾）底面观

1. 吻鳞　2. 上鼻鳞　3. 鼻间鳞　4. 鼻孔

【动物形态】 形大，形如壁虎。体呈长圆形，背腹略扁。身体分为头、颈、躯干、尾部和四肢。成体全长约30cm，头体长与尾长略相等。头呈扁三角形，吻端圆凸，眼大而突出，无活动睑，鼻孔近吻端，吻鳞1片，不达鼻孔，上唇鳞左右各12~14，耳孔椭圆形。皮肤粗糙，被粒状细鳞，粒鳞间分布有大的颗粒状疣粒。其体色能随环境改变，主色多为灰、黑、褐色，躯干及四肢背面密布橘黄色、锈色及蓝灰色斑点。尾部有灰白色环纹5~7个。腹面白色而有粉红色斑。四肢指趾膨大成扁平状，下方具皮肤皱襞，除第一指趾外，均具小爪。雄性有股孔20余个，尾基部较粗，肛后囊孔明显。（图16-30）

习居于山岩、石缝、石洞或树洞内。尾易断，有再生能力。

【产地】 主产于广西龙津、大新等地。云南、广东等省亦产。广西、江苏等省区已人工养殖。国外主产于越南、泰国、柬埔寨、印度尼西亚。

【采收加工】 全年均可捕捉，除去内脏，拭净，再以竹片撑开使身体扁平顺直，低温干燥，将两只合成1对，扎好。

【性状鉴别】 全体呈扁片状，头颈部及躯干部长9~18cm，头颈部约占三分之一，腹背部宽

6~11cm，尾长 6~12cm。头稍扁，略呈三角形，两眼多凹陷成窟窿，口内角质细齿密生于颚的边缘，无异形大齿。吻部半圆形，吻鳞不切鼻孔，与鼻鳞相连，上鼻鳞左右各 1 片，上唇鳞 12~14 对，下唇鳞（包括颏鳞）21 片。腹背部呈椭圆形，腹薄。背部灰黑色或银灰色，有黄白色、灰绿色或橙色斑点散在或密集成不显著的斑纹。脊椎骨及两侧肋骨突起。四足均有 5 趾，趾间仅具蹼迹，趾底面具吸盘。尾细而结实，微现骨节，与背部颜色相同，有明显的 6~7 个银灰色环带，有的再生尾较原生尾短，且银灰色环带不明显。全身密被类圆形微有光泽的细鳞。气腥，味微咸。（图 16-31）

以体大、肥壮、尾粗而长、无虫蛀者为佳。

饮片　呈不规则的片状小块。表面灰黑色或银灰色，有棕黄色的斑点及鳞甲脱落的痕迹。切面黄白色或灰黄色。脊椎骨和肋骨突起。气腥，味微咸。

【显微鉴定】粉末：淡黄色或淡灰黄色。①鳞片近无色，表面可见半圆形、类圆形隆起，略作覆瓦状排列，布有极细小的粒状物，有的可见圆形孔洞。②皮肤碎片淡黄色或黄色，表面布有棕色或棕黑色色素颗粒，常聚集成星芒状。③横纹肌纤维。侧面观细密横纹明暗相间，横纹呈平行的波峰状，有的纹理不清晰；横断面常呈三角形、类圆形、类方形。④骨碎片呈不规则碎块，表面有细小裂缝状或针孔状孔隙；可见裂缝状骨陷窝。（图 16-32）

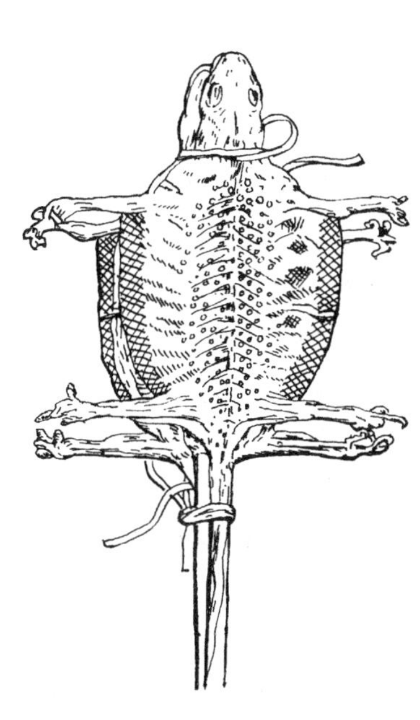

图 16-31　蛤蚧

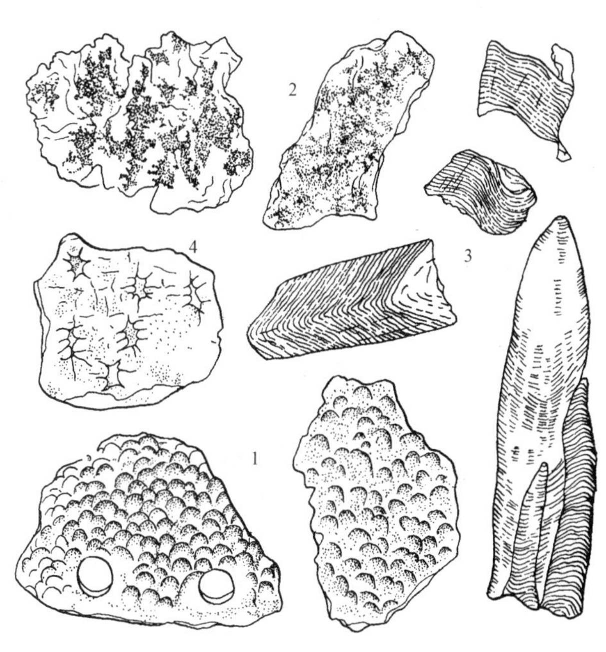

图 16-32　蛤蚧（除去内脏）粉末

1. 鳞片　2. 皮肤碎片　3. 横纹肌纤维　4. 骨碎片

【成分】含肌肽（carnosine），胆碱、肉毒碱（carnitine），鸟嘌呤（guanine），磷脂类成分，蛋白质，脂肪酸，18 种氨基酸，钙、磷、镁、锌等 18 种无机元素。另据报道，蛤蚧尾比体锌含量高；氨基酸含量均为尾部高于体部。

【理化鉴别】取本品乙醇提取液作为供试品溶液，以蛤蚧对照药材作对照。分别点于同一硅胶 G 薄层板上，以正丁醇-冰醋酸-水（3∶1∶1）为展开剂，喷以茚三酮试液，在 105℃ 加热至斑点显色清晰。供试品色谱中，在与对照药材色谱相应的位置上显相同颜色的斑点。

【浸出物】按醇溶性浸出物热浸法测定，稀乙醇浸出物不得少于 8.0%。

【功效】性平，味咸。补肺益肾，纳气定喘，助阳益精。

【附注】商品中发现有他种动物体充蛤蚧入药，应注意鉴别。主要有：

①壁虎科动物多疣壁虎 *Gekko japonicus*（Dumeril et Bibron）去内脏的干燥体，俗称小蛤蚧。全长在 20cm 以下，背、腹肌肉很薄，无眼睑，吻鳞切鼻孔，鳞片极细小，体背灰褐色，具多数不规则疣鳞，生活时尾易断。本品在多数省区均有发现。

②壁虎科动物壁虎 *Gekko chinensis* Gray 去内脏的干燥体，俗称小蛤蚧。形似蛤蚧但体小，肉薄，呈扁平状，头及躯干长 7~9cm，尾长 5~8cm。吻鳞切鼻孔。背部褐色，粒鳞微小，散有细小疣鳞。

③鬣蜥科（Agamidae）动物蜡皮蜥 *Leiolepis belliana rubritaeniata* Mertens 去内脏的干燥体，俗称红点蛤蚧。主产于广西、广东等省区。全长约 40cm，尾长近体长两倍。上唇具 2 个异形大齿，有眼睑，鳞片细小，无疣鳞。体背灰黑色，密布橘红色圆形斑点，体两侧有条形横向的橘红色斑纹。指趾狭长而细，均具锐利爪。生活时尾不易断。

④鬣蜥科动物喜山鬣蜥 *Agama himalayana*（Steindachner）去内脏的干燥体，俗称西藏蛤蚧。主产于西藏和新疆维吾尔自治区，是一种地方性使用药材。全长 34~36cm，尾长超过体长，有眼睑，吻鳞不切鼻孔，口内有异形大齿，脊背有几行大鳞，四肢及尾背鳞片具棱，指趾狭长，圆柱形，均具爪，无蹼及吸盘。生活时尾不易断。

⑤蝾螈科（Salammndridae）动物红瘰疣螈 *Tylototriton verrucosus* Anderson 去或未去内脏的干燥体。全体呈条形，长13~19cm，其中尾长达 7cm。头近圆形，较大而扁，头顶部有倒“U”字形棱，中间陷下，无吻鳞。体表无鳞片，体侧有瘰疣，密生疣粒。足具 4 指 5 趾，无蹼，无爪，无吸盘。尾侧扁而弯曲。

金钱白花蛇

Bungarus Parvus

本品原名白花蛇，载于《开宝本草》。现市售商品来源较复杂，其中银环蛇的幼蛇加工品，习称小白花蛇，即金钱白花蛇；成体的加工品为白花蛇，现亦归为金钱白花蛇药用。

【来源】为眼镜蛇科（Elapidae）动物银环蛇 *Bungarus multicinctus* Blyth 的幼蛇干燥体。

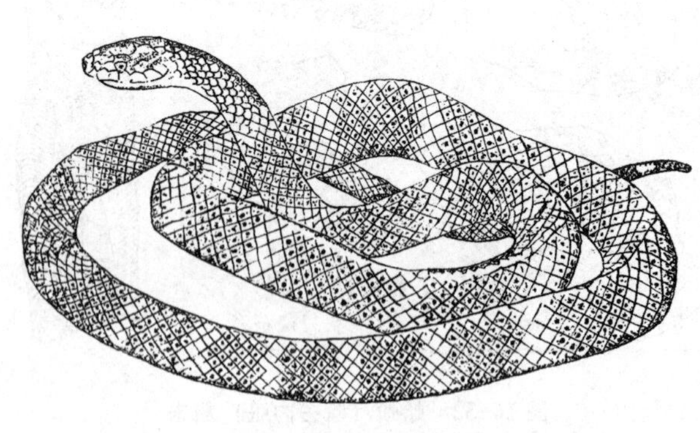

图 16-33 银环蛇 *Bungarus multicinctus* Blyth

【动物形态】头稍大于颈，眼小。鼻鳞 2 片，鼻孔椭圆形。无颊鳞，上下唇鳞各 7 片，眼前鳞 1 片，眼后鳞 2 片。前颞鳞 1 片或 2 片，后颞鳞 2 片。体鳞光滑，全身概为 15 列，背部中央的 1 行鳞片特别大，呈六角形。腹鳞 200~218 片，肛鳞 1 片。尾下鳞单行，40~51 片。尾细长而尖。体黑色，每隔 3 鳞或 3 鳞半有宽 1~2 鳞的白色横斑。腹部白色，略有灰黑色小斑点。(图 16-33)

栖息于平原及山脚多水之处，为有毒蛇类。

【产地】主产于广东、广西、浙江、江西。广东、江西等省大量养殖。

【采收加工】夏、秋二季捕捉，剖开蛇腹，除去内脏，擦净血迹，用乙醇浸泡处理后，盘成圆形，用竹签固定，干燥。

【性状鉴别】呈圆盘状，盘径 3~6cm，蛇体直径 0.2~0.4cm。头盘在中间，尾细，常纳口内，口腔内上颌骨前端有毒沟牙 1 对，鼻间鳞 2 片，无颊鳞，上下唇鳞通常各为 7 片。背部黑色或灰黑色，有白色环纹 45~58 个，黑白相间，白环纹在背部宽 1~2 行鳞片，向腹面渐增宽，黑环纹宽 3~5 行鳞片，背正中明显突起一条脊棱，脊鳞扩大呈六角形，背鳞细密，通身 15 行，尾下鳞单行。气微腥，味微咸。（图 16-34、图 16-35）

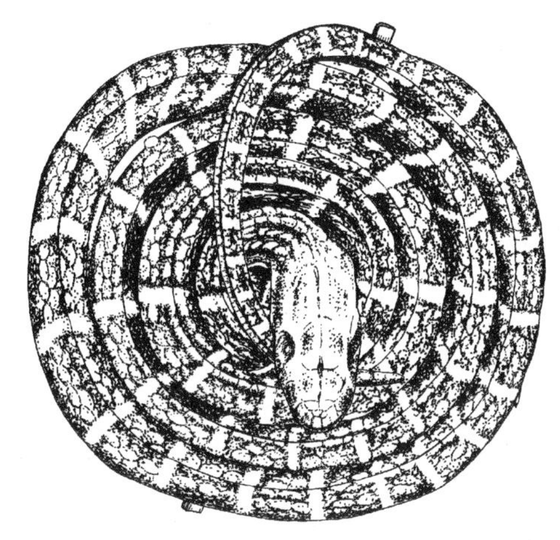

图 16-34　金钱白花蛇

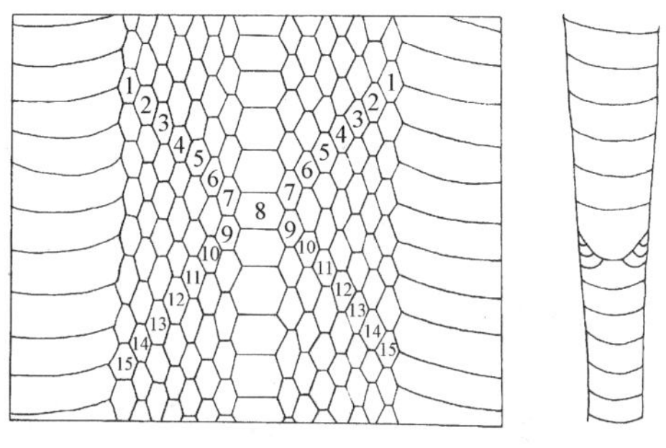

图 16-35　金钱白花蛇躯干鳞片、尾下鳞片

以头尾齐全、色泽明亮、盘径小者为佳。

【显微鉴别】 背鳞外表面：鳞片无色或黄白色，具众多细密纵直条纹，间距 1.1~1.7μm，沿鳞片基部至先端方向径向排列。此为本品粉末鉴定的重要依据。

背鳞横切面：内、外表皮均较平直，真皮不向外方突出，真皮中色素较少。（图 16-36）

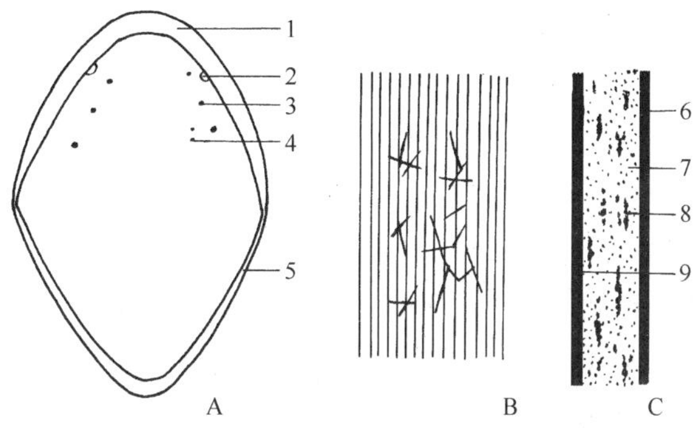

图 16-36　金钱白花蛇背鳞外表面和横切面

A. 背鳞外表面　B. 背鳞外表面条纹放大
C. 背鳞横切面
1. 游离端　2. 端窝　3. 色素斑　4. 条纹　5. 基部
6. 外表皮　7. 真皮　8. 色素　9. 内表皮

【成分】 蛇体含蛋白质、脂肪及鸟嘌呤核苷。头部毒腺中含多种酶，另含 α-环蛇毒（α-bungarotoxin）、β-环蛇毒、γ-环蛇毒（为强烈的神经性毒）及神经生长因子（nerve growth factor）。

【浸出物】 按醇溶性浸出物热浸法测定，稀乙醇浸出物不得少于 15.0%。

【功效】 性温，味甘、咸；有毒。祛风，通络，止痉。

【附注】 ①在广东、广西以百花锦蛇 *Elaphe moellendorffi*（Boettger）作白花蛇（金钱白花蛇）用，使用时间已有百年之久。该地区习用品的主要鉴别特征是：头背呈赭红色，似梨形。体背灰绿色，具 30 余个排成 3 行略呈六角形的红褐色斑块，尾部有黑红相间的环纹。

②全国不少省区出现伪品金钱白花蛇多种，其充伪方式可分为：①由其他种幼蛇加工而成。主要的有游蛇科（Colubridae）动物黑背白环蛇 *Lycodon ruhstrati*（Fischer）、中国水蛇 *Enhydris chinensis*（Gray）和眼镜蛇科动物金环蛇 *Bungarus fasciatus*（Schneider）。其中尤以黑背白环蛇外形极相似，充伪品甚多。正品金钱白花蛇不同于游蛇科动物的主要形态特征是：无颊鳞，背鳞扩大呈六角形，尾下鳞单行。后者具颊鳞 1 个，背鳞不扩大，尾下鳞双行。不同于同科金环蛇的主要形态特征是：正品有白色横环纹 45~58 个；黑纹宽于白纹（1~2 个鳞），横纹不环绕腹部。后者是黄色环纹 23~33 个，黑黄纹相间近等宽，横纹环绕腹部。②用正品银环蛇的成蛇体剖割加工成若干条小蛇身，再装上其他蛇的蛇头，盘成圆盘状，冒充金钱白花蛇。此类伪品主要区别点是：蛇身不完整，蛇头颈部与蛇身有拼接痕迹，蛇身白环纹数多 10 个左右，无蛇尾。③以其他蛇的幼体用褪色药水、油漆等将蛇身

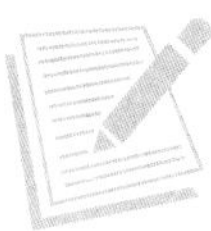

涂成白色环纹，此类伪品主要区别点为：白环纹的宽窄、间距不规则，脊鳞不扩大呈六角形。

蕲　蛇

Agkistrodon

《开宝本草》载有白花蛇，又称褰鼻蛇。寇宗奭谓："诸蛇鼻向下，独此鼻向上，背有方胜文，以此得名。"《本草纲目》载白花蛇的释名为蕲蛇。李时珍谓："花蛇，湖、蜀皆有，今惟以蕲蛇擅名。……其蛇龙头虎口，黑质白花，胁有二十四个方胜文，腹有念珠斑。"自宋代以来白花蛇、蕲蛇与现今药用蕲蛇是同一种动物。

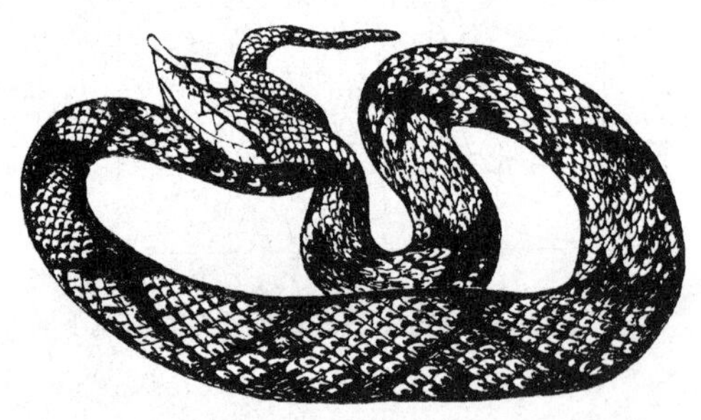

图 16-37　五步蛇 *Agkistrodon acutus*（Güenther）

【来源】 为蝰科（Viperidae）动物五步蛇 *Agkistrodon acutus*（Güenther）的干燥体。

【动物形态】 体长1m左右，可达1.5~2m。头大扁平，呈三角形，吻端有一向背前方翘起的吻突。鼻孔大，开口于两鼻鳞之间，后鼻鳞向内凹入呈弧形。背鳞23~21(17)行，起棱。腹鳞157~171片。尾下鳞40~60对。肛鳞1片。体背面灰褐色，有灰白色菱方形斑纹；两侧有黑褐色与浅棕色组成的"V"形大斑纹，通常为17~25个，其顶端在背中线相接，有的顶尖相互错开，形成不完整的灰白色方块。腹面黄白色，两侧有黑色圆斑。尾背也具灰白色菱方形斑纹2~5个。尾尖成角质刺。（图16-37）

栖息于丘陵或林木繁茂的山区，常将身体盘着，俗称"棋盘蛇"，为有毒蛇类。

【产地】 主产于浙江、江西、福建、湖南、广东等省。

【采收加工】 多于夏、秋二季捕捉，剖开蛇腹，除去内脏，洗净，用竹片撑开腹部，盘成圆盘状，干燥后拆除竹片，习称"蕲蛇鲞"；捕捉后剖开蛇腹，除去内脏，洗净，直接盘成圆盘状干燥，习称"蕲蛇棍"。

【性状鉴别】 呈圆盘状，盘径17~34cm，体长可达2m。头在中间稍向上，呈三角形而扁平，吻端向上，习称"翘鼻头"。上腭有管状毒牙，中空尖锐。背部两侧各有黑褐色与浅棕色组成的"V"形斑纹17~25个，其"V"形的两上端在背中线上相接，习称"方胜纹"，有的左右不相接，呈交错排列。腹部撑开或不撑开，灰白色，鳞片较大，有黑色类圆形的斑点，习称"连珠斑"；腹内壁黄白色，脊椎骨棘突较高，呈刀片状上突，前后椎体下突基本同形，多为弯刀状，向后倾斜，尖端明显超过椎体后隆面。尾部骤细，末端有三角形深灰色的角质鳞片1枚，习称"佛指甲"。气腥，味微咸。（图16-38、图16-39）

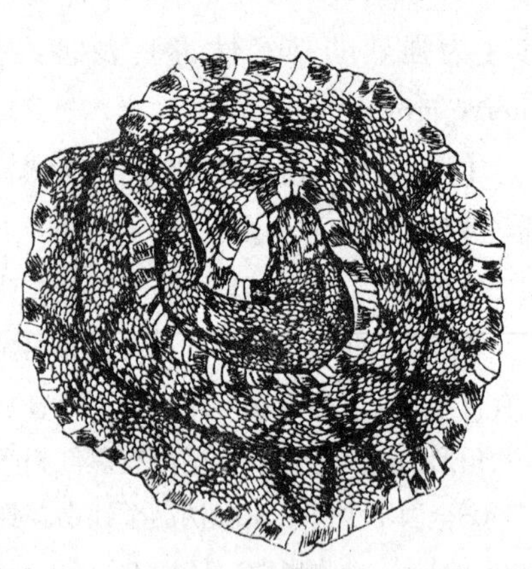

图 16-38　蕲蛇

以头尾齐全、条大、花纹明显、内壁洁净者为佳。

饮片　呈段状，长2~4cm，背部呈黑褐色，表皮光滑，有明显的鳞斑，可见不完整的方胜纹。腹部可见白色肋骨，呈黄白色、淡黄色或黄色。断面中间可见白色菱形的脊椎骨，脊椎骨的棘突较高，棘突两侧可见淡黄色的肉块，棘突呈刀片状上突，前后椎体下突基本同形，多为弯刀状。肉质松散，轻捏易碎。气腥，味微咸。

【显微鉴别】 背鳞外表面：鳞片呈深棕色或黄棕色，密布乳头状突起，乳突呈类三角形、类卵形或不规则形，内含颗粒状色素。此特征为本品粉末鉴定的重要依据。

背鳞横切面：部分真皮和表皮向外乳头状突出，使外表面呈波浪形，突起部的真皮含较多色素。内表面较平直，无乳头状突起。（图 16-40）

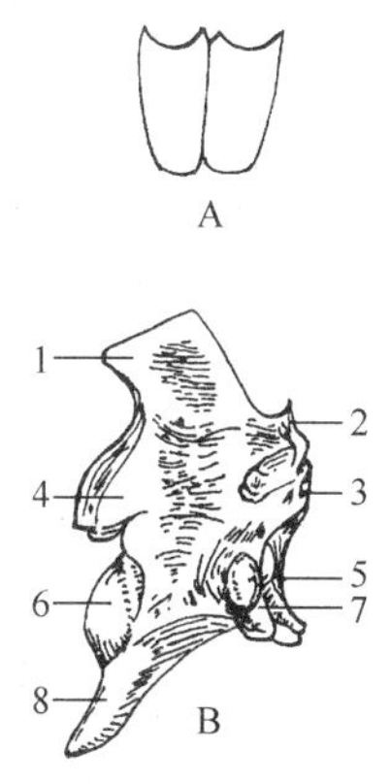

图 16-39　蕲蛇骨骼

A. 鼻骨背面观　B. 躯椎侧面观

1. 棘突　2. 椎弓突　3. 前关节突　4. 后关节突　5. 横突　6. 椎体后隆面　7. 肋关节面　8. 椎体下突

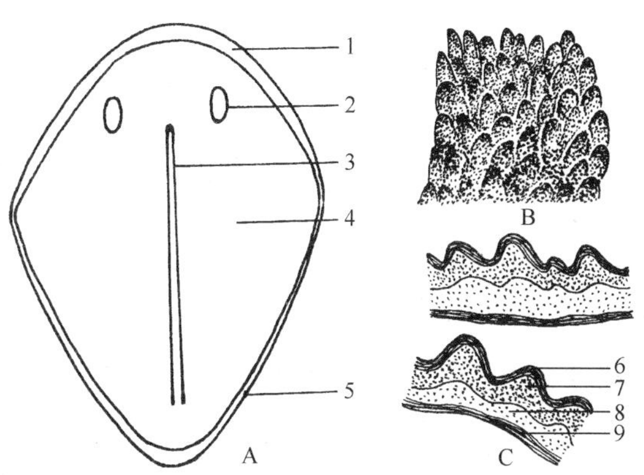

图 16-40　蕲蛇背鳞外表面、横切面

A. 外表面　B. 外表面乳突　C. 背鳞横切面

1. 游离端　2. 端窝　3. 脊纹　4. 乳突　5. 基部　6. 外表皮　7. 色素　8. 真皮　9. 内表皮

【成分】 蛇体主含蛋白质、脂肪、氨基酸等。头部毒腺中含多量出血性毒，少量神经性毒，微量的溶血成分及促进血液凝固成分。

蛇毒为乳白色半透明的黏稠液体。主含凝血酶样物质、酯酶及三种抗凝血活酶。尚含鸟嘌呤核苷及无机元素 Zn、Mn、Fe、Ca、Mg、Cu、Mo、Co、P、Si 等。

【生物鉴别】 按《中国药典》采用聚合酶链式反应法。取本品及对照药材各 0.5g，分别提取 DNA，制成供试品溶液和模板 DNA 的对照药材溶液，取上述两种溶液进行 PCR 扩增，采用琼脂糖凝胶电泳法，供试品与对照药材 PCR 反应液的上样量分别为 8μL，DNA 分子量标记上样量为 2μL（0.5μg/μL），进行电泳。取电泳后凝胶片在凝胶成像仪上或紫外透射仪上检视，供试品凝胶电泳图谱中，在与对照药材凝胶电泳图谱相应的位置上，在 300~400bp 应有单一 DNA 条带。

【检查】 饮片水分不得过 14.0%。

【浸出物】 按醇溶性浸出物热浸法测定，稀乙醇浸出物不得少于 10.0%，饮片不得少于 12.0%。

【功效】 性温，味甘、咸；有毒。祛风，通络，止痉。

【附注】 蕲蛇的混淆品和伪劣品主要有：滑鼠蛇 *Ptyas mucosus*（Linnaeus）、烙铁头 *Trimeresurus mucrosquamatus*（Cantor）、山烙铁头 *T. monticola* Güenther、蝮蛇 *Agkistrodon halys*（Pallas）等。主要从原动物形态（带皮者）和骨骼形态（去皮者）以及骨骼的组织特征方面加以鉴别，必要时配以蛋白电泳和紫外光谱等理化方法。同时还应注意鉴别劣质蕲蛇（死后变质的蕲蛇加工干燥品）、掺假蕲蛇（鲜蕲蛇剖腹后在蛇身皮下掺入异物再盘圆定形）和假冒蕲蛇（利用餐厅食用蕲蛇去掉的头、皮、尾，贴在去头皮尾的杂蛇身上，定形干燥）。

乌梢蛇

Zaocys

《开宝本草》载有乌蛇，《本草纲目》释名为乌梢蛇。马志谓："背有三棱，色黑如漆，性善，不噬物。"苏颂谓："其身乌而光，头圆尾尖，眼有赤光。……作伪者用他蛇熏黑，亦能乱真，但眼不光耳。"寇宗奭谓："乌蛇脊高，世称剑脊乌梢，尾细长。"李时珍认为剑脊细尾者为上。可见古今所用乌梢蛇的品种是一致的。

【来源】为游蛇科（Colubridae）动物乌梢蛇 *Zaocys dhumnades*（Cantor）的干燥体。

【动物形态】体长可达2m左右。鼻孔大，椭圆形，位于两鼻鳞间。鼻间鳞宽大于长。眼大；眼后鳞2片。上唇鳞8片，第4、5两片入眼。下唇鳞9~11片，第6片最大。背鳞前段为16行，后段为14行。从颈的后部起背中央有2~4行鳞片起棱。腹鳞186~205片。肛鳞2裂。尾下鳞101~128对。体背青灰褐色，各鳞片的边缘黑褐色。背中央的2行鳞片黄色或黄褐色，其外侧的2行鳞片呈黑色纵线。腹面灰白色。(图16-41)

【产地】主产于浙江、江苏、安徽、江西等省。

【采收加工】多于夏、秋二季捕捉，剖开蛇腹或先剥去蛇皮留头尾，除去内脏，盘成圆盘状，干燥。

【性状鉴别】呈圆盘状，盘径约16cm。表面黑褐色或绿黑色，密被菱形鳞片；背鳞行数成双，背中央2~4行鳞片强烈起棱，形成两条纵贯全体的黑线，习称"通筋"。头盘在中间，扁圆形，眼大而下凹陷，有光泽。上唇鳞8枚，第4、5枚入眶，颊鳞1枚，眼前下鳞1枚，较小，眼后鳞2枚。脊部高耸成屋脊状，俗称"剑脊"。腹部剖开，边缘向内卷曲，脊肌肉厚，黄白色或淡棕色，可见排列整齐的肋骨。尾部渐细而长，习称"铁线尾"，尾下鳞双行。剥皮者仅留头尾之皮鳞，中段较光滑。气腥，味淡。(图16-42)

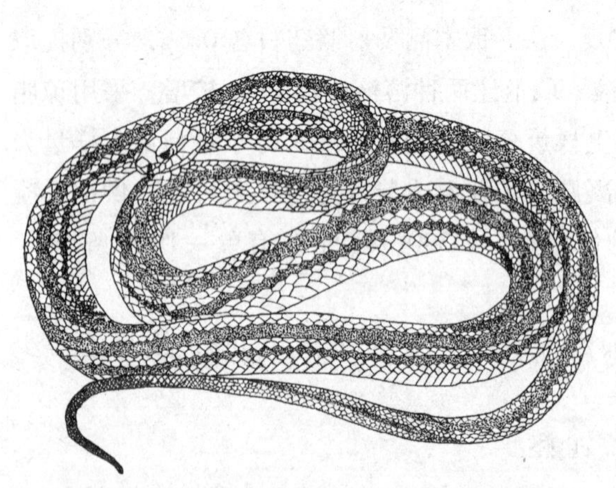

图16-41 乌梢蛇 *Zaocys dhumnades*（Cantor）

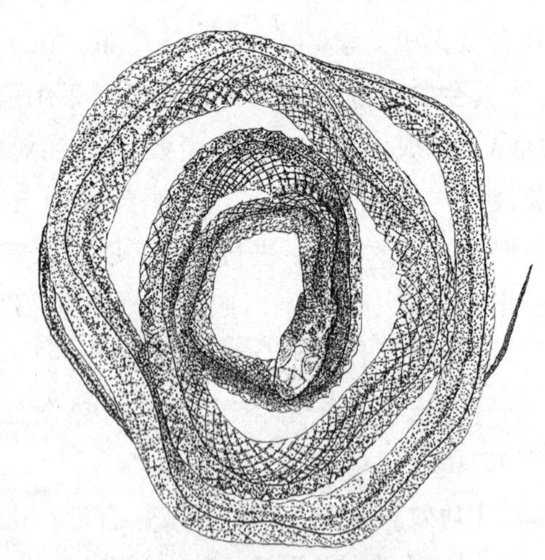

图16-42 乌梢蛇

以头尾齐全、皮黑肉黄、质坚实者为佳。

饮片 呈半圆筒状或圆槽状的段，长2~4cm。背部黑褐色或灰黑色，腹部黄白色或浅棕色，脊部隆起呈屋脊状，脊部两侧各有2~3条黑线，肋骨排列整齐，肉淡黄色或浅棕色。有的可见尾部。质坚硬、气腥、味淡。

去蛇皮药材的骨骼鉴别法：躯椎侧面观，棘突高，前后缘较平直。前关节突上的关节面在基部上角，前后椎体下突形状极不相同，即前部椎骨的椎体下突较长，竖刀状，尖端略超过椎体的后隆面，以后逐渐变短，至中部椎骨的椎体下突成棱脊状。脉突侧面观呈马蹄形，左右两片向中线弯曲，彼此靠合。（图 16-43）

【显微鉴别】背鳞外表面：鳞片呈黄棕色，具纵直条纹，条纹间距 13.7~27.4μm，沿鳞片基部至先端方向径向排列，内含色素斑。此特征为本品粉末鉴定的重要依据。

背鳞横切面：内、外表皮均较平直，真皮不向外方突出，真皮中色素较多。（图 16-44）

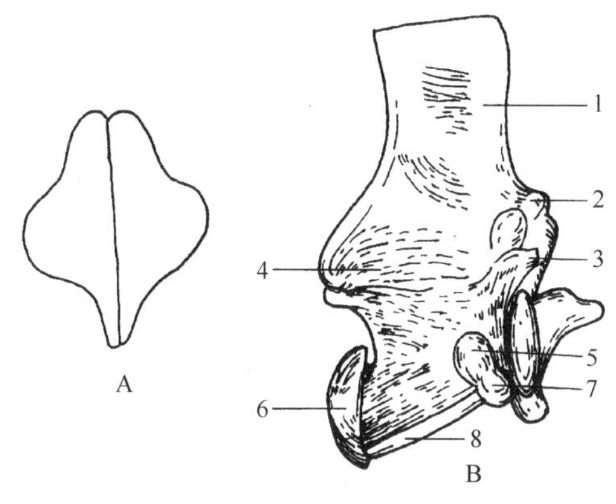

图 16-43 乌梢蛇骨骼

A. 鼻骨背面观 B. 躯椎侧面观

1. 棘突 2. 椎弓突 3. 前关节突 4. 后关节突 5. 横突 6. 椎体后隆面 7. 肋关节面 8. 椎体下突

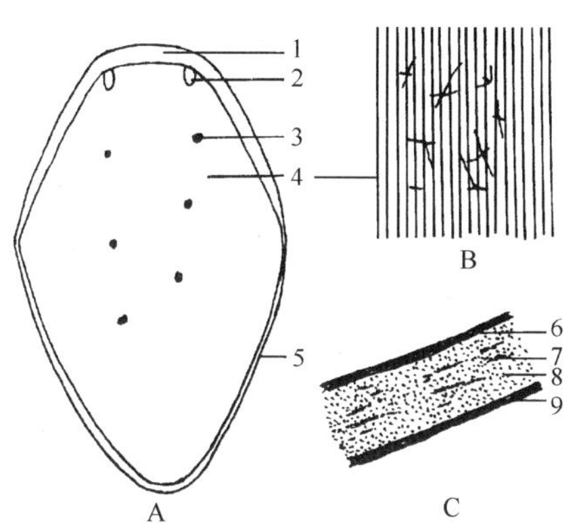

图 16-44 乌梢蛇背鳞外表面和横切面

A. 背鳞外表面 B. 背鳞外表面条纹放大 C. 背鳞横切面

1. 游离端 2. 端窝 3. 色素斑 4. 条纹 5. 基部 6. 外表皮 7. 色素 8. 真皮 9. 内表皮

【成分】含蛋白质 22.1%、脂肪 1.7%。含大量的钙、磷、镁等常量元素，铁、锌、锶等微量元素含量也较高；钡的含量达 109.168μg/g，是 10 种药用蛇中含量最高的，应引起注意。

【生物鉴别】按《中国药典》采用聚合酶链式反应法。取本品及对照药材 0.5g，分别提取 DNA，制成供试品溶液和模板 DNA 的对照药材溶液，取上述两种溶液进行 PCG 扩增，采用琼脂糖凝胶电泳法，供试品与对照药材 PCG 反应液的上样量分别为 8μL，DNA 分子量标记上样量为 2μL（0.5μg/μL），进行电泳。取电泳后凝胶片在凝胶成像仪上或紫外投射仪上检视，供试品凝胶电泳图谱中，在与对照药材凝胶电泳图谱相应的位置上，在 300~400bp 应有单一 DNA 条带。

【检查】饮片水分不得过 13.0%。

【浸出物】按醇溶性浸出物热浸法测定，稀乙醇浸出物不得少于 12.0%。

【功效】性平，味甘。祛风，通络，止痉。

【附注】据报道，充乌梢蛇的伪品主要是同科动物十余种，其中主要有锦蛇属锦蛇 *Elaphe carinata*（Güenther）、红点锦蛇 *E. rufodorsata*（Cantor）、黑眉锦蛇 *E. taeniura* Cope、双斑锦蛇 *E. bimaculata* Schmidt；鼠蛇属滑鼠蛇 *Ptyas mucosus*（Linnaeus）、灰鼠蛇 *P. korros*（Schlegel）；连蛇属赤链蛇 *Dinodon rufozonatum*（Cantor）；游蛇属草游蛇 *Natrix stolata*（Linnaeus）等。这些伪品蛇与乌梢蛇的主要区别点在于：背鳞行列都是奇数，而乌梢蛇背部鳞片为偶数列。背鳞也可进行显微鉴别。在无背鳞时可用头骨、躯椎骨比较，或用蛋白电泳、薄层色谱、紫外光谱来鉴别。

鸡内金

Galli Gigerii Endothelium Corneum

本品为雉科（Phasianidae）动物家鸡 *Gallus gallus domesticus* Brisson 的干燥沙囊内壁。全国各

地均产。杀鸡后，取出鸡肫，立即剥取内壁，洗净，干燥。药材呈不规则皱缩的卷片，厚约2mm。表面黄色、黄绿色或黄褐色，薄而半透明，具明显条状皱纹。质脆，易碎，断面角质样，有光泽。气微腥，味微苦。以个大、色黄、完整少破碎者为佳。含胃蛋白酶，淀粉酶，类角蛋白及谷氨酸、精氨酸、天门冬氨酸、缬氨酸等 18 种氨基酸，黄色素。并含维生素 B_1、维生素 B_2、尼克酸、抗坏血酸及锶、钼、钙、铁、镁、铜、锌等无机元素。本品性平，味甘。健胃消食，涩精止遗，通淋化石。有的地区以鸭科动物鸭 *Anas domestica* Linnaeus 的沙囊内壁混作鸡内金用，应注意鉴别。鸭内金多呈碎块，完整者多呈碟形或片状，较厚。外表面暗绿色、紫黑色或黄棕色，棱沟皱纹少，内表面黄白色。断面角质样，无光泽。

熊胆粉

Ursi Fellis Pulvis

【来源】本品为熊科（Ursidae）动物黑熊 *Selenarctos thibetanus* G. Cuvier 经胆囊手术引流胆汁而得的干燥品。

【产地】主产于四川、云南、陕西等省及东北。

【采收加工】将引流所得胆汁经二次过滤，或用减压过滤、低温离心方式除去熊胆汁中的异物，自然干燥、低温干燥或冻干干燥。

【性状鉴别】呈不规则片块、颗粒或粉末。黄色至深棕色，有的黄绿色或黑褐色，半透明或微透明，有玻璃样光泽。质脆，易吸潮。气清香微腥，味极苦微回甜，有清凉感。

以色金黄、半透明、质松脆、味苦回甜者为佳。

【成分】主含胆汁酸，其中主要为牛磺熊去氧胆酸（tauro-ursodeoxycholic acid）16.3%～39.3%、牛磺鹅去氧胆酸（tauro-chenodeoxycholic acid）13.7%～39.8%及少量的牛磺去氧胆酸（tauro-deoxycholic acid）、牛磺胆酸（tauro-cholic acid）等。此外，还含多种氨基酸、胆甾醇、胆汁色素及 P、Ca、Mg、Fe 等多种无机元素。

牛磺熊去氧胆酸和牛磺鹅去氧胆酸经水解后生成牛磺酸和熊去氧胆酸、鹅去氧胆酸。熊去氧胆酸为熊胆特有的成分，有较强的解痉作用和溶解胆结石作用；鹅去氧胆酸也有溶解胆结石作用。

熊去氧胆酸

【理化鉴别】取本品 10%氢氧化钠水解液，加盐酸调 pH 值至 2~3，用乙酸乙酯提取、蒸干，以乙醇溶解液作为供试品溶液。以胆酸、猪去氧胆酸、熊去氧胆酸、鹅去氧胆酸对照品作对照，分别点于同一硅胶 G 薄层板上，以新鲜配置的异辛烷-乙醚（异戊醚）-冰醋酸-正丁醇-水（10∶5∶5∶3∶1）为展开剂，喷以 10%硫酸溶液，于 105℃烘至斑点显色清晰。供试品色谱中，在与对照品色谱相应位置上，显相同颜色的荧光斑点。

【检查】水分　取迅速研细的本品约 0.3g，精密称定，用减压干燥法测定，减失重量不得过 9.0%。

猪胆　取理化鉴别项下薄层色谱结果观察，供试品色谱中，不得显猪去氧胆酸的斑点。

牛、羊胆汁　取本品甲醇提取液作为供试品溶液，以牛、羊胆作对照，分别点于同一硅胶 G 薄层板上，以异戊醇-冰醋酸-水（18∶5∶3）为展开剂，喷以 10%硫酸溶液，于 105℃烘至斑点

显色清晰。供试品色谱中，在与对照品色谱相应位置上，不得显相同颜色的荧光斑点。

糖　取本品粉末约 10mg，加水 2mL 使溶解，滴加 α-萘酚乙醇溶液（1→50）数滴，摇匀，沿管壁缓缓加入硫酸约 0.5mL，两液接界面不得显紫红色环。

异性有机物　取本品约 10mg，加水 2mL 使溶解，离心或滤取不溶物，置显微镜下观察，不得有植物组织、动物组织或淀粉等。

【含量测定】 按高效液相色谱法测定，本品含牛磺熊去氧胆酸（$C_{26}H_{45}NO_8$）不得少于 23.0%。

【功效】 性寒，味苦。清热，平肝，明目。

【附注】 ①熊胆曾收载于《中国药典》1985 年版及以前各版，规定为熊科动物黑熊 *Selenarctos thibetanus* G. Cuvier 或棕熊 *Ursus arctos* Linnaeus 的干燥胆。熊及相关产品已被列入世界《濒危野生动植物国际贸易公约》，禁止在世界范围内出口贸易，我国已将熊类动物列为二类保护动物。国内天然熊胆已无货上市，少量库存熊胆药材形状为：长扁卵形，上部狭细，下部膨大呈囊状，长 10~20cm，宽 5~10cm。表面灰褐色、黑褐色或棕黄色，微有皱褶，囊皮较薄。囊内含有干燥的胆汁，习称“胆仁”，呈不规则的块状、颗粒状或硬膏状，色泽深浅不一，有金黄色（习称金胆或铜胆）、黑色或黑绿色（习称铁胆或墨胆）、黄绿色（习称菜花胆）者。气清香，味苦。取胆仁粉末少许，投入盛水杯中，即在水面旋转并呈现黄线下沉，短时间内不扩散。以火烧之，起泡而无腥气。以个大、胆仁多、色金黄、半透明、质松脆者为佳。

②引流熊胆与天然熊胆成分基本相同，但天然熊胆在牛磺熊去氧胆酸和牛磺鹅去氧胆酸总量上较高（79.4%），引流熊胆较低（38.1%~54.7%）；天然熊胆中牛磺熊去氧胆酸含量（56.7%~67.3%）远高于牛磺鹅去氧胆酸（11.5%~23.2%），而各种引流熊胆则牛磺鹅去氧胆酸含量普遍高于牛磺熊去氧胆酸。

阿　胶
Asini Corii Colla

本品为马科（Equidae）动物驴 *Equus asinus* L. 的干燥皮或鲜皮，经煎煮、浓缩制成的固体胶。主产于山东东阿及浙江等地。此外，河北、北京、天津等省市亦产。将驴皮漂泡，去毛，切成小块，再漂泡洗净，分次水煎，滤过，合并滤液，用文火浓缩（可分别加入适量黄酒、冰糖和豆油）至稠膏状，冷凝，切块，晾干。药材呈长方形块、方形块或丁状，棕色至黑褐色，有光泽。质硬而脆，断面光亮，碎片对光照视呈棕色半透明状。气微，味微甘。以色匀、质脆、半透明、断面光亮、无腥气者为佳。阿胶主含明胶蛋白（glutin），水解可产生多种氨基酸，如甘氨酸、脯氨酸、谷氨酸、精氨酸、丙氨酸等，其中以甘氨酸含量最高。此外，尚含约 20 种无机元素：K、Na、Ca、Mg、Fe、Cu 等，以 Fe 含量较高。本品铅不得过 5mg/kg，镉不得过 0.3mg/kg，砷不得过 2mg/kg，汞不得过 0.2mg/kg，铜不得过 20mg/kg。本品性平，味甘。补血滋阴，润燥，止血。①用猪皮熬制所得的“新阿胶”，呈方块状，表面棕褐色，对光照视不透明，断面不光亮。于水中加热熔化，液面有一层脂肪油，具肉皮汤味。成分与阿胶相似。疗效亦与阿胶相似。②常见伪品为用多种动物的皮熬制成的胶块，其与阿胶的主要区别为：表面黑褐色，光泽差，质硬韧，不易破碎，碎块断面色暗而无光亮，易发软黏合，带腥臭气。加沸水搅拌溶解后，溶液呈暗红棕色，混浊，静置后溶液变稠，10%水溶液温度降至不到 10℃即凝固。正品阿胶水溶液呈红茶色，透明，清而不浊，10%水溶液在 5~10℃下放置亦不凝固。

麝　香
Moschus

本品载于《神农本草经》，列为上品。《名医别录》载：“麝生中台山谷，及益州、雍州山

中。春分取香，生者益良。”陶弘景谓：“麝形似獐而小，黑色，常食柏叶，又啖蛇。其香正在阴茎前皮内，别有膜袋裹之。”李时珍曰：“麝之香气远射，故谓之麝。……麝居山，獐居泽，以此为别。”雷敩谓：“凡使麝香，用当门子尤妙。”据考证，古代麝香的原动物为林麝和马麝。

【来源】 为鹿科（Cervidae）动物林麝 *Moschus berezovskii* Flerov、马麝 *M. sifanicus* Przewalski 或原麝 *M. moschiferus* Linnaeus 成熟雄体香囊中的干燥分泌物。

【动物形态】 林麝　身长 70~80cm，肩高小于 50cm。头部较小，雌雄均无角，耳直立，眼圆大，吻端裸露，雄性上犬齿特别发达，长而尖，露出唇外，向下微弯，雌性犬齿细小，不露出唇外。后肢比前肢长。尾短，隐于臀毛内。成熟雄麝腹部在脐和阴茎之间有麝香腺，呈囊状，外部略隆起，香囊外面被稀疏的细短毛，皮肤外露。全身橄榄褐色并有橘红色泽，体后部褐黑色。幼麝背面有斑点，成体背面无斑点。体上单毛基部铅灰色，上部棕褐，近尖端为一黄色或锈红色环。（图 16-45、图 16-46）

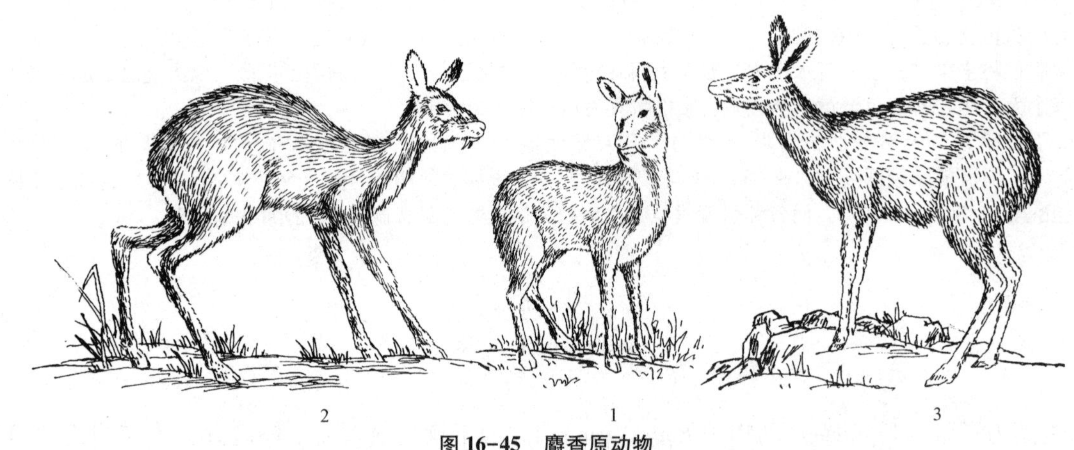

图 16-45　麝香原动物

1. 林麝 *Moschus berezovskii* Flerov　2. 马麝 *Moschus sifanicus* Przewalski

3. 原麝 *Moschus moschiferus* Linnaeus

马麝　身长 85~90cm，肩高 50~60cm，吻长，成体全身沙黄褐色，臀部色较深，无斑点，颈背有栗色斑块，上有少数模糊黄点，颌、颈下黄白色。体背面毛基部铅灰色，向上渐淡褐，近尖端有一橘色或黄色环，毛尖褐色。（图 16-46）

原麝　身长 85cm 左右，吻显著短。全身暗褐色，成体背面有肉桂黄色斑点，多排成 6 行。下颌白色，在颈下向后呈两条白带纹至肩膊处。体毛基部铅灰色，在尖端部分变褐色，近尖端处有一白环。（图 16-46）

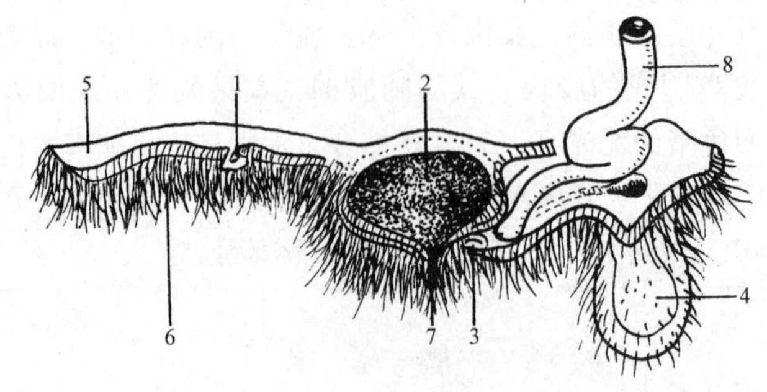

图 16-46　雄麝的香囊着生部位

1. 肚脐　2. 香囊　3. 尿道口　4. 阴囊

5. 腹皮　6. 麝毛　7. 香囊开口　8. 阴茎

林麝主要分布于四川、甘肃、陕西、西藏、青海、宁夏、湖北、贵州等西南、西北地区，多栖于海拔2400~3800m的多岩石山地的针叶林区，分布数量多，产麝香量大，现已人工饲养。马麝主要分布于青藏高原高寒地带。原麝主要分布于东北大小兴安岭、长白山，安徽大别山、河北的山地混交林或针叶林。

【产地】主产于四川、西藏及云南等省区。四川、陕西、安徽已进行家养繁殖，主要由活麝取香提供商品药材。

【采收加工】野麝多在冬季至次春猎取，捕获后，立即割取香囊，阴干，习称“毛壳麝香”；剖开香囊，除去囊壳，取囊中分泌物，习称“麝香仁”。

家养麝直接从其香囊中取出麝香仁，阴干或用干燥器密闭干燥。

【性状鉴别】毛壳麝香　为扁圆形或类椭圆形的囊状体，直径3~7cm，厚2~4cm。开口面的革质皮棕褐色，略平，密生灰白色或灰棕色短毛，从两侧围绕中心排列，中央有1小囊孔。另一面为棕褐色略带紫色的皮膜，微皱缩，偶显肌肉纤维，略有弹性；剖开后，可见中层皮膜呈棕褐色或灰褐色，半透明状；内层皮膜呈棕色，内含颗粒状及粉末状的麝香仁和少量细毛及脱落的内层皮膜（习称“银皮”）。有特异香气。(图16-47)

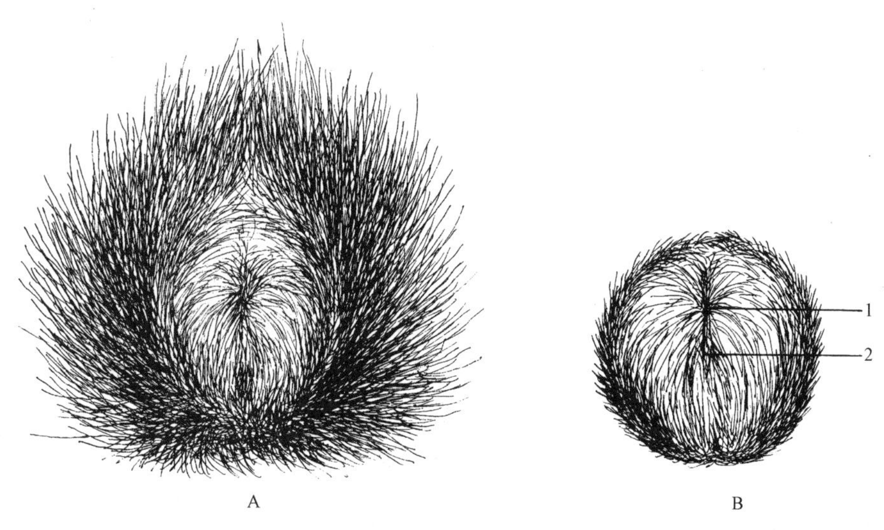

图16-47　麝香（毛壳麝香）

A. 未修边剪毛　B. 已修边剪毛

1. 囊孔　2. 尿道口

以饱满、皮薄、仁多、捏之有弹性、香气浓烈者为佳。

麝香仁　野生品质柔，油润，疏松；其中呈不规则圆球形或颗粒状者习称“当门子”，表面多呈紫黑色，微有麻纹，油润光亮，断面黄棕色或深棕色；粉末状者多呈棕褐色或黄棕色，并有少量脱落的内层皮膜和细毛。饲养品呈颗粒状、短条形或不规则团块；紫黑色或深棕色，表面不平，显油性，微有光泽，并有少量脱落的内层皮膜和毛。气香浓烈而特异，味微辣、微苦带咸。

以当门子多，颗粒色紫黑，粉末色棕褐，质柔润，香气浓烈者为佳。

【显微鉴别】麝香仁粉末棕褐色或黄棕色。呈淡黄色或淡棕色团块，由不定形颗粒状物集成，半透明或透明。团块中包埋或散在有方形、柱形、八面体或不规则的晶体。并可见圆形油滴，偶见毛及脱落的内层皮膜组织，无色或淡黄色，半透明，有纵皱纹，有时附油滴及结晶。(图16-48)

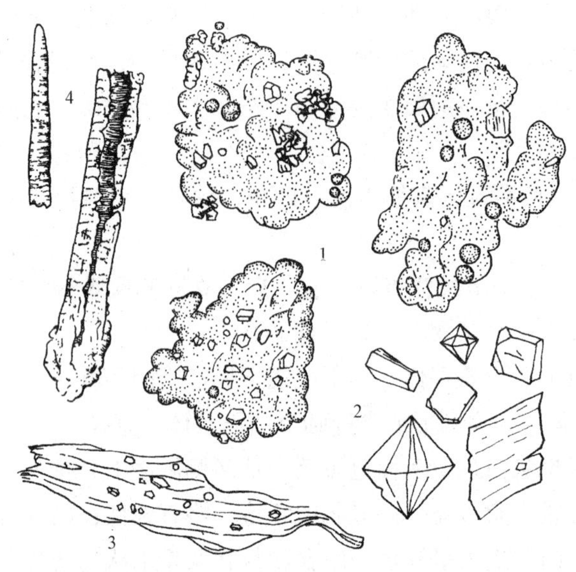

图 16-48 麝香粉末

1. 分泌物团块 2. 晶体 3. 表皮组织碎片 4. 麝毛

电镜观察：麝香仁的基本结构为无数均一致密的颗粒，直径 3~3.5nm，表面粗糙。3~5(9)个颗粒结成短链，非直线排列，交叉或不交叉。它们普遍存在于板层结构中与板层结构外（板层结构是麝香特有的组成部分，它由一些具膜的亚单位组成；条宽 120~210nm，条间距离在 13nm 以上，有的分离很远；紧邻的两条，其膜在互相融合的部位彼此通连；此种条状亚单位有时亦以松散或曲折的状态存在，但在条内和条外的基本结构完全相同）。未见光镜下的结晶。

【成分】含大环酮类化合物：主为麝香酮［muscone，为 R-(L)3-甲基环十五酮］，含量 0.93%~4.12%，具特异强烈香气，为主要活性成分。另含少量降麝香酮（normuscone），3-甲基环十三酮，环十四酮等。还含有蛋白质和多肽、氨基酸、生物碱类化合物、甾体化合物。此外，尚含脂肪酸、胆甾醇、麝香酯、尿囊素、尿素和无机成分（硫酸盐、磷酸盐和碳酸盐等）。

$$\begin{array}{l} (CH_2)_{12}\text{—}CH\text{—}CH_3 \\ \;\;| \qquad\qquad\;\; | \\ CO \text{———} CH_2 \end{array}$$

麝香酮

【理化鉴别】①取毛壳麝香，用特制槽针从囊孔插入，转动槽针，撮取麝香仁，立即检视，槽内的麝香仁应有逐渐膨胀高出槽面的现象，习称“冒槽”。麝香仁油润，颗粒疏松，无锐角，香气浓烈。不应有纤维等异物或异常气味。

②取麝香仁粉末少量，置手掌中，加水润湿，手搓之能成团，再用手指轻揉即散，不应沾手、染手、顶指或结块。

③取麝香仁少量，撒于炽热坩埚中灼烧，初则迸裂，随即熔化膨胀起泡似珠，香气浓烈四溢，灰化后呈白色或灰白色残渣，应无毛、肉焦臭；无火焰或火星出现。灰化后，残渣呈白色或灰白色。

④取本品照《中国药典》含量测定项下的方法试验，供试品色谱中应呈现与对照品麝香酮保留时间相同的色谱峰。

【检查】本品不得检出动植物组织、矿物和其他掺伪物。不得有霉变。总灰分不得过 6.5%，干燥失重不得过35.0%。

【含量测定】 按《中国药典》采用气相色谱法测定，本品含麝香酮（$C_{16}H_{30}O$）不得少于2.0%。

【功效】 性温，味辛。开窍醒神，活血通经，消肿止痛。

【附注】 ①在商品毛壳麝香和麝香仁中均发现有掺伪品：动物的肌肉、肝脏、血块、蛋黄粉、奶渣等；植物性的儿茶粉、淀粉、锁阳粉、桂皮粉、大豆粉、丁香粉、地黄粉、海金沙等；矿物雄黄、赤石脂、铅粉、铁末、砂石等。以上掺伪品用显微鉴别和理化鉴别方法均能与真品麝香区分。

②与麝香类似的化学成分和药理作用的有灵猫香和麝鼠香两种。

灵猫香：为灵猫科（Viverridae）动物大灵猫 *Viverra zibetha* Linnaeus 及小灵猫 *Viverricula indica* Desmarest 香囊中成熟腺细胞的分泌物。主要药用为小灵猫的香囊分泌物，含香猫酮（zibetone）、香猫醇（zibetol）及降麝香酮（环十五烷酮）等。为蜂蜜样的稠厚液，呈白色或黄白色，存放日久则色泽渐变，由黄色最终变成褐色，呈软膏状，具麝香样气味。陈藏器谓：灵猫“其阴如麝，功亦相似”。

麝鼠香：为田鼠科（Microtineae）动物麝鼠 *Ondatra zibethica* L. 雄性香囊中的分泌物。具有类似麝香的特殊香气。含有与天然麝香相同的麝香酮、降麝香酮、5-顺式环十五烯酮等大环化合物。另含脂肪酸22种，酯类19种，无机元素14种及甾类化合物30种。研究表明，麝鼠香具有抗炎、抑菌、抗应激、耐缺氧、降低心肌耗氧量、降血压、减慢心率、促进生长及同化类固醇与雄激素等作用，治疗冠心病有较好的疗效。麝鼠原产北美洲，其香也称“美国麝香”。

鹿 茸

Cervi Cornu Pantotrichum（附：鹿角、鹿角霜、鹿角胶）

本品始载于《神农本草经》，列为中品。《名医别录》载：“四月、五月解角时取，阴干，使时燥。”苏恭曰：“鹿茸，夏收之，阴干，百不收一，且易臭，惟破之火干大好。”寇宗奭谓：“茸，最难得不破及不出却血者。益其力尽在血中，猎时多有损伤故也。此以如紫茄者为上，名茄子茸，取其难得耳；然此太嫩，血气未具，其实少力。坚者又太老，惟长四五寸，形如分歧马鞍，茸端如玛瑙红玉，破之肌如朽木者最善。”李时珍谓：“鹿，处处山林中有之。马身羊尾，头侧而长，高脚而行速。牡者有角，夏至则解。大如小马，黄质白斑，俗称马鹿。”根据描述和附图，李时珍所述马鹿更似当今的梅花鹿。

【来源】 为鹿科动物梅花鹿 *Cervus nippon* Temminck 或马鹿 *Cervus elaphus* Linnaeus 的雄鹿未骨化密生茸毛的幼角。前者习称“花鹿茸（黄毛茸）”，后者习称“马鹿茸（青毛茸）”。

【动物形态】 梅花鹿　身长1.5m左右，肩高0.9~1m，雄鹿有角，雌鹿无角。雄鹿出生后6~8个月额骨表皮隆起，内有骨突起，称为稚角；出生后第二年稚角延长生长，称为初生角，不分叉；生后第三年所生的角具1~2个枝叉；其后每年早春脱换新角，增生一叉，最多至4~5枝叉。耳稍大，直立。四肢细长，前2趾有蹄。尾短。夏毛薄，为棕黄色或红棕色，冬毛厚密，为褐色或栗棕色；有棕色或黑褐色背中线，体两侧有白斑纵列，状若梅花，腹下、四脚及尾内侧为白色；臀斑白色并围绕黑色毛带。（图16-49）

常群栖于山地草原及林边。主要分布于东北及华北。现多为人工饲养。

马鹿　体形高大，体长2m左右，肩高约1.3m。角通常分6叉，最多能分8叉。夏毛红褐色，臂部有一褐色大斑，只有幼鹿身上有斑点，成鹿无白斑。（图16-49）

栖息于高山森林草原。分布于东北、西北、西南及内蒙古。野生或饲养。

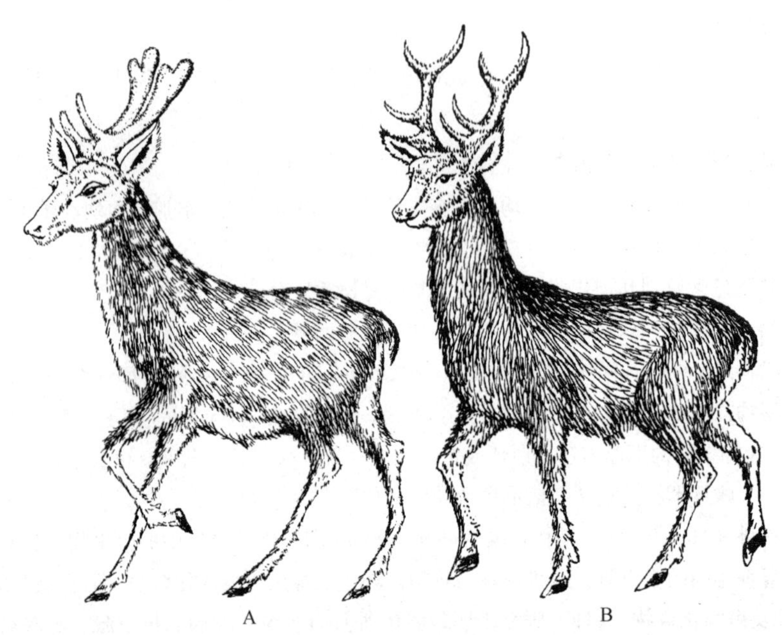

图 16-49　鹿茸原动物

A. 梅花鹿 *Cervus nippon* Temminck　B. 马鹿 *Cervus elaphus* Linnaeus

【产地】 花鹿茸主产于吉林，辽宁、黑龙江、河北、四川等省亦产，品质优。马鹿茸主产于黑龙江、吉林、内蒙古、新疆、青海等省区，东北产者习称“东马鹿茸”，品质较优；西北产者习称“西马鹿茸”，品质较次。现均有人工饲养。

【采收加工】 分锯茸和砍茸两种方法。

锯茸　一般从三岁的鹿开始锯取，二杠茸每年采收两次，第一次多在清明后，即脱盘后45~50天（头茬茸），采后50~60天锯第二次（二茬茸）；三岔茸只收一次，在6月下旬~7月下旬。锯下的花鹿茸用钉扎口，进行排血、洗茸、煮烫和干燥等加工。马鹿茸加工方法不同处是煮烫时不要求排血，煮烫和干燥时间比花鹿茸要长。鹿茸的干燥方法有多种，如阴干、风干、烘干（用烤箱、电热干燥箱、远红外干燥箱、微波干燥箱）、真空冷冻干燥等。

为保持鹿茸的有效成分，常将锯茸加工成带血茸。即将锯下的鹿茸，用二枚铁钉钉在锯口上约1cm的地方，在锯口上撒一薄层面粉，或用茸血与面粉调成的糊状涂在锯口上，然后用烧红的烙铁烫封锯口，使茸血不流出，烘干或真空冷冻干燥。

砍茸　一般用于老鹿、病鹿、伤残鹿。将鹿头砍下，再将茸连脑盖骨锯下，刮净残肉，绷紧脑皮，进行煮烫、阴干等加工。

【性状鉴别】 花鹿茸　①锯茸：呈圆柱状分枝，具一个分枝者习称“二杠”，又分“头茬茸”和“二茬茸”，“头茬茸”主枝习称“大挺”，长17~20cm，锯口直径4~5cm，离锯口约1cm处分出侧枝，习称“门庄”，长9~15cm，枝顶钝圆，较主枝（大挺）略细。外皮红棕色或棕色，多光润，表面密生红黄色或棕黄色细茸毛，上端毛密，下端较疏，分岔间具1条灰黑色筋脉，习称“虎口线”，皮茸紧贴。锯口面黄白色，中部密布细孔，外围无骨质。体轻。气微腥，味微咸。二茬茸（再生茸）和头茬茸近似，但主枝长而不圆或下粗上细，下部有纵棱筋，皮灰黄色，茸毛较粗糙，锯口外围多已骨化。体较重，无腥气。具二个分枝者习称“三岔”，主枝长23~33cm，直径较二杠细，略呈弓形而微扁，枝端略尖，下部有纵棱筋及突起小疙瘩。皮红黄色，茸毛较稀

而粗。锯口外围略显骨化。体轻。气微腥，味微咸。（图16-50）

②砍茸：花鹿茸为带头骨的茸，茸形与锯茸相同，亦分二杠或三岔等规格。两茸相距约7cm，脑骨前端平齐，后端有1对弧形骨，习称“虎牙”。脑骨白色，外附头皮，皮上密生茸毛。气微腥，味微咸。（图 16-50）

马鹿茸　较花鹿茸粗大，分枝较多，侧枝 1 个者习称“单门”，2 个者习称“莲花”，3 个者习称“三岔”，4 个者习称“四岔”或更多。其中以莲花、三岔为主。按产地不同分为东马鹿茸和西马鹿茸：东马鹿茸“单门”大挺长 25～27cm，直径约3cm。外皮灰黑色，茸毛灰褐色或灰黄色，锯口面外皮较厚，灰黑色，中部密布细孔，质嫩；莲花大挺长达 33cm，下部有纵筋，锯口面蜂窝状小孔稍大；三岔皮色深，质较老；四岔茸毛粗而稀，大挺下部具棱筋及疙瘩，分枝顶端多无毛，习称“捻头”。西马鹿茸大挺长 30～100cm，多不圆，顶端圆扁不一，表面有棱，多抽缩干瘪，分枝较长而弯曲，茸毛粗长，灰色或黑灰色。锯口色较深，常见骨质。气腥臭，味咸。（图 16-50）

均以茸形粗壮、饱满、皮毛完整、质嫩、油润、无骨棱、无钉者为佳。

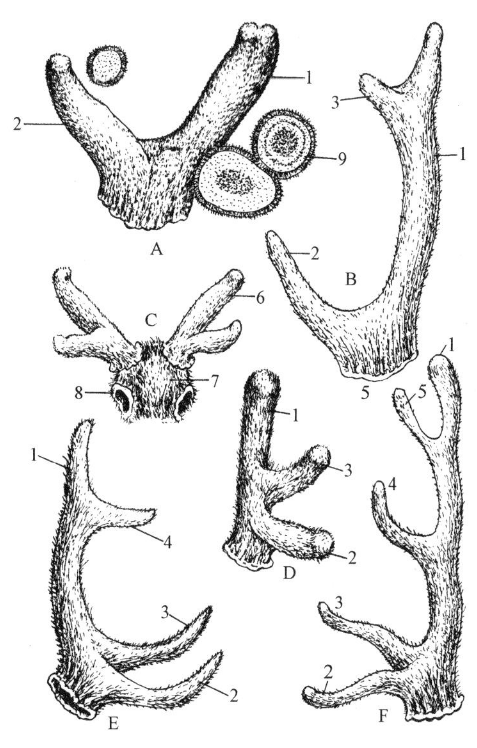

图 16-50　鹿茸

A. 花鹿茸（二杠）和鹿茸片　B. 花鹿茸（三岔）
C. 梅花鹿砍茸　D. 马鹿茸（莲花）
E. 马鹿茸（三岔）　F. 马鹿茸（四岔）
1. 主枝（大挺）　2. 第一侧枝（门庄）
3. 第二侧枝　4. 第三侧枝　5. 第四侧枝
6. 鹿茸　7. 脑盖骨　8. 眉棱骨　9. 鹿茸片

饮片　花鹿茸片：花鹿茸尖部切片习称“蜡片”，为圆形薄片，表面浅棕色或浅黄白色，半透明，微显光泽；外皮无骨质，周边粗糙，红棕色或棕色；质坚韧；气微腥，味微咸。上部的切片习称“粉片”，切面黄白色或粉白色，中间有极小的蜂窝状细孔。中部切片习称“血片”，切面红棕色，中间有蜂窝状细孔。下部习称“老角片”，为圆形或类圆形厚片，表面粉白色或浅白色，中间有蜂窝状细孔，外皮无骨质或略具骨质，周边粗糙，红棕色或棕色，质坚脆。（图16-50）

马鹿茸片：“蜡片”为圆形薄片，表面灰黑色，中央米黄色，半透明，微显光泽，外皮较厚，无骨质，周边灰黑色，质坚韧，气微腥，味微咸。“粉片”“血片”为圆形或类圆形厚片，表面灰黑色，中央米黄色或红棕色，有细蜂窝状小孔，外皮较厚，无骨质或略具骨质，周边灰黑色，质坚脆，气微腥，味微咸。“老角片”中间蜂窝状小孔少，边缘骨质厚。

【显微鉴别】横切面：①由外皮和骨小梁构成。②外皮主要由表皮层和真皮层构成。③表皮层包括半透明角质层、鳞状细胞层、颗粒细胞层。细胞胞质突起成颗粒状，外部颜色稍浅，细胞呈扁圆形至圆形；内部颜色较深，细胞呈卵圆形。其长轴与外部细胞长轴垂直。染色后，外部细胞粉白色，细胞核蓝紫色；内部细胞粉红色。④真皮包括乳头层、网状层和胶原纤维层。外皮有附属器官毛干、毛囊、汗腺及皮脂腺。其中毛干细胞呈鳞片状。皮脂腺细胞在染色前轮廓不清，呈半透明团块；染色后，细胞粉红色，呈类圆形或多角形，细胞核蓝紫色。⑤外皮和骨小梁之间有 2～6 层半透明的梭形细胞，排列密集，染色后，细胞核明显。⑥靠近梭形

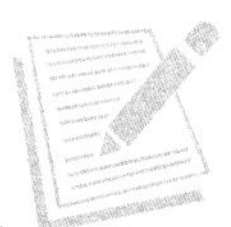

细胞的骨小梁间隙中有血痕。骨小梁上有黑色骨陷窝和骨小管。骨陷窝排列不规则，骨小管常由骨陷窝内伸出，呈弯曲状，并与邻近骨陷窝的骨小管衔接。染色后，骨小梁粉红色，骨陷窝和骨小管紫红色。但未见骨板。靠近中心部位，骨陷窝逐渐增多，骨小梁间隙中血痕逐渐减少，形成空洞。纵切面可见骨小梁与骨小梁间隙呈条状交替排列。(图 16-51)

粉末：淡黄色。①表皮角质层表面颗粒状；茸毛脱落后的毛窝呈圆洞状。②毛茸多碎断，毛干中部直径 13~50μm，表面由扁平细胞（鳞片）呈覆瓦状排列的毛小皮包围，细胞的游离缘指向毛尖，皮质有棕色色素；髓质断续或无。毛根常与毛囊相连，基部膨大作撕裂状。③未骨化组织表面具多数不规则的块状突起物。④骨碎片表面有纵纹及点状孔隙；骨陷窝呈类圆形或类梭形，边缘骨小管呈放射状沟纹。横断面可见大的圆孔洞，边缘凹凸不平。⑤角化梭形细胞多散在。(图 16-52)

【成分】 含神经酰胺（ceramide，约 1.25%），溶血磷脂酰胆碱（lysophosphatidyl choline，LPC），次黄嘌呤（hypoxanthine），尿嘧啶（uracil），磷脂类物质，多胺类物质（精脒、精胺及腐胺），少量雌酮，PGE_2 等多种前列腺素，鹿茸酸水解液含甘氨酸等 17 种氨基酸，氨基酸的总量为 50.13%，其中含有胶原，肽类，多种生长因子（如神经生长因子、表皮生长因子、胰岛素样生长因子、转化生长因子）和多种微量元素等。

其中溶血磷脂酰胆碱有降血压作用；次黄嘌呤、尿嘧啶和磷脂类物质有较强的抑制单胺氧化酶（MAO）活性的功能；多胺类化合物是促进核酸和蛋白质合成的有效成分，在鹿茸尖部多胺含量较高；肽类物质有抗炎活性。

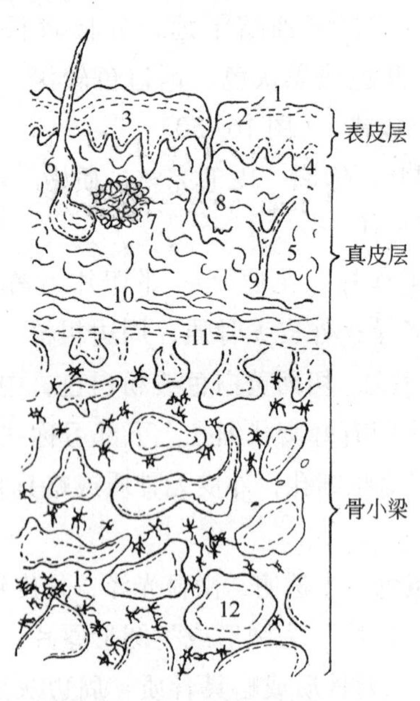

图 16-51 鹿茸横切面

1. 角质层 2. 鳞状细胞层 3. 颗粒油细胞层 4. 乳头层 5. 网状层 6. 毛干、毛囊 7. 皮脂腺 8. 汗腺导管 9. 血管 10. 胶原纤维层 11. 梭形细胞层 12. 骨小梁间隙 13. 骨陷窝

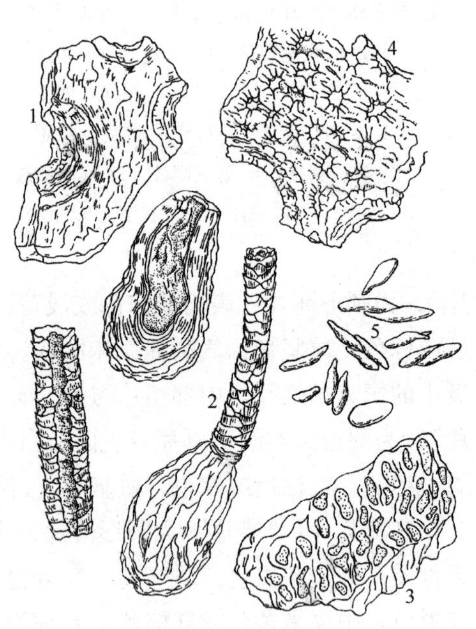

图 16-52 鹿茸粉末

1. 表皮角质层 2. 毛茸 3. 未骨化骨组织碎片 4. 骨碎片 5. 角化梭形细胞

【理化鉴别】 ①取本品粉末 0.1g，加水 4mL，加热 15 分钟，放冷，滤过，取滤液 1mL，加茚三酮溶液 3 滴，摇匀，加热煮沸数分钟，显蓝紫色。另取滤液 1mL，加 10%氢氧化钠溶液 2 滴，摇匀，滴加 0.5%硫酸铜溶液，显蓝紫色。

②取本品加70%乙醇提取液作为供试品溶液，以鹿茸对照药材、甘氨酸对照品作对照，分别点于同一硅胶G薄层板上，以正丁醇-冰醋酸-水（3∶1∶1）为展开剂，喷以2%茚三酮丙酮溶液，在105℃加热至斑点显色清晰。供试品色谱中，在与对照药材色谱相应的位置上，应显相同颜色的主斑点；在与对照品色谱相应的位置上，显相同颜色的斑点。

【功效】性温，味甘、咸。壮肾阳，益精血，强筋骨，调冲任，托疮毒。

【附注】①地区习用药：分布于四川、青海、西藏、云南等省区的白鹿 *Cervus macneilli* Lydekker、白唇鹿 *C. albirostris* Przewalski 和水鹿 *C. unicolor* Kerr 雄鹿未骨化密生茸毛的幼角，分别依次习称"草鹿茸""岩鹿茸""春鹿茸"。

②混淆品：市上有销售的驼鹿茸、驯鹿茸和狍茸。驼鹿茸为鹿科动物驼鹿 *Alces alces* Linnaeus 雄鹿的幼角。与花鹿茸的主要区别是，驼鹿茸较粗大，分叉也较粗壮，长15~30cm，直径约4cm，且后叉扁宽，直径6cm，皮灰黑色，毛长，较粗硬，手摸有粗糙感。驯鹿茸为鹿科动物驯鹿 *Rangifer tarandus* Linnaeus 雄鹿的幼角。与花鹿茸的主要区别是，分枝上分叉较多，单枝长约20cm，直径约2cm，皮灰黑色，毛灰棕色，毛厚，质密，较长而软，断面外皮棕色或灰黑色，中央淡棕红色。狍茸为鹿科动物狍 *Capreolus capredus* L. 雄鹿的幼角。与鹿茸的主要区别是，多见带头盖骨的双茸，分叉简单，通常3叉，全长约20cm，毛长而密生，表面灰棕色或棕黄色，角干部用手触之有纵棱筋及明显的瘤状突起。

③伪品：发现的假鹿茸有：用塑料胶膜制成，形状类似鹿茸的头骨架，外面包裹老鼠皮；或用锯末为原料，加胶黏合捏成商品花鹿茸"二杠"模型，外面再包裹上动物毛皮伪造；亦有用鹿角外粘贴动物毛皮，再横切成薄片伪充鹿茸片出售。以上伪品只要仔细观察，加热水浸泡，胶黏部自然脱落，塑料变软，水溶液染色，必要时配合镜检和理化方法，不难鉴别。

【附】①鹿角　Cervi Cornu

本品为马鹿或梅花鹿已骨化的角或锯茸后翌年春季脱落的角基，分别习称"马鹿角""梅花鹿角""鹿角脱盘"。由于加工不同有解角和砍角之分，解角多为在春季自然脱落者，以春末拾取新脱落的角为佳。由人工砍下的鹿角成对并带有脑骨的称为砍角，习惯认为砍角质优，但现已少用。除去泥沙，风干。马鹿角呈分枝状，常分成4~6枝，全长50~120cm。主枝弯曲，直径3~6cm。基部盘状，具不规则瘤状突起，习称"珍珠盘"，周边常有稀疏细小的孔洞。侧枝多向一面伸展，第一枝与珍珠盘相距较近，与主干几成直角或钝角伸出，第二枝靠近第一枝伸出，习称"坐地分枝"，第三枝与第二枝相距较远。表面灰褐色或灰黄色，无毛，有光泽，中、下部常具疣状突起，习称"骨钉"，并具长短不等的继续纵棱，习称"苦瓜棱"。质坚硬，断面外围骨质，灰白色或微带淡褐色，中部多呈灰褐色或青灰色，具蜂窝状孔。气微，味微咸。梅花鹿角常分成3~4枝，全长30~60cm，直径2.5~5cm。侧枝多向两旁伸展，第一枝与珍珠盘相距较近，第二枝与第一枝相距较远，主枝末端分成两小枝。表面黄棕色或灰棕色，骨钉纵向排列成"苦瓜棱"，顶部灰白色或灰黄色，有光泽。鹿角脱盘盔状或扁盔状，直径3~6cm（珍珠盘直径4.5~6.5cm），高1.5~4cm。表面灰褐色或灰黄色，有光泽，底面平，具蜂窝状孔，多呈黄白色或黄棕色。珍珠盘周边常有稀疏小孔洞。上面略平或呈不规则的半球形。质坚硬，断面外圈骨质，灰白色。含胶质约25%、磷酸钙50%~60%、碳酸钙、磷酸镁及氮化物等。性温，味咸。温肾阳，强筋骨，行血消肿。

②鹿角胶　Cervi Cornus Colla

本品为鹿角经水煎煮、浓缩制成的固体胶。本品呈扁方形块。黄棕色或红棕色，半透明，有的上部有黄白色泡沫层。质脆，易碎，断面光亮。气微，味微甜。性温，味甘、咸。温补肝肾，益精养血。

③鹿角霜　Cervi Cornu Degelatinatum

本品为鹿角去胶质的角块。春、秋二季生产，将骨化角熬去胶质，取出角块，干燥。略呈圆柱形或不规则块状，大小不一。表面灰白色，显粉性，常具纵棱，偶见灰色或灰棕色斑点。质轻而酥，断面外层较致密，白色或灰白色，内层有蜂窝状小孔，灰黄色或灰褐色。有吸湿性。气微，味淡，嚼之有粘牙感。含多量钙质。性温，味咸、涩。温肾助阳，收敛止血。

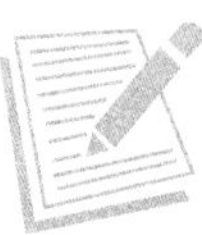

牛　黄

Bovis Calculus（附：人工牛黄、体外培育牛黄）

本品始载于《神农本草经》，列为上品。《名医别录》载："牛黄生陇西及晋地，特牛胆中得之，即阴干百日使燥，无令见日月光。"陶弘景谓："今人多就胆中得之。一子大如鸡子黄，相重叠。药中之贵，莫复过此。"苏颂谓："一子如鸡子黄大，重叠可揭折，轻虚而气香者为佳。然人多伪之，试法但揩摩手指甲上，透甲黄者为真。"可见古代所用牛黄与现今相符。

【来源】为牛科（Bovidae）动物牛 *Bos taurus domesticus* Gmelin 的干燥胆结石。习称"天然牛黄"。在胆囊中产生的称"胆黄"，在胆管和肝管中产生的称"管黄"。

【产地】主产于西北、华北、东北、西南等地区。产于西北及河南的称西牛黄，产于北京、天津、内蒙古及河北的称京牛黄，产于东北的称东牛黄，产于江苏、浙江的称苏牛黄，产于广西、广东的称广牛黄。

【采收加工】宰牛时检查胆囊、胆管及肝管，如有结石，即滤去胆汁，将牛黄取出，除去外部薄膜，阴干。

【性状鉴别】胆黄　多呈卵形、类球形、四方体形或三角形，大小不一，直径 0.6~3(4.5) cm。表面黄红色至棕黄色，有的表面挂有一层黑色光亮的薄膜，习称"乌金衣"，有的粗糙，具疣状突起，有的具龟裂纹。体轻，质酥脆，易分层剥落，断面金黄色，可见细密的同心层纹，有的夹有白心。气清香，味先苦而后甘，入口有清凉感，嚼之易碎，不粘牙。取本品少量，加清水调和，涂于指甲上，能将指甲染成黄色，习称"挂甲"。（图 16-53）

管黄　呈管状，长约 3cm，直径 1~1.5cm，或为破碎的小片。表面不平或有横曲纹，有裂纹及小突起，红棕色或棕褐色。质酥脆，断面有较少的层纹，有的中空，色较深。（图 16-53）

以完整、色棕黄、质酥脆、断面层纹清晰而细腻者为佳。

【显微鉴别】取粉末少许，用水合氯醛试液装片，不加热，置显微镜下观察：不规则团块由多数黄棕色或棕红色小颗粒集成，稍放置，色素迅速溶解，并显鲜明金黄色，久置后变绿色。（图 16-54）

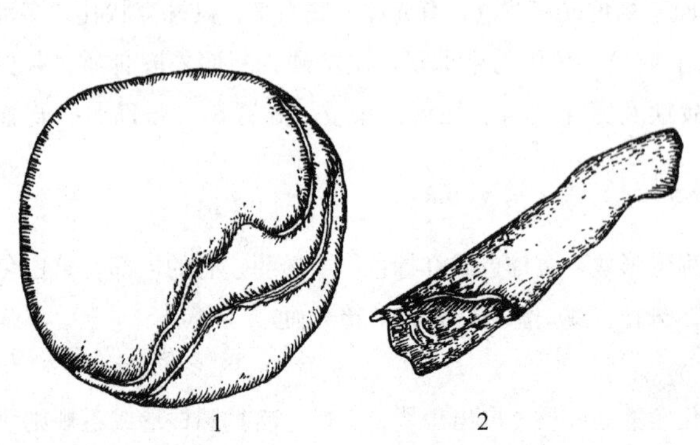

图 16-53　牛黄

1. 蛋黄　2. 管黄

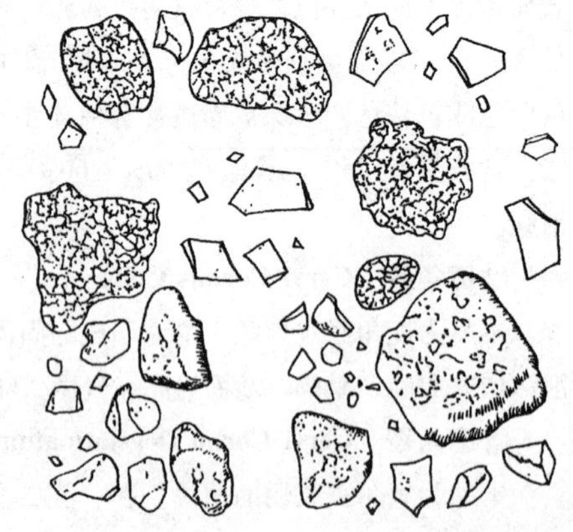

图 16-54　牛黄粉末

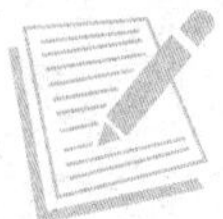

【成分】含胆色素 72%~76%，其中主要为胆红素（bilirubin）及其钙盐，含量为 25%~70%，

还有少量胆绿素。胆汁酸类 7%～10%，包括胆酸、去氧胆酸 0.45%、鹅去氧胆酸、胆石酸等及牛磺胆汁酸盐、甘氨酸胆汁酸盐类。胆固醇类 1%～5%。尚含脂肪酸 1.0%～2.1%，卵磷脂 0.17%～0.2%。黏蛋白，平滑肌收缩物质，为两种酸性肽类成分 SMC-S_2 和 SMC-F。含多种氨基酸和钾、钠、钙、镁、铁、锌、铜、锰等金属元素。另有报道，牛磺酸浓度为牛黄中其他氨基酸的 10～100 倍。

胆酸　R=OH
去氧胆酸　R=H

胆红素

【理化鉴别】①取粉末 0.1g，加 60%冰醋酸 4mL，研磨，滤过，取滤液 1mL，加新制的糠醛（新蒸馏至几乎无色）水溶液（1→100）1mL 与硫酸溶液（取 50mL 硫酸与 65mL 水混合）10mL，置 70℃水浴中加热 10 分钟，即显蓝紫色。（检查胆酸）

②取粉末少许，加硫酸显污绿色；如加浓硝酸则显红色。（检查胆红素）

③取本品粉末 0.1g，加盐酸 1mL 及氯仿 10mL，充分振摇，混匀，氯仿层呈黄褐色，分取氯仿层，加氢氧化钡试液 5mL，振摇，即生成黄褐色沉淀（胆红素反应），分离除去水层和沉淀，取氯仿层约 1mL，加醋酐 1mL，硫酸 2 滴，摇匀，放置，溶液呈绿色。（检查胆固醇）

④取本品三氯甲烷提取液作为供试品溶液，以胆酸、去氧胆酸对照品作对照，分别点于同一硅胶 G 薄层板上，以异辛烷-乙酸乙酯-冰醋酸（15∶7∶5）为展开剂，喷以 10%硫酸乙醇溶液，在 105℃加热至斑点显色清晰，置紫外光灯（365nm）下检视。供试品色谱中，在与对照品色谱相应的位置上，显相同颜色的荧光斑点。

⑤取本品三氯甲烷-冰醋酸（4∶1）提取液作为供试品溶液，以胆红素对照品作对照，分别点于同一硅胶 G 薄层板上，以环己烷-乙酸乙酯-甲醇-冰醋酸（10∶3∶0.1∶0.1）为展开剂。供试品色谱中，在与对照品色谱相应的位置上，显相同颜色的斑点。

【检查】总灰分不得过 10.0%，水分不得过 9.0%。

游离胆红素　按《中国药典》采用高效液相色谱法测定（避光操作），以胆红素作对照，供试品色谱中，在与对照品色谱峰保留时间相对应的位置上出现的色谱峰面积应小于对照品色谱峰面积或不出现色谱峰。

【含量测定】按《中国药典》采用薄层扫描法测定，本品含胆酸（$C_{24}H_{40}O_5$）不得少于 4.0%；采用高效液相色谱法测定，含胆红素（$C_{33}H_{36}N_4O_6$）不得少于 25.0%。

【功效】性凉，味甘。清心，豁痰，开窍，凉肝，息风，解毒。

【附注】伪品：用黄连、黄柏、大黄、姜黄、鸡蛋黄或植物黄色素等的粉末与动物胆汁混合制成。其外表色浅黄，体较重，断面棕褐色，粗糙，无层纹，味苦，无清香气，入口即化成糊状，无“挂甲”现象。显微镜检查可见植物组织碎片，理化鉴别与正品明显有别。驼科（Camelidae）动物双峰驼 *Camelus bactrianus* Linnaeus 的胆囊结石，个大，或有切成薄片者，质粗糙，无光泽，味不苦而咸，气微臭。有微毒。

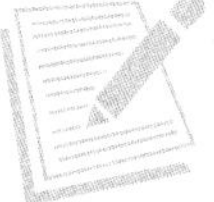

【附】人工牛黄　**Bovis Calculus Artifactus**

本品由牛胆粉、胆酸、猪去氧胆酸、牛磺酸、胆红素、胆固醇、微量元素等加工制成。药材为黄色疏松粉末，味苦，微甘。①取本品三氯甲烷提取液，用紫外-可见分光光度法测定，在453nm波长处有最大吸收。②取本品甲醇溶液的上清液作为供试品溶液，分别以胆酸、猪去氧胆酸对照品的混合溶液及牛磺酸对照品溶液作对照，以牛胆粉对照药材甲醇溶液的上清液作对照药材溶液，进行薄层色谱法试验。供试品色谱中，在与对照品和对照药材色谱相应的位置上，显相同颜色的斑点。③本品水分不得过5.0%。④按《中国药典》采用紫外-可见分光光度法测定，本品含胆酸（$C_{24}H_{40}O_5$）不得少于13.0%；含胆红素（$C_{33}H_{36}N_4O_6$）不得少于0.63%。性凉，味甘。清热解毒，化痰定惊。

体外培育牛黄　Bovis Calculus Sativus

本品以牛科动物牛 *Bos taurus domesticus* Gmelin 的新鲜胆汁作母液，加入去氧胆酸、胆酸、复合胆红素钙等制成。呈球形或类球形，直径0.5~3cm。表面光滑，呈黄红色至棕黄色。体轻，质松脆，断面有同心层纹。气香，味苦而后甘，有清凉感，嚼之易碎，不粘牙。①取本品粉末少量，用清水调和，涂于指甲上，能将指甲染成黄色。②取本品粉末少许，用水合氯醛试液装片，不加热，置显微镜下观察：不规则团快由多数黄棕色或棕红色小颗粒集成；稍放置，色素迅速溶解，并显鲜明金黄色，久置后变绿色。③取本品粉末少量，加三氯甲烷1mL，摇匀，再加硫酸与浓过氧化氢溶液（30%）各2滴，振摇，溶液即显绿色。④本品含水分不得过9.0%。取本品的三氯甲烷溶液的续滤液。用紫外-可见分光光度法，在453nm的波长处测定吸光度，吸光度不得过0.70（检查游离胆红素）。⑤按《中国药典》采用薄层扫描法测定，本品含胆酸（$C_{24}H_{40}O_5$）不得少于6.0%；采用紫外-可见分光光度法测定，本品含胆红素（$C_{33}H_{36}N_4O_6$）不得少于35.0%。性凉，味甘。清心，豁痰，开窍，凉肝，息风，解毒。

羚羊角

Saigae Tataricae Cornu

《神农本草经》载有麢羊，列为中品，俗称羚羊。雷敩谓："凡用，有神羊角甚长，有二十四节，内有天生木胎。"苏颂谓："今秦、陇、龙、蜀、金、商州山中皆有之，戎人多捕得来货。其形似羊，青色而大。其角长一二尺，有节如人手指握痕，又最坚劲。"可见古之羚羊角原动物与今之羚羊角相似，但苏颂所述分布区与今有别，品种可能不止一种。

【来源】 为牛科动物赛加羚羊 *Saiga tatarica* Linnaeus 的角。

【动物形态】 体形中等，身长1~1.4m，肩高63~83cm。头大；雄性具角1对，不分叉，略呈弓形弯曲的长圆锥形，雌性无角，仅有短的突起；耳郭短小；眼眶突出；鼻部延长并呈肿胀状鼓起，有"高鼻羚羊"之称，鼻孔大，能灵活伸缩和左右摇摆；四肢细长，具2趾；尾短细，下垂。夏毛短而密，棕黄色或栗色，背脊中央有一条狭长的肉桂色纹理，胸、腹、四肢内侧和臀部为黄白色；冬毛粗长而厚，色较淡，为沙黄色或淡灰黄色。（图16-55）

【产地】 主产于俄罗斯里海以东、哈萨克斯坦、吉尔吉斯斯坦等地。新疆北部边境地区亦产，我国药用主要靠进口。

【采收加工】 全年可捕，猎取后将角从基部锯下，洗净，晒干。以8~10月捕捉锯下的角色泽最好，角色莹白；春季猎得者青色微黄，冬季猎得者因受霜雪侵袭，角质变粗糙，表面有裂纹，质较次。

【性状鉴别】 呈长圆锥形，略呈弓形弯曲，长15~33cm，基部直径3~4cm。类白色或黄白色，基部稍呈青灰色；嫩枝全体光润如玉，无裂纹，对光透视有"血丝"或紫黑色斑纹，老枝有细纵裂纹。除顶端部分外，有10~16个隆起的环脊，习称"水波纹"，间距约2cm，用手握之，四指正好嵌入凹，习称"合把"处。基部锯口面类圆形，内有坚硬质重的角柱，习称"骨塞"，长占全角的1/2或1/3，表面有突起的纵棱，与其外面角鞘内的凹沟紧密嵌合，从横断面观，其结合部呈锯齿状，习称“齿轮纹”。除去“骨塞”后，角的下半段成空筒状，全角呈半透明，对光透视，上半段中央有一条隐约可辨的细孔道直通角尖，习称“通天眼”。质坚硬，气微，味淡。（图 16–56）

以质嫩、色白、光润、内含红色斑纹、无裂纹者为佳。

饮片　镑片：横片为类圆形薄片。类白色或黄白色，半透明，外表可见纹丝，微呈波状，中央可见空洞。质坚韧，不易拉断。无臭，味淡。（图 16–56）

纵片：为纵向薄片，类白色或黄白色，表面光滑，半透明，有光泽。无臭，味淡。

羚羊角粉　为乳白色的细粉，无臭，味淡。

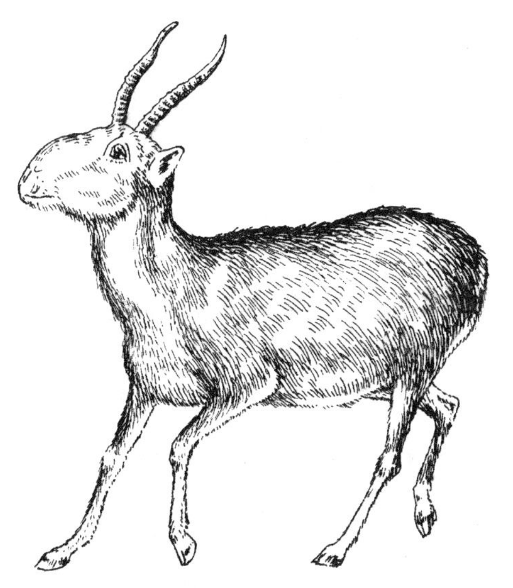

图 16–55　赛加羚羊 *Saiga tatarica* Linnaeus

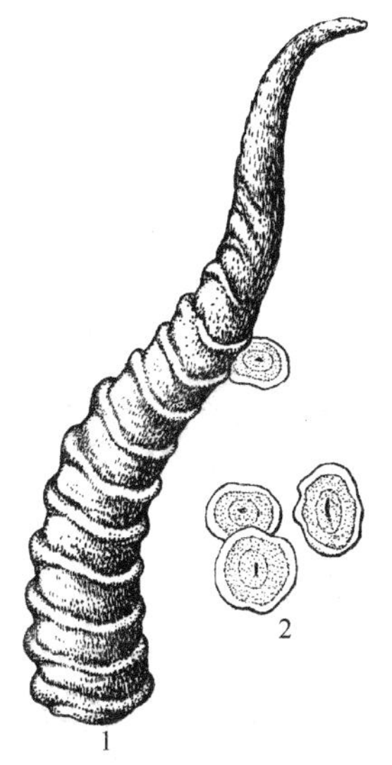

图 16–56　羚羊角

1. 药材　2. 饮片

【显微鉴别】横切面：①可见组织构造多少呈波浪状起伏。角顶部组 1 织波浪起伏最为明显，在峰部往往有束存在，束多呈三角形；角中部稍呈波浪状，束多呈双凸透镜形；角基部波浪形不明显，束呈椭圆形至类圆形。②髓腔大小不一，长径 10~50（80）μm，以角基部的髓腔最大。③束的皮层细胞扁梭形，3~5 层。束间距离较宽广，充满近等径性多边形、长菱形或狭长形的基本角质细胞。皮层细胞或基本角质细胞均显无色透明，其中不含或仅含少量细小浅灰色色素颗粒，细胞中央往往可见一个折光性强的圆粒或线状物。（图 16–57）

取角中部纵切片加 10%氢氧化钾溶液处理，用清水洗去碱液，加甘油封藏观察：切片几无色透明。髓呈长管形，内有疏松排列或阶梯状排列的类圆球形髓细胞。髓管间主为长棱形基本角质细胞。

粉末（不含骨塞）：灰白色。不规则碎块近无色、淡灰白色或淡黄白色，微透明，稍有光泽。①横断面碎片，髓腔呈双凸透镜形、椭圆形、类圆形或类三角形，长径 10~50(80)μm，周围有 3~5层窄梭形同心性排列的皮层细胞；外侧为基本角质细胞，呈菱形、长方形或多角形。这两种细胞均不含或仅含少数灰色色素颗粒，细胞中央常有 1 个发亮的圆粒或线状物。②纵断面碎片，髓呈长管形，基本角质细胞为长菱形。（图 16–58）

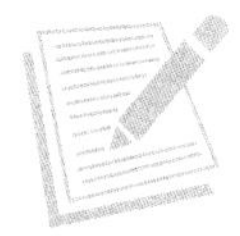

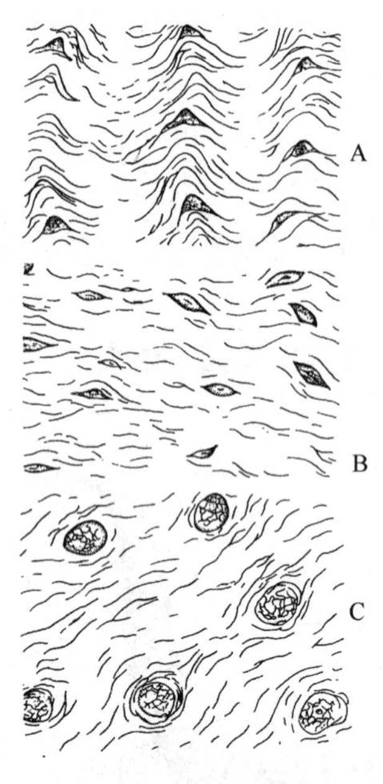

图 16-57 羚羊角横切面

A. 角上部 B. 角中部 C. 角基部

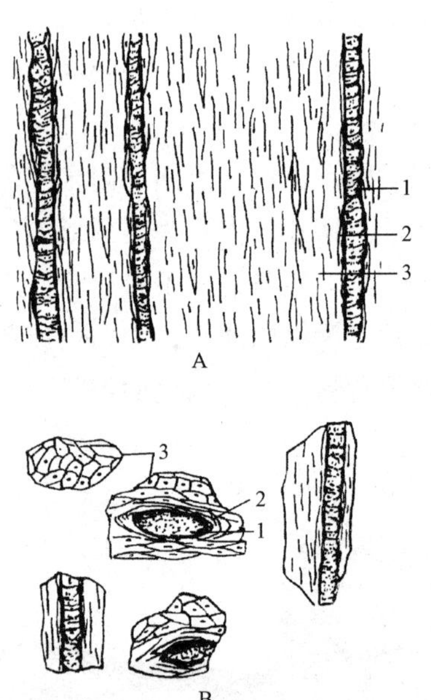

图 16-58 羚羊角纵切面及粉末

A. 中部纵切面 B. 粉末

1. 髓 2. 皮层组织 3. 角质组织

【成分】 含角蛋白、磷酸钙及不溶性无机盐等。羚羊角经酸水解后测定，含异白氨酸、白氨酸、苯丙氨酸、酪氨酸、丙氨酸等多种氨基酸。此外，尚含磷脂类成分约 0.12%，为卵磷脂、脑磷脂、神经鞘磷脂、磷脂酰丝氨酸及磷脂酰肌醇等。

【功效】 性寒，味咸。平肝息风，清肝明目，散血解毒。

【附注】 ①羚羊角常见混淆品有同科动物鹅喉羚羊（长尾黄羊）*Gazella subgutturosa* Guldenstaedt、藏羚羊 *Pantholops hodgsoni*（Abel.）、黄羊 *Procapra gutturosa* Pallas 等的角，它们均不呈类白色、半透明，均无“通天眼”，应注意鉴别。鹅喉羚羊分布于内蒙古、甘肃、新疆、青海、西藏等省区。角呈长圆锥形而稍侧扁，角尖显著向内弯转，长 14~30 cm。表面灰黑色，不透明，粗糙，多纵裂纹，中下部有隆起斜向环脊 5~10 个，另一侧不明显，其间距 1.5~2cm。粉末镜检，碎片不透明，细胞内含有较多黑色或棕黑色色素颗粒。含磷脂类成分约 0.06%，组成与羚羊角相似。藏羚羊角不规则细长圆锥形，弯曲，基部侧扁，较直，长 40~70cm。表面黑色或黑褐色，较光滑，不透明，有环脊10~16 个，其间距几相等，约 2cm。粉末镜检，碎片不透明，细胞内含有多数浓密的棕色色素颗粒。黄羊角呈长圆锥形而侧扁，略作“S”形弯曲，长 20~30cm。表面淡灰棕色或灰黑色，不透明，有多数纵纹理，微波状环脊 17~20 个，斜向弯曲，其下部间距较小，5~10mm。基部横切面椭圆形，粗糙。粉末镜检，碎片不透明，细胞内含有较少棕色色素颗粒。含磷脂类成分（约 0.06%）及氨基酸，二者组成均与羚羊角相似。

②进口的羚羊角曾发现角内灌有铅粒，以增加重量。可检查骨塞是否活动，或用 X 光仪检查。亦应注意进口品的霉变情况（指羚羊角基部骨塞表面长满了霉斑，如仅有少量灰绿色或黄色霉斑，称发霉）。

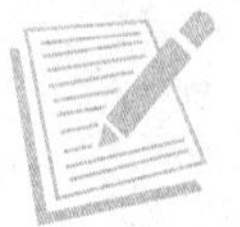

第三篇　矿物类

第十七章
矿物药概述

矿物是由地质作用而形成的天然单质或化合物。矿物类中药是可供药用的原矿物（朱砂、炉甘石、自然铜等）、矿物原料的加工品（轻粉、芒硝等）、动物或动物骨骼的化石（龙骨、龙齿等）。

第一节　矿物类中药的应用与研究

中医学利用矿物作为药物，有着悠久的历史，公元前2世纪已能从丹砂中制炼出水银；北宋年间（11世纪），我国已能从人尿中提取制造“秋石”，在生产过程中采用了皂苷沉淀甾体等特异的化学反应，以及过滤、升华等一系列近代还在使用的方法。《五十二病方》记载矿物药21种。春秋战国时期《山海经》记载矿物药64种，《神农本草经》中载有玉石类药物41种。《名医别录》增矿物药32种，并将“玉石”类药单独立卷，放在首位。《新修本草》增矿物药14种。《本草拾遗》增矿物药17种，即在唐代矿物药种类已达104种之多。宋代《证类本草》等书中的矿物药已达139种。《本草纲目》把矿物药分别记述在土部、金石部，特别在金石部，记述比较完整，分为金、玉、石、卤四类，共161种。《本草纲目拾遗》又增矿物药38种。矿物药的数量虽较植物、动物类药要少，但从医疗价值来说，同样十分重要。如石膏为清解气分实热之要药，适用于外感热病，高热烦渴等症；眼科用于明目退翳，外科收湿止痒的炉甘石；外用解毒杀虫的硫黄和雄黄；泻热通便、润燥软坚的芒硝；具有散瘀止痛、续筋接骨之功，历代为中医伤科要药的自然铜；清心镇惊、安神解毒的朱砂等。

矿物药的鉴定和研究已从宏观的研究发展到微观的研究以及其作用原理的探讨。随着现代科学的发展，边缘科学的相互渗透，近期对矿物药的研究有了新的发展。近些年来，应用偏光显微镜、热分析法、X射线分析法、光谱分析法、化学分析方法等现代科学技术鉴别和研究矿物药较多，如偏光显微镜用来研究矿物晶体薄片的光学性质，依据矿物药在偏光显微镜下所呈现的形态、光学性质和物理常数，即可鉴别矿物药的真伪及炮制前后的变化。利用X射线衍射法，可对

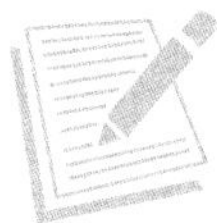

矿物药进行定性定量分析。热分析法可通过已知的矿物热分析曲线图，对比判断矿物药中矿物组分的种类和量比。发射光谱分析可对矿物药中所含元素进行定性和半定量分析等。矿物药的研究与应用在不断地深入和发展。

第二节　矿物类中药的基本性质

矿物除少数是自然元素以外，绝大多数是自然化合物，大部分是固态，少数是液态如水银（Hg），或气态如硫化氢（H_2S）。每一种固体矿物具有一定的物理和化学性质，这些性质取决于它们内部结构尤其是结晶物质和化学成分。人们常常利用这些性质的不同，来鉴别不同种类的矿物。

1. 结晶形状　由结晶质（晶体）组成的矿物都具有固定的结晶形状。晶体（结晶质）和非晶体（非晶质）本质上的区别，在于组成物质的质点是否作有规律的排列，凡是质点呈规律排列者为晶体，反之为非晶体。经 X 射线研究证明，晶体外表的几何形态和绝大部分物理化学性质都和它内部质点的规律排列有关。这种排列规律表现为组成结晶物质的质点。在三维空间内以固定距离作有规律格子状排列，这种构造称为空间格子（图 17-1）。它好似无数个相等而微小的平行六面体在三维空间内毫无间隙地堆砌而成，组成空间格子的最小单位——平行六面体，称为晶胞（图 17-1）。晶胞的形状和大小，在各个晶体中可以不同，由其单位晶胞的棱长 a、b、c 和棱间夹角 α、β、γ 所决定。一般把 a、b、c 及 α、β、γ 称为晶体常数。根据晶体常数，可将晶体归为七大晶系。（表 17-1）

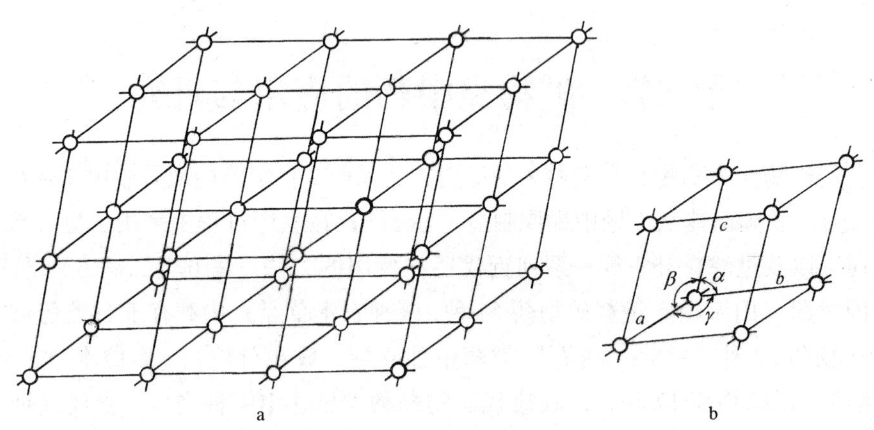

图 17-1　空间格子及晶胞

a. 空间格子　b. 晶胞

2. 结晶习性　一般是指晶体的外观形态。含水矿物有一系列特征，如比重小、硬度低，大多为外生成因等。水在矿物中存在的形式，直接影响到矿物的性质。按其存在形式，矿物中的水，可分为两大类：一是不加入晶格的吸附水或自由水；一是加入晶格组成的，包括以水分子（H_2O）形式存在的结晶水，如胆矾 $CuSO_4 \cdot 5H_2O$，和以 H^+、OH^- 等离子形式存在的结晶水，如滑石［$Mg_3(Si_4O_{10})(OH)_2$］。

表 17-1　各晶系晶体特征

晶　系	晶体常数	晶型举例	晶　系	晶体常数	晶型举例
等轴晶系	$a=b=c$ $\alpha=\beta=\gamma=90°$	自然铜、磁石	斜方晶系	$a\neq b\neq c$ $\alpha=\beta=\gamma=90°$	硫黄
四方晶系	$a=b\neq c$ $\alpha=\beta=\gamma=90°$	轻粉	单斜晶系	$a\neq b\neq c$ $\alpha=\beta=90°\quad\gamma\neq 90°$	天然芒硝、石膏、滑石、雄黄、青礞石
三方晶系	$a=b\neq c$ $\alpha=\beta=90°$	朱砂、赭石	三斜晶系	$a\neq b\neq c$ $\alpha\neq\beta\neq\gamma\neq 90°$	胆矾、炉甘石
六方晶系	$\gamma=120°$	绿柱石			

3. 透明度　矿物透光能力的大小称为透明度。矿物磨至 0.03mm 标准厚度时比较其透明度，分为三类：①透明矿物，能容许绝大部分光线通过，隔着它可以清晰地透视另一物体，如无色水晶、云母等；②半透明矿物，能通过一部分光线，隔着它不能看清另一物体，如辰砂、雄黄等；③不透明矿物，光线几乎完全不能通过，即使是在边缘部分或薄片，也不透光，如代赭石、滑石等。透明度是鉴定矿物的特征之一。在显微镜下鉴定时，通常透明矿物利用透射偏光显微镜鉴定；不透明矿物利用反射偏光显微镜鉴定。

4. 颜色　矿物的颜色，主要是矿物对光线中不同波长的光波均匀吸收或选择吸收所表现的性质。一般分三类：

①本色：矿物的成分和内部构造所决定的颜色（矿物中含有色离子），如朱红色的辰砂。

②外色：由混入的有色物质污染等原因形成的颜色，与矿物本身的成分和构造无关。外色的深浅，除与带色杂质的量有关外，还与分散的程度有关，如紫石英、大青盐等。

③假色：某些矿物中，有时可见变彩现象，这是由于投射光受晶体内部裂缝、解理面及表面的氧化膜的反射所引起光波的干涉作用而产生的颜色，如云母。

矿物在白色毛瓷板上划过后所留下的粉末痕迹称条痕，粉末的颜色称为条痕色。条痕色比矿物表面的颜色更为固定，因而具有鉴定意义。有的粉末颜色与矿物本身颜色相同，例如朱砂；也有不同色的，如中药自然铜本身为铜黄色而其粉末则为黑色。大多数透明或浅色半透明矿物，条痕色都很浅，甚至为白色；而不透明矿物的条痕色具有鉴定意义。如中药磁石（磁铁石）和赭石（赤铁矿），有时两种表面均为灰黑色，不易区分，但磁石条痕色是黑色；赭石条痕色为樱桃红色，故可区分。

5. 光泽　矿物表面对于投射光线的反射能力称为光泽。反射能力的强弱，也就是光泽的强度。矿物的光泽由强至弱分为：金属光泽，如自然铜等；半金属光泽，如磁石等；金刚光泽，如朱砂等；玻璃光泽，如硼砂等。如果矿物的断口或集合体表面不平滑，并有细微的裂缝、小孔等，使一部分反射光发生散射或相互干扰，则可形成一些特殊的光泽。主要有油脂光泽，如硫黄等；绢丝光泽，如石膏等；珍珠光泽，如云母等；土状光泽，如软滑石，即高岭石等。

6. 比重　为在温度 4℃时矿物与同体积水的重量比。各种矿物的比重在一定条件下为一常数。如石膏为 2.3，朱砂为 8.09~8.20 等。

7. 硬度　矿物抵抗某种外来机械作用的能力称为硬度。一般鉴别矿物硬度常用摩氏硬度计。摩氏硬度计多由十种不同的矿物组成，按其硬度由小到大分为十级，前面的矿物可以被后面的矿物刻划，但它们之间的等级是极不均衡的，不是成倍数或成比例的关系。这十个矿物的硬度级数和以压入法测得这十个矿物的绝对硬度（kg/mm^2）列表 17-2。

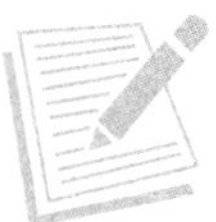

表 17-2 10 种常见矿物的硬度（kg/mm^2）

矿 物	滑石	石膏	方解石	萤 石	磷灰石	正长石	石英	黄玉	钢玉	金刚石
硬度	1	2	3	4	5	6	7	8	9	10
绝对硬度	2.4	36	109	189	536	759	1120	1427	2060	10060

鉴定硬度时，可取样品矿物和上述标准矿物互相刻划。例如样品与滑石相互刻划时，滑石受损而样品不受损，与石膏相互刻划时，双方均受损，与方解石刻划时，方解石不受损而样品受损，即可确定其样品硬度为 2 级。在实际工作中经常是用四级法来代替摩氏硬度计的十级。指甲（相当于 2.5）、铜钥匙（3 左右）、小刀（约 5.5 左右）、石英或钢锉（7），用它们与矿物相互刻划，粗略求得矿物的硬度。硬度 6~7 的矿物药材可以在玻璃上留下划痕，如磁石、自然铜等。矿物药材中最大的硬度不超过 7。

精密测定矿物的硬度，可用测硬仪和显微硬度计等。测定硬度时，必须在矿物单体和新解理面上试验。

8. 解理、断口 矿物受力后沿一定结晶方向裂开成光滑平面的性能称为解理，所裂成的平面称为解理面。解理是结晶物质特有的性质，其形成和晶体构造的类型有关，所以是矿物的主要鉴定特征。如云母可极完全解理；方解石可完全解理；而石英实际上没有解理。矿物受力后不是沿一定结晶方向断裂，断裂面是不规则和不平整的，这种断裂面称为断口。非晶质矿物也可产生断口。断口面的形态有下列几种：平坦状断口，断口无粗糙起伏，如软滑石（高岭石）。贝壳状断口，呈椭圆形曲面的形态，曲面常现有不规则的同心条纹，表面形状颇似贝壳，如胆矾。参差状断口，断口粗糙不平，如青礞石等。锯齿状断口，断口状似锯齿，如铜等。

解理的发育程度与断口的发育程度互为消长关系，具完全解理的矿物在解理方向常不出现断口，具不完全解理或无解理的矿物碎块上常见到断口。利用断口的发生程度可以帮助划分解理等级。

9. 矿物的力学性质 矿物受压轧、锤击、弯曲或拉引等力作用时所呈现的力学性质有下列几种：

①脆性：指矿物容易被击破或压碎的性质。如自然铜、方解石等。

②延展性：指矿物能被压成薄片或抽成细丝的性质。如金、铜等。

③挠性：指矿物在外力作用下趋于弯曲而不发生折断，除去外力后不能恢复原状的性质。如滑石等。

④弹性：指矿物在外力作用下变形，外力取消后，在弹性限度内，能恢复原状的性质。如云母等。

⑤柔性：指矿物易受外力切割并不发生碎裂的性质。如石膏等。

10. 磁性 指矿物可以被磁铁或电磁吸引或其本身能够吸引物体的性质。有极少数矿物具有显著的磁性。如磁铁矿等。矿物的磁性与其化学成分中含有磁性元素 Fe、Co、Ni、Mn、Cr 等有关。

11. 气味 有些矿物具有特殊的气味，尤其是矿物受锤击、加热或湿润时较为明显。如雄黄灼烧有砷的蒜臭；胆矾具涩味；石盐具咸味等。

12. 发光性 有些矿物受外界能量的激发，呈现发光现象，称发光性。如方解石产生鲜红色荧光，硅酸矿产生微带黄色的鲜绿色磷光等。

13. 其他 少数矿物药材具有吸水分的能力，因此，它可以吸黏舌头或润湿双唇，有助于鉴别。如龙骨、龙齿、软滑石（高岭石）等。

第三节 矿物及矿物类中药的分类

1. 矿物的分类 根据1983年资料，已知的矿物种约3000种。如何把数以千计的矿物种进行科学的分类，这是长期以来矿物学研究工作的重要课题之一。在矿物学发展过程中，虽然不少的矿物学家们从不同的研究目的出发，以不同的观点提出了不同的分类方案，但所遵循的分类体系已基本建立，并得到公认。关于分类体系的级序如下：

大类、类、亚类；族、亚族；种、亚种。

从各家不同分类方案的内容中可以看出，大类、类和亚类的划分基本上相同，都是依据矿物的化学成分和化合物类型来划分的，各自最显著的特点主要反映在族的划分上。而这些族的划分特点则与矿物学的发展有着密切的联系。现将主要几种分类方案简要介绍如下：

①根据化学成分的分类方案：这种分类方案是以大量矿物成分的化学分析资料为基础而作出的。在1837年，D. 丹纳所提出的矿物分类就是根据组成矿物的化合物类型来划分的。1944~1946年Ch. 柏拉切等人所编著的《丹纳系统矿物学》中的分类，虽然按化合物的键型做了分类，但实质上仍然是以化学组成的类型作为分类的依据。而在族的划分上也是以化合物类型为特征的，由于化学成分是组成矿物的物质基础，并为各家采用，作为大类和类的划分依据，因而这种分类方案有其重要的意义。

②根据晶体化学的分类方案：自1912年X射线应用于矿物的晶体结构研究以来，积累了大量的矿物晶体化学的分类方案。凡同一类（或亚类）中具有相同晶体结构类型的矿物即归为一个族。由于晶体化学有可能把矿物的化学成分与其内部结构联系起来，因此从阐明这二者与矿物的形态、物理性质等之间的关系而言，这种分类方案就显得十分合理。

③根据地球化学的分类方案：这是以地球化学中元素共生组合的资料为基础而出现的一种分类方案。1968年N. 柯斯托夫所著的《矿物学》即采用地球化学的分类方案。他将地球化学上性质类似的一组元素的类似化合物矿物作为一个矿物族。由于地球化学在阐述某些矿物的共生组合规律和地球化学特征上有其独特之处，因而这种分类也有一定的意义。

④根据成因的分类方案：这是以矿物成因为基础而提出的一种分类方案。早在1884年，拉普派兰就试图建立矿物成因的分类体系。经过一个世纪的时间，在矿物成因方面积累了不少资料，1979年E. K. 拉扎连科在其所著的《矿物成因分类尝试》中提出了矿物成因分类纲要。这种分类方案在反映形成矿物的抵制作用上有其明显的特征，但对于多成因的矿物在分类中所占的主次位置上尚待进一步完善。

2. 矿物类中药的分类

①按阳离子的种类进行分类：因为阳离子通常是对药效起着较重要的作用。一般分汞化合物类：如朱砂、轻粉等；铁化合物类：如自然铜、赭石等；铅化合物类：如密陀僧、铅丹等；铜化合物类：如胆矾、铜绿等；铝化合物类：如白矾、赤石脂等；砷化合物类：如雄黄、信石等；矽化合物类：如白石英、玛瑙等；镁化合物类：如滑石等；钙化合物类：如石膏、寒水石等；钠化合物类：如硼砂等；其他类：如炉甘石、硫黄等。

②按阴离子的种类进行分类：矿物在矿物学上的分类，通常是以阴离子为依据而进行分类的。2020版《中国药典》就采用了此法，把朱砂、雄黄、自然铜等归为硫化合物类；石膏、芒硝、白矾归为硫酸盐类；磁石、赭石、信石归为氧化物类；炉甘石、鹅管石归为碳酸盐类；轻粉

归为卤化物类。本版教材就是以阴离子进行分类编排矿物药的。

第四节 矿物类中药鉴定

矿物类中药的鉴定，在我国许多本草著作里都有记载，特别是宋代出现了多种鉴定方法，当时已能用矿物的外形、颜色、比重以及物理、化学方法来鉴别真伪与优劣。如《图经本草》载有“绿矾石”的鉴定方法：“取此一物，置于铁板上，聚炭封之，囊袋吹令火炽，其矾即沸流出。色赤如融金汁者，是真也。”又如《本草衍义》在密陀僧条载：“坚重，惟破如金色者佳。”

目前，矿物药的鉴定，一般采用以下方法：

1. 性状鉴定 外形明显的中药，首先应根据矿物的一般性质进行鉴定，除了外形、颜色、条痕、质地、气味等检查外，还应检查其硬度、解理、断口、有无磁性及比重等。

2. 显微鉴定 在矿物的显微鉴别中，利用透射偏光显微镜或反射偏光显微镜观察透明的或不透明的药用矿物的光学性质。这两种显微镜都要求矿物磨片后才能观察。

利用偏光显微镜的不同组合观察和测定矿物药折射率来鉴定和研究晶质矿物药。

单偏光镜下观察矿物，主要特征有形态、解理、颜色、多色性、突起、糙面等。

正交偏光镜下观测，主要特征有消光（视域内矿物呈现黑暗）及消光位、消光角、干涉色及级序等。

锥光镜下观察，主要特征有干涉图，确定矿物的轴性、光性正负等。

3. 理化鉴别 目前仍沿用一般的物理、化学分析方法对矿物药的成分进行定性和定量分析。随着现代科学技术的迅速发展，国内外对矿物药的鉴定已采用了许多快速准确的新技术，主要有以下方法：

（1）X 射线衍射分析法：当某一矿物药被 X 射线照射，因其晶型、分子构型、分子内成键方式等不同而产生不同的衍射特征图谱，据此可用于矿物药的鉴别，其方法简便，快捷，样品用量少，所得图谱信息量大。

（2）热分析法：指程序控制温度下测量物质的物理性质与温度关系的一类技术。矿物受热后，它的热能、质量、结晶格架、磁性、几何尺寸等都会随之变化，利用该方法可对矿物药鉴别。其方法有热重分析、差热分析、热电法、热磁法等。

（3）原子发射光谱分析法：根据组成物质的原子受激烈激发后直接发出的可见光谱确定其化学成分的方法。它是对矿物药中所含元素进行定性和半定量分析的一种方法。

（4）荧光分析法：矿物药经高能量的短波光线照射后能吸收其部分能量，并在短暂的时间内，以低能量的长波形式释放出光，即荧光，如紫石英。

（5）电感耦合等离子体质谱法：通过被测矿物质用电感耦合等离子体离子化后，按离子的质荷比分离，测定各种离子谱峰强度的一种分析方法。适合于有害元素（铅、砷、汞、铜等）的测定。方法参照 2020 版《中国药典》四部。

还可用固定荧光法和比色法测定矿物药中放射性元素如龙骨中铀的含量。

第十八章 矿物药材（饮片）鉴定

扫一扫，查阅本章数字资源，含PPT、音视频、图片等

朱　砂
Cinnabaris

本品原名丹砂。始载于《神农本草经》，列为上品。苏颂谓："今出辰州、宜州、阶州，而辰砂为最。……砂生石上，其大块者如鸡子，小者如石榴子，状若芙蓉头箭镞，连床者紫黯若铁色，而光明莹澈，碎之崭岩作墙壁，又似云母片可拆者，真辰砂也，无石者弥佳。"以上所述古代的丹砂、辰砂和现代的朱砂即是辰砂族辰砂。

【来源】为硫化合物类矿物辰砂族辰砂。

【产地】主产于湖南、贵州、四川等省。以湖南辰州（今沅陵）产的为好，故得"辰砂"之名。

【采收加工】挖出矿石后，选取纯净者放淘沙盘内，利用比重不同（朱砂比重8.09~8.20），用水淘出杂石和泥沙，晒干，用磁铁吸尽含铁的杂质。

【性状鉴别】为粒状或块状集合体，呈大小不一的块片状、颗粒状或粉末状。鲜红色或暗红色，有光泽。体重，质脆，条痕红色至褐红色。气微，味淡。其中呈细小颗粒或粉末状，色红明亮，触之不染手者，习称"朱宝砂"；呈不规则板片状、斜方形或长条形，大小厚薄不一，边缘不整齐，色红而鲜艳，光亮如镜面微透明，质较脆者，习称"镜面砂"；呈粒状，方圆形或多角形，色暗红或呈灰褐色，质坚，不易碎者，习称"豆瓣砂"。

以色鲜红、有光泽、质脆者为佳。

【成分】主含硫化汞（HgS）。

【理化鉴别】①取本品细末，用盐酸湿润，置光洁的铜片上摩擦，铜片表面呈现银白色光泽，加热烘烤后，银白色即消失。

②取本品粉末 2g，加盐酸-硝酸（3∶1）的混合溶液 2mL 使溶解，蒸干，加水 2mL 使溶解，滤过，滤液显汞盐与硫酸盐的鉴别反应。

【检查】铁　取本品 1g，加稀盐酸 20mL，加热煮沸 10 分钟，放冷，滤过，滤液置 250mL 量瓶中，加氢氧化钠试液中和后，加水至刻度。取 10mL，照铁盐检查法检查，如显颜色，与标准铁溶液 4mL 制成的对照液比较，不得更深（0.1%）。

二价汞　按《中国药典》汞、砷元素形态及价态测定法中汞元素形态及其价态测定法测定，本品含二价汞以汞（Hg）计，不得过 0.10%。

【含量测定】按《中国药典》采用滴定法测定，本品含硫化汞（HgS）不得少于 96.0%。

【功效】性微寒，味甘；有毒。清心镇惊，安神，明目，解毒。

【附注】①人工朱砂又称“灵砂”。是以水银、硫黄为原料，经加热升炼而成。含硫化汞在99%以上。本品完整者呈盆状，商品多为大小不等的碎块，全体暗红色，断面呈纤维柱状，习称“马牙柱”，具有宝石样或金属光泽，质松脆，易破碎。无臭，味淡。X射线衍射分析表明，人工朱砂与朱砂的特征衍射线在峰位和强度上均相同，都是由较纯的三方晶系HgS组成。

②银朱也是由水银、硫黄升炼而成。与人工朱砂是同原料、同方法，在同一罐内制成。只是结晶的部位不同。X射线检查，物相成分是相同的，只是微量成分有一定差异。本品为细粒、疏散土状的深红色粉末。质重，具强光泽。吸湿易结块，捻之极细而染指。除供医药用外，亦作化工原料。性温，味辛，有毒。破积滞，散结胸，疗疥癣恶疮，杀虫及虱。

雄黄
Realgar

本品始载于《神农本草经》，列为中品。吴普谓：“雄黄生山之阳，是丹之雄，所以名雄黄也。”苏恭谓：“宕昌、武都者为佳，块方数寸，明澈如鸡冠，或以为枕，服之辟恶。其青黑坚者，不入药用。”苏颂谓：“形块如丹砂，明澈不夹石，其色如鸡冠者真。”李时珍谓：“武昌水窟雄黄，北人以充丹砂，但研细色带黄耳。”

【来源】 为硫化物类矿物雄黄族雄黄。

【产地】 主产于湖南、贵州、云南等省。

【采收加工】 全年均可采挖，除去杂质石块、泥土。

【性状鉴别】 呈块状或粒状集合体，或呈不规则块状。全体呈深红色或橙红色。块状者表面常覆有橙黄色粉末，以手触之易被染成橙黄色。晶面具金刚石样光泽，质脆，易碎，断面具树脂样光泽。条痕橘红色。微有特异臭气，味淡，燃之易熔融成红紫色液体，并产生黄白色烟，有强烈蒜臭气。精矿粉为粉末状集合体，质松脆，手捏即成粉，橙黄色，无光泽。

商品常分为雄黄、明雄黄等。明雄黄又名“腰黄”“雄黄精”，为熟透的雄黄，多呈块状，色鲜红，半透明，有光泽，松脆，质最佳，但产量甚少。

以色红、块大、质松脆、有光泽者为佳。

【成分】 主含二硫化二砷（As_2S_2）。

【理化鉴别】 ①取本品粉末0.01g，加水湿润后，加氯酸钾饱和的硝酸溶液2mL，溶解后，加入氯化钡试液，产生大量的白色沉淀。放置后，倾出上层酸液，再加水2mL，振摇，沉淀不溶解。（检查硫的反应）

②取本品粉末0.2g置坩埚内，加热熔融，产生白色或黄白色火焰，并伴有白色浓烟。取载玻片覆盖后，有白色冷凝物，刮取少量，置试管内加水煮沸使溶解，必要时滤过，滤液加硫化氢试液数滴，即显黄色，加稀盐酸后产生黄色絮状沉淀，再加碳酸铵试液后，沉淀复溶解。（检查砷）

【检查】 三价砷和五价砷 按《中国药典》汞、砷元素形态及价态测定法中砷形态及其价态测定法测定，本品含三价砷和五价砷的总量以砷（As）计，不得过7.0%。

【含量测定】 按《中国药典》采用碘量法测定，本品含砷量以二硫化二砷（As_2S_2）计，不得少于90.0%。

【功效】 性温，味辛；有毒。解毒杀虫，燥湿祛痰，截疟。

【附注】 ①雄黄中有时含砷的氧化物，服用后易引起中毒，故须先经检验，然后应用。雄黄遇热易分解产生剧毒的三氧化二砷，所以忌用火煅。

$$2As_2S_2+7O_2 \rightarrow 2As_2O_3+4SO_2$$

②雌黄，常与雄黄共生。其性状与雄黄相似，不同点是雌黄全体呈黄色。条痕鲜黄色，雌黄含 As_2S_3，具显著酸性，能溶于碳酸铵液中（雄黄难溶）。

自然铜

Pyritum

本品载于《开宝本草》，又名石髓铅。马志谓："其色青黄如铜，不从矿炼，故号自然铜。"苏颂谓："今市人以鍮石为自然铜，烧之成青焰如硫黄者是也。"又谓："自然铜须用火煅，此乃畏火，不必形色，只此可辨也。"其所描述的正为今日所用之黄铁矿。

【来源】为硫化物类矿物黄铁矿族黄铁矿。

【产地】主产于四川、广东、云南等省。

【采收加工】全年可采。拣取黄铁矿石，去净杂石、沙土及黑锈后，敲成小块。

【性状鉴别】多呈方块形，直径 0.2~2.5cm。表面亮淡黄色，有金属光泽，有的表面显黄棕色或棕褐色（系氧化物，即氧化铁所致），无金属光泽，具棕黑色或墨绿色细条纹及砂眼。立方体相邻晶面上条纹相互垂直，是其重要特征。条痕绿黑色或棕红色。体重，质坚硬或稍脆，易砸碎，断面黄白色，有金属光泽；或断面棕褐色，可见银白色亮星。无臭无味。（图 18-1）

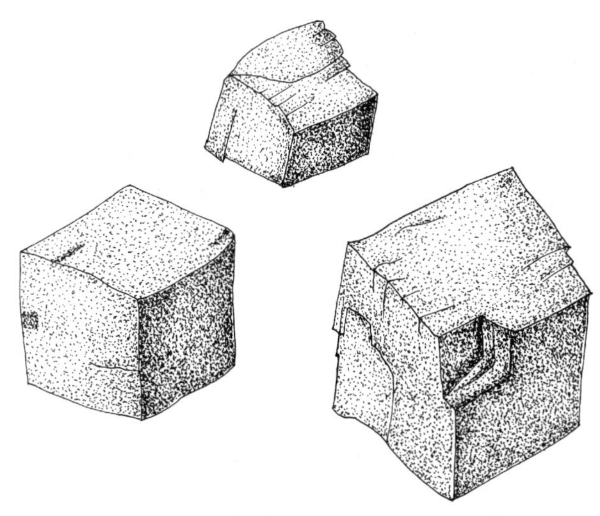

图 18-1　自然铜

以块整齐，色黄而光亮，断面有金属光泽者为佳。

【成分】主含二硫化铁（FeS_2）。

【理化鉴别】取本品粉末 1g，加稀盐酸 4mL，振摇，滤过，滤液加亚铁氰化钾试液，即生成深蓝色沉淀。分离，沉淀在稀盐酸中不溶，加氢氧化钠试液后，即分解成棕色沉淀。

【含量测定】按《中国药典》采用滴定法测定，本品含铁（Fe）应为 40.0%~55.0%。

【功效】性平，味辛。散瘀止痛，续筋接骨。

【附注】矿物学上的自然铜，是指较纯净的自然金属铜（Cu）。与中药自然铜完全不同。据考证，认为中药自然铜是多种含铜的矿物或矿物学上的自然铜，而非黄铁矿。

磁 石

Magnetitum

【来源】本品为氧化物类矿物尖晶石族磁铁矿。

【产地】主产于河北、山东、辽宁等省。

【采收加工】采后除去杂质和铁锈。

【性状鉴别】为块状集合体，呈不规则块状或略带方形，多具棱角，大小不一。表面灰黑色或棕褐色，条痕黑色，具金属光泽，或覆有少许棕色粉末而无光泽。体重，质坚硬，难破碎，断面不整齐。具磁性，日久磁性渐弱。有土腥气，味淡。

以色黑、断面致密有光泽、吸铁能力强者为佳。

饮片　为不规则的碎块。灰黑色或褐色，条痕黑色，具金属光泽。质坚硬。具磁性。有土腥气，味淡。

【成分】含四氧化三铁（Fe_3O_4）。其中含 FeO 31%、Fe_2O_3 69%。此外还有少数尚含 MgO 约 10%，Al_2O_3 约 15%。

【理化鉴别】取本品粉末约 0.1g，加盐酸 2mL 溶解后，溶液呈橙黄色，加亚铁氰化钾试液数滴，产生深蓝色沉淀，分离，沉淀在稀盐酸中不溶，但加氢氧化钠试液，即分解产生棕色沉淀。（铁盐的鉴别反应）

【含量测定】按《中国药典》采用滴定法测定，本品含铁（Fe）不得少于 50.0%。

【功效】性寒，味咸。镇惊安神，平肝潜阳，聪耳明目，纳气平喘。

【附注】磁石采收后，久放会发生氧化，使磁性减退。所以应经常用铁屑或泥土包埋之，以保持其磁性。如已失去磁性，则将其与活磁石放在一起，磁性可渐恢复。商品将吸铁能力强者称“活磁石”或“灵磁石”，品质较好；无吸铁能力的称“死磁石”或“呆磁石”，质量次之。

赭 石

Haematitum

代赭石始载于《神农本草经》，列为下品。《名医别录》谓：“出代郡者名代赭。”“生齐国山谷，赤红青色如鸡冠，有泽染爪甲不渝者良。”苏颂谓：“今河东京东山中亦有之……今医家所用，多择取大块，其上文头有如浮区丁者为胜，谓之丁头代赭。”李时珍谓：“赭，赤色也。代，即雁门也。”所述产地、形态、色泽等均与今日所用赭石相符。

【来源】为氧化物类矿物刚玉族赤铁矿。

【产地】主产于河北、山西、广东等省。

【采收加工】全年可采，采后，选取表面有钉头状突起部分的称“钉头代赭石”，除去泥土、杂石。

【性状鉴别】呈鲕状、豆状、肾状集合体，多为不规则扁平块状，大小不一。全体暗棕红色或灰黑色，条痕樱红色或红棕色，有的具金属光泽。一面有圆形突起，习称“钉头”，另一面与突起的相对应处有同样大小的凹窝。体重，质硬，砸碎后断面显层叠状，且每层均依“钉头”而呈波浪状弯曲，用手抚摸，则有红棕色粉末黏手，在石头上摩擦呈樱桃红色。气微，味淡。（图 18-2）

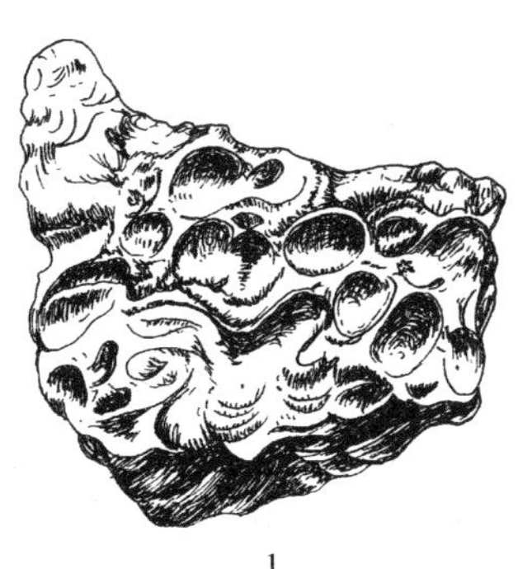
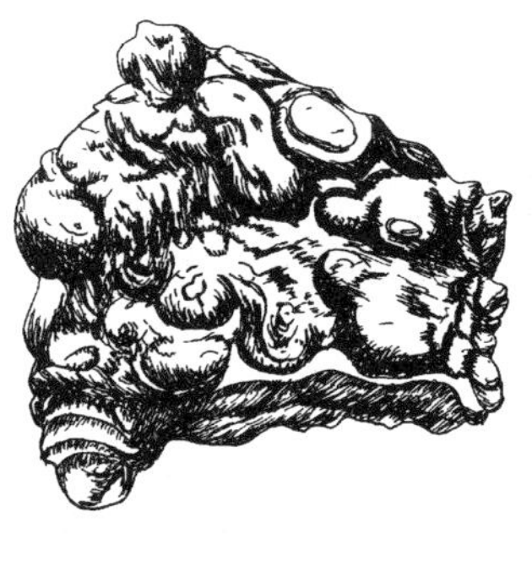

1　　　　2

图 18-2　钉头赭石

1. 反面　2. 正面

以色棕红、断面层次明显、有“钉头”、无杂石者为佳（有钉头的煅后乌黑色，层层脱落，无钉头者则为灰黑色）。

【成分】 主含三氧化二铁（Fe_2O_3），其次为中等量的硅酸、铝化物及少量的镁、锰、碳酸钙及黏土等。含铁量一般为 40%~60%。

【理化鉴别】 ①取粉末约 0.1g，置试管中，加入盐酸 2mL，振摇，滤过，取滤液 2 滴，加硫氰酸铵试液 2 滴，溶液即显血红色；另取滤液 2 滴，加亚铁氰化钾试液 1~2 滴，立即生成蓝色沉淀；再加 25%氢氧化钠溶液 5~6 滴，沉淀变成棕色。

②钉头代赭石和煅钉头代赭石 X 射线衍射曲线为相同的衍射线，仅石英（2.51）线有所增强。与无钉头代赭石 X 射线的矿物组分不同。（图 18-3、图 18-4）

③取本品粉末，过 200 目筛，采用溴化钾压片测其红外光谱，本品特征吸收峰为 $1020cm^{-1}$、$525cm^{-1}$、$445cm^{-1}$，数据与赤铁矿标准光谱相似。

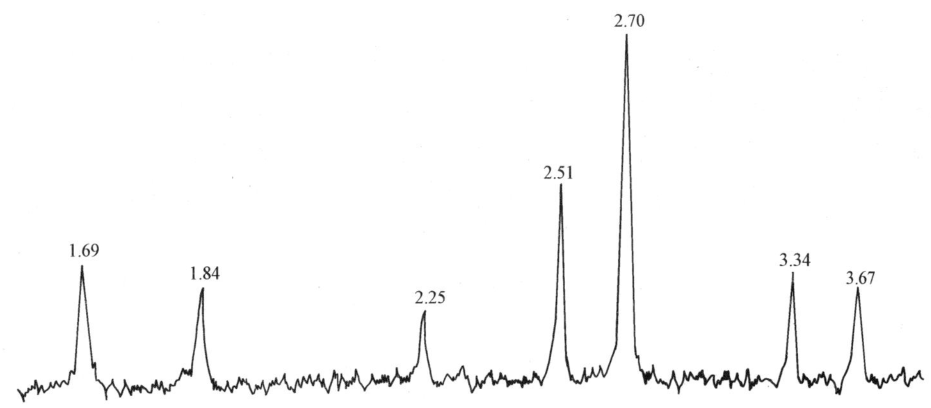

图 18-3　钉头代赭石（生品）的 X 射线衍射

赤铁矿 3.67（3），2.70（10），1.84（3），1.69（4）；石英 3.34（4），2.51（6），2.25（2）

【含量测定】 按《中国药典》采用滴定法测定，本品含铁（Fe）不得少于 45.0%。

【功效】 性寒，味苦。平肝潜阳，重镇降逆，凉血止血。

【附注】 代赭石由于原矿物不同，分为有钉头代赭石和无钉头代赭石，前者为赤铁矿的集合体，后者为赤铁矿-水针铁矿的集合体。无钉头代赭石表面不具钉头状突起，断面层纹平直。

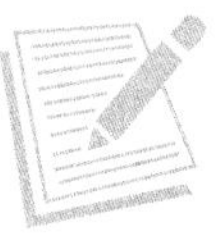

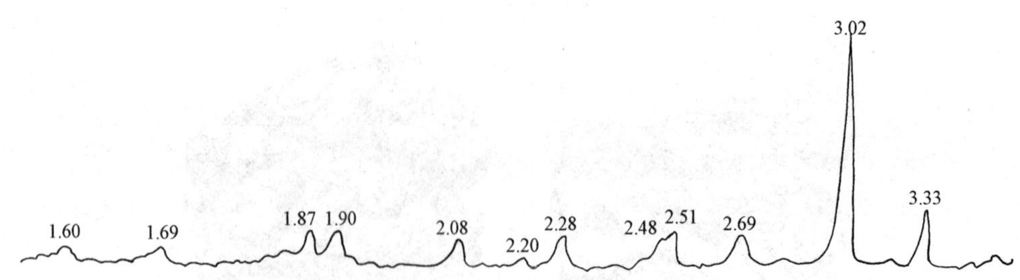

图 18-4 无钉头代赭石的 X 射线衍射

赤铁矿-水针铁矿 3.33（3），2.69（2），1.87（2）；方解石 3.02（10），2.48（2），2.28（2），2.08（2），1.90（2）；石英 2.51（2），1.60（1）

红 粉

Hydrargyri Oxydum Rubrum

本品为红氧化汞。主产于天津、湖北武汉、湖南湘潭等地。药材呈橙红色片状或粉状结晶，片状的一面光滑略具光泽，另一面较粗糙。粉末橙色。质硬，性脆，遇光颜色逐渐变深。气微。本品含氯化物不得过 0.006%；按《中国药典》采用滴定法测定，本品含氧化汞（HgO）不得少于 99.0%。本品性热，味辛；有大毒。拔毒，除脓，去腐，生肌。不供内服，外用时应研极细粉末，亦不宜久用；孕妇禁用。

信 石

Arsenicum Sublimatum

原名砒石，始载于《开宝本草》。苏颂谓："惟信州者佳，其块有甚大者，色如鹅子黄明澈不杂。"寇宗奭谓："生砒谓之砒黄，色如牛肉，或有淡白路……将生砒就置火上，以器覆之，令烟上飞，着器凝结，累然下垂如乳尖者入药为胜。"李时珍谓："砒，性猛如貔，故名。惟出信州（今江西上饶、贵溪），故人呼为信石，而又隐信字为人言。"又曰："生砒黄以赤色者为良，熟砒黄以白色者为良。"

【来源】 为天然的砷华矿石，或由毒砂（硫砷铁矿，FeAsS）、雄黄加工制造而成。

【产地】 主产于江西、湖南、广东等省。

【采收加工】 少数为天然砷华矿石，多数为加工制成品。加工方法之一是：取纯净雄黄，砸成 10cm 上下的块，燃之，使雄黄燃烧，生成气态的三氧化二砷及二氧化硫，通过冷凝管道，使三氧化二砷得到充分冷凝，即为信石。二氧化硫另从烟道排出。

【性状鉴别】 商品分红信石及白信石两种，但白信石极为少见，药用以红信石为主。

红信石（红砒） 呈不规则的块状，大小不一。粉红色，具黄色与红色彩晕，略透明或不透明，具玻璃样光泽或无光泽。质脆，易砸碎，断面凹凸不平或呈层状纤维样的结构。无臭。本品极毒，不能口尝。

白信石（白砒） 为无色或白色，其余特征同上。

【成分】 主含三氧化二砷（As_2O_3）。常含 S、Fe 等杂质，故呈红色。

【理化鉴别】 闭口管中加热，产生白色升华物（纯品 137℃升华）。

水溶液为弱酸性，通硫化氢后产生三硫化二砷黄色沉淀。

$$As_2O_3+3H_2O \longrightarrow 2H_3AsO_3$$

$$2H_3AsO_3+3H_2S \longrightarrow As_2S_3\downarrow+6H_2O$$

【功效】性热，味辛；有大毒。蚀疮去腐，平喘化痰，截疟。

【附注】砒霜系信石升华精制的三氧化二砷（As_2O_3）。为白色粉末，微溶于热水，其毒性较信石剧，功效与信石同。

轻　粉

Calomelas

【来源】本品为用升华法制成的氯化亚汞结晶。

【产地】主产于湖北、天津、湖南等地。

【采收加工】将胆矾和食盐放瓷盆中，加少量水混合后，加入水银，搅拌成糊状，再加红土拌成软泥状，捏成团，放在铺有沙土平底锅中，上盖瓷缸盆，密封，加热，经10小时后，启开瓷缸盆，刷下轻粉，拣出杂质即得。

也有将硫酸汞与汞混合，合成为硫酸亚汞，再加食盐升华而成；或将食盐溶液与硝酸亚汞、硝酸混合，即得氯化亚汞沉淀。

【性状鉴别】为白色有光泽的鳞片状或雪花状结晶，或结晶性粉末。质轻，气微，无味。遇光颜色缓缓变暗。

以片大、质轻、明亮、洁白、呈针状结晶者为佳。

【成分】主含氯化亚汞（Hg_2Cl_2）。

【理化鉴别】①本品遇氢氧化钙试液、氨试液或氢氧化钠试液，即变成黑色。

②取本品适量，加等量的无水碳酸钠，混合后置干燥试管中，加热，即分解析出金属汞，凝集在试管壁上，管中遗留的残渣加稀硝酸溶解后，滤过，滤液应显氯化物的鉴别反应。

【检查】升汞　按《中国药典》氯化物检查方法检查，如发生浑浊，与标准氯化钠溶液7mL用同一方法制成的对照液比较，不得更浓。

汞珠　取本品1g，平铺于白纸上，用放大镜检视，不应有汞珠存在。

炽灼残渣　不得过0.1%。

【含量测定】按《中国药典》采用滴定法测定，本品含氯化亚汞（Hg_2Cl_2）不得少于99.0%。

【功效】性寒，味辛；有毒。外用杀虫，攻毒，敛疮；内服祛痰消积，逐水通便。

【附注】本品遇光逐渐分解，部分变为剧毒的氯化汞及金属汞而变灰色（原无色），须避光，密闭保存。

炉甘石

Calamina

【来源】为碳酸盐类矿物方解石族菱锌矿。

【产地】主产于湖南、广西、四川等省区。

【采收加工】全年均可采掘，挖出后，洗净，晒干，除去杂石。

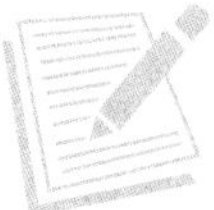

【性状鉴别】为块状集合体，呈不规则块状，表面灰白色或淡红色，凹凸不平，多孔，似蜂窝状，显粉状，无光泽。体轻，质松，易碎。断面灰白色或淡棕色，颗粒状，并有细小孔。有吸湿性。气微，味微涩。

以体轻、质松、色白者为佳。

【成分】主含碳酸锌（$ZnCO_3$），并含少量铁、钴、锰等碳酸盐及微量镉、铟等离子。煅烧后碳酸锌分解成氧化锌，为治疗目疾的有效成分。

【理化鉴别】①本品粗粉 1g，加稀盐酸 10mL，即泡沸，发生二氧化碳气体，导入氢氧化钙试液中，即生成白色沉淀。

②本品粗粉 1g，加稀盐酸 10mL 使溶解，滤过，滤液加亚铁氰化钾试液，即生成白色沉淀，或杂有微量的蓝色沉淀。

【含量测定】按《中国药典》采用滴定法测定，本品含氧化锌（ZnO）不得少于 40.0%。

【功效】性平，味甘。解毒明目退翳，收湿止痒敛疮。

赤石脂

Halloysitum Rubrum

本品为硅酸盐类矿物多水高岭石族多水高岭石。主产于福建、河南、江苏等省。药材为块状集合体，呈不规则块状。粉红色、红色至紫红色，或有红白相间的花纹。质较软，滑腻如脂，易碎，断面有的具蜡样光泽。吸水性强。具黏土气，味淡，嚼之无沙粒感。主含四水硅酸铝［$Al_4(Si_4O_{10})(OH)_8 \cdot 4H_2O$］。本品性温，味甘、酸、涩。涩肠，止血，生肌敛疮。

青礞石

Chloriti Lapis（附：金礞石）

【来源】本品为变质岩类黑云母片岩或绿泥石化云母碳酸盐片岩。

【产地】主产于河北、河南、湖南等省。

【采收加工】全年可采，挖出后，除去杂石和泥沙。

【性状鉴别】黑云母片岩　鳞片状或片状集合体。呈不规则扁块状或长斜块状，无明显棱角。褐黑色或绿黑色，具玻璃样光泽。质软，易碎，断面呈较明显的层片状。碎粉主要为绿黑色鳞片（黑云母），有似星点样的闪光。气微，味淡。

绿泥石化云母碳酸盐片岩　鳞片状和粒状集合体。呈灰色或绿灰色。夹有银色或淡黄色鳞片，具光泽。质松，易碎，粉末为灰绿色鳞片（绿泥石化云母片）和颗粒（主为碳酸盐），片状者具星点样闪光。遇稀盐酸发生气泡，加热后泡沸激烈。气微，味淡。

【成分】黑云母片岩主要含铁、镁、铝的硅酸盐。绿泥石化云母碳酸盐片岩主要含铁、镁、铝的硅酸盐及钙、镁的碳酸盐。

【功效】性平，味甘、咸。坠痰下气，平肝镇惊。

【附】金礞石　Micae Lapis Aureus

为变质岩类蛭石片岩或水黑云母片岩。药材为鳞片状集合体。呈不规则块状或碎片，碎片直径 0.1~0.8cm；块状者直径 2~10cm，厚 0.6~1.5cm，无明显棱角。棕黄色或黄褐色，带有金黄色或银白色光泽。质脆，用手捻之，易碎成金黄色闪光小片，具滑腻感。气微，味淡。主要成分为$(Mg,Fe)_2[(Si,Al)_4O_{10}](OH)_2 \cdot 4H_2O$。药材性平，味甘、咸。坠痰下气，平肝镇惊。

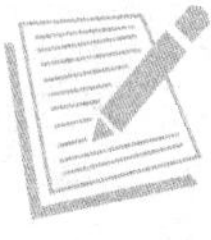

滑　石
Talcum

本品始载于《神农本草经》，列为上品。雷敩谓："凡使有多般，其白滑石如方解石，色似冰白，画石上有白腻文者，真也。"苏恭谓："此石所在皆有。岭南始安出者，白如凝脂，极软滑。"

【来源】为硅酸盐类矿物滑石族滑石。习称"硬滑石"。

【产地】主产于山东、江苏、陕西等省。

【采收加工】挖出矿石后，去净泥沙和杂石。

【性状鉴别】多为块状集合体。呈扁平形、斜方形或不规则块状，大小不一。白色、黄白色或淡蓝灰色。具蜡样光泽，薄片半透明或微透明。质较软而细腻，条痕白色，指甲可刮下白粉，触之有滑润感，无吸湿性，置水中不崩散。气微，味淡。

以色白，滑润者为佳。

【成分】主含水合硅酸镁［$Mg_3(Si_4O_{10})(OH)_2$ 或（$3MgO \cdot 4SiO_2 \cdot H_2O$）］，通常一部分 MgO 被 FeO 所替换，并常含有 Al_2O_3 等杂质。

【理化鉴别】①取本品粉末 0.2g，置铂坩埚中，加等量氟化钙或氟化钠粉末，搅拌，加硫酸 5mL，微热，立即将悬有 1 滴水的铂坩埚盖盖上，稍等片刻，取下铂坩埚盖，水滴出现白色浑浊。

②取本品粉末 0.5g，置烧杯中，加入盐酸溶液（4→10）10mL，盖上表面皿，加热至微沸，不时摇动烧杯，并保持微沸 40 分钟，取下，用快速滤纸滤过，用水洗涤残渣4~5 次。取残渣约 0.1g，置铂坩埚中，加入硫酸（1→2）10 滴和氢氟酸 5mL，加热至冒三氧化硫白烟时，取下冷却后，加水 10mL 使溶解，取溶液 2 滴。加镁试剂（取对硝基偶氮间苯二酚 0.01g 溶于 4%氢氧化钠溶液 1000mL 中）1 滴，滴加氢氧化钠溶液（4→10）使成碱性，生成天蓝色沉淀。

【功效】性寒，味甘、淡。利尿通淋，清热解暑；外用祛湿敛疮。

【附注】软滑石来源于天然的高岭石（kaolinitum）。主产于江西、四川。呈不规则土块状，大小不一。白色或杂有浅红色、浅棕色、灰色，无光泽或稍有光泽。质较松软，手捻即可粉碎成白色粉末。摸之有滑腻感。微有泥土样气，无味而有黏舌感。主含水合硅酸铝 $Al_4(Si_4O_{10})(OH)_8$，有时含少量的铁。功效与硬滑石类同。

石　膏
Gypsum Fibrosum

本品始载于《神农本草经》，列为中品。苏颂谓："石膏，方解石大体相似，而以未破为异。今市人皆以方解代石膏，未见真石膏也。"雷敩谓："凡使勿用方解石。方解石虽白不透明，其性燥，若石膏……其色莹净如水精，性良善也。"李时珍谓："石膏有软硬二种。软石膏，大块生于石中，作层如压扁米糕形，每层厚数寸，有红白二色，红者不可服，白者洁净，细文短密如束针，正如凝成白蜡状，松软易碎，烧之即白烂如粉。"此描述与今所用石膏相同。

【来源】为硫酸盐类矿物硬石膏族石膏。

【产地】主产于湖北省应城。

【采收加工】全年可采，一般多在冬季采挖，挖出后，去净泥沙和杂石。

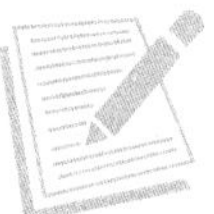

【性状鉴别】为纤维状的集合体，呈长块状、板块状或不规则块状，大小不一。类白色、灰

白色或淡黄色，有的半透明；常有夹层，内藏有青灰色或灰黄色片状杂质。体重，质软，易纵向断裂；纵断面具纤维状纹理，并显绢丝样光泽。气微，味淡。（图 18-5）

以色白、块大、质松脆、纵断面如丝、无夹层、无杂石者为佳。

【成分】 主要为含水硫酸钙（$CaSO_4 \cdot 2H_2O$），其中 CaO 32.0%，SO_3 46.6%。另外，尚含 0.1%~1%的铁，0.01%~0.001%的锰、钠、铜、钴、镍等元素。

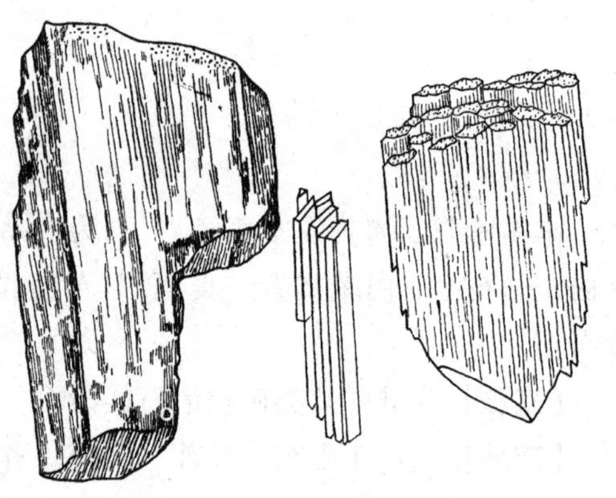

图 18-5　石膏

【理化鉴别】 ①取本品一小块约 2g，置具有小孔软木塞的试管内，灼烧，管壁有水生成，小块变为不透明体。

②取本品粉末约 0.2g，加稀盐酸 10mL，加热使溶解，溶液显钙盐与硫酸盐的鉴别反应。

【检查】 重金属不得过 10mg/kg，砷盐不得过 2mg/kg。

【含量测定】 按《中国药典》采用配位滴定法测定，本品含含水硫酸钙（$CaSO_4 \cdot 2H_2O$）不得少于 95.0%。

【功效】 性大寒，味甘、辛。清热泻火，除烦止渴。

【附注】 过去有以方解石、寒水石作石膏用，其性能与石膏不同，不可代用。

芒　硝

Natrii Sulfas（附：玄明粉）

朴硝，载于《神农本草经》，列为上品。《名医别录》载："芒硝，生于朴硝。"《嘉祐补注本草》名牙消。李时珍谓："生于盐卤之地，状似末盐……煎炼入盆，凝结在下粗朴者为朴消，在上有芒者为芒消，有牙者为马牙消。"又谓："以朴消、芒消、英消同甘草煎过，鼎罐升煅，则为玄明粉。"

【来源】 为硫酸盐类矿物芒硝族矿物芒硝，经加工精制而成的结晶体。

【产地】 全国大部分地区均有生产。多产于海边碱土地区，矿泉、盐场附近及潮湿的山洞中。

【采收加工】 取天然产的芒硝（俗称"土硝"），加水溶解，放置，沉淀，滤过，滤液加热浓缩，放冷后析出结晶，习称"朴硝"或"皮硝"。再将朴硝重新结晶即为芒硝。

【性状鉴别】 呈棱柱状、长方体或不规则块状及颗粒状，两端不整齐，大小不一。无色透明或类白色半透明，暴露空气中则表面渐风化而覆盖一层白色粉末（无水硫酸钠）。质脆，易碎，断面具玻璃样光泽。条痕白色。断口不整齐，气微，味咸。

以无色、透明、呈长条棱柱结晶者为佳。

【成分】 主含硫酸钠（$Na_2SO_4 \cdot 10H_2O$），常夹杂微量氯化钠。

【理化鉴别】 ①取铂丝，用盐酸湿润后，蘸取供试品，在无色火焰中燃烧，火焰即显鲜黄色。

②取供试品溶液，滴加氯化钡试液，即生成白色沉淀；分离，沉淀在盐酸或硝酸中均不溶解。

【检查】 铁盐与锌盐　取本品加硝酸煮沸，滴加氢氧化钠试液中和，加稀盐酸、亚铁氰化钾试液与适量摇匀，放置 10 分钟，不得发生浑浊或显蓝色。

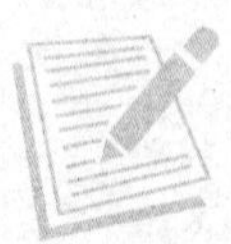

镁盐　取本品加氨试液与磷酸氢二钠试液，5 分钟内不得发生浑浊。

氯化物　不得过 0.035%。

干燥失重　减失重量应为 51.0%～57.0%。

重金属和砷盐 不得过 10mg/kg。

酸碱度　取本品加甲基红指示剂不得显红色，加溴麝香草酚蓝指示液不得显蓝色。

【含量测定】 按《中国药典》采用沉淀法测定，本品含硫酸钠（Na_2SO_4）不得少于 99.0%。

【功效】 性寒，味咸、苦。泻下通便，润燥软坚，清火消肿。

【附注】 朴硝（皮硝），一般不作内服用，只供制备芒硝。皮硝与硝石（火硝）不同，应注意鉴别。

【附】玄明粉　Natrii Sulfas Exsiccatus

为芒硝再精制并令其风化而成的无水硫酸钠。呈白色颗粒状结晶性粉末。气微，味咸。功效与芒硝同。

胆　矾

Chalcanthitum

本品为天然的胆矾矿石或为人工制成的含水硫酸铜。主产于云南、山西等省。全年可采制，天然者可在开采铜、铅、锌矿时选取蓝色半透明的结晶；或用硫酸作用于铜片、氧化铜而人工制得。商品多为人工制品。药材呈不规则的块状结晶体，大小不一。深蓝色或淡蓝色，微带浅绿。晶体具玻璃光泽，半透明至透明。质脆，易碎，碎块呈棱柱状。断面光亮，条痕无色或带浅蓝色，断口贝壳状。无臭，味酸涩。置干燥空气中易缓缓风化。主含硫酸铜（$CuSO_4 \cdot 5H_2O$）。取本品加热灼烧，即失去结晶水变成白色（$CuSO_4$），遇水又变成蓝色。本品性寒，味酸、辛；有毒。涌吐风痰，收敛。

硫　黄

Sulfur

【来源】 本品为自然元素类矿物硫族自然硫或含硫矿物加工制得。

【产地】 主产于山西、河南、山东等省。

【采收加工】 全年可采。挖取呈泥状之硫黄矿石放入罐内，加热熔化，除去杂质，倒入模型内，冷却后，打成碎块。

【性状鉴别】 呈不规则块状，大小不一。黄色或略呈绿黄色，表面不平坦，有脂肪光泽，常有多数小孔。用手握紧置于耳旁，可闻轻微的爆裂声。体轻，质松易碎，断面常呈针状结晶形，具特异的臭气，味淡。

以色黄、光亮、质松脆者为佳。

【成分】 主含硫（S）。常含碲、硒，有时杂有沥青、黏土等。

【理化鉴别】 本品燃烧易熔融，发蓝色火焰，并有刺激性的二氧化硫臭气。

【含量测定】 按《中国药典》采用滴定法测定，本品含硫（S）不得少于 98.5%。

【功效】 性温，味酸；有毒。外用解毒杀虫疗疮；内服补火助阳通便。

【附注】 天生黄，为天然的升华硫黄。主产于云南省。呈大小不等的片状或砂状结晶性颗粒。黄绿色，微有光泽。质轻，松脆。具硫黄特臭。功效同硫黄。

龙 骨

Draconis Os（附：龙齿）

本品为古代哺乳动物如三趾马、犀类、鹿类、牛类、象类等的骨骼化石或象类门齿的化石。主产于山西、内蒙古、陕西等省区。药材呈骨骼状或已破碎呈不规则块状，大小不一。表面白色，灰白色，多较光滑，有的具纵纹裂隙或棕色条纹和斑点。质硬，不易破碎，断面不平坦，有的中空，吸湿性强，舐之黏舌。无臭，无味。以质硬、色白、吸湿性强者为佳。五花龙骨呈不规则块状，大小不一；全体呈淡灰白色或淡黄棕色，夹有红、白、黄、蓝、棕、黑或深浅粗细不同的纹理。表面光滑，略有光泽，有的有小裂隙。质硬，较酥脆，易片状剥落，吸湿性强，舐之黏舌。无臭、无味。以体轻，质脆，分层，有蓝灰、红、棕等色的花纹，吸湿性强者为佳，一般认为以五花龙骨为优。主要含碳酸钙（$CaCO_3$）、磷酸钙［$Ca_3(PO_4)_2$］，并含少量的铁、钾、钠等。本品性平，味甘、涩。镇惊安神，收敛涩精。外用：生肌敛疮。

【附】龙齿　Draconis Dens

本品为龙骨原动物的牙齿化石。呈较完整的齿状或破碎的块状，分为犬齿及臼齿。犬齿呈圆锥状，略弯曲，直径0.5~3.5cm，近尖端处中空。臼齿呈圆柱形或方柱形，略弯曲，一端较细，一般长2~20cm，直径1~9cm。多有深浅不同的棱。其中呈青灰色或暗棕色者，习称“青龙齿”，呈黄白色者，习称“白龙齿”，有的表面具光泽的珐琅质，质坚硬，断面粗糙，凹凸不平或有不规则的凸起棱线。有吸湿性。无臭，无味。以吸湿性强者为佳。无吸湿性、烧之发烟有异臭者，不可入药。主含磷灰石（磷酸钙）。性寒，味甘、涩。具镇惊安神、除烦热等功效。

第四篇　中成药

第十九章 中成药概述

扫一扫，查阅本章数字资源，含PPT、音视频、图片等

第一节　中成药鉴定的特点

中成药鉴定（Chinese patent medicines authentication）就是通过一定的检测手段和方法对其组成进行品种和质量把关，控制中成药的质量。中成药的质量问题一直被医药工作者所重视，中成药包括丸、散、膏、丹等传统剂型及片剂、胶囊、颗粒剂等现代剂型，药材已失去了原有性状特征，仅凭肉眼很难辨认，加之所用辅料多种多样，给鉴定工作带来了许多麻烦。自古以来，相当一段时间流传着"丸散膏丹，神仙难辨"的说法。许多本草著作都不同程度地反映了中药制剂的质量标准。在长沙马王堆三号汉墓出土文物中，有一部较完整的帛书《五十二病方》，其成书早于《黄帝内经》，该书中已记载了一些制剂的剂型。汉代《伤寒论》《金匮要略》已较系统地记述了制剂的工艺和标准。至公元1107年颁布《太平惠民和剂局方》时，中药制剂已经有比较统一的制剂规范。此后，明清的重要著作都不同程度地反映了中药制剂的质量标准。如历代医书中记载：熬制蜜膏以"滴束昌纸上，不阴为度"，作为控制成品黏稠度的标准；对蜜丸的质量要求应呈黄白色，稠如凝脂，气香，味纯，油性大，以木棍挑起，落下时呈拉丝状或折叠呈片状；熬制阿胶所选用原料应为优质驴皮，所用水为"阿井之水"，成品应达到"挂旗"出锅；熬膏药要用芝麻油，贵重药材要定温加入等。长期以来，传统的中药质量控制手段是从对处方的审订、炮制方法和制剂工艺入手，进行详细规定，而且这些规定大都是实际应用的经验总结。过去，由于大多数中药的有效成分尚不十分清楚，致使中成药鉴别与质量标准研究工作发展缓慢，随着科学仪器的进步，多学科的协作，中成药鉴别和质量控制也逐渐发展和趋于成熟起来。《中国药典》从1977版开始收载显微鉴别法，对含有原药材粉末的中成药进行定性鉴别，少数品种增加了理化分析，对个别品种按制剂通则要求进行有关项目的测定，如酒剂的含醇量测定，丸剂的水分、灰分测定，醇溶性提取物的测定及重金属检查等。随着色谱技术的应用，1985版《中国药典》对中成药鉴别采用了薄层色谱法，该方法在1990版《中国药典》中得到了广泛的应用，并开始应用薄层扫描法（1种）和分光光度法（7种）

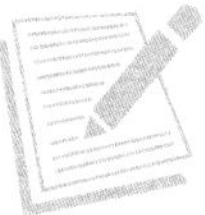

对中成药进行含量测定。1995 版《中国药典》应用薄层扫描法、光谱法进行含量测定的中成药数量增加到 9 种和 18 种，并开始应用高效液相色谱法（3 种）进行含量测定。2000 版《中国药典》用高效液相色谱法进行含量测定的中成药数目达 50 种，薄层扫描法达 30 种，分光光度法达 25 种，并开始应用气相色谱法对 4 种中成药进行含量测定，2005 版《中国药典》用气相色谱法进行含量测定的中成药增至 19 种，高效液相色谱法增至 302 种，薄层扫描法和分光光度法分别为 32 种和 19 种，使控制中成药质量水平空前提高。2010 版《中国药典》用气相色谱法进行含量测定的中成药增至 49 种，高效液相色谱法增至 864 种，薄层扫描法和紫外-可见分光光度法分别为 18 种和 21 种。2015 版《中国药典》用气相色谱法进行含量测定的中成药增至 72 种，高效液相色谱法增至 1286 种，薄层扫描法和紫外-可见分光光度法均为 24 种。2020 版《中国药典》用气相色谱法进行含量测定的中成药有 69 种、高效液相色谱法增至 1396 种，薄层扫描法和紫外-可见分光光度法分别为 15 种和 17 种。同时，有关各种新技术、新方法在中成药质量控制和研究中也不断涌现，如指纹图谱应用于中成药的质量控制。

中成药鉴定同中药材鉴定有所不同。中成药鉴定的对象是成药的组分（中药品种）和起主要作用的有效成分、毒性成分或指标性成分，应对它们做出定性、定量等各方面的评价。根据中医药理论，中成药的疗效是各组分的协同作用，难以用一种成分作为疗效指标，它的鉴定及质量标准研究离不开大复方的群体物质基础。由于中成药组成、所含成分、剂型的复杂性、多样性等自身的特点，给中成药鉴定工作带来了极大困难。主要体现在：①中成药多为数种或甚至几十种中药组成的复方制剂，又由于原料药中药材品种繁多、炮制方法不一等多种原因，造成质量控制麻烦。②中成药化学成分的多样性、复杂性，导致中成药质量研究的艰巨性。即使是一味中药，其化学成分已相当复杂，且中药的化学成分，如苷、生物碱、挥发油、树脂、鞣质、蛋白质、有机酸等，它们的理化性质各异，生物活性也截然不同，而这些成分在各类中药中却普遍存在，这给提取、分离、检测带来很大困难。③中药有效成分不明，是中成药鉴定工作的又一大障碍。从生物活性角度来看，中药化学成分可分为有效、辅助、无效三类。有效成分是指中药中起疗效的物质，如麻黄中的麻黄素，它是中成药质量研究中最为关键的部分。辅助成分是指本身没有特殊疗效，但能增加有效成分的作用，有利于有效成分的浸出或增强制剂稳定性的物质，如槟榔中的鞣质，可与驱绦成分槟榔碱结合而使其安全通过胃液，至肠道中被释放而起作用。在有效成分检测时如何控制这些辅助成分的含量比例，也是值得研究的问题。无效成分是指无疗效甚至有害的物质。但有效成分和无效成分的概念是相对的，主要取决于治疗的需要，不可机械地划分。如同样是鞣质，在麻黄中为无效成分，在大黄中是收敛成分，在地榆中是止血有效成分。因此，中成药的质量评价要综合地、全面地考虑这些问题。④中成药的剂型种类繁多，目前中成药的剂型几乎包括了西药所有的剂型，各剂型间的制备工艺差异较大，这也增加了中成药鉴定工作的困难。

第二节　中成药鉴定常用方法

一、定性鉴别

（一）性状鉴别

性状鉴别系指依据中成药的形状（剂型）、颜色、气味等进行鉴别。如牛黄解毒丸为黄棕色大蜜丸，有冰片香气，味微甜而后苦、辛；七厘散为朱红色至紫红色的粉末或易松散的块状，气香，味辛、苦，有清凉感；复方丹参片除去糖衣后片心呈褐色，气芳香，味微苦。中成药的质量标准中，往往性状与其内在质量有密切的联系，不能忽视。

（二）显微鉴别

凡以中药材原粉入药的中成药制剂，如丸、散、膏、丹、片、锭、胶囊等剂型，均可以应用显微鉴别法进行定性分析。

1. 材料处理

（1）*散剂、胶囊剂*　用刀尖或牙签挑取少量粉末，根据要求装片观察。

（2）*片剂*　刮取全切面或用乳钵研碎取样装片。

（3）*水丸*　用乳钵研成粉末后取少量样品直接透化装片。

（4）*蜜丸*　将药丸切开，从切面中央挑取少量装片，或按四分法刮取不同部位装片。必要时还可配合用水溶解蜜丸，过滤干燥后装片或将蜜丸切碎，加水搅拌洗涤后，置离心管中离心分离沉淀，如此反复处理除去蜂蜜后透化装片。

2. 制片方法　一般采用斯氏液或蒸馏水装片观察淀粉粒；用水合氯醛液加热透化后观察细胞组织特征；用70%乙醇装片或水合氯醛装片不加热观察菊糖。观察时依据所查疑似药的具体情况进行必要的显微化学反应。

3. 中成药显微鉴别要点

（1）*了解剂型制法，熟悉组方药材*　中成药显微鉴别与中药材粉末显微鉴别相比要复杂得多，因为中成药一般多由二味以上中药材采用多种方法制备而成。制备方法的不同对显微鉴别会产生一定的影响，而且组成药物及各种辅料的显微特征还可能会出现相互影响和干扰。在对中成药鉴别前，首先要尽可能地了解该药的剂型和制法，分析可能检出的药物有多少。例如牛黄解毒丸中的8味药都是原粉入药，均可检出。在牛黄解毒片中，黄芩、桔梗、甘草3味药为煎汁投料，这些药便看不到各自的显微特征，不能检出。还有些药材，虽有煎汁投料，但专属性特征未被全部过滤掉，仍能检出，如银翘解毒片中的淡豆豉等。故应视具体情况做具体分析，不可一概而论。

中成药常含有多种稀释剂、崩解剂、黏合剂、包衣剂、着色剂等辅料，因此也会对显微鉴别产生一定的影响，但只要熟悉它们的显微特征，即可排除干扰。如中成药中常用的蜂蜜均含有花粉粒，镜下易与组成药物的花粉粒交叉。蜂蜜的种类主要有枣花蜜、油菜蜜、荆条蜜、洋槐蜜及紫云英蜜，其花粉粒的显微特征见表19-1。在使用野蜜的情况下，由于蜜源植物种类很多，鉴别时可参照《中国植物花粉形态》。赋形剂中常用淀粉的种类有玉蜀黍、木薯、小麦、米及马铃薯，其显微特征可参见表19-2。

表19-1　常见蜂蜜中花粉粒的显微特征

序号	蜂蜜种类	形　状	大小（μm）	萌发孔	壁表面
1	枣花蜜	近球形 极面观近三角形	21×25	3孔沟 沟边不平	网状雕纹 隐约可见
2	荆条蜜	椭圆形 极面观三裂圆形	30×23	3沟	网状纹饰
3	油菜蜜	近球形 极面观近三裂圆形	29×27	3孔	网状纹饰明显

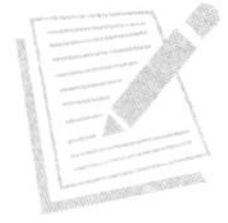

续表

序号	蜂蜜种类	形 状	大小（μm）	萌发孔	壁表面
4	紫云英蜜	椭圆形 极面观三裂圆形	30×22	3孔沟	网状纹饰明显
5	洋槐蜜	球形 极面观近三裂圆形	15×21	3孔沟	模糊的网状纹饰 常有橙色油滴

表 19-2 赋形剂中常用淀粉的显微特征

序号	来源	类型	形状	大小（μm）	脐点	层纹
1	玉蜀黍	单粒	多角形或类圆形	5~30	中心性，点状	不明显
2	木薯	单粒	圆形或椭圆形	5~35	中心性，点状	不明显
3	小麦	单粒	球形	5~60	不明显	不明显
4	米	单粒或复粒	多角形或圆形	3~10	中心性，点状	未见
5	马铃薯	单粒	卵圆形	70~100	偏心性，点状	明显

对于组成药物的显微特征，可分出熟悉的、基本熟悉的和不熟悉的3类，只有熟悉之后，方可灵活应用。对于不熟悉的特征，必须先对照原药材粉末进行研究，寻找、确定主要鉴别特征以便鉴定。

（2）排除交叉干扰，明确专属性特征 在对各组成药物粉末分析比较时，应分析处方，选取各药在中成药中的专属性特征，作为鉴别依据。因此，单一药材粉末的主要特征在成药中有时不一定能作为鉴别依据，而某些较次要的特征有时则可起到鉴别作用。选取各组成药物显微特征时要考虑到两点：一是所选特征在该处方中的专属性；二是该特征尽可能在处方外的中成药中也要有专属性。一般来说，每味组成药选取1个能代表该药的专属特征即可，如果该特征与其他组成药有类似组织、细胞，内含物或赋形剂有交叉，则应选取其他特征。如果改换其他特征亦较难时，可考虑增加1~2个辅助性特征，但要本着少而精的原则，避免繁乱。例如，杞菊地黄丸由熟地黄、山茱萸、牡丹皮、山药、茯苓、泽泻、枸杞子、菊花8味药组成，每味药都有数个显微特征，大部分特征又有横向类别的交叉（表19-3）。如处方中，茯苓的菌丝与团块、熟地黄中的具核状物的薄壁组织、山茱萸中的壁连珠状增厚的外果皮细胞、菊花的花粉粒、枸杞子的种皮石细胞、泽泻含具纹孔域的薄壁细胞，均有较强的专属性。牡丹皮中成排的草酸钙簇晶是常见的特征，山茱萸亦含少量类似簇晶，但后者皱缩的含晶细胞呈橙棕色，与牡丹皮清楚的无色含晶细胞不同，可以区别。淀粉粒是山药粉末的主体，为避免与泽泻、牡丹皮淀粉粒的交叉，可选取直径大于25μm者，因后二者的淀粉粒均小于25μm。为了提高鉴别的准确度，山药还应增加针晶束为辅助特征。这样，8味组成药物均可鉴别。

表 19-3 杞菊地黄丸鉴别要素一览表

构成要素	熟地黄	山茱萸	牡丹皮	山药	茯苓	泽泻	枸杞子	菊花
薄壁组织	●	△				●	△	
内皮层细胞						△		
导管	△	△		△				△
木栓细胞	△		△					
外果皮细胞		●					△	
簇晶		△	●					

续表

构成要素	熟地黄	山茱萸	牡丹皮	山药	茯苓	泽泻	枸杞子	菊花
石细胞		△					●	
菊糖		△						
淀粉粒			△	●		△		
针晶束				○				
菌丝					●			
颗粒状团块					●			
分泌组织								△
花粉粒								●
花冠表皮细胞								△
花粉囊内壁								△

● 主要鉴别特征；○ 辅助鉴别特征；△ 其他特征。

（3）*熟练正规操作，确保结果准确*　显微鉴别与一般的仪器分析方法相比，受主观因素影响较大，对操作者来说，不仅要有扎实的中药鉴定学理论基础，还要有娴熟的显微观察技能及摄影技术。实验时，每个样品应制备5枚标准片，先重点观察后，再纵向扫描观察30行，每次观察幅宽约0.5mm（有的显微镜可通过自动移动装置控制）。一般可在400倍下照相记录。含细胞后含物较多者，制片静置一周后应复查制片的稳定性。

关于各种显微特征的量度测定，一般应取20个测量平均值，力求客观。因此，在中成药中显微特征的量度值与药材原粉中测量的数值不一定完全相同，但大都在原粉末量度值范围内。还应指出的是，中成药的显微鉴别，分为已知组成样品和未知组成样品两类，以上所及仅为已知处方的样品。至于未知组成样品的鉴别，难度相应增大，但只要掌握大量的单味药粉末显微特征，积累丰富的鉴别经验，同样可以逐步解决。鉴别时，为方便观察，还应考虑多种手段的应用。如冰片等粉末显微特征不易确定的组成药材，可用微量升华的方法来解决等。

（三）理化鉴别

中成药理化定性鉴别（包括含量测定）首先应考虑鉴别对象的选择，除单方制剂外，中药复方制剂应选择其中的君药、臣药、毒剧药及贵重药。选用的鉴别方法应具备专属性强、灵敏度高、方法简便的特点，并应制备阴性对照液平行试验。下面就《中国药典》常用的方法作一简单介绍。

1. 一般分析法　主要有呈色反应、沉淀反应、升华法、荧光法等。如十五味沉香丸、七厘散采用了呈色反应鉴别法；九一散采用了沉淀反应鉴别法；万应锭、小儿化毒散采用了升华法；天王补心丸采用了荧光分光光度法进行鉴别。

2. 仪器分析法　《中国药典》主要应用了薄层色谱法、气相色谱法、高效液相色谱法等。如2020版《中国药典》中采用薄层色谱法以橙皮苷作对照品检测二陈丸中的陈皮，以西红花为对照药材检测二十五味珊瑚丸中的西红花；采用气相色谱法用樟脑与桉油精作对照品检测十滴水软胶囊中的樟脑与桉油，采用高效液相色谱法用黄芩苷作对照品检测小儿热速清口服液中的黄芩，用马钱苷作对照品检测右归丸中酒萸肉等。

二、含量测定

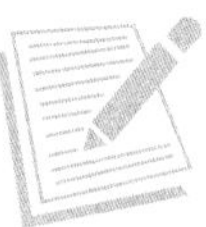

含量测定用供试品液，要根据中成药的不同剂型、待测定成分的理化性质来决定其提取、分

离、纯化方法。在不同的剂型中其提取、分离、纯化方法可能完全不同，样品溶液的制备方法亦不尽相同。例如欲进行马钱子中士的宁生物碱的定量分析，马钱子存在于酊剂中，样品应先蒸去乙醇和水，再根据生物碱的性质特点，按生物碱通性选择提取、分离方法。存在于丸剂之中则应考虑大量蜂蜜的存在对提取分离操作的影响。首先要加硅藻土作为稀释剂，研匀，干燥后，碱化，用有机溶剂将生物碱提取出来，再进一步分离；散剂中可在酸性或碱性条件下以有机溶剂提取；在软膏中则应在酸性条件下加入有机溶剂除去基质后，再按生物碱的性质提取分离。

常用的提取方法有冷浸法、连续回流提取法和超声波提取法。提取液经纯化分离后测定，纯化方法要能除去对测定有干扰的杂质，而以不损失欲测定的成分为原则。纯化分离的方法设计主要依据欲测定成分和杂质在理化性质上的差异，同时结合与所要采用的测定方法的要求。常用的纯化方法有液-液萃取法、沉淀法、蒸馏法、色谱法等。样品经提取、纯化与杂质分离后，一般测定总成分的含量（如总生物碱、总黄酮、总皂苷）即可进行。但欲测定总成分中某单一成分的含量，则还应进行分离。中成药成分复杂，在没有有效的分离方法以前，要准确定量测定其中单一成分，常遇到很多困难。应用色谱方法分离测定中药制剂中的化学成分，目前已趋于成熟，高效液相色谱、高效薄层色谱、气相色谱定量等常能在较短时间内将几种或十几种成分分离并定量测定。

中成药有效成分的含量测定是中成药内在质量控制的重要方法，常以含量测定结果评价产品的优劣。中药制剂组成复杂，大多数中药制剂的有效成分还不十分清楚，因而有效成分的含量测定尚不能完全普遍应用。在实际工作中主要有以下几种情况：

1. 对有效成分明确的中药制剂要进行有效成分的含量测定，例如元胡止痛片具有明显而持久的镇痛作用，其主要镇痛成分为延胡索总碱和延胡索乙素，因此应分别对延胡索总碱和延胡索乙素的含量进行测定。采用可见分光光度法测定小儿宝泰康颗粒中总生物碱的含量，规定每1g含总生物碱以贝母素甲计，不得少于0.15mg。采用原子吸收光谱法测定龙牡壮骨颗粒中钙的含量，规定每袋含钙（Ca）不得少于45.0mg。采用薄层扫描法测定清胃黄连丸中盐酸小檗碱的含量，每丸不得少于22.0mg。采用高效液相色谱法测定八珍丸中芍药苷的含量，水蜜丸每1g不得少于0.64mg，大蜜丸每丸不得少于3.6mg。采用气相色谱法测定麝香祛痛搽剂樟脑的含量应为每1mL含樟脑25.5~34.5mg。

2. 中药制剂中某些药材，大致明确有效成分，如生物碱、黄酮、挥发油、皂苷等，要求测定这些成分的总量。采用紫外-可见分光光度法测定独一味胶囊中总黄酮，以芦丁计，每粒不得少于26mg。采用挥发油测定法测定正骨水挥发油的含量，规定不得少于9.5%。采用重量法测定地奥心血康胶囊中甾体总皂苷，以甾体总皂苷元计，每粒不得少于35mg。

3. 中药制剂中含有剧毒性成分则要测定其含量，例如含马钱子、生川乌、草乌的制剂必须测定其有毒成分的含量，同样一些毒性较大的动物药，如斑蝥、蟾酥等成分亦应测定其含量。如采用薄层扫描法测定马钱子散中士的宁的含量，规定每袋含士的宁应为7.2~8.8mg；采用分光光度法测定风湿骨痛胶囊中乌头碱的含量，规定每粒含乌头总生物碱以乌头碱计，应为0.25~0.80mg。

4. 贵重药材如西洋参、人参、牛黄、麝香在制剂中投料量应加以测定，以便确定制剂的质量优劣。如采用高效液相色谱法测定龟龄集中人参皂苷 Rg_1、人参皂苷 Re 的总量，每粒含红参以人参皂苷 Rg_1 和 Re 总量计不得少于60μg。

5. 选择在原料加工炮制中，或制备、贮藏过程中易损失、破坏的成分进行含量或限度测定。例如冰片易挥发损失，且多由于用量较少，又与其他药物不易混合均匀，因此在含有冰片的中药制剂中有必要测定其含量。如采用气相色谱法测定冠心苏合丸中冰片的含量，规定每丸含冰片应为80.0~120.0mg。

总之，中药制剂的组成复杂，含量变异性较大，在选定含量测定对象问题上首先要进行处方分析，除首选君药或臣药分析外，同时还要看所测定的成分能否代表单一药材，如两味药材共有的成分，则不应选其作为评价质量优劣的指标，如黄连与黄柏，枳实与枳壳，若测定其中小檗碱和辛弗林，则无法确证某一药材存在的真实量及保证所投料的数量和质量。

三、浸出物测定

对于有效成分或指标性成分不清楚的中成药，无法进行含量测定，但当浸出物的指标能相对控制中成药的质量时，可进行浸出物的测定。另外，如含量测定项所测含量值甚微时，应同时建立浸出物测定项。

根据浸出用溶剂的不同，主要有醇溶性浸出物的测定和醚溶性浸出物的测定。如九味羌活丸、龟龄集测定挥发性醚浸出物分别不得少于0.30%、0.25%。七厘散测定醇溶性浸出物不得少于60.0%；刺五加片测定醇溶性浸出物每片不得少于80mg。肾炎消肿片测定水溶性浸出物小片不得少于90mg，大片不得少于160mg。

四、检查

按《中国药典》要求，中成药需要检查的项目大体分为三类：

1. 污染型　针对原料药材由于收购或生产过程中可能混入掺杂物或前处理不当而产生的杂质进行检查。如异物、灰分、酸不溶性灰分、重金属、砷盐等，目前又增加了微生物细菌检查，有的品种还要求进行农药残留量检测。如安宫牛黄丸酸不溶性灰分不得过1.0%；黄连上清丸含重金属不得过25mg/kg；牛黄解毒片含砷量不得过2mg/kg。

2. 特殊杂质型　原料药材掺假及有毒成分的限量检查，如《中国药典》中三黄片要求检查土大黄苷等；附子理中丸用薄层色谱法限定乌头碱的量。

3. 不同剂型的检查内容　固体制剂要求测定水分；酊剂、酒剂要求测定乙醇量、总固体、相对密度、pH值等；片剂、胶囊剂要求测定片重差异、崩解度等。如《中国药典》规定全天麻胶囊水分含量不得过12.0%；三两半药酒乙醇量为20%~25%；癣湿药水（鹅掌风药水）每25mL遗留残渣不得少于0.75g；川贝枇杷糖浆相对密度不低于1.13；八正合剂pH值应为4.0~6.0；麝香保心丸溶散时限不得过15分钟。注射剂的检查项目还有热原、无菌、钾离子、草酸盐、鞣质、蛋白质、不溶性微粒、树脂、溶血与凝聚等。

五、举例

牛黄解毒片

【处方】人工牛黄5g　雄黄50g　石膏200g　大黄200g　黄芩150g　桔梗100g　冰片25g　甘草50g

【制法】以上八味，雄黄水飞成极细粉；大黄粉碎成细粉；人工牛黄、冰片研细；其余黄芩等四味加水煎煮二次，每次2小时，合并煎液，滤过，滤液浓缩成稠膏或干燥成干浸膏，加入大黄、雄黄粉末，制成颗粒，干燥，再加入人工牛黄、冰片粉末，混匀，压制成1000片（大片）或1500片（小片），或包衣，即得。

（一）定性鉴别

1. 性状鉴别　本品为素片或包衣片，素片或包衣片除去包衣后显棕黄色；有冰片香气，味

微苦、辛。

2. 显微鉴别 取本品，置显微镜下观察：草酸钙簇晶大，直径60~140μm。不规则碎块金黄色或橙黄色，有光泽。升华物呈无色不规则形片状结晶，加香草醛浓硫酸试液显紫红色。不规则团块由淀粉粒及小颗粒组成，金黄色、黄色或黄棕色，淀粉粒多为多角形或类圆形。（图20-4）

3. 理化鉴别

①取本品的石油醚（60~90℃）提取液作为供试品溶液，冰片对照品作对照，分别点于同一硅胶G薄层板上，以环己烷-乙酸乙酯（17∶3）为展开剂，喷以5%香草醛硫酸溶液，在105℃加热至斑点显色清晰，供试品色谱中，在与对照品色谱相应的位置上，显相同颜色的斑点。

②取〔鉴别〕①项下的备用滤渣，以二氯甲烷提取液作为供试品溶液，以大黄对照药材作对照，分别点于同一硅胶G薄层板上，以石油醚（60~90℃）-甲酸乙酯-甲酸（15∶5∶1）的上层溶液为展开剂，置紫外光灯（365nm）下检视。供试品色谱中，在与对照药材色谱相应的位置上，显相同的4个橙黄色荧光斑点。

③取〔鉴别〕②项下的备用滤渣，挥干溶剂，以甲醇提取液作为供试品溶液，以人工牛黄对照药材、胆酸和黄芩苷作对照，分别点于同一硅胶G薄层板上，以二氯甲烷-乙酸乙酯-甲醇-甲酸-水（7∶3∶1.3∶1∶1）的下层溶液为展开剂，展开，取出，晾干，置日光下检视。供试品色谱中，在与黄芩苷对照品色谱相应的位置上，显相同颜色的斑点；然后喷以10%硫酸乙醇溶液，在105℃加热约10分钟，置紫外光灯（365nm）下检视。供试品色谱中，在与人工牛黄对照药材色谱和胆酸对照品色谱相应的位置上，显相同颜色的荧光斑点。

（二）含量测定

照高效液相色谱法（《中国药典》四部通则0512）测定。

色谱条件与系统适用性试验：以十八烷基硅烷键合硅胶为填充剂；甲醇-水-磷酸（45∶55∶0.2）为流动相；检测波长为315nm。理论塔板数按黄芩苷峰计算应不低于3000。

对照品溶液的制备：精密称取黄芩苷对照品适量，加甲醇制成每1mL中含30μg的溶液，即得。

供试品溶液的制备：取本品20片（包衣片除去包衣），精密称定，研细，混匀，取约0.6g，精密称定，加70%乙醇30mL，超声处理（功率250W，频率33KHz）20分钟，放冷，滤过，滤液置100mL量瓶中，用少量70%乙醇分次洗涤容器和残渣，洗液滤入同一量瓶中，加70%乙醇至刻度，摇匀，精密量取2mL，置10mL量瓶中，加70%乙醇至刻度，摇匀，即得。

测定：分别精密吸取对照品溶液5μL与供试品溶液10μL，注入液相色谱仪，测定，即得。

本品每片含黄芩以黄芩苷（$C_{21}H_{18}O_{11}$）计，小片不得少于3.0mg，大片不得少于4.5mg。

（三）检查

三氧化二砷 取本品适量（包衣片除去包衣），研细，精密称取1.52g，加稀盐酸20mL，时时搅拌1小时，滤过，残渣用稀盐酸洗涤2次，每次10mL，搅拌10分钟，洗液与滤液合并，置500mL量瓶中，加水稀释至刻度，摇匀。精密量取5mL，置10mL量瓶中，加水至刻度，摇匀。精密量取2mL，加盐酸5mL与水21mL，照砷盐检查法（《中国药典》四部通则0822第一法）检查，所显砷斑颜色不得深于标准砷斑。

其他 应符合《中国药典》四部通则0101片剂项下有关的各项规定。

第二十章
中成药显微鉴定

扫一扫，查阅本章数字资源，含PPT、音视频、图片等

本章仅介绍中成药散剂、片剂、水丸、蜜丸和胶囊剂五种剂型的显微鉴定实例，有关中成药理化鉴别、含量测定、检查等内容将在《中药制剂分析》中详尽讲授。

第一节 散 剂

五苓散
Wuling San

【处方】 茯苓 180g　泽泻 300g　猪苓 180g　肉桂 120g　白术（炒）180g

【制法】 以上五味，粉碎成细粉，过筛，混匀，分装，即得。

【性状】 本品为淡黄色粉末；气微香，味微辛。

【显微鉴别】 取本品，置显微镜下观察：不规则分枝状团块无色，遇水合氯醛液溶化。菌丝黏结成团，大多无色；草酸钙方晶正八面体形，直径 30~60μm。薄壁细胞类圆形，有椭圆形纹孔，集成纹孔群。草酸钙针晶细小，长 10~32μm，不规则地充塞于薄壁细胞中。纤维单个散在，长梭形，直径 24~50μm，木化；石细胞类方形或类圆形，壁一面菲薄。（图 20-1）

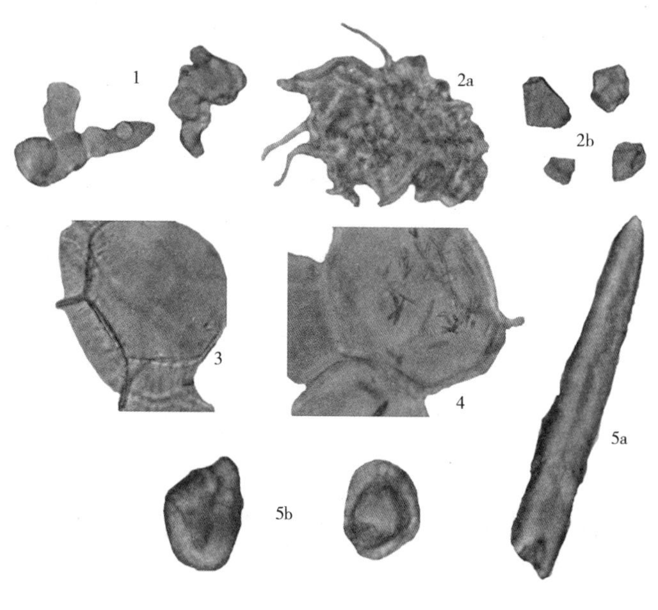

图 20-1　五苓散显微特征（照片）

1. 茯苓团块　2. 猪苓（a. 菌丝团　b. 草酸钙方晶）　3. 泽泻薄壁细胞　4. 白术草酸钙针晶　5. 肉桂（a. 纤维　b. 石细胞）

【鉴别要点解析】 ①茯苓和猪苓均含有菌丝，但茯苓有不规则团块，无菌丝团和草酸钙方晶，而猪苓无不规则团块，有菌丝团和草酸钙方晶，二者可以鉴别。②猪苓的草酸钙方晶也有直径小于 30μm 的，取直径大于

30μm 者，更突出其专属特征。

【功能主治】 温阳化气，利湿行水。用于阳不化气、水湿内停所致的水肿，症见小便不利，水肿腹胀，呕逆泄泻，渴不思饮。

一捻金

Yinianjin

【处方】 大黄 100g　牵牛子（炒）200g　槟榔 100g　人参 100g　朱砂 30g

【制法】 以上五味，朱砂水飞成极细粉；其余大黄等四味粉碎成细粉，与上述粉末配研，过筛，混匀，即得。

【性状】 本品为黄棕色至黄褐色的粉末；气微，味微苦、涩。

【显微鉴别】 取本品，置显微镜下观察：草酸钙簇晶大，直径 60~140μm。种皮栅状细胞淡棕色或棕色，断面观 2~3 列，长 48~80μm，光辉带在外侧细胞近外缘处，表面观类多角形，壁厚。内胚乳碎片无色，壁较厚，有较多大的类圆形纹孔。草酸钙簇晶直径 20~68μm，棱角锐尖。不规则细小颗粒暗棕红色，有光泽，边缘暗黑色。（图 20-2）

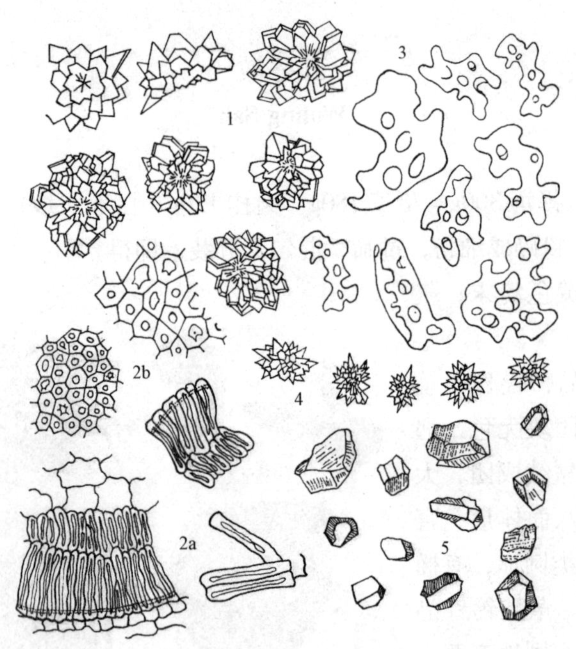

图 20-2　一捻金显微特征

1. 大黄簇晶　2. 牵牛子种皮栅状细胞（a. 断面观　b. 表面观）
3. 槟榔内胚乳细胞　4. 人参簇晶　5. 朱砂

【鉴别要点解析】 大黄草酸钙簇晶亦有直径小于 60μm 者，但棱角短钝，人参簇晶棱角锐尖，二者容易鉴别。

【功能主治】 消食导滞，祛痰通便。用于脾胃不和、痰食阻滞所致的积滞，症见停食停乳、腹胀便秘、痰盛喘咳。

七厘散

Qili San

【处方】血竭 500g　乳香（制）75g　没药（制）75g　红花 75g　儿茶 120g　冰片 6g　人工麝香 6g　朱砂 60g

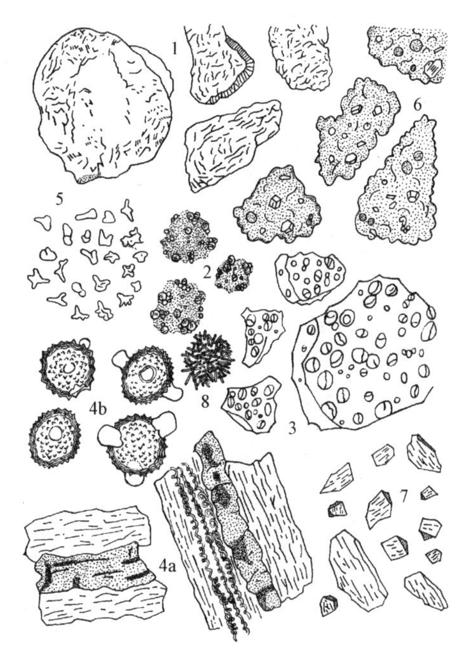

图 20-3　七厘散显微特征

1. 血竭　2. 乳香　3. 没药　4. 红花（a. 花冠碎片　b. 花粉粒）　5. 冰片　6. 麝香　7. 朱砂　8. 黑儿茶（儿茶素结晶）

【制法】以上八味，除人工麝香、冰片外，朱砂水飞成极细粉；其余血竭等五味粉碎成细粉；将人工麝香、冰片研细，与上述粉末配研，过筛，混匀，即得。

【性状】本品为朱红色至紫红色的粉末或易松散的块状；气香，味辛、苦，有清凉感。

【显微鉴别】取本品，置显微镜下观察：不规则块片血红色，周围液体显鲜黄色，渐变红色。不规则团块由无色油滴和小颗粒聚集而成，加苏丹Ⅲ试液，油滴呈红色。不规则碎块浅黄色，碎块洞穴中含有微黄色油滴，加苏丹Ⅲ试液，油滴呈红色。花冠碎片黄色，有红棕色或黄棕色分泌细胞，分泌细胞旁常伴有细小螺纹导管；花粉粒球形或椭圆形，直径约 60μm，外壁有刺，具 3 个萌发孔。微量升华得不规则无色结晶，加香草醛浓硫酸试液显紫红色。无定形团块淡黄棕色，埋有细小方形结晶。不规则细小颗粒暗棕红色，有光泽，边缘暗黑色。用水合氯醛液装片，立即观察，可见众多细小针状结晶交错成丛，结晶长 2～8μm，直径约 2μm，放置后渐溶解。（图 20-3）

【鉴别要点解析】黑儿茶（catechu）和棕儿茶（gambier）均含儿茶素，两者的区别是黑儿茶中有豆科植物纤维束（来自树干），初生壁与次生壁多分离，断端常成帚状；棕儿茶中有众多非腺毛（来自叶片），单细胞，弯曲，长约至 350μm，壁厚。

【功能主治】化瘀消肿，止痛止血。用于跌扑损伤，血瘀疼痛，外伤出血。

第二节　片　剂

牛黄解毒片

Niuhuang Jiedu Pian

【处方】人工牛黄 5g　雄黄 50g　石膏 200g　大黄 200g　黄芩 150g　桔梗 100g　冰片 25g　甘草 50g

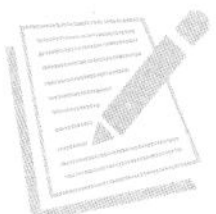

【制法】以上八味，雄黄水飞成极细粉；大黄粉碎成细粉；人工牛黄、冰片研细；其余黄芩等四味加水煎煮二次，每次 2 小时，合并煎液，滤过，滤液浓缩成稠膏或干燥成干浸膏，加入大

黄、雄黄粉末，制成颗粒，干燥，再加入人工牛黄、冰片粉末，混匀，压制成1000片（大片）或1500片（小片），或包衣，即得。

【性状】本品为素片、糖衣片或薄膜衣片，素片或包衣片除去包衣后的片心显棕黄色；有冰片香气，味微苦、辛。

【显微鉴别】取本品，置显微镜下观察：草酸钙簇晶大，直径60～140μm。不规则团块由淀粉粒及小颗粒组成，金黄色、黄色或黄棕色，淀粉粒多为多角形或类圆形。不规则碎块金黄色或橙黄色，有光泽。升华物呈无色不规则形片状结晶，加香草醛浓硫酸试液显紫红色。（图20-4）

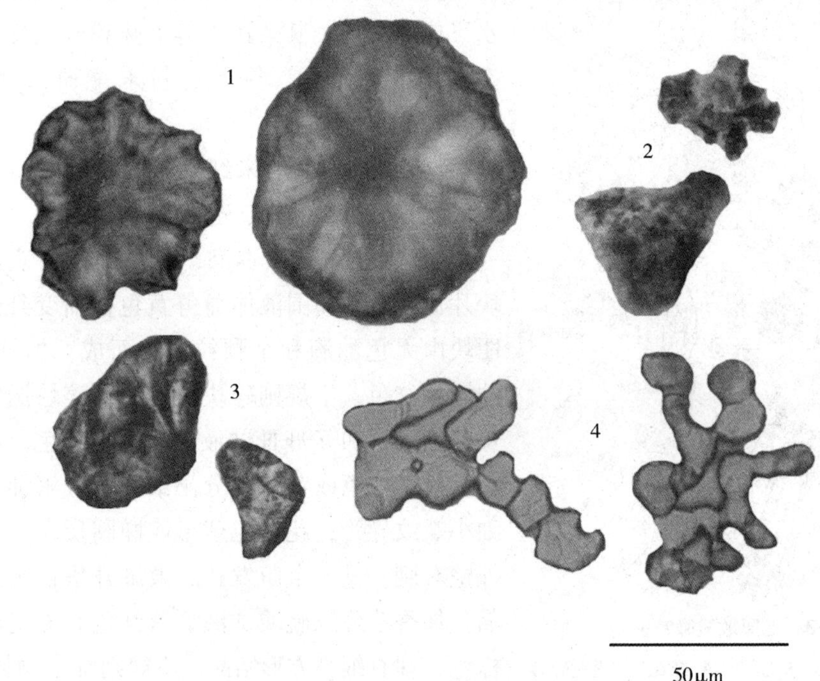

图20-4 牛黄解毒片显微特征（照片）

1. 大黄草酸钙簇晶 2. 人工牛黄 3. 雄黄 4. 冰片升华结晶

【鉴别要点解析】①方中所用牛黄系人工牛黄，由牛胆汁及猪胆汁的提取物，加上淀粉类的赋形剂制造而成。②冰片微量升华时加热时间要适宜，以防时间过长升华物检出效果不好。③石膏、黄芩、桔梗、甘草四味工艺中经水提取制成稠膏后压片，故成品中无显微特征。

【功能主治】清热解毒。用于火热内盛，咽喉肿痛，牙龈肿痛，口舌生疮，目赤肿痛。

元胡止痛片

Yuanhu Zhitong Pian

【处方】延胡索（醋制）445g 白芷223g

【制法】以上二味，取白芷166g，粉碎成细粉，剩余的白芷与醋延胡索粉碎成粗粉，用60%乙醇浸泡24小时，回流提取2次，第一次3小时，第二次2小时，滤过，合并滤液，滤液浓缩成稠膏状，加入上述细粉，制成颗粒，压制成1000片，包糖衣或薄膜衣，即得。

【性状】本品为糖衣片或薄膜衣片，除去包衣后，显棕褐色；气香，味苦。

【显微鉴别】取本品，置显微镜下观察：含糊化淀粉粒薄壁细胞淡黄色，呈类方形或类圆形，糊化淀粉粒隐约可见；下皮厚壁细胞成片，淡黄绿色，细胞呈长方形、类多角形、方形或不规则

形，壁连珠状增厚，微木化，纹孔密集。导管具缘纹孔，纹孔横向延长成梯状排列，亦有网纹和梯纹导管；草酸钙簇晶存在于薄壁细胞中，呈圆簇状或类圆形，直径6~20μm。（图20-5）

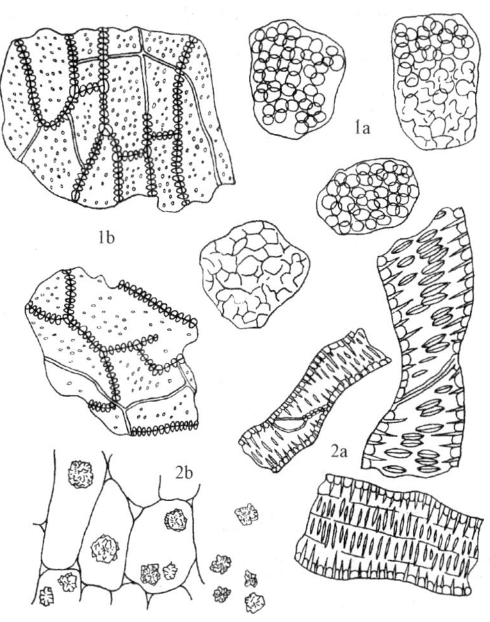

图20-5　元胡止痛片显微特征

1. 延胡索（a. 含糊化淀粉粒薄壁细胞　b. 下皮厚壁细胞）

2. 白芷（a. 导管　b. 簇晶）

【鉴别要点解析】延胡索为煎汁投料，有的商品因过滤不完全，专属性特征仍可检出。

【功能主治】理气，活血，止痛。用于气滞血瘀的胃痛，胁痛，头痛及痛经等。

利胆排石片

Lidan Paishi Pian

【处方】金钱草250g　茵陈250g　黄芩75g　木香75g　郁金75g　大黄125g　槟榔125g　枳实（麸炒）50g　芒硝（精制）25g　厚朴（姜制）50g

【制法】以上十味，木香、大黄、芒硝粉碎成细粉；其余金钱草等七味加水煎煮，滤过，滤液浓缩成稠膏状，加入上述细粉，混匀，制成颗粒，干燥，压制成1000片，包糖衣或薄膜衣，即得。

【性状】本品为糖衣片或薄膜衣片，除去包衣后显棕褐色；味苦、咸。

【显微鉴别】取本品，置显微镜下观察：草酸钙簇晶大，有的破碎，直径60~140μm，棱角钝。木纤维多成束，黄色，长梭形，直径16~24μm，壁厚约4μm，纹孔口横裂缝状、十字状

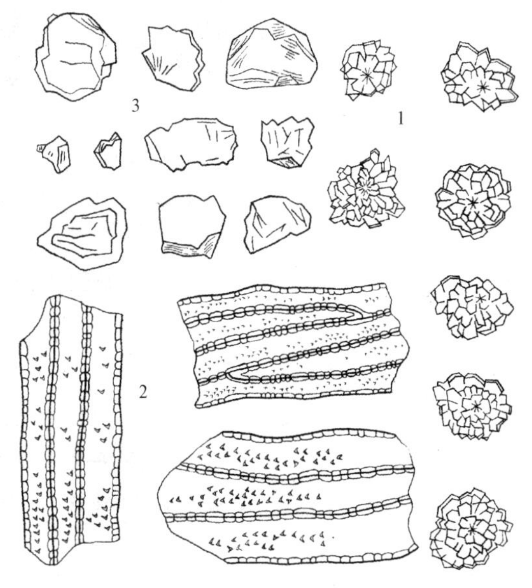

图20-6　利胆排石片显微特征

1. 大黄簇晶　2. 木香木纤维　3. 芒硝

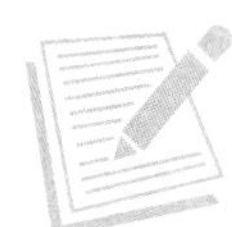

或人字状，胞腔宽。用乙醇装片后置显微镜下观察，不规则形结晶近无色，边缘不整齐，表面有细长裂隙且呈颗粒性。(图20-6)

【鉴别要点解析】①用乙醇装片观察芒硝不规则形结晶，近无色，半透明，表面有细长裂隙且呈颗粒性。②金钱草等7味因经水提取制成稠膏后压片，故成品中无显微特征。

【功能主治】清热利湿，利胆排石。用于湿热蕴毒、腑气不通所致的胁痛、胆胀，症见胁肋胀痛、发热、尿黄、大便不通；胆囊炎、胆石症见上述证候者。

第三节　水丸剂

二妙丸

Ermiao Wan

【处方】苍术（炒）500g　黄柏（炒）500g

【制法】以上二味，粉碎成细粉，过筛，混匀，用水泛丸，干燥，即得。

【性状】本品为黄棕色的水丸；气微香，味苦涩。

【显微鉴别】取本品，置显微镜下观察：草酸钙针晶细小，长5~32μm，不规则地充塞于薄壁细胞中。黄色纤维大多成束，周围细胞含草酸钙方晶，形成晶鞘纤维，含晶细胞壁木化，增厚；可见黄色不规则分枝状石细胞。(图20-7)

【功能主治】燥湿清热。用于湿热下注，足膝红肿热痛，下肢丹毒，白带，阴囊湿痒。

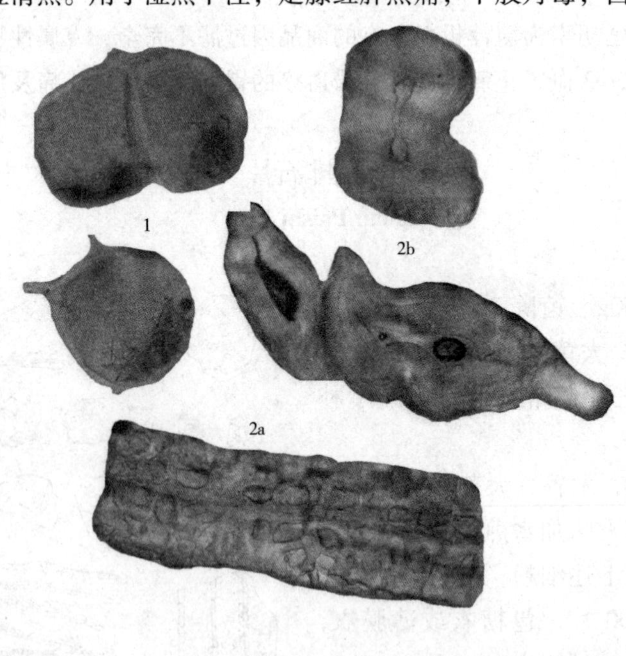

图20-7　二妙丸显微特征（照片）

1. 苍术草酸钙针晶　2. 黄柏（a. 晶鞘纤维　b. 石细胞）

补中益气丸

Buzhong Yiqi Wan

【处方】炙黄芪 200g　党参 60g　炙甘草 100g　白术（炒）60g　当归 60g　升麻 60g　柴胡 60g　陈皮 60g

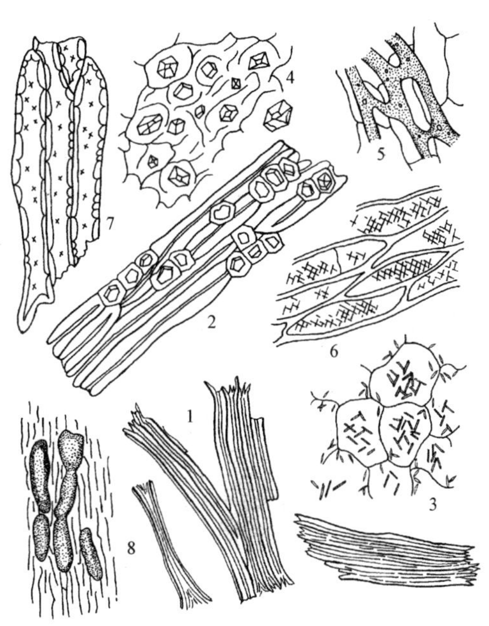

图 20-8　补中益气丸显微特征

1. 黄芪纤维　2. 甘草晶纤维　3. 白术针晶　4. 陈皮方晶　5. 党参联结乳管　6. 当归纺锤形韧皮薄壁细胞　7. 升麻木纤维　8. 柴胡油管

【制法】以上八味，粉碎成细粉，过筛，混匀。另取生姜 20g、大枣 40g，加水煎煮二次，滤过。取上述细粉，用煎液泛丸，干燥，制成水丸。

【性状】本品为棕色的水丸；味微甜、微苦、辛。

【显微鉴别】取本品，置显微镜下观察：纤维成束或散离，壁厚，表面有纵裂纹，两端断裂成帚状或较平截。纤维束周围薄壁细胞含草酸钙方晶，形成晶纤维，微木化。草酸钙针晶细小，长 10~32μm，不规则地充塞于薄壁细胞中。草酸钙方晶成片存在于薄壁组织中。联结乳管直径 12~15μm，含细小颗粒状物。薄壁细胞纺锤形，壁略厚，有极微细的斜向交错纹理。木纤维成束，多碎断，淡黄绿色，末端狭尖或钝圆，有的有分叉，直径 14~41μm，壁稍厚，具十字形纹孔，有的胞腔中含黄棕色物。油管含淡黄色或黄棕色条状分泌物，直径 8~25μm。（图 20-8）

【鉴别要点解析】柴胡油管与党参乳管的鉴别要点是：柴胡油管条状，淡黄色或黄棕色，周围细胞界限不清，党参乳管联结成网状，周围细胞界限清楚。

【功能主治】补中益气，升阳举陷。用于脾胃虚弱、中气下陷所致的泄泻、脱肛、阴挺，症见体倦乏力、食少腹胀、便溏久泻、肛门下坠或脱肛、子宫脱垂。

香砂六君丸

Xiangsha Liujun Wan

【处方】木香 70g　砂仁 80g　党参 100g　白术（炒）200g　茯苓 200g　炙甘草 70g　陈皮 80g　半夏（姜制）100g

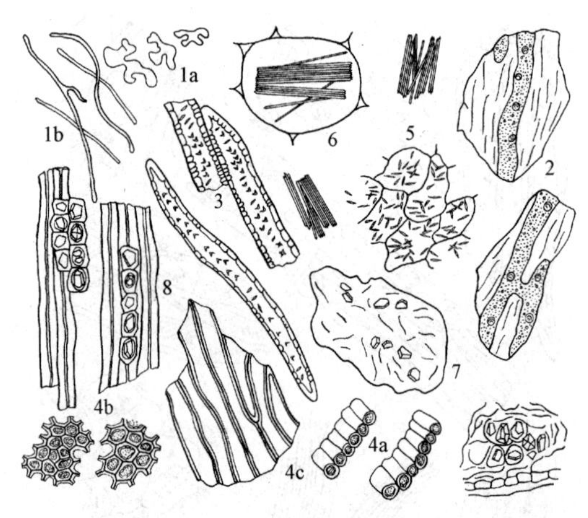

图 20-9　香砂六君丸显微特征

1. 茯苓（a. 团块　b. 菌丝）2. 党参联结乳管　3. 木香木纤维　4. 砂仁（a. 内种皮厚壁细胞断面观　b. 内种皮厚壁细胞表面观　c. 种皮表皮细胞）5. 白术针晶　6. 半夏针晶　7. 陈皮方晶　8. 甘草晶纤维

【制法】以上八味，粉碎成细粉，过筛，混匀。另取生姜 10g、大枣 20g，分次加水煎煮，滤过。取上述粉末，用煎液泛丸，低温干燥，即得。

【性状】本品为黄棕色的水丸；气微香，味微甜、辛。

【显微鉴别】取本品，置显微镜下观察：不规则分枝状团块无色，遇水合氯醛液溶化；菌丝无色或淡棕色，直径 4~6μm。联结乳管直径 12~15μm，含细小颗粒状物。木纤维长梭形，直径 16~24μm，壁稍厚，纹孔口横裂缝状、十字状或人字状。内种皮厚壁细胞黄棕色或棕红色，断面观长方形栅状排列，表面观类多角形，壁厚，胞腔含硅质块；种皮表皮细胞表面观长条形，直径 14~23μm，壁稍厚。草酸钙针晶细小，长 10~32μm，不规则地充塞于薄壁细胞中。草酸钙针晶成束，长 32~144μm，存在于黏液细胞中或散在。草酸钙方晶成片存在于薄壁细胞中。纤维束周围薄壁细胞含草酸钙方晶，形成晶纤维。（图 20-9）

【鉴别要点解析】①白术与半夏均有草酸钙针晶，但前者针晶细小、散在，长 10~32μm，不规则地充塞于薄壁细胞中；后者针晶成束，存在于黏液细胞中或散在，针晶选长于 32μm 者避免交叉。②木香与白术均具有黄色纤维，梭形，壁厚，孔沟明显，但木香纤维直径 16~24μm，壁稍厚，纹孔口横裂缝状、十字状或人字状；白术纤维直径约至 40μm，壁甚厚，木化，可以区别。

【功能主治】益气健脾，和胃。用于脾虚气滞，消化不良，嗳气食少，脘腹胀满，大便溏泄。

第四节　蜜丸剂

六味地黄丸

Liuwei Dihuang Wan

【处方】熟地黄 160g　山茱萸（酒制）80g　牡丹皮 60g　山药 80g　茯苓 60g　泽泻 60g

【制法】以上六味，粉碎成细粉，过筛，混匀。每 100g 粉末加炼蜜 35~50g 与适量的水，泛丸，干燥，制成水蜜丸；或加炼蜜 80~110g 制成小蜜丸或大蜜丸，即得。

【性状】本品为棕黑色的水蜜丸、棕褐色至黑褐色的小蜜丸或大蜜丸；味甜而酸。

【显微鉴别】取本品，置显微镜下观察：淀粉粒三角状卵形或矩圆形，直径 24~40μm，脐点短缝状或人字状；草酸钙针晶成束存在于黏液细胞中，针晶较粗长，长至 240μm 以上，直径约至 5μm。不规则分枝状团块无色，遇水合氯醛液溶化；菌丝无色，直径 4~6μm。薄壁组织灰棕色至黑棕色，细胞多皱缩，内含棕色核状物。草酸钙簇晶存在于无色薄壁细胞中，有时数个排列成行。果皮表皮细胞橙黄色，表面观类多角形，垂周壁略连珠状增厚；断面观呈扁方形，角质层较厚，呈脊状伸入到径向壁。薄壁细胞类圆形，有椭圆形纹孔，集成纹孔群。（图 20-10）

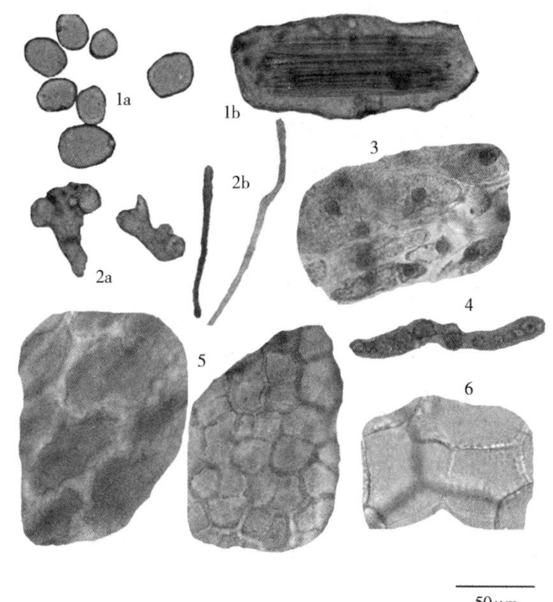

图 20-10　六味地黄丸显微特征（照片）

1. 山药（a. 淀粉粒　b. 草酸钙针晶）　2. 茯苓（a. 团块　b. 菌丝）　3. 熟地黄薄壁组织
4. 牡丹皮草酸钙簇晶　5. 山茱萸果皮表皮细胞　6. 泽泻薄壁细胞

【鉴别要点解析】山药淀粉粒直径为 8~40μm，为避免与牡丹皮及泽泻淀粉粒交叉，故选直径 20~40μm 者作为鉴别特征，增强其专属性。

【功能主治】滋阴补肾。用于肾阴亏损，头晕耳鸣，腰膝酸软，骨蒸潮热，盗汗遗精，消渴。

附子理中丸

Fuzi Lizhong Wan

【处方】附子（制）100g　党参 200g　白术（炒）150g　干姜 100g　甘草 100g

【制法】以上五味，粉碎成细粉，过筛，混匀。每 100g 粉末加炼蜜 35～50g 与适量的水泛丸，干燥，制成水蜜丸；或加炼蜜 100～120g 制成小蜜丸或大蜜丸，即得。

【性状】本品为棕褐色至棕黑色的水蜜丸，或为棕褐色至黑褐色的小蜜丸或大蜜丸；气微，味微甜而辛辣。

【显微鉴别】取本品，置显微镜下观察：淀粉粒长卵形、广卵形或形状不规则，有的较小端略尖凸，直径 25～32μm，长约至 50μm，脐点点状，位于较小端，层纹明显；纤维成束或散在，较长，有的一边波状，直径 14～37μm，壁薄，非木化，纹孔斜裂缝状，胞腔宽大，可见菲薄横隔。糊化淀粉团块类白色；石细胞类方形或类长方形，壁薄，孔沟明显，纹孔多为圆形。联结乳管直径 12～15μm，含细小颗粒状物。草酸钙针晶细小，长 10～32μm，不规则地充塞于薄壁细胞中；纤维长梭形，壁厚，木化。纤维束周围薄壁细胞含草酸钙方晶，形成晶纤维。（图 20-11）

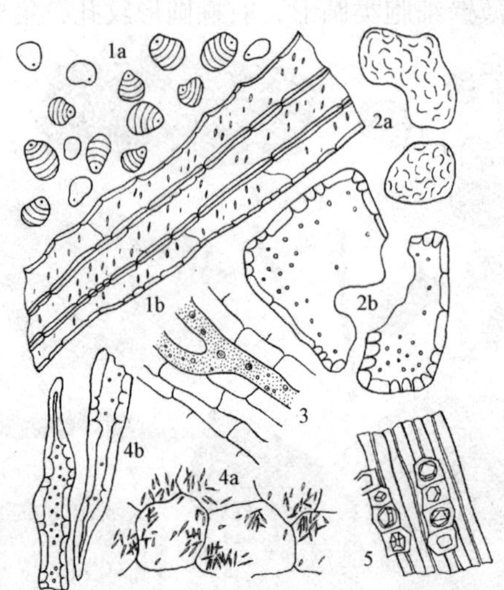

图 20-11　附子理中丸显微特征

1. 干姜（a. 淀粉粒　b. 纤维）　2. 附子（a. 糊化淀粉粒团块　b. 石细胞）
3. 党参联结乳管　4. 白术（a. 针晶　b. 纤维）　5. 甘草晶纤维

【鉴别要点解析】①干姜淀粉粒亦有直径小于 18μm 至 5μm 者，为排除甘草淀粉粒的交叉（3～10μm），选直径大于 18μm 者为鉴别特征。附子淀粉粒均已糊化。②干姜的纤维壁薄，非木化，胞腔大，有横隔；白术的纤维壁厚，木化，胞腔无横隔，容易区别。

【功能与主治】温中健脾。用于脾胃虚寒，脘腹冷痛，呕吐泄泻，手足不温。

人参养荣丸

Renshen Yangrong Wan

【处方】人参 100g　白术（土炒）100g　茯苓 75g　炙甘草 100g　当归 100g　熟地黄 75g

白芍（麸炒）100g　炙黄芪 100g　陈皮 100g　远志（制）50g　肉桂 100g　五味子（酒蒸）75g

【制法】 以上十二味，粉碎成细粉，过筛，混匀。另取生姜 50g、大枣 100g，分次加水煎煮至味尽，滤过，滤液浓缩至相对密度为 1.25（80℃）的清膏。每 100g 粉末加炼蜜 35～50g 与生姜、大枣液，泛丸，干燥，制成水蜜丸；或加炼蜜 90～100g 与生姜、大枣液拌匀，制成大蜜丸，即得。

【性状】 本品为棕褐色的水蜜丸或大蜜丸；味甘、微辛。

【显微鉴别】 取本品，置显微镜下观察：不规则分枝状团块无色，遇水合氯醛液溶化；菌丝无色或淡棕色。草酸钙簇晶直径 20～68μm，棱角锐尖。石细胞类圆形或长方形，壁一面较薄。纤维成束或散离，壁厚，表面有纵裂纹，两端断裂成帚状或较平。纤维束周围细胞含草酸钙方晶，形成晶纤维。种皮石细胞呈淡黄色或淡黄棕色，表面观呈多角形，壁厚，孔沟细密，胞腔含深棕色物。草酸钙簇晶存在于薄壁细胞中，常排列成行，或一个细胞中含有数个簇晶。薄壁细胞棕黄色至黑棕色，细胞多皱缩，内含棕色核状物。草酸钙针晶细小，不规则地充塞于薄壁细胞中。韧皮薄壁细胞纺锤形，壁稍厚，表面有微细斜向交错的网状纹理，有的可见菲薄而稍弯曲的横隔。果皮表皮细胞含有草酸钙方晶，方晶呈多面形、菱形、双锥形或类长方形，长约至 53μm。木栓细胞表面观呈多角形、类方形或类长方形，垂周壁较薄，有纹孔，呈断续状。（图 20-12）

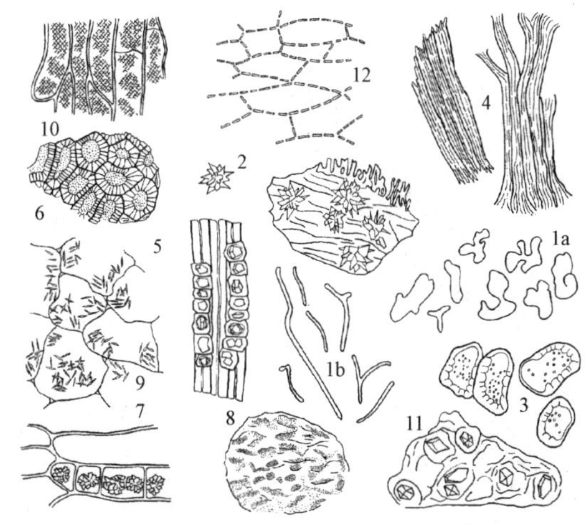

图 20-12　人参养荣丸显微特征

1. 茯苓（a. 团块 b. 菌丝）　2. 人参簇晶　3. 肉桂石细胞　4. 黄芪纤维
5. 甘草晶纤维　6. 五味子种皮石细胞　7. 白芍簇晶　8. 熟地薄壁组织　9. 白术针晶
10. 当归纺锤形韧皮薄壁细胞　11. 陈皮方晶　12. 远志木栓细胞

【鉴别要点解析】 ①肉桂、五味子都具石细胞，肉桂石细胞三面壁厚，一面菲薄；为增加鉴别专属性，五味子选外种皮石细胞，其特点为成群，表面观呈多角形，壁厚，胞腔含深棕色物。②人参与白芍均含草酸钙簇晶，但人参簇晶棱角锐尖，可以区别。

【功能主治】 温补气血。用于心脾不足，气血两亏，形瘦神疲，食少便溏，病后虚弱。

第五节 胶囊剂

化瘀祛斑胶囊

Huayu Quban Jiaonang

【处方】 柴胡 100g 薄荷 100g 黄芩 100g 当归 100g 红花 100g 赤芍 100g

【制法】 以上六味，薄荷、柴胡、当归粉碎成细粉；其余红花等三味加水煎煮三次，第一次 3 小时，第二次 2 小时，第三次 1 小时，合并煎液，滤过，滤液浓缩成稠膏。加入上述细粉，混匀，制成颗粒，干燥，装入胶囊，制成 1000 粒，即得。

【性状】 本品为硬胶囊，内容物为黄棕色至棕褐色的颗粒和粉末；味辛、微苦。

【显微鉴别】 取本品，置显微镜下观察：非腺毛多断裂，常略弯曲，壁厚，有疣状突起。油管多碎断，管道中含黄棕色条状分泌物。周围薄壁细胞大多皱缩，细胞界线不明显。韧皮薄壁细胞纺锤形，壁上常有极微细的斜格状纹理。（图 20-13）

【功能主治】 疏风清热，活血化瘀。用于黄褐斑、酒皶、粉刺属风热瘀阻证者。

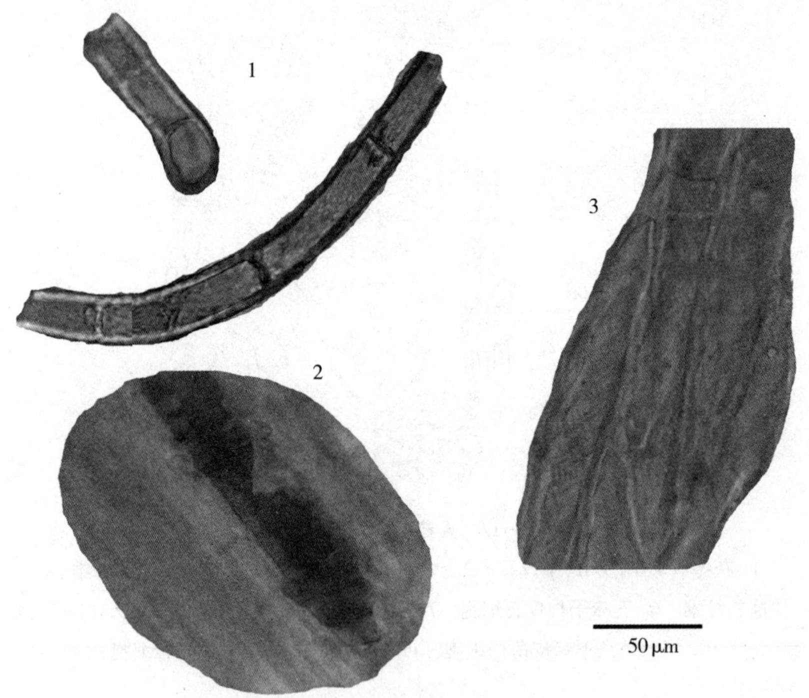

图 20-13 化瘀祛斑胶囊显微特征（照片）

1. 薄荷非腺毛 2. 柴胡油管 3. 当归韧皮薄壁细胞

索　引

一、中药及动植（矿）物中文名笔画索引

一画

二画

三画

四画

五画

七画

八画

九画

十画

十一画

十二画

十三画

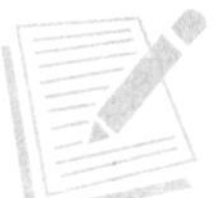

十四画

二、中药材拉丁名索引

D

E

F

G

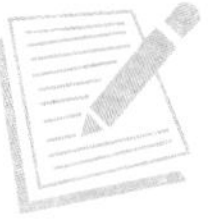

V

Z

三、植物、动物拉丁学名索引

A

B

C

D

G

H

I

J

K

L

M

N

O

P

R

S

T

U

V

W

Z

全国中医药行业高等教育“十四五”规划教材

全国高等中医药院校规划教材（第十一版）

教材目录（第一批）

注：凡标☆号者为“核心示范教材”。

（一）中医学类专业

序号	书　名	主　编	主编所在单位	
1	中国医学史	郭宏伟　徐江雁	黑龙江中医药大学	河南中医药大学
2	医古文	王育林　李亚军	北京中医药大学	陕西中医药大学
3	大学语文	黄作阵	北京中医药大学	
4	中医基础理论☆	郑洪新　杨　柱	辽宁中医药大学	贵州中医药大学
5	中医诊断学☆	李灿东　方朝义	福建中医药大学	河北中医学院
6	中药学☆	钟赣生　杨柏灿	北京中医药大学	上海中医药大学
7	方剂学☆	李　冀　左铮云	黑龙江中医药大学	江西中医药大学
8	内经选读☆	翟双庆　黎敬波	北京中医药大学	广州中医药大学
9	伤寒论选读☆	王庆国　周春祥	北京中医药大学	南京中医药大学
10	金匮要略☆	范永升　姜德友	浙江中医药大学	黑龙江中医药大学
11	温病学☆	谷晓红　马　健	北京中医药大学	南京中医药大学
12	中医内科学☆	吴勉华　石　岩	南京中医药大学	辽宁中医药大学
13	中医外科学☆	陈红风	上海中医药大学	
14	中医妇科学☆	冯晓玲　张婷婷	黑龙江中医药大学	上海中医药大学
15	中医儿科学☆	赵　霞　李新民	南京中医药大学	天津中医药大学
16	中医骨伤科学☆	黄桂成　王拥军	南京中医药大学	上海中医药大学
17	中医眼科学	彭清华	湖南中医药大学	
18	中医耳鼻咽喉科学	刘　蓬	广州中医药大学	
19	中医急诊学☆	刘清泉　方邦江	首都医科大学	上海中医药大学
20	中医各家学说☆	尚　力　戴　铭	上海中医药大学	广西中医药大学
21	针灸学☆	梁繁荣　王　华	成都中医药大学	湖北中医药大学
22	推拿学☆	房　敏　王金贵	上海中医药大学	天津中医药大学
23	中医养生学	马烈光　章德林	成都中医药大学	江西中医药大学
24	中医药膳学	谢梦洲　朱天民	湖南中医药大学	成都中医药大学
25	中医食疗学	施洪飞　方　泓	南京中医药大学	上海中医药大学
26	中医气功学	章文春　魏玉龙	江西中医药大学	北京中医药大学
27	细胞生物学	赵宗江　高碧珍	北京中医药大学	福建中医药大学

序号	书　名	主　编	主编所在单位	
28	人体解剖学	邵水金	上海中医药大学	
29	组织学与胚胎学	周忠光　汪　涛	黑龙江中医药大学	天津中医药大学
30	生物化学	唐炳华	北京中医药大学	
31	生理学	赵铁建　朱大诚	广西中医药大学	江西中医药大学
32	病理学	刘春英　高维娟	辽宁中医药大学	河北中医学院
33	免疫学基础与病原生物学	袁嘉丽　刘永琦	云南中医药大学	甘肃中医药大学
34	预防医学	史周华	山东中医药大学	
35	药理学	张硕峰　方晓艳	北京中医药大学	河南中医药大学
36	诊断学	詹华奎	成都中医药大学	
37	医学影像学	侯　键　许茂盛	成都中医药大学	浙江中医药大学
38	内科学	潘　涛　戴爱国	南京中医药大学	湖南中医药大学
39	外科学	谢建兴	广州中医药大学	
40	中西医文献检索	林丹红　孙　玲	福建中医药大学	湖北中医药大学
41	中医疫病学	张伯礼　吕文亮	天津中医药大学	湖北中医药大学
42	中医文化学	张其成　臧守虎	北京中医药大学	山东中医药大学

（二）针灸推拿学专业

序号	书　名	主　编	主编所在单位	
43	局部解剖学	姜国华　李义凯	黑龙江中医药大学	南方医科大学
44	经络腧穴学☆	沈雪勇　刘存志	上海中医药大学	北京中医药大学
45	刺法灸法学☆	王富春　岳增辉	长春中医药大学	湖南中医药大学
46	针灸治疗学☆	高树中　冀来喜	山东中医药大学	山西中医药大学
47	各家针灸学说	高希言　王　威	河南中医药大学	辽宁中医药大学
48	针灸医籍选读	常小荣　张建斌	湖南中医药大学	南京中医药大学
49	实验针灸学	郭　义	天津中医药大学	
50	推拿手法学☆	周运峰	河南中医药大学	
51	推拿功法学☆	吕立江	浙江中医药大学	
52	推拿治疗学☆	井夫杰　杨永刚	山东中医药大学	长春中医药大学
53	小儿推拿学	刘明军　邰先桃	长春中医药大学	云南中医药大学

（三）中西医临床医学专业

序号	书　名	主　编	主编所在单位	
54	中外医学史	王振国　徐建云	山东中医药大学	南京中医药大学
55	中西医结合内科学	陈志强　杨文明	河北中医学院	安徽中医药大学
56	中西医结合外科学	何清湖	湖南中医药大学	
57	中西医结合妇产科学	杜惠兰	河北中医学院	
58	中西医结合儿科学	王雪峰　郑　健	辽宁中医药大学	福建中医药大学
59	中西医结合骨伤科学	詹红生　刘　军	上海中医药大学	广州中医药大学
60	中西医结合眼科学	段俊国　毕宏生	成都中医药大学	山东中医药大学
61	中西医结合耳鼻咽喉科学	张勤修　陈文勇	成都中医药大学	广州中医药大学
62	中西医结合口腔科学	谭　劲	湖南中医药大学	

（四）中药学类专业

序号	书　名	主　编	主编所在单位	
63	中医学基础	陈　晶　程海波	黑龙江中医药大学	南京中医药大学
64	高等数学	李秀昌　邵建华	长春中医药大学	上海中医药大学
65	中医药统计学	何　雁	江西中医药大学	
66	物理学	章新友　侯俊玲	江西中医药大学	北京中医药大学
67	无机化学	杨怀霞　吴培云	河南中医药大学	安徽中医药大学
68	有机化学	林　辉	广州中医药大学	
69	分析化学（上）（化学分析）	张　凌	江西中医药大学	
70	分析化学（下）（仪器分析）	王淑美	广东药科大学	
71	物理化学	刘　雄　王颖莉	甘肃中医药大学	山西中医药大学
72	临床中药学☆	周祯祥　唐德才	湖北中医药大学	南京中医药大学
73	方剂学	贾　波　许二平	成都中医药大学	河南中医药大学
74	中药药剂学☆	杨　明	江西中医药大学	
75	中药鉴定学☆	康廷国　闫永红	辽宁中医药大学	北京中医药大学
76	中药药理学☆	彭　成	成都中医药大学	
77	中药拉丁语	李　峰　马　琳	山东中医药大学	天津中医药大学
78	药用植物学☆	刘春生　谷　巍	北京中医药大学	南京中医药大学
79	中药炮制学☆	钟凌云	江西中医药大学	
80	中药分析学☆	梁生旺　张　彤	广东药科大学	上海中医药大学
81	中药化学☆	匡海学　冯卫生	黑龙江中医药大学	河南中医药大学
82	中药制药工程原理与设备	周长征	山东中医药大学	
83	药事管理学☆	刘红宁	江西中医药大学	
84	本草典籍选读	彭代银　陈仁寿	安徽中医药大学	南京中医药大学
85	中药制药分离工程	朱卫丰	江西中医药大学	
86	中药制药设备与车间设计	李　正	天津中医药大学	
87	药用植物栽培学	张永清	山东中医药大学	
88	中药资源学	马云桐	成都中医药大学	
89	中药产品与开发	孟宪生	辽宁中医药大学	
90	中药加工与炮制学	王秋红	广东药科大学	
91	人体形态学	武煜明　游言文	云南中医药大学	河南中医药大学
92	生理学基础	于远望	陕西中医药大学	
93	病理学基础	王　谦	北京中医药大学	

（五）护理学专业

序号	书　名	主　编	主编所在单位	
94	中医护理学基础	徐桂华　胡　慧	南京中医药大学	湖北中医药大学
95	护理学导论	穆　欣　马小琴	黑龙江中医药大学	浙江中医药大学
96	护理学基础	杨巧菊	河南中医药大学	
97	护理专业英语	刘红霞　刘　娅	北京中医药大学	湖北中医药大学
98	护理美学	余雨枫	成都中医药大学	
99	健康评估	阚丽君　张玉芳	黑龙江中医药大学	山东中医药大学

序号	书　名	主　编		主编所在单位	
100	护理心理学	郝玉芳		北京中医药大学	
101	护理伦理学	崔瑞兰		山东中医药大学	
102	内科护理学	陈　燕	孙志岭	湖南中医药大学	南京中医药大学
103	外科护理学	陆静波	蔡恩丽	上海中医药大学	云南中医药大学
104	妇产科护理学	冯　进	王丽芹	湖南中医药大学	黑龙江中医药大学
105	儿科护理学	肖洪玲	陈偶英	安徽中医药大学	湖南中医药大学
106	五官科护理学	喻京生		湖南中医药大学	
107	老年护理学	王　燕	高　静	天津中医药大学	成都中医药大学
108	急救护理学	吕　静	卢根娣	长春中医药大学	上海中医药大学
109	康复护理学	陈锦秀	汤继芹	福建中医药大学	山东中医药大学
110	社区护理学	沈翠珍	王诗源	浙江中医药大学	山东中医药大学
111	中医临床护理学	裘秀月	刘建军	浙江中医药大学	江西中医药大学
112	护理管理学	全小明	柏亚妹	广州中医药大学	南京中医药大学
113	医学营养学	聂　宏	李艳玲	黑龙江中医药大学	天津中医药大学

（六）公共课

序号	书　名	主　编		主编所在单位	
114	中医学概论	储全根	胡志希	安徽中医药大学	湖南中医药大学
115	传统体育	吴志坤	邵玉萍	上海中医药大学	湖北中医药大学
116	科研思路与方法	刘　涛	商洪才	南京中医药大学	北京中医药大学

（七）中医骨伤科学专业

序号	书　名	主　编		主编所在单位	
117	中医骨伤科学基础	李　楠	李　刚	福建中医药大学	山东中医药大学
118	骨伤解剖学	侯德才	姜国华	辽宁中医药大学	黑龙江中医药大学
119	骨伤影像学	栾金红	郭会利	黑龙江中医药大学	河南中医药大学洛阳平乐正骨学院
120	中医正骨学	冷向阳	马　勇	长春中医药大学	南京中医药大学
121	中医筋伤学	周红海	于　栋	广西中医药大学	北京中医药大学
122	中医骨病学	徐展望	郑福增	山东中医药大学	河南中医药大学
123	创伤急救学	毕荣修	李无阴	山东中医药大学	河南中医药大学洛阳平乐正骨学院
124	骨伤手术学	童培建	曾意荣	浙江中医药大学	广州中医药大学

（八）中医养生学专业

序号	书　名	主　编		主编所在单位	
125	中医养生文献学	蒋力生	王　平	江西中医药大学	湖北中医药大学
126	中医治未病学概论	陈涤平		南京中医药大学	